B. LÜDERITZ • G. ARNOLD (Hrsg.)

75 Jahre Deutsche Gesellschaft für Kardiologie
– Herz- und Kreislaufforschung

Springer

Berlin
Heidelberg
New York
Barcelona
Hongkong
London
Mailand
Paris
Tokio

B. LÜDERITZ • G. ARNOLD (Hrsg.)

75 Jahre

Deutsche Gesellschaft für Kardiologie – Herz- und Kreislaufforschung

Mit Beiträgen von
W.E. Adam, G. Arnold, W. Bircks, U. Gleichmann,
P.H. Heintzen, W. Hort, R. Jacob, G. Kissling,
P.R. Lichtlen, B. Lüderitz, D. Pfeiffer, G. Riegger,
W. Schaper, H. Scholz, P.G. Spieckermann

Springer

Prof. Dr. Dr. h.c. Berndt Lüderitz
Medizinische Klinik und Poliklinik II
Universitätsklinikum Bonn
Sigmund-Freud-Straße 25

53105 Bonn

Prof. Dr. Gunther Arnold
Deutsche Gesellschaft für Kardiologie
– Herz- und Kreislaufforschung
Goethestraße 38a

40237 Düsseldorf

ISBN 3-540-41431-2 Springer-Verlag Berlin Heidelberg New York

Die Deutsche Bibliothek-CIP-Einheitsaufnahme. 75 Jahre Deutsche Gesellschaft für Kardiologie – Herz- und Kreislaufforschung/ Hrsg.: Lüderitz, Berndt; Arnold, G. - Springer Berlin ; Heidelberg ; New York ; Barcelona ; Hongkong ; London ; Mailand; Paris ; Tokio
ISBN 3-540-41431-2

Springer-Verlag Berlin Heidelberg New York
ein Unternehmen der BertelsmannSpringer Science+Business Media GmbH

http://www.springer.de/medizin

Layout und Herstellung. W. Bischoff, Heidelberg
Umschlaggestaltung: E. Kirchner, Heidelberg
Datenkonversion und Umbruch: Fotosatz-Service Köhler GmbH, Würzburg
Reproduktion der Abbildungen: Schneider Repro, Heidelberg
Druck- und Bindearbeiten: Appl, Wemding

SPIN: 10786933 22/WB/3130 – 5 4 3 2 1 0 – Gedruckt auf säurefreiem Papier

Zum Geleit

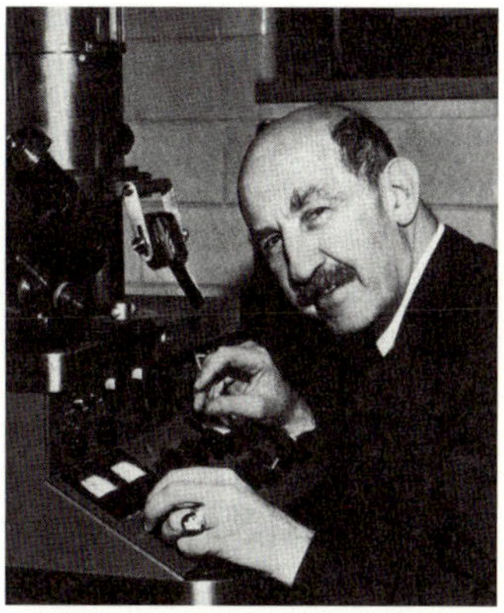

Bruno Kisch
28.8.1890–12.08.1966

Es geschah am Freitag, den 03. Juni 1927 in Bad Nauheim: Am Ende des 5. Fortbildungslehrgangs für Ärzte (über Arrhythmien des Herzens), geleitet von Professor Arthur Weber, wurde unsere Gesellschaft aus der Taufe gehoben. Professor Bruno Kisch nahm das Wort und teilte den Anwesenden mit, dass die Gründung einer Deutschen Gesellschaft für Kreislaufforschung geplant sei. Er setze bei den Teilnehmern eines kardiologischen Kurses das lebhafteste Interesse für einen solchen Plan voraus, und dass er – falls kein Widerspruch erfolge – die Gesellschaft unter Zustimmung der Anwesenden als gegründet werde erklären dürfen. Die Anwesenden waren von dieser Nachricht so überrascht, dass niemand an einen Widerspruch dachte ... „Der ganze Vorgang dieser Gründung hat wohl kaum mehr als drei Minuten gedauert", so beschreibt B. Kisch selbst die Anfänge der heutigen Deutschen Gesellschaft für Kardiologie – Herz- und Kreislaufforschung, die 2002 ihr 75-jähriges Bestehen feiern kann.

Der Vorstand unserer Gesellschaft hatte 1998 die Projektgruppe „Geschichte der Kardiologie" etabliert und die Erstellung einer Festschrift für die Jubiläumstagung im April 2002 in Mannheim angeregt. Daraus ist das vorliegende Werk entstanden. Die Herausgeber haben alle Mitglieder der Projektgruppe und weitere Fachkollegen überzeugen können, in 12 Kapiteln möglichst viele Aspekte der multidisziplinären Gesellschaft im Rückblick auf die letzten 75 Jahre zu beleuchten. Das war nicht immer einfach, zumal auch die Jahre zwischen 1933 und 1945 wie auch die Zeit der verflossenen DDR bis 1989 nicht ausgeblendet werden sollten. Es gelang schließlich für alle Themenbereiche kompetente und erfahrene Autoren zu verpflichten. Durch die überaus kollegiale Kooperation aller Mitwirkenden, begleitet durch ständige Ermutigung durch die Herausgeber, konnte die Festschrift zeitgerecht erstellt werden einschließlich notwendiger Revisionen, Themenabgleich, Korrekturen, Abbildungsakquisition, Zusammenstellung von Stichwort- und Namensverzeichnis etc. Ergänzt wird die Schrift durch den als Separatum beigefügten Faksimiledruck „Die Geschichte der Organisation der Kreislaufforschung in Deutschland" von Prof. Bruno Kisch, New York, aus dem Jahre 1955.

Es gelang den Herausgebern schließlich auch, finanzielle Mittel für den Plan zu akquirieren, allen Mitgliedern der Gesellschaft ein kostenloses Exemplar der Festschrift zu übergeben. Die unterstützenden Industrieunternehmen sind am Schluss des Buches aufgeführt. Ihnen sei auch namens des Vorstandes an dieser Stelle sehr herzlich gedankt!

Es konnte ferner das Vorhaben realisiert werden, eine englischsprachige Kurzfassung der Festschrift zu konzipieren (und zu finanzieren), die zum XXIV. Kongress der Europäischen Gesellschaft für Kardiologie (ESC), der vom 31. August bis 04. September in Berlin stattfindet, vorliegen soll und an alle Interessenten verteilt werden kann. Diese Veröffentlichung erscheint als Supplement der Zeitschrift für Kardiologie.

Die Herausgeber danken allen, die an der Vorbereitung und Erstellung der Festschrift – in deutscher und englische Sprache – mitgewirkt haben: den Autoren, den Sponsoren aber auch den Verlagen Springer, Heidelberg, und Steinkopff, Darmstadt, die uns sachkundig beraten und in allen Fachfragen uneingeschränkt unterstützt haben.

Wir übergeben damit die Festschrift zum 75-jährigen Bestehen der Deutschen Gesellschaft für Kardiologie – Herz- und Kreislaufforschung der Öffentlichkeit und hoffen auf eine wohlwollende Aufnahme der geschätzten, fachkundigen Leserschaft.

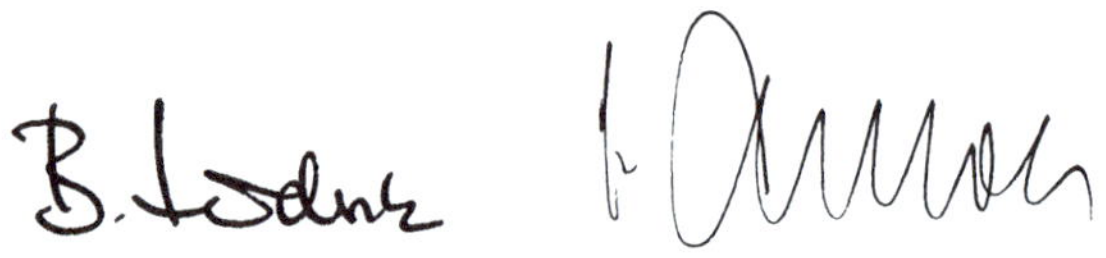

B. Lüderitz
Bonn

G. Arnold
Düsseldorf

Inhaltsverzeichnis

1 Geschichte der Deutschen Gesellschaft für Kardiologie – Herz- und Kreislaufforschung

1.1 Geschichte der Gesellschaft, Struktur, Aufgabenbereiche und Ziele

G. Arnold

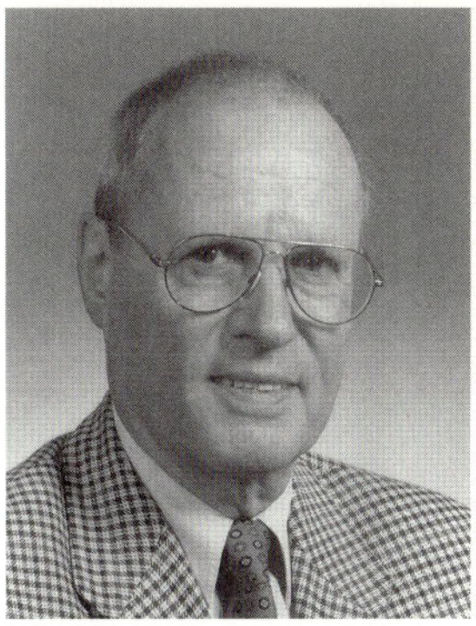

G. Arnold

INHALT

VORBEMERKUNG

Dieses erste Kapitel zur Geschichte der Gesellschaft erhebt keinen Anspruch auf historische Genauigkeit. Dies würde einer viel intensiveren Recherche bedürfen, die nur ein Historiker zu bewältigen vermag. Darüber hinaus erlaubt es der zur Verfügung stehende Raum nicht, eine lückenlose Darstellung vorzulegen, insbesondere das weitere Umfeld wissenschaftlicher Fachgesellschaften zu jener Zeit genau zu beleuchten, was Hinweis darauf geben könnte, warum sich gerade die Kreislaufforschung aus dem Verband der Inneren Medizin lösen wollte. Vielmehr soll anhand von erhaltenen Originaldokumenten und anhand der Anhörung von Zeitzeugen erkennbar gemacht werden, warum die Deutsche Gesellschaft für Kreislaufforschung – so hieß sie von ihrer Gründung im Jahr 1927 bis zum Jahr 1979 – gegründet wurde, welche Ziele mit ihrer Gründung verfolgt werden sollten, wie erfolgreich die Aufbauphase in den ersten Jahren gewesen ist, aber auch welche Zweifel die Gründer selbst, insbesondere hinsichtlich der Aufspaltung des „Muttergebietes“ Innere Medizin, gehabt haben.

Zusätzlich ist es aus heutiger Sicht besonders reizvoll, die Zeitdokumente zu studieren, die durch glückliche Umstände trotz der Wirren des 2. Weltkrieges erhalten geblieben sind. Dass sie so zahlreich sind, liegt zum einen an der Gewissenhaftigkeit unserer Gründer. Sie spiegelt aber auch ihr Selbstverständnis und ihre sichere Überzeugung wider, mit der Gründung der Gesellschaft etwas Einzigartiges getan zu haben. Dass vieles so vollständig erhalten ist, liegt sicher daran, dass gerade Bad Nauheim der Gründungsort der Gesellschaft war und damit der Kristallisationspunkt, in dem in den folgenden Jahren die Dienstgeschäfte zusammenliefen. Hier hat die Gesellschaft auch von 1936 bis zum Jahr 1982 ihre Jahrestagungen abgehalten. Ein weiterer glücklicher Umstand war auch, dass Bad Nauheim im Krieg weitgehend verschont geblieben war, und das trotz des Umstands, dass in dessen Nähe Ende 1944/Anfang 1945 z. Z. der Ardennen-Offensive das Führerhauptquartier gelegen war, was aber den Alliierten verborgen blieb.

Dieses Kapitel behandelt zunächst die Gründungsphase der Gesellschaft und streift kurz ihren Aufschwung bis zum Jahr 1933. Nach einer Beschreibung der einschneidenden Veränderungen der Gesellschaft im Dritten Reich folgt ein Abschnitt über den Neubeginn der Gesellschaft nach 1948, gefolgt von einem kurzen Abriss über die heutige Struktur der Gesellschaft. Der eigene Text wurde in diesem Kapitel so knapp wie möglich gehalten, um die vorgelegten Dokumente möglichst selbst sprechen zu lassen.

DIE GRÜNDUNG DER GESELLSCHAFT

Am 15. Juni 1927 erschien in Nummer 12 des XIX. Jahrgangs der *Zeitschrift für Kreislaufforschung* der Hinweis auf die Gründung der Deutschen Gesellschaft für Kreislaufforschung, die Anfang desselben Monats in Bad Nauheim vollzogen worden war (Abb. 1-1.1). Die neue Gesellschaft sollte Theoretiker und Kliniker zusammenbringen, um theoretisch-wissenschaftliche und praktisch-ärztliche Erfahrungen auf dem Gebiet des Kreislaufs und dessen Organe zu pflegen und zu fördern. Der handschriftliche Entwurf der Satzung der Deutschen Gesellschaft für Kreislaufforschung von Bruno Kisch ist in voller Länge erhalten geblieben. Die erste Seite sei hier gezeigt (Abb. 1-1.2). § 1 verdeutlicht den Zweck der Gesellschaft, nämlich die Förderung der Erforschung des Blutkreislaufs und seiner Organe. Wie dies zu bewerkstelligen ist, ist im § 2 niedergelegt, wonach die Gesellschaft ihren satzungsmäßigen Zweck erfüllt durch

1. eine jährlich stattfindende Tagung,
2. die Veröffentlichung der bei der Tagung gehaltenen Sammelberichte und Vorträge,
3. Anregung besonderer Untersuchungen auf dem Gebiet der Kreislaufforschung und
4. Ehrungen von um dieses Gebiet besonders verdienten Forschern.

Wie weitsichtig diese Ziele waren, ist daran zu erkennen, dass diese Kernaussagen in der heute gültigen Satzung erhalten geblieben sind, vermehrt um einige Erweiterungen, die verständlicherweise nach nun fast 75 Jahren notwendig waren.

Zeitschrift für Kreislaufforschung
Zugleich Fortsetzung von
Zentralblatt für Herz- und Gefäßkrankheiten
Herausgegeben von
Prof. Dr. Ed. Stadler (Plauen i. V.) und **Prof. Dr. Bruno Kisch** (Köln a. Rh.)

XIX. Jahrgang	Nummer 12	15. Juni 1927

Begründung der Deutschen Gesellschaft für Kreislaufforschung

Im Verlaufe eines Anfang dieses Monates in Bad Nauheim abgehaltenen Aerztekursus hat sich auf Anregung von Prof. Bruno Kisch eine deutsche Gesellschaft für Kreislaufforschung konstituiert. Die Gesellschaft soll Theoretiker und praktische Aerzte, soweit sie ein besonderes Interesse an den Fragen des Kreislaufs haben, umfassen und in erster Linie die Verknüpfung und gegenseitige Anregung theoretisch-wissenschaftlicher und praktisch-ärztlicher Erfahrungen auf diesem Gebiete pflegen und fördern.

Die erste Tagung der neuen Gesellschaft wird im März 1928 stattfinden. Der Tagungsort wird noch bestimmt werden.

Als Organ der Gesellschaft wurde die „Zeitschrift für Kreislaufforschung" bestimmt.

Die vorbereitenden Arbeiten für die erste Tagung liegen in den Händen von Prof. Bruno Kisch (Köln a. Rh.-Lindenthal, Lindenburg) und Prof. A. Weber (Gießen-Bad Nauheim, Staatl. balneol. Institut), an die auch Anmeldungen zum Beitritt zu der neuen Gesellschaft zu richten sind.

Der Jahresbeitrag beträgt RM 5.—.

28

Abb. 1-1.1
Ankündigungen der „Begründung der Deutschen Gesellschaft für Kreislaufforschung" in der *Zeitschrift für Kreislaufforschung*, XIX. Jahrgang, Nr. 12/1927

Abb. 1-1.2
Handschriftlicher Entwurf einer Satzung von Bruno Kisch, Köln 1927

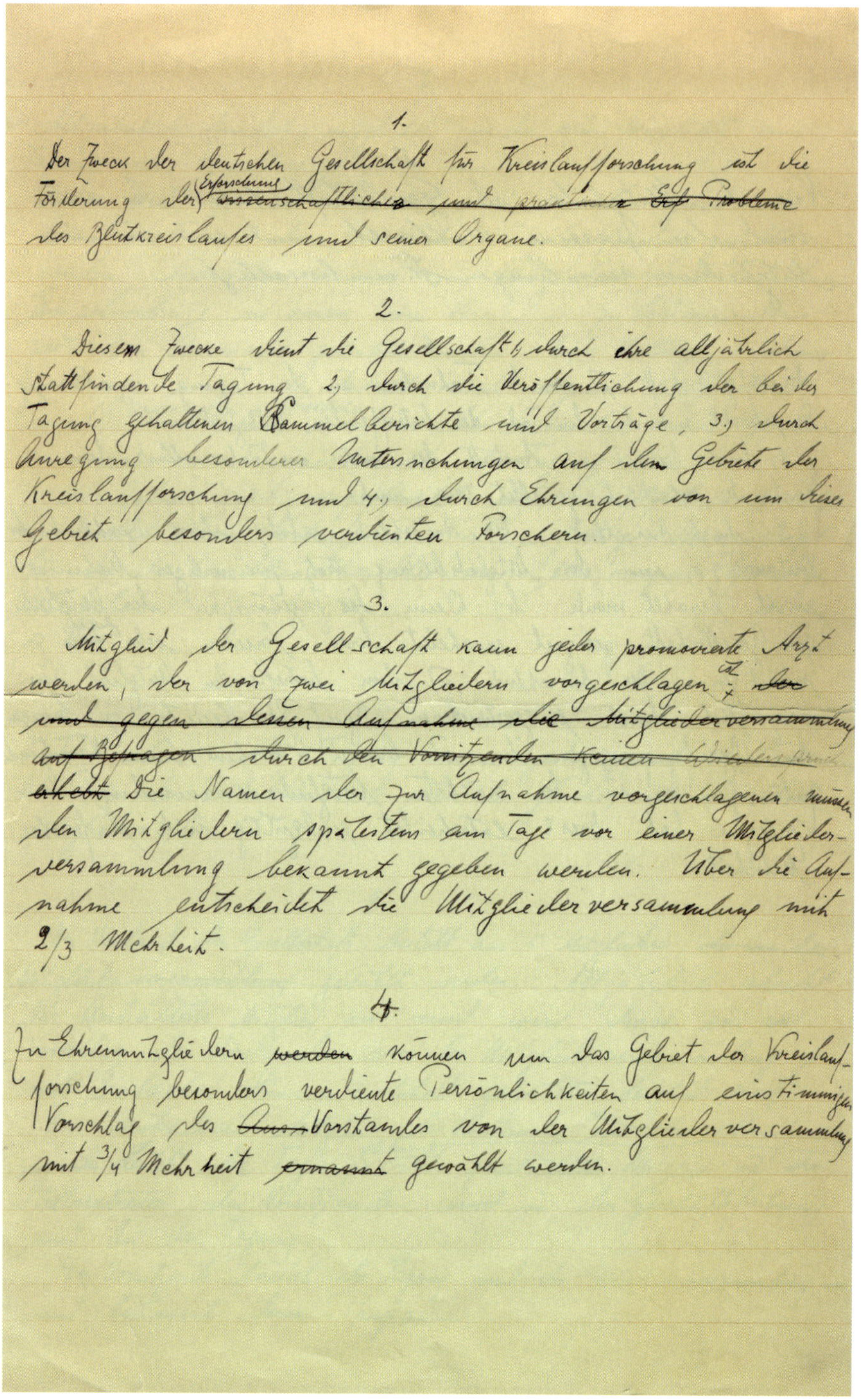

1.

Der Zweck der deutschen Gesellschaft für Kreislaufforschung ist die Förderung der Erforschung ~~wissenschaftlichen und praktischen Erf Probleme~~ des Blutkreislaufes und seiner Organe.

2.

Diesem Zwecke dient die Gesellschaft 1.) durch ihre alljährlich stattfindende Tagung 2.) durch die Veröffentlichung der bei der Tagung gehaltenen Sammelberichte und Vorträge, 3.) durch Anregung besonderer Untersuchungen auf dem Gebiete der Kreislaufforschung und 4.) durch Ehrungen von um dieses Gebiet besonders verdienten Forschern.

3.

Mitglied der Gesellschaft kann jeder promovierte Arzt werden, der von zwei Mitgliedern vorgeschlagen ist ~~der und gegen dessen Aufnahme die Mitgliederversammlung auf Befragen durch den Vorsitzenden keinen Widerspruch erhebt~~ Die Namen der zur Aufnahme vorgeschlagenen müssen den Mitgliedern spätestens am Tage vor einer Mitgliederversammlung bekannt gegeben werden. Über die Aufnahme entscheidet die Mitgliederversammlung mit 2/3 Mehrheit.

4.

Zu Ehrenmitgliedern ~~werden~~ können um das Gebiet der Kreislaufforschung besonders verdiente Persönlichkeiten auf einstimmigen Vorschlag des ~~Aus~~ Vorstandes von der Mitgliederversammlung mit 3/4 Mehrheit ~~ernannt~~ gewählt werden.

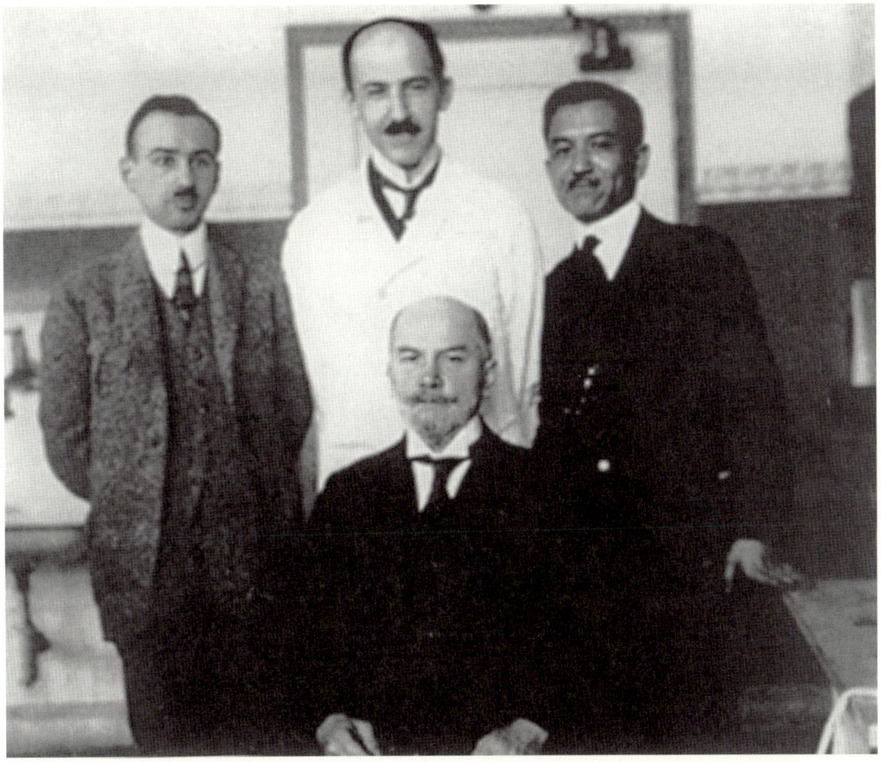

Abb. 1-1.3
Prof. Bruno Kisch, Köln (1890–1966, im weißen Kittel), mit Geheimrat Prof. H.E. Hering, Köln, Prof. H. Schäffer, Breslau (*links*), und Prof. S. Sakai, Nagoya (*rechts*)

Der erste Kongress fand am 6. März 1928 in Köln statt. Nicht die Gründer der Gesellschaft, B. Kisch, Köln oder A. Weber, Bad Nauheim, waren die Tagungsvorsitzenden. Diese Ehre wurde dem Mentor unseres Gründers B. Kisch, Prof. H.E. Hering, Köln, angetragen (Abb. 1-1.3). Das wissenschaftliche Thema der Tagung lautete schlicht „Herz". In Köln fand auch die erste ordentliche Mitgliederversammlung der Gesellschaft am 6. März 1928 statt. Das kurze Protokoll, vom Vorsitzenden der Gesellschaft, H.E. Hering, Köln, und B. Kisch unterzeichnet, sei beispielhaft wiedergegeben (Abb. 1-1.4), wie auch die erste Seite einer Anmeldungsliste zur Mitgliedschaft in der Deutschen Gesellschaft für Kreislaufforschung aus eben dieser Mitgliederversammlung (Abb. 1-1.5).

1927–1933: JAHRE DES AUFBAUS

Aus dem oben Gesagten geht klar hervor, dass das Gründungsjahr der Gesellschaft das Jahr 1927 ist, wir also im Jahre 2002 das 75-jährige Bestehen unserer Gesellschaft feiern. Dennoch bestanden in der Gesellschaft jedesmal, wenn ein halbwegs runder Geburtstag anstand, Zweifel über das „wirkliche" Alter der Gesellschaft. So schreibt J. Schoenmackers, Präsident der 45. Tagung 1979 in Bad Nauheim [1]:

„Unsere Gesellschaft hatte schon früher zu ihren Geburtstagen keine rechtes Verhältnis. Den 25. Geburtstag hat sie gleich zweimal begangen: 1952 unter Boden und 1953 unter Büchner, der argumentierte, 1927 sei zwar die Zeugung, die Geburt aber erst 1928 gewesen."

Abb. 1-1.4
Handschriftliches Protokoll von Bruno Kisch, unterzeichnet von Geheimrat Prof. Dr. H.E. Hering, Köln

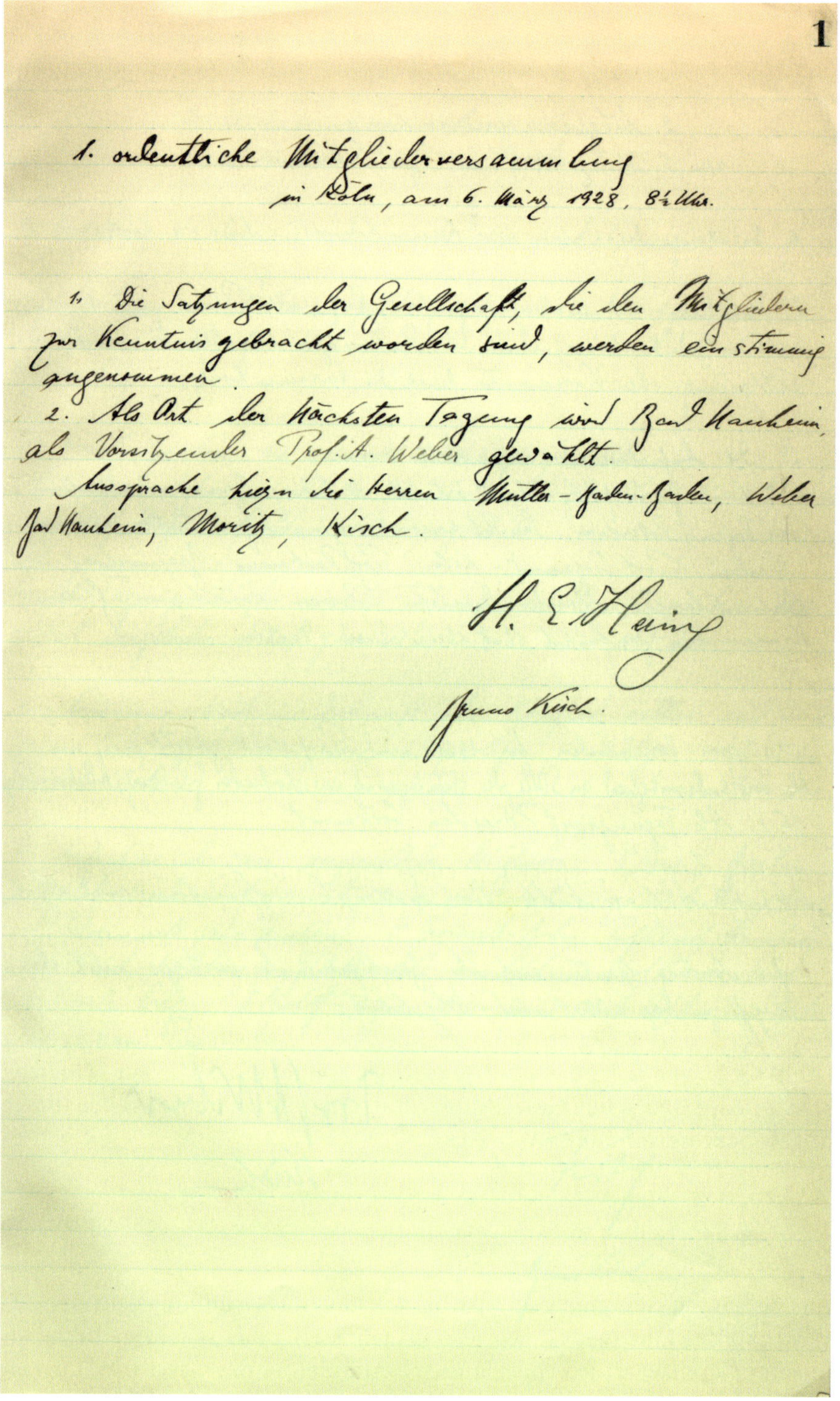

1

1. ordentliche Mitgliederversammlung
in Köln, am 6. März 1928, 8½ Uhr.

1. Die Satzungen der Gesellschaft, die den Mitgliedern zur Kenntnis gebracht worden sind, werden einstimmig angenommen.
2. Als Ort der nächsten Tagung wird Bad Nauheim, als Vorsitzender Prof. A. Weber gewählt.

Aussprache hiezu die Herren Müller-Baden-Baden, Weber Bad Nauheim, Moritz, Kisch.

H. E. Hering

Bruno Kisch

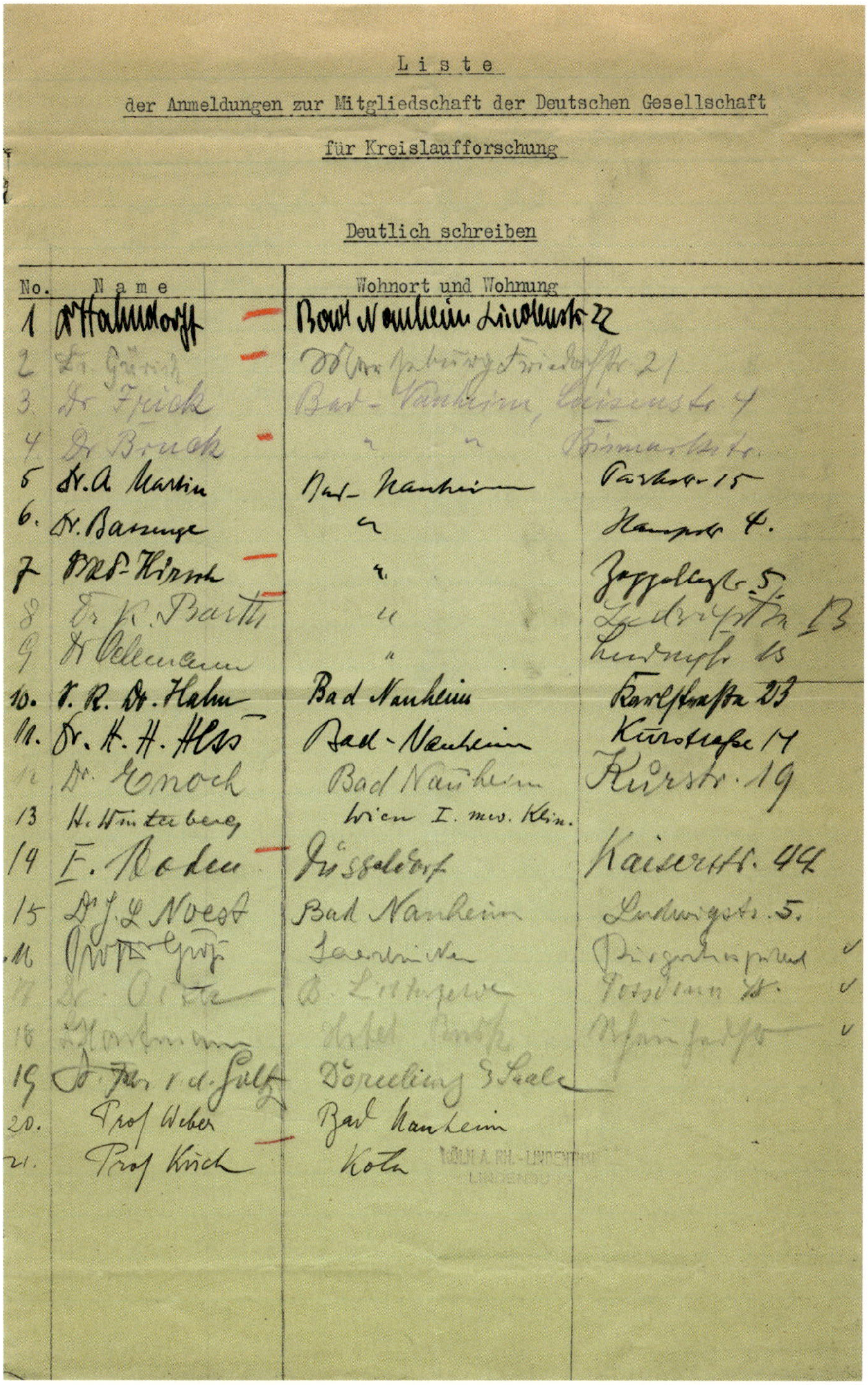

Liste

der Anmeldungen zur Mitgliedschaft der Deutschen Gesellschaft

für Kreislaufforschung

Deutlich schreiben

No.	Name	Wohnort und Wohnung	
1	Dr Hahndorff	Bad Nauheim Lindenstr. 22	
2	Dr. [illegible]	[illegible]	
3.	Dr Frick	Bad-Nauheim, Luisenstr. 4	
4	Dr Brück	" "	Bismarckstr.
5	Dr. A. Martin	Bad Nauheim	Parkstr. 15
6.	Dr. [illegible]	"	Hauptstr. 4.
7	Prof. Hirsch	"	Zeppelinstr. 5
8	Dr. K. Barth	"	Ludwigstr. 13
9	Dr [illegible]	"	[illegible]
10.	S. R. Dr. Hahn	Bad Nauheim	Karlstraße 25
11.	Dr. [illegible]	Bad-Nauheim	Kurstraße 14
12	Dr Enoch	Bad Nauheim	Kurstr. 19
13	H. Winterberg	Wien I. med. Klin.	
14	F. Boden	Düsseldorf	Kaiserstr. 44
15	Dr [illegible]	Bad Nauheim	Ludwigstr. 5.
16	Prof. [illegible]	[illegible]	[illegible]
17	Dr. [illegible]	B. Lichterfelde	[illegible]
18	[illegible]	[illegible]	[illegible]
19	Dr. [illegible]	[illegible]	
20.	Prof Weber	Bad Nauheim	
21.	Prof Koch	Köln	

KÖLN A. RH.-LINDENTHAL

Abb. 1-1.5
Liste für die Anmeldung zur Mitgliedschaft in der Deutschen Gesellschaft für Kreislaufforschung, 1. Tagung 1928 in Köln

In der Tat argumentiert F. Büchner in seiner Eröffnungsansprache zur 19. Tagung 1953 [2]:

„Im vergangenen Jahr konnte der Vorsitzende unserer Gesellschaft, Herr Prof. Boden, des 25. Gründungstages der Deutschen Gesellschaft für Kreislaufforschung im Juni 1927 gedenken, aber die Gründung einer Gesellschaft ist der Tag ihrer Zeugung und vollzieht sich in der Regel im Verborgenen. Das Licht der Welt erblickte sie erst bei ihrer ersten Tagung. So ist die erste Tagung in Köln am 5. und 6. März 1928 der Geburtstag unserer Gesellschaft, und so feiern wir mit unserer diesjährigen Tagung unseren 25. Geburtstag."

Sicher spricht vieles für diese äußerst präzise Definition eines Pathologen. Aus verschiedenen Gründen gleichwohl sympathischer sind die Worte von E. Boden, Düsseldorf, anlässlich einer Eröffnungsrede zur 18. Jahrestagung 1952 in Bad Nauheim [3]. Er sagte:

„Meine Damen und meine Herren,
ein festlich geschmückter Saal empfängt Sie an diesem Frühlingsmorgen. Wir feiern das 25jährige Bestehen unserer Gesellschaft für Kreislaufforschung. Sie wurde Anfang Juni des Jahres 1927 hier in Bad Nauheim anlässlich eines Ärztekurses ins Leben gerufen, und zwar durch den damaligen Ordinarius für Physiologie in Köln, Prof. Dr. Bruno Kisch. Der heutige Gedenktag erhält eine besondere, freudige Feierlichkeit dadurch, dass Herr Prof. Kisch aus New York, das Ehrenmitglied unserer Gesellschaft, nach über 20jähriger Abwesenheit unter uns weilt. Im Namen des Vorstands unserer Gesellschaft begrüße ich daher an erster Stelle und mit herzlicher Freude Herrn Prof. Kisch und danke ihm, dass er den weiten Sprung über den Ozean gemacht hat, um dem Ruf seines Patenkindes zu folgen. Er wird heute als der hochgeehrte Gründer unserer Gesellschaft mit einem Festvortrag unsere Sitzung einleiten."

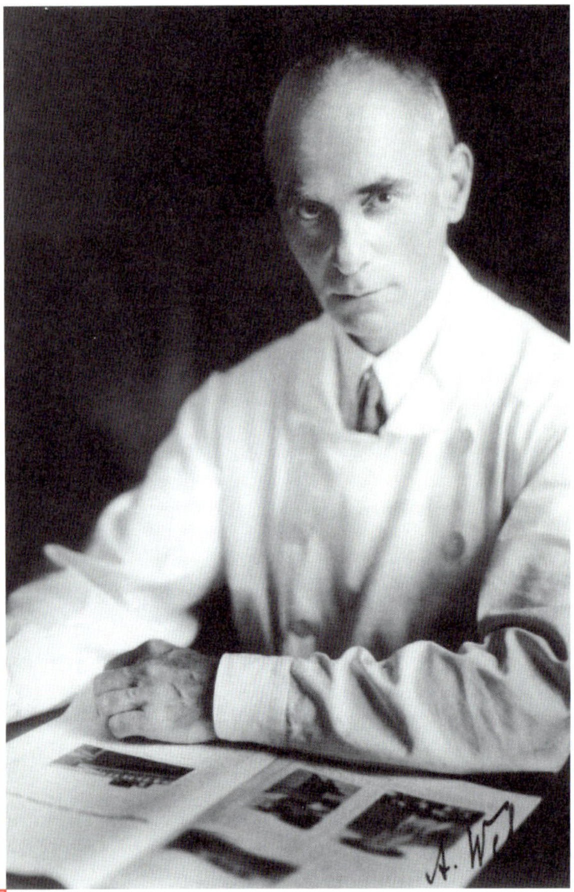

Abb. 1-1.6
Prof. A. Weber (1879–1975), Bad Nauheim

Bruno Kisch hat aber nicht über die Geschichte der Organisation der Kreislaufforschung in Deutschland referiert, sondern den Festvortrag zu dem Thema „Physiologische Ergebnisse der Elektronenmikroskopie des Herzens" gehalten [4].

„Zur Geschichte der Deutschen Gesellschaft für Kreislaufforschung" [5] referierte der Mitbegründer der Gesellschaft, A. Weber, Bad Nauheim (Abb. 1-1.6). Wegen der Kürze und der sehr persönlichen Betrachtungsweise sei dieses Kurzreferat hier wiedergegeben (Abb. 1-1.7).

J. Schoenmackers 1979 und ebenso seine unmittelbaren Vorgänger im Amt als Vorsitzender der Gesellschaft – F. Gross, Heidelberg, anlässlich der 43. Jahrestagung 1977 [6] und H. Gillmann, Ludwigshafen, anlässlich der 44. Jahrestagung 1978 [7] – haben mit keinem Wort des 50. Geburtstages der Gesellschaft gedacht.

Zurück zur 21. Tagung unserer Gesellschaft, abgehalten 1955 in Bad Nauheim unter dem Vorsitz von H. W. Knipping, Köln: Hier erschien als Beilage zur *Zeitschrift für Kreislaufforschung* ein Beitrag von Bruno Kisch über die Geschichte der Gründung der Gesellschaft für Kreislaufforschung. Und da kein anderer so kompetent die Umstände, die zu deren Gründung

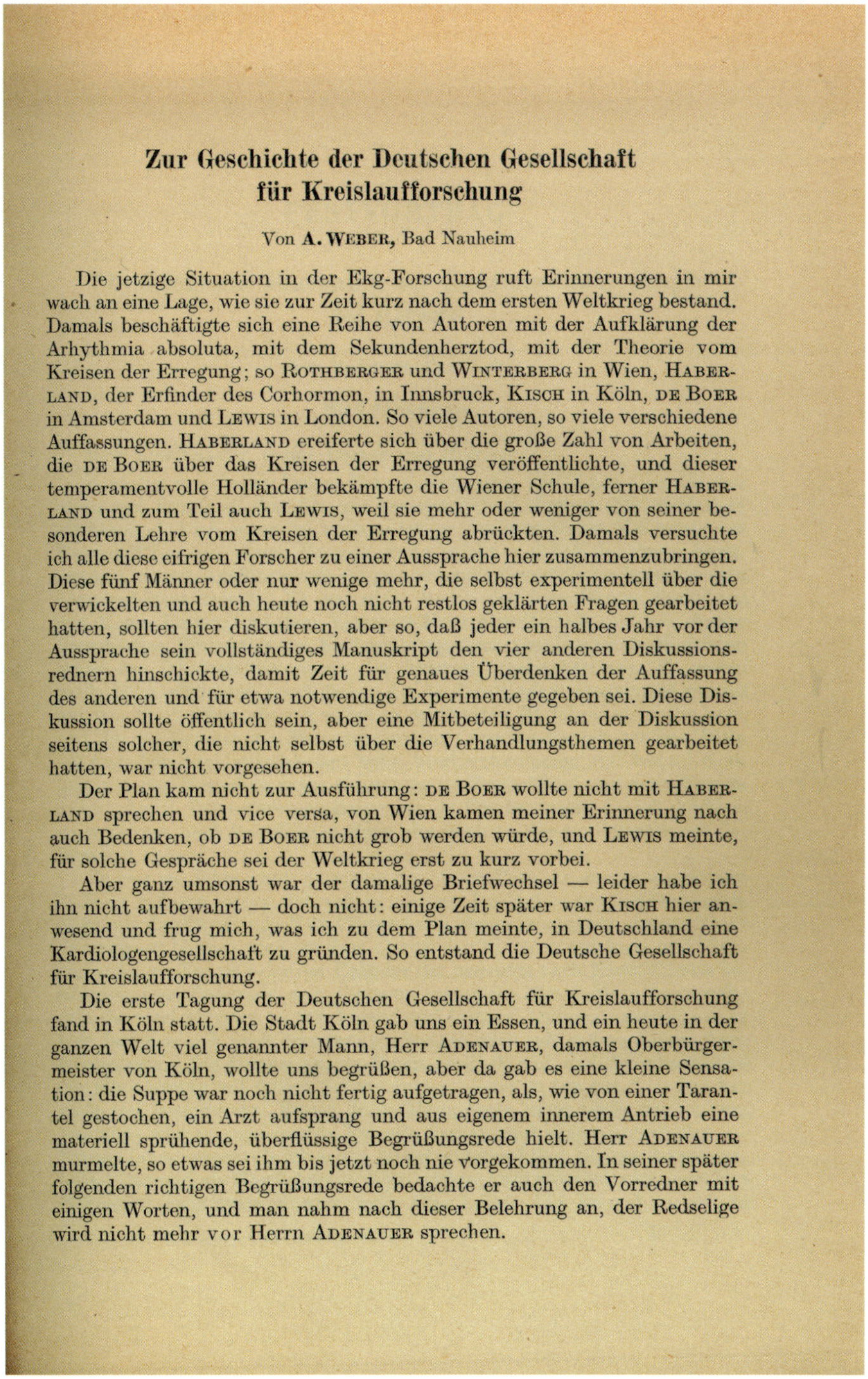

Zur Geschichte der Deutschen Gesellschaft für Kreislaufforschung

Von A. Weber, Bad Nauheim

Die jetzige Situation in der Ekg-Forschung ruft Erinnerungen in mir wach an eine Lage, wie sie zur Zeit kurz nach dem ersten Weltkrieg bestand. Damals beschäftigte sich eine Reihe von Autoren mit der Aufklärung der Arhythmia absoluta, mit dem Sekundenherztod, mit der Theorie vom Kreisen der Erregung; so Rothberger und Winterberg in Wien, Haberland, der Erfinder des Corhormon, in Innsbruck, Kisch in Köln, de Boer in Amsterdam und Lewis in London. So viele Autoren, so viele verschiedene Auffassungen. Haberland ereiferte sich über die große Zahl von Arbeiten, die de Boer über das Kreisen der Erregung veröffentlichte, und dieser temperamentvolle Holländer bekämpfte die Wiener Schule, ferner Haberland und zum Teil auch Lewis, weil sie mehr oder weniger von seiner besonderen Lehre vom Kreisen der Erregung abrückten. Damals versuchte ich alle diese eifrigen Forscher zu einer Aussprache hier zusammenzubringen. Diese fünf Männer oder nur wenige mehr, die selbst experimentell über die verwickelten und auch heute noch nicht restlos geklärten Fragen gearbeitet hatten, sollten hier diskutieren, aber so, daß jeder ein halbes Jahr vor der Aussprache sein vollständiges Manuskript den vier anderen Diskussionsrednern hinschickte, damit Zeit für genaues Überdenken der Auffassung des anderen und für etwa notwendige Experimente gegeben sei. Diese Diskussion sollte öffentlich sein, aber eine Mitbeteiligung an der Diskussion seitens solcher, die nicht selbst über die Verhandlungsthemen gearbeitet hatten, war nicht vorgesehen.

Der Plan kam nicht zur Ausführung: de Boer wollte nicht mit Haberland sprechen und vice versa, von Wien kamen meiner Erinnerung nach auch Bedenken, ob de Boer nicht grob werden würde, und Lewis meinte, für solche Gespräche sei der Weltkrieg erst zu kurz vorbei.

Aber ganz umsonst war der damalige Briefwechsel — leider habe ich ihn nicht aufbewahrt — doch nicht: einige Zeit später war Kisch hier anwesend und frug mich, was ich zu dem Plan meinte, in Deutschland eine Kardiologengesellschaft zu gründen. So entstand die Deutsche Gesellschaft für Kreislaufforschung.

Die erste Tagung der Deutschen Gesellschaft für Kreislaufforschung fand in Köln statt. Die Stadt Köln gab uns ein Essen, und ein heute in der ganzen Welt viel genannter Mann, Herr Adenauer, damals Oberbürgermeister von Köln, wollte uns begrüßen, aber da gab es eine kleine Sensation: die Suppe war noch nicht fertig aufgetragen, als, wie von einer Tarantel gestochen, ein Arzt aufsprang und aus eigenem innerem Antrieb eine materiell sprühende, überflüssige Begrüßungsrede hielt. Herr Adenauer murmelte, so etwas sei ihm bis jetzt noch nie vorgekommen. In seiner später folgenden richtigen Begrüßungsrede bedachte er auch den Vorredner mit einigen Worten, und man nahm nach dieser Belehrung an, der Redselige wird nicht mehr vor Herrn Adenauer sprechen.

Abb. 1-1.7
Beitrag zur Geschichte der Deutschen Gesellschaft für Kreislaufforschung von Prof. A. Weber, 1952

führten, aber auch ihre Bedenken und Schwierigkeiten schildern kann, wie der Gründer selbst, sei dieses Zeitdokument („*Die Geschichte der Organisation der Kreislaufforschung in Deutschland*“ von Prof. Dr. Bruno Kisch, New York. Sonderbeilage zur 21. Tagung der Deutschen Gesellschaft für Kreislaufforschung. Verlag von Dr. Dietrich Steinkopff, Darmstadt 1955) als Faksimiledruck dieser Festschrift beigelegt (Innenseite, hinterer Einbanddeckel).

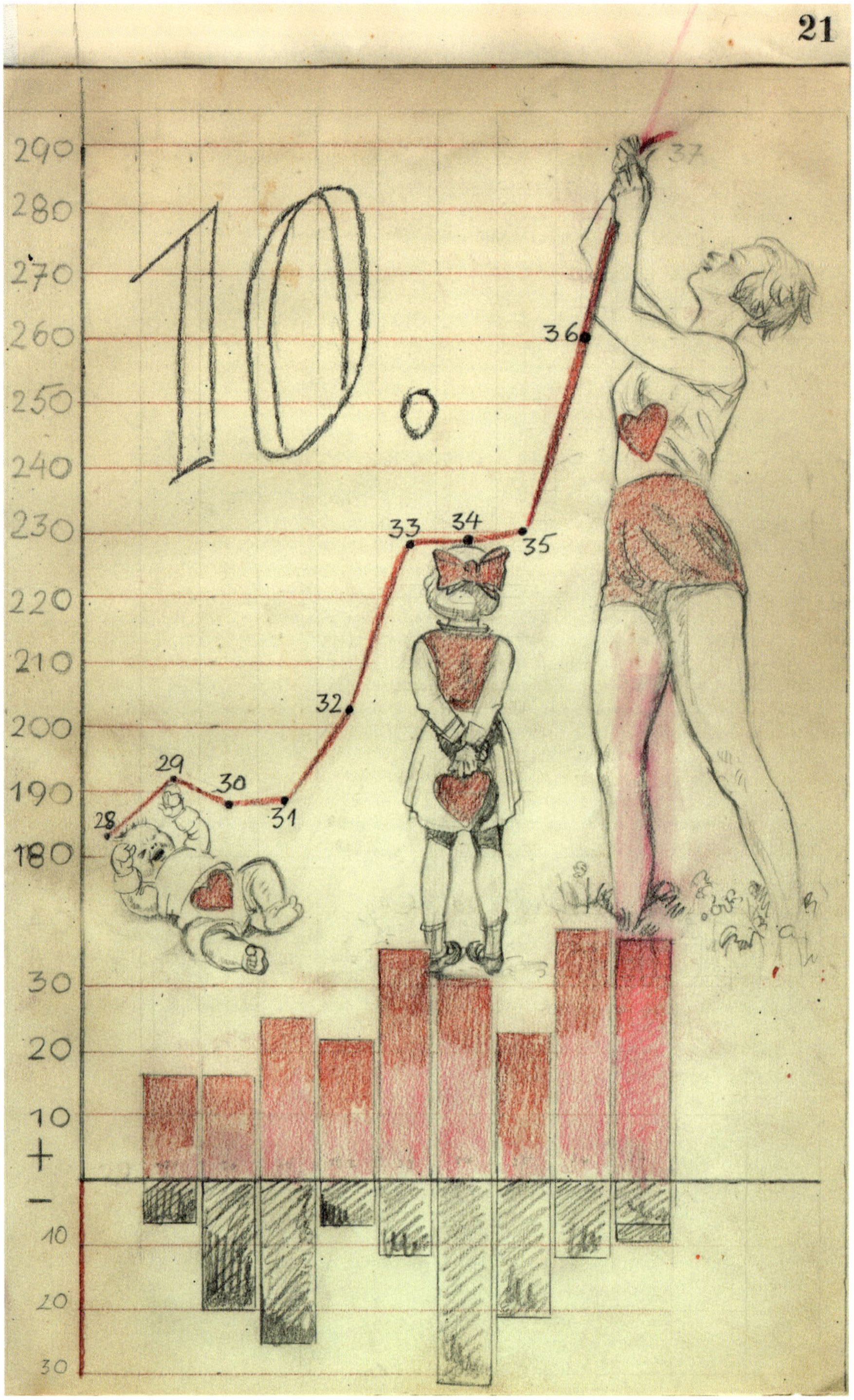

Abb. 1-1.8
Mitgliederbewegung von 1928 bis 1937, *rot*: Neuanmeldungen, *schwarz*: ausgeschieden

Die ersten sechs Jahre nach Gründung der Gesellschaft verliefen in ruhigen, vorgezeichneten Bahnen. Zunächst lag die Zahl der Mitglieder bei etwa 200, stieg dann aber deutlich an, erstaunlich hoch für eine so junge Gesellschaft (Abb. 1-1.8).

Der Vorstand der Gesellschaft bestand aus fünf Mitgliedern. Nach jeder Tagung schied das amtsälteste Mitglied aus und wurde durch ein auf

Vorschlag des Vorstands von der Mitgliederversammlung mit einfacher Stimmenmehrheit gewähltes Mitglied ersetzt. Das amtsälteste Mitglied war der 1. Vorsitzende, er leitete die Tagung und legte das jeweilige Thema seines Kongresses fest. Einen Sektretär oder Geschäftsführer im eigentlichen Sinne gab es nicht. Diese Arbeit wurde in erster Linie durch B. Kisch, Köln, übernommen. Erstmalig 1931/1932 und auch nur für die Amtsperiode 1932/33 wird er als ständiger Schriftführer und Mitglied des Vorstands erwähnt [8, 9].

Die Tagungen fanden an unterschiedlichen Orten statt, keineswegs immer am Sitz des jeweiligen 1. Vorsitzenden. Der Kongress dauerte zwei Tage, wobei am zweiten Tag satzunggemäß eine Mitgliederversammlung stattfinden musste. Die Referenten wurden vom Vorsitzenden zu ihrem Thema aufgefordert, ebenso wurden Diskussionsbeiträge angefordert. Im Durchschnitt umfasste das wissenschaftliche Programm 30 bis 40 Haupt- und Diskussionsbeiträge. Freie Vorträge im heutigen Sinne gab es nicht. Vielmehr wurde sehr viel Wert auf eine ausreichende und vertiefende Diskussion gelegt.

Tagungsvorsitzende, Themen und Kongressorte 1928–1933

1928	Hering, A.E., Köln	Herz	Köln
1929	Weber, A., Bad Nauheim	Gefäße	Bad Nauheim
1930	Rihl, J., Prag	Blut	Dresden
1931	Kisch, B., Köln	Digitalis	Breslau
1932	Dietrich, A., Tübingen	1. Blutdruckkrankheiten 2. Peripherer Kreislauf	Tübingen
1933	Magnus-Alsleben, E., Würzburg	Kreislauf- u. Nervensystem	Würzburg

Anlässlich der 5. Mitgliederversammlung am 15. März 1932 in Tübingen wurde eine „Satzung betreffs Verleihung der Preismedaille der Deutschen Gesellschaft für Kreislaufforschung" verabschiedet [10] und als § 13 in die Satzung der Gesellschaft eingefügt. Unter b) heißt es:

„In Gedenken an *Carl Ludwig* soll die Medaille Bild und Namen dieses großen deutschen Forschers tragen."

Auch die Formulierung dieser neuen Satzung trägt die Handschrift unseres Gründers Bruno Kisch. Der handschriftliche erste Entwurf, der in der Mitgliederversammlung fast wörtlich übernommen wurde, ist auf Abb. 1-1.9 wiedergegeben.

Noch heute ist die Carl-Ludwig-Ehrenmünze die höchste Auszeichnung, die die Gesellschaft für das Lebenswerk herausragender Persönlichkeiten vergibt. Im Anhang zu diesem Kapitel sind die Portraits der 26 bisher mit der Medaille ausgezeichneten Preisträger zusammengestellt.

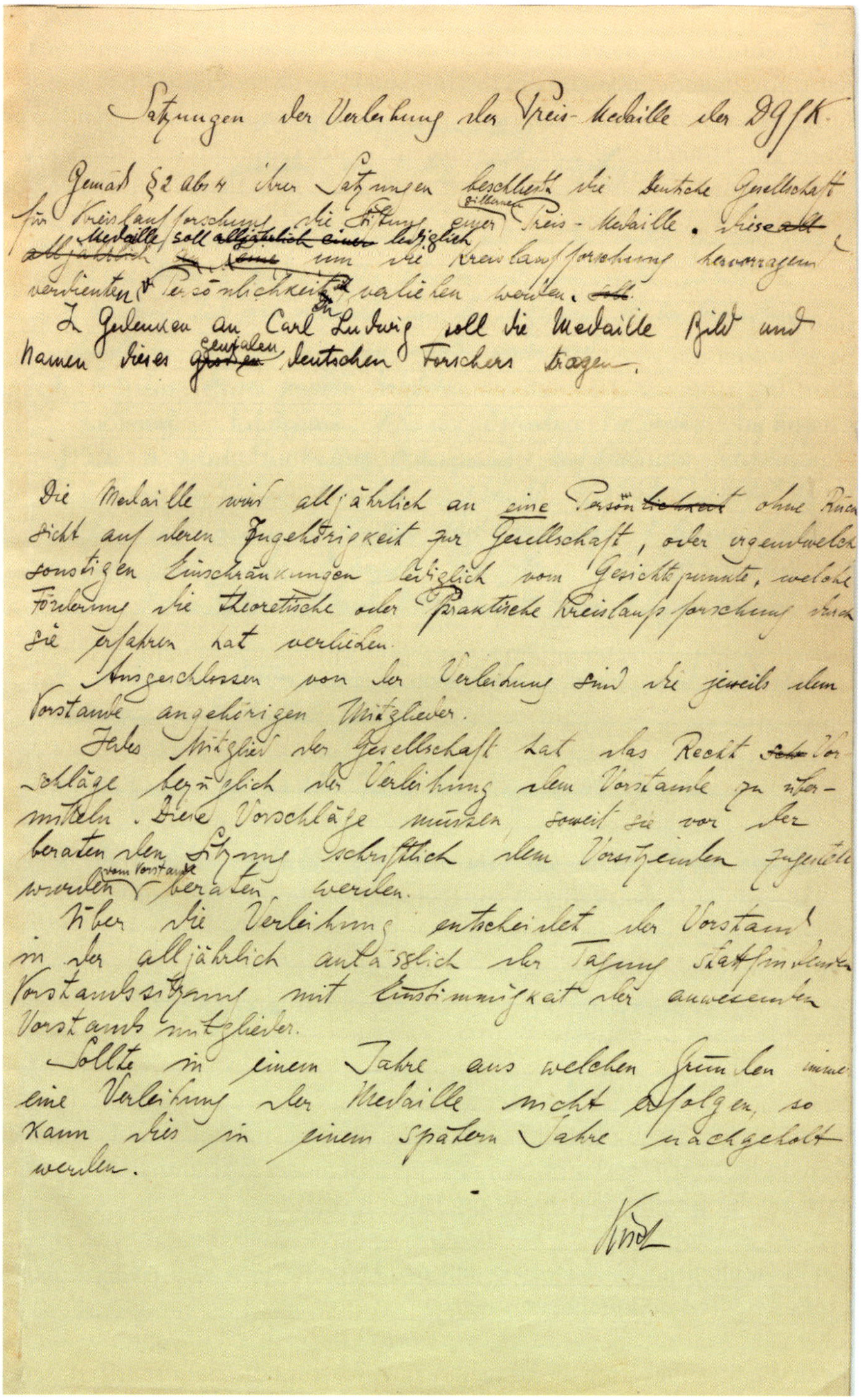
Satzungen der Verleihung der Preis-Medaille der DGfK.

Gemäß §2 Abs 4 der Satzungen beschließt die Deutsche Gesellschaft für Kreislaufforschung die Stiftung einer goldenen Preis-Medaille. Diese Medaille soll lediglich an um die Kreislaufforschung hervorragend verdienten Persönlichkeiten verliehen werden.

Zu Gedenken an Carl Ludwig soll die Medaille Bild und Namen dieses genialen deutschen Forschers tragen.

Die Medaille wird alljährlich an eine Persön ohne Rücksicht auf deren Zugehörigkeit zur Gesellschaft, oder irgendwelchen sonstigen Einschränkungen lediglich vom Gesichtspunkte, welche Förderung die theoretische oder praktische Kreislaufforschung durch sie erfahren hat verliehen.

Ausgeschlossen von der Verleihung sind die jeweils dem Vorstande angehörigen Mitglieder.

Jedes Mitglied der Gesellschaft hat das Recht Vorschläge bezüglich der Verleihung dem Vorstande zu übermitteln. Diese Vorschläge müssen, soweit sie vor der beratenden Sitzung schriftlich dem Vorsitzenden zugestellt wurden vom Vorstande beraten werden.

Über die Verleihung entscheidet der Vorstand in der alljährlich anlässlich der Tagung stattfindenden Vorstandssitzung mit Einstimmigkeit der anwesenden Vorstandsmitglieder.

Sollte in einem Jahre aus welchen Gründen immer eine Verleihung der Medaille nicht erfolgen, so kann dies in einem späteren Jahre nachgeholt werden.

Kisch

Abb. 1-1.9
Handschriftlicher Entwurf einer Satzung für die Verleihung der Carl-Ludwig-Ehrenmedaille von Bruno Kisch, 1932

1933–1948: SCHWIERIGE JAHRE

1933 fand die 6. Jahrestagung unter E. Magnus-Alsleben in Würzburg statt, trotz der politischen Wende wahrscheinlich noch wie in den Jahren zuvor. Offensichtlich gehörte B. Kisch dem Vorstand an und hatte als solcher die Sektretärsarbeit der Gesellschaft geleistet. Aber sehr schnell nach Etablierung des Dritten Reiches scheint der Bestand der Gesellschaft gefährdet gewesen zu sein. Der gesamte Vorstand war zurückgetreten. J. Nörr, München, wurde zum 1. Vorsitzenden und E. Koch, Bad Nauheim, zum Schriftführer gewählt. Der neue Geist wird aus der Eröffnungsansprache des Vorsitzenden, J. Nörr, München, anlässlich der 7. Jahrestagung am 16. April 1934 in Bad Kissingen deutlich [11]:

„Werte Gäste, liebe Volksgenossen!
Den mehrfachen früheren Einladungen von Bad Kissingen folgend haben wir uns heute abermals im lieblichen Unterfranken zusammengefunden, um die 7. Tagung der Deutschen Gesellschaft für Kreislaufforschung abzuhalten. Die Zahl sieben galt von jeher als heilige Zahl, und unsere Tagung steht auch diesmal zum ersten Mal in einem ganz besonderen Zeichen, in dem uralten, tiefsymbolischen Zeichen des Hakenkreuzes. Es ist mir eine große Ehre und ganz erlesene Freude, Sie als den *Ersten* Vorsitzenden der Gesellschaft im *Neuen Reich* herzlich willkommen heißen zu dürfen."

Und weiter heißt es:

„Unsere letzte Tagung in Würzburg am 6. und 7. März vorigen Jahres fiel in eine hochbedeutsame Zeit. Viele von uns sind damals zur Wahlurne geschritten, und auf unserem Heimweg von der Tagung grüßte uns bereits allenthalben das Hakenkreuz, zum ersten Mal wieder seit 14 Jahren schwarzweißrote Fahnen. *Deutschland war erwacht*! Würzburg und Kissingen einander so nah und doch für uns durch einen weiten, weiten Weg voneinander getrennt! Nur *ein Jahr* liegt zwischen beiden, aber nach seiner gewaltigen Leistung scheint es ein Jahrzehnt. Was Jahrhunderte erträumt, was viele Generationen Deutscher aus tiefstem Herzen ersehnt: Ein einzig und einig Volk, es wurde zur Tatsache. Noch auf unserem vorletzten Kongress in Tübingen sprach der damalige Vorsitzende, Herr Prof. *Dietrich*, in seiner Eröffnungsansprache die bezeichnenden Worte: ‚Die Unruhe der Politik beherrscht alle Gemüter; der Geist der Wissenschaft soll uns über politische Zerrissenheit hinausführen'. Wie weit liegt dies alles schon hinter uns! Befreit von den ewigen Zerwürfnissen durch Parteihader können wir wieder froher und freier an die Arbeit gehen."

Anlässlich der 7. Mitgliederversammlung der Gesellschaft, die am folgenden Tag, am 17. April 1934, in Kissingen stattfand [12], heißt es unter anderem:

„3. Tätigkeitsbericht von Prof. Nörr über das verflossene Geschäftsjahr: Infolge des politischen Umschwungs haben die ursprünglichen Vorstandsmitglieder ihr Amt freiwillig niedergelegt. Als I. Vorsitzender hat Prof. Nörr zum Schriftführer Prof. Koch ernannt – kurzer Bericht über die Bemühungen zur Erhaltung der Gesellschaft, deren Bestand bedroht war."

Weiter liest man:

„6. Satzungsänderung:
ad § 9: Der Vorsitzende der Gesellschaft wird auf mindestens drei Jahre gewählt. Er bedarf der Bestätigung durch den Herrn Reichsminister des Inneren.

Der Vorsitzende ernennt aus der Gesellschaft einen Beirat von drei bis fünf Mitgliedern, die ebenfalls der Bestätigung durch den Herrn Reichsminister des Inneren bedürfen."

Die neue Satzung – offensichtlich der Gesellschaft aufgezwungen – sah ab 1934 eine Ämtertrennung vor: Der Vorsitzende der Gesellschaft sollte seine Tätigkeit für eine Amtsperiode von drei Jahren ausüben; getrennt hiervon und neu eingeführt wurde der Tagungspräsident, der das Programm der Jahrestagung festlegen sollte [13]. Nach dieser neuen Satzung wurde E. Koch, Bad Nauheim, zum Vorsitzenden der Gesellschaft für die Amtsperiode 1934–1937 gewählt, nachdem er vorher schon 1933–1934 die Position des ständigen Schriftführers als Nachfolger des schändlich aus allen Ämtern vertriebenen B. Kisch übernommen hatte. Da die Satzung eine Wiederwahl des Vorsitzenden vorsah – auch ein Novum –, blieb Koch auch in der folgenden Amtsperiode 1938–1940 Vorsitzender der Gesellschaft. Die Leitung der Gesellschaft erfolgte also nach dem „Führerprinzip", ein Begriff, der bei der Neugründung der Gesellschaft nach dem 2. Weltkrieg 1948 noch einmal eine Rolle spielen sollte.

Im Verhandlungsbericht der 14. Jahrestagung 1941 wird der Einfachheit halber der Vorsitzende E. Koch für die Amtsperiode 1934–1942 erwähnt [14]. Dieses Amt hatte er wohl bis 1948 inne, da 1942 und in den Folgejahren bis zum Zusammenbruch und der Wiederkehr des demokratischen Lebens keine Tagungen mehr abgehalten wurden.

Vorsitzender der Gesellschaft 1934–1948: Koch, E., Bad Nauheim. Tagungsvorsitzende, Themen und Kongressorte 1934–1941

1934	Nörr, J., München	Thrombose und Embolie	Bad Kissingen
1935	Koch, E., Bad Nauheim	Kreislauf und Atmung	Wiesbaden
1936	Reiter, H., Berlin	Die Kreislaufkrankheiten in ihrer sozialen und arbeitshygienischen Bedeutung	Bad Nauheim
1937	Stadler, E., Plauen	Kreislauf und innere Sekretion	Bad Nauheim
1938	Nonnenbruch, W., Prag	Kreislaufkollaps	Bad Nauheim
1939	Edens, E., Düsseldorf	1. Elektrokardiogramm 2. Therapie der Herzinsuffizienz	Bad Nauheim
1940	Schellong, F., Prag	Atmung und Kreislauf	Wiesbaden
1941	Hochrein, M., Leipzig	Kreislauf und Stoffwechsel	Bad Nauheim

In der Amtsperiode 1933/34 setzte sich der Vorstand der Gesellschaft wie folgt zusammen: E. Magnus-Alsleben, Würzburg, Vorsitzender der Gesellschaft und gleichzeitig Tagungspräsident der 6. Jahrestagung in Würzburg, F.M. Groedel, Bad Nauheim (seit 1931), J. Nörr, München (seit 1931), S. Thannhauser, Freiburg (seit 1932), und G.D. Gruber, Göttingen (seit 1933). Ferner gehörte dem Vorstand B. Kisch, Köln, als ständiger Schriftführer an [15].

Aus den schon genannten Gründen ist dieser satzungsgemäß gewählte Vorstand unmittelbar nach der Tagung in Würzburg zurückgetreten, vielleicht auch abgesetzt worden, denn der Verhandlungsbericht 1934 weist als Vorstand für die Jahre 1933/34 lediglich zwei Personen aus: J. Nörr, München, Vorsitzender der Gesellschaft und Vorsitzender der Tagung 1934 in Bad Kissingen und E. Koch, Bad Nauheim, als Schriftführer [16].

Anlässlich der 7. Mitgliederversammlung der Gesellschaft am 17. April 1934 in Bad Kissingen wird eine Satzungsänderung beschlossen und zwar dergestalt, dass „... der Vorsitzende für eine Amtsdauer von 3 Jahren gewählt wird. Er erhält das Recht, einen Beirat, bestehend aus 3–5 Mitgliedern, zu ernennen" [12].

Der oben erwähnten neuen Satzung wird Rechnung getragen, indem für die Amtsperiode 1934–1937 E. Koch, Bad Nauheim, Vorsitzender der Gesellschaft und Präsident der 8. Jahrestagung 1935 in Wiesbaden wird. Zum Beirat wurden für die nächsten drei Jahre ernannt und durch das Reichsministerium des Inneren bestätigt: E. Kirch, Erlangen, F. Schellong, Heidelberg, und M. Hochrein, Leipzig.

Tagungspräsident 1936 war H. Reiter, Berlin, und 1937 E. Stadler, Plauen.

1935 wurde die Satzung erneut geändert, und zwar wird jetzt nach § 9 der Vorstand gebildet aus dem Vorsitzenden, dem stellvertretenden Vorsitzenden, dem Schriftführer, dem Kassenwart und einem Beirat von drei bis fünf Mitgliedern [17].

Nach Ende der Amtszeit des Vorstands 1934–1937 wird anlässlich der 11. Mitgliederversammlung 1938 in Bad Nauheim die Satzung erneut geändert: Das Mitglied, das dem Vorstand am längsten angehört hat, tritt zurück und wird durch ein neues Mitglied ersetzt [18]. E. Koch, Bad Nauheim, wurde für die Amtsperiode 1938–1940 als Vorsitzender der Gesellschaft bestätigt. Dem Vorstand selbst gehörten 1938 zusätzlich wie bisher die E. Kirch, Erlangen, F. Schellong, Heidelberg, und M. Hochrein, Leipzig, an. Neu besetzt war jetzt der Beirat. Er bestand aus W. Nonnenbruch, Prag (er war gleichzeitig Vorsitzender der 11. Jahrestagung in Bad Nauheim), ferner F. Hildebrand, Gießen, und H. Bohnenkamp, Freiburg [19].

Die neue Satzung griff ab 1939, indem E. Kirch aus dem Vorstand ausschied und durch W. Nonnenbruch aus dem Beirat ersetzt wurde. An seine Stelle wurde 1939 P.L. Broemser, München, gewählt. Vorsitzender der Jahrestagung war E. Edens, Düsseldorf [20].

1940 wechselte E. Schellong, jetzt in Prag, in die Position des Vorsitzenden der 13. Jahrestagung 1940 in Wiesbaden, seine Position nahm aus dem Beirat F. Hildebrand ein, während F. Büchner, Freiburg, in den Beirat aufrückte. Ein analoger Wechsel ergab sich 1941, indem M. Hochrein zusätzlich die Aufgabe des Vorsitzenden der 14. Jahrestagung in Bad Nauheim übernahm, im Beirat rückte H. Knipping, Köln, nach.

Zuvor war anlässlich der 13. Mitgliederversammlung am 6. Mai 1940 in Wiesbaden unter Top 5 beschlossen worden [21]:

„Der Vorstand hat beschlossen, für die Dauer des Krieges keine Veränderung im Vorsitz und im Vorstand der Gesellschaft vorzunehmen."

Dieser eigenmächtig erscheinende Vorstandsbeschluss war satzungsgemäß dadurch gerechtfertigt, dass eine Satzungsänderung 1939 in § 25 Abs. 1 vorsah, dass „... der Vorstand das Recht (hat), die Satzung nach Zustimmung des Reichsministers des Inneren zu ändern" [20].

Eine Mitbestimmung der Mitgliederversammlung war also ausgeschlossen.

Seit ihrer Gründung 1927 war die Gesellschaft gewachsen, wie Abb. 1-1.8 zeigt. Diese Abbildung wurde nie veröffentlicht; lediglich eine Graphik mit den Säulendiagrammen und der Mitgliederentwicklung wurde 1937 anlässlich der 10. Jahrestagung publiziert [22]. Im Mitgliederverzeichnis eben dieser Tagung sind letztmalig unter anderem die Namen F.M. Groedel und B. Kisch aufgeführt. Weder in den Protokollen der Mitgliederversammlungen noch in den Eröffnungsansprachen ist über die Gründe der Namenstilgung in den folgenden Jahren irgend ein Hinweis zu finden. Dass die Tilgung der Namen jüdischer Kollegen so spät erfolgte, ist insofern verwunderlich, als den meisten bereits 1933 die Venia Legendi entzogen worden ist und viele Deutschland bereits verlassen mussten.

1935 – und noch einmal 1940, wohl bedingt durch die Kriegssituation – wurde die Tagung zusammen mit dem Internistenkongress in Wiesbaden durchgeführt. In der Eröffnungsrede zur 13. Jahrestagung 1940 in Wiesbaden weist F. Schellong, Prag, darauf hin, dass offensichtlich seitens der Regierung angesichts der Kriegslage eine Verringerung der Anzahl von Kongressen gewünscht wird [23]. 1936 war in der Mitgliederversammlung im kleinen Hörsaal des Kerckhoff-Institutes in Bad Nauheim beschlossen worden [24]:

„... in Zukunft stets in Verbindung mit dem Internistenkongress im Kerckhoff-Institut zu tagen. Prof. Koch teilt mit, dass er das Institut gerne als dauerndes Heim der Gesellschaft zur Verfügung stellen würde."

Auffallend ist die Abnahme der Internationalität der Gesellschaft. Dies betrifft nicht so sehr die Zahl der ausländischen Mitglieder der Gesellschaft: Immerhin waren 1940 von den 527 Mitgliedern der Gesellschaft 78 aus dem Ausland, vorwiegend aus der Schweiz, den Niederlanden, den skandinavischen Ländern, aber selbst aus den USA und England (vgl. Abb. 1-1.11). Vielmehr betrifft dies die Zahl der Repräsentanten und der Referenten bei den Tagungen. Zwar konnten noch 1938 anlässlich der 11. Jahrestagung in Bad Nauheim neben Vertretern aus Finnland, Griechenland, Jugoslawien, Italien, Lettland, Luxemburg, den Niederlanden, Norwegen, Polen, Schweden, der Schweiz, der Tschechoslowakei und Ungarn auch Redner aus den USA begrüßt werden [25]. Einen Vortrag auf Aufforderung des Vorstands hielt Y. Henderson, New Haven/USA, einen weiteren J. Jensen, St. Louis/USA.

Drei Jahre später konnte M. Hochrein, Leipzig, anlässlich der Eröffnung der 14. Tagung 1941 in Bad Nauheim [26] lediglich „... die Herren Vertreter aus dem befreundeten Italien und Japan, bei uns begrüßen ..."

Diese Tagung 1941 sollte auch die letzte für die nächsten acht Jahre sein. Auf der Mitgliederversammlung dieser Tagung am 18. August 1941 waren unter Punkt 2 als Themen für die Tagung 1942 „Pharmakologie des peripheren Kreislaufs" und „Funktionelle Röntgendiagnostik des Kreislaufs" gewählt worden. Als Tagungspräsident war F. Hildebrandt, Gießen, als

Tagungsort Leipzig vorgesehen [27]. Die Kriegsereignisse haben die Durchführung jedoch verhindert.

Ohne mögliche innere und äußere Bewegungsgründe des Tagungspräsidenten Hochrein 1941 zu kennen, ist der Schluss seiner Eröffnungsrede für diese unselige Zeit beispielhaft [26]:

„Für jede Aufgabe bereit, steht die Deutsche Kreislaufforschung, ausgerüstet mit den besten Waffen des menschlichen Geistes, in vorderster Linie im Kampfe um Deutschlands wissenschaftliches Ansehen. Auch im Kriege hat sich die Kreislaufforschung als wissenschaftlicher Machtfaktor bestens bewährt. Wenn wir mit großer Freude feststellen können, dass Deutschlands siegreiche Truppen gründlich vorbereitet sind für jeden Einsatz, sei es zu Lande, unter Wasser oder in der Luft, dann wissen wir, dass an diesem Kampf für Deutschlands Freiheit und Deutschlands Größe auch die Deutsche Kreislaufforschung einen bescheidenen Anteil hat.

In dem Wunsche, unserem Vaterlande mit allen Kräften zu helfen und damit dem Frieden in der Welt zu dienen, eröffne ich die Tagung mit dem Gruß an den Führer."

Hiermit endet die Chronologie der Jahre 1932–1945, ja sogar bis 1948, als ein Neuanfang gewagt wurde, über den getrennt berichtet wird.

Dennoch gibt es etwas Erfreuliches aus jener unglücklichen Zeit zu berichten: Der Vertrieb der Verhandlungsberichte für Kreislaufforschung war offensichtlich so erfolgreich geworden, dass anlässlich der 12. Mitgliederversammlung am 26. März 1939 im Kerckhoff-Institut Bad Nauheim beschlossen wurde [28]:

„Die Kassenverhältnisse der Gesellschaft sind so günstig, daß in diesem Jahr mit der Verteilung von Forschungsbeihilfen für Mitglieder begonnen werden kann."

Die Bekanntmachung erfolgt in der *Zeitschrift für Kreislaufforschung* als dem Organ der Gesellschaft. Satzungsgemäß geregelt wird die Vergabe von Forschungsbeihilfen in den §§ 3, 9, 23 und 24, wobei einschränkend darauf hingewiesen wird, dass die Forschungsbeihilfen „in der Regel nicht mehr als RM 500,– betragen" [29].

Diese Satzungsänderung wurde zunächst auch in der ersten Satzung nach Neugründung der Gesellschaft 1948 beibehalten [30].

Und schließlich noch ein kleines Aperçu aus den früheren Protokollen der Mitgliederversammlung. Anlässlich der 8. Mitgliederversammlung am 25. März 1935 in Wiesbaden wird unter Punkt 5 berichtet [31]:

„Es liegt ein Antrag vor von Dr. W. Goetsch – Breslau: Die Gesellschaft möge sich bemühen, bei den amtlichen Dienststellen die Bezeichnung Facharzt für Herzkrankheiten zu erreichen. – Abgelehnt"

1948–1974: DER NEUBEGINN

Da es seit der Wahl von E. Koch, Bad Nauheim, zum 1. Vorsitzenden keine Neuwahlen gegeben hatte, nach 1941 auch keine Jahresversammlungen mehr stattfanden, war die Arbeit der Gesellschaft zum Erliegen gekommen. In den ersten Jahren nach dem Zusammenbruch gab es zunehmend Bestrebungen, die Gesellschaft wieder zu aktivieren. Am 30. Dezember 1947 wurde E. Koch vom Amtsgericht Bad Nauheim aufgefordert, darüber Auskunft zu geben, ob die Gesellschaft noch bestehe, und er wurde gebeten, zu diesem Zwecke beim Amtsgericht vorzusprechen. Daraufhin teilte Prof. Koch in einem Schreiben vom 10. Januar 1948 mit, dass Verhandlungen über die neue Organisation der Gesellschaft seit längerer Zeit im Gange seien und dass er veranlasst habe, dass das Amtsgericht über das Resultat benachrichtigt würde. Eine diesbezügliche Mitteilung ist jedoch beim Amtsgericht nicht eingegangen. Daraufhin forderte das Amtsgericht mit Schreiben vom 02. April 1948 Prof. Koch auf, wegen der beabsichtigten Bestellung eines neuen Vorstands im Gericht zu erscheinen und dabei die Unterlagen über die Bestellung des bisherigen Vorstands vorzulegen.

Dieser Bitte ist Prof. Koch nicht gefolgt, vielmehr erklärte er, dass er nicht in der Lage sei zu erscheinen, weil keinerlei sachliche Dringlichkeitsgründe vorliegen, die Gesellschaft unter Umgehung des legalen (alten) Vorstands umzuorganisieren. Das Amtsgericht argumentierte darauf, dass, da Prof. Koch es ablehnt, dem Gericht Auskunft zu geben und die Unterlagen über seine noch bestehende Eigenschaft als Vorstandsmitglied vorzulegen, aufgrund der Satzung und aus dem Verhalten des bisherigen Vorsitzenden, Prof. Koch, zu schließen sei, dass ein Vorstand nicht mehr bestehe. Es sei allerdings, so das Amtsgericht, im Sinne der Wissenschaft, eine alsbaldige Aufnahme der Tätigkeit der Gesellschaft geboten. Nach § 29 BGB solle umgehend ein Vorstand bestellt werden, der zunächst nur die Befugnis hatte, eine Mitgliederversammlung einzurufen, in welcher satzungsgemäß Vorstandswahlen und Beschlussfassung über etwaige Satzungsänderungen stattzufinden haben. Diesem Anliegen haben die Professoren H. Schäfer, Bad Nauheim, und O. F. Ranke, Erlangen, mit Schreiben vom 3. April 1948 an das Amtsgericht Bad Nauheim entsprochen, nachdem vorher mit Schreiben vom Februar 1948 die Mitglieder der ehemaligen Deutschen Gesellschaft für Kreislaufforschung zu einer ordentlichen Mitgliederversammlung am Samstag, dem 3. April 1948 in den großen Hörsaal des Kerckhoff-Institutes Bad Nauheim eingeladen worden waren. Unter notarieller Aufsicht fand diese erste Sitzung statt, auf der der bisherige, vorläufig agierende Vorstand, bestehend aus K. Matthes, Erlangen, als Vorsitzender, F. Hildebrandt, Bad Nauheim, Präsident, C. Oelemann, Bad Nauheim, A. Weber, Bad Nauheim, bestätigt wurde.

Die 15. Tagung der Gesellschaft und damit die erste Tagung nach dem Krieg fand im Jahr 1949 in Bad Nauheim unter dem Vorsitzenden, K. Matthes, Erlangen, statt. Unter anderem hieß es in seiner ganze zwölf Sätze umfassenden Eröffnungsansprache [32] nach der Begrüßung der erschienenen Mitglieder, von Honorationen – unter anderem auch Vertreter der Militärregierung – und der Totenehrung für insgesamt 49 verstorbene Mitglieder, hierunter die Ehrenmitglieder Aschoff, Freiburg, Wartenhaus, Prag, Hering, Köln:

„Erlassen Sie mir bitte, meine Damen und Herren, alle weiteren Ausführungen, mit denen wir uns nicht aufhalten wollen. Wir wollen unverzüglich an unsere Arbeit gehen, und ich wünsche der ersten Nachkriegstagung unserer Gesellschaft ein gutes Gelingen."

Die Referate dieser ersten Tagung nach dem 2. Weltkrieg sind im Band 15 der *Verhandlungen der Deutschen Gesellschaft für Kreislaufforschung* 1949 in gekürzter Form veröffentlicht worden, um, wie der Herausgeber und erste ständige Sekretär der Gesellschaft, Prof. H. Schäfer, schreibt „den Preis erträglich zu halten". Sie enthalten zusätzlich, und das ist historisch gesehen besonders interessant, vier Beiträge für die für 1943 geplante Tagung, die nicht mehr stattgefunden hat. Titelblatt, Vorwort des Herausgebers, Vorwort des Vorsitzenden und Inhaltsverzeichnis sind hier wiedergegeben (Abb. 1-1.10, 1-1.11).[1]

Hervorzuheben ist ein Beschluss der Mitgliederversammlung anlässlich dieser 15. Tagung [33]:

„Die Mitgliederversammlung beschließt einstimmig, folgende ehemalige Mitglieder der Gesellschaft zu Ehrenmitgliedern zu ernennen:
a) Professor Bruno Kisch (New York)
b) Professor Franz Groedel (New York)
c) Professor Dr. Eduard Stadler (Plauen)."

Zwischenzeitlich war auch die Satzung geändert worden, die, wie es seinerzeit hieß, zu sehr auf dem „Führerprinzip" beruhte. Man mag misstrauisch gewesen sein über die lange Amtsdauer des 1. Vorsitzenden der Gesellschaft, denn die neue Satzung sah, wie ursprünglich, von jetzt ab vor, den Vorsitzenden der Gesellschaft jeweils nur für ein Jahr zu bestellen und ihm gleichzeitig die Gestaltung der Jahrestagung zu überantworten. Neu war jetzt erstmals ein ständiger Geschäftsführer, und zwar H. Schäfer vom Kerckhoff-Institut Bad Nauheim. Anfang der 50er Jahre erhielt dieser einen Ruf nach Heidelberg an das dortige Physiologische Institut. Sein Nachfolger als ständiger Sektretär der Gesellschaft wurde 1952 R. Thauer, der einen Ruf an das Kerkhoff-Institut angenommen hatte, später noch in Personalunion den Lehrstuhl für Physiologie an der Universität Gießen bekleidete.

Die Gesellschaft hatte 579 Mitglieder (Abb. 1-1.12), davon waren 70 Mitglieder anderer Nationalität. Es wurde immer noch an der alten Tradition festgehalten, bei den Jahrestagungen ein Hauptthema in den Mittelpunkt zu stellen, das in Form von Hauptreferaten, aber auch zum Hauptthema passenden Vorträgen abgehandelt wurde. Seit 1978 wurde es zur Regel, zwei Hauptthemen zu diskutieren. 1982 fand die 48. Jahrestagung unter dem Vorsitz von K. Greeff, Düsseldorf, zum letzten Mal in Bad Nauheim statt. Inzwischen waren freie Vorträge unabhängig vom Hauptthema der Jahrestagung erlaubt. Die große Zahl an Anmeldungen machte es notwendig, Parallelsitzungen einzuführen. Auch reichten bald die Räumlich-

---

[1] Anmerkung: Leider ist Ähnliches für die für 1942 geplante und bereits thematisch festgelegte Tagung (s. S. 18) nicht überliefert.

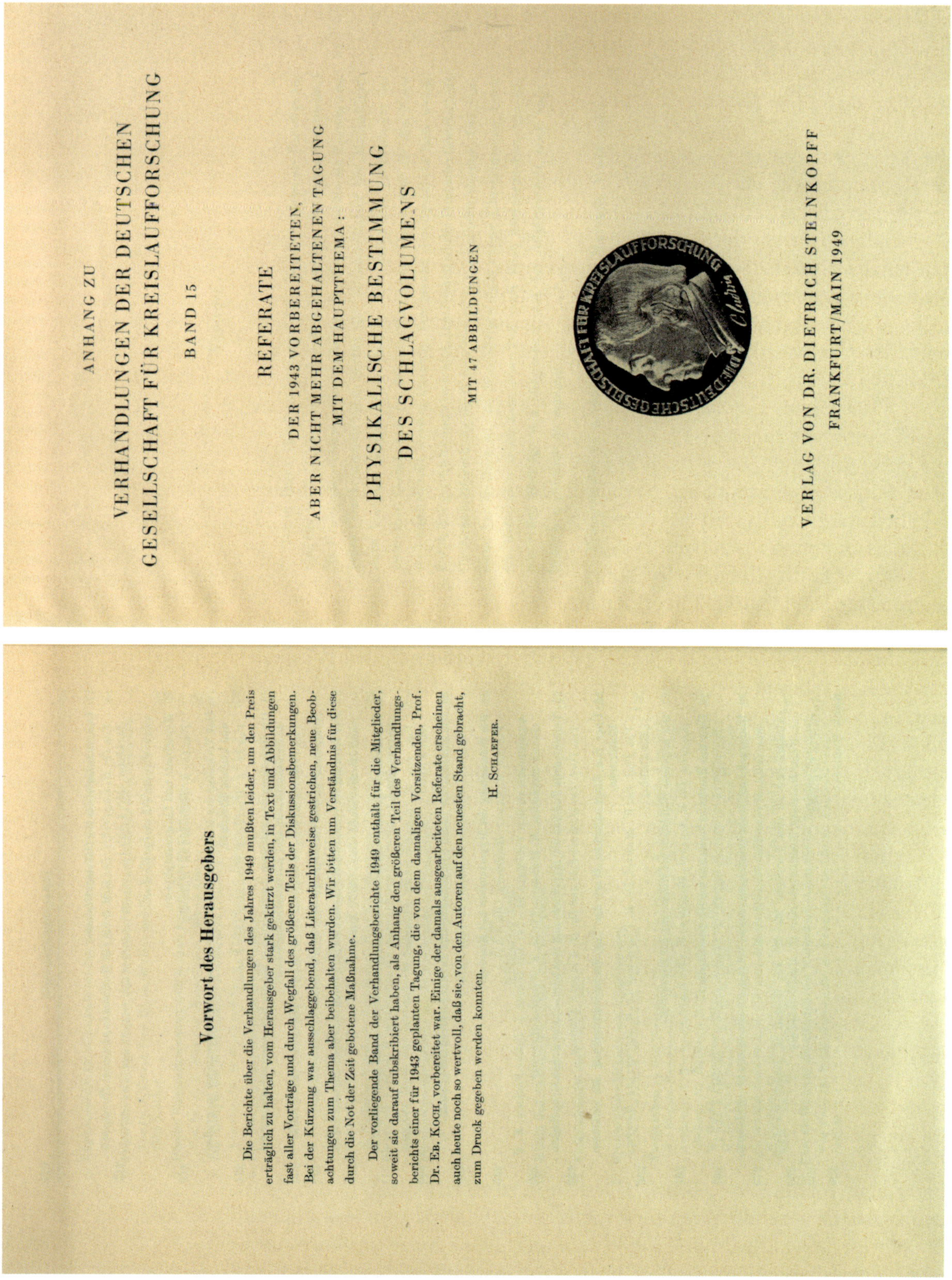

Vorwort des Herausgebers

Die Berichte über die Verhandlungen des Jahres 1949 mußten leider, um den Preis erträglich zu halten, vom Herausgeber stark gekürzt werden, in Text und Abbildungen fast aller Vorträge und durch Wegfall des größeren Teils der Diskussionsbemerkungen. Bei der Kürzung war ausschlaggebend, daß Literaturhinweise gestrichen, neue Beobachtungen zum Thema aber beibehalten wurden. Wir bitten um Verständnis für diese durch die Not der Zeit gebotene Maßnahme.

Der vorliegende Band der Verhandlungsberichte 1949 enthält für die Mitglieder, soweit sie darauf subskribiert haben, als Anhang den größeren Teil des Verhandlungsberichts einer für 1943 geplanten Tagung, die von dem damaligen Vorsitzenden, Prof. Dr. Eb. Koch, vorbereitet war. Einige der damals ausgearbeiteten Referate erscheinen auch heute noch so wertvoll, daß sie, von den Autoren auf den neuesten Stand gebracht, zum Druck gegeben werden konnten.

H. Schaefer.

ANHANG ZU

VERHANDLUNGEN DER DEUTSCHEN GESELLSCHAFT FÜR KREISLAUFFORSCHUNG

BAND 15

REFERATE

DER 1943 VORBEREITETEN, ABER NICHT MEHR ABGEHALTENEN TAGUNG MIT DEM HAUPTTHEMA:

PHYSIKALISCHE BESTIMMUNG DES SCHLAGVOLUMENS

MIT 47 ABBILDUNGEN

VERLAG VON DR. DIETRICH STEINKOPFF

FRANKFURT/MAIN 1949

Abb. 1-1.10. Vorwort des Herausgebers und Titelblatt des Anhangs zu Band 15 der *Verhandlungen der Deutschen Gesellschaft für Kreislaufforschung* mit den Referaten der 1943 vorbereiteten, aber nicht mehr abgehaltenen Tagung

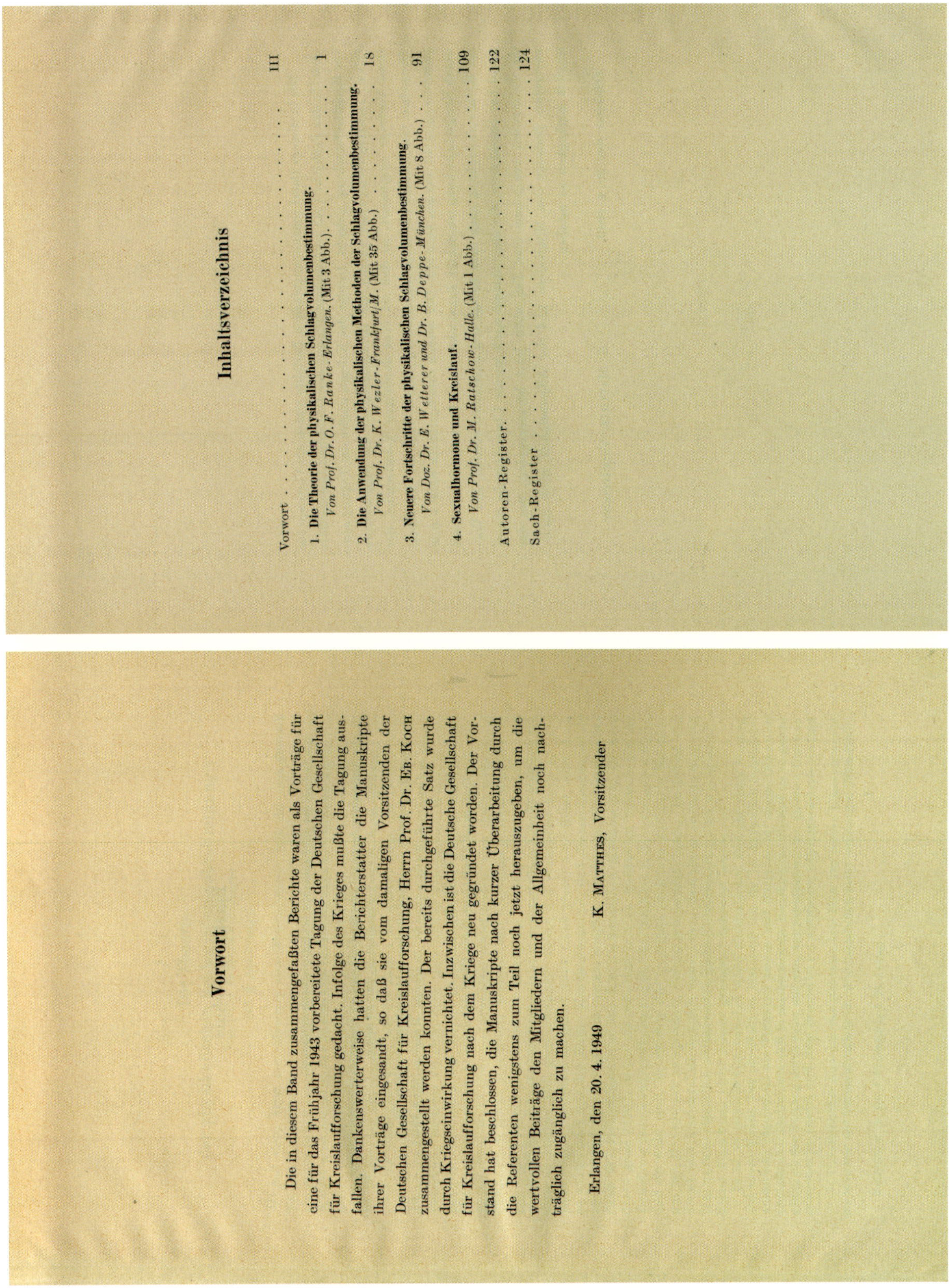

Vorwort

Die in diesem Band zusammengefaßten Berichte waren als Vorträge für eine für das Frühjahr 1943 vorbereitete Tagung der Deutschen Gesellschaft für Kreislaufforschung gedacht. Infolge des Krieges mußte die Tagung ausfallen. Dankenswerterweise hatten die Berichterstatter die Manuskripte ihrer Vorträge eingesandt, so daß sie vom damaligen Vorsitzenden der Deutschen Gesellschaft für Kreislaufforschung, Herrn Prof. Dr. Eb. Koch zusammengestellt werden konnten. Der bereits durchgeführte Satz wurde durch Kriegseinwirkung vernichtet. Inzwischen ist die Deutsche Gesellschaft für Kreislaufforschung nach dem Kriege neu gegründet worden. Der Vorstand hat beschlossen, die Manuskripte nach kurzer Überarbeitung durch die Referenten wenigstens zum Teil noch jetzt herauszugeben, um die wertvollen Beiträge den Mitgliedern und der Allgemeinheit noch nachträglich zugänglich zu machen.

Erlangen, den 20. 4. 1949 K. Matthes, Vorsitzender

Inhaltsverzeichnis

Abb. 1-1.11. Vorwort des Vorstands und Inhaltsverzeichnis eben dieses Anhangs zu Band 15

Abb. 1-1.12
Entwicklung der Mitgliederzahlen von 1929 bis 2000

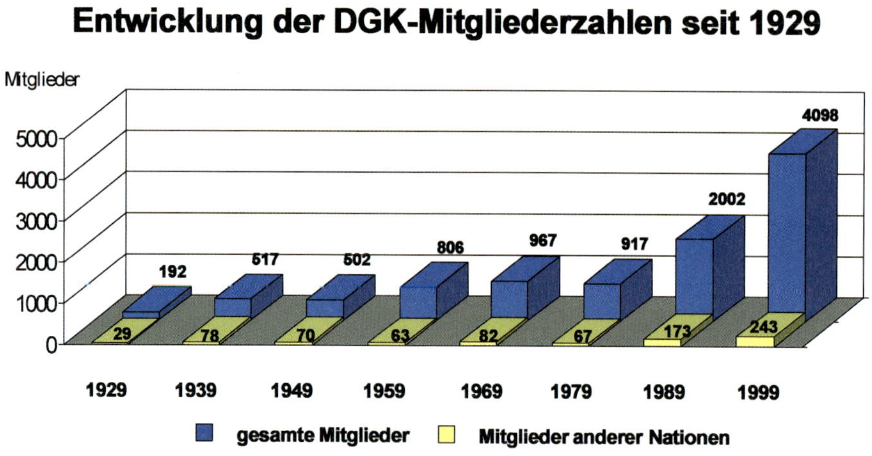

keiten in Bad Nauheim nicht mehr aus, um alle Teilnehmer aufzunehmen und alle Vorträge durchzuführen. Nach einem kurzen Gastspiel im Kurtheater von 1977–1979 und nach dessen Zerstörung durch Brand in der Hessischen Akademie für Ärztliche Fortbildung, reichten auch diese Räumlichkeiten bald nicht mehr aus, um das stetig steigende Interesse an den Tagungen der Gesellschaft zu befriedigen. Es war daher dringend erforderlich, einen neuen Kongressort zu wählen.

Tagungsvorsitzende, Themen und Kongressorte 1949–1974

1949	Matthes, K., Erlangen	Hypertonie und Hypotonie	Bad Nauheim
1950	Hildebrandt, F., Gießen	Herzinsuffizienz	Bad Nauheim
1951	Wollheim, E., Würzburg	Lungenkreislauf	Bad Nauheim
1952	Boden, E., Düsseldorf	Eektrokardiogramm	Bad Nauheim
1953	Büchner, E., Freiburg	Kreislauf und Gehirn	Bad Nauheim
1954	Schoen, R., Göttingen	1. Endokarditis 2. Erworbene Klappenfehler 3. Phonokardiographie	Bad Nauheim
1955	Knipping, H.W., Köln	1. Koronarthrombose 2. Cor pulmonale	Bad Nauheim
1956	Wagner, R., München	Korrelationen zwischen Herz und Gefäßsystem	Bad Nauheim
1957	Derra, E., Düsseldorf	1. Kreislauf in Narkose und Hypothermie 2. Angeborene Herzfehler	Bad Nauheim
1958	Bürger, M., Leipzig	Die Lebenswandlungen der Kreislauforgane in Abhängigkeit von Alter und Geschlecht	Bad Nauheim
1959	Thauer, R., Bad Nauheim/Gießen	Die nervale und hormonale Regulation des Blutkreislaufs	Bad Nauheim

1960	Holzmann, M., Zürich	Therapie der Herzkrankheiten	Bad Nauheim
1961	Wezler, K., Frankfurt/M.	Stoffwechsel des Herzmuskels	Bad Nauheim
1962	Sarre, H., Freiburg	Essentielle Hypertonie	Bad Nauheim
1963	Ratschow, M., Darmstadt	Ätiologie und Klinik der arteriellen und venösen Verschlusskrankheiten	Bad Nauheim
1964	Schütz, E., Münster	Herzstillstand, Herzstilllegung und Wiederbelebung des Herzens	Bad Nauheim
1965	Grosse-Brockhoff, E., Düsseldorf	Herzklappeninsuffizienz	Bad Nauheim
1966	Schaefer, H., Heidelberg	Soziosomatik der Kreislaufkrankheiten	Bad Nauheim
1967	Schwiegk, H., München	Kreislauf und Niere	Bad Nauheim
1968	Linzbach, J., Göttingen	Herzdilatation und Insuffizienz	Bad Nauheim
1969	Spang, K., Stuttgart	Rhythmusstörungen des Herzens	Bad Nauheim
1970	Zenker, R., München	1. Herzklappenersatz 2. Chirurgische Behandlung bei Durchblutungsstörungen des Herzens	Bad Nauheim
1971	Reindell, H., Freiburg	Das gesunde und kranke Herz bei körperlicher Belastung	Bad Nauheim
1972	Meessen, H., Düsseldorf	Herzhypertrophie	Bad Nauheim
1973	Bernsmeier, A., Kiel	Gehirnkreislauf	Bad Nauheim
1974	Wetterer, E., Erlangen	Das arterielle System	Bad Nauheim

1974–1995: DIE KARDIOLOGIE IM WACHSTUM

Ende der 60er/Beginn der 70er Jahre trat in der Bundesrepublik Deutschland ein grundsätzlicher Wandel in der Bildungs- und Gesundheitspolitik ein, der auch gravierenden Einfluss auf die Gesellschaft ausübte. Es kam nicht nur Gründung neuer Universitäten und neuer Fakultäten. Es wurde auch eine neue Facharztordnung vorbereitet, die der zunehmenden Spezialisierung der inneren Medizin Rechnung tragen sollte, ohne das große Fach selbst in Frage zu stellen oder gar zu zerschlagen [34]. Auch im Hinblick auf eine sich bereits anbahnende Harmonisierung der Facharztausbildung auf europäischer Ebene gab es Handlungsbedarf. In verschiedenen europäischen Ländern gab es bereits Spezialisten für Kardiologie, Gastroenterologie usw., die über keine internistische Grundausbildung verfügten, sondern ihre „Facharztbezeichnung“ in Kursen erworben hatten [34]. Hinzu kam, dass der aus den USA zurückkommende Nachwuchs in entsprechende Positionen drängte. So kam es folgerichtig zur Etablierung des Fachs Kardiologie als eigenständiges Teilgebiet der Inneren Medizin.

Diese Entwicklung betraf nicht nur die Kliniken, sondern hatte auch Auswirkungen auf die theoretischen Institute. So wurden z. B. in der Physiologie neue Lehrstühle eingerichtet, die zum größten Teil mit Physiologen, die sich der vegetativen Physiologie, insbesondere der Herz-Kreislauf-Physiologie gewidmet hatten, besetzt wurden. Die Stärkung der theoretischen Fächer einerseits und die Emanzipationsbestrebungen der klinischen Kardiologen andererseits führte zu Reibungen innerhalb der Deutschen Gesellschaft für Kreislaufforschung, die beinah zu einer Spaltung geführt hätte. Die Kliniker fühlten sich im Programm der Jahrestagung nicht ausreichend repräsentiert. Sie verlangten neben klinisch relevanten Themen auch verstärkt Weiterbildungsinhalte, da um diese Zeit bereits die ersten niedergelassenen Kardiologen tätig waren.

Auf Anregung der Professoren H. Blömer und F. Loogen wurde daher die Kommission für Klinische Kardiologie gegründet, die sich speziell mit klinisch relevanten Fragestellungen befassen sollte. Eine von Prof. M. Kaltenbach im Herbst 1974 in Frankfurt geplante Koronartagung wurde kurzfristig in eine überaus erfolgreiche klinisch orientierte Tagung umfunktioniert: Der Grundstein für die zukünftigen Herbsttagungen der Gesellschaft war gelegt [34]. Die thematische Festlegung des Programms der Herbsttagung oblag sinnvollerweise der Kommission für Klinische Kardiologie. Die Kommission für Klinische Kardiologie entwickelte sich zunehmend zu einer Einrichtung, die dem Vorstand in allen klinischen Fragen zur Seite stand, die im Auftrag des Vorstands Leitlinien und Empfehlungen erarbeitete, die nach Genehmigung durch den Vorstand veröffentlicht werden konnten. Diese Kommission konnte zwischenzeitlich so fest etabliert werden, dass sie auch nach der neuen, heute gültigen Satzung eine führende Rolle unter den Kommissionen spielt.

Der neuen hochschulpolitischen, aber auch gesundheitspolitischen Entwicklung entsprechend, schien es alsbald erforderlich, unter anderem den Namen der Gesellschaft zu ändern. Seit ihrer Gründung hieß sie *Deutsche Gesellschaft für Kreislaufforschung* und die nun fest etablierte Kardiologie war im Namen der Gesellschaft nicht vertreten. So wurde 1978 eine Satzungskommission gegründet, die aus den Professoren H.-J. Bretschneider, Göttingen (Vorsitz), F. Gross, Heidelberg, W. Kübler, Heidelberg, W. Schaper, Bad Nauheim und P. Schölmerich, Mainz, bestand. Die geänderte Satzung wurde anlässlich der Mitgliederversammlung im Jahre 1979 genehmigt [35]. Von da ab hieß die Gesellschaft bis 1994 *Deutsche Gesellschaft für Herz- und Kreislaufforschung*.

1983 wurde unter G. Riecker, München, als neuer Tagungsort der Rosengarten in Mannheim ausgewählt. Hier fand im Jahre 1983 die 49. Tagung unserer Gesellschaft statt. Bis heute hat die Gesellschaft diesem Ort die Treue gehalten.

Tagungsvorsitzende, Themen und Kongressorte 1975–1995

1975	Loogen, F., Düsseldorf	Koronare Herzerkrankung	Bad Nauheim
1976	Schölmerich, P., Mainz	Kontraktilität des Myokards	Bad Nauheim
1977	Gross, F., Heidelberg	Hoher Blutdruck	Bad Nauheim
1978	Gillmann, H., Ludwigshafen	Elektrokardiodiagnostik Der kardiale Notfall	Bad Nauheim
1979	Schoenmackers, J., Aachen	Der frische Herzmuskelinfarkt Herzruptur	Bad Nauheim
1980	Blömer, H., München	Der plötzliche Herztod Nichtinvasive Verfahren der kardiovaskulären Nuklearmedizin	Bad Nauheim
1981	Effert, S., Aachen	Therapie der Arrhythmien Echokardiographie	Bad Nauheim
1982	Greeff, K., Düsseldorf	Therapie der Myokardinsuffizienz Reperfusion und Revaskularisation des Myokards	Bad Nauheim
1983	Riecker, G., München	Kardiologische Intensivmedizin Virale Herzerkrankungen Aktuelle Probleme der Langzeittherapie	Mannheim
1984	Lichtlen, P.R., Hannover	Koronarsklerose Koronare Herzkrankheit	Mannheim
1985	Hort, W., Düsseldorf	Das Herz des älteren Menschen Das Gefäßendothel, besonders des Herzens Rückbildung der Herzhypertrophie	Mannheim
1986	Bender, F., Münster	Autonomes Nervensystem und Herzrhythmusstörungen Interventionskardiologie und Thrombolyse Herztransplantation	Mannheim
1987	Bretschneider, H.-J., Göttingen	Ischämietoleranz und Wiederbelebbarkeit von Herz, Gehirn und Niere	Mannheim
1988	Schlepper, M., Bad Nauheim	Angina pectoris – Phänomenologie, Bedeutung, Behandlung Periphere Mechanismen bei der Manifestation und Kompensation der Herzinsuffizienz Hämodynamische Auswirkungen von Herzrhythmusstörungen und antiarrhythmischer Therapie	Mannheim

1989	Heintzen, P., Kiel	Angeborene Herzfehler Bildgebende Verfahren in der Kardiologie – Methodenvergleich und Methodenkritik Hypertonie und Herz	Mannheim
1990	Bircks, W., Düsseldorf	Extrakardiale Riskofaktoren in der Herzchirurgie Intraoperative Diagnostik des Herzens und der herznahen großen Gefäße Grenzen der Frühmobilisation nach Herzoperation Spätresultate nach operativer und interventionell-kardiologischer Behandlung	Mannheim
1991	Kaltenbach, M., Frankfurt	Arteriosklerose – Pathophysiologie, Klinik – Beeinflussung der arterio-sklerotischen Läsion durch Katheterinterventionen – Prophylaxe, medikamentös-konservative Behandlung – Chirurgische und interventionelle Therapie	Mannheim
1992	Scholz, H., Hamburg	Medikamentöse Therapie kardiovaskulärer Erkrankungen – Herzinsuffizienz – Herzrhythmusstörungen – Medikamentöse Prophylaxe kardiovaskulärer Erkrankungen	Mannheim
1993	Kübler, W., Heidelberg	Organischämien I Ursachen und Folgen II Der akute Gefäßverschluss III Gesicherte Ergebnisse der Therapie IV Ischämie des Herzens: aktuelle Aspekte	Mannheim
1994	Kreuzer, H., Göttingen	I Molekularbiologie in der Kardiologie II Qualitätssicherung in der Kardiologie III Kardiologische Intensivmedizin IV Kosten-Nutzen-Relation V Kleiner Kreislauf und Erkrankungen des rechten Herzens	Mannheim

1995	Schaper, W., Bad Nauheim	Molekulare Mechanismen bei - Kardiomyopathien - Hypertonie - Atherosklerose - Ischämie - Restenose	Mannheim

Während die Vorsitzenden jedes Jahr wechselten, waren inzwischen „... die ständigen Geschäftsführer die Garanten der Beständigkeit, Motoren der Entwicklung und ruhende Pole in bewegten Zeiten unserer Gesellschaft".

So jedenfalls J. Schoenmackers in seiner Eröffnungsrede 1979 [1]. Von 1948 bis 1951 war es H. Schäfer, der dann von Bad Nauheim nach Heidelberg wechselte. Sein Nachfolger war R. Thauer, Bad Nauheim/Gießen, der 25 Jahre als ständiger Geschäftsführer tätig war. 1976 übernahm W. Schaper, Bad Nauheim, diese Aufgabe, und genau in dieser Zeit entwickelte sich die Gesellschaft überproportional. Dies betrifft zum einen die Mitgliederzahl, zum anderen auch das Interesse an der wissenschaftlichen Tagung selbst, verdeutlicht am sprunghaften Anstieg der Vortragsveranstaltungen (Abb. 1-1.13).

In der Zeit zwischen 1950 und 1960 wurde von dem Vorstand, der unverändert seit Gründung der Gesellschaft aus sechs Mitgliedern, darunter dem ständigen Geschäftsführer bestand, ein Ausschuss ins Leben gerufen, der zunächst aus 15 Mitgliedern bestand und dessen Aufgabe die Beratung des Vorstands in unterschiedlichen Sachfragen war. In den folgenden Jahren wurde der Ausschuss in einen Beirat überführt, dessen Zusammensetzung dem interdisziplinären Charakter der Gesellschaft Rechnung tragen sollte. Er bestand aus Klinikern und Theoretikern, aber auch aus Herzchirurgen und Kinderkardiologen.

Zunehmend Bedeutung gewannen die Herbsttagungen, deren Schwerpunkte die gehobene Fortbildung waren und die in unregelmäßigen Abständen als Trinationale Tagung zusammen mit der Österreichischen und Schweizerischen Kardiologischen Gesellschaft veranstaltet wurden. Die Herbsttagung fand nicht statt, wenn die Tagung der *European Society of Cardiology (ESC)* in einem deutschsprachigen Land ausgetragen wurde (1984 in Düsseldorf, 1988 in Wien). Als die ESC Anfang der 90er Jahre beschloss, ihre

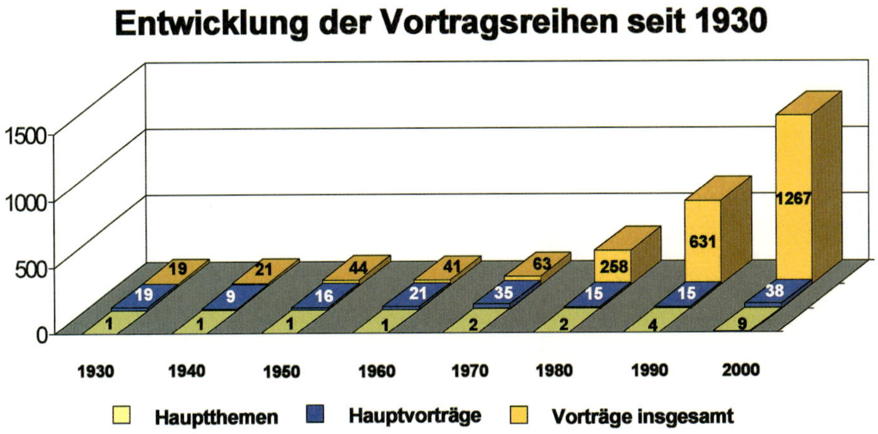

Abb. 1-1.13
Entwicklung der Vortragsveranstaltungen von 1930 bis 2000

Tagungen jährlich auszurichten, kündigten die Östrreichische und Schweizerische Kardiologische Gesellschaft ihr Interesse an einer trinationalen Herbsttagung auf. Seitdem ist die Herbsttagung eine Veranstaltung unserer Gesellschaft, deren Programm so angelegt ist, dass auch möglichst viele nicht primär kardiologisch tätige Ärzte aus dem weiteren Umfeld des Tagungsortes teilnehmen. Zur Weiterbildung werden seit der Herbsttagung 2000 in Münster spezielle, zertifizierte Kurse angeboten, an denen ein großes Interesse besteht.

Tagungsvorsitzende, Themen und Kongressorte der Herbsttagungen von 1974–1995

1974	Kaltenbach, M., Frankfurt	Fortschritte der Diagnostik und Therapie des Herzinfarktes	Frankfurt
1975	Blömer, H., München	Primäre Kardiomyopathien	München
1976	Kaindl, E., Wien	Künstliche Herzklappen	Wien
1977	Schäfer, J., Kiel	Kardiologische Probleme im Alter	Kiel
1978	Schmutzler, H., und Schröder, R., Berlin	Medikamentöse Therapie bei Herzkrankheiten	Berlin
1979	Hilger, H.H., Köln	Operationsindikation und Therapieergebnisse bei Herzerkrankungen	Köln
1980	Bender, F., Münster	Rechnergestützte Auswertung in der kardiologischen Diagnostik	Münster
1981	Krayenbühl, H.P., Zürich	Die Kardiomyopathien	Zürich
1982	Bachmann, K., Nürnberg	Therapie der koronaren Herzkrankheit	Nürnberg
1983	Strauch, M., Ulm	Therapiekontrolle	Ulm
1985	Kaindl, E., Wien	Herzklappenerkrankungen	Wien
1986	Bleifeld, W., Hamburg	Entscheidungskriterien in Diagnostik und Therapie	Hamburg
1987	Just, H., Freiburg	Der plötzliche Herztod	Freiburg
1989	Kochsiek, K., Würzburg	Herzinsuffizienz, entzündliche Herzerkrankungen, interventionelle und chirurgische Therapie der koronaren Herzkrankheit	Würzburg
1990	Kreuzer, H., Göttingen	Der kardiale Notfall Instabile Angina pectoris Kardiomyopathien	Göttingen
1991	Burckardt, D., Basel	Arteriosklerose und Herztod	Basel
1992	Teichmann, W., Dresden	Infektiöse Endokarditis Essenzelle Hypertonie Das angeborene Vitium Invasive Diagnostik – um jeden Preis?	Dresden
1993	Hanrath, P., Aachen	Kontroverse Ansichten in der Kardiologie	Aachen
1995	Kuhn, H., Bielefeld, und Neuhaus, K.-L., Kassel	Kardiologie 1995: Diagnose und Therapie von Herzerkrankungen, was ist heute Standard, was sind aktuelle klinische Fragen?	Bielefeld

Mit einer Sache hat sich allerdings die Gesellschaft nie befasst, und zwar mit standes- oder berufspolitischen Fragen. Die Gesellschaft hat sich in erster Linie als wissenschaftliche Fachgesellschaft gesehen. Dies hatte zunehmend negative Auswirkungen: Als wegen der Reformmaßnahmen im Gesundheitswesen aufgrund der immer weiter eingeschränkten Ressourcen der Sachverstand von medizinischen Fachgesellschaften gefragt war, war die Gesellschaft vielen Entscheidungsträgern nicht bekannt. Aus diesem Grund wurde im Jahr 1994 eine tiefgreifende Satzungsreform in Angriff genommen.

1995 BIS HEUTE: NEUE STRUKTUREN

1989 wurde auf der Mitgliederversammlung der 55. Frühjahrstagung in Mannheim eine Anfrage, was die Gesellschaft zu tun gedenke im Hinblick auf das zunehmende Begehren der Anästhesisten, auch die internistischen Intensivstationen in ihren Verantwortungsbereich zu stellen, abgetan mit der Bemerkung eines Mitgliedes, dass dies eine berufspolitische Frage sei, die die Gesellschaft nicht zu interessieren habe, da es sich bei Letzterer um eine rein wissenschaftliche Fachgesellschaft handele. Als dann im Zuge der Einführung von Fallpauschalen und Sonderentgelten bei der perkutanen transluminalen koronaren Angioplastie (PTCA) nicht etwa die Kardiologen, vielmehr die Herzchirurgen um Stellungnahme gebeten wurden, war die Zeit reif, die Aufgaben und Ziele der Gesellschaft auf berufs- und standespolitische Probleme auszudehnen bei Beibehaltung der wissenschaftlich orientierten Grundausrichtung. Vom Vorstand wurde eine Kommission beauftragt, die aus den Vorstandsmitgliedern, den Professoren W. Schaper, Vorsitz, W. Kübler und G. Arnold und vom Beirat J. Holtz, Th. Meinertz und J. Meyer bestand.

Aufgabe der Kommission war es, eine Satzungsänderung zu erarbeiten, die diesen neuen Anforderungen Rechnung tragen und gleichzeitig die Aufgabenverteilung auf eine breitere Basis stellen sollte. Die daraus entstandene tiefgreifende Satzungsänderung wurde 1994 in der Mitgliederversammlung der 60. Jahrestagung in Mannheim beschlossen [36] und trat mit der Frühjahrstagung 1995 in Kraft. Mit dieser neuen Satzung sollte nicht nur mehr Transparenz erreicht werden, die Gesellschaft sollte sich auch verstärkt den spezifisch wissenschaftlichen, aber auch berufs- und standespolitischen Fragestellungen widmen.

Anfallende Arbeiten können besser koordiniert werden, auf kürzestem Wege können spezielle Fragen an die Kommissionen weitergegeben und sehr schnell eine kompetente Rückantwort erarbeitet werden. Vorteilhaft hat sich auch die Ämtertrennung ausgewirkt. Der Präsident der Gesellschaft wird für eine Amtsdauer von zwei Jahren gewählt, der Tagungspräsident für eine Amtsdauer von einem Jahr.

Sehr gezielt können auch die drei Kommissionen arbeiten.

Die Aufgabe der *Kommission für Klinische Kardiologie* ist schwerpunktmäßig die Herausgabe von Leitlinien und Empfehlungen, die Behandlung von Fragen zur Aus-, Weiter- und Fortbildung, zumindest so lange, bis die Projektgruppen diese Aufgaben übernahmen, Fragen zu Strukturmaßnahmen kardiologischer Abteilungen und vieles andere mehr.

Die *Kommission für Experimentelle Kardiologie* widmet sich verstärkt dem Tierschutzgesetz, dessen Verabschiedung seinerzeit viel Unruhe bei allen tierexperimentell tätigen Mitgliedern brachte.

Schließlich arbeitet die *Programmkommission* sehr intensiv an der Mitgestaltung und Beratung der Tagungspräsidenten für die jeweiligen Frühjahrs- und Herbsttagungen.

Erster Präsident der Gesellschaft war Prof. J. Meyer, Mainz. Der Vorstand bestand entsprechend der Satzung aus dem zukünftigen Präsidenten, dem Geschäftsführer und dem Schatzmeister sowie den Vorsitzenden der drei Kommissionen. Ferner gehörte der gewählte Tagungspräsident der Frühjahrstagung, Prof. B. Lüderitz, Bonn, dem Vorstand an. Letzterer konzipierte erstmals ein thematisch alle Teilaspekte der Kardiologie abdeckendes Programm für die 62. Frühjahrstagung in Mannheim, wobei bei der Detailplanung erstmals die nach der neuen Satzung eingerichtete Programmkommission beteiligt war.

Die Aufbauarbeit des ersten Vorstandes nach der Satzungsreform konnte in der zweijährigen Amtsperiode von Prof. P. Hanrath, Aachen, weitergeführt und konsolidiert werden. Schließlich kam es unter Prof. G. Breithardt, Münster, mit der Einrichtung von bisher neun Projektgruppen, die sich ganz speziellen, übergeordneten Fragestellungen widmen sollen, zu einer umfassenderen und konstruktiveren Aufgabenverteilung.

Hervorzuheben ist eine weitere Neuerung. Unter dem derzeitigen Geschäftsführer konnte bzw. musste erstmals die Geschäftsstelle ein eigenes Domizil beziehen. In der Vergangenheit – eigentlich von der Gründung 1927 an – war es üblich, dass die Geschäftsstelle der Gesellschaft beim ständigen Geschäftsführer angesiedelt war. Die Professoren Koch, Schäfer, Thauer und Schaper waren alle in Bad Nauheim tätig. Dies änderte sich 1989, als der jetzige Geschäftsführer sein Amt antrat, damals noch Direktor des Instituts für Experimentelle Chirurgie an der Heinrich-Heine-Universität Düsseldorf. Mit Genehmigung des Ministeriums für Wissenschaft und Forschung des Landes Nordrhein-Westfalen durfte die Dienststelle der Gesellschaft in seinem Institut kostenlos untergebracht werden. Selbst die Grundkosten für Strom, Wasser, Büromaterial und anderes mehr wurden vom Land Nordrhein-Westfalen übernommen. Nach seiner Emeritierung war ein Verbleib im Bereich der Universität nicht mehr möglich, und es mussten dringend eigene Räumlichkeiten gefunden werden. Mit dem Bezug des „Deutschen Herzhauses“ in der Goethestraße 38 a in Düsseldorf im Jahr 1999 konnte diese Aufbauarbeit angefangen und inzwischen zum Abschluss geführt werden.

Im Folgenden seien die Präsidenten der Gesellschaft seit der letzten Satzungsänderung aufgeführt, sowie die Tagungsvorsitzenden, die Themen und die Kongressorte der Frühjahrs- und Herbsttagungen der Gesellschaft, die einen zunehmenden Anklang, auch international, gefunden haben.

Präsidenten der Gesellschaft 1995–2001	
1995–1997	J. Meyer, Mainz
1997–1999	P. Hanrath, Aachen
1999–2001	G. Breihardt, Münster
2001–2003	M.G. Gottwik, Nürnberg

Tagungspräsidenten, Themen und Kongressorte 1996–2001				
1996	Lüderitz, B., Bonn	I	Herzrhythmusstörungen	Mannheim
		II	Elektrolytstoffwechsel	
		III	Adenosin, ein vielfältiger Mediator	
		IV	Herzwirksame Hormone	
		V	Herz- und Gefäßchirurgie	
		VI	Aktuelle berufs- und standespolitische Fragen in der Kardiologie	
1997	Bassenge, E., Freiburg	I	Bedeutung von Lokalhormonen der Gefäßwand- und Endokardzellen für die Herzkreislauffunktion	Mannheim
		II	Arteriosklerose und ihre Entstehung	
		IIIa	Stenose und Restenose	
		IIIb	Behandlung von Arrhythmien	
		IVa	Neue koronare Diagnostik	
		IVb	Kardiologische Intensivmedizin	
		Va	Herzinsuffizienz – experimentell	
		Vb	Akute Koronarsyndrome	
		VIa	Herzinsuffizienz – klinisch	
		VIb	Hotline	
		VII	Berufs- und Standespolitik	
		VIII	Chirurgische Behandlung der Herzinsuffizienz	
1998	Seipel, L., Tübingen	I	Störung der Repolarisation I	Mannheim
		II	Störung der Repolarisation II	
		III	Heterogenität von Durchblutung, Stoff wechsel und Funktion des Myokards	
		IV	Atherosklerose, Herzfunktion und Hormone	
		V	Hypertrophische Kardiomyopathie	
		VI	Arrhythmogene rechtsventrikuläre Kardiomyopathie	
		VII	Atherosklerose und Hämostase	
		VIII	Atherosklerose und inflammatorische Reaktion	
		XI	Herz und körperliches Training	
		X	Hotline	
		XI	Therapie des akuten Herzversagens	
1999	Just, H., Freiburg	I	Molekularbiologie in Kardiologie und Angiologie	Mannheim
			I.1 Molekulargenetische Grundlagen	
			I.2 Myokardiale Phänotypänderung als Risikofaktor	
			I.3 Gefäßsystem und Atherogenese	
			I.4 Hämostaseologie	
			I.5 Bildgebende Verfahren, Bildverarbeitung	

1999	Just, H., Freiburg	II	Klinische Kardiologie II.1 Intensivmedizin II.2 Rhythmologie und Elektrophysiologie II.3 Herzchirurgie und interventionelle Kathetertherapie	
		III	Hotline	
2000	Schrader, J., Düsseldorf	I	Gentherapie kardiovaskulärer Erkrankungen I.1 Gentransfer: Methoden I.2 Klinische Perspektiven I.3 Vaskulärer Gentransfer I.4 Transgene Tiere Zusammenarbeit Klinik – Industrie: Notwendiger strafrechtlicher Tatbestand?	Mannheim
		II	Koronare Durchblutung und myokardiale Perfusion II.1 Mediatoren und Regelkreise II.2 Strukturelle und funktionelle Anpassung II.3 Methoden zur Erfassung der Perfusion	
		III	Hotline	
2001	Klein, H.U., Magdeburg	I	Klinische Elektrophysiologie	Mannheim
		II	Beziehung zwischen elektrischen und mechanischen Prozessen	
		III	Herz und Lunge	
		IV	Klinik der Herzinsuffizienz	
		V	Italienisch-Deutsches Symposium	
		VI	Hotline	
		VII	State-of-the-Art-Sitzungen – Akutes Koronarsyndrom – Herzerkrankung im hohen Alter – Aktuelle medikamentöse Therapie in der Kardiologie	

Tagungspräsidenten, Themen und Kongressorte der Herbsttagungen 1996–2001

1996	Tillmanns, H.-H., Gießen	Störungen der Myokardperfusion – neue diagnostische und therapeutische Ansätze	Gießen
1997	Steinbeck, G., München	Studien, Trends und die Praxis in der Kardiologie	München
1998	Schuler, G., Leipzig	Kardiologie zwischen Innovation und ökonomischen Grenzen	Leipzig
1999	Gottwik, M., Nürnberg	Praxis der Kardiologie im Wandel von Konsens zu Evidence	Nürnberg
2000	Breithardt, G., Münster	Fortschritte und Kontroversen in der Kardiologie – Update 2000	Münster
2001	Hombach, V., Ulm	Kardiologie im neuen Millennium – Quo vadis?	Ulm

Meeting on Vascular Biology and Medicine			
1999	Piper, H.M., Gießen	1st Meeting on Vascular Biology and Medicine	Nürnberg
2001	Busse, R., Frankfurt	2nd Meeting on Vascular Biology and Medicine	Ulm

NEUE STRUKTUR

Die derzeitige Struktur der Gesellschaft geht aus Abb. 1-1.14 und 1-1.15 hervor.

Die Organe der Gesellschaft sind:

1. die Mitgliederversammlung,
2. der Vorstand,
3. die Kommissionen für die Wahlvorschläge,
4. die Kommission für Klinische Kardiologie,
5. die Kommission für Experimentelle Kardiologie,
6. die Programmkommission.

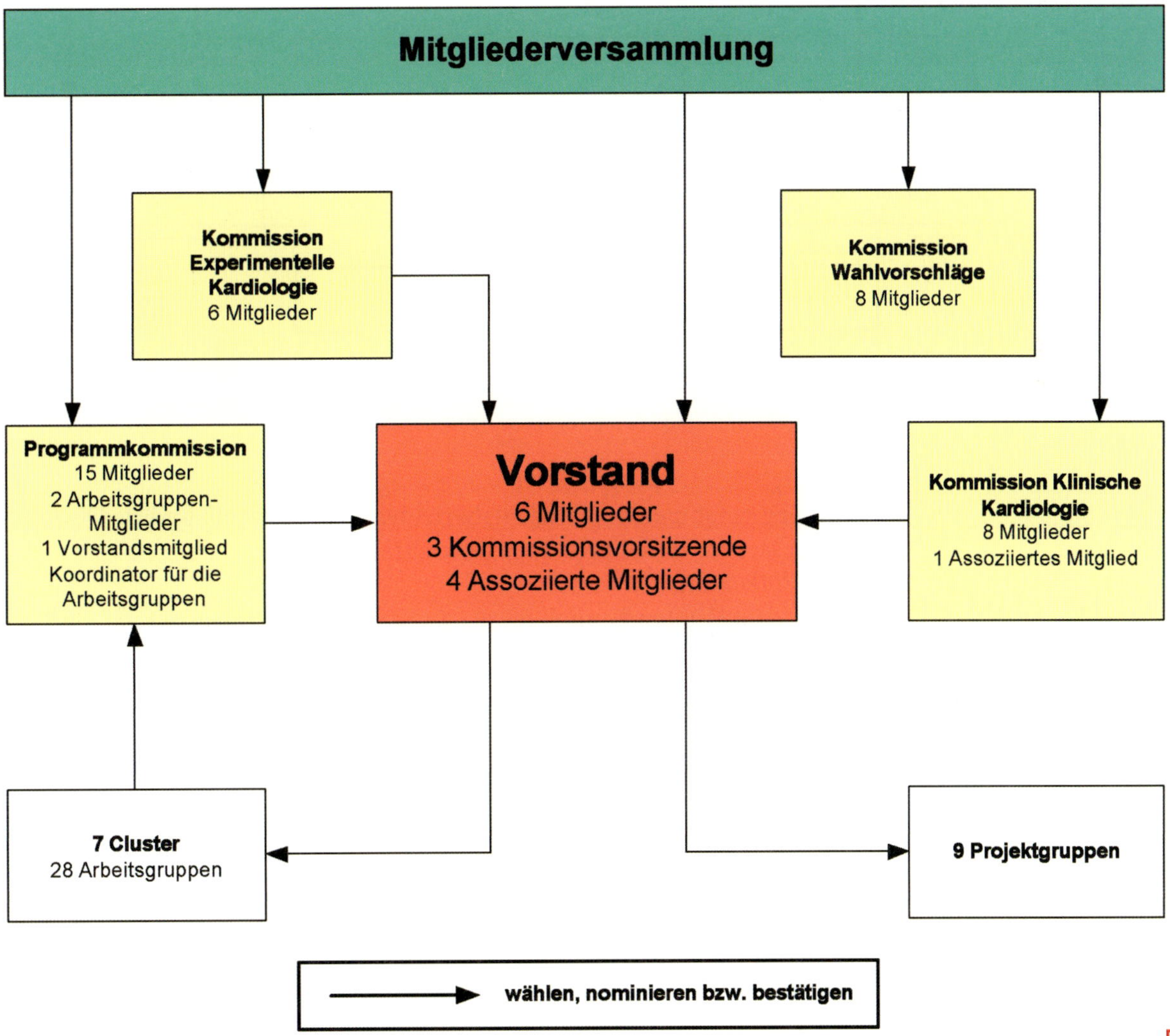

Abb. 1-1.14
Derzeitige Organisationsstruktur der DGK, die Pfeile bedeuten Wahlen bzw. Nominierungen

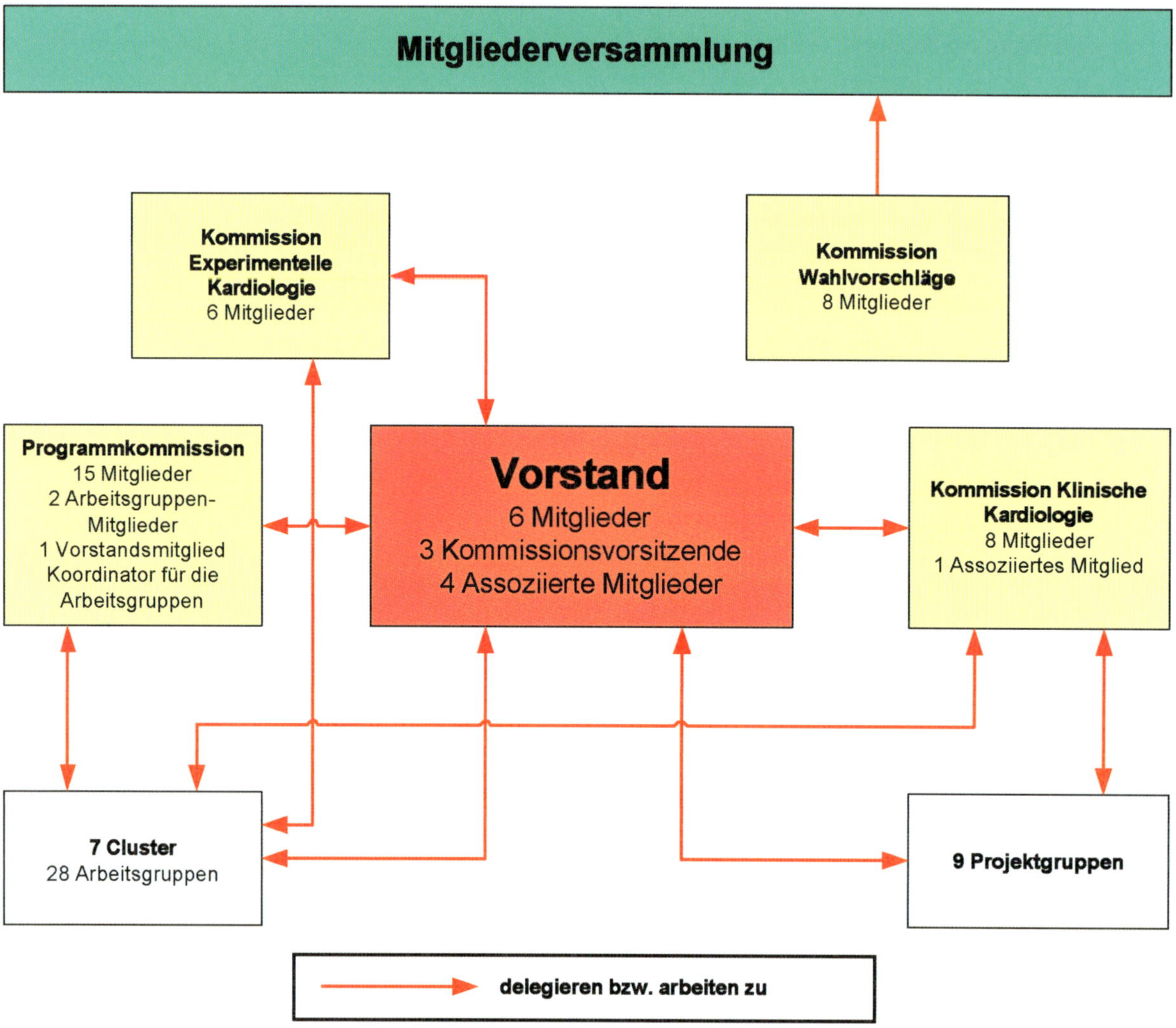

Abb. 1-1.15
Derzeitige Organisationsstruktur der DGK, die Pfeile bedeuten Arbeitsdelegierung und Zuarbeiten

Die Mitgliederversammlung

Die Aufgaben der Mitgliederversammlung sind:

1. Entgegennahme des Tätigkeitsberichtes des Vorstands und des Kassenberichtes für das abgelaufene Geschäftsjahr,
2. die Entlastung des Vorstands,
3. Wahl von Vorstandsmitgliedern,
4. Wahl und Abberufung der Mitglieder der Kommission für die Wahlvorschläge für die Klinische Kardiologie, Experimentelle Kardiologie und die Programmkommission,
5. Satzungsänderungen,
6. Ernennung von Ehrenmitgliedern und korrespondierenden Mitgliedern,
7. Festsetzung der Mitgliedsbeiträge für ordentliche Mitglieder,
8. Entscheidung über Berufung wegen des Ausschlusses eines Mitglieds,
9. Änderung des Gesellschaftszwecks, Auflösung der Gesellschaft.

Wie seit ihrer Gründung findet alljährlich anlässlich der Frühjahrstagung eine Mitgliederversammlung statt, bei Bedarfsfall eine außerordentliche zur Herbsttagung.

Der Vorstand

Wichtigste Aufgaben des Vorstands sind neben der Vertretung der Gesellschaft im Innen- und Außenverhältnis

1. die Verabschiedung von Leitlinien, Stellungnahmen, Empfehlungen auf Vorarbeit der Kommissionen,
2. Pflege der Beziehungen zu anderen wissenschaftlichen Fachgesellschaften, insbesondere zur European Society of Cardiology (ESC) und World Heart Federation (WHF),
3. Vertretung der Gesellschaft in berufs- und standes- bzw. gesundheitspolitischen Gremien,
4. Genehmigung der wissenschaftlichen Programme der Tagungen der Gesellschaft auf Vorschlag der Programmkommission.

Der Vorstand besteht aus:

1. dem Präsidenten für eine Amtsdauer von zwei Jahren,
2. dem vorherigen Präsidenten für eine Amtsdauer von zwei Jahren. Er ist gleichzeitig Stellvertreter des Präsidenten und Koordinator für die Arbeitgruppen,
3. dem zukünftigen Präsidenten für eine Amtsdauer von zwei Jahren,
4. dem Geschäftsführer für die Amtsdauer von sieben Jahren,
5. dem Schatzmeister für die Amtsdauer von sieben Jahren und
6. dem Tagungspräsidenten für die Amtsdauer von einem Jahr.

Diese Positionen werden alle von der Mitgliederversammlung auf Vorschlag der Kommission für die Wahlvorschläge bzw. Vorschläge von Mitgliedern der Gesellschaft direkt gewählt.

Kraft Satzung sind ferner im Vorstand stimmberechtigte Mitglieder:

7. der Vorsitzende der Kommission für Klinische Kardiologie oder sein Vertreter für die Amtszeit von zwei Jahren,
8. der Kommissionsvorsitzende für Experimentelle Kardiologie oder sein Vertreter für die Amtsdauer von zwei Jahren,
9. der Vorsitzende der Programmkommission oder sein Vertreter für die Amtsdauer von zwei Jahren.

Die drei oben genannten Kommissionen werden von der Mitgliederversammlung gewählt. Die Kommissionen selbst jedoch wählen aus ihrer Mitte je einen Vorsitzenden, der stimmberechtigtes Vorstandsmitglied ist.

Die Satzung schreibt vor, dass auf Beschluss des Vorstands Vorstandsmitglieder anderer Fachgesellschaften sowie Vorstandsmitglieder der Deutschen Herzstiftung an den Vorstandssitzungen ohne Stimmrecht teilnehmen können. Dies wird z. Z. so ausgelegt, dass weitere nicht stimmberechtigte Mitglieder des Vorstands sind:

10. der Vorsitzende der Arbeitsgemeinschaft der Leitenden Kardiologischen Krankenhausärzte (ALKK),
11. der Vorsitzende des Bundesverbandes der Niedergelassenen Kardiologen (BNK),
12. ein Vorstandsmitglied der Deutschen Gesellschaft für Thorax-, Herz- und Gefäßchirurgie (DGTHG),

13. ein Vorstandsmitglied der Deutschen Gesellschaft für Pädiatrische Kardiologie (DGPK) und
14. der Vorsitzende der Deutschen Herzstiftung.
15. Ferner nimmt der Pressesprecher der Gesellschaft an den Sitzungen ohne Stimmrecht teil.

Kommissionen

Derzeit sind vier Kommissionen eingerichtet.

Kommission für die Wahlvorschläge

Die Aufgabe der Kommission ist die Auswahl von geeigneten Kandidaten für das Amt des zukünftigen Präsidenten, des zukünftigen Tagungspräsidenten, des Geschäftsführers und des Schatzmeisters. Es hat sich im Laufe der Zeit als sinnvoll erwiesen, dass diese Kommission auch Vorschläge für alle anderen zu besetzenden Posten unterbreitet.

Die Kommission besteht aus acht Mitgliedern mit einer Amtszeit von vier Jahren, zur Hälfte um zwei Jahre zeitversetzt, und zwar:
1. zwei an einer Universität tätigen Kardiologen,
2. zwei an einer Universität tätigen Theoretikern,
3. zwei Vertretern der ALKK und
4. zwei Vertretern des BNK.

Kommission für Klinische Kardiologie

Aufgaben der Kommission sind die Bearbeitung aller Fragen der klinischen Kardiologie, einschließlich berufs- und standespolitischer Probleme im Namen des Vorstands und im Einvernehmen mit ihm.

Die Kommission besteht aus acht Mitgliedern mit einer Amtszeit von vier Jahren, ebenfalls zur Hälfte um zwei Jahre zeitversetzt, und zwar:
1. vier an einer Hochschule klinisch tätigen Mitgliedern,
2. zwei nicht an einer Hochschule klinisch tätigen Mitgliedern und
3. zwei als Kardiologen niedergelassenen Mitgliedern.

Ohne Stimmrecht nimmt der Vertreter der Sektion Kardiologie im Bundesverband Deutscher Internisten teil.

Kommission für Experimentelle Kardiologie

Die Aufgaben der Kommission sind die Bearbeitung aller Fragen der experimentellen Kardiologie einschließlich berufs- und standespolitischer Probleme im Namen des Vorstands und im Einvernehmen mit ihm. Die Kommission besteht aus sechs Mitgliedern, zur Hälfte um zwei Jahre zeitversetzt, wobei der interdisziplinäre Charakter der Gesellschaft zu berücksichtigen ist. Die Amtszeit beträgt vier Jahre.

Programmkommission

Die Aufgabe der Kommission ist die Beratung der jeweiligen Tagungspräsidenten bei der Erstellung der wissenschaftlichen Programme im Einvernehmen mit dem Vorstand. Dies sind die Frühjahrs- und Herbsttagungen sowie das European Meeting on Vascular Biology and Medicine, sofern dieses – z. Z. alle zwei Jahre – stattfindet. Darüber hinaus ist die Programmkommission zuständig für die endgültige Zusammenstellung der Programme der Frühjahrstagungen und z. T. auch der Herbsttagungen bzw. des European Meetings on Vascular Biology and Medicine. Diese Kommission besteht aus insgesamt 18 Mitgliedern bei einer Amtszeit von vier Jahren, ebenfalls zur Hälfte zeitversetzt um zwei Jahre, und zwar:

1. vier an einer Hochschule klinisch tätigen Mitgliedern,
2. vier theoretisch-experimentell tätigen Mitgliedern,
3. zwei nicht an einer Hochschule klinisch tätigen Mitgliedern,
4. zwei als Kardiologen niedergelassenen Mitgliedern,
5. zwei gewählten Vertretern der Arbeitsgruppen.

Der Kommission gehören ferner für jeweils ein Jahr an:

6. der Tagungspräsident,
7. der zukünftige Tagungspräsident,
8. der vorherige Präsident als Koordinator für die Arbeitsgruppen sowie
9. der Geschäftsführer.

Cluster und Arbeitsgruppen

Die Satzung der Gesellschaft räumt dem Vorstand die Möglichkeit ein, zur Förderung der Arbeit der Gesellschaft Arbeitsgruppen einzusetzen.

Die Arbeitsgruppen sind im Namen des Vorstands tätig, sie sind dem Vorstand berichtspflichtig. Entscheidungen, die in Arbeitsgruppen getroffen werden, bedürfen der Bestätigung durch den Vorstand. Für die Arbeitsgruppen gilt eine Geschäftsordnung, die vom Vorstand zu erstellen ist.

Nach dieser Geschäftsordnung ist der Zweck der Arbeitsgruppe die Förderung der Erforschung des Herzens, des Gefäßsystems und des Blutkreislaufes, sowie die Förderung der Verhütung und Bekämpfung von Herz-Kreislauf-Krankheiten auf dem speziellen Gebiet der Arbeitsgruppe. Die Arbeitsgruppen werden in der Regel für die Dauer von drei Jahren eingerichtet. Auf Antrag der Arbeitsgruppe kann der Vorstand den Auftrag der Arbeitsgruppe verlängern.

Zur Zeit gibt es 28 Arbeitsgruppen. Die Arbeitsgruppe „Koronarer Fluss und myokardiale Perfusion“ ist im Verlauf des Jahres 2000 neu gegründet worden, die Arbeitsgruppe „Kardiovaskuläre Erkrankungen bei Frauen“ im Jahre 2001. Laut Beschlussfassung des Vorstands sollen zukünftig die Arbeitsgruppen mit ihrer Expertise und Aktivität auf die Programmgestaltung und -inhalte der Frühjahrs- und Herbsttagung sowie des Schrittmacherkongresses und des Vasclular-Biology-Kongresses durch Programmvorschläge stärker Einfluss nehmen. Darüber hinaus übernehmen die Arbeitsgruppen immer mehr beratende Aufgaben für die Kommissionen für Klinische Kardiologie, wenn es um Fragen der Etablierung und Überarbeitung von Empfehlungen bzw. Richtlinien für die Gesellschaft geht.

Cluster und die dazu gehörenden Arbeitsgruppen		
Cluster 1:	Rhythmologie	Herzschrittmacher Arrhythmie
Cluster 2:	Bildgebende Verfahren	Kardiovaskulärer Ultraschall Nuklearkardiologische Diagnostik Magnetresonanzverfahren in der Kardiologie Elektronenstrahltomographie
Cluster 3:	Herzinsuffizienz, experimentell	Kardiovaskuläre Molekularbiologie und Gentechnologie Myokardiale Funktion und Energetik Zelluläre Elektrophysiologie
Cluster 4:	Herzinsuffizienz, klinisch	Chronische Herzinsuffizienz Kardiomyopathien Thorakale Organtransplantation Pulmonale Hypertonie
Cluster 5:	Gefäße	Angiologie Vaskuläre Biologie (vormals Pathogenese der Arteriosklerose) Endothel, vasoaktive Hormone und arterielle Hypertonie Kardiovaskuläre Hämostase und Fibrinolyse Aortenerkrankungen Koronarer Fluss und myokardiale Perfusion
Cluster 6:	Intervention	Kardiovaskuläre Intensivmedizin Interventionelle Kardiologie
Cluster 7:	Prävention und medikamentöse Therapien	Klinische Epidemiologie Kongenitale Herzfehler im Erwachsenenalter Prävention kardiovaskulärer Erkrankungen Klinische Pharmakologie Herz und metabolisches Syndrom

Um die wissenschaftliche Kooperation und den Wissenschaftsaustausch zwischen den verschiedenen Arbeitsgruppen zu verbessern, sind die Arbeitsgruppen zu Clustern zusammengefasst worden (s. obenstehende Tabelle), die sich schwerpunktmäßig bestimmten Forschungsthemen wie Rhythmologie, bildgebende Verfahren etc. zuwenden. Von dieser Kooperation erhofft sich die Gesellschaft eine weitere Stärkung der Aktivitäten der Arbeitsgruppen.

Projektgruppen

Die Projektgruppen werden vom Vorstand eingerichtet und ein Vorsitzender nebst weiteren Mitgliedern benannt. Den Projektgruppen steht es frei, weitere Mitglieder je nach ihrer Expertise zu berufen. Die Amtsperiode der

Mitglieder einer Projektgruppen beträgt zwei Jahre, sie sind in regelmäßigen Abständen dem Vorstand berichtspflichtig. Derzeit verfügt die Gesellschaft über neun Projektgruppen:

1. strategische Finanzplanung,
2. Bedarfsplanung und Struktur,
3. „diagnosis related grouping/groupes“ (DRGs; vormals Gebührenordnung, Sonderentgelte, Fallpauschalen),
4. Aus-, Weiter- und Fortbildung,
5. Datenbanken und Register,
6. Qualitätssicherung,
7. Prävention,
8. Presse und Public Relations,
9. Geschichte der Kardiologie.

AUSBLICK

Überblickt man die letzten sechs Jahre, dann zeigt sich, dass die neue Satzung der Gesellschaft bedeutend mehr Gewicht gegeben hat. Kommissionen, Projektgruppen und Arbeitsgruppen vereinen ein Höchstmaß an Sachkompetenz, die bei Bedarf dem Vorstand ein schnelles Handeln erlaubt.

Die Gesellschaft ist nach dieser letzten Strukturänderung gewappnet, die in den nächsten Jahren auf sie zu kommenden Probleme anzugehen und zu bewältigen. Sie vereint Experten aus den klinisch-kardiologischen wie experimentellen Fächern, die Sachkompetenz von Universitätsmitgliedern wie auch aus dem Bereich kommunaler Krankenhäuser und dem der niedergelassenen Kollegen. Hinzu kommen die vielen Kollegen aus dem Bereich der Thorax-, Herz- und Gefäßchirurgie, der pädiatrischen Kardiologie und der Rehabilitatiton. Was die Arbeit in und für die Gesellschaft so besonders attraktiv macht und im internationalen Vergleich mit ähnlichen kardiologischen Gesellschaften auszeichnet, entspricht dem, was unsere Gründer A. Weber und B. Kisch bereits 1927 (vgl. Abb. 1-1.1) formuliert haben:

„Die Gesellschaft soll Theoretiker und praktische Aerzte, soweit sie ein besonderes Interesse an den Fragen des Kreislaufs haben, umfassen und in erster Linie die Verknüpfung und gegenseitige Anregung theoretisch-wissenschaftlicher und praktisch-ärztlicher Erfahrungen auf diesem Gebiet pflegen und fördern.“

ANHANG

1. VORSITZENDE DER GESELLSCHAFT UND GLEICHZEITIG TAGUNGSPRÄSIDENTEN (von 1934 bis 1948 Vorsitzender Prof. Koch, die aufgeführten Professoren – 8. bis 14. – *nur* Tagungspräsidenten)

1. 1928 Geh. Rat Prof. Dr. H. E. Hering, Köln
2. 1929 Prof. Dr. A. Weber, Bad Nauheim
3. 1930 Prof. Dr. J. Rihl, Prag
4. 1931 Prof. Dr. B. Kisch, Köln
5. 1932 Prof. Dr. A. Dietrich, Tübingen
6. 1933 Prof. Dr. E. Magnus-Alsleben, Würzburg
7. 1934 Prof. Dr. J. Nörr, München
8. 1935 Prof. Dr. E. Koch, Bad Nauheim
9. 1936 Prof. Dr. H. Reiter, Berlin
10. 1937 Prof. Dr. E. Stadler, Plauen
11. 1938 Prof. Dr. W. Nonnenbruch, Prag
12. 1939 Prof. Dr. E. Edens, Düsseldorf
13. 1940 Prof. Dr. E. Schellong, Prag
14. 1941 Prof. Dr. M. Hochrein, Leipzig
15. 1949 Prof. Dr. K. Matthes, Erlangen
16. 1950 Prof. Dr. F. Hildebrandt, Gießen
17. 1951 Prof. Dr. E. Wollheim, Würzburg
18. 1952 Prof. Dr. E. Boden, Düsseldorf
19. 1953 Prof. Dr. E. Büchner, Freiburg
20. 1954 Prof. Dr. R. Schoen, Göttingen
21. 1955 Prof. Dr. H. W. Knipping, Köln
22. 1956 Prof. Dr. R. Wagner, München
23. 1957 Prof. Dr. E. Derra, Düsseldorf
24. 1958 Prof. Dr. M. Bürger, Leipzig
25. 1959 Prof. Dr. R. Thauer, Bad Nauheim
26. 1960 Prof. Dr. M. Holzmann, Zürich
27. 1961 Prof. Dr. K. Wezler, Frankfurt/Main
28. 1962 Prof. Dr. H. Sarre, Freiburg i. Br.
29. 1963 Prof. Dr. M. Ratschow, Darmstadt
30. 1964 Prof. Dr. E. Schütz, Münster
31. 1965 Prof. Dr. E. Grosse-Brockhoff, Düsseldorf
32. 1966 Prof. Dr. H. Schaefer, Heidelberg
33. 1967 Prof. Dr. H. Schwiegk, München
34. 1968 Prof. Dr. J. Linzbach, Göttingen
35. 1969 Prof. Dr. K. Spang, Stuttgart
36. 1970 Prof. Dr. R. Zenker, München
37. 1971 Prof. Dr. H. Reindell, Freiburg i. Br.
38. 1972 Prof. Dr. H. Meessen, Düsseldorf
39. 1973 Prof. Dr. A. Bernsmeier, Kiel
40. 1974 Prof. Dr. E. Wetterer, Erlangen
41. 1975 Prof. Dr. F. Loogen, Düsseldorf
42. 1976 Prof. Dr. P. Schölmerich, Mainz
43. 1977 Prof. Dr. F. Gross, Heidelberg

44. 1978 Prof. Dr. H. Gillmann, Ludwigshafen
45. 1979 Prof. Dr. J. Schoenmackers, Aachen
46. 1980 Prof. Dr. H. Blömer, München
47. 1981 Prof. Dr. S. Effert, Aachen
48. 1982 Prof. Dr. K. Greeff, Düsseldorf
49. 1983 Prof. Dr. G. Riecker, München
50. 1984 Prof. Dr. P. R. Lichtlen, Hannover
51. 1985 Prof. Dr. W. Hort, Düsseldorf
52. 1986 Prof. Dr. F. Bender, Münster
53. 1987 Prof. Dr. H.-J. Bretschneider, Göttingen
54. 1988 Prof. Dr. M. Schlepper, Bad Nauheim
55. 1989 Prof. Dr. P. Heintzen, Kiel
56. 1990 Prof. Dr. W. Bircks, Düsseldorf
57. 1991 Prof. Dr. M. Kaltenbach, Frankfurt/Main
58. 1992 Prof. Dr. H. Scholz, Hamburg
59. 1993 Prof. Dr. W. Kübler, Heidelberg
60. 1994 Prof. Dr. H. Kreuzer, Göttingen
61. 1995 Prof. Dr. W. Schaper, Bad Nauheim

2. VORSITZENDE DER GESELLSCHAFT

1. 1934–1948 Prof. Dr. E. Koch, Bad Nauheim

3. PRÄSIDENTEN DER GESELLSCHAFT

1. 1995–1997 Prof. Dr. J. Meyer, Mainz
2. 1997–1999 Prof. Dr. P. Hanrath, Aachen
3. 1999–2001 Prof. Dr. G. Breithardt, Münster
4. 2001–2003 Prof. Dr. M.G. Gottwik, Nürnberg

4. TAGUNGSPRÄSIDENTEN DER FRÜHJAHRSTAGUNGEN

1. 1996 Prof. Dr. B. Lüderitz, Bonn
2. 1997 Prof. Dr. E. Bassenge, Freiburg
3. 1998 Prof. Dr. L. Seipel, Tübingen
4. 1999 Prof. Dr. H. Just, Freiburg
5. 2000 Prof. Dr. J. Schrader, Düsseldorf
6. 2001 Prof. Dr. H. U. Klein, Madgeburg
7. 2002 Prof. Dr. S. Hagl, Heidelberg

5. TAGUNGSPRÄSIDENTEN DER HERBSTTAGUNGEN

1. 1996 Prof. Dr. H.-H. Tillmanns, Gießen
2. 1997 Prof. Dr. G. Steinbeck, München
3. 1998 Prof. Dr. G. Schuler, Leipzig

4. 1999 Prof. Dr. M.G. Gottwik, Nürnberg
5. 2000 Prof. Dr. G. Breithardt, Münster
6. 2001 Prof. Dr. V. Hombach, Ulm
7. 2002 Prof. Dr. H.U. Klein, Magdeburg

6. GESCHÄFTSFÜHRER DER GESELLSCHAFT

1. 1949–1951 Prof. Dr. H. Schaefer, Bad Nauheim
2. 1951–1976 Prof. Dr. R. Thauer, Bad Nauheim
3. 1976–1989 Prof. Dr. W. Schaper, Bad Nauheim
4. 1989 Prof. Dr. G. Arnold, Düsseldorf

7. VERSTORBENE EHRENMITGLIEDER

Geh. Rat Prof. Dr. L. Aschoff
Prof. Dr. H.-J. Bretschneider
Prof. Dr. M. Bürger
Prof. Dr. L. Condorelli
Prof. Dr. W. Doerr
Prof. Dr. S. Effert
Prof. Dr. W. Forßmann
Prof. Dr. H. Franke
Prof. Dr. J. Gibert-Queralto
Prof. Dr. F.M. Groedel
Prof. Dr. E. Grosse-Brockhoff
Dr. H. Hahndorff
Prof. Dr. J.P. Halonen
Geh. Rat Prof. Dr. H.E. Hering
Dr. H.-H. Hess
Prof. Dr. W.R. Hess
Prof. Dr. C. Heymans
Prof. Dr. F. Hildebrandt
Prof. Dr. M. Holzmann
Hofrat Prof. Dr. Jaksch von Wartenhorst
Prof. Dr. A. Jarisch
Prof. Dr. B. Kisch
Prof. Dr. J. B. Kleyn
Prof. Dr. Ch. Laubry
Prof. Dr. H. Meesen
Prof. Dr. G. Pellegrini
Prof. Dr. H. Reindell
Prof. Dr. R.L.J. Ruyven
Prof. Dr. H. Schaeffer
Prof. Dr. E. Schütz
Prof. Dr. H. Schwiegk
Prof. Dr. E. Stadler
Prof. Dr. D. Sucic
Prof. Dr. R. Thauer
Prof. Dr. P. Uhlenbruck
Prof. Dr. A. Weber
Prof. Dr. W. Weitz
Prof. Dr. E. Wollheim
Prof. Dr. K. Wezler

8. BISHERIGE JAHRESTAGUNGEN

Jahr, Kongressorte, Tagungspräsidenten und Themen			
1. 1928	Köln	Geh. Rat Prof. Dr. H.E. Hering, Köln	Herz
2. 1929	Bad Nauheim	Prof. Dr. A. Weber, Bad Nauheim	Gefäße
3. 1930	Dresden	Prof. Dr. J. Rihl, Prag	Blut
4. 1931	Breslau	Prof. Dr. B. Kisch, Köln	Digitalis
5. 1932	Tübingen	Prof. Dr. A. Dietrich, Tübingen	1. Blutdruckkrankheiten 2. Peripherer Kreislauf
6. 1933	Würzburg	Prof. Dr. E. Magnus-Alsleben, Würzburg	Kreislauf und Nervensystem
7. 1934	Bad Kissingen	Prof. Dr. J. Nörr, München	Thrombose und Embolie
8. 1935	Wiesbaden	Prof. Dr. E. Koch, Bad Nauheim	Kreislauf und Atmung
9. 1936	Bad Nauheim	Prof. Dr. H. Reiter, Berlin	Die Kreislaufkrankheiten in ihrer sozialen und arbeitshygienischen Bedeutung
10. 1937	Bad Nauheim	Prof. Dr. E. Stadler, Plauen	Kreislauf und innere Sekretion
11. 1938	Bad Nauheim	Prof. Dr. W. Nonnenbruch, Prag	Kreislaufkollaps
12. 1939	Bad Nauheim	Prof. Dr. E. Edens, Düsseldorf	1. Elektrokardiogramm 2. Therapie der Herzinsuffizienz
13. 1940	Wiesbaden	Prof. Dr. F. Schellong, Prag	Atmung und Kreislauf
14. 1941	Bad Nauheim	Prof. Dr. M. Hochrein, Leipzig	Kreislauf und Stoffwechsel
15. 1949	Bad Nauheim	Prof. Dr. K. Matthes, Erlangen	Hypertonie und Hypotonie
16. 1950	Bad Nauheim	Prof. Dr. F. Hildebrandt, Gießen	Herzinsuffizienz
17. 1951	Bad Nauheim	Prof. Dr. E. Wollheim, Würzburg	Lungenkreislauf
18. 1952	Bad Nauheim	Prof. Dr. E. Boden, Düsseldorf	Elektrokardiogramm
19. 1953	Bad Nauheim	Prof. Dr. E. Büchner, Freiburg	Kreislauf und Gehirn
20. 1954	Bad Nauheim	Prof. Dr. R. Schoen, Göttingen	1. Endokarditis 2. Erworbene Klappenfehler 3. Phonokardiographie
21. 1955	Bad Nauheim	Prof. Dr. H.W. Knipping, Köln	1. Koronarthrombose 2. Cor pulmonale
22. 1956	Bad Nauheim	Prof. Dr. R. Wagner, München	Korrelationen zwischen Herz und Gefäßsystem
23. 1957	Bad Nauheim	Prof. Dr. E. Derra, Düsseldorf	1. Kreislauf in Narkose und Hypothermie 2. Angeborene Herzfehler

24. 1958	Bad Nauheim	Prof. Dr. M. Bürger, Leipzig	Die Lebenswandlungen der Kreislauforgane in Abhängigkeit von Alter und Geschlecht
25. 1959	Bad Nauheim	Prof. Dr. R. Thauer, Bad Nauheim	Die nervale und hormonale Regulation des Blutkreislaufs
26. 1960	Bad Nauheim	Prof. Dr. M. Holzmann, Zürich	Therapie der Herzkrankheiten
27. 1961	Bad Nauheim	Prof. Dr. K. Wezler, Frankfurt/M.	Stoffwechsel des Herzmuskels
28. 1962	Bad Nauheim	Prof. Dr. H. Sarre, Freiburg i. Br.	Essentielle Hypertonie
29. 1963	Bad Nauheim	Prof. Dr. M. Ratschow, Darmstadt	Ätiologie und Klinik der arteriellen und venösen Verschlusskrankheiten
30. 1964	Bad Nauheim	Prof. Dr. E. Schütz, Münster	Herzstillstand, Herzstilllegung und Wiederbelebung des Herzens
31. 1965	Bad Nauheim	Prof. Dr. E. Grosse-Brockhoff, Düsseldorf	Herzklappeninsuffizienz
32. 1966	Bad Nauheim	Prof. Dr. H. Schaefer, Heidelberg	Soziosomatik der Kreislaufkrankheiten
33. 1967	Bad Nauheim	Prof. Dr. H. Schwiegk, München	Kreislauf und Niere
34. 1968	Bad Nauheim	Prof. Dr. J. Linzbach, Göttingen	Herzdilatation und Insuffizienz
35. 1969	Bad Nauheim	Prof. Dr. K. Spang, Stuttgart	Rhythmusstörungen des Herzens
36. 1970	Bad Nauheim	Prof. Dr. R. Zenker, München	1. Herzklappenersatz 2. Chirurgische Behandlung bei Durchblutungsstörungen des Herzens
37. 1971	Bad Nauheim	Prof. Dr. H. Reindell, Freiburg i. Br.	Das gesunde und kranke Herz bei körperlicher Belastung
38. 1972	Bad Nauheim	Prof. Dr. H. Meessen, Düsseldorf	Herzhypertrophie
39. 1973	Bad Nauheim	Prof. Dr. A. Bernsmeier, Kiel	Gehirnkreislauf
40. 1974	Bad Nauheim	Prof. Dr. E. Wetterer, Erlangen	Das arterielle System
41. 1975	Bad Nauheim	Prof. Dr. F. Loogen, Düsseldorf	Koronare Herzerkrankung
42. 1976	Bad Nauheim	Prof. Dr. P. Schölmerich, Mainz	Kontraktilität des Myokards
43. 1977	Bad Nauheim	Prof. Dr. F. Gross, Heidelberg	Hoher Blutdruck
44. 1978	Bad Nauheim	Prof. Dr. H. Gillmann, Ludwigshafen	Elektrokardiodiagnostik Der kardiale Notfall
45. 1979	Bad Nauheim	Prof. Dr. J. Schoenmackers, Aachen	Der frische Herzmuskelinfarkt Herzruptur

46. 1980	Bad Nauheim	Prof. Dr. H. Blömer, München	Der plötzliche Herztod Nichtinvasive Verfahren der kardio-vaskulären Nuklearmedizin
47. 1981	Bad Nauheim	Prof. Dr. S. Effert, Aachen	Therapie der Arrhythmien Echokardiographie
48. 1982	Bad Nauheim	Prof. Dr. K. Greeff, Düsseldorf	Therapie der Myokardinsuffizienz Reperfusion und Revaskularisation des Myokards
49. 1983	Mannheim	Prof. Dr. G. Riecker, München	Kardiologische Intensivmedizin Virale Herzerkrankung Aktuelle Probleme der Langzeittherapie
50. 1984	Mannheim	Prof. Dr. P.R. Lichtlen, Hannover	Koronarsklerose Koronare Herzkrankheit
51. 1985	Mannheim	Prof. Dr. W. Hort, Düsseldorf	Das Herz des älteren Menschen Das Gefäßendothel, besonders des Herzens Rückbildung der Herzhypertrophie
52. 1986	Mannheim	Prof. Dr. F. Bender, Münster	Autonomes Nervensystem und Herzrhythmusstörungen Interventionskardiologie und Thrombolyse Herztransplantation
53. 1987	Mannheim	Prof. Dr. H.-J. Bretschneider, Göttingen	Ischämietoleranz und Wiederbelebbarkeit von Herz, Gehirn und Niere
54. 1988	Mannheim	Prof. Dr. M. Schlepper, Bad Nauheim	Angina pectoris – Phänomenologie, Bedeutung, Behandlung Periphere Mechanismen bei der Manifestation und Kompensation der Herzinsuffizienz Hämodynamische Auswirkungen von Herzrhythmusstörungen und antiarrhythmischer Therapie
55. 1989	Mannheim	Prof. Dr. P. Heintzen, Kiel	Angeborene Herzfehler Bildgebende Verfahren in der Kardiologie – Methodenvergleich und Methodenkritik Hypertonie und Herz
56. 1990	Mannheim	Prof. Dr. W. Bircks, Düsseldorf	Extrakardiale Risikofaktoren in der Herzchirurgie Intraoperative Diagnostik des Herzens und der herznahen großen Gefäße Grenzen der Frühmobilisation nach Herzoperation Spätresultate nach operativer und interventionell-kardiologischer Behandlung

57. 1991	Mannheim	Prof. Dr. M. Kaltenbach, Frankfurt	Arteriosklerose Pathophysiologie, Klinik, Beeinflussung der arterio-sklerotischen Läsion durch Katheterinterventionen Prophylaxe, medikamentös-konservative Behandlung Chirurgische und interventionelle Therapie
58. 1992	Mannheim	Prof. Dr. H. Scholz, Hamburg	Medikamentöse Therapie kardiovaskulärer Erkrankungen Herzinsuffizienz Herzrhythmusstörungen Medikamentöse Prophylaxe kardiovaskulärer Erkrankungen
59. 1993	Mannheim	Prof. Dr. W. Kübler, Heidelberg	Organischämien I. Ursachen und Folgen II. Der akute Gefäßverschluss III. Gesicherte Ergebnisse der Therapie IV. Ischämie des Herzens: aktuelle Aspekte
60. 1994	Mannheim	Prof. Dr. H. Kreuzer, Göttingen	I. Molekularbiologie in der Kardiologie II. Qualitätssicherung in der Kardiologie III. Kardiologische Intensivmedizin IV. Kosten-Nutzen-Relation V. Kleiner Kreislauf und Erkrankungen des rechten Herzens
61. 1995	Mannheim	Prof. Dr. W. Schaper, Bad Nauheim	Molekulare Mechanismen bei Kardiomyopathien Hypertonie Atherosklerose Ischämie Restenose
62. 1996	Mannheim	Prof. Dr. B. Lüderitz, Bonn	I. Herzrhythmusstörungen II. Elektrolytstoffwechsel III. Adenosin, ein vielfältiger Mediator IV. Herzwirksame Hormone V. Herz- und Gefäßchirurgie VI. Aktuelle berufs- und standes-politische Fragen in der Kardiologie

63. 1997	Mannheim	Prof. Dr. E. Bassenge, Freiburg	I. Bedeutung von Lokalhormonen der Gefäßwand und Endokardzellen für die Herzkreislauffunktion II. Arteriosklerose und ihre Entstehung IIIa. Stenose und Restenose IIIb. Behandlung von Arrhythmien IVa. Neue koronare Diagnostik IVb. Kardiologische Intensivmedizin Va. Herzinsuffizienz – experimentell Vb. Akute Koronarsyndrome VIa. Herzinsuffizienz – klinisch VIb. Hotline VII. Berufs- und Standespolitik VIII. Chirurgische Behandlung der Herzinsuffizienz
64. 1998	Mannheim	Prof. Dr. L. Seipel, Tübingen	I. Störung der Repolarisation I II. Störung der Repolarisation II III. Heterogenität von Durchblutung, Stoffwechsel und Funktion des Myokards IV. Atherosklerose, Herzfunktion und Hormone V. Hypertrophische Kardiomyopathie VI. Arrhytmogene rechtsventrikuläre Kardiomyopathie VII. Atherosklerose und Hämostase VIII. Atherosklerose und inflammatorische Reaktion IX. Herz und körperliches Training X. Hotline XI. Therapie des akuten Herzversagens
65. 1999	Mannheim	Prof. Dr. H. Just, Freiburg	I. Molekularbiologie in Kardiologie und Angiologie I.1. Molekulargenetische Grundlagen I.2. Myokardiale Phänotypänderung als Risikofaktor I.3. Gefäßsystem und Atherogenese I.4. Hämostaseologie I.5. Bildgebende Verfahren, Bildverarbeitung II. Klinische Kardiologie II.1. Intensivmedizin II.2. Rhythmologie und Elektrophysiologie II.3. Herzchirurgie und interventionelle Kathetertherapie III. Hotline

66. 2000	Mannheim	Prof. Dr. J. Schrader, Düsseldorf	I. Gentherapie kardiovaskulärer Erkrankungen I.1. Gentransfer: Methoden I.2. Klinische Perspektiven I.3. Vaskulärer Gentransfer I.4. Transgene Tiere Zusammenarbeit Klinik – Industrie: notwendiger strafrechtlicher Tatbestand? II. Koronare Durchblutung und myokardiale Perfusion II.1. Mediatoren und Regelkreise II.2. Strukturelle und funktionelle Anpassung II.3. Methoden zur Erfassung der Perfusion III. Hotline
67. 2001	Mannheim	Prof. Dr. H.U. Klein, Magdeburg	I. Klinische Elektrophysiologie II. Beziehung zwischen elektrischen und mechanischen Prozessen III. Herz und Lunge IV. Klinik der Herzinsuffizienz V. Italienisch-Deutsches Symposium VI. Hotline VII. State-of-the-Art-Sitzungen – Akutes Koronarsyndrom – Herzerkrankung im hohen Alter – Aktuelle medikamentöse – Therapie in der Kardiologie

9. Bisherige Herbsttagungen

Jahr, Kongressorte, Tagungspräsidenten und Themen			
1. 1974	Frankfurt	Prof. Dr. M. Kaltenbach, Frankfurt	Fortschritte der Diagnostik und Therapie des Herzinfarktes und seiner Folgen
2. 1975	München	Prof. Dr. H. Blömer, München	Primäre Kardiomyopathien
3. 1976	Wien [a]	Prof. Dr. E. Kaindl, Wien	Künstliche Herzklappen
4. 1977	Kiel	Prof. Dr. J. Schäfer, Kiel	Kardiologische Probleme im Alter

[a] 1. gemeinsame Herbsttagung mit der Österreichischen und Schweizer Gesellschaft für Kardiologie.
[b] 2. gemeinsame Herbsttagung mit der Österreichischen und Schweizer Gesellschaft für Kardiologie.
[c] 3. gemeinsame Herbsttagung mit der Österreichischen und Schweizer Gesellschaft für Kardiologie.
[d] 4. gemeinsame Herbsttagung mit der Österreichischen und Schweizer Gesellschaft für Kardiologie.

5. 1978	Berlin	Prof. Dr. H. Schmutzler und Prof. Dr. R. Schröder, Berlin	Medikamentöse Therapie bei Herzkrankheiten
6. 1979	Köln	Prof. Dr. H.H. Hilger, Köln	Operationsindikation und Therapieergebnisse bei Herzerkrankungen
7. 1980	Münster	Prof. Dr. E. Bender, Münster	Rechnergestützte Auswertung in der kardiologischen Diagnostik
8. 1981	Zürich[b]	Prof. Dr. H.P. Krayenbühl, Zürich	Die Kardiomyopathien
9. 1982	Nürnberg	Prof. Dr. K. Bachmann, Erlangen	Therapie der koronaren Herzkrankheit
10. 1983	Ulm	Prof. Dr. M. Stauch, Ulm	Therapiekontrolle
11. 1985	Wien[c]	Prof. Dr. E. Kaindl, Wien	Herzklappenerkrankungen
12. 1986	Hamburg	Prof. Dr. W. Bleifeld, Hamburg	Entscheidungskriterien in Diagnostik und Therapie
13. 1987	Freiburg	Prof. Dr. H. Just, Freiburg	Der plötzliche Herztod
14. 1989	Würzburg	Prof. Dr. K. Kochsiek, Würzburg	Herzinsuffizienz, entzündliche Herzerkrankungen, interventionelle und chirurgische Therapie der koronaren Herzkrankheit
15. 1990	Göttingen	Prof. Dr. H. Kreuzer, Göttingen	Der kardiale Notfall Instabile Angina pectoris Kardiomyopathien
16. 1991	Basel[d]	Prof. Dr. D. Burckardt, Basel	Arteriosklerose und Herztod
17. 1992	Dresden	Prof. Dr. W. Teichmann, Halle	Infektiöse Endokarditis Essenzielle Hypertonie Das angeborene Vitium Invasive Diagnostik – um jeden Preis?
18. 1993	Aachen	Prof. Dr. P. Hanrath, Aachen	Kontroverse Ansichten in der Kardiologie
19. 1995	Bielefeld	Prof. Dr. H. Kuhn, Bielefeld, und Prof. Dr. K.-L. Neuhaus, Kassel	Kardiologie 1995: Diagnose und Therapie von Herzerkrankungen, was ist heute Standard, was sind aktuelle klinische Fragen?
20. 1996	Gießen	Prof. Dr. H.-H. Tillmanns, Gießen	Störungen der Myokardperfusion – neue diagnostische und therapeutische Aspekte
21. 1997	München	Prof. Dr. G. Steinbeck, München	Studien, Trends und die Praxis in der Kardiologie
22. 1998	Leipzig	Prof. Dr. G. Schuler, Leipzig	Kardiologie zwischen Innovation und ökonomischen Grenzen
23. 1999	Nürnberg	Prof. Dr. M.G. Gottwik, Nürnberg	Praxis der Kardiologie im Wandel von Konsens zu Evidence
24. 2000	Münster	Prof. Dr. G. Breithardt, Münster	Fortschritte und Kontroversen in der Kardiologie – Update 2000
25. 2001	Ulm	Prof. Dr. V. Hombach, Ulm	Kardiologie im Neuen Millenium – Quo Vadis?

European Meeting on Vascular Biology and Medicine

Jahr	Tagungsorte	Tagungspräsident
1999	Nürnberg	Prof. Dr. Dr. H.M. Piper, Gießen
2001	Ulm	Prof. Dr. R. Busse, Frankfurt

10. PREISTRÄGER

Carl-Ludwig-Ehrenmünze

1932	Geh. Rat Prof. Dr. F. Moritz	1967	Frau Prof. Dr. H.B. Taussig
1933	Geh. Rat Prof. Dr. W. His	1972	Prof. Dr. F. Büchner
1934	Geh. Rat Prof. Dr. K. Hürthle	1976	Prof. Dr. O.H. Gauer
1935	Hofrat Prof. Dr. K.F. Wenckebach		Prof. Dr. J.P. Henry
1936	Geh. Rat Prof. Dr. L. Aschoff	1982	Prof. Dr. E. Wetterer
1937	Geh. Rat Prof. Dr. O. Frank	1983	Prof. Dr. M. Holzmann
1938	Prof. Dr. W.R. Hess	1984	Prof. Dr. J. Linzbach
1951	Prof. Dr. H. Rein	1988	Prof. Dr. A. Fleckenstein
	Prof. Dr. A. Weber	1989	Prof. Dr. E.H. Wood
1953	Prof. Dr. U.S. von Euler	1993	Prof. Dr. H.-J. Bretschneider
1954	Prof. Dr. C.J. Wiggers	1998	Prof. Dr.Dr.h.c. F. Loogen
1960	Prof. Dr. A. Müller	1999	Prof. Dr. S. Effert
1961	Prof. Dr. O. Loewi	2000	Prof. Dr. W. Schaper

Arthur-Weber-Stiftung „Forschen, um zu helfen"

1959	Prof. Dr. H.W. Bansi	1974	Prof. Dr. W. Bleifeld
1960	Priv.-Doz. Dr. H.-J. Bretschneider	1975	Prof. Dr. P.G. Spieckermann
1961	Prof. Dr. J. Schoenmackers	1976	Prof. Dr. G. Rona
1962	Prof. Dr. A. Bernsmeier	1977	Prof. Dr. H. Roskamm
1963	Priv.-Doz. Dr. W. Meesmann	1978	Prof. Dr. T. Kenner
1964	Frau Priv.-Doz. Dr. E. Mölbert	1979	Prof. Dr. S. Onishi
1966	Prof. Dr. E. Wetterer	1980	Prof. Dr. H.D. Bolte
1967	Prof. Dr. G. Liebegott		Prof. Dr. B. Lüderitz
1968	Prof. Dr. H. Portheine	1981	Prof. Dr. E.R. Müller-Ruchholtz
1969	Prof. Dr. W. Lochner	1982	Prof. Dr. H. Kuhn
	Prof. Dr. H. Hirche	1983	Prof. Dr. A.R. Grüntzig
1970	Prof. Dr. R. Poche	1984	Prof. Dr. J. Holtz
1971	Priv.-Doz. Dr. P. Lichtlen	1985	Prof. Dr. H. Krayenbühl
1972	Prof. Dr. W. Schaper	1986	Prof. Dr. H. Frenzel
1973	Priv.-Doz. Dr. H.-J. Knieriem	1987	Prof. Dr. G. Isenberg

1988	Prof. Dr. G. Breithardt	1995	Prof. Dr. K.-H. Kuck
1989	Priv.-Doz. Dr. G. Mall	1996	Frau Prof. Dr. G. Pfitzer
1990	Frau Priv.-Doz. Dr. M.M. Gebhard	1997	Prof. Dr. H.A. Katus
1991	Prof. Dr. G. Kober	1998	Prof. Dr. A. Mügge
1992	Frau Priv.-Doz. Dr. R.H. Strasser	1999	Priv.-Doz. Dr. K.-D. Schlüter
1993	Prof. Dr. H. Kammermeier	2000	Prof. Dr. M. Böhm
1994	Frau Prof. Dr. J. Schaper	2001	Prof. Dr. H. Schunkert

Fraenkel-Preis

1957	Priv.-Doz. Dr. G. Riecker	1986	Priv.-Doz. Dr. O. Hess
1959	Priv.-Doz. Dr. H. Hess	1987	Prof. Dr. H. Rupp
1961	Prof. Dr. K. Repke		Priv.-Doz. Dr. K. Werdan
	Priv.-Doz. Dr. W. Kaufmann	1988	Priv.-Doz. Dr. C. Holubarsch
1963	Dr. W. Gebhardt		Priv.-Doz. Dr. W. Motz
	Priv.-Doz. Dr. K. Golenhofen	1989	Prof. Dr.Dr. H.M. Piper
1965	Priv.-Doz. Dr. H.L. Thron	1990	Prof. Dr. G. Riegger
1967	Priv.-Doz. Dr. R. Jacob	1991	Priv.-Doz. Dr. H.U. Pohl
1969	Priv.-Doz. Dr. L. Pippig	1992	Dr. M. Böhm
1975	Prof. Dr. R. Felix	1993	Priv.-Doz. Dr. B.E. Becker
	Priv.-Doz. Dr. D. Larbig		Priv.-Doz. Dr. J. Neumann
1977	Dr. E. Erdmann	1994	Priv.-Doz. Dr. C.G. Brilla
	Priv.-Doz. Dr. H.G. Zimmer	1995	Priv.-Doz. Dr. M. Paul
1979	Priv.-Doz. Dr. G. Rahlf	1996	Frau Priv.-Doz. Dr. V. Regitz-Zagrosek
1981	Priv.-Doz. Dr. G. Raberger	1997	Priv.-Doz. Dr. T. Eschenhagen
1983	Prof. Dr. R. Busse	1998	Priv.-Doz. Dr. T. Münzel
1984	Prof. Dr. T. Meinertz	1999	Priv.-Doz. Dr. R. Schulz
	Priv.-Doz. Dr. G. Steinbeck	2000	Prof. Dr. D. Beuckelmann
1985	Priv.-Doz. Dr. M. Korth	2001	Frau Prof. Dr. S. Dimmeler

Paul-Morawitz-Preis

1975	Priv.-Doz. Dr. E. Bassenge	1989	Prof. Dr. G. Rodewald
1976	Prof. Dr. P. Heintzen	1990	Prof. Dr. G. Born
1977	Prof. Dr. H.P. Gurtner	1991	Prof. Dr. W. Rutishauser
1978	Prof. Dr. M. Kaltenbach	1992	Prof. Dr. H. Seller
1979	Prof. Dr. W. Hort	1993	Prof. Dr. S. Effert
1980	Prof. Dr. E. Gerlach	1994	Prof. Dr. J. Schrader
1981	Prof. Dr. W. Kübler	1995	Prof. Dr. K. Bühlmeyer
1982	Prof. Dr. H. Antoni	1996	Prof. Dr. G. Müller-Berghaus
1983	Prof. Dr. H. Kreuzer	1997	Prof. Dr. H. Blömer
1984	Prof. Dr. A. Fleckenstein	1998	Prof. Dr. H. Kammermeier
1985	Prof. Dr. G. Riecker	1999	Prof. Dr.Dr.h.c. K. Kochsiek
1986	Prof. Dr. W. Hasselbach	2000	Prof. Dr. R. Busse
1987	Prof. Dr. F. Meijler	2001	Prof. Dr. H. Just
1988	Prof. Dr. W. Trautwein		

Fritz-Acker-Stiftung

1987	Prof. Dr. W.G. Forßmann	1995	Priv.-Doz. Dr. M. Borggrefe
1988	Prof. Dr. H.-J. Bretschneider	1996	Priv.-Doz. Dr. D. Horstkotte
1989	Prof. Dr. E.G. Krause	1997	Prof. Dr. G. Heusch
1990	Prof. Dr. P. Hanrath	1998	Prof. Dr. P. Brugada
1991	Prof. Dr. H.-O. Brodde		Prof. Dr. J. Brugada
1992	Prof. Dr. H.-P. Vosberg		Prof. Dr. R. Brugada
	Prof. Dr. W.J. McKenna	1999	Dr. W. Haferkamp
1993	Prof. Dr. H. Scholz		Dr. E. Schulze-Bahr
1994	Prof. Dr. M.A. Allessie	2000	Prof. Dr. A.M. Zeiher

Rudolf-Thauer-Posterpreis

1989	
1. Preis	Dr. W. Quinkler
2. Preis	Frau C. Kohl
3. Preis	T. Kurz
1990	
1. Preis	Frau P. Schnabel
2. Preis	R. Braun-Dulleaus
3. Preis	Frau B. Stein
1991	
1. Preis	Dr. A. Zeiher
2. Preis	Dr. T. Eschenhagen
3. Preis	Dr. W. von Scheidt
1992	
1. Preis	Dr. H. Hanke
2. Preis	Dr. K.-D. Schlüter
3. Preis	Frau Dr. S. Bernotat-Danieloswki
1992	
1. Preis	D. Axel, R. Voisard, V. Hombach, E. Betz, D. Roth
2. Preis	R. Studer, B. Müller, H. Reinecke, H. Just, H. Drexler, J. Holtz
3. Preis	L. Neyses, B. Wollnik, C. Kubisch, H. Vetter
1993	
1. Preis	M. Ungerer, M. Böhm, E. Erdmann, M. Lohse
2. Preis	C. Perings, E.G. Vester, S. Kuhls, J. Ochiulet-Vester, B.E. Strauer
3. Preis	K. Bühl, H. Kroemer, M. Fromm, G. Blaschke, M. Eichelbaum
1994	
1. Preis	U. Gabler, H. Kosmehlr, A. Masri Zada, A. Berndt, U. Leder, S. Müller, D. Katenkamp
2. Preis	M. Gräfe, W. Auch-Schwelk, K. Graf, H. Hertel, R. Hoffmann, P. Bartsch, V. Regitz-Zagrosek, E. Fleck
3. Preis	H. Kottkamp, X. Chen, G. Hindricks, S. Willems, W. Haverkamp, B. Rotmann, T. Wichter, G. Breithardt, M. Borggrefe

1995	
1. Preis	H.P. Stoll, J. Bialy, H. Huwer, B. Vollmar, D. Strauß, A. Sommer, K. Bonaventura, H. Schieffer
2. Preis	J. Holzmeister, V. Regitz-Zagrosek, E. Fleck
3. Preis	A. Müller-Bardorff, H. Freitag, T. Greten, S. Schweikart, A. Remppis, T. Scheffold, J. Zehelein, W. Kübler, H.A. Katus
4. Preis	P. Gonschior, C. Pohl, A. Erdemci, S. Deil, B. Höfling
1996	
1. Preis	M. M. Borst, W. Beuthien, P. LaRosée, C. Schwencke, R. Marquetant, R.H. Strasser
2. Preis	C.M. Schannwell, U. Kühl, I. Janda, O.N. Krogmann, H.P. Schultheiß, B.E. Strauer
3. Preis	A. Hagendorff, M. Fischer, A. Dahmen, J. Standop, C. Coupette, W. Fehske, H. Omran, R. Rabahieh, B. Lüderitz
1997	
1. Preis	R. Jahns, C. Siegmund, V. Jahns, U. Barthelmes, M. Lohse, F. Boege
2. Preis	G. Pongratz, C. Pohle, K. Bachmann
3. Preis	S. Behrens, C. Li, D. Andresen, M.R. Franz
1998	
1. Preis	T. Wichter, H. Lerch, M. Schäfers, M. Krenz, C.G. Rhodes, O. Schober, P.G. Camici
2. Preis	U. Rückschloß, A. Schubert, D. Darmer, J. Holtz, H. Morawietz
3. Preis	D. Wernicke, C. Thiel, A. Hammes, U. Ganten, I. Morano, M.J. Davies, L. Thierfelder
1999	
1. Preis	K. Peter, J. Gräber, T. Nordt, J. Ruef, M. Little, C. Bode
2. Preis	P.N. Schauerte, B.J. Scherlag, M.A. Scherlag, S. Goli, W. Jackman, R. Lazzara
3. Preis	S. Schröder, A. Baumbach, H. Mahrholdt, C. Herdeg, A. Athanasiadis, K.R. Karsch
2000	
1. Preis	A. Hoffmann, S. Zahler, U. Pohl
2. Preis	A. Staudt, T. Spielhagen, P. Bramlage, F. Knebel, V. Stangl, G. Baumann, S.B. Felix
3. Preis	O. Mühling, N. Wilke, Y. Huang, Y. Wang, M. Jerosch-Herold, S. Wann, M. Cayton, M. Mirhoseini
2001	
1. Preis	C. Özcelik, B. Erdmann, B. Pilz, K.J. Osterziel, C. Birchmeier, A. Garratt
2. Preis	M. van Bracht, F. Tüttelmann, S. Gruber, R. Borchard, B. Brandts
3. Preis	T. Dschietzig, C. Richter, C. Bartsch, G. Baumann, K. Stangl

Posterpreis für die Bundesarbeitsgemeinschaft des Assistenzpersonals in der Kardiologie

24. Herbsttagung 2000		67. Frühjahrstagung 2001	
1. Preis	M. Jacobs	1. Preis	M. Ehlentrup, Frau S. Berg
2. Preis	R. Otte, H. Dreißen, M. Niering	2. Preis	Frau R. Eggert

Oskar-Lapp-Preis

1993
– Dr. W. Franz
– Dr. S. Neubauer

1994
1. Preis Dr. K. Peter
2. Preis Dr. J. Waltenberger
3. Preis Dr. J. Weil, U. Laufs

1995
1. Preis Dr. R. von Harsdorf
2. Preis Dr. W. Bauer
3. Preis Dr. B. Schieffer

1996
1. Preis Dr. A. Götte
zwei 2. Preise Dr. G. Nickenig
Dr. J. Torzewski

1997
1. Preis Dr. F.U. Müller
2. Preis Dr. R.F. Bosch
zwei 3. Preise Frau Dipl.-Biochem. H. Schumann
Dr. U. Decking

1998
1. Preis Dr. U. Laufs, Dr. M. Endres
2. Preis Dipl.-Biol. A. Schubert
drei 3. Preise Dr. J. Kiehn
Dipl.-Biochem. J. Kroll
Dr. R. Wessely

1999
– Dr. N. Frey

2000
– Dr. C. Badorf

2001
1. Preis Dr. P. Most
zwei 2. Preise Dr. J. Bauersachs
Dr. W.-H. Zimmermann

Bruno-Kisch-Forschungspreis

1997
– Dr. A. Götte

1999
– Dr. R. Bosch
– D.U. Schotten

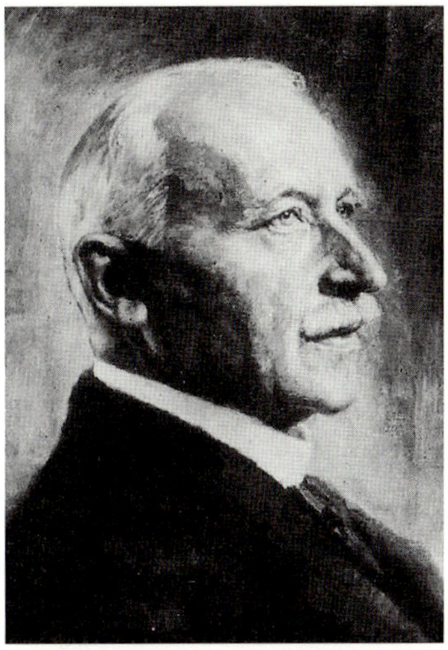

Geh. Rat Prof. Dr. F. Moritz

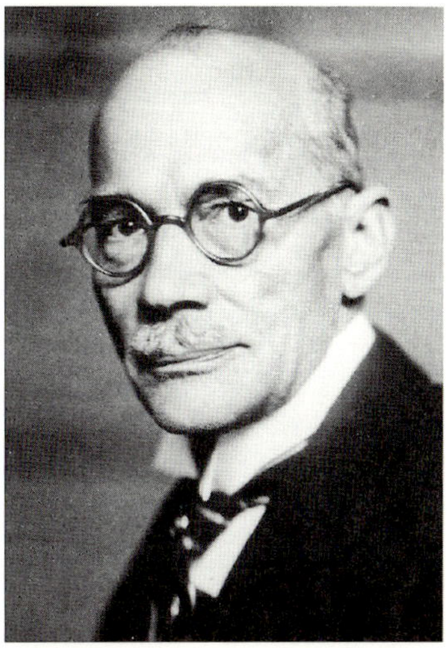

Geh. Rat Prof. Dr. W. His

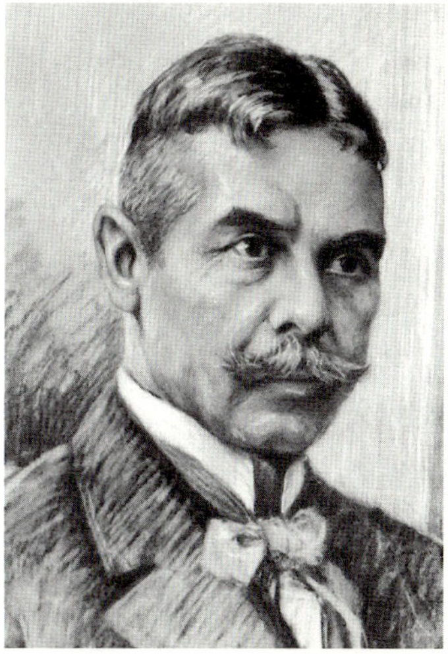

Geh. Rat Prof. Dr. Hürthle

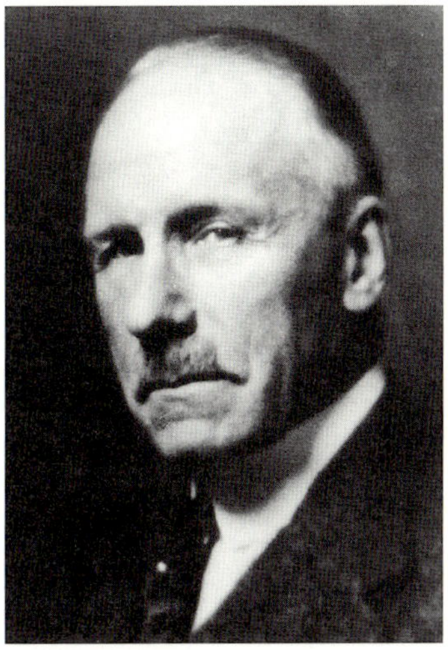

Hofrat Prof. Dr. K.F. Wenckebach

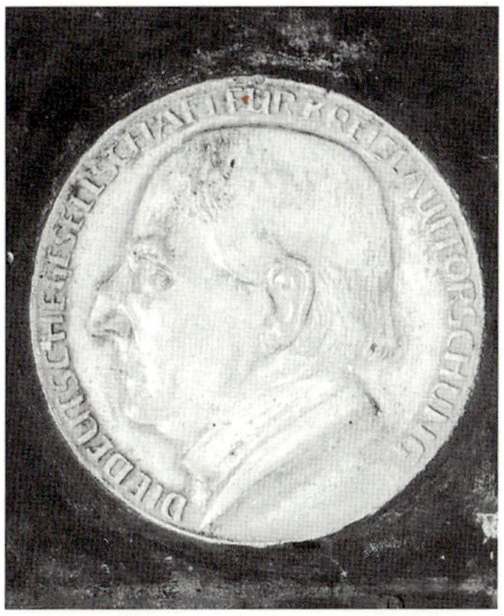

Preisträger der Carl-Ludwig-Ehrenmünze

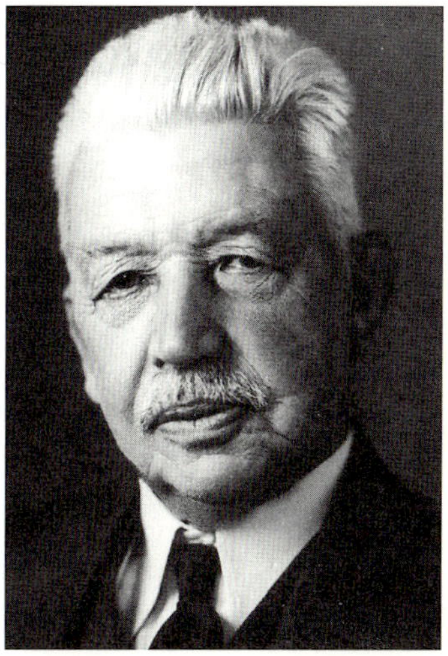

Geh. Rat Prof. Dr. L. Aschoff

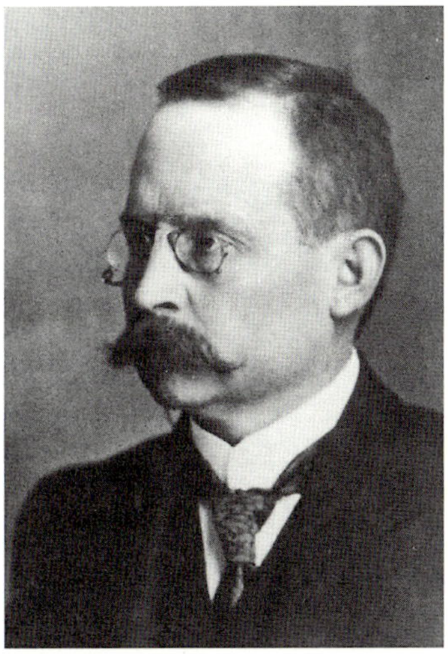

Geh. Rat Prof. Dr. O. Frank

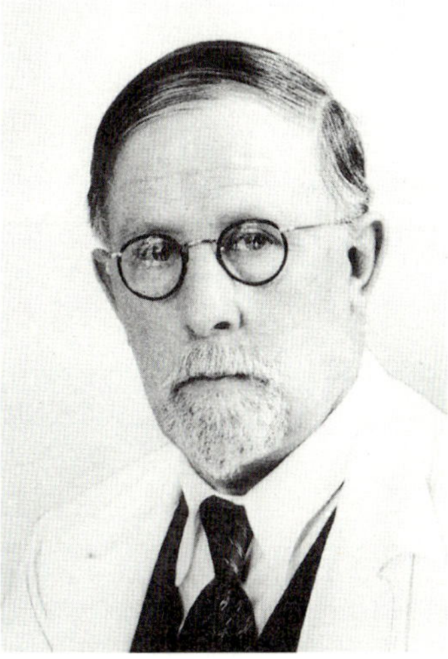

Prof. Dr. W.R. Hess

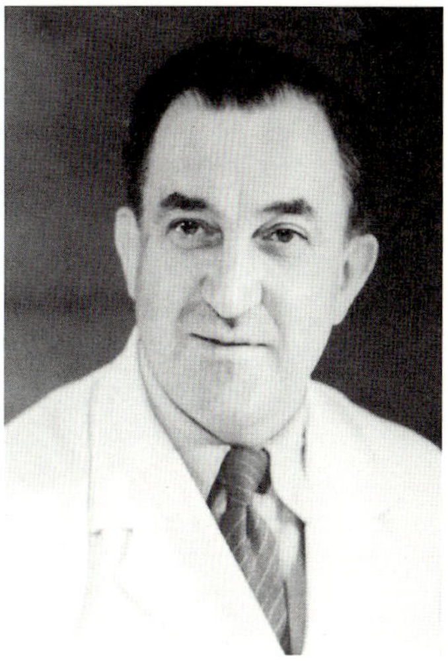

Prof. Dr. H. Rein

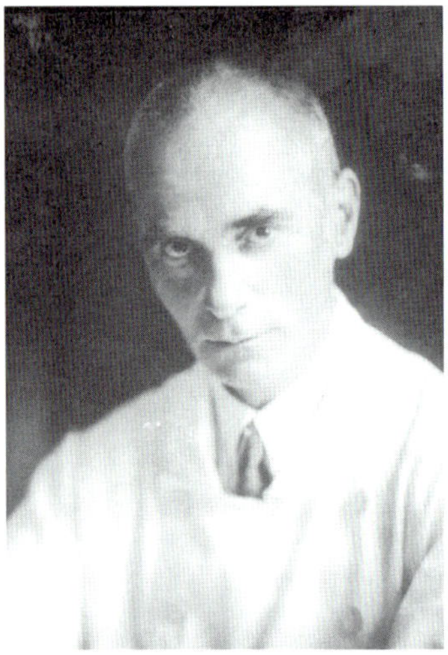

Prof. Dr. A. Weber

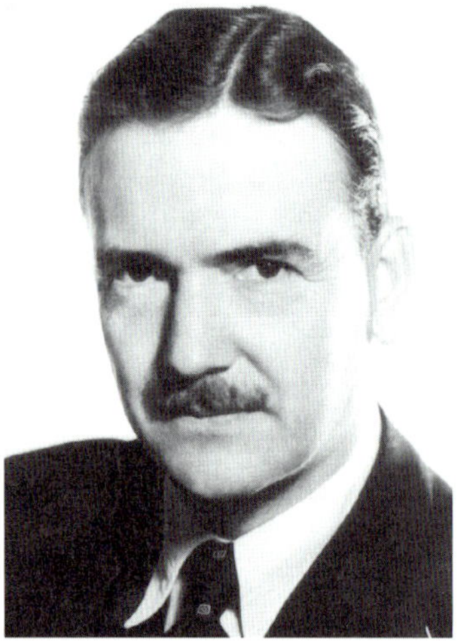

Prof. Dr. U.S. von Euler

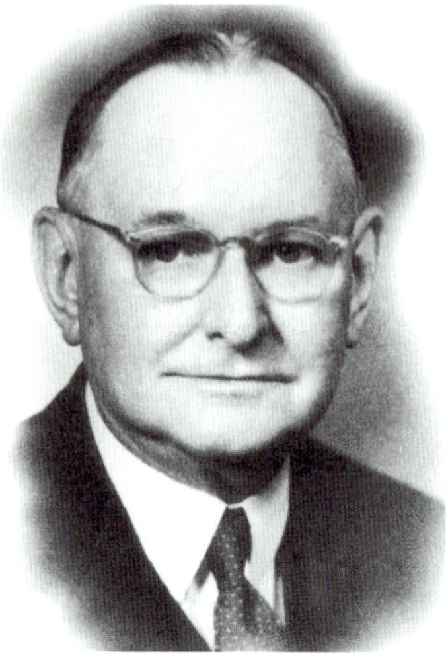

Prof. Dr. C.J. Wiggers

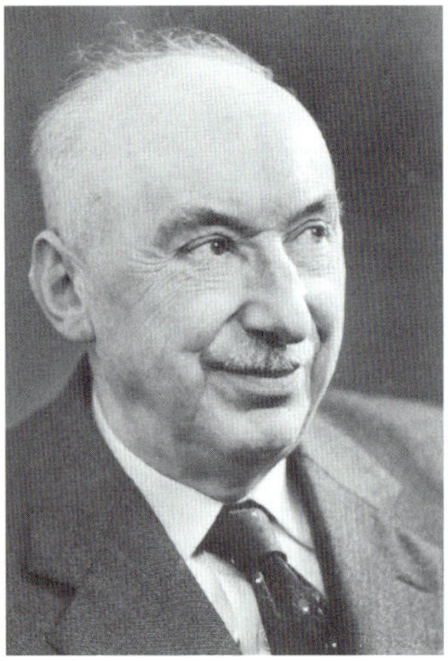

Prof. Dr. A. Müller

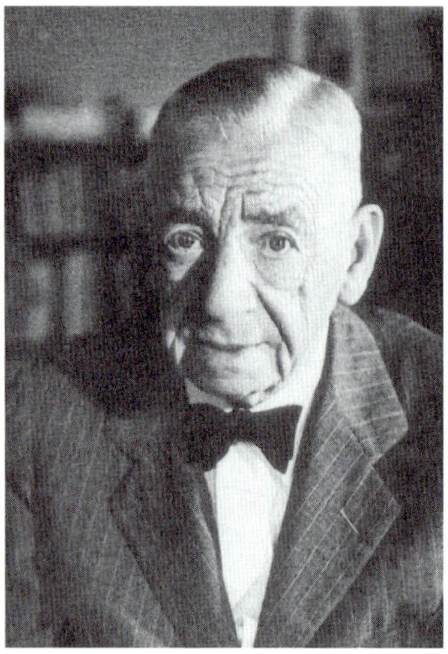

Prof. Dr. O. Loewi

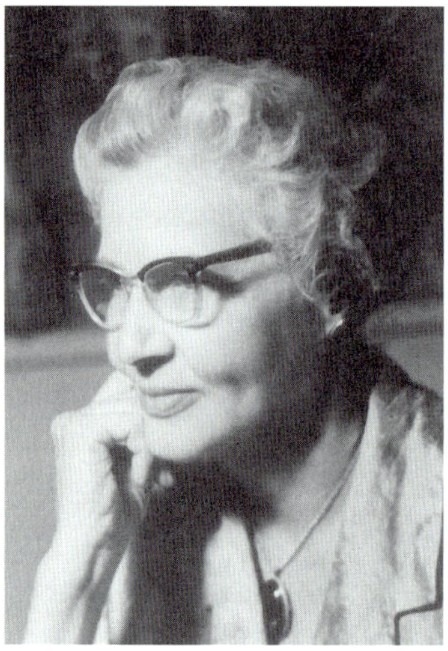

Frau Prof. Dr. H.B. Taussig

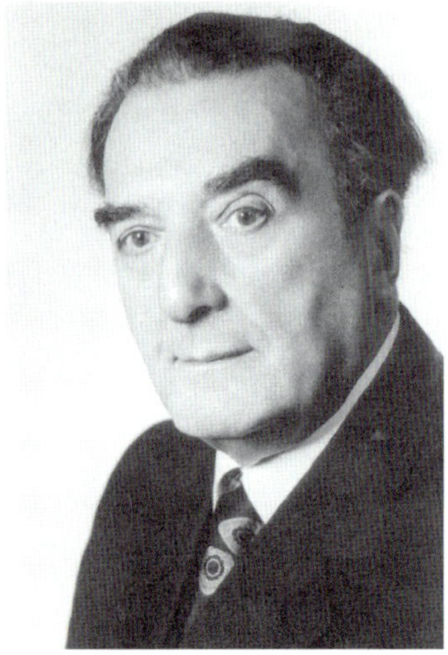

Prof. DR. F. Büchner

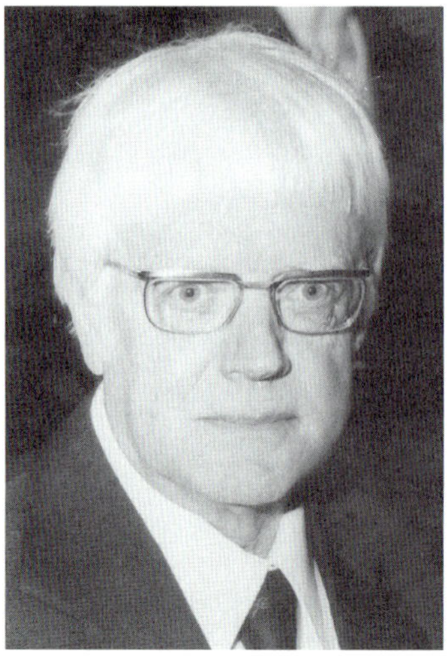

Prof. Dr. O.H. Gauer

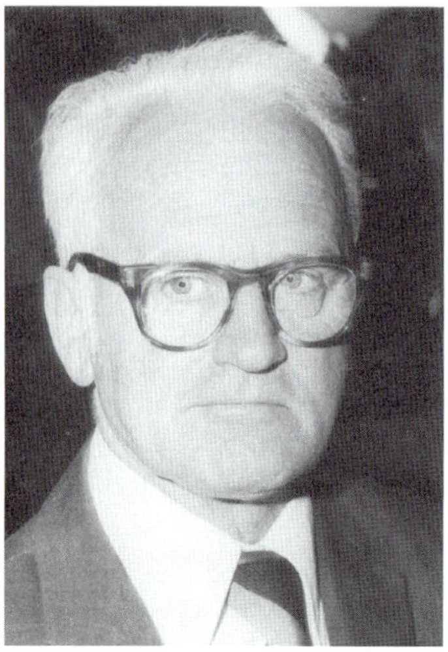

Prof. Dr. J.P. Henry

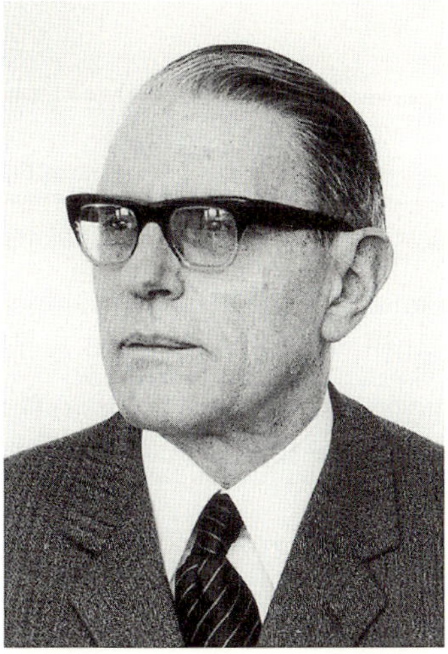
Prof. Dr. E. Wetterer

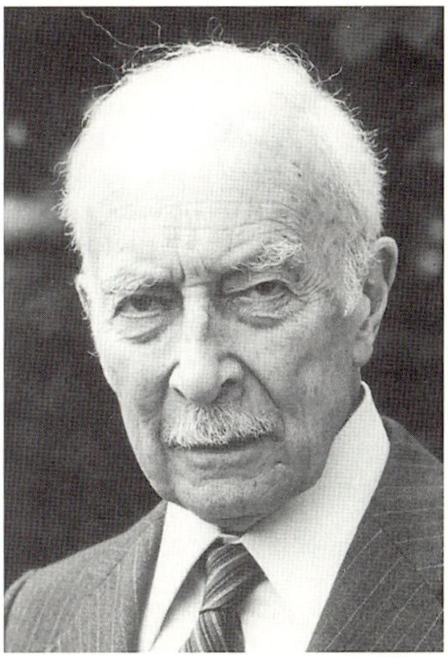
Prof. Dr. M. Holzmann

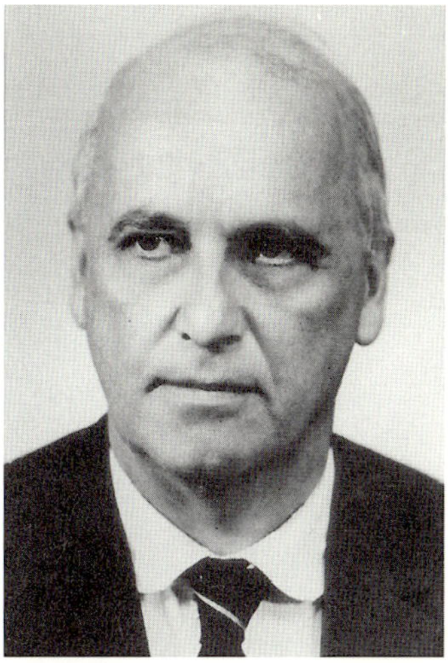
Prof. Dr. J. Linzbach

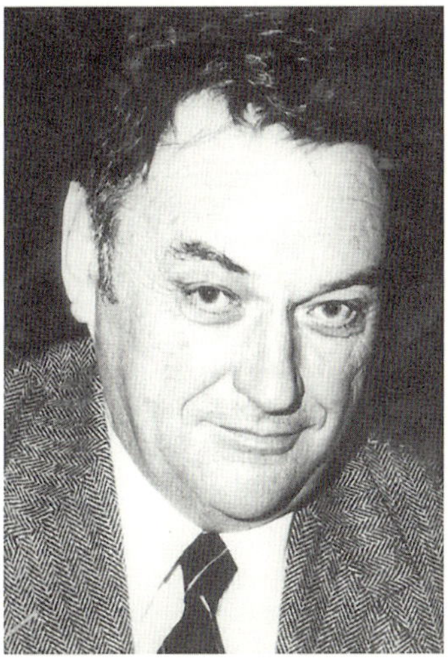
Prof. Dr. A. Fleckenstein

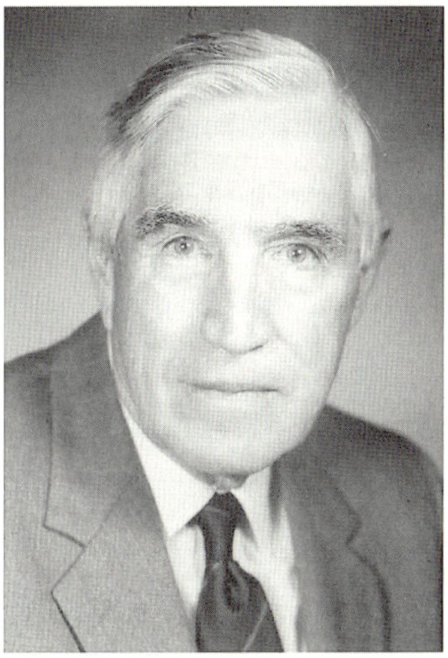
Prof. Dr. E.H. Wood

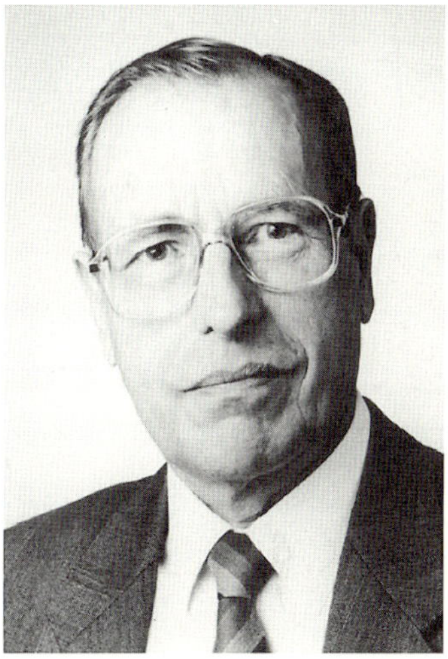
Prof. Dr. H.-J. Bretschneider

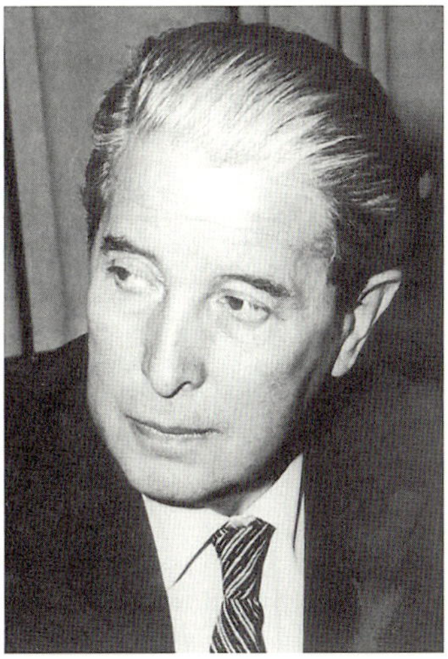
Prof. Dr. Dr. h.c. F. Loogen

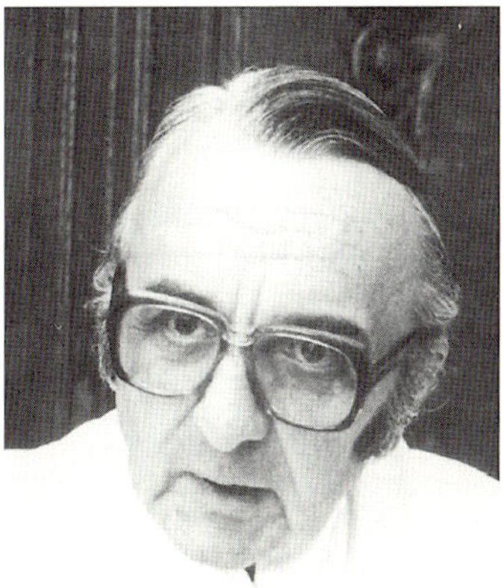
Prof. Dr. S. Effert

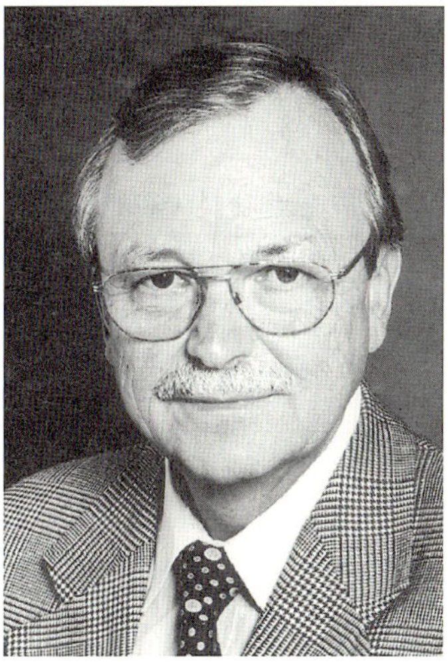
Prof. Dr. W. Schaper

LITERATUR

1. Schaper W, Gottwik MG (Hrsg) (1979) Verhandlungen der Deutschen Gesellschaft für Kreislaufforschung. D. Steinkopff, Darmstadt, 45, XL-XLVI
2. Thauer R (Hrsg) (1953) Verhandlungen der Deutschen Gesellschaft für Kreislaufforschung. D. Steinkopff, Darmstadt, 19, XXXVII-XXXX
3. Thauer R (Hrsg) (1952) Verhandlungen der Deutschen Gesellschaft für Kreislaufforschung. D. Steinkopff, Darmstadt, 18, XXVIII-XXXIV
4. Kisch B (1952) Physiologische Ergebnisse der Elektronenmikroskopie des Herzens. In: Thauer, R (Hrsg) Verhandlungen der Deutschen Gesellschaft für Kreislaufforschung. D. Steinkopff, Darmstadt, 18: 1–8
5. Weber A (Hrsg) (1952) Verhandlungen der Deutschen Gesellschaft für Kreislaufforschung. D. Steinkopff, Darmstadt, 18, XXXV
6. Schaper W, Wüsten B (Hrsg) (1977) Verhandlungen der Deutschen Gesellschaft für Kreislaufforschung. D. Steinkopff, Darmstadt, 43, XLIX-LI
7. Schaper W, Gottwik MG (Hrsg) (1978) Verhandlungen der Deutschen Gesellschaft für Kreislaufforschung. D. Steinkopff, Darmstadt, 44, XLV-L
8. Kisch B (Hrsg) (1931) Verhandlungen der Deutschen Gesellschaft für Kreislaufforschung. Th. Steinkopff, Dresden Leipzig, IV, VII
9. Kisch B (Hrsg) (1932) Verhandlungen d. Deutschen Gesellschaft für Kreislaufforschung. Th. Steinkopff, Dresden Leipzig, V, VIII
10. Kisch B (Hrsg) (1932) Verhandlungen der Deutschen Gesellschaft für Kreislaufforschung. Th. Steinkopff, Dresden Leipzig, V, XIX
11. Koch E (Hrsg) (1934) Verhandlungen der Deutschen Gesellschaft für Kreislaufforschung. Th. Steinkopff, Dresden Leipzig, VII, 3–7
12. Koch E (Hrsg) (1934) Verhandlungen der Deutschen Gesellschaft für Kreislaufforschung. Th. Steinkopff, Dresden Leipzig, VII, XIX-XX
13. Koch E (Hrsg) (1934) Verhandlungen der Deutschen Gesellschaft für Kreislaufforschung. Th. Steinkopff, Dresden Leipzig, VII, XV-XVIII
14. Koch E (Hrsg) (1941) Verhandlungen der Deutschen Gesellschaft für Kreislaufforschung. Th. Steinkopff, Dresden Leipzig, XIV, VIII
15. Kisch B (Hrsg) (1933) Verhandlungen der Deutschen Gesellschaft für Kreislaufforschung. Th. Steinkopff, Dresden Leipzig, VI, VIII
16. Koch E (Hrsg) (1934) Verhandlungen der Deutschen Gesellschaft für Kreislaufforschung. Th. Steinkopff, Dresden Leipzig, VII, VIII
17. Koch E (Hrsg) (1935) Verhandlungen der Deutschen Gesellschaft für Kreislaufforschung. Th. Steinkopff, Dresden Leipzig, VIII, XV-XVIII
18. Koch E (Hrsg) (1938) Verhandlungen der Deutschen Gesellschaft für Kreislaufforschung. Th. Steinkopff, Dresden Leipzig, XI, XXIII-XXIV
19. Koch E (Hrsg) (1938) Verhandlungen der Deutschen Gesellschaft für Kreislaufforschung. Th. Steinkopff, Dresden Leipzig, XI, VIII
20. Koch E (Hrsg) (1939) Verhandlungen der Deutschen Gesellschaft für Kreislaufforschung. Th. Steinkopff, Dresden Leipzig, XII, 3
21. Koch E (Hrsg) (1940) Verhandlungen der Deutschen Gesellschaft für Kreislaufforschung. Th. Steinkopff, Dresden Leipzig, XIII, XXXI-XXXII
22. Koch E (Hrsg) (1937) Verhandlungen der Deutschen Gesellschaft für Kreislaufforschung. Th. Steinkopff, Dresden Leipzig, X, XXI-XXIII
23. Koch E (Hrsg) (1940) Verhandlungen der Deutschen Gesellschaft für Kreislaufforschung. Th. Steinkopff, Dresden Leipzig, XIII, 3
24. Koch E (Hrsg) (1936) Verhandlungen der Deutschen Gesellschaft für Kreislaufforschung. Th. Steinkopff, Dresden Leipzig, IX, XIX-XX
25. Koch E (Hrsg) (1938) Verhandlungen der Deutschen Gesellschaft für Kreislaufforschung. Th. Steinkopff, Dresden Leipzig, XI, 3–7
26. Koch E (Hrsg) (1941) Verhandlungen der Deutschen Gesellschaft für Kreislaufforschung. Th. Steinkopff, Dresden Leipzig, XIV, 3–5
27. Koch E (Hrsg) (1941) Verhandlungen der Deutschen Gesellschaft für Kreislaufforschung. Th. Steinkopff, Dresden Leipzig, XIV, XXXI
28. Koch E (Hrsg) (1939) Verhandlungen der Deutschen Gesellschaft für Kreislaufforschung. Th. Steinkopff, Dresden Leipzig, XII, XXIX-XXXI
29. Koch E (Hrsg) (1939) Verhandlungen der Deutschen Gesellschaft für Kreislaufforschung. Th. Steinkopff, Dresden Leipzig, XII, XXI-XXVIII
30. Schäfer H (Hrsg) (1949) Verhandlungen der Deutschen Gesellschaft für Kreislaufforschung. D. Steinkopff, Frankfurt/Main, 15, XXIV-XXIX
31. Koch E (Hrsg) (1935) Verhandlungen der Deutschen Gesellschaft für Kreislaufforschung. Th. Steinkopff, Dresden Leipzig, VIII, XIX

32. Schäfer H (Hrsg) (1949) Verhandlungen der Deutschen Gesellschaft für Kreislaufforschung. D. Steinkopff, Frankfurt/Main, 15, XXX-XXXI
33. Schäfer H (Hrsg) (1949) Verhandlungen der Deutschen Gesellschaft für Kreislaufforschung. D. Steinkopff, Frankfurt/Main, 15, XXII-XXIII
34. Blömer H (2001) Persönliche Mitteilungen
35. Schaper W, Gottwik MG (Hrsg) (1979) Verhandlungen der Deutschen Gesellschaft für Kreislaufforschung. D. Steinkopff, Darmstadt, 45, XXXVII-XXXIX
36. Hort W (Hrsg) (1994) Informationsblatt Deutschen Gesellschaft für Kardiologie – Herz- und Kreislaufforschung. Demeter, Gräfelfing, 2: 47–49

1.2 Historische Aspekte zur Gesellschaft von den Anfängen bis zur Gegenwart

W. Schaper

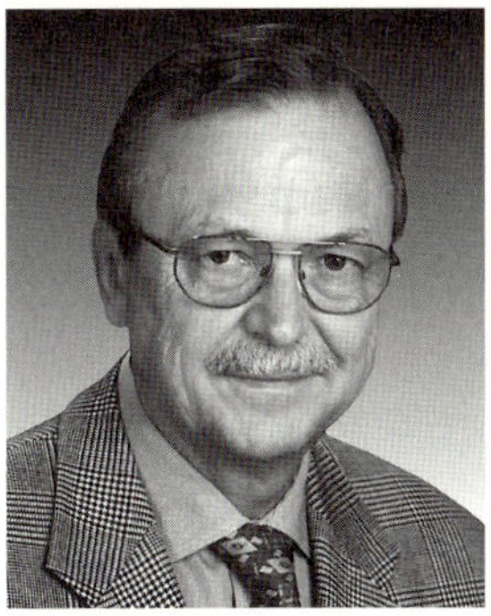

W. Schaper

INHALT

ANFÄNGE

Die Deutsche Gesellschaft für Herz- und Kreislaufforschung (DGHKF) wurde am 3. Juni 1927 durch Professor Arthur Weber, Bad Nauheim, und Professor Bruno Kisch, Köln, in Bad Nauheim gegründet anlässlich des EKG-Kurses, der seit fünf Jahren von Arthur Weber organisiert worden war und der sich von Jahr zu Jahr vergrößert und längst seinen lokalen Rahmen gesprengt hatte. Offiziell gilt Arthur Weber in den Annalen als der Gründer der Gesellschaft, jedoch hatte Bruno Kisch mindestens einen genauso großen Anteil daran durch die vielen Vorgespräche, die er mit Gleichgesinnten aber auch Gegnern der Idee führte.

In einer kurzen Rückschau hat Arthur Weber 1952 die Situation geschildert, die zur Gründung der Gesellschaft geführt hatte.

„Die jetzige Situation in der EKG-Forschung ruft Erinnerungen wach an eine Lage, wie sie z. Z. kurz nach dem 1. Weltkrieg bestand. Damals beschäftigte sich eine Reihe von Autoren mit der Theorie vom Kreisen der Erregung; so Rothenberger und Winterberg in Wien, Haberland in Innsbruck, Kisch in Köln, de Boer in Amsterdam und Lewis in London. Haberland ereiferte sich über die große Zahl von Arbeiten, die de Boer über das Kreisen der Erregung veröffentlichte, und dieser temperamentvolle Holländer bekämpfte die Wiener Schule, insbesondere Haberland, aber auch Lewis, weil sie mehr oder weniger von seiner besonderen Lehre vom Kreisen der Erregung abrückten. Damals versuchte ich, alle diese eifrigen Forscher zu einer Aussprache hier zusammenzubringen. Diese fünf Männer oder nur wenige mehr, die selbst experimentell über diese verwickelten und auch heute noch nicht restlos geklärten Fragen gearbeitet hatten, sollten hier diskutieren … Der Plan kam nicht zur Ausführung: deBoer wollte nicht mit Haberland sprechen und vice versa und Lewis meinte, für solche Gespräche sei der Weltkrieg erst zu kurz vorbei.“ [2]

Es scheint, als wäre der Sprung von den Nauheimer EKG-Gesprächen zu einem europäischen kardiologischen Symposion doch zu groß gewesen, und so einigte man sich in der Mitte und gründete eine Deutsche Gesellschaft für Herz- und Kreislaufforschung. Auch Nauheim schien ein geeigneter Ort zu sein: Mit dem Kurort Wiesbaden hatten die Internisten einen Glückstreffer gezogen, und Nauheim war ähnlich hoch angesehen. Eine Universitätsstadt schien eher Rivalitätsgefühle auszulösen, und so blieb Nauheim seit nunmehr 75 Jahren der Sitz der Gesellschaft und der Tagungsort für nahezu 50 Kongresse.

Bruno Kisch, der Mitgründer der Gesellschaft, resümiert die Gründungsgeschichte etwas anders. Er sagte in seinem Erinnerungsbuch „*Wanderungen und Wandlungen*" [1]:

„Es war mir klar geworden, dass die Kreislaufforschung als bescheidenes Zweiglein am Baume des klinischen Internistenkongresses nicht den nötigen Lebensraum finden konnte. Die wohlbestallten Kliniker lehnten damals meinen Plan als völlig indiskutabel ab, und der überwiegende Teil der jungen Privatdozenten und Extraordinarien war zu vorsichtig, irgendwo mitzutun, wo sie sich durch ihre Teilnahme die Gunst ihres Chefs und damit die Aussichten auf eine Berufung verscherzen konnten."

Einzig Professor Wenckebach ermunterte ihn brieflich, wollte jedoch weder an der Gründung noch an den Aktivitäten des Vereins teilnehmen.

Kisch beklagte auch die großen Lücken, die der 1. Weltkrieg in der Forschungslandschaft hinterlassen hatte, was sich vor allem in der mangelnden Publikationstätigkeit äußerte. Da er gerade Herausgeber der *Zeitschrift für Kardiologie* geworden war, suchte er nach einem Forum, dessen Aktivitäten er drucken und herausgeben konnte.

Professor Arthur Weber kann wohl mit Fug und Recht als der erste Deutsche Kardiologe bezeichnet werden. Sein Wirken in Bad Nauheim machte diesen Kurort zu einem passenden Sitz für die junge Gesellschaft für Herz- und Kreislaufforschung. Eine biographische Skizze und ein Psychogramm Arthur Webers wurde von Rudolph Thauer in der Schrift „*Gießener Gelehrte in der ersten Hälfte des 20. Jahrhunderts*" [3] veröffentlicht. Er beschreibt Weber als einen gradlinigen Forscher, der strenge physikalische Prinzipien in die Diagnostik der Herz- und Kreislauferkrankungen einführte und der von „ärztlicher Kunst" nichts hören wollte, was ihm schon in den 20er-Jahren den Ruf eines seelenlosen Apparatemediziners eintrug. Weber war einer der ersten, der die Herzsilhouette mit Röntgenstrahlen vermaß (1911), den Herzschall normierte [er gilt als Vater der Phonokardiographie (Maas-Weber-Filter)], und er hat sich sein Leben lang mit der Analyse des EKG befasst. Thauer meint, dass eine so kompromisslose Persönlichkeit wie Weber nur an einem Ort wie Nauheim gedeihen konnte, da die thematische Breite einer Klinik für Innere Medizin an einer Universität eine solche Spezialisierung nicht geduldet hätte. Thauer führt andere Beispiele an für Lebensleistungen, die nur in relativer Isolation und Konzentration erbracht werden konnten, z. B. Albert Fraenkel in Badenweiler und Franz Groedel in Bad Nauheim.

Die Tatsache, dass in Nauheim gleich zwei Heroen der Herz- und Kreislaufforschung tätig waren, machte den Kurort zu einem besonders einleuchtenden, geradezu natürlichen Sitz der Gesellschaft.

Franz Groedel war Professor für Radiologie an der Universität in Frankfurt. Er leitete ein Privatsanatorium für Herzkranke in Bad Nauheim, und er gehörte zu dem weltweiten kleinen Kreis von führenden EKG-Spezialisten. Sein Buch über das Elektrokardiogramm (seinem im ersten Weltkrieg gefallenen Bruder gewidmet) war die Bibel einer ganzen Generation von Ärzten. Zu seinen Patienten gehörten viele Berühmtheiten der Zeit. Sein bedeutendster Patient war Ted Roosevelt, der mehrfach mit seiner Familie im Nauheimer Sanatorium Grand Hotel (vor kurzem der Gesundheitsreform zum Opfer gefallen) kurte. Franklin D. Roosevelt war ein enger Freund von Groedel.

William G. Kerckhoff, ein deutschstämmiger Amerikaner und langjähriger Patient Groedels, hinterließ nach seinem Tode dem Lande Hessen eine Million Goldmark mit der Auflage, ein Institut für Herzforschung in Bad Nauheim zu errichten. Das Land spendierte seinerseits eine weitere Million und ernannte Professor Franz Groedel zum Direktor des William G. Kerckhoff Herzforschungsinstituts, welches aus drei Abteilungen bestand: einer klinischen, einer experimentellen und einer epidemiologischen Abteilung. Professor Eberhard Koch, der Leiter der experimentellen Abteilung, der, wie Bruno Kisch, Assistent von Professor Hering in Köln gewesen war, wurde später ständiger Geschäftsführer der Gesellschaft und leitete die Tagung 1935 in Wiesbaden.

Groedel war trotz seiner Prominenz nie Präsident der Gesellschaft, auch hat er nie eine Tagung geleitet. Vermutlich war die Zeit zwischen der Gründung der Gesellschaft und seiner Emigration 1933 zu kurz. Dass er der Gesellschaft trotzdem innerlich verbunden war und blieb, erhellt sich aus der Gründung des American College of Cardiology (ACC), dessen Verfassung eine fast wörtliche Übersetzung derjenigen der Deutschen Gesellschaft für Herz- und Kreislaufforschung war. Auch seine Verbundenheit mit Eberhard Koch, seinem wissenschaftlichen Partner am Bad Nauheimer Kerckhoff-Institut und Geschäftsführer der Gesellschaft, weist in dieselbe Richtung.

Zwei Koryphäen auf engem Raum vertragen sich meist nicht gut, und so ist es auch kein Wunder, dass es Animositäten zwischen Weber und Groedel gab. Diese sind jedoch nie öffentlich ausgetragen worden, und es gibt darüber auch keine zitierfähigen Belege.

Arthur Weber und Bruno Kisch, die beiden Gründer der Gesellschaft, trafen sich nach der langen Emigration von Kisch 1952 in Bad Nauheim wieder zum jährlichen Kongress der DGHKF, wo beide vortrugen. Außer dem Abdruck ihrer Reden ist nichts überliefert über den persönlichen Kontakt dieser bedeutenden Wissenschaftler, deren Leben, bedingt durch die Politik, so unterschiedlich verlaufen war.

Der erste Vorstand der DGHKF bestand aus Artur Weber, Bad Nauheim, H. E. Hering, Köln, J. Rihl, Prag, B. Kisch, Köln, und H. Eppinger, Freiburg.

Drei dieser Herren waren einst Bürger von K.u.K.-Österreich und danach der Tschechoslowakischen Republik gewesen, Rihl war es immer noch. Man erkennt daran, wie offen und international unsere Gesellschaft schon von Anfang an war und dann nach dem 2. Weltkrieg wieder wurde.

SCHWIERIGE JAHRE

Franz Groedel, der Direktor des Kerckhoff-Instituts, des Sitzes der Gesellschaft, emigrierte bereits 1933, auch weil man ihm das Bleiben am Ort schwer gemacht hatte. Bruno Kisch emigrierte erst 1938, einerseits weil er charakterstarke Freunde in Köln hatte, die zu ihm hielten, andererseits weil es so lange dauerte, bis er ein amerikanisches Einreisevisum bekam. Er konnte seine gesamte persönliche Habe und seine wertvollen Sammlungen mitnehmen. Jedoch wurden seine Mutter und seine Schwester wenig später in einem KZ umgebracht.

Groedel hat sich in New York eine Praxis aufgebaut. Seine großen Pläne, ein Herzbad in Saratoga Springs aufzubauen, konnten trotz gesicherter Finanzierung jedoch nicht realisiert werden, da der Gouverneur des Staates New York, vermutlich aufgrund seiner antisemitischen Einstellung, Einspruch erhob.

Kisch hatte es besonders schwer in New York, denn zunächst musste er sein medizinisches Staatsexamen nachmachen, welches sich in einem ganz anderen Stil als in Europa abspielte. Außerdem war er nun schon 50 Jahre alt und seine Englischkenntnisse nur rudimentär. Er brauchte zwei Jahre und zwei Anläufe, um diese Hürde zu meistern. Er wurde in dieser Zeit von Groedel mit Forschungsstipendien und anderen Zuwendungen über Wasser gehalten.

Die vertriebenen Ärzte hatten es nicht leicht in der neuen Heimat, wo sie natürlich auch als Konkurrenten angesehen wurden. Der Zugang zur American Heart Association war ihnen verwehrt, und so gründeten die Emigranten das American College of Cardiology (ACC) mit Groedel und Kisch als Vorstandsmitgliedern. Die Verfassung des ACC war, wie schon erwähnt, fast identisch mit der der DGHKF.

Groedel, der erste Tagungspräsident des ACC, starb plötzlich kurz vor dem ersten Kongress des ACC, und Kisch sprang ein als sein Vertreter und Tagungsleiter.

Kischs Praxis entwickelte sich gut. Doch seine enge Verbindung zum ACC weckte seine forscherischen Instinkte wieder, und er begann mit etwas ganz Neuem: der Elektronenmikroskopie des Herzens. Das ACC hatte für ihn ein Gerät gemietet, mit dem er und sein Gehilfe Adler die ersten ultrastrukturellen Bilder des Herzens schossen. Er war damit so berühmten Instituten wie dem Harvard Labor von Fawcett um Jahre voraus, fand jedoch kein Journal, welches seine Entdeckungen publizieren wollte. Daher gründete er ein eigenes Journal, welches anfänglich von einem befreundeten reichen Chirurgen gesponsert wurde.

Die zurückgebliebenen deutschen Kollegen hielten ihre Kongresse in gewohnter Form ab – nach 1933 in Bad Kissingen und Wiesbaden, danach meist in Bad Nauheim. Der letzte dieser Kongresse fand 1941 statt.

Eberhard Koch, der ständige Geschäftsführer der Gesellschaft, war 1933 nach der Emigration von Groedel kommissarischer Leiter des Kerckhoff-Instituts geworden. Groedel blieb jedoch weiterhin und während der ganzen Nazizeit Direktor des Kerckhoff-Instituts und leitete dessen Geschicke aus der Ferne. Das war nur aufgrund der couragierten Haltung des Kuratoriums und von Koch selbst möglich gewesen, in anderen Fällen wurden solche Stiftungen einfach vom Staat beschlagnahmt.

Kochs wissenschaftliche Tätigkeit in Nauheim blühte für einige Jahre auf. Er wurde zusätzlich zu seiner Nauheimer Stellung am Kerckhoff-Institut Ordinarius für Physiologie an der Universität Gießen, machte sich Hoffnungen auf den Nobelpreis, war von Heijmans nach Gent eingeladen worden und wurde Ehrenmitglied der Belgischen Ärztevereinigung. Doch war er bald vom Pech verfolgt: Der Ruf aus Stockholm unterblieb, und nach einem schweren Autounfall, von dem er sich nur langsam erholte, wurde er trotz seines Alters 1939 zum aktiven Militärdienst eingezogen. Sein wesentlich jüngerer Nauheimer Abteilungsleiter hingegen wurde nicht einberufen, sondern zu Kochs Stellvertreter an der Gießener Universität ernannt. Die ersten Symptome einer progredienten neurodegenerativen Erkrankung stellten sich 1941 ein. Sie führten zu Kochs Entlassung aus dem aktiven Militärdienst, und er kehrte nach Gießen zurück. Die Wiederaufnahme seiner universitären Aufgaben wurden erschwert durch den Stellvertreter, der sich inzwischen dort gut etabliert hatte. Die sich daraus ergebenden Querelen führten schließlich nach dem Kriege zur Relegation des jetzt schwerkranken Koch, der vergeblich versuchte sich zu rehabilitieren.

NEUBEGINN

Acht Jahre lang hatten die Aktivitäten der Gesellschaft geruht, es gab keinen Vorstand mehr, und eigentlich hatte die Gesellschaft aufgehört zu existieren. Professor Hans Schäfer, der stellvertretende Leiter des Kerckhoff-Instituts, dem satzungsgemäßen Sitz der Gesellschaft, berief 1948 eine außerplanmäßige Mitgliederversammlung nach Karlsruhe zur Wahl eines vorläufigen Vorstands, der später vom Amtsgericht in Friedberg bestätigt wurde. Schäfer wurde von der Mitgliederversammlung zum Geschäftsführer gewählt. Die anderen Vorstandmitglieder waren

- K. Matthes (Erlangen),
- F. Hildebrandt (Bad Nauheim/Gießen),
- C. Oelemann (Bad Nauheim),
- A. Weber (Bad Nauheim) und
- E. Wollheim (Lund).

Die erste Frühjahrstagung fand am 29. April 1949 in Nauheim statt. Bruno Kisch, Franz Groedel und E. Stadler, Plauen, wurden im ersten Tagungsordnungspunkt zu Ehrenmitgliedern der Gesellschaft gewählt.

Das Vermögen der Gesellschaft belief sich damals auf 1.904,58 DM, der Mitgliedsbeitrag wurde auf 20,– DM festgesetzt.

Die Übernahme des Kerckhoff-Instituts durch die Max-Planck-Gesellschaft und die Berufung von Rudolf Thauer an das Institut führten zur Ablösung von Hans Schäfer als Geschäftsführer, der einem Ruf nach Heidelberg folgte. Ab 1952 und bis 1976 führte Thauer die Geschäfte der Gesellschaft.

Rudolf Thauer, 1906 in Frankfurt geboren, war Mediziner und Physiologe, der seine Ausbildung im Frankfurter Physiologischen Institut unter Bethe erhalten hatte. Schon mit 33 Jahren habilitierte er sich mit einer bahnbrechenden Arbeit über die Wärmeregulation, ein Thema, welches ihn sein Leben lang fesselte. 1943 wurde er auf den Lehrstuhl für Physiologie der

Universität Danzig berufen, flüchtete dann aber bald vor der vorrückenden Roten Armee und fand vorübergehend Unterschlupf im Kerckhoff-Institut. Nach einem kurzen Zwischenspiel in Kiel wurde er in die USA eingeladen, wo er am Naval Air Laboratory in Philadelphia für vier Jahre eine Forschungsstelle innehatte. Nach tatkräftiger Ermunterung durch Franz Groedel folgte er dem Ruf der Max-Planck-Gesellschaft an das Nauheimer Institut in Personalunion mit dem Ordinariat auf den Lehrstuhl für Physiologie in Gießen. Hier fand er die idealen Arbeitsbedingungen, die er für die Beweisführung und für den Ausbau seiner genialen Hypothese brauchte.

Das Kerckhoff-Herzforschungsinstitut musste aber seinen Stiftungsauftrag erfüllen. Diesem trug Thauer Rechnung durch die Berufung von Otto Gauer auf eine Direktorenstelle am Institut. Gauer war ein international erfahrener Kreislaufphysiologe, der ebenfalls über die „action paperclip“ in den USA bei der Air Force tätig gewesen war (vorher Physiologe beim Reichsluftfahrtsamt, wo er den Effekt von „Super-g-Kräften“ auf den Kreislauf untersucht hatte). Außerdem erfüllte Thauer den Stifterwillen durch die Erweiterung des Instituts um eine Herzklinik, die das Land finanzierte.

UNRUHE

Die Geschäftsführung der DGHKF lag bei Thauer in den besten Händen. Seine umfassende physiologische Bildung, sein ständiger Umgang mit Klinikern, seine weitreichenden internationalen Kontakte, sein Organisationstalent und seine unermüdliche Arbeitsfähigkeit kamen der Gesellschaft in vollem Umfang zugute.

Als Thauer die Geschäftsführung 1952 übernahm, wurden auf dem Frühjahrskongress in Bad Nauheim 48 Vorträge gehalten. Der Kassenbericht schloss ab mit Einnahmen und Ausgaben in Höhe von 20.000,– DM. Als er die Geschäftsführung 1976 abgab, wurden 82 Vorträge gehalten, und die Einnahme-Ausgaben-Rechnung schloss mit 120.000,– DM ab.

Der in diesen Zahlen zum Ausdruck kommende Fortschritt täuscht jedoch über die Schwierigkeiten, mit der sich die Gesellschaft im Laufe der Zeit konfrontiert sah, hinweg. Zunächst war die Gesellschaft unter der Leitung Thauers sehr erfolgreich durch die Beibehaltung der bewährten Traditionen. Der Nauheimer Kongress war eine elitäre Gesellschaft von hochrangigen Vortragenden, und der Nachholbedarf an wissenschaftlicher Information, der Wissensdurst nach 12-jähriger Isolation und nach Verlusten durch den Krieg und durch die Emigration der besten Köpfe war sehr groß. Das Fortbildungsprogramm auf hohem Niveau wurde dankbar angenommen.

Doch zu Beginn der 70er-Jahre war dieser Nachholbedarf gedeckt, neue Lehrstühle und neue Universitäten waren gegründet worden, die klinische Kardiologie hatte eine rasante Entwicklung genommen, sie begann sich selbständig zu machen, unabhängig von der Inneren Medizin, entsprechend der Prophezeiung, die schon 1927 bei der Gründung der Gesellschaft geäußert wurde.

Die Kliniker waren zunehmend unzufrieden mit der Enge des Nauheimer Kongresses. Diese Enge ist sowohl wörtlich als auch figurativ zu verstehen: Der so genannte „große Hörsaal" des Kerckhoff-Instituts war zu klein geworden, der kleine Hörsaal im Balneologischen Institut wurde zunehmend für Parallelsitzungen genutzt, doch wurden wegen der fehlenden Kapazität immer weniger freie Vorträge angenommen. Wegen des primären Fortbildungscharakters der Tagung wurden die Abstracts nicht gedruckt. Die Kosten des Verhandlungsbandes, der immer weniger gelesen wurde, verschlangen einen großen Teil der Tagungseinnahmen. Die Hotelkapazität Nauheims wurde zu klein. Schließlich wurde nach langen Verhandlungen vom Vorstand die Abhaltung einer rein klinischen Herbsttagung genehmigt. Sie wurde ein großer Erfolg.

WACHSTUM

Otto Gauer verließ Bad Nauheim und folgte einem Ruf an die Freie Universität Berlin. Professor Knebel, Leiter der Kerckhoff-Klinik und Direktor am Kerckhoff-Institut, wurde durch Krankheit berufsunfähig. Damit war die Herz- und Kreislaufforschung in Bad Nauheim verwaist. Mit meiner Berufung von der Janssen Research Foundation in Belgien an das Kerckhoff-Institut und mit Martin Schleppers Ernennung zum Leiter der Kerckhoff-Klinik (1972) wurde der ursprüngliche Stiftungsauftrag wieder erfüllt, die Herz- und Kreislaufforschung hatte in Bad Nauheim wieder eine Adresse. Ich wurde zunächst in den Beirat der Gesellschaft berufen und lernte dort die bisherige Art der Kongressvorbereitung kennen. Schon bevor ich 1975 in das Amt des Geschäftsführers gewählt wurde, war mir klar geworden, dass der Führungsstil von Rudolf Thauer nicht beibehalten werden konnte und die Gesellschaft eine Reform erforderte.

Zunächst zog der Kongress in das größere Kurtheater um, wo die Möglichkeit zu Parallelsitzungen bestand. Als jedoch im darauffolgenden Sommer das Theater ausbrannte, war die Not groß: Man zog in die Tagungsräume der Hessischen Akademie für Ärztliche Fortbildung um, doch war auch das kein adäquater Rahmen mehr für die sich rasch vergrößernde Gesellschaft.

Unter der Präsidentschaft von Professor Riecker fand der Kongress in Mannheim schließlich sein neues Zuhause.

Die Änderungen, die während meiner Geschäftsführung eingeführt wurden, waren längst überfällig gewesen. Trotzdem waren sie oft nur gegen großen Widerstand durchzusetzen. Der Steinkopff-Verlag wehrte sich mit Händen und Füßen gegen die Veröffentlichung der Abstracts in der *Zeitschrift für Kardiologie*. Es bedurfte der ganzen Autorität von Franz Loogen und der fast wahrgewordenen Drohung, eine neue Zeitschrift des Witzstrock-Verlages damit zu betrauen, ehe der alte Herr Steinkopff einlenkte.

Die Anonymisierung der Abstracts hat viele Debatten, Vermutungen und Befürchtungen über die Benachteiligung von Kliniken und Instituten beseitigt.

Die Reform der Satzung machte den Weg frei in eine offenere und demokratischere Gesellschaft. Sie schliff allerdings auch das Profil ab und machte unsere Gesellschaft zu einem Klon der American Heart Association (AHA). Jedoch war das vermutlich unvermeidlich. Der ökonomische Erfolg, der sich im Gefolge der Umsiedlung nach Mannheim ergab und dessen

Basis die Industrieausstellung ist (ich erinnere mich noch der aufreibenden Diskussionen mit dem Friedberger Finanzamt), machte die Schaffung des Schatzmeisteramtes unumgänglich, der ein Finanzfachmann sein musste. Das schnelle Wachstum der Gesellschaft in allen Bereichen und die vielfältigen auseinanderstrebenden Interessen machten das Ehrenamt des Geschäftsführers immer schwieriger, sodass ich es guten Gewissens nicht mehr als Nebentätigkeit ausüben konnte. Ein Jahr vor Ende meiner 2. Amtsperiode – nach 13 oft schwierigen Jahren – bat ich daher den Vorstand um meine Entlassung.

Nach einjähriger Pause wählte mich die Gesellschaft wieder in den Vorstand, und ich hatte das Glück, Tagungspräsident des Berliner Kongresses zu werden. Dort war die Deutsche Gesellschaft für Kardiologie die Gastgeberin für den Kongress der Europäischen Kardiologischen Gesellschaft und der International Society and Federation of Cardiology. Zusammen mit Richard von Weizsäcker die Eröffnungsrede halten zu können und mit ihm gemeinsam zu dinieren, war ein interessantes Erlebnis. Meine Hauptaufgabe während des Kongresses war jedoch, den vielen eingeladenen Rednern, die nicht rechtzeitig ein Einreisevisum bekamen (die Beantragung verzögerte sich, weil sie über den französischen Sitz der Europäischen Gesellschaft lief), zu helfen, indem ich tagaus tagein mit Fax und „rotem Telefon" persönlich Kontakt herstellte zu deutschen Botschaften und Konsulaten. Oft war es erschreckend und deprimierend zu erfahren, wie wenig Verständnis die deutsche Bürokratie aufbrachte für die oft ungewöhnlichen Schicksale ausländischer Wissenschaftler und die damit verbundenen Visaprobleme (z. B. russische Wissenschaftler, die in Schweden arbeiten usw.).

Auch wurde deutlich, wie ungenügend die jüngste deutsche Vergangenheit bewältigt war. Als Emblem des Kongresses wurde das Brandenburger Tor gewählt und nicht die Ruine der Gedächtniskirche, ein Thema, über welches in der Vorbereitungsphase lange diskutiert wurde. Für meine Eröffnungsrede wurde ich von einem guten niederländischen Freund hart kritisiert, weil ich zwar Groedel und Kisch als die Gründer der gastgebenden Gesellschaft würdigte, aber nichts über den Holocaust gesagt hatte. Mein Standpunkt war, dass man als Fachgesellschaft seine Gründerväter nicht vergessen darf, die immerwährende Assoziation mit dem Holocaust würde aber eher das Vergessen als die Erinnerung fördern.

Der von mir vorbereitete Kongress unserer Gesellschaft 1995 stand ganz im Zeichen der molekularen Medizin. Trotz der jetzt abgeschlossenen Entschlüsselung des menschlichen Genoms hat aber die molekulare Revolution in der Medizin nicht stattgefunden. Eine der wenigen Ausnahmen, bei der die Realität hinter den Prognosen hinterherhinkt.

Es gäbe viele Seiten zu füllen über das, was nicht erreicht wurde. Mein Wunsch, mehr junge Leute zu Wort kommen zu lassen, mehr Abstracts zuzulassen, damit es nicht zu einer zweiten Welle der Abwanderung kommt, wurde nicht vom Vorstand unterstützt. Das Argument der Qualität, die angeblich nur durch Ablehnung zu erreichen sei, war immer stärker. Ich habe momentan den Eindruck, dass viele junge Leute primär ihre besten Daten in den USA vortragen und auch dort eine höhere Erfolgsquote haben als in Mannheim. Nationale wissenschaftliche Gesellschaften haben sich wahrscheinlich im Zeitalter der Globalisierung überlebt, jedenfalls solange sie an ihrem natürlichen nationalen Selbstverständnis festhalten. Eine Besinnung unserer Gesellschaft auf die neue Rolle im „global village" wäre sicher angebracht.

Wie so oft können wir von unseren Nachbarn lernen, tun es aber nicht: Die Holländer halten ihren nationalen Kongress ab wie eine Generalprobe für die AHA. Drei Wochen vorher tragen die jungen Leute ihre Ergebnisse vor und bekommen die Tips der „alten Füchse" mit auf den Weg nach Amerika.

Wie merkwürdig sich manche Wanderungen wiederholen!

LITERATUR

1. Kisch B (1966) Wanderungen und Wandlungen. Die Geschichte eines Arztes im 20. Jahrhundert. Greven, Köln
2. Thauer R (1952) Verhandlungen der Deutschen Gesellschaft für Kreislaufforschung. 18. Tagung zu Bad Nauheim vom 18. bis 20. April 1952. Steinkopff, Darmstadt, S XXXV
3. Thauer R (1982) Gießener Gelehrte in der ersten Hälfte des 20. Jahrhunderts, Lebensbilder aus Hessen Bd. 2, Gundel, Hans Georg, Moraw, Peter, Press, Volker. Elwert, NG (Kommissionsverlag), Marburg

1.3 Herz-Kreislauf-Gesellschaft in der DDR

D. Pfeiffer

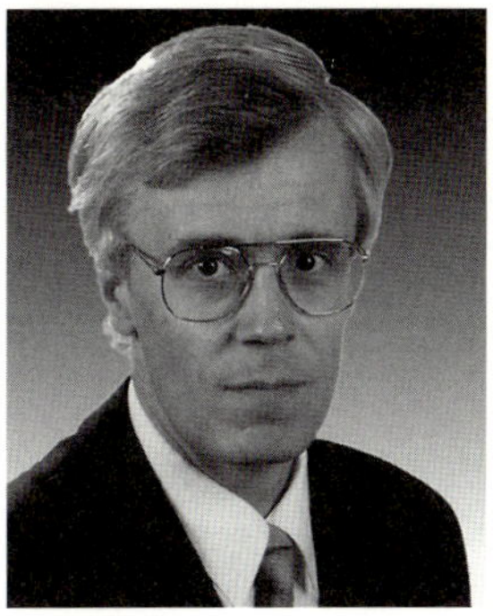

D. Pfeiffer

INHALT

Der vorliegende Abschnitt enthält einen kurzen Abriss der Geschichte der Gesellschaft für Kardiologie und Angiologie der DDR (GKA). Die GKA war kein Teil der Gesellschaft für Kardiologie – Herz- und Kreislaufforschung (DGK). Aber sie war seit ihrer Gründung das Pendant der DGK in der DDR.

Viele im Folgenden getroffene Aussagen können durch Quellen belegt werden. Dies war unerwartet schwierig, weil zahlreiche Kollegen und sogar Bibliotheken bereits 10 Jahre nach dem Ende der GKA ihre Unterlagen vernichtet haben. Andere Informationen beruhen auf Erinnerungen. Verschiedene Gewichtungen und Wertungen sind aus heutiger Sicht erfolgt, sie spiegeln teilweise die subjektive Sichtweise des Autors wider. Dieser hat sich an diejenigen Zeitzeugen gewendet, die über die entsprechenden Informationen verfügen müssen, weil sie manches miterlebt und oftmals auch mitgestaltet haben und die damals wie heute glaubwürdig sind. Leider waren nicht alle Angesprochenen zur Mithilfe bei der Erstellung dieses Abschnitts bereit.

Alle Angaben über Personen und ihre Tätigkeit betreffen den damaligen Arbeitsort, der in den weitaus meisten Fällen nicht mehr der heutige ist.

ZUR STRUKTUR DER KARDIOVASKULÄREN MEDIZIN IN DER DDR

Die Ausbildung der Studenten und die Struktur des Gesundheitswesens in der DDR unterschieden sich in wesentlichen Bereichen von der Situation in der Bundesrepublik. Eine kurze Darstellung der Spezifika in der DDR ist zum Verständnis des Folgenden erforderlich.

Ein Medizinstudium erfolgte an den Universitäten in Rostock, Greifswald, Berlin, Leipzig, Halle oder Jena und seit 1954 nach dem Physikum auch an den Medizinischen Akademien in Magdeburg, Dresden oder Erfurt. Mit dem Befehl vom 24. Juli 1945 der Sowjetischen Militäradministration in Deutschland (SMAD) begann die Demokratisierung der Universitäten, die Entnazifizierung des Lehrkörpers und die Säuberung der Bibliotheken von nationalsozialistischer Literatur. Mit dieser 1. Hochschulreform nach dem Krieg ließ man sich Zeit, weil weder der soeben in das zivile Leben zurückgekehrten akademischen Jugend noch ihren Hochschullehrern so rasch eine neue politische Ideologie aufzuzwingen war [48].

Die Wiederaufnahme des Lehrbetriebs durch weitgehend unbelastete Professoren genoss Priorität vor einer „sozialistischen Umgestaltung der Hochschule". Diese gewann zunehmende Bedeutung mit der Übertragung der Bildungspolitik von der sowjetischen Besatzungsmacht auf die DDR-Regierung in der 2. Hochschulreform 1950–1951. Das Staatssekretariat für Hoch- und Fachschulwesen in Berlin wurde eingerichtet, welches direkte Weisungen an die Universitäten erließ. Die hochschulpolitische Kompetenz der Länder war bereits zu diesem Zeitpunkt erloschen. Zielstrebig wurde am Austausch der Instituts- und Klinikdirektoren durch parteigetreue Sozialisten gearbeitet.

Die 3. Hochschulreform 1968–1970 erhob das dreijährige marxistisch-leninistische Grundlagenstudium zum Hauptfach für alle Fachrichtungen; Fakultäten wurden durch „Bereiche" ersetzt, Institute durch „Abteilungen", Ordinarien durch Direktoren, die Habilitation durch den „Doctor scientiae", der Besuch frei wählbarer Lehrveranstaltungen durch „Studienpläne". Vorlesungsverzeichnisse gab es schon längst nicht mehr. „Kaderentwicklungsprogramme" wurden für systemkonforme junge Akademiker erstellt, um sie langfristig geplant über Promotion, Habilitation und verschiedene Parteiaufgaben auf eine Berufung vorzubereiten. Eine akademische Selbstverwaltung existierte nicht mehr, die Entmündigung und Verschulung der Universität war erreicht. Die Aufgabe der Universität sollte die Lehre sein, aber sie war trotz mancher Gegenwehr bereits vielerorts zur „Kaderschmiede sozialistischer (Arzt-)Persönlichkeiten" verkommen. Entsprechend dem sowjetischen Vorbild sollten wissenschaftliche Aufgaben nicht mehr an Universitäten sondern an der Akademie der Wissenschaften bearbeitet werden.

Die ambulante Erstbetreuung lag in den Händen von Fachärzten für Allgemeinmedizin in (zumeist) staatlichen Arztpraxen, in denen die hausärztliche Versorgung erfolgte. In Städten und größeren Gemeinden wurde die hausärztliche Betreuung zunehmend auf Polikliniken verlagert, aus denen die heutigen Ärztehäuser oder Praxiskliniken hervorgegangen sind. Hier waren Ärzte verschiedener Fachrichtungen für die fachärztliche Versorgung, aber oftmals auch für die hausärztliche Betreuung verantwortlich. Parallel dazu verfügten größere Betriebe über einen Betriebsarzt, der in einer Betriebsambulanz oder -poliklinik tätig war, die im Wesentlichen ähnliche Aufgaben ausführte, jedoch zusätzlich für spezifische Fragen des Arbeitsschutzes im jeweiligen Betrieb zuständig war. Für betriebsübergreifende spezielle Probleme gab es eigene Organisationsformen, wie z. B. den verkehrsmedizinischen Dienst, den flugmedizinischen Dienst, sportmedizinische Beratungsstellen und andere. Für häufige medizinische Probleme, die besondere Erfahrung oder spezielle Ausrüstung erforderten, existierten Kreis- und Bezirksdispensaires, so z. B. für Patienten mit Diabetes mellitus, Nierenkrankheiten, für die Schwangeren- und Mütterberatung, für Lungenkrankheiten und Tuberkulose oder eben für Herz-Kreislauf-Erkrankungen.

Die Bezirks- und Kreiskardiologen wurden über spezielle Ausbildungsprogramme und eine Arbeitsgruppe der GKA geschult und waren Anlaufpunkt nicht nur für Patienten mit besonders problematischen Verläufen. Ihre Ambulanzen wurden für entsprechende Fragestellungen ausgerüstet und verfügten zumindest in den letzten Jahren der DDR über die notwendige Erfahrung und technische Ausrüstungen zur Durchführung einer ergometrischen Untersuchung, eines Langzeit-EKGs oder einer Herzschrittmacherkontrolle. Die Kreis- und Bezirkskardiologen waren für die Beratung der Hausärzte und für gutachterliche Fragestellungen zuständig und hatten in der Regel gute Beziehungen zu den kardiologischen Fachabteilungen der jeweiligen Kreiskrankenhäuser, der Bezirkskrankenhäuser und der Universitätskliniken.

Diese zentralistische Struktur war zum einen natürlich eine Organisation zur Verwaltung des Mangels, denn auf diese Weise konnte der Eindruck flächendeckender qualifizierter fachlicher Versorgung vermittelt werden, obwohl die Mittel für die Ausrüstung aller Hausärzte, Fachärzte, Polikliniken und Krankenhäuser mit technischen Geräten in der Breite nicht zur Verfügung standen. Andererseits bot diese Situation den Vorteil, dass diagnostische und therapeutische Vorgehensweisen nach einheitlichen Richtlinien durchgeführt wurden, kontrollierbar und auch statistisch gut erfassbar waren. Fehlinterpretationen und Komplikationen waren durch die Erfahrung der Spezialisten vergleichsweise selten. Dieses Organisationsprinzip betraf ebenso die Zentren, die zur Implantation von Herzschrittmachern zugelassen waren. Herzschrittmacherkontrollen erfolgten in den Ambulanzen der Krankenhäuser und in Implantationszentren, die mit den erforderlichen Informationen über spezielle Fortbildungen und auch mit den Programmiergeräten ausgestattet wurden. Manche heute präferierte Maßnahme zur Qualitätssicherung ist nicht so fern von dieser Struktur.

Die Administration des Gesundheitswesens erfolgte durch das Ministerium für Gesundheitswesen (MfG), dem für die medizinische Versorgung die Abteilungen Gesundheits- und Sozialwesen der Bezirke und Kreise nachgeordnet waren. Planungen auf dem Gebiet des Gesundheitswesens erfolgten für das MfG im Rat für Planung und Koordinierung der medizinischen Wissenschaft. Für die Tätigkeit der Medizinischen Gesellschaften war das Generalsekretariat der medizinisch-wissenschaftlichen Gesellschaften beim MfG zuständig. Dieses wurde vom Koordinierungsrat der medizinisch-wissenschaftlichen Gesellschaften informiert und beraten, dem die Präsidenten der Dachgesellschaften und Vertreter des MfG angehörten. Mit der 3. Hochschulreform wurde den Universitätskliniken und Medizinischen Akademien die Ausbildung der Studenten übertragen, während die Weiterbildung der Ärzte in den Händen der Akademie für ärztliche Fortbildung lag.

DIE GESELLSCHAFT FÜR KARDIOLOGIE UND ANGIOLOGIE DER DDR

POLITISCHES UMFELD UND VORGESCHICHTE

Im Befehl Nr. 17 des Oberbefehlshabers der SMAD vom 27. Juli 1945 wurde die „Führung der Organe des Gesundheitsdienstes, medizinischer Behörden und Lehranstalten und den Unternehmungen der medizinischen Industrie" durch die Bildung der „Deutschen Zentralverwaltung für das Gesundheitswesen" verfügt. Es folgten der Befehl Nr. 234 der SMAD vom Oktober 1947 zur Entwicklung des Betriebsgesundheitswesens und der Befehl Nr. 272 vom Dezember 1947 zum Aufbau von Polikliniken und Ambulatorien.

Die Professoren der medizinischen Fakultäten in der sowjetisch besetzten Zone (SBZ) waren nach dem Krieg zu 70% als mehr oder weniger belastete Mitläufer des Nationalsozialismus entlassen worden. Damit waren zahlreiche Ordinariate nicht mehr besetzt. Die Universitäten in Halle und Rostock mussten 1946 bei der Wiedereröffnung auf ihre Medizinische Fakultät vorerst verzichten. Diese katastrophale Personalsituation führte zum Befehl Nr. 201 der SMAD von 1947, der eine Wiedereinstellung belasteter Professoren durch die Deutsche Wirtschaftskommission als Leitorgan der Universitäten zuließ. Das Alter der verbliebenen Instituts- und Klinikdirektoren lag meist über dem 70. Lebensjahr, noch 1957 lag das mittlere Emeritierungsalter bei 72 Jahren! Immerhin war es damit zunächst gelungen, namhafte Ordinarien an den Fakultäten zu behalten [49]. Allerdings verhinderte diese personelle Situation für viele Jahre jeden Einfluss der Machthaber in der DDR auf die Fakultäten.

Mit dem Befehl Nr. 124 der SMAD vom 21. Mai 1947 für die SBZ begann die Geschichte medizinisch-wissenschaftlicher Gesellschaften in der SBZ und nachfolgend in der DDR. In diesem Befehl wurde die Bildung von medizinischen Gesellschaften für Territorien mit mehr als 25 Ärzten eines Fachgebiets zugelassen. Die Leitung und Kontrolle der Gesellschaften wurde den Abteilungen für Gesundheitswesen der Ministerien in den Ländern und den Verwaltungen in den Provinzen übertragen. Früher aktive Mitglieder der NSDAP wurden als Mitglieder der zu gründenden Gesellschaften ausgeschlossen. Die Arbeitspläne der Gesellschaften und Tagungsordnungen von Konferenzen bedurften einer Bestätigung durch die SMAD zwei Monate vor ihrer Einberufung. Daraufhin wurden bis zum Ende des Jahres 1949 in rascher Folge 46 medizinische Regionalgesellschaften in der SBZ gegründet, die in den Universitäten in Rostock, Greifswald, Berlin, Halle, Leipzig und Jena organisiert waren. Schwieriger war die Situation im Land Brandenburg, das über keine Universität verfügte. Hier kam es zur Bildung einer ost- und einer westbrandenburgischen medizinischen Gesellschaft ohne universitäre Anbindung.

Bis zum Beginn der 60er-Jahre blieb diese Situation unverändert, was im Wesentlichen auf vier Gründe zurückzuführen war:

1. Ältere Wissenschaftler und viele leitende Ärzte an Krankenhäusern der DDR und in Ostberlin waren oftmals langjährige Mitglieder der alten deutschen medizinischen Gesellschaften, die in den drei westlichen Besatzungszonen wieder restituiert waren und den Anspruch auf deren Rechtsnachfolge erhoben. Prof. M. Bürger (Leipzig) war der letzte langjährig in Mitteldeutschland wirkende Präsident der DGK und ihrer 24. Tagung im Jahre 1958 bis erst Prof. W. Teichmann (Halle) Präsident der 17. Herbsttagung 1992 wurde.
2. Gerade unter Ärzten bestanden verbreitete Hoffnungen auf eine Wiedervereinigung beider deutschen Staaten, die zu gesamtdeutschen medizinischen Gesellschaften führen mussten. Jede überregionale ostdeutsche Gesellschaft hätte dem im Wege gestanden, war als „nationale" Gesellschaft zwar politisch angestrebt, jedoch damals nicht realisierbar, weil sie von den Ärzten eben nicht akzeptiert worden wäre. Exemplarisch sei auf ein Schreiben von Prof. Dr. W. von Brunn (Direktor des Instituts für Geschichte der Medizin der Universität Leipzig 1934–1950) an das Amtsgericht Leipzig vom Februar 1949 verwiesen, in dem eine Wiederzulassung durch die Rücknahme der Löschung der Gesellschaft Deutscher Naturforscher und Ärzte im Genossenschaftsregister des Amtsgerichts beantragt wurde, als diese Gesellschaft in der Bundesrepublik wieder begründet wurde.
3. Umgekehrt wurden Mitglieder der alten Gesellschaften beauftragt, als Verbindungsleute zur SBZ/DDR zu fungieren, so z. B. Dr. F.O.W. Meier aus der oben genannten Gesellschaft, der sich in einem Schreiben vom Januar 1951 an das Ministerium in Berlin wandte. Auf diese Situation wurde seitens der wieder restituierten alten Gesellschaften in der Bundesrepublik auch dadurch Einfluss genommen, dass für Kollegen aus der SBZ/DDR eine kostenlose Teilnahme an den Tagungen ermöglicht wurde, Mittel für Reisen und Übernachtung zur Verfügung gestellt wurden, Zeitschriftenabonnements zu Vorzugspreisen möglich waren und darüber hinaus Medikamente beschafft wurden, die in der DDR nicht erhältlich waren.
4. Einschränkungen in der täglichen ärztlichen Tätigkeit waren in der SBZ/DDR bald unübersehbar und durch staatliche Zugeständnisse nicht mehr zu kompensieren. Die zunehmende politische Kontrolle und Beeinflussung des Einzelnen und eine wachsende Diskrepanz zwischen medizinischen und wissenschaftlichen Möglichkeiten und ihrer praktischen Realisierung führte dazu, dass immer mehr Ärzte die DDR verließen, um in der Bundesrepublik zu leben und zu arbeiten. Zwischen 1954 und 1961 verließen 80% des ärztlichen Nachwuchses die DDR [49].

> Deshalb gab es in den 50er-Jahren in der DDR Bestrebungen, den politischen Druck auf die Ärzte zu reduzieren, attraktivere Verträge zu akzeptieren, die Ausbildung ihrer Kinder zu gewährleisten und den sozialen Status der Ärzte aufzuwerten.

Diese Argumente machten die Gründung medizinischer Gesellschaften der DDR vorerst unrealisierbar.

Diese Situation in den 50er-Jahren veränderte sich zunächst ganz allmählich mit dem Ausscheiden älterer Ärzte aus dem Dienst, die eine persönliche Beziehung zu den Kollegen in der Bundesrepublik hatten, und fand schlagartig mit dem Bau der Mauer am 13. August 1961 ihr Ende. Plötzlich war eine direkte Kommunikation mit den Ärzten in der Bundesrepublik auf breiter Basis nicht mehr möglich, und die schriftliche Informationsübermittlung (Zeitschriften, Bücher) wurde kontrolliert, zunehmend verzögert und oftmals verhindert. Jetzt erforderte das Bedürfnis nach Kommunikation die Gründung von überregionalen medizinischen Fachgesellschaften in der DDR. Bis 1975 wurden nach der Gesellschaft für Experimentelle Medizin (1958), die Gesellschaften für Klinische Medizin, Hygiene, Stomatologie und Pharmazie (1962) sowie die Gesellschaft für Militär-Medizin (1970) gegründet. Diese Gesellschaften verstanden sich als Dachgesellschaften.

Die Leitung der regionalen medizinisch-wissenschaftlichen Gesellschaften lag in den Händen profilierter Wissenschaftler und Direktoren von Universitätskliniken des jeweiligen Fachgebiets, wie der Professoren Th. Brugsch, R. Rössle, F. Sauerbruch (Berlin), M. Bürger, K. Linser, A. Peiper, R. Schröder (Leipzig), W. Budde, W. Clausen, G. Hertwig, A. Eckert-Möbius, H. Kraatz, M. Pönitz (Halle), W. Comberg, W. Scheel, V. Schilling, W. Schmitt (Rostock), W. Felix, G. Katsch, H. Schwarz (Greifswald) oder J. Zange (Jena). Ihre fachliche Kompetenz gab den Gesellschaften ein wissenschaftliches Profil und eine hohe Attraktivität für die Fortbildung. Jedoch ließ die Autorität dieser Wissenschaftler die politisch erwünschte Abgrenzung von den Gesellschaften der alten Bundesrepublik nicht zu und stand der bereits seit Anfang 1950 politisch angestrebten Bildung „nationaler" Gesellschaften in der DDR im Wege. Ganz im Gegenteil wurde mehrfach ein Anschluss an die Gesellschaften der Bundesrepublik, Teilnahme an deren Tagungen und Verbindungen von Wissenschaftlern im Rahmen von Veranstaltungen der regionalen Gesellschaften der DDR gefordert. Die Gründer der Gesellschaft für Sportmedizin, die Leipziger Professoren M. Bürger und J. Nöcker, versuchten sogar, eine gesamtdeutsche Gesellschaft für Sportmedizin zu schaffen. Im selben Sinne hat eine Stellungnahme von Prof. Dr. W. Felix die Gründung der Gesellschaft für Chirurgie der DDR verzögert. Der Vorstand der Psychiatrisch-neurologischen Gesellschaft „in der DDR" nahm sogar Verbindung zur Gesellschaft deutscher Nervenärzte mit dem Ziel des Beitritts auf.

Die medizinischen Fachgesellschaften wurden von einem am 21. Oktober 1969 in Potsdam vereinbarten und am 3. November 1969 gegründeten „Koordinierungsrat der medizinisch-wissenschaftlichen Gesellschaften der DDR" (Vorsitzende: die Professoren K. Lohmann 1969–1971, F.H. Schulz 1971–1973, L. Reppel 1973–1975 und Th. Matthes 1975–1981) gesteuert und sicher auch kontrolliert, der sich als Beratungsgremium des Ministeriums für Gesundheitswesen verstand. Der Koordinierungsrat gründete mehrere ständige und zeitweilige Kommissionen (für Weiterbildung, für Zeitschriften, für Veröffentlichungen). Der Koordinierungsrat veröffentlichte in rascher Folge Empfehlungen zur Tätigkeit der medizinisch-wissenschaftlichen Fachgesellschaften, so z. B.

- „zur Arbeit mit Angehörigen der jungen Intelligenz" vom 27. Januar 1970,
- „über die Rechte und Pflichten medizinisch-wissenschaflicher Gesellschaften bei der Herausgabe wissenschaftlicher Zeitschriften" vom 23. April 1972,
- „zur Mitarbeit der medizinisch-wissenschaftlichen Gesellschaften auf dem Gebiet der internationalen Klassifikation der Krankheits- und Todesursachen (WHO)" vom 25. April 1972,
- „zur Gestaltung von Mitgliederversammlungen medizinisch-wissenschaftlicher Gesellschaften" vom 29. Januar 1974,
- „zur Pflege fortschrittlicher Traditionen in den medizinisch-wissenschaftlichen Gesellschaften" vom 16. September 1975,
- „zur Tätigkeit der regionalen medizinisch-wissenschaftlichen Gesellschaften und zur Förderung des wissenschaftlichen Lebens in den Bezirken der DDR" vom 18. November 1975,
- „über Ziel, Inhalt und Organisation der Stiftung und Verleihung wissenschaftlicher Preise" vom 1. März 1977,
- „zur Gestaltung von medizinisch-wissenschaftlichen Veranstaltungen" vom 27. April 1977,
- „über die Mitwirkung der medizinisch-wissenschaftlichen Gesellschaften bei der Erhöhung von Qualität und Wirksamkeit der medizinischen Arbeit" vom 20. September 1977,
- „zur Verleihung von Ehren- und korrespondierenden Mitgliedschaften der medizinisch-wissenschaftlichen Gesellschaften" vom 1. März 1978,
- „zur Planung nationaler und nationaler wissenschaftlicher Veranstaltungen mit internationaler Beteiligung in den Jahren 1980/1981".

Der Koordinierungsrat trug vom Beginn seines Bestehens an auch politische Forderungen in die Gesellschaften hinein:

„Dabei ist die ideologische Abgrenzung von der Medizin in den kapitalistischen Ländern in konsequenter Weise zu vollziehen."

Die politisch angestrebte Abgrenzung der medizinischen Gesellschaften, speziell auch der GKA zeigte sich bereits 1970 in einer Feststellung im Rundschreiben, dass „kein Vorstandsmitglied mehr Mitglied in der (West-) Deutschen Gesellschaft für Herz-Kreislauf-Forschung ist". Den Mitgliedern der GKA wurde mitgeteilt, dass

„ ... die weitere Mitgliedschaft in der Deutschen Gesellschaft für Kreislaufforschung (Bad Nauheim) im Interesse der internationalen Wirksamkeit unserer Gesellschaft hinderlich sei und dass die Kollegen, die bisher noch in der westdeutschen Gesellschaft Mitglied sind, darauf zugunsten einer aktiven Mitwirkung in unserer Gesellschaft verzichten sollten" [11].

Eine Teilnahme an den Tagungen „ihrer" Gesellschaften in der Bundesrepublik war bereits seit August 1961 für die übergroße Mehrheit der Mitglieder in der DDR nicht mehr möglich. Mit zunehmender Etablierung der medizinischen Gesellschaften in der DDR wuchs bis Anfang der 70er-Jahre der politische Druck auf ältere Mitglieder aus der DDR in den alten deutschen Gesellschaften, „freiwillig" ihren Austritt zu erklären, und auf Abonnenten von deren Journalen, die Abonnements zu kündigen. Bei erkennbar fehlender Akzeptanz waren individuell dosierte Hinweise auf die eigene berufliche Weiterentwicklung, auf mögliche Restriktionen in der Schulausbildung und im Studium der Kinder oder kurzfristig rasche Erhöhungen der Abonnementspreise der Zeitschriften nicht unüblich. Diese Maßnahmen führten natürlich bei der Mehrzahl der Angesprochenen zum Austritt aus den alten deutschen Gesellschaften und zur Kündigung langjährig bestehender Abonnements. Allerdings waren die Vorstände einiger dieser alten deutschen Gesellschaften über diese Repressalien informiert und weigerten sich, schriftliche „freiwillige" Austritte von Mitgliedern in der DDR zu akzeptieren.

DIE GESELLSCHAFT FÜR KLINISCHE MEDIZIN DER DDR

Eine der sechs Dachgesellschaften war die „Gesellschaft für Klinische Medizin der DDR", die als „Deutsche Gesellschaft für Klinische Medizin" am 5. Juni 1962 in Berlin gegründet worden war. Von den Professoren A.W. Friedeberger (Stellvertreter des Ministers für Gesundheitswesen), H. Kraatz, H. Gummel, A. Waldeyer und H. Dutz waren 160 Wissenschaftler in den Senatssaal der Humboldt-Universität unter den Linden eingeladen worden. Als erster Präsident wurde Prof. Dr. F.H. Schulz (Berlin) und als Vorsitzender der Sektion Innere Medizin Prof. Dr. R. Emmrich (Leipzig) gewählt. Daneben wurden die Sektionen Chirurgie (Vorsitzender: Prof. Dr. F.K. Mörl, Halle), Gynäkologie (Prof. Dr. H. Kyank, Rostock), Pädiatrie (Prof. Dr. J. Dieckhoff, Berlin), Dermatologie (Prof. Dr. K. Linser, Leipzig) und eine Sektion Oto-Rhino-Laryngologie (Prof. Dr. F. Moser, Halle) gegründet.

1971 gehörten 35 Fachgesellschaften mit 35.000 Mitgliedern zur Gesellschaft für Klinische Medizin der DDR. Bis zum 31. Oktober 1973 gab es 61 Fachgesellschaften und 12 regionale, nicht fachgebundene Gesellschaften innerhalb der sechs Dachgesellschaften. 1975 bestanden 124 regionale Vereinigungen mit 32.538 Mitgliedern. 1978 waren es 129 Vereinigungen mit 38.800 Mitgliedern in 34 Fachgesellschaften und neun interdisziplinären Regionalgesellschaften [47]. Darunter war auch die Gesellschaft für Kardiologie und Angiologie der DDR.

GRÜNDUNG DER GESELLSCHAFT FÜR KARDIOLOGIE UND ANGIOLOGIE DER DDR

Am 25. Mai 1965 konstituierte sich im Rahmen eines wissenschaftlichen Symposiums zum 550. Gründungsjubiläum der Universität Leipzig die „Arbeitsgemeinschaft Herz-Kreislauf" der Deutschen Gesellschaft für Klinische Medizin. Nach einer Begrüßung durch Prof. Dr. R. Emmrich (Leipzig) begründeten Prof. Dr. F.H. Schulz (Berlin) als Präsident der Gesellschaft für

Klinische Medizin und Prof. Dr. H. Dutz (Berlin) als Vorsitzender des „Zentralen Arbeitskreises für Herz-Kreislauffragen" die Notwendigkeit der Gründung einer „Arbeitsgruppe Herz-Kreislauf". Die Funktion des vorläufigen Sekretärs übernahm Dr. K.H. Günther (Berlin). Als Vorsitzender der Arbeitsgruppe wurde Prof. Dr. A. Wollenberger (Berlin) gewählt. Die Arbeitsgruppe begann rasch mit der Organisation von Arbeitstagungen, so bereits am 12. bis 14. Mai 1966 in Erfurt. An der proklamierten Verbindung von Kardiologie und Angiologie wurde bis zur Auflösung der GKA festgehalten. Bereits bei den ersten Tagungen wurden sowohl kardiologische, als auch angiologische, sowohl experimentelle als auch klinische Themen vorgetragen und diskutiert.

Schon 1970 hatte die GKA 234 Mitglieder, 1975 waren es 365 Mitglieder, 1978 bereits 623 und 1989 schließlich 792 Mitglieder. Im Jahre 1970 akzeptierte die Europäische Gesellschaft für Kardiologie den Aufnahmeantrag der GKA als ordentliches Mitglied [12]. Am 3. bis 4. März 1984 weilte der Vorstand der European Society of Cardiology mit seinem Präsidenten Prof. Dr. F. Loogen in der DDR [35]. Vom 17. bis 21. Mai 1982 besuchte eine offizielle Abordnung des American College of Cardiology (ACC) mit den Professoren Ch. Rackley, P. Ebert, D. McNamara und J. Reeves die DDR. Gesprächspartner waren die Professoren J. Knappe (Vorsitzender der GKA) und K.H. Günther (Schatzmeister der GKA). Obwohl bereits 9 von den 14 Mitgliedern des 8. Vorstandes der GKA Mitglieder der SED waren, erschienen nur diese beiden so zuverlässig, dass sie Vorstandsmitglieder des ACC durch die DDR begleiten durften.

PERSONALIA: DIE VORSITZENDEN UND VORSTÄNDE DER GKA

Zwischen 1965 und 1990 gab es 12 Vorstandswahlen der GKA. Dabei sind naturgemäß für die letzte Vorstandswahl 1990 völlig andere Maßstäbe anzulegen, als für die vorangegangenen 11 Wahlen. Die im Statut zugelassene Wiederwahl eines Vorstandsmitgliedes führte dazu, dass es Mitglieder gab, die in allen oder fast allen 11 Vorständen zuvor vertreten waren, die also nie ausschieden. Ursachen dieser Wahlentscheidungen waren zumindest damals jedermann klar.

Vorsitzende, Stellvertreter, Sekretäre, Schatzmeister und Vorstandsmitglieder bei den 12 Vorstandswahlen der GKA

1. 25. Mai 1965 in Leipzig
   Vorsitzender: A. Wollenberger (Akademie der Wissenschaften, Berlin-Buch),
   Sekretär: K.H. Günther (Berlin).
2. 22. Mai 1968 in Rostock
   Vorsitzender: K.H. Straube (Bezirkskrankenhaus Zwickau),
   Stellvertreter: W. Förster (Halle), H. Trenckmann (Leipzig),
   Vorstand: K. Bock (Leipzig), H. Fiehring (Erfurt), W. Geissler (Berlin), M. Herbst (Leipzig), W. Porstmann (Berlin), G. Teichmann (Rostock), A. Wollenberger (Berlin),
   Sekretär: K.H. Günther (Berlin),
   Schatzmeister: S. Böthig (Berlin).
3. 9. Mai 1970 in Halle
   Vorsitzender: H. Trenckmann (Universität Leipzig),
   Stellvertreter: W. Förster (Halle), K.H. Straube (Zwickau),
   Vorstand: K. Bock (Leipzig), H. Fiehring (Erfurt), W. Geissler (Berlin), M. Herbst (Leipzig), H. Linke (Magdeburg), W. Porstmann (Berlin), G. Teichmann (Rostock), A. Wollenberger (Berlin),
   Sekretär: K.H. Günther (Berlin),
   Schatzmeister: S. Böthig (Berlin).
4. 17. Mai 1972 in Berlin
   Vorsitzender: K.H. Günther (Charité, Berlin),
   Stellvertreter: W. Förster (Halle), J. Knappe (Erfurt),
   Vorstand: R. Baumann (Berlin), H. Fiehring (Erfurt), W. Geissler (Berlin), G. Kuhlgatz (Zwickau), S. Möckel (Dessau), W. Porstmann (Berlin), G. Teichmann (Rostock), H. Trenckmann (Leipzig), A. Wollenberger (Berlin),
   Sekretär: J. Witte (Berlin),
   Schatzmeister: S. Böthig (Berlin).
5. 10. Juni 1976 in Berlin
   Vorsitzender: K.H. Günther (Charité, Berlin),
   Stellvertreter: A. Gutschker (Cottbus), S. Möckel (Dessau),
   Vorstand: H.D. Faulhaber (Berlin), H. Fiehring (Erfurt), A. Hecht (Berlin), H. Jacobi (Schmölln), J. Knappe (Erfurt), G.H. von Knorre (Rostock), H. Köhler (Leipzig), P. Thiele (Dresden), L. Will-Shahab (Berlin),
   Sekretär: J. Witte (Berlin),
   Schatzmeister: S. Böthig (Berlin).
6. 25. Mai 1978 in Karl-Marx-Stadt (Chemnitz)
   Vorsitzender: A. Gutschker (Bezirkskrankenhaus Cottbus),
   Stellvertreter: K.H. Günther (Berlin), L. Will-Shahab (Berlin),
   Vorstand: G. Anders (Berlin), S. Böthig (Berlin), H.D. Faulhaber (Berlin), G. Hafemeister (Schwerin), A. Hecht (Leipzig), J. Knappe (Erfurt), H. Köhler (Leipzig), D. Mann (Magdeburg), P. Thiele (Dresden), G. Voigt (Karl-Marx-Stadt/Chemnitz),
   Sekretär: P. Piorkowski (Cottbus).

7. 30. Mai 1980 in Erfurt
Vorsitzender: A. Gutschker (Bezirkskrankenhaus Cottbus),
Stellvertreter: K.H. Günther (Berlin), L. Will-Shahab (Berlin),
Vorstand: G. Anders (Berlin), H.D. Faulhaber (Berlin), S. Müller (Jena), J. Knappe (Erfurt), H. Köhler (Leipzig), D. Mann (Magdeburg), W. Schilling (Berlin), P.K.H. Schmidt (Dresden), W. Urbaszek (Rostock),
Sekretär: P. Piorkowski (Cottbus),
Schatzmeister: S. Böthig (Zwickau).
8. 2. April 1982 in Leipzig
Vorsitzender: J. Knappe (Medizinische Akademie Erfurt),
Stellvertreter: S. Böthig (Zwickau), L. Will-Shahab (Berlin),
Vorstand: G. Anders (Berlin), H. Heine (Berlin), H. Köhler (Leipzig), S. Müller (Jena), W. Schilling (Berlin), P.K.H. Schmidt (Dresden), D. Schwartze (Halle), W. Urbaszek (Rostock), A. Wohlfarth (Gera),
Sekretär: K.D. Dück (Erfurt),
Schatzmeister: K.H. Günther (Berlin).
9. 8. November 1984 in Rostock
Vorsitzender: J. Knappe (Medizinische Akademie Erfurt),
Stellvertreter: G. Anders (Berlin), L. Will-Shahab (Berlin),
Vorstand: H. Heine (Berlin), H. Köhler (Leipzig), K.F. Lindenau (Leipzig), S. Müller (Jena), P.K.H. Schmidt (Dresden), D. Schwartze (Halle), W. Teichmann (Halle), W. Urbaszek (Rostock), C. Weser (Berlin),
Sekretär: K.D. Dück (Erfurt),
Schatzmeister: K.H. Günther (Berlin).
10. 17. November 1987 in Gera
Vorsitzender: J. Knappe (Medizinische Akademie Erfurt),
Stellvertreter: G. Linß (Berlin), B. Wedler (Greifswald),
Vorstand: H. Heine (Berlin), K.F. Lindenau (Leipzig), I. Martin-Böthig (Berlin), S. Müller (Jena), P.K.H. Schmidt (Dresden), D. Schwartze (Halle), W. Teichmann (Halle), W. Urbaszek (Rostock), C. Weser (Berlin),
Sekretär: K.D. Dück (Erfurt),
Schatzmeister: K.H. Günther (Berlin).
11. 7. März 1989 in Berlin
Vorsitzender: G. Linß (Regierungskrankenhaus Berlin),
Stellvertreter: S. Böthig (Zwickau), B. Wedler (Greifswald),
Vorstand: I. Aßmann (Erfurt), H.J. Duck (Leipzig), H. Heine (Berlin), K.F. Lindenau (Leipzig), I. Martin-Böthig (Berlin), P.K.H. Schmidt (Dresden), D. Schwartze (Halle), H.J. Volkmann (Jena), G. Wagner (Halle), C. Weser (Berlin),
Sekretär: N. Franz (Berlin),
Schatzmeister: K.H. Günther (Berlin).
12. 31. März 1990 in Leipzig
Vorsitzender: K.J. Rostock (Klinikum Berlin-Buch),
Stellvertreter: G. Linß (Berlin), I. Aßmann (Erfurt),
Vorstand: H.J. Duck (Leipzig), G.H. von Knorre (Rostock), S. Müller (Jena), H. Schaedel (Bad Berka), P.K.H. Schmidt (Dresden), W. Teichmann (Halle), H.J. Volkmann (Jena), G. Wagner (Halle), B. Wedler (Greifswald), B. Widera (Leipzig),
Sekretär: B. Graf (Rostock),
Schatzmeister: W. Urbaszek (Rostock).

Aufgaben der Gesellschaft für Kardiologie und Angiologie der DDR

Das Statut der GKA wurde zweimal geringfügig verändert [43–45]. Bei der Durchsicht des Statuts, von Veröffentlichungen in den Mitteilungsblättern der GKA und von Protokollen der Vorstandssitzungen finden sich wiederkehrende Themen, die nicht immer übereinstimmen mit den Aufgaben anderer Gesellschaften.

Das Statut der GKA von 1970 wurde 1972 und 1982 überarbeitet. Die nur marginalen Unterschiede zwischen verschiedenen Überarbeitungen des Statuts betreffen im Wesentlichen eine stärkere Orientierung auf Vorgaben und Beschlüsse der Dachgesellschaften sowie des MfG und eine verstärkte Ausrichtung auf die Fortbildung. Als „Aufgaben und Zielsetzung" sind in § 2 formuliert:

„1. Mitarbeit an der Planung und Lösung von Schwerpunktaufgaben der medizinischen Forschung und Überleitung der Ergebnisse in die Praxis des sozialistischen Gesundheitswesens.
2. Organisierung, Entwicklung und Förderung der Gemeinschaftsarbeit mit dem Ziel, auf dem Gebiet der medizinischen Forschung und Betreuung Höchstleistungen zu erreichen (hier wurde die ursprüngliche Ergänzung von 1972 ‚... und ihre praktische Anwendung zu sichern.' gestrichen).
3. Erschließung neuer Wege für die Bekämpfung häufiger und gefährlicher Erkrankungen unseres Fachgebietes sowie zur gesundheitsfördernden Gestaltung der Arbeits- und Lebensbedingungen der Bevölkerung.
4. Mitarbeit an prognostischen Einschätzungen und der Erarbeitung von Problemstellungen und Konzeptionen.
5. Förderung der weiteren Entwicklung moderner Informations- und Dokumentationssysteme innerhalb der medizinischen Einrichtungen.
6. Pflege eines breiten wissenschaftlichen Erfahrungsaustausches und Meinungsstreites, insbesondere durch Publikationen neuester Erkenntnisse in Wissenschaft und Praxis.
7. Zusammenarbeit mit anderen wissenschaftlichen Gremien der Deutschen Demokratischen Republik.
8. Wissenschaftlicher Erfahrungsaustausch auf nationaler und internationaler Ebene. Zusammenarbeit mit nationalen Gesellschaften und Institutionen anderer Länder, insbesondere der sozialistischen Staaten.
9. Gleichberechtigte Mitgliedschaft und Mitarbeit in internationalen Gesellschaften und Organisationen.
10. Mitwirkung bei der Ausbildung, Weiterbildung und Fortbildung der Ärzte, des wissenschaftlichen Nachwuchses sowie der medizinischen Fachschulkader in Zusammenarbeit mit den Hoch- und Fachschulen und der Akademie für ärztliche Fortbildung.
11. Durchführung wissenschaftlicher Veranstaltungen.
12. Einflussnahme auf die Besetzung leitender Stellen für Kardiologie und Angiologie.
13. Vorbereitung der Teilnahme von Delegationen an wissenschaftlichen Veranstaltungen außerhalb der Deutschen Demokratischen Republik.
14. Förderung schöpferischer gemeinschaftlicher Tätigkeit der Ärzte und Wissenschaftler durch Anerkennung besonderer Verdienste."

Über eine Verbindung von Kardiologie und Angiologie zu einer Fachrichtung, einer Subspezialisierung und in einer Gesellschaft mögen heute andere und manchmal vordergründig standespolitische Meinungen existieren. Nach Auffassung des Verfassers sprechen zahlreiche Argumente bis heute für diese Verbindung, wie z. B. die Todesursachenstatistik der angiologischen Patienten, der Einsatz von identischen Ultraschall- und Dopplerverfahren (am selben Gerät) zur bildgebenden Diagnostik beider Krankheitsgruppen, von invasiven Techniken mit denselben Methoden und Werkzeugen zur Darstellung und Intervention, die gemeinsamen Ursachen und identischen Möglichkeiten von Prävention und Therapie der Arteriosklerose sowie nicht zuletzt das Lebenswerk von Gelehrten, wie Andreas Grüntzig und Werner Porstmann, die sowohl angiologisch wie kardiologisch tätig waren.

In größeren Abständen erfolgten Analysen der Betreuungsstandards oder des Qualitäts- und Ausrüstungsstandes der Betreuungsstellen für Herz- und Kreislaufkranke durch die Arbeitsgruppen der GKA. Die Vorstände der GKA konnten in einigen nachgewiesenen Fällen Einfluss auf die Versorgungsplanung im Ministerium nehmen, so z. B. bei Herzschrittmachern, Langzeit-EKG-Recordern und Wiedergabestationen sowie bei Herz-Kreislauf-Medikamenten.

Vorliegende Protokolle von Vorstandssitzungen und die Mitteilungsblätter der GKA belegen, dass regelmäßig namentliche Vorschläge für „DDR-Delegationen" zum Besuch von Kongressen an das Generalsekretariat und das Ministerium für Gesundheitswesen eingereicht wurden. Da eine Reise zu einer Tagung in ein Land jenseits des Eisernen Vorhangs an die Bestätigung als „Reisekader" gebunden war, mussten Vorschläge über ein bis zwei Jahre vor einer Tagung gemacht werden, wurden immer wieder (natürlich ohne Angabe von Gründen) nicht akzeptiert und führten dazu, dass nur wenige Kollegen – meist bestimmte Vorstandsmitglieder der GKA – reisen konnten. Immerhin erhöhte die Mitgliedschaft im Vorstand der GKA die Chance, einen internationalen Kongress besuchen zu dürfen. An welcher Stelle der Motivation, in den Vorstand der GKA gewählt zu werden, mag diese Überlegung wohl rangiert haben?

SEKTIONEN, ARBEITSGEMEINSCHAFTEN UND ARBEITSGRUPPEN

Im Statut der GKA war die Bildung von ständigen Sektionen, ständigen Arbeitsgemeinschaften für ausgewählte Aufgaben und zeitweiligen Arbeitsgruppen vorgesehen (§ 12), deren Leiter durch den Vorstand der GKA eingesetzt wurden und die über die Arbeit dem Vorstand zu berichten hatten. Während ihres 26-jährigen Bestehens gab es zahlreiche Sektionen, Arbeitsgemeinschaften und Arbeitsgruppen. Nicht alle sind mehr nachvollziehbar.

Sektion Angiologie. Die Sektion Angiologie (Prof. Dr. med. H. Linke, Magdeburg, dann: Prof. Dr. P. Thiele, Dresden, Prof. Dr. med. P.K.H. Schmidt, Dresden) erarbeitete Behandlungsempfehlungen und führte regelmäßig eigene Arbeitstagungen zu angiologischen Problemen durch (z. B. 2. bis 4. Dezember 1976 in Halle [21], 3. Arbeitstagung 4. April 1987 in Leipzig:

„Entzündliche Gefäßerkrankungen", 4. Arbeitstagung 1988 in Berlin: „Klinische Haemostaseologie", 5. Arbeitstagung 1989 in Dresden: „Nichtrekonstruktive Therapie arterieller Durchblutungsstörungen"). Weitere gemeinsame Veranstaltungen erfolgten mit der AG „Radiologische Herz-Kreislaufdiagnostik" und der AG „Gefäßchirurgie" der Gesellschaften für Radiologie und Chirurgie [39].

1985 wurden eigene Arbeitsgruppen der Sektion Angiologie der GKA gegründet: AG „Hämostaseologie" (Frau Doz. Dr. Ch. Heinrichs, Berlin), AG „Mikrozirkulation und Hämorrheologie" (Dr. A. Turowski, Berlin) sowie die AG „Ultraviolettbestrahlung des Blutes" (Dr. Wiesner, Sternberg) einbezogen.

Arbeitsgemeinschaft Bezirkskardiologen. Die Arbeitsgemeinschaft Bezirkskardiologen (Prof. Dr. med. G. Anders, Berlin) bereitete regelmäßige regionale Fortbildungstagungen für die Weiterbildung der Kreis- und Bezirkskardiologen vor. Die zentrale Veranstaltung war die jährlich stattfindende „Dresdner Tagung zur Bekämpfung der Herz-Kreislauf-Erkrankungen". Darüber hinaus wurden an wechselnden Orten Fortbildungstagungen vorbereitet [18].

Arbeitsgemeinschaft „Mittlere Medizinische Fachkräfte" (AG MMF). Diese Arbeitsgemeinschaft (Frau Prof. Dr. med. G. Teichmann, Rostock) wurde 1977 gegründet und hatte 1987 123 Mitglieder. Die AG hat für die Ausbildung der Funktionsassistenten gemeinsam mit den Gesellschaften für Pathophysiologie und Bronchopulmonologie ein Programm erstellt und entwarf das Berufsbild „Medizinisch-technischer Fachassistent für Funktionsdiagnostik" [16]. Sie bereitete Weiterbildungstagungen für Schwestern, Pfleger, Fürsorgerinnen und medizinisch-technische Assistenten (so genannte „mittlere medizinische Fachkräfte") vor.

- Die 1. Tagung der Arbeitsgemeinschaft MMF fand bereits am 25. bis 26. Januar 1977 in Neubrandenburg statt.
- Eine 2. Tagung folgte am 22. bis 25. Januar 1979 in Rostock-Warnemünde.
- Auf der 3. Arbeitstagung stand das Hypertoniebekämpfungsprogramm im Mittelpunkt.
- Die 4. Arbeitstagung am 8. bis 10. Februar 1983 in Magdeburg (433 Teilnehmer) beschäftigte sich mit entzündlichen Herzerkrankungen und Herzfehlern.
- Auf der 5. Arbeitstagung vom 25. bis 27. Februar 1985 in Dresden stand die Phlebothrombose im Vordergrund.
- Die 6. Arbeitstagung vom 8. bis 11. Februar 1987 in Cottbus beschäftigte sich mit der sekundären Prävention und Rehabilitation von Herz-Kreislauf-Krankheiten.
- Während der 7. Tagung vom 22. bis 25. Januar 1989 in Karl-Marx-Stadt (Chemnitz) vor 400 Teilnehmern standen Herzmuskelerkrankungen im Vordergrund.

Die AG MMF führte im Rahmen der Arbeitsgruppe „Prävention und Rehabilitation“ acht Fortbildungstagungen durch:

- 24. bis 25. Oktober 1977 in Cottbus,
- 6. bis 8. November 1978 in Bagenz,
- 19. bis 21. November 1979 in Cottbus (60 Teilnehmer),
- 13. bis 15. Oktober 1980 in Jessern,
- 9. bis 11. Oktober 1981 in Dessau,
- 23. bis 25. Mai 1984 in Karl-Marx-Stadt (Chemnitz),
- 3. bis 5. März 1986 in Zwickau und
- 2. bis 4. Mai 1987 in Saalburg.

Die Arbeitsgruppe „Funktionsdiagnostik“ der AG MMF konnte auf sechs Weiterbildungstagungen am

- 25. Januar 1978,
- 7. Juni 1979 (70 Teilnehmer),
- 16. Mai 1980 jeweils in Magdeburg,
- 18. bis 20. Mai 1982 in Halberstadt,
- 14. bis 15. Mai 1984 und
- 21. bis 22. April 1986 in Magdeburg verweisen.

Die Arbeitsgruppe „Intensivtherapie“ führte sechs Weiterbildungstagungen durch, am

- 18. Januar 1978 in Erfurt,
- 9. bis 11. Oktober 1978 in Cattersfeld,
- 18. bis 20. November 1980 in Reinhardsbrunn,
- 5. bis 7. April 1982 in Luisenthal,
- 2. bis 4. Dezember 1985 in Erfurt und
- 22. bis 25. November 1987 in Greifswald.

Die Arbeitsgemeinschaft MMF existierte bis zum Ende der GKA. Wenn die heutige „Bundesarbeitsgemeinschaft des Assistenzpersonals in der Kardiologie“ ein von der DGK unabhängiger Interessenverein ist, so hatte die Einbindung der AG MMF in die GKA einen innovativen Charakter.

Arbeitsgruppe „Herzschrittmachertherapie“. Diese AG (Prof. Dr. med. J. Witte, Berlin) wurde am 26. Februar 1973 gegründet. Die 120 Mitglieder waren Kardiologen, Chirurgen, Medizintechniker und Ingenieure aus der Industrie [39]. Die ersten Herzschrittmacherimplantationen in der DDR waren am 2. September 1963 in Berlin von Prof. Dr. H.J. Serfling, am 17. und 31. Oktober 1963 in Rostock von Dr. G. Hafemeister, am 7. November 1963 wieder in Berlin und am 13. November 1963 in Leipzig von Prof. Dr. M. Herbst erfolgt. In den folgenden fünf Jahren bis zur Gründung der AG waren in fünf Universitätskliniken in Berlin, Dresden, Halle, Leipzig und Rostock sowie in Bad Berka und im Krankenhaus St. Georg in Leipzig bereits 2.771 Patienten mit einem Herzschrittmacher versorgt worden. 1972 gab es 748 Neuimpantationen. 1975 wurden in 19 Kliniken, 1977 in 24 Krankenhäusern und 1990 in 36 Zentren in der DDR Herzschrittmacher implantiert. Diese Zentralisierung erbrachte große Erfahrung in den Zentren und damit eine geringe Komplikationsrate. Die Zahl der Erstimplantationen lag seit 1981 bei 216–256/1 Million Einwohner/Jahr.

Es ist das Verdienst der AG und ihres langjährigen Leiters Prof. J. Witte, der beim MfG die notwendigen Mittel für Importe und zur Entwicklung der DDR-Schrittmacher- und -Elektrodenindustrie mobilisieren konnte, dass die Herzschrittmacherimplantationen bereits zu Beginn der 80er-Jahre international empfohlene Zahlen erreichten. Der erste Kardioverter/Defibrillator wurde am 14. Februar 1986 in Berlin von Prof. Dr. H. Warnke implantiert, es folgte eine Implantation in Leipzig durch Prof. Dr. K.F. Lindenau. Die AG war mit der Erprobung von neuen Herzschrittmachern, der Dokumentation der Ergebnisse sowie mit Fortbildungsaktivitäten befasst. Das zentrale Herzschrittmacher-Register stand bereits bei der Gründung der AG auf dem Programm (darüber wird weiter unten berichtet). Von der AG gingen über Jahre hinweg Impulse zur Entwicklung der eigenen Herzschrittmacherindustrie aus. Bis zu 95% der implantierten Herzschrittmacher entstammten 1987 der eigenen Industrie. Die AG führte in zweijährigem Abstand gut besuchte Schrittmachertagungen durch, zu denen Vertreter des MfG, des Staatlichen Versorgungskontors für Pharmazie und Medizintechnik und der Industrie (VEB Ultraschalltechnik Halle) zugegen waren. Eingeladene Gäste vermittelten internationales Knowhow (H. Thalen, Niederlande, K. Steinbach, Österreich, H. Ector, Belgien, H. Schüller, Schweden, L. Kappenberger, Schweiz, B. Lüderitz, Bonn).

Arbeitsgruppe „EKG-Weiterbildung". Diese AG (Prof. Dr. H. Fiehring, Erfurt, später: Frau Dr. M. Rübesamen, dann Frau Prof. Dr. med. I. Aßmann, Erfurt) organisierte zentrale und regionale Fortbildungsaktivitäten und erstellte Lehrmaterial. Es gab inhaltlich einheitlich gestaltete und zertifizierte Grund- und Fortgeschrittenen-Kurse für Internisten, Anästhesisten, Allgemeinmediziner und Ärzte im Notdienst. Zentrale Veranstaltung waren die von H. Fiehring begründeten und gemeinsam mit dem Zentralinstitut für Herz-Kreislauf-Forschung in Berlin in zweijährigem Abstand durchgeführten Bad Liebensteiner Elektrokardiologischen Symposien (3. Symposium, 26. bis 27. April 1984: „Pathogenese und Differentialtherapie von Herzrhythmusstörungen"; 4. Symposium, 22. bis 24. Januar 1986: „Herzrhythmusstörungen – Neue diagnostische Methoden"; 5. Symposium, 13. bis 15. Januar 1988: „20 Jahre His-Bündel-Elektrographie – Rückblick und Perspektiven"; 6. Symposium, 17. bis 19. Januar 1990: „Elektromagnetisches Herzfeld"), zu denen ebenfalls Gäste kommen durften (M. Stopczyk, Polen; C. Naumann d'Alnoncourt, Pforzheim; G. Breithardt, Münster) [39].

Arbeitsgruppe „Intensivtherapie". Die AG Intensivtherapie (Prof. Dr. W. Teichmann, Halle) gestaltete gemeinsam mit der AG Intensivtherapie der Gesellschaft für Innere Medizin die regelmäßigen Halleschen Symposien zur Frühphase des Herzinfarkts, so z. B. das 4. Hallesche Symposium, 12. bis 13. November 1982, zur „Relevanz von Messwerten in der Frühphase des Herzinfarkts", oder das 11. Symposium, 5. bis 6. Dezember 1986, „Möglichkeiten und Grenzen der prähospitalen Infarkttherapie". Mitglieder der AG waren an zahlreichen weiteren Veranstaltungen organisatorisch und mit Vorträgen beteiligt (Schweriner Intensivtherapie-Tagungen, z. B. 6. Tagung, 4. bis 6. Februar 1981; 8. Tagung, 10. bis 12. April 1985).

Arbeitsgruppe „Funktionsdiagnostik". Die AG „Funktionsdiagnostik" (Prof. Dr. W. Urbaszek, Rostock) erstellte Empfehlungen zur kardiologischen Funktionsdiagnostik (Ergometrie, Apexkardiographie, systolische Zeitintervalle, Impedanzkardiographie).

Arbeitsgruppe „Kardiologisch-angiologische Ultraschalldiagnostik". Diese AG (Dr. B. Graf, Rostock) wurde 1987 gegründet und hat die Ausbildungsrichtlinien zur Subspezialisierung Kardiologie/Angiologie hinsichtlich der Echokardiographie gestaltet. Die AG war an der Standardisierung von Befunderhebung und -dokumentation beteiligt und war für Ausbildung und Zertifizierung der Ärzte auf dem Gebiet der Echokardiographie zuständig [41]. Sie hatte die Aufgabe, das Anliegen des kardiovaskulären Ultraschalls gegenüber der Gesellschaft für Ultraschalldiagnostik der DDR zu vertreten. Neben der Zusammenarbeit mit der Industrie lagen die Aufgaben in der Standardisierung der Methoden und in der zertifizierten Weiterbildung (28. September 1987 „Rostocker Symposium zur Doppler-Echokardiographie").

Arbeitsgruppe „Rehabilitation". Die AG Rehabilitation (Prof. Dr. W. Geißler, Berlin) beschäftigte sich mit Empfehlungen zur Rehabilitation von Patienten mit erworbenen Klappenfehlern und nach Klappenersatz, mit koronarer Herzkrankheit und nach Bypassoperation. Es erfolgten jährliche Arbeitstagungen, so z.B. am 18. September 1987 „Mobilisierung und Konditionierung nach akutem Myokardinfarkt und kardiochirurgischer Intervention", am 16. September 1988 „Rehabilitation von Patienten mit hypertensiver Herzkrankheit im höheren Lebensalter" mit reger Beteiligung.

Arbeitsgruppe „Traditionspflege". Die AG Traditionspflege (Dr. D. Schwartze, Halle) erarbeitete über viele Jahre Gedenkblätter zur Geschichte kardiovaskulärer Methoden. Über herausragende Forscher und ihre Arbeitsergebnisse wurde in Form eines Einlageblattes zur den *„Mitteilungsblättern"* berichtet. Unterlagen für eine Chronik der GKA wurden gesammelt und liegen auch diesem Kapitel zugrunde. Zu besonderen Anlässen der GKA-Kongresse wurden gesonderte Beiträge in Form von Postern oder Vorträgen erstellt. Für die Pflege des wissenschaftlichen Nachlasses von Werner Porstmann war die AG verantwortlich [42].

Arbeitsgruppe „Therapieempfehlungen". Die AG Therapieempfehlungen (Prof. Dr. H.D. Faulhaber, Berlin-Buch) erstellte Behandlungsrichtlinien für Herz-Kreislauf-Krankheiten, die in Form aktualisierbarer Lose-Blatt-Sammlungen verteilt wurden. Darüber hinaus berieten Mitglieder der AG den Zentralen Gutachterausschuss hinsichtlich Arzneimittel- und Strategiefragen der Therapie sowie die Arzneimittelindustrie im Hinblick auf das Sortiment an Herz-Kreislauf-Mitteln, Dosierungen und Trends in der Behandlung. Fortbildungsaktivitäten erfolgten vor allem während der „Dresdner Tagungen" sowie der „Rostocker Gespräche zur Optimierung der Hypertonie-Therapie" [39].

Arbeitsgruppe „Experimentelle Kardiologie". Diese AG (Prof. Dr. L. Will-Shahab, Berlin-Buch) wurde 1979 gegründet und führte seit 1982 regelmäßige Symposien zu „Zellulären und molekularen Aspekten der Herzregulation" durch. Die AG hatte 1988 50 Mitglieder. Vom 25. bis 27. Mai 1987 fand das „Albert-Wollenberger-Symposium" in Berlin statt. Satellitensymposien wurden zu den GKA-Kongressen vorbereitet [40].

Arbeitsgruppe „Hypertonie und Herz". Die AG Hypertonie und Herz (Prof. Dr. K. H. Günther, Berlin) wurde 1987 gegründet. Sie veranstaltete am 2. bis 3. Oktober 1987 ein internationales Symposium „Hypertension and myocardial ischemia" gemeinsam mit der Working group (WG) „Hypertension and Heart" der European Society of Cardiology und in Anwesenheit der Leiter der WG, B. Strauer (Düsseldorf) und A. Zanchetti (Italien), mit über 300 Teilnehmern in Dresden [40].

Arbeitsgruppe „Präventive Kardiologie". Die AG „Präventive Kardiologie" (Prof. Dr. J. Knappe, Erfurt) bildete Problemgruppen Rauchen (H. Schwarz, Berlin), Ernährung/Lipide (H. Holtz, Erfurt, und M. Hanefeld, Dresden), Hypertonie (K.H. Günther und H.D. Faulhaber, Berlin), standardisierte Methodik (D. Eisenblätter, Berlin) und Grundbetreuung (J. Nieveling, Berlin). Die AG veranstaltete in jedem Jahr Workshops „Prävention von Herz-Kreislauf-Erkrankungen" (3. Workshop, 29. bis 30. November 1984; 8. Workshop, 5. bis 6. November 1987) in Karl-Marx-Stadt (Chemnitz) [35].

Arbeitsgruppe „Begutachtung". Die AG Begutachtung (Prof. Dr. W. Geißler, Berlin, später: Dr. H. Schaedel, Bad Berka) erarbeitete und publizierte Begutachtungsrichtlinien für Patienten mit koronarer Herzkrankheit [22] und wurde nach Erfüllung dieser Aufgabe aufgelöst [39].

Arbeitsgruppe „Ultraviolettbestrahlung des Blutes". Diese AG (Dr. Wiesner, Sternberg) untersuchte die Auswirkung der UV-Bestrahlung in einer multizentrischen Studie. Die AG gehörte ab 1985 zur Sektion Angiologie.

Arbeitsgruppe „Publikationstätigkeit". AG Publikationstätigkeit (Doz. Dr. A. Hecht, Berlin).

Arbeitsgruppe „Medizintechnik". AG Medizintechnik (W. Hempel, Potsdam).

TAGUNGEN UND KONGRESSE DER GESELLSCHAFT FÜR KARDIOLOGIE UND ANGIOLOGIE DER DDR

1. Tagung der „Arbeitsgruppe Herz-Kreislauf". Die 1. Tagung der „Arbeitsgruppe Herz-Kreislauf" in der „Sektion Innere Medizin" der „Deutschen Gesellschaft für Klinische Medizin" fand im Mai 1965 in Leipzig statt. Schwerpunkte waren die Aktivitätsdiagnostik der Endokarditis und Probleme der Glykosidbehandlung, die in Rundtischgesprächen behandelt wurden. Gäste waren Prof. Dr. F. Loogen (Düsseldorf), Prof. Dr. F. Scheiffarth (Erlangen) und Doz. Dr. K. Thurau (Göttingen).

2. Tagung der „Arbeitsgruppe Herz-Kreislauf". Die 2. Tagung fand vom 12. bis 14. Mai 1966 in Erfurt statt und hatte die Schwerpunkte „Koronarerkrankungen" (Moderation: H. Krosch, Halle, und K. H. Straube, Zwickau) und „Diagnostische und chirurgisch-therapeutische Probleme bei unreinen und gemischtförmigen Klappenfehlern" (Moderation: H. Fiehring, Erfurt, und M. Herbst, Leipzig). Das Programm weist 37 Vorträge einschließlich der Diskussion angiologischer Probleme aus. Bezeichnend für diese Zeit: Das Tagungsprogramm enthält neben Rahmenveranstaltungen, Unterkunft und Verpflegung sogar eine zuständige Autoreparaturwerkstatt!

3. Tagung der GKA. Vom 20. bis 22. Mai 1968 fand in Rostock-Warnemünde die 3. Tagung der GKA unter der wissenschaftlichen Leitung von Prof. Dr. A. Wollenberger (Berlin) statt. Behandelte Schwerpunkte waren in 107 Vorträgen die arterielle Hypertonie (Moderation durch K.H. Straube, Zwickau, G. Teichmann, Rostock, und W. Porstmann, Berlin) und die Elektrotherapie von Herzrhythmusstörungen (Moderation G. Hafemeister, Schwerin, H. Fiehring, Erfurt, und E. Schubert, Berlin). Kaum vorstellbar ist heute, dass der Tagungsbeitrag bei 10 Mark für Mitglieder und 30 Mark für Nichtmitglieder der GKA lag.

4. Tagung der GKA. Gemeinsam mit der Rheumatologischen Gesellschaft der DDR wurde vom 5. bis 7. Juli 1969 die 4. Tagung der GKA in Bad Elster durchgeführt. Schwerpunkte waren rheumatische und pararheumatische Herz- und Gefäßerkrankungen. In drei Hauptsitzungen mit 53 Vorträgen wurden Übersichten zur Morphologie und Immunologie rheumatischer Herz- und Gefäßerkrankungen, Beziehungen zwischen rheumatischer Karditis und Kardiochirurgie zur Therapie und Rezidivprophylaxe der rheumatischen Karditis vorgestellt.

5. Tagung der GKA. Die 5. Tagung der GKA wurde für den 7. bis 9. Mai 1970 nach Halle einberufen. In 108 Vorträgen vor 300 Teilnehmern wurde vor allem über Elektrolytstörungen, die chronische arterielle Verschlusskrankheit und epidemiologische Untersuchungen von Herz-Kreislauf-Erkrankungen berichtet. Als Gäste wurden F. Loogen und H. Kreuzer (Düsseldorf), R. Knebel (Bad Nauheim), M. Stopczyk und L. Ceremuzynski (Warschau), B. Karolczak (Katowice), I. Szam (Budapest) und L. Widmer (Basel) begrüßt. Mehrere Sitzungen waren Elektrolytstörungen bei Herz-Kreislauf-Erkrankungen gewidmet (Moderation: G. Straube und H. Fiehring, Erfurt, H. Krosch, Halle, und W. Heidel, Nordhausen, sowie A. Wollenberger, Berlin, und H. Böhme, Leipzig). Vier Sitzungen zur chronischen arteriellen Verschlusskrankheit wurden von K.L. Schober (Halle) und W. Ursinus (Leipzig); G. Kuhlgatz (Zwickau) und J. H. Huth (Rostock); M. Herbst (Leipzig) und H. Warnke (Berlin) sowie W. Porstmann (Berlin) und R. Barke (Leipzig) moderiert. Zwei weitere Sitzungen beschäftigten sich mit neuen klinischen Ergebnissen (K. Emmrich, Leipzig, P. Thiele, Dresden) und Epidemiologie von Gefäßkrankheiten (H. Linke, Magdeburg, und S. Böthig, Berlin, sowie G. Teichmann, Rostock, und F. Hackel, Leipzig).

6. Kongress der GKA. Der 6. Kongress fand 1972 in Berlin statt. Hier standen die Herzinsuffizienz und Venenerkrankungen im Vordergrund. Außerdem fand ein internationales Symposium über Phonokardiographie und Mechanokardiographie statt.

7. Kongress der GKA. Auf dem 7. Kongress, der vom 13. bis 16. Mai 1974 in Dresden ausgerichtet wurde, standen der Herzinfarkt in Diagnostik, Intensivmedizin, Therapie und Rehabilitation, das Aortenbogensyndrom und die EKG-Diagnostik in 150 Vorträgen zur Diskussion. Das „Herzinfarktbekämpfungsprogramm" wurde von K.H. Günther und G. Anders (Berlin), die „Präinfarkt- und Prähospitalphase" von H. Fiehring (Erfurt) moderiert. H. Trenckmann (Leipzig) gestaltete die Sitzung „Intensivbeobachtung und Intensivtherapie". G. Teichmann (Rostock) leitete die Diskussion zur „Klinischen und postklinischen Diagnostik und Therapie" und W. Geißler (Berlin) die „Rehabilitation nach akutem Myokardinfarkt". Es folgten eine Sitzung zur „Koronarographie und Koronarchirurgie" (W. Porstmann, Berlin) und zum Aortenbogensyndrom (G. Heidelmann, Dresden, G. Kuhlgatz, Zwickau, R. Barke, Leipzig).

8. Kongress der GKA. Der 8. Kongress der GKA vom 8. bis 11. Juni 1976 in Berlin war ausschließlich der arteriellen Hypertonie gewidmet und stellte in 92 Vorträgen und 59 Postern alle Seiten der Erkrankung dar. R. Baumann und G. Anders (Berlin) leiteten die Eröffnungssitzung zur Ätiologie und Pathogenese der essenziellen Hypertonie. Es folgten Sitzungen zum Hypertoniebekämpfungsprogramm (Moderation: H.D. Faulhaber, Berlin, S. Böthig, Zwickau, und J. Knappe, Erfurt), zur hypertensiven Herzkrankheit (G. Linß und M. Lori, Berlin), zur hypertensiven Arteriopathie (H. Heine, Berlin, und P. Thiele, Dresden) und zu Screening-Methoden (K. H. Günther und E. Richter-Heinrich, Berlin). Die Differenzialdiagnose der arteriellen Hypertonie (P.K.H. Schmidt, Dresden, S. Nitschkoff, Berlin) und Gefäßerkrankungen (J. Neugebauer und G. Heyn, Berlin, P. Thiele und E.G. Preuß, Dresden) standen zur Diskussion. Schließlich wurden therapeutische Gesichtspunkte besprochen (G. Teichmann, Rostock, G. Linß, Berlin). In einem abschließenden Rundtischgespräch wurden Pathophysiologie und Behandlung von Frühstadien der arteriellen Hypertonie besprochen (Leitung: R. Baumann).

9. Kongress der GKA. Der 9. Kongress vom 22. bis 25. Mai 1978 in Karl-Marx-Stadt (Chemnitz) wurde gemeinsam mit der Gesellschaft für Pathophysiologie vorbereitet und stand unter der wissenschaftlichen Leitung von Prof. Dr. G. Anders (Berlin). 75 Vorträge und 114 Poster wurden diskutiert. Hauptthema war die Prophylaxe chronischer Herz-Kreislauf-Krankheiten. Auf dem einleitenden Symposium am 21. Mai 1978 referierten zahlreiche Gäste. Nach A. Wollenberger (Berlin) sprachen V.N. Smirnov (Moskau), E. Braunwald (Boston), A.P. Waldenström (Göteborg), L. Ceremuzynski (Warschau), I.K. Kjekshus (Oslo) und D.J. Hearse (London). Es folgten Sitzungen zur Pathogenese der koronaren Herzkrankheit (Moderation: E. Schubert, Berlin), zur Ernährung (H. Marek, Leipzig), zur physischen Aktivität (P.G. Linke, Halle) und zur primären Prophylaxe (H. Richter, Leipzig). Für das Herzinfarktbekämpfungsprogramm (G. Anders, Berlin), das Hypertoniebekämpfungsprogramm (H.D. Faulhaber, Berlin) und intensivmedizinische Aspekte (C. Weser, Berlin) waren eigene Sitzungen reserviert. Ein Rundtischgespräch widmete sich der Behandlung der chronischen koronaren Herzkrankheit mit Betarezeptorenblockern, speziell dem in der DDR entwickelten Talinolol (Cordanum).

10. Kongress der GKA. Der 10. Kongress der GKA vom 28. bis 31. Mai 1980 in Erfurt stand unter der wissenschaftlichen Leitung von H. Fiehring (Berlin) und J. Knappe (Erfurt). Hauptthemen waren Herzfunktion, Klappenfehler, angeborene Herzfehler, Kardiomyopathien sowie Gefäßerkrankungen und Thrombose. Der Kongress umfasste 100 Vorträge und 94 Poster. Zum Symposium „Herzfunktion unter normalen und pathologischen Bedingungen" war M. Kaltenbach (Frankfurt/Main) angereist, der einen Vortrag zu Frühstadien der Herzinsuffizienz hielt und zum Rundtischgespräch „Kardiomyopathien" beitrug. Zum Hauptthema „Angeborene Herzfehler" fanden mehrere Sitzungen statt, die von K. Bock (Leipzig) und G. Wagner (Halle), bzw. J. Bartel (Berlin) und H. Richter (Leipzig) moderiert wurden. Für kardiochirurgische Gesichtspunkte waren ebenfalls mehrere Nachmittage reserviert, die von W. Ursinus (Bad Berka), I.H Rygg (Kopenhagen) und R. Panzner (Halle) sowie von H. Warnke (Berlin), J. Nauta (Rotterdam) und H. Kalkowski (Rostock) geleitet wurden. Es wurden Beiträge zum Klappenersatz (W. Ursinus, Bad Berka, I.H. Rygg, Kopenhagen, J. Nauta, Rotterdam), zur Chirurgie von bakterieller Endokarditis (R. Panzner, Halle), Aortenisthmusstenose (H. Precht, Bad Berka), und der Transposition der großen Gefäße (H. Warnke, Berlin) vorgetragen. Die Sitzung „Erworbene Herzklappenfehler" stand unter der Leitung von K.H. Günther (Berlin), J. Ressl (Prag), E. Völkner (Jena) und A. Neugebauer (Leipzig). Der Schwerpunkt „Gefäßkrankheiten und Thrombose" wurde von F. Markwardt (Erfurt), B. Astedt (Malmö) und P.K.H. Schmidt (Dresden) moderiert. V. Cepelak (Pilsen) trug eine Übersicht zur Thrombozytenaggregationshemmung vor, M. Verstraete (Leuven) referierte über die Behandlung des akuten Myokardinfarkts mit Streptokinase. G. Vogel und F. Markwardt (Erfurt) berichteten über neue Ergebnisse zur Thrombophilie.

11. Kongress der GKA. In Leipzig wurde der 11. Kongress der GKA vom 31. März bis 3. April 1982 ausgerichtet. Die wissenschaftliche Leitung lag in den Händen von Prof. Dr. H. Köhler (Leipzig). Hauptthema war der akute Myokardinfarkt. 115 Vorträge und 89 Poster standen zur Diskussion. Bezeichnend für die Situation in der DDR war es, dass der vorgesehene „Festvortrag" von Herrn Prof. Dr. H. Roskamm aus Bad Krozingen mit einer Redezeit von 40 Minuten von der politischen Kontrolle der Gesellschaften (Dr. L. Rohland, Koordinierungsrat der Medizinisch-wissenschaftlichen Gesellschaften, Berlin) nur verkürzt und nicht als Festvortrag genehmigt wurde. Daher wurde kurzfristig H. Roskamms Beitrag mit 30 Minuten Redezeit, jedoch an derselben Stelle im Programm, also während der „Festlichen Eröffnung des Kongresses" (eingerahmt durch die C-Dur-Suite von Johann Sebastian Bach und die Streichersinfonie von Felix Mendelssohn Bartholdy) als „1. Vortrag" ausgedruckt und gehalten. Es war wie so häufig in der DDR: Es gab keine offizielle Erklärung, aber das Auditorium wusste Bescheid. Man ließ sich nichts anmerken. Es blieb der Festvortrag des 11. Kongresses der GKA.

Zunächst wurden experimentelle Befunde zum akuten Myokardinfarkt vorgestellt (E. G. Krause, Berlin, A. Hecht, Leipzig, J. Widimsky, Prag, W. Förster, Halle). Die Sitzung zur prähospitalen Therapie des akuten Myokardinfarkts (Moderation: C. Weser und G. Anders, Berlin, D. Weber, Karl-Marx-Stadt/Chemnitz) war dem plötzlichen Herztod gewidmet (Beiträge von R. Kiesewetter, Berlin, L.V. Rosenstraukh, Moskau, G.H. von Knorre, Rostock, und W. Kettner, Magdeburg). Die frühhospitale Therapie des Myokardinfarkts (Moderation durch R.A. Parsi und H. Warnke, Berlin, sowie H. Weber, Wien) befasste sich mit Vasodilatantien (H.J. Pech, Berlin), Betablockern (D. Wittig, Leipzig), Rhythmusstörungen (D. Weber, Karl-Marx-Stadt/Chemnitz), Fibrinolyse (G. Anders, Berlin) und akuter Bypasschirurgie (K.F. Lindenau, Leipzig). Rehabilitative Fragen wurden unter der Leitung von W. Geißler (Berlin), J. Schauer (Leipzig) und H. Roskamm (Bad Krozingen) diskutiert. Drei Symposien galten Thrombozytenaggregationshemmern (H. Wegner, Leipzig), der Quantifizierung der Myokardischämie (B. Heublein, Berlin) und dem Lungenversagen bei Myokardinfarkt (H. Schilling, Berlin).

12. Kongress der GKA. Vom 6. bis 10. November 1984 fand in Rostock der 12. Kongress der GKA unter der wissenschaftlichen Leitung von Prof. Dr. W. Urbaszek mit dem Schwerpunkt „kardiovaskuläre Funktionsdiagnostik" statt. S. Israel aus Leipzig hielt den Festvortrag „Streben nach bewegungsinduzierter Adaptation – Weshalb?" In 78 Vorträgen und 145 Postern wurden bildgebende invasive und nichtinvasive Verfahren, nuklearkardiologische Diagnostik und Belastungsuntersuchungen diskutiert. Der Schwerpunkt „Invasive Diagnostik" wurde von W. Urbaszek (Rostock), W. Münster (Berlin) und U. Sigwart (Lausanne) moderiert. Diskussionen zur „Kardiologischen Ultraschalldiagnostik" leiteten B. Heublein (Berlin), L. Pahl (Berlin) und A.E. Aubert (Leuven). Eine Sitzung war der „Mechanokardiographie" gewidmet und wurde von G. Linß (Berlin), I. Assmann (Erfurt) und H. Kesteloot (Leuven) moderiert. In Beiträgen aus verschiedenen Zentren wurden Untersuchungen der systolischen Zeitintervalle vorgetragen. Nuklearkardiologische Techniken wurden in einer weiteren Hauptsitzung besprochen (Leitung: D. Strangfeld, Berlin, W. Finck, Rostock, G. Schneider, Leipzig). Zwei Sitzungen waren der Therapie der schweren Herzinsuffizienz gewidmet (Moderation: K.H. Günther, Berlin, F. Burkart, Basel, W. Schilling sowie G. Anders und H. Warnke, Berlin, und N.J. Ruda). Über Möglichkeiten der intrakoronaren Fibrinolyse wurde von W. Kübler (Heidelberg), G. Anders (Berlin) und M. Keltai (Budapest) berichtet. Myokardprotektion und kardiale Assistenzsysteme standen im Mittelpunkt eines ganzen Tages. Nach Darstellung biochemischer Gundlagen der Myokardprotektion durch E.G. Krause und L. Will-Shahab (Berlin) berichtete W. Kübler (Heidelberg) über Pathophysiologie, Therapie und Prognose der instabilen Angina pectoris. Im Beitrag von A. Waldenström (Göteborg) stand die Betarezeptorenblockade im Vordergrund, ehe R. Reding, H.J. Nabel und W. Urbaszek (Rostock) in mehreren Beiträgen über technische und medizinische Probleme des künstlichen Herzens berichteten.

13. Kongress der GKA. Der 13. Kongress fand vom 15. bis 18. November 1987 unter der wissenschaftlichen Leitung von Prof. Dr. S. Müller (Jena) mit Gästen aus 13 Ländern in Gera statt. In drei Tagen wurden 130 Vorträge gehalten und 104 Poster zu den drei Schwerpunktthemen „Kardiomyopathien und entzündliche Herzerkrankungen", „Herzinsuffizienz" und „Prophylaxe und Gesundheit aus kardiologischer Sicht" vorgestellt. Erstmals wurde die „Werner-Porstmann-Medaille" an Prof. em. Dr. K. Bock (Leipzig) überreicht. Im Festvortrag „Digitalistherapie – Grenzen und Möglichkeiten" stellte Prof. Dr. K.-O. Haustein (Erfurt) den Stellenwert der Herzglykoside in der Kardiologie dar [40].

Im Schwerpunkt „Kardiomyopathien und entzündliche Herzerkrankungen" (Moderation: Prof. Dr. S. Müller, Jena) wies R. Meyer (Berlin) auf Schwierigkeiten in der konventionellen Licht- und Elektronenmikroskopie von Herzmuskelbioptaten hin. S. Müller (Jena) berichtete über erhöhte Antikörpertiter gegen Viren der Stämme Coxsackie B_3, B_4 und A_9 bei Patienten mit dilatativer Kardiomyopathie und Myokarditis. G. Wallukat (Berlin) konnte stimulatorische Autoantikörper auf $Beta_1$-Rezeptoren nachweisen. Frau B. Lieback (Berlin) berichtet über Texturanalysen des Myokards bei Myokarditis. R.A. Parsi (Berlin) und A. Reale (Rom) stellten Langzeitstudien von Patienten mit hypertropher Kardiomyopathie vor. Ch. Tauchnitz (Leipzig) präsentierte einen Überblick über die antibakterielle Therapie bei Endokarditis. W. Ursinus (Bad Berka) und H. Warnke (Berlin) gingen auf die chirurgische Behandlung der Endokarditis ein, K.F. Lindenau (Leipzig) auf die chirurgische Behandlung von hypertropher Kardiomyopathie und stellte Erfahrungen mit der Herztransplantation vor.

Zum Thema „Herzinsuffizienz" stellten H.J. Pech und H. Fiehring (Berlin) pathophysiologische und klinische Übersichten vor. Ein Abriss über therapeutische Strategien wurde von F. Dienstl (Innsbruck) gegeben. Ergebnisse der orthotopen Herztransplantation wurden von H. Warnke (Berlin) und J. Fabian (Prag) vorgestellt. A. Toruncha (Havanna) berichtete über Erfahrungen mit der Herz- und Herz-Lungen-Transplantation in Kuba. Ergebnisse der Zweikammerstimulation wurden von J. Fabian (Prag) dargelegt. W. Urbaszek (Rostock) berichtete über Ergebnisse mit dem Rostocker Kunstherzen, das als Verfahren für die Überbrückung bis zur Herztransplantation in Frage kommt. Während die akuten Ergebnisse bei medikamentöser Intervention mit Amrinon eindrucksvoll sind (H.J. Pech, Berlin), können die Langzeitergebnisse nicht überzeugen (I. Assmann, Erfurt).

Der Themenkomplex „Prophylaxe und Gesundheit aus kardiologischer Sicht" wurde von H. Holtz (Erfurt), B. Wedler (Greifswald) und G. Voigt (Karl-Marx-Stadt/Chemnitz) moderiert und durch Beiträge von A. Hecht (Leipzig) aus pathologisch-anatomischer und U. Till (Erfurt) aus biochemischer Sicht eingeleitet. Auf das reibungslose Zusammenwirken von Hausarzt, Kardiologen und Klinik wurde von E. Nüssel (Heidelberg) hingewiesen. H.P. Rhomberg (Innsbruck) gab einen Überblick zum gegenwärtigen Stand der primären Prävention der Koronarerkrankung.

14. Kongress der GKA. Der 14. GKA-Kongress fand vom 5. bis 8. März 1989 in Berlin mit dem Schwerpunktthema „Arterielle Hypertonie" statt. Nach einem Satellitensymposium „Calciumantagonists in arterial hypertension" am Vortag wurde der Kongress zum 25-jährigen Bestehen der GKA von Prof. J. Knappe (Erfurt) eröffnet. Der „President elect" der Europäischen Gesellschaft für Kardiologie, Prof. A. Reale (Rom), überbrachte eine Grußbotschaft. Während des Kongresses wurden 152 Vorträge gehalten und 163 Poster vorgestellt. 872 Teilnehmer wurden gezählt, davon 91 aus dem Ausland. Die Beiträge betrafen pathophysiologische Aspekte der arteriellen Hypertonie (Membranfunktion, Flüssigkeitsbilanz, Kochsalz), das diagnostische Stufenschema und die Aussagen sonographischer Methoden. G. Schettler (Heidelberg) berichtete über die Regression von Gefäßveränderungen bei arterieller Hypertonie. Breiten Raum nahmen Berichte über medikamentöse und nichtmedikamentöse Behandlungsstrategien ein. Ein besonderer Schwerpunkt war die primäre Prävention der Hypertonie, die Behandlung im Kindes- und Jugendalter und regionale Unterschiede in Pathophysiologie und Therapie. Prof. H. Kesteloot berichtete über Ernährung und Salzhaushalt bei arterieller Hypertonie.

15. Kongress der GKA. Ein 15. GKA-Kongress war für die Zeit vom 28. bis 30. Mai 1991 in Karl-Marx-Stadt (Chemnitz) vorgesehen. Es sollten die Schwerpunkte Herzrhythmusstörungen und Gefäßerkrankungen vorgetragen und diskutiert werden. Jedoch wurde die Planung dieser Tagung durch die Ereignisse der Jahre 1989 und 1990 überrollt.

DRESDNER TAGUNGEN ZUR BEKÄMPFUNG DER HERZ-KREISLAUF-KRANKHEITEN

Regelmäßig zu Beginn eines jeden Jahres fanden mehrtägige Fortbildungsveranstaltungen für die Bezirks- und Kreiskardiologen, für ambulant tätige Subspezialisten für Kardiologie und Angiologie und für kardiovaskulär tätige Internisten statt. Die Veranstaltungen fanden in den letzten Jahren stets in Dresden statt und waren auch bei Facharztkandidaten vor der Prüfung sehr beliebt. Die Teilnahme war stets sehr gut. Sie ist eine der wenigen Veranstaltungen, die unter anderem Namen, aber mit durchaus ähnlichem Inhalt am selben Ort das Ende der DDR überlebt hat.

Die 12. Tagung zur Bekämpfung der Herz-Kreislauf-Krankheiten fand vom 9. bis 12. Februar 1977 in Schwerin unter der Leitung von G. Hafemeister statt.

Die 20. Dresdner Tagung stand unter dem Thema: Bekämpfung chronischer Erkrankungen auf Bevölkerungsebene und wurde vom 28. bis 30. Januar 1985 abgehalten.

Mit der 21. Tagung im Januar 1986 stießen die Möglichkeiten der Veranstalter an ihre Grenzen. Es wurden Veranstaltungen mit limitierter Teilnehmerzahl erforderlich.

Die 22. Tagung war für den Januar 1987 geplant. Auch das war das wirkliche Leben in der DDR: Die Tagung musste wegen eines Kälteeinbruchs ersatzlos abgesagt werden.

Die 23. Dresdner Tagung fand vom 25. bis 27. Januar 1988 in Anwesenheit von 450 Teilnehmern statt. Die Veranstaltung beschäftigte sich mit der Prävention von Herz-Kreislauf-Krankheiten, rehabilitativen Maßnahmen, postoperativer Betreuung, Langzeitbeurteilung und neuen Entwicklungstrends in der Kardiologie [40].

Die 24. Tagung vom 30. Januar bis 1. Februar 1989 beschäftigte sich mit Bekämpfungsstrategien von Herz-Kreislauf-Krankheiten (I. Martin, Berlin), dem plötzlichen Herztod (G. Anders, Berlin), Reokklusion von Koronararterien (G. Vogel, Erfurt), Herz-Kreislauf-Kuren (A. Gutschker, Cottbus) und neuen Therapien (H.D. Faulhaber, Berlin) [40].

Die 25. Tagung zu Beginn des Jahres 1990 war weniger durch ihre kardiovaskuläre Thematik (zerebrovaskuläre Insuffizienz, tachykarde Herzrhythmusstörungen, aktuelle Therapie), als vor allem durch eine offene und kritische Meinungsäußerung und seit vielen Jahren endlich demokratische Diskussion geprägt, in deren Folge der Vorstand der GKA zurücktrat.

ROSTOCKER GESPRÄCHE FÜR HYPERTONIE

Die jährlichen „Rostocker Gespräche für Hypertonie" wurden erstmals 1972 von Frau Prof. G. Teichmann organisiert und betrafen seither alle Facetten von Pathophysiologie, Diagnostik und Behandlung der Erkrankung. Neue Untersuchungen zum Renin-Angiotensin-System, neue Antihypertensiva und epidemiologische Daten wurden diskutiert (2. Gespräch, 9. bis 10. April 1973, Optimierung der Hypertonietherapie; 12. Gespräch, 18. bis 19. April 1983; 16. Gespräch 5. bis 7. April 1986, Betablocker, Indikation zur Hypertonietherapie, Renin-System; 17. Gespräch 1987; 18. Gespräch 16. bis 19. April 1989) [41].

AUSZEICHNUNGEN UND EHRUNGEN

Die GKA vergab Ehrenmitgliedschaften und Preise auf ihren Tagungen. Ehrenmitglieder waren

- aus der CSSR
  Prof. Dr. P. Lukl, Prof. Dr. L. Pisa und Prof. Dr. J. Widimski,
- aus Polen
  Prof. Dr. Z. Askanas und Frau Prof. Dr. M. Hoffman,
- aus der UdSSR
  Prof. Dr. E. Chazov, Prof. Dr. P.J. Lukomski und Prof. Dr. I.G. Shkhvatsabaya,
- aus Ungarn
  Prof. Dr. G. Gabor,
- aus Italien
  Prof. Dr. A. Reale,
- aus Belgien
  Prof. Dr. H. Denolin, Prof. Dr. H. Kesteloot und Prof. Dr. P. Rijland,
- aus Österreich
  Prof. Dr. K. Steinbach,
- aus den Niederlanden
  Prof. Dr. J.H. de Haas und
- aus der DDR
  Prof. Dr. G. Anders, Prof. Dr. K. Bock, Prof. Dr. H. Dutz, Prof. Dr. W. Geißler, Prof. Dr. K.H. Günther, Prof. Dr. W. Porstmann, Prof. Dr. K.H. Straube, Frau Prof. Dr. G. Teichmann und Prof. Dr. A. Wollenberger.

Mit der korrespondierenden Mitgliedschaft der GKA waren ausgezeichnet worden

- aus der CSSR
  Doz. Dr. J. Endrys und
- aus Ungarn
  Dr. G. Kerkovits, Prof. Dr. L. Matos,
- aus der UdSSR
  Prof. Dr. N. Kipshidse.

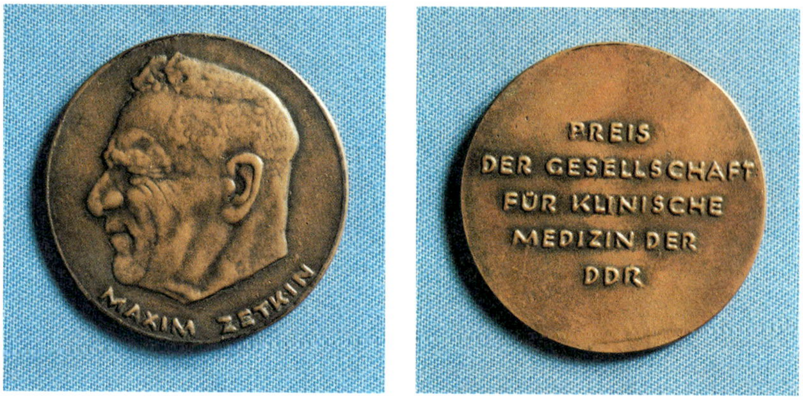

a b

Abb. 1-3.1 a, b
Maxim-Zetkin-Medaille der Gesellschaft für Klinische Medizin (Vorder- und Rückseite)

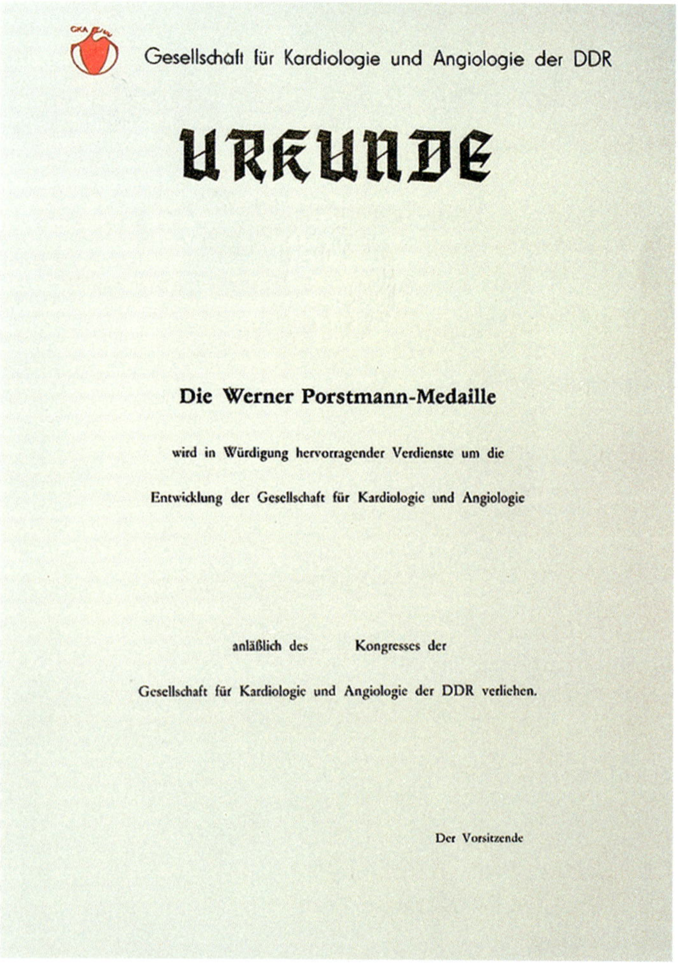

Gesellschaft für Kardiologie und Angiologie der DDR

URKUNDE

Die Werner Porstmann-Medaille

wird in Würdigung hervorragender Verdienste um die

Entwicklung der Gesellschaft für Kardiologie und Angiologie

anläßlich des Kongresses der

Gesellschaft für Kardiologie und Angiologie der DDR verliehen.

Der Vorsitzende

a

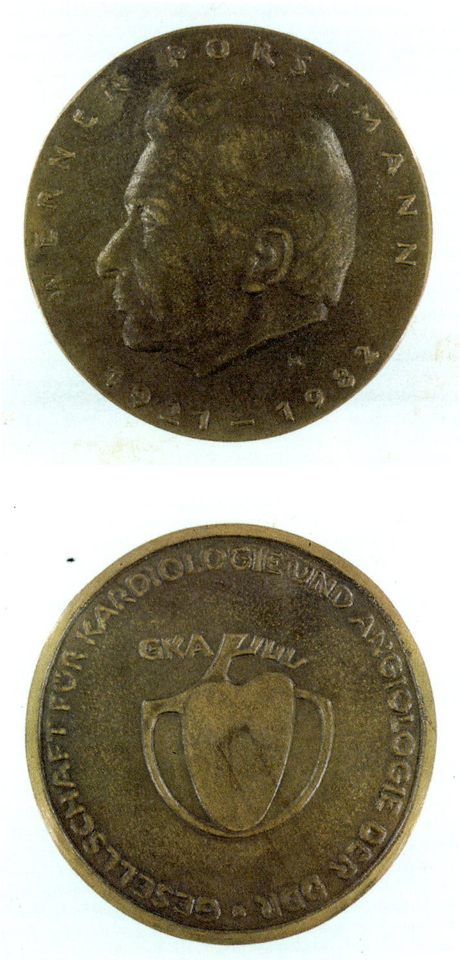

b

c

Abb. 1-3.2
a Urkunde zur Werner-Porstmann-Medaille.
b, c Werner-Porstmann-Medaille (Vorder- und Rückseite)

Solange es noch keinen eigenen Preis der GKA gab, wurde die „Maxim-Zetkin-Medaille“ der Dachgesellschaft für Klinische Medizin vergeben (Abb. 1-3.1 a, b). Außerdem kam für kardiovaskuläre Forschung der Theodor-Brugsch-Preis der Gesellschaft für Innere Medizin der DDR oder die Fritz-Gietzelt-Medaille des Koordinierungsrates der medizinischen Wissenschaften in Frage. Der „Werner-Porstmann-Preis“ der GKA wurde erstmals 1983 auf der 13. Tagung in Gera an Frau Dr. U. Krünes (Berlin) und

Herrn Dr. C. Tittelbach (Leipzig) verliehen. 1987 und 1988 wurde eine „Werner Porstmann-Medaille“ vom Berliner Bildhauer Heinz Rodewald geschaffen und in Messing/Kupfer gegossen (Abb. 1-3.2 a–c).

WEITERBILDUNG

Die GKA war von Beginn an sehr in der Weiterbildung der Ärzte und der Funktionsassistenten engagiert. Zahlreiche Berichte von Vorstandssitzungen belegen vielfältige und über Jahre reichende Bemühungen um die Etablierung der „Subspezialisierung für Kardiologie/Angiologie“ für Fachärzte für Innere Medizin (vergleichbar den beiden heutigen Schwerpunktbezeichnungen als Kardiologe und als Angiologe) und ebenso für Fachärzte für Pädiatrie (heute: Schwerpunktbezeichnung als Kinderkardiologe) [20]. Bereits 1977 wurde ein zweijähriges Weiterbildungsprogramm erarbeitet, das den Nachweis der Beherrschung diagnostischer und therapeutischer Methoden mit ausreichenden Untersuchungszahlen sowie Erfahrungen mit wesentlichen Erkrankungen, Symptomen und Folgezuständen erforderte. Es wurden sowohl kardiologische wie angiologische Kenntnisse und Gutachten gefordert. Der Nachweis des Besuchs von Tagungen der GKA und ihrer Arbeitsgruppen musste zur Prüfung vorgelegt werden. Die kontrollierte, zertifizierte und in einem Prüfungsgespräch nachgewiesene Weiterbildung des Arztes für Kardiologie und Angiologie aus der Mitte der 70er-Jahre hat sich bis heute bewährt.

VERÖFFENTLICHUNGEN UND PUBLIKATIONSTÄTIGKEIT

Im April 1972 gab es 44 wissenschaftliche medizinische Zeitschriften in der DDR mit einer Auflage von 150.000 Exemplaren, davon 17 als offizielle Journale wissenschaftlicher Gesellschaften. Bis zum Ende des Jahres 1978 erschienen bereits 28 an eine Fachgesellschaft gebundene medizinisch-wissenschaftliche Zeitschriften, weitere 23 nicht gebundene Zeitschriften und zwei regelmäßig erscheinende wissenschaftliche Journale in Zusammenarbeit mit Gesellschaften in anderen östlichen Ländern. Eine Veröffentlichung von Beiträgen in internationalen westlichen Journalen und speziell in Zeitschriften der Bundesrepublik oder anderer westlicher Länder war bei Autoren in der DDR genehmigungspflichtig und in manchen Kliniken zumindest einigen Mitarbeitern direkt untersagt. Für Veröffentlichungen auf dem Gebiet der kardiovaskulären Erkrankungen kamen vor allem „*Das deutsche Gesundheitswesen*“ (seit 1985 „*Zeitschrift für Klinische Medizin*“, gegründet 1946 von P. Konitzer, K. Lohmann, O. Warburg, H. Stieve, G. von Bergmann, C. Kaufmann und R. Rössle) in Berlin und die „*Zeitschrift für die gesamte Innere Medizin und ihre Grenzgebiete*“ (gegründet 1946 von Th. Brugsch) in Leipzig in Frage [15]. Spezielle kardiovaskuläre Probleme wurden in der „*Zeitschrift für Alternsforschung*“, „*Medizin und Sport*“, „*Kinderärztliche Praxis*“, „*medicamentum*“ oder der „*Zeitschrift für ärztliche Fortbildung*“ veröffentlicht.

Die Herausgabe einer medizinischen Zeitschrift mit kardiovaskulärer Ausrichtung wurde mehrfach erwogen und diskutiert, jedoch bei absehbar nicht ausreichendem Aufkommen an Manuskripten und Abonnements nie realisiert. Eine wirkliche Begutachtung eingereichter Manuskripte wurde meist nicht erreicht, wurde nicht gefordert und war auch nie ernsthaft angestrebt.

Eine internationale kardiologisch-angiologische Zeitschrift erschien in Prag unter dem Namen *„Cor et vasa"* auf Deutsch, Englisch, Französisch und Russisch. Jedoch war die Beteiligung von Manuskripten aus der DDR stets gering [12]. Der Versuch, *„Cor et vasa"* zu „... der internationalen Zeitschrift für Kardiologie und Angiologie der sozialistischen Länder zu qualifizieren ..." war nicht erfolgreich [19].

Durch die Behinderung eines privaten Abonnements westlicher Zeitschriften bestand bis 1989 eine weitgehende Akzeptanz dieser Journale mit großem Leserkreis, zumal viele Klinikbibliotheken keine ausreichende Möglichkeit zu Abonnements westlicher Zeitschriften hatten. Jedoch gelang es trotz umfangreicher Bemühungen der jeweiligen Chefredakteure der Zeitschriften nur im Ausnahmefall, international renommierte Autoren aus dem Ausland für Übersichtsartikel zu gewinnen. Als Forum für wissenschaftliche Erstveröffentlichungen waren die medizinischen Journale der DDR international zu wenig verbreitet und wurden immer weniger attraktiv. Die politisch motivierte Abschottung der DDR hatte unweigerlich zur wissenschaftlichen Isolation geführt. Verwundert es noch, dass sowohl die *„Zeitschrift für Klinische Medizin"* 1992, als auch die *„Zeitschrift für die gesamte Innere Medizin und ihre Grenzgebiete"* 1993 ihr Erscheinen einstellen mussten, die beide von renommierten Gelehrten gegründet worden waren, darunter ein Nobelpreisträger und ein Biochemiker, der auf der Liste des Nobelpreiskomitees gestanden hatte?

Auflösung der Gesellschaft für Kardiologie und Angiologie der DDR

Es war der wirtschaftliche Niedergang der DDR in den 80er-Jahren, der zum politischen Zusammenbruch des Staates führte. Eine vergreiste und ignorante politische Führung hatte jeden Bezug zur Realität verloren. Das Beispiel von Michail Gorbatschow in der Sowjetunion zeigte, dass die über Jahrzehnte anhaltende Stagnation beendet werden und Reformen angegangen werden konnten. In der DDR waren über Jahre hinweg Investitionen versäumt worden, Industrie- und Agrarproduktion sowie der Export gingen zurück, die Verschuldung stieg bis zur Zahlungsunfähigkeit des Staates. Der Abstand zu den Industriestaaten wurde größer, die Städte verfielen. Entsorgung und Umweltschutz fanden nicht mehr statt, die Industriegebiete wurden zum Gesundheitsrisiko für die Bewohner, statistische Daten zu dieser Situation waren geheim, aber sie waren ebenso offensichtlich erkennbar.

Natürlich wurde auch an Investitionen im Gesundheitswesen gespart. Das zeigte sich ganz besonders deutlich bei den kardiovaskulären Erkrankungen, für deren Untersuchung und Behandlung medizintechnische Voraussetzungen entscheidend sind. Aber es gab weder ausreichend Langzeit-EKG-Geräte noch genügend Ultraschallgeräte oder Katheterarbeitsplätze. Eingriffe im Katheterlabor und Herzoperationen erreichten nicht annähernd die empfohlenen Zahlen. Ärzte und Schwestern wussten wohl um die Möglichkeiten eines modernen Gesundheitswesens, aber sie hatten diese nicht zur Verfügung. Sie konnten damit keine Erfahrungen mit modernen Techniken sammeln, was bis heute Spuren hinterlassen hat. Die über Jahrzehnte geübte Praxis der Besetzung von Führungspositionen an Universitäten und großen Krankenhäusern unter nur marginaler Berücksichtigung fachlicher, jedoch vordergründiger Bewertung politischer Eignung meist ohne Ausschreibung der Position hatte zu einer in großen Teilen fachlich inkompetenten Führungselite geführt. Diese Situation war durch die große Mehrheit des engagiert arbeitenden medizinischen Personals in Ambulanzen und Ambulatorien, in Polikliniken, im Notdienst und in den Krankenhäusern nicht zu kompensieren.

Vor allem die junge Generation war nicht mehr bereit, sich weiterhin staatlicher Repression und Kontrolle auszusetzen und ging in den „Montags-Demonstrationen“ zunächst in Leipzig und später im ganzen Land im Sommer 1989 auf die Straße. Mit der Öffnung der Grenzen in Berlin und in Deutschland am 9. November 1989 begann die politische Wende.

Vor diesem Hintergrund traten der Vorsitzende der GKA seit dem 14. Kongress im März 1989 in Berlin, Prof. Dr. med. G. Linß (Regierungskrankenhaus Berlin-Buch) und der 11. Vorstand der Gesellschaft nach turbulenten Diskussionen während der 25. Tagung zur Bekämpfung der Herz-Kreislauf-Krankheiten in Dresden Anfang 1990 zurück. Die anwesenden Mitglieder der GKA brachten in erfrischenden Beiträgen zum Ausdruck, dass sie durch einen 15-köpfigen Vorstand mit 11 (z. T. bereits ausgetretenen und mithin ehemaligen) SED-Mitgliedern und mindestens drei inoffiziellen Mitarbeitern des Ministeriums für Staatssicherheit (darunter zumindest ein Offizier) nicht vertreten sein wollten. Es wurde eine Neuwahl anberaumt, die am 31. März 1990 im Hörsaal der Klinik für Innere Medizin in Leipzig stattfand. Als neuer Vorsitzender wurde Prof. Dr. med. K.J. Rostock (Klinikum Berlin-Buch) gewählt. Bereits am 6. November 1990 teilte der Vorstand der GKA allen Mitgliedern den Vorschlag zur Auflösung der Gesellschaft mit. Es gab weder Bedarf noch Interesse an einer zweiten Gesellschaft für kardiovaskuläre Medizin in Deutschland. Mit Schreiben vom 30. März 1992 teilte der Vorsitzende die Auflösung der GKA den Mitgliedern zum 1. Mai 1992 mit. Der Vorstand empfahl den Mitgliedern den Beitritt in die DGK. Den Ehrenmitgliedern wurde die Auflösung der GKA und ein Erlöschen ihrer Ehrenmitgliedschaft mitgeteilt.

WAS BLEIBT VON 45 JAHREN KARDIOVASKULÄRER ARBEIT IN DER SBZ/DDR?

Das humanistische Grundanliegen ärztlicher Tätigkeit ist zu allen Zeiten dasselbe, und es war natürlich auch in der SBZ und in der DDR vorhanden. Mit einfachsten Mitteln und unter engen wirtschaftlichen Bedingungen, bei begrenzten technischen und medikamentösen Voraussetzungen, wurde engagiert und erfolgreich gearbeitet. Die Ärzte in der DDR hatten es gelernt, unter Bedingungen zu arbeiten, die die heute zu beobachtende Verknappung der Ressourcen weit übertroffen haben. Improvisation war eine Stärke der Ärzte in der DDR.

Viele Strukturen, Mechanismen und Entscheidungswege in der DDR und eben auch die kardiovaskuläre Medizin sind nach 45 Jahren von den bewährten Strukturen der Bundesrepublik ersetzt worden. Dieser Wechsel bezieht bis heute den Austausch von Personen auf vielen exponierten Positionen mit ein. Auch wenn viele Vorteile des heutigen Systems der Gesundheitsversorgung unbestreitbar sind, so darf doch gefragt werden, ob nicht hier und da eine Erfahrung hätte bewahrt oder eine Struktur oder Organisation hätte beibehalten werden müssen und ob nicht an die Verdienste der einen oder anderen Persönlichkeit erinnert werden sollte.

STRUKTURELLE ERFAHRUNGEN

In der GKA versuchten die Ärzte in den Kliniken und Ambulanzen, die ihnen gestattete Kommunikation und Fortbildung zu pflegen, nachdem Kongressbesuche und Kontakte zu Kollegen und Industrievertretern im westlichen Ausland ab 1961 nicht mehr möglich waren. Gesteuerte Fortbildung konnte jedoch freien Informationsaustausch nicht ersetzen. Reiseberichte von „Reisekadern" konnten das individuelle Gespräch mit dem Vortragenden nicht ersetzen. Der politisch motivierten Abgrenzungspolitik folgte ein Defizit an Information und Erfahrung und ein Niedergang in der Forschung.

Bereits Anfang der 50er-Jahre wurde in Leipzig das erste Herzzentrum der DDR gegründet (Professoren K. Bock, D. Michel, M. Herbst). Ein weiteres Herzzentrum bestand ab 1969 in Erfurt/Bad Berka (Professoren H. Fiehring, E. Hasche). Ein Herzzentrum konstituierte sich auch in Rostock (Professoren W. Urbaszek, K. Emmrich). Ohne Gründungsurkunde oder Statut arbeiteten Herzchirurgen, Kinderkardiologen und kardiologische Internisten auch an den Universitäten Halle und Berlin als Herzzentrum. Die Vorteile der Behandlung des Herzkranken in einem Herzzentrum, was als Erkenntnis unserer Zeit gilt, hatten sich schon viele Jahre zuvor (auch in der DDR) herausgestellt.

Die ambulante Betreuung des herzkranken Patienten in Herz-Kreislauf-Dispensaires bietet besonders bei komplexen Krankheitsbildern Vorteile, die heute am ehesten der Ambulanz des niedergelassenen Kardiologen entsprechen. Spezialsprechstunden für Patienten mit angeborenen Herzfehlern, Herzinsuffizienz vor oder nach einer Herztransplantation, Herzrhythmusstörungen, Herzschrittmachern oder implantierten Kardiovertern/Defibrillatoren sind auch heute bewährt. Diese Kranken sind oftmals in den Händen von Ärzten mit besonderer Erfahrung in diesen Problemen besser betreut als es dem sorgfältigsten Hausarzt und selbst Allgemeininternisten möglich ist. Auch gute Erfahrungen der Kliniken in der ambulanten spezialisierten Versorgung können seit 1990 nicht mehr genutzt werden. Der kommerzielle Aspekt ärztlicher Tätigkeit unserer Tage hat leider alle diese bis heute gültigen Erfahrungen bereits weitgehend verdrängt.

Knappe Mittel gestatteten keine ausreichende und vor allem keine flächendeckende Versorgung mit notwendigen Geräten, Medikamenten und Verbrauchsmaterialien. Die zentralistische Verteilung erweckte mehr den Eindruck ausreichender Versorgung, als dass es wirklich eine bedarfsdeckende Versorgung gab. Diese Diskrepanz war am deutlichsten bei den Großgeräten in der kardiovaskulären Medizin, wie Katheterarbeitsplätzen und Materialien für invasive Diagnostik und Intervention, sowie auf dem Gebiet der Kardiochirurgie, und sie war gering in der antihypertensiven Behandlung und bei der Versorgung mit Herzschrittmachern.

1989 gab es in der DDR sechs Zentren mit einem Angiokardiographie-Arbeitsplatz (Universitäten Rostock, Berlin, Leipzig, Medizinische Akademie Erfurt, sowie Bad Berka, Akademie der Wissenschaften Berlin-Buch) und fünf kardiochirurgische Kliniken/Abteilungen (Rostock, Charité Berlin, Berlin-Buch, Bad Berka, Universität Leipzig). Natürlich gab es daher auch nur wenige Kardiologen, die ausreichende invasive Erfahrung besaßen.

Mancher strukturelle Fehler aus der DDR-Zeit ist heute in den neuen Bundesländern weitgehend oder völlig überwunden, wie z. B. „Institute oder Abteilungen für bildgebende Diagnostik" und sogar das „Institut für Ultraschalldiagnostik", in dem Echokardiographie auf Überweisungsschein erfolgte, oder invasiv und interventionell arbeitende Radiologen ohne kardiologisch-klinische Ausbildung. Andere Fehlentwicklungen sind mancherorts bis heute erkennbar, wie z. B. selbst in großen Kliniken fehlende „coronary care units", wodurch die Behandlung des Myokardinfarkts oder anderer kardiovaskulärer Notfälle auf allgemein-internistischen oder anästhesiologisch geführten Intensivstationen erfolgen muss, die den Kardiologen bestenfalls zum Konsiliararzt und Funktionsdiagnostiker beim Myokardinfarkt machen.

BIOGRAPHIEN

Die Geschichte einer medizinisch-wissenschaftlichen Gesellschaft ist von der Geschichte des Fachgebiets und von der Lebensgeschichte ihrer Mitglieder nicht zu trennen. Deshalb sollen im Folgenden einige ausgewählte Biographien vorgestellt werden. Dies erfolgt unter drei Gesichtspunkten:

1. Zu den Mitgliedern der GKA zählten durchaus Gelehrte, die Bleibendes hinterlassen haben.
2. Einige Professoren waren als klinische Lehrer bekannt und geschätzt und haben eine Vielzahl von Schülern hinterlassen.
3. Manche Mitglieder der GKA haben die DDR legal oder illegal aus unterschiedlichen Gründen verlassen. Einige spektakuläre Fälle sind bekanntgeworden.

Aus diesen drei Gruppen sollen einige Namen beispielhaft Erwähnung finden. Noch eine 4. Gruppe von Mitgliedern der GKA hätte ihre namentliche Nennung wohl verdient. Es gab Ärzte, die ihre ärztliche Tätigkeit mit der Unterstützung von Ministerien und anderen (in)offiziellen Stellen zur Beschleunigung ihrer persönlichen Karriere förderten. Mancher hat dabei seinen ärztlichen Auftrag hintan gestellt. Es ist unübersehbar, dass besonders ab 1972 Protagonisten der GKA die Gesellschaft zur Förderung systemkonformer Ärzte und für eigene Interessen missbraucht haben. Mit einer einzigen Ausnahme im 5. Vorstand (Dr. S. Möckel) waren die Vorsitzenden der GKA und ihre Stellvertreter von 1972 bis 1989 Parteigenossen der SED. Am besten bezeichnet das der Begriff „Überholspur“, der auf jene Ärzte angewendet wurde, die sich von der Universitätsklinik in die Administration des Gesundheitsministeriums begaben. Von dort kehrten sie nach einigen Jahren habilitiert, als Professor, aber zumindest mit dem nötigen Support auf Chefarzt- oder Direktorenstellen, jedoch leider oftmals ärztlich weitgehend bis vollständig inkompetent, zurück. Die Zunahme dieser Biographien in der medizinischen Administration der DDR dürfte nach dem Eindruck des Verfassers am abnehmenden Niveau in den späten 80er-Jahren nicht unbeteiligt gewesen sein.

Wissenschaftliche Biographien

Es fällt nicht leicht, aus der 25-jährigen Historie einer medizinisch-wissenschaftlichen Gesellschaft, die die Geschichte ihres Fachgebiets in einem Territorium von über 17 Millionen Einwohnern gestaltet hat, einige Gelehrte herauszugreifen, denen es gelungen ist, trotz mannigfaltiger Beschränkungen die Fachgebiete Kardiologie und Angiologie soweit zu beeinflussen, dass Nachwirkungen bis heute und vielleicht auch darüber hinaus, in Deutschland, in Europa oder vielleicht noch in weiterer Dimension erkennbar bleiben. Deshalb möchte der Autor vor einer kurzen Darstellung des Lebenswerks einiger weniger Mitglieder der GKA daran erinnern, dass sich die große Zahl der Kardiologen und Angiologen der DDR in jahrzehnte- und lebenslanger Tätigkeit unter beschränkten technischen und finanziellen Möglichkeiten, ohne absehbare attraktive wirtschaftliche Aussichten oder eine berufliche Karriere und manchmal unter Repressalien um eine qualitativ hochwertige und wissenschaftliche Arbeit bemüht haben. Wenn im Folgenden einige wenige Mitglieder der GKA genannt werden, dann soll damit der Arbeit der vielen Ungenannten nicht die mindeste Abwertung zuteil werden.

Werner Porstmann. Werner Porstmann (geb. am 22. Februar 1921 in Geyersdorf/Erzgebirge; Abb. 1-3.3) studierte in Leipzig, Marburg und Greifswald, unterbrochen durch den Militärsanitätsdienst. Er arbeitete 1946 bis 1949 im Krankenhaus Annaberg und war 1949 bis zum Abschluss seines Facharztes für Innere Medizin 1953 Assistent bei Prof. M. Bürger an der Medizinischen Universitätsklinik in Leipzig. Er wechselte dann an das Röntgeninstitut der Charité zu Prof. F. Gietzelt nach Berlin und wurde Radiologe. 1956 wurde er Oberarzt und konnte sich 1961 habilitieren. Seit 1964 leitete er eine Abteilung und wurde 1981 Leiter des „Instituts für kardiovaskuläre Diagnostik“ an der Charité. Seit 1965 war er Professor für Radiologie an der Humboldt-Universität. Prof. Porstmann begann 1957 mit der retrograden Linksherzkatheterisierung, führte 1959 die erste Koronarangiographie und auch die erste Vertebralisangiographie durch und hatte seit 1964 Erfahrungen mit der Katheterisierung von kongenitalen Herzfehlern bei Kleinkindern und Neugeborenen. 1964 begann er gemeinsam mit Ch. Dotter und J. Rashkind mit der interventionellen Therapie bei kardiovaskulären Erkrankungen. Die weltweit erste Mitteilung über interventionelle Verschlüsse eines Ductus arteriosus Botalli persistens entstammt seiner Feder. Wenige Tage vor dem ersten Eingriff in Zürich wollte

Prof. Porstmann in Berlin eine Koronarstenose dilatieren, aber in den Tagen seit der diagnostischen Angiographie hatte sich das Gefäß asymptomatisch verschlossen. Die Untersucher wagten nicht die Rekanalisation...

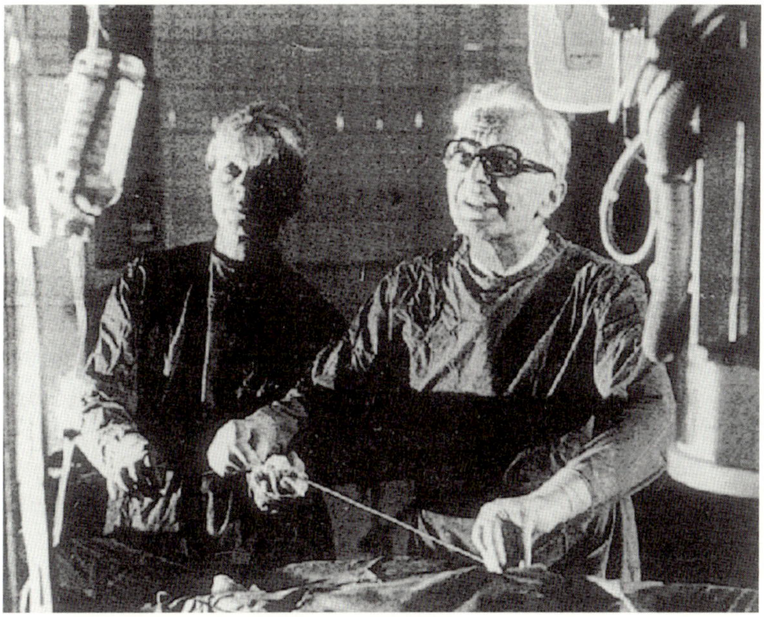

Abb. 1-3.3
Prof. Dr. med. Werner Porstmann

Werner Porstmann war Ehrenmitglied zahlreicher nationaler radiologischer und kardiologischer Gesellschaften, der Deutschen Akademie der Naturforscher Leopoldina, korrespondierendes Mitglied der Deutschen Akademie der Wissenschaften, Mitglied im 2. bis 4. Vorstand und Ehrenmitglied der GKA. Der Autor hat ihn als faszinierenden Lehrer für Studenten und Mitarbeiter kennengelernt. Werner Porstmann verstarb viel zu früh am 5. April 1982. Sein Lebenswerk wurde posthum anlässlich des 5. Joint Meeting of the Working Groups of the European Society of Cardiology 1988 in Santiago de Compostela mit dem Andreas-Grüntzig-Preis gewürdigt.

Albert Wollenberger. Albert Wollenberger (Abb. 1-3.4) wurde am 21. Mai 1912 in Freiburg/Breisgau geboren und begann nach dem Abitur in Berlin-Charlottenburg an der Universität in Berlin sein Studium der Medizin und Biologie. Die politische Situation in Deutschland zwang ihn zur Ausreise in die USA, wo es ihm auf Vermittlung von Albert Einstein gelang, sein Studium in Boston fortzusetzen. Seine politische Überzeugung veranlasste ihn, nach Kriegsende und einem Interim in Dänemark in die DDR zu gehen. Er gründete 1956 die Arbeitsstelle für Biochemie des Herzens in Berlin-Buch, aus der später das Institut für Kreislaufforschung und nachfolgend der Bereich für molekulare Kardiologie des Instituts für Herz- und Kreislaufforschung der Akademie der Wissenschaften der DDR entstand. Er war Autor der meistzitierten medizinischen Veröffentlichung aus der DDR, die die „Wollenberger-clamps" zur Kryokonservierung von Herzmuskelgewebe beschrieb. Albert Wollenberger hat über 400 Publikationen und Lehrbuchkapitel verfasst und mehr als 40 Doktoranden und Habilitationen betreut. Er war Mitbegründer der Internationalen Gesellschaft für Herzforschung (International Society of Heart Research) und mehrere Jahre deren Präsident. Er war der 1. Vorsitzende, später deren Ehrenvorsitzender und Mitglied im 2. bis 4. Vorstand der GKA. Prof. Wollenberger war Mitglied der Deutschen Akademie der Wissenschaften zu Berlin und der Deutschen Akademie der Naturforscher Leopoldina sowie mehrerer ausländischer Wissenschaftsorganisationen. Sein ständiges Bestreben war die Zusammenführung von experimentellen und klinischen Forschungsergebnissen. Der Verfasser konnte die wissenschaftliche Arbeit von Prof. Wollenberger und seinen Mitarbeitern über viele Jahre aus nächster Nähe miterleben.

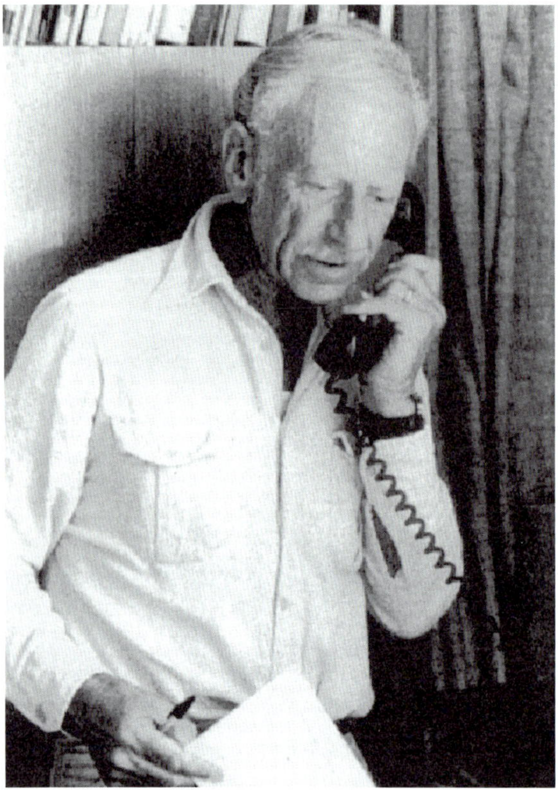

Abb. 1-3.4
Prof. Dr. med. Albert Wollenberger

Albert Wollenberger war vom Wert des sportlichen Trainings für die Prävention von Herz-Kreislauf-Krankheiten überzeugt, er war Mitbegründer der „Lauf-dich-gesund-Bewegung" in der DDR und war selbst bis ins hohe Alter sportlich aktiv. Er verstarb am 25. September 2000 in Berlin.

Hochschullehrer

Gisela Teichmann. Gisela Teichmann (geb. am 19. September 1919 in Leipzig) studierte nach dem Abitur (als einzige Gymnasiastin in ihrer Klasse) in Leipzig, Innsbruck und Straßburg. Sie wurde 1951 Fachärztin für Innere Medizin und begann 1954 ihre Tätigkeit am medizinisch-poliklinischen Institut der Universität Leipzig. 1957 konnte sie sich habilitieren und erhielt 1960 einen Ruf als Dozentin für innere Medizin an die Universität Rostock, der sie über 40 Jahre treu blieb. 1964 erhielt sie die Berufung zum Professor mit Lehrauftrag, 1969 eine ordentliche Professur und war von 1974 bis zu ihrer Emeritierung 1980 Leiterin der Abteilung für Kardiologie und Angiologie der Klinik für Innere Medizin. Gisela Teichmann hat sich wissenschaftlich vor allem der Hypertonie gewidmet. Sie war 1972 Initiatorin der „Rostocker Gespräche für Hypertonie" in Ahrenshoop auf dem Darß sowie Gründerin und langjährige Leiterin der Arbeitsgruppe „Mittlere medizinische Fachkräfte" der GKA. Die Arbeitsgruppe wirkte kontinuierlich in zahlreichen Fortbildungstagungen. Über diese Arbeit wurde auf dem X. Weltkongress für Kardiologie in Washington 1986 berichtet. Es war bezeichnend für die Wissenschaftsadministration der DDR, dass nicht Gisela Teichmann vortragen durfte. Frau Professor Teichmann war Mitglied im 2. bis 4. Vorstand und Ehrenmitglied der GKA und der Gesellschaft für Klinische Medizin der DDR sowie die einzige Frau, die mit der Ehrenmitgliedschaft der Deutschen Liga zur Bekämpfung des hohen Blutdrucks ausgezeichnet wurde. Sie hat bekannte Schüler (G.H. von Knorre, B. Wedler). Frau Prof. Teichmann verstarb am 7. April 2000 in Rostock.

Heinz Trenckmann. Heinz Trenckmann (geb. am 20. Juni 1920 in Magdeburg) studierte in Berlin, Wien und Würzburg und konnte 1944 das Staatsexamen ablegen. Er promovierte in Berlin und wurde 1951 Facharzt für Innere Medizin in Magdeburg. 1952 wurde er zum Oberarzt ernannt, habilitierte sich 1960 mit einem angiologischen Thema, wechselte mit Prof. R. Emmrich an die Universität Leipzig und übernahm die Leitung der Abteilung für Kardiologie und Angiologie. 1965 wurde er zum Professor mit Lehrauftrag und 1969 zum ordentlichen Professor berufen. Besonderes Anliegen von Heinz Trenckmann war stets die Lehre und Weiterbildung seiner Studenten und Mitarbeiter. Über seine didaktisch bestens vorbereiteten Vorlesungen und Untersuchungskurse wird noch heute von seinen Schülern berichtet. Er war Vorsitzender der GKA 1970–1972 und im 4. Vorstand der GKA, der Gesellschaft für Innere Medizin der DDR 1982–1985 und ist Ehrenmitglied der Polnischen und Tschechoslowakischen Gesellschaften für Kardiologie sowie der Deutschen Gesellschaft für Innere Medizin. Er hat gemeinsam mit K. Bock, M. Herbst und F. Spreer 1971 ein Lehrbuch über *„Mißbildungen des Herzens und der großen Gefäße"* herausgegeben und war über 30 Jahre Herausgeber der von Th. Brugsch gegründeten *„Zeitschrift für die gesamte Innere Medizin und ihre Grenzgebiete"*. Er hat bekannte Schüler (B. Graf, D. Modersohn, W. Urbaszek). Er lebt in Leipzig und nimmt bis heute regen Anteil am wissenschaftlichen Leben der Medizinischen Universitätsklinik.

Hermann Fiehring. Hermann Fiehring (geb. am 5. Oktober 1929) war seit 1956 unter dem Direktorat von Prof. Dr. A. Sundermann an der Medizinischen Klinik der Medizinischen Akademie Erfurt tätig. Hermann Fiehring wurde 1961 zum Oberarzt ernannt und konnte sich 1967 habilitieren. Er wurde Leiter der Abteilung für Kardiologie und hat 1969 die ersten koronaren Wachstation in der DDR gegründet. 1969/70 konzipierte er das Herzzentrum Erfurt/Bad Berka gemeinsam mit Prof. E. Hasche. Prof. Fiehring wechselte 1978 an das Zentralinstitut für Herz- und Kreislauf-Forschung der Akademie der Wissenschaften nach Berlin-Buch als Bereichsdirektor für Herzinfarktforschung und Intensivmedizin. Er war Mitglied im 2. bis 5. Vorstand der GKA und gab gemeinsam mit Frau Dr. I. Giegler die Monographie *„Elektrokardiographie in der klinischen Praxis"* im Jahre 1969 heraus, die sich über viele Jahre unter Studenten und Ausbildungsassistenten großer Beliebtheit erfreute.

Prof. Fiehring war sehr vielseitig kardiologisch tätig und hat bereits Ende der 60er-Jahre Untersuchungen zur Thrombolyse bei akutem Myokardinfarkt durchgeführt. Er initiierte und leitete zahlreiche Medikamentenstudien und war maßgeblich an der klinischen Prüfung des kardioselektiven Betarezeptorenblockers Talinolol (Cordanum) und des Phosphodiesterasehemmers Amrinon beteiligt. Prof. Fiehring war Initiator der Bad Liebensteiner Elektrokardiologischen Symposien. Einige seiner Schüler sind bekanntgeworden (I. Aßmann, I. Giegler, G. Oltmanns). Er lebt heute in Berlin.

Rudolf Zuckermann. Die Biographie von Rudolf Zuckermann (2. Oktober 1910 bis 29. April 1995) ist symptomatisch für das 20. Jahrhundert. Er floh vor dem Holocaust, dem seine Familie weitgehend zum Opfer fiel, 1933 zunächst nach Frankreich, begann in Paris das Medizinstudium und führte es in Basel zu Ende. Später nahm er als Truppenarzt in den Internationalen Brigaden am spanischen Bürgerkrieg teil. Über Casablanca konnte er mit Frau und Kind im letzten Moment Europa verlassen und erhielt seine kardiologische Ausbildung bei Prof. Dr. I. Chavez am Staatlichen Kardiologischen Institut der Universität Mexico. Auf Veranlassung seines Bruders Leo, der Jurist und schließlich Staatssekretär in Ulbrichts Regierung war, kam er 1953 in die DDR. Jedoch war sein Bruder – wohl auf Veranlassung der russischen und DDR-Geheimdienste – inzwischen verhaftet worden, was bereits unmittelbar nach seiner Ankunft nun auch Prof. R. Zuckermann widerfuhr. Erst nach monatelanger und ergebnisloser Untersuchungshaft in Einzel- und Dunkelzellen wurde er entlassen. Über Bad Liebenstein kam er an die Martin-Luther-Universität nach Halle, wo er den ersten deutschen Lehrstuhl für Kardiologie erhielt. Seine Bücher *„Grundriß und Atlas der Elektrokardiographie“* (1959) und *„Herzauskultation“* (1963) haben viele Jahrgänge von Kardiologen der DDR geprägt. Seine Kompetenz auf dem Gebiet der Auskultation angeborener Herzfehler ist bis heute legendär. Einige seiner Schüler sind namhafte Kardiologen geworden (H. Mörl, G. Wagner, D. Schwartze, H. R. Ruser).

„Weggegangene“ Mitglieder der Gesellschaft für Kardiologie und Angiologie der DDR

Manche ehemalige Mitglieder der GKA haben aus unterschiedlichen Gründen und zu verschiedenen Zeitpunkten ihrer beruflichen Entwicklung die DDR verlassen. Es gab Gründe im privaten Bereich (wenn unter den Repressalien der Diktatur die Ausbildung der Kinder nicht gewährleistet war oder wenn das eigene Gewissen den Druck des staatlich verordneten Atheismus nicht ertrug), es gab berufliche Gründe (wenn die eigene fachliche Entwicklung behindert, wenn der Zwiespalt zwischen fachlichen Möglichkeiten und fehlender Realisierbarkeit unerträglich oder wenn die Verwirklichung wissenschaftlicher Vorhaben behindert wurde), und es gab sicher auch wirtschaftliche Argumente. Oftmals mögen es mehrere Gründe gewesen sein, die zum „Weggehen“ führten.

Andererseits gab es auch viele Ärzte, deren ärztliches Ethos das „Weggehen“ verbot, deren Verantwortungsgefühl und Pflichtbewusstsein ihnen gebot, das Beste für ihre Patienten unter den gegebenen Bedingungen zu leisten. Manchem waren familiäre Bindungen entscheidend zum Bleiben.

Die Motivation des Einzelnen für oder gegen ein „Weggehen“ oder ein Bleiben ist schwer beurteilbar, im Einzelfall oft nicht bekannt und kann ganz sicher hier nicht bewertet werden. In vielen Fällen haben gut ausgebildete und motivierte Ärzte die DDR verlassen oder mussten sie verlassen, obwohl dieser Schritt in Kenntnis der Risiken einer Haftstrafe, einer jahrelangen Trennung von der Familie, beruflicher Unsicherheiten und eines Verlustes der Heimat im engeren Sinn allen nicht leichtfiel. Der Autor dieser Zeilen hat diesen Konflikt selbst erlebt und weiß um die Schwierigkeiten dieser Entscheidung. Wenn im Folgenden einige bekannte Kardiologen und Angiologen erwähnt werden, die die DDR ohne Ausreisevisum und damit nach offiziellem DDR-Rechtsverständnis „illegal“ verlassen haben, dann sind dies ausgewählte und durch ihre Gründe herausragende Biographien, die symptomatisch für die Zeit waren, die bekannt geworden und belegt sind. Sie können für viele namentlich nicht bekannte Kardiologen und Angiologen der DDR, die „weggegangen“ sind, nur Beispiele sein. Aus welchen Gründen auch immer sie gegangen sind, es war stets ein Verlust an ärztlicher Erfahrung und Kompetenz für die Patienten in der DDR, ein Verlust für die Studenten an den Fakultäten und ein Verlust in den Krankenhäusern und Ambulanzen. Alle hätten der motivierten Ärzte bedurft.

Im Folgenden soll nur ein einziger, allerdings besonders extremer Fall genauer dargestellt werden. Danach werden „weggegangene“ Kardiologen benannt, von denen einige in der DDR beruflich nachweislich behindert wurden, andere entsprechend ihrem „Kaderentwicklungsprogramm", nach sozialistischer Jugend- und Parteiarbeit an der Fakultät bis zu exponierten Positionen gefördert worden waren.

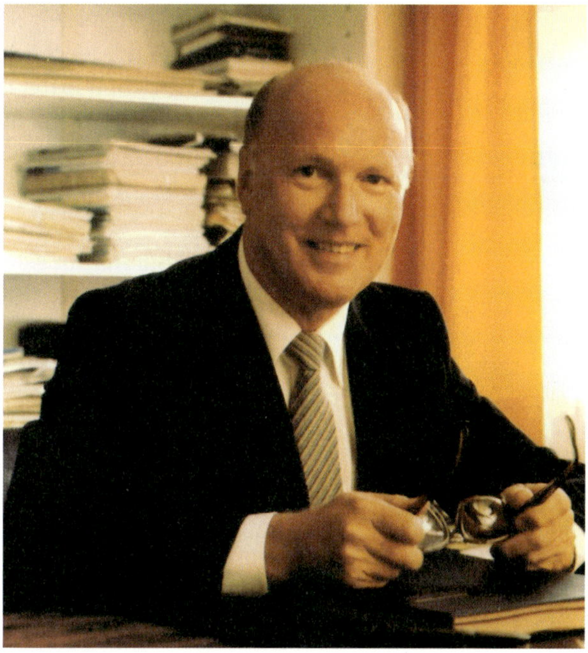

Abb. 1-3.5
Prof. Dr. med. Horst Linke

Horst Linke. Horst Linke (Abb. 1-3.5) wurde am 24. Februar 1924 in Neustadt/Orla (Thüringen) geboren. Nach dem Abitur 1942 studierte er in Graz, München und Göttingen und begann seine Tätigkeit 1949 in Schleiz. 1952 wechselte er zu Prof. M. Ratschow an die 2. Medizinische Universitätsklinik nach Halle. 1953 ging er nach Magdeburg zu Prof. R. Emmrich und blieb nach dessen Wechsel nach Leipzig bei Prof. J. Rechenberger. 1959 wurde er Oberarzt, konnte sich 1961 habilitieren und wurde Leiter der angiologischen Abteilung. 1965 wurde er zum Professor mit Lehrauftrag ernannt und 1969 ordentlicher Professor für innere Medizin mit Lehrstuhl an der Medizinischen Akademie Magdeburg. Horst Linke war 1964 bis 1972 Vorsitzender der Sektion Angiologie und Mitglied im 3. Vorstand der GKA.

Am 27. Oktober 1971 hielt Prof. Linke einen beachteten und mit Beifall bedachten Vortrag auf dem Jahreskongress für ärztliche Fortbildung der DDR in Dresden vor über 1.000 Ärzten zum Thema „Therapiestandards und ärztliche Entscheidung", in dem er keinen Zweifel an seinem christlichen Bekenntnis ließ. Dieser Vortrag wurde vom Rektor der Akademie für Ärztliche Fortbildung der DDR, Prof. Dr. K. Winter, scharf angegriffen. Er unterstellte Herrn Prof. Linke eine Befürwortung der Sterbehilfe (Euthanasie) und äußerte:

„Damit stellen Sie sich auf eine Stufe mit dem Bajuwaren Strauss und dem Bombenleger Nixon, aber auch mit dem von Ihnen zitierten von Weizsäcker, dessen bürgerlich-idealistische Philosophie eine reaktionäre, den gesellschaftlichen und wissenschaftlichen Fortschritt hemmende Rolle spielt."

Der Vortragstext durfte damals (natürlich) nicht veröffentlicht werden, liegt jedoch heute vor und wurde sofort von den mutigen und integren Magdeburger Professoren K. Koelsch (Innere Medizin) und A. Morczek (Strahlentherapie) vollinhaltlich akzeptiert. Es wurde ein „Strafkolloquium" am 4. Februar 1972 in Magdeburg vor 16 SED-Mitgliedern, fünf informellen Mitarbeitern des Ministeriums für Staatssicherheit und vier parteilosen Teilnehmern einberufen.

Am 12. November 1972 war Prof. Linke zu einem Vortrag nach Wien eingeladen. Nachdem ihm zunächst die Reise untersagt worden war, machte man diese schließlich von der Teilnahme eines Begleiters abhängig. Horst Linke schrieb selbst am 15. Dezember 1972:

„Aufgrund hartnäckiger Interventionen der Universität Wien und aus politischen Erwägungen heraus (die Anerkennung der DDR durch Österreich stand bevor) ließ mich das Gesundheitsministerium der DDR doch reisen unter der Bedingung an die Kongreßleitung in Wien, daß mich SED-Genosse und Informant der Staatssicherheit, Doz. Dr. Horst Heine aus Berlin-Buch begleiten darf."

Diesem Begleiter musste Horst Linke auch noch selbst eine Einladung nach Wien beschaffen. Nach dem Vortrag kehrte Prof. Linke nicht in die DDR zurück, während Doz. Dr. H. Heine alles seiner vorgesetzten und zuständigen Dienststelle meldete. Ausreiseanträge von Ehefrau und Tochter von Prof. Linke wurden dreimal abgelehnt bis beide am 5. September 1973 in die Bundesrepublik flohen. Zwei befreundete Ehepaare und ein Student wurden wegen Mitwisserschaft inhaftiert. Noch 1973 wurde Prof. Linke von seinem Lehrstuhl abberufen und ihm das Recht zur Führung des Titels versagt. Prof. Linke erhielt jedoch eine Honorarprofessur an der Johannes-Gutenberg-Universität Mainz und wurde 1973 bis 1987 Chefarzt der Rheingau-Taunus-Klinik in Bad Schwalbach, sowie nachfolgend Chefarzt der inneren Abteilung an der Rehabilitationsklinik Paracelsus in Bad Schwalbach. Prof. Linke konnte seine Rehabilitierung durch den Minister für Wissenschaft und Forschung des Landes Sachsen-Anhalt am 10. Januar 1994 noch erleben. Er verstarb am 9. September 1995 [46].

Max Ratschow. Max Ratschow (7. August 1904 bis 8. November 1963) war seit 1936 Oberarzt bei Prof. Dr. Cobet in Halle und 1945 bis 1952 Direktor der 2. Medizinischen Universitätsklinik in Halle. Er begründete die klinische Schule der Angiologie in Deutschland und verfasste ein über Jahrzehnte gültiges Standardwerk, das er aus der Monographie „*Die peripheren Durchblutungsstörungen*" (1938) bis zum Sammelwerk „*Angiologie*" entwickelte. 1952 verließ Ratschow für seine Mitarbeiter überraschend Halle und ging später nach Darmstadt, wo er von 1954 bis zu seinem Tode als Klinikdirektor tätig war. Max Ratschow war 1963 Präsident der 29. Jahrestagung der DGK.

Hellmuth Kleinsorge. Hellmuth Kleinsorge (geb. am 12. April 1920 in Bonn) war ab 1956 Direktor der Medizinischen Universitätspoliklinik für Innere und Nervenkrankheiten in Jena und ging 1969 nach Ludwigshafen. Er führte das Ajmalin in die Arrhythmiebehandlung ein. Prof. Kleinsorge verstarb am 7. Juli 2001 in Neustadt/Weinstraße.

Hubert Mörl. Hubert Mörl (geb. am 30. Dezember 1935 in Prag) war nach dem Studium in Leipzig in der Hallenser Universitätsklinik zuächst bei Prof. Dr. R. Zuckermann, dann unter der Leitung von Prof. Dr. K. Seige tätig. Er erhielt keinerlei Unterstützung der DDR-Administration. Als seine berufliche Entwicklung nach Habilitation 1969 und umfangreicher Publikationstätigkeit von politischer Seite behindert wurde, verließ er 1972 die DDR, wechselte zunächst nach Gießen, dann nach Heidelberg zu Prof. Dr. G. Schettler und wurde 1985 Chefarzt im Diakonissenkrankenhaus in Mannheim. Er ist seit Januar 2001 im Ruhestand und lebt heute in Bammental bei Heidelberg.

Roland Paliege. Roland Paliege wurde als Internist und Intensivmediziner an der Universitätsklinik Jena bei Prof. Dr. S. Müller ausgebildet, bevor er nach der Habilitation auf elektrokardiologischem Gebiet als Oberarzt nach Suhl wechselte. Auch ihm blieb die Unterstützung der medizinischen Administration in der DDR versagt. Er ging 1986 in die Bundesrepublik und lebt heute als internistischer Chefarzt in Bad Hersfeld.

Bernd Heublein. Bernd Heublein wurde bei Prof. Dr. R. A. Parsi in Berlin ausgebildet. Er hatte sich alle Förderung der DDR-Administration verdient und wurde schließlich Leiter der kardiologischen Abteilung an der 1. Medizinischen Klinik der Charité. Er gab 1986 zwei Bände *„Herz-, Kreislauf- und Gefäßerkrankungen"* mit internationalem Autorengremium im Rahmen des *„Handbuch Innerer Erkrankungen"* von G. Brüschke heraus. 1987 kehrte er nach einem Aufenthalt in Österreich nicht mehr in die DDR zurück. Er lebt heute in Hannover.

Weitere „Weggegangene". Wie weit darf man zurückgehen mit der Liste motivierter junger Menschen, die „weggegangen" sind? Gisbert Sponer verließ unmittelbar nach dem Abitur seine Heimatstadt Leipzig und entwickelte später in Mannheim das Carvedilol, das nach dem „US-Carvedilol-Heart-Failure-Program", australisch-neuseeländischen Untersuchungen, den CAPRICORN-, COPERNICUS- und COMET-Studien weltweite Akzeptanz gefunden hat. Andreas Grüntzig ist in Dresden aufgewachsen, lebte zeitweise in Rochlitz und besuchte in Leipzig das Thomas-Gymnasium bevor er die DDR verlassen musste. Er hat in Heidelberg sein Abitur abgelegt und in Zürich am 16. September 1977 mit der ersten koronaren Dilatation eine neue Epoche in der Kardiologie eröffnet.

Die vollständige Liste der „Weggegangenen" wäre sehr lang. Die Genannten können nur Beispiele für das Problem sein. Auch das war das Leben in der DDR: Man kehrte aus dem Sommerurlaub zum Dienst zurück mit der (unausgesprochenen) Frage, wer denn wohl noch da sein würde. Es fehlte fast jedes Jahr jemand aus dem Freundeskreis, von den Bekannten oder den Kollegen.

FORSCHUNGSERGEBNISSE

Über wissenschaftliche Leistungen von Ärzten in der DDR auf dem Gebiet der Herz-Kreislauf-Erkrankungen ist nur noch wenig bekannt. Spätestens nach dem Bau der Mauer 1961 konnte man Wissenschaftler der DDR auf internationalen Kongressen nur sehr selten antreffen. Publikationen in wichtigen internationalen Journalen waren die Ausnahme. In Kenntnis des wirtschaftlichen Niedergangs und des späteren Zerfalls der DDR wird heute zu rasch davon ausgegangen, dass es wirkliche Innovationen nicht gegeben habe. Jedoch ist die Problematik vielschichtiger.

Richtig ist, dass Forschungsleistungen, die abhängig von moderner technischer Ausrüstung sind, wegen des chronischen Geldmangels in der SBZ und der DDR nur selten möglich waren. Jahrelange Planung von Gerätebestellungen führte dazu, dass Themen unattraktiv oder Technik überholt war, wenn sie endlich verfügbar wurde. Am günstigsten war die Situation für eine Arbeitsgruppe, wenn ein Mitarbeiter Ausländer war oder reisen durfte und damit Zugang zu Biochemikalien, Implantaten oder Geräten hatte. Manche technische Innovation wurde durch Mitarbeiter der Industrie großzügig zur Verfügung gestellt (Herzschrittmacher, Herzklappen, implantierbare Defibrillatoren). Jedoch gab es auch auf diesen Gebieten eigene Entwicklungen.

Medikamente

Ajmalin. Bei Untersuchungen von Alkaloiden von Rauwolfia serpentina, die bereits als Extrakt in die Hypertonietherapie eingeführt waren, widmete sich Hellmuth Kleinsorge 1955 am Budapester Physiologischen Institut dem Ajmalin. Es folgten systematische Prüfungen, die gemeinsam mit der Firma Giulini zur Zulassung in der Bundesrepublik 1959 führten. Schwierig war die Entwicklung oral anwendbarer Präparationen wegen der geringen Resorption von Ajmalin. Gemeinsam mit dem Arzneimittelwerk Dresden gelang die Entwicklung weiterer Ajmalinpräparate. 1973 führte Giulini in der Bundesrepublik Prajmaliumbitartrat (Neo-Gilurytmal) und 1976 das Arzneimittelwerk Dresden Detajmiumbitartrat (Tachmalcor) ein, das bis heute verwendet wird.

Talinolol. Mit den ersten kardioselektiven Betarezeptorenblockern wurde im Arzneimittelwerk Dresden das Talinolol (Cordanum) entwickelt, das nach dem Bekanntwerden der Nebenwirkungen von Practolol viel verwendet wurde. Cordanum war bis zum Ende der DDR der einzige verfügbare kardioselektive Betablocker, der in großer Menge hergestellt und exportiert wurde und in den neuen Bundesländern bis heute sehr verbreitet ist. Umfangreiche Untersuchungen von Talinolol liegen von H. Fiehring und I. Aßmann vor. Es erfolgte ein breiter Einsatz sowohl in der Behandlung der arteriellen Hypertonie als auch bei der koronaren Herzkrankheit. Das Präparat ist bis heute verfügbar.

Trapidil. Trapidil (Rocornal) wurde im Hydrierwerk Rodleben 1964 entwickelt, am Pharmakologischen Institut in Halle untersucht und von Dr. E. Thomas bis zur Zulassung 1971 begleitet. Es handelt sich um eine bis heute interessante Substanz, die wegen kalziumantagonistischer Effekte zunächst in der Koronartherapie Einsatz fand, jedoch keinen Steal-Effekt aufweist. Das Interesse am Trapidil hat Prof. K. Schrör – auch ein „Weggegangener“ – mit nach Düsseldorf genommen und manche neue Erkenntnis hinzugefügt. Erst später wurden Wirkungen auf den Prostaglandinstoffwechsel demonstriert und ein hemmender Einfluss auf die Thrombozytenaggregation belegt. In den letzten Jahren wurde ein Antagonismus auf Wachstumsfaktoren aus dem Gefäßendothel und aus Thrombozyten (PDGF) nachgewiesen. Trapidil senkt den sekundären pulmonalen Hochdruck. Rocornal ist eines der wenigen Medikamente aus DDR-Entwicklung, dessen Nutzung seit 1974 unter Verwendung des Warenzeichens (an Japan) vergeben wurde. Die Substanz ist unverändert aktuell, weil sie in einer großen internationalen Untersuchung (STARC-Studien) als einziges Mittel eine Suppression der koronaren Restenose nach Dilatation gezeigt hat. Im

Vergleich zur Acetylsalizylsäure bei instabiler Angina pectoris erwies sich Trapidil in einer Studie überlegen (JAMIS-Studie). Pars pro toto: Obwohl aus der Anfangszeit zahlreiche pharmazeutische, klinisch-pharmakologische und auch klinische Untersuchungen zum Trapidil publiziert vorliegen, wird heute in der Regel weder auf die Herkunft des Mittels verwiesen, noch werden die alten Veröffentlichungen auch nur erwähnt.

Gerinnungshemmende Mittel. Die Pharmakologen Prof. K.O. Haustein und Prof. F. Marquardt in Erfurt suchten bereits Ende der 50er-Jahre nach blutgerinnungsaktiven Mitteln. Zahlreiche Mitteilungen liegen über die Paraaminomethylbenzoesäure (PAMBA, Oranienburger Pharmawerk) bei fibrinolytisch bedingten Blutungen und über Hirudine des medizinischen Blutegels Hirudo medicinalis (Refludan, Aventis Pharma) vor, die bis heute bei heparininduzierter Thrombozytopenie in der kardiovaskulären Medizin und anderswo Anwendung finden.

Instrumentelle Eingriffe und technische Entwicklungen

Im Gegensatz zu den westlichen Industrieländern, in denen die Industrie für Wartung und Reparatur ihrer Geräte zuständig war, war in den Kliniken und Instituten der DDR stets eine „Abteilung Medizintechnik" präsent, die für die Wartung, Anpassung an aktuelle Bedürfnisse und Reparaturen sowie z. T. auch für Neuentwicklungen zuständig war. Hier waren Ingenieure, Techniker und später Informatiker und Elektroniker tätig, deren Arbeit für eine kardiovaskuläre Klinik unerlässlich war. Nicht nur, dass diese Mitarbeiter alle Geräte warteten und ggf. reparierten, sie hielten auch ältere und z. T. museal alte Apparate funktionsfähig. Gerade für die Kardiologie mit ihrem hohen Bedarf an Technik waren diese Mitarbeiter unverzichtbar. Langzeit-EKG-Recorder, Ultraschallgeräte, externe Schrittmacher und Ösophagussonden wurden entwickelt. Hochenergieumschalter für die Gleichstromablation und Averaging-Maschinen für die Registrierung des gefilterten und hochverstärkten EKGs wurden gebaut. Die Reparatur kleinerer Schäden an Röntgengeräten, Monitoren und Kabeln waren an der Tagesordnung. Gelegentlich gelang es, aus zwei defekten Geräten ein funktionsfähiges zusammenzusetzen. Alles hatte den Hintergrund, teure Ersatzteile und Serviceleistungen zu minimieren und damit Gelder einzusparen. Dieses Klima ermöglichte eigene Entwicklungen zumindest insoweit, als keine Investitionen erforderlich waren. In jedem Fall waren die Kardiologen in der Improvisation bestens geschult, wenn z. B. die passenden Katheter nicht verfügbar waren. Die Eigenproduktion von Kathetern aus „Meterware" und das Wiederaufarbeiten von Kathetern zur mehrfachen Verwendung, was gerade gegenwärtig aus durchaus ähnlichen Gründen wieder diskutiert wird, war in der DDR an der Tagesordnung und wurde von einer „Katheterschwester" unter einer großen Lupe jeden Tag praktiziert. Nicht mehr überwindbare Grenzen fanden Improvisation und Innovation im Krankenhaus, wenn es um die eigentliche Geräteentwicklung ging, wenn mechanische Transducer für die Ableitung von Pulskurven, Mikrophone mit definiertem Frequenzspektrum für die Phonokardiographie oder ganze Überwachungsanlagen für die Intensivstationen erforderlich wurden. Röntgentechnik und Ultraschalltechnik waren durch die raffinierten Tüftler und Bastler nicht zu ersetzen. Immerhin hat dieser Hintergrund zur Folge gehabt, dass die Techniker und Ingenieure aus den Kliniken später gesuchte Mitarbeiter bei medizintechnischen Firmen, in der Herzschrittmachertechnik, der Röntgentechnik und EKG-Verarbeitung wurden.

Der Verschluss des offenen Ductus arteriosus Botalli persistens mit Ivalon-Pfropfen durch *Prof. W. Porstmann* (Berlin) gehört zu den bekannt gewordenen technischen Eingriffen und wurde bereits erwähnt.

Prof. P. Romaniuk (Berlin) entwickelte für die Mitralklappenstenose einen Katheter, der transjugulär und transseptal in den linken Vorhof und transmitral in den linken Ventrikel eingeführt wurde, um nach Freisetzen eines Sägeblattes die eingeengte Mitralklappe zu eröffnen. Auch wenn sich das Verfahren nicht etabliert hat, muss es im Nachhinein als Weg zur Mitralklappenvalvuloplastie verstanden werden.

In Rostock erfolgten zwischen 1980 und 1990 unter der Leitung von *Prof. W. Urbaszek* Versuche zur Entwicklung eines künstlichen Herzens. Die Situation für dieses Projekt war gerade an der Rostocker Universitätsklinik durch die Präsidentschaft von Klinikdirektor Prof. Dr. H. Klinkmann in der Weltgesellschaft für Künstliche Organe besonders günstig. Dadurch bestand zunächst Zugang zu Mitteln und Geräten und die nötige Unterstützung durch die regionale und zentrale Administration sowie internationale Kontakte (Prof. W.J. Kolff, Salt Lake City/USA). Im Ergebnis des Projekts lag ein mehrfach überarbeitetes und verbessertes künstliches Herz aus Polyurethan vor, das pneumatisch gesteuert wurde. Als Herzklappen wurden Björk-Shiley-Prothesen verwendet. Ein Einsatz erfolgte im Tierversuch am Kalb in Brno (Slowakei) mit einer Überlebensdauer von über 200 Tagen. Letztlich kam es zu keiner industriellen Produktion, weil die schwerfällige Planwirtschaft am Ende der DDR mit ihren limitierten Mitteln zu der nötigen Flexibilität nicht in der Lage war.

Prof. S. Müller hatte in Jena die ersten Herzmuskelbiopsien in Europa vorgenommen. Das von ihm entwickelte, in Suhl gebaute und später von P. Richardson in London modifizierte Biotom gestattete erstmals die Entnahme mehrerer Biopsien aus dem Herzen. Die bildgebende Ultraschalltechnik begann in der DDR mit Untersuchungen in Halle, Dresden und Jena bereits in den 50er-Jahren und wurde vor allem von Prof. *R. Millner* vorangetrieben, der Sonographiegeräte und Dopplersonden entwickelte, die in Halle hergestellt wurden. Eine „eiserne Lunge" hatte *K. Tietze* gebaut. Eine Herz-Lungen-Maschine von *Prof. K. L. Schober* und dem Biopysiker *Struss* ist noch heute in Halle zu besichtigen.

Präventive Kardiologie, epidemiologische Untersuchungen und Register

Das zentralistisch und dirigistisch geführte Gesundheitswesen der DDR war der ideale Ort für epidemiologische Untersuchungen, konnten doch Kollegen in Kliniken und Ambulanzen einfach durch dienstliche Anweisung zur Mitarbeit verpflichtet werden. Epidemiologische Untersuchungen benötigen kaum technische Voraussetzungen, und verwertbare Ergebnisse waren praktisch vorprogrammiert.

Herzinfarktbekämpfungsprogramm. In diesem Programm wurden repräsentative Bevölkerungsräume in Form eines Stadtbezirks einer Großstadt (Berlin-Mitte), einer Stadt mit zugehörigem Landkreis (Erfurt Stadt und Land), einer mittleren Kreisstadt (Prenzlau) und einer Kleinstadt (Dippoldiswalde) hinsichtlich der Inzidenz und Entwicklung von Morbidität und Mortalität am Herzinfarkt über Jahre hinweg beobachtet. Die Meldung eines Infarkts oder Infarktverdachts war obligat. Obduktionen sind in jedem Fall erfolgt, was ebenfalls heute nicht mehr möglich ist. Das Projekt wurde von *Dr. S. Möckel* (Dessau) initiiert und nach seinem Tod bis zum Ende der DDR fortgesetzt. Es ist oftmals auf den Tagungen der GKA darüber berichtet worden. Zum Problem wurde bereits zu Beginn und zunehmend in den folgenden Jahren, dass das Projekt eher die Insuffizienz der kardiologischen Betreuung in der Breite dokumentierte als den Erfolg von Interventionen. Dies erklärt sich zwanglos aus den limitierten technischen Voraussetzungen in den betroffenen Regionen. Erst in den 90er- Jahren zeigte sich, dass die Infarktmortalität in den neuen höher als in den alten Bundesländern war. Diese Erkenntnis war für den Sachkenner weniger überraschend, hätte allerdings das erste Ergebnis des Herzinfarktbekämpfungsprogramms sein müssen.

Hypertoniebekämpfungsprogramm. Ein besseres Schicksal erlebte das Hypertoniebekämpfungsprogramm. Zumindest standen diagnostische und therapeutische Verfahren zur Verfügung. Systematisch wurden die Arbeiter verschiedener Betriebe, bestimmte Jahrgänge einer Stadt- oder Landbevölkerung oder die Kinder eines bestimmten Schuljahres untersucht.

Zentrales Herzschrittmacher-Register. Dieses Register wurde von *J. Witte* (Berlin) geführt und enthielt bis 1991 ausnahmslos alle in der DDR implantierten oder ausgetauschten Herzschrittmacher einschließlich aller Komplikationen und damit Daten zu Implantation und Follow-up von über 62.000 Herzschrittmachern. Eine solche 100%ige Erfassung der Implantationen ist sonst nirgendwo wieder erreicht worden. Die gegenwärtigen Bemühungen um eine Fortsetzung des Deutschen Zentralregisters Herzschrittmacher GmbH von Prof. W. Irnich wären 1991 auch für das DDR-Register zu wünschen gewesen.

Experimentelle Kardiologie

Der Nachweis einer Antigenwirkung von Betarezeptoren und die Demonstration von Antikörpern als Mechanismus einer Kardiomyopathie geht auf Untersuchungen aus Berlin-Buch zurück. Ein Assay zur Bestimmung der Phosphorylase als Marker einer myokardialen Nekrose wurde ebenfalls in der Arbeitsgruppe von Prof. A. Wollenberger entwickelt. Antiarrhythmika wurden mit Patch-clamp-Techniken untersucht.

SCHLUSSWORT

Letztlich erfüllte die GKA die Funktionen der DGK in der DDR, nachdem die politische Administration mit dem Bau der Mauer am 13. August 1961 die Wirksamkeit der DGK in der DDR verhinderte. Die GKA sollte alle Aufgaben der DGK übernehmen in der Wissenschaftsorganisation, für die medizinische Betreuung und in der Fortbildung der Ärzte. Von diesen Aufgaben wurde bis auf einige genannte Ausnahmen vor allem der Fortbildungsaspekt durch die Organisation von Kongressen und Regionaltagungen und die Einführung der Subspezialisierung Kardiologie/Angiologie erfüllt. Für eine Erfüllung der anderen Aufgaben standen weder Voraussetzungen noch Mittel zur Verfügung. Die GKA wurde nach der 3. Hochschulreform und speziell ab 1972 durch ihre Protagonisten missbraucht für politische Zwecke und zur Förderung systemkonformer Ärzte. Trotzdem sind aus der Tätigkeit der GKA und der kardiovaskulären Medizin Spuren verblieben, von denen einige bewahrt und mit Nutzen heute verwendet werden können. Als nach dem Fall der Mauer am 9. November 1989 die DGK wieder für die Ärzte und Patienten auf dem Territorium der DDR wirksam wurde, hatte die GKA ihre Funktion erfüllt und löste sich auf.

DANKSAGUNG

Die Materialsammlung für dieses Kapitel erwies sich als schwierig: Private Dokumentensammlungen wie öffentliche Archive in Bibliotheken sind zu großen Teilen mit der Entsorgung der DDR-Vergangenheit verlorengegangen. Informationen von Zeitzeugen und Beteiligten hatten ihre Grenzen: Der Autor hat zahlreiche Kardiologen der DDR angesprochen und angeschrieben:

Wenige waren – aus welchen Gründen auch immer – nicht zur Mithilfe bereit. Der Autor bedauert diese Entscheidung, weil damit Informationen und Argumente fehlen, die hätten belegen können, dass in der DDR mit anderen Möglichkeiten, mit weit begrenzteren Mitteln als in der alten Bundesrepublik und mit ungleich größeren Schwierigkeiten ordentliche Kardiologie und Angiologie betrieben wurden.

Sechs Mitglieder der GKA – alles ehemals Protagonisten der GKA und der Kardiologie in der DDR – wurden bewusst nicht befragt, weil ihre Aussagen weder damals glaubwürdig waren noch heute nachprüfbar sein würden. Bezeichnend ist, dass nur zwei von ihnen heute Mitglied der Deutschen Gesellschaft für Kardiologie – Herz- und Kreislaufforschung sind.

Umso mehr ist der Autor folgenden Kollegen zu Dank verpflichtet: PD Dr. E. Altmann (Dresden), Prof. Dr. I. Aßmann (Erfurt), PD Dr. K.D. Dück (Erfurt), Prof. Dr. H. Fiehring (Berlin), PD Dr. B. Graf (Schwerin), Dr. H.J. Kleiner (Berlin), Prof. Dr. G.H. von Knorre (Rostock), Dr. E. Meisel (Dresden), Prof. Dr. H. Mörl (Heidelberg), Prof. Dr. S. Müller (Jena), Dr. A. Neugebauer (Leipzig), Dr. P. Piorkowski (Cottbus), Prof. Dr. H.J. Pech (Strausberg), Dr. R. Pundrich (Magdeburg), Prof. Dr. J. Schauer (Leipzig), Dr. D. Schwartze (Halle), Prof. Dr. Dr. h.c. K. Seige (Halle), Prof. Dr. W. Teichmann (Halle), Prof. Dr. H. Trenckmann (Leipzig), Prof. Dr. W. Urbaszek (Greiz), Prof. Dr.

H.J. Volkmann (Annaberg-Buchholz) und Prof. Dr. J. Witte (Berlin). Sie haben gesammelte eigene Unterlagen zur Verfügung gestellt und mit ihren Erinnerungen und vielfältigem Rat geholfen.

LITERATUR UND QUELLEN

1. Bericht über die Tagung des Vorstands der GKA vom 16.1.1970
2. Bericht über die Vorstandssitzung der GKA vom 5.2.1971
3. Bericht über die Vorstandssitzung der GKA vom 22.10.1971
4. Bericht über die Vorstandssitzung der GKA vom 17.1.1974
5. Protokoll über die Sitzung der GKA vom 15.10.1971
6. Bericht über die Mitgliederversammlung der GKA vom 17.5.1972
7. Bericht über die Vorstandssitzung der GKA vom 14.5.1972
8. Bericht über die Vorstandssitzung der GKA vom 5.9.1972
9. Bericht über die Vorstandssitzung der GKA vom 23.1.1973
10. Bericht über die Vorstandssitzung der GKA vom 21.9.1973
11. Rundschreiben an alle Mitglieder vom März 1970
12. 7. Mitteilung der GKA vom Oktober 1969
13. 8. Mitteilung der GKA vom April 1970
14. 9. Mitteilung der GKA (vom April 1972?)
15. 10. Mitteilung der GKA (vom Juni 1972?)
16. 11. Mitteilung der GKA vom 20.11.1972
17. 12. Mitteilung der GKA vom 26.7.1973
18. Mitteilungsblatt Nr. 13 der GKA vom 4.3.1975
19. Mitteilungsblatt Nr. 14 der GKA vom Juli 1975
20. Mitteilungsblatt Nr. 15 der GKA vom 11.5.1976
21. Mitteilungsblatt Nr. 16 der GKA vom 20.8.1976
22. Mitteilungsblatt Nr. 17 der GKA vom Dezember 1976
23. Mitteilungsblatt Nr. 18 der GKA (kein Datum, etwa Frühjahr 1977)
24. Mitteilungsblatt Nr. 19 der GKA vom September 1977
25. Mitteilungsblatt Nr. 20 der GKA vom April 1978
26. Mitteilungsblatt Nr. 21 der GKA vom Juni 1978
27. Mitteilungsblatt Nr. 22 der GKA (kein Datum)
28. Mitteilungsblatt Nr. 23 der GKA vom November 1979
29. Mitteilungsblatt Nr. 24 der GKA vom September 1980
30. Mitteilungsblatt Nr. 25 der GKA vom Februar 1981
31. Mitteilungsblatt Nr. 26 der GKA (kein Datum)
32. Mitteilungsblatt Nr. 27 der GKA vom Januar 1982
33. Mitteilungsblatt Nr. 28 der GKA vom Juli 1982
34. Mitteilungsblatt Nr. 29 der GKA vom Februar 1983
35. Mitteilungsblatt Nr. 30 der GKA vom Juli 1984
36. Mitteilungsblatt Nr. 31 der GKA vom Juni 1985
37. Mitteilungsblatt Nr. 32 der GKA vom Mai 1986
38. Mitteilungsblatt Nr. 33 der GKA vom Juni 1986
39. Mitteilungsblatt Nr. 34 der GKA vom Juni 1987
40. Mitteilungsblatt Nr. 35 der GKA vom Juni 1988
41. Mitteilungsblatt Nr. 36 der GKA vom Januar 1989
42. Mitteilungsblatt Nr. 37 der GKA vom Juli 1989
43. Statut der Gesellschaft für Kardiologie und Angiologie der DDR vom 1.7.1970
44. Statut der Gesellschaft für Kardiologie und Angiologie der DDR vom 1.6.1972
45. Statut der Gesellschaft für Kardiologie und Angiologie der DDR vom 2.4.1982
46. Mielke U, Kramer K (1997) Der Vorgang Prof. Dr. med. habil. Linke. Die Medizinische Akademie Magdeburg und das Ministerium für Staatssicherheit. Forschungsheft 2
47. Matthes T, Rohland L, Spaar H (1981) Die medizinisch-wissenschaftlichen Gesellschaften der DDR, Teile I/II. VEB Volk und Gesundheit, Berlin
48. Mehlig J (1999) Wendezeiten: Die Strangulierung des Geistes an den Universitäten der DDR und dessen Erneuerung. Bock & Herchen, Bad Honnef
49. Bruns G (1999) Politischer Widerstand an den Medizinischen Fakultäten der DDR bis 1961. In: Zeitzeugen berichten: Wie die DDR die Universitäten unterdrückte. Deutscher Hochschulverband, Heft 67

2 Geschichte der Herz- und Kreislaufpathologie

W. Hort

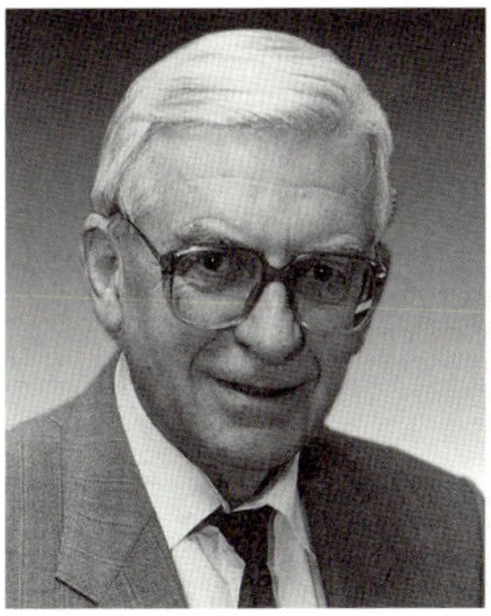

W. Hort

Ein beachtlicher Teil der Geschichte der Herz- und Kreislaufpathologie im deutschsprachigen Raum während der letzten 75 Jahre spiegelt sich in den *Verhandlungsberichten der Deutschen Gesellschaft für Kreislaufforschung* und der heutigen Gesellschaft für Kardiologie – Herz- und Kreislaufforschung wider. Im Mittelpunkt dieser Darstellung stehen die bei diesen Tagungen gehaltenen Hauptreferate mit pathologisch-anatomischem Inhalt, ergänzt durch eine Auswahl weiterer morphologischer Vorträge, Demonstrationen und Posterbeiträge, kurze Hinweise auf frühere fundamentale Beiträge sowie einige bahnbrechende internationale Mitteilungen.

ARTERIO- UND KORONARSKLEROSE

Umfangreiche arteriosklerotische Veränderungen traten schon im Altertum auf, wie Untersuchungen von 3.000 Jahre alten ägyptischen Mumien ergaben [50]. Es bedurfte jedoch eines langen Weges, um den Zusammenhang zwischen Arterienveränderungen und Infarkt zu erkennen. Angeregt durch Beobachtungen an plötzlichen Todesfällen, bei denen die Obduktion als wesentlichsten Befund schwere Veränderungen an den Kranzarterien ergab, fanden 1881 Cohnheim et al. [10] bei der Unterbindung von Koronararterien des Hundes die lebenswichtige Rolle der Koronararterien bestätigt. Cohnheims Schüler Weigert [61] erkannte 1880 die ursächliche Bedeutung der Koronarstenose und -okklusion für die Infarktentstehung.

Bei ähnlichen Versuchen, wie sie Cohnheim et al. [10] durchführten, fiel Parade (*Verh* 4: 141–149, 1931)[1] das schnell zum Tode führende Kammerflimmern auf, und er führte die relativ kleinen Infarkte auf eine gute Kollateralisierung zurück.

Bei den nur selten durchgeführten Ligaturen von Koronarvenen gehörte S. Laufer (*Verh* 8: 223–228, 1935) zu den Vorreitern. Eine hohe Unterbindung der V. coronaria magna führte anfangs zu einer deutlichen Stauung im Vorhofsmyokard und später stellenweise zu einer atrialen Fibrose, während das Ventrikelmyokard keine wesentliche Schädigung erlitt. Dies führte Laufer mit Recht auf die Thebesischen Venen zurück.

Interessante, heute zum Teil fast vergessene Aspekte zur Pathogenese der Arteriosklerose finden sich in mehreren morphologischen Hauptreferaten der Gesellschaft. Auf der 2. Tagung bekräftigte 1929 G.B. Gruber [19] die Auffassung, dass Veränderungen in der Arterienwand mit Saftstauungen, Quellungen und hydropischer Degeneration den Lipidablagerungen vorausgingen. Diesen lokalen Stoffwechselstörungen stünden regenerativ-kompensatorische Prozesse gegenüber, die nicht als alleinige Abnutzungsprozesse gedeutet werden sollten. Die Arteriosklerose sei also ein komplexes Geschehen, bei dem auch eine nervale Entstehung diskutiert wurde, für die der Magdeburger Pathologe G. Ricker eintrat, dessen Relationspathologie damals noch lebhaft diskutiert wurde.

Erst 26 Jahre später – 1955 – war die Koronarsklerose mit dem Schwerpunkt der Koronarthrombose ein Hauptthema. Dabei stellte E. Müller an den Anfang der Pathogenese eine Durchlässigkeitserhöhung des Endothels, die zu einer Plasmainsudation mit Auflockerung der Intima führe. In Faserverdichtungen oberflächlicher Intimaanteile mit Diffusionserschwerung sah er eine Gefahr für die Ernährung der Gefäßwand mit Erstickung im Kern-

[1] Voll zitiert sind im Literaturverzeichnis nur die Hauptreferate und einige Schlüsselarbeiten. Bei anderen Vorträgen und Abstracts sind jeweils im Text bis 1982 die Nummern der Verhandlungsbände der Deutschen Gesellschaft für Kreislaufforschung (*Verh* ...) und ab 1983 die Bände der *Zeitschrift für Kardiologie* (*Z Kardiol* ...) sowie die jeweiligen Seiten- und Jahreszahlen hinter den Autorennamen angegeben.

gebiet der Intima, nachfolgenden atheromatösen Herden und geschwürigem Aufbruch. Eiweißablagerungen hielt er für einen Wegbereiter von Intimaverquellungen, die zu einer hypoxischen Nekrose und einer dramatischen Strombahneinengung beitragen könnten. Derartige Befunde sind im letzten Weltkrieg und kurz danach beim plötzlichen Tod jüngerer Menschen beschrieben worden, die offenbar über lebhafte Quellungsmöglichkeiten in der Intima verfügten.

Müller hob auch Endothelläsionen mit Freigabe von Thrombokinase als thrombenbegünstigenden Faktor bei akuter Intimaverquellung hervor, betonte aber, dass Koronarthromben auch auf dem Boden entzündlicher Kranzarterienveränderungen entstehen könnten. Er erkannte sogar schon als einer der ersten die Bedeutung von Deckplatteneinrissen (Abb. 2.1) und beschrieb, dass es bei größeren Nekroseherden in der Kranzarterienintima wegen ihrer breiigen Konsistenz zu stärkeren Verschiebungen der verhärteten Oberfläche und zu feinen Oberflächeneinrissen im Wetterwinkel des ansteigenden Drittels der Herde und in extremen Fällen sogar zu geschwürigen Aufbrüchen des Herdes kommen könne. Als auslösende Ereignisse sah er akute Mehrbeanspruchungen der Wand über solchen Herden, z. B. auch bei psychischer Belastung und körperlicher Anstrengung an. Es sollten noch weitere zehn Jahre vergehen, bis 1965 und 1966 gleichzeitig und unabhängig voneinander vier verschiedene Forscher, darunter auch D. Sinapius [57] anhand umfangreicher Serienschnitte den Deckplatteneinriss als die fast allen tödlichen Koronarthrombosen zugrunde liegende Ursache entlarven konnten (Lit. siehe [25]).

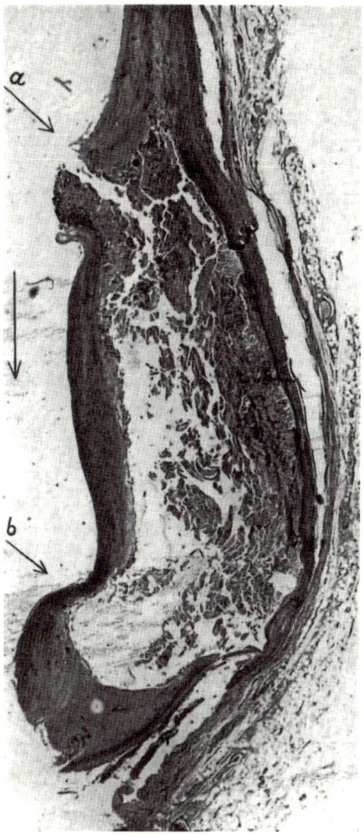

Abb. 2.1
Deckplatteneinriss (*a*) in einer Kranzarterie. (Aus Müller 1955 [39])

Weitere fast 20 Jahre später (1984) stellte W.H. Hauss [21] als entscheidendes pathogenetisches Prinzip der Koronarsklerose die von ihm intensiv bearbeitete unspezifische Mesenchymreaktion in den Mittelpunkt. Er betrachtete dabei alle Gefäßwandzellen – ohne in Endothel-, Media- und adventitielle Zellen zu unterteilen – als Mesenchymzellen. Das fundamentale, primäre und obligate Ereignis im Werdegang der Arteriosklerose sah er in Stoffwechselstörungen mit nachfolgender unspezifischer Mesenchymreaktion, die z. B. durch Risikofaktoren oder viele andere pathologische Faktoren ausgelöst würden. Eine fehlerhafte Produktion von Proteoglykanen, Glykoproteinen, Kollagen und Elastin führe dann zur Entstehung von Hyalinosen und Fibrosen sowie zur Zerstörung von Wandstrukturen. Dadurch würden die normalen Transitstrecken deformiert und die Versorgung der Gefäßwandzellen gestört.

Experimentelle Untersuchungen, bei denen 1913 Anitschkow [2] eine herausragende Rolle spielte, führten zu der Auffassung, dass Cholesterin eine entscheidende Bedeutung für die Entstehung der Arteriosklerose habe. Martha Schmidtmann, eine der ersten Frauen, die sich schon im ersten Drittel des 20. Jahrhunderts in der Pathologie einen Namen machten, sah bei cholesteringefütterten Ratten Gefäßveränderungen, die sich deutlich von der Arteriosklerose beim Menschen unterschieden (*Verh* 5: 283–284, 1932), aber bei einer kombinierten Fütterung mit Vigantol der menschlichen Arteriosklerose ähnlicher wurden.

Bei cholesteringefütterten Kaninchen beobachteten Fleckenstein-Grün et al. (*Z Kardiol* 80, Suppl 6: 5, 1991) in der Aorta neben Cholesterinablagerungen auch einen massiven Kalziumanstieg, der sich durch Kalziumantagonisten vermeiden ließ. Die letzteren scheinen auch eine antiproliferative Wirkung zu besitzen (Reinker et al., *Z Kardiol* 84, Suppl 3: 35, 1993).

Eine frühe klinische Beschreibung schwerster xanthomatöser Kranzarterienveränderungen bei einem Adoleszenten mit allgemeiner Xanthomatose auch der Haut und Aorta ist Hess (*Verh* 7: 57–66, 1934) zu verdanken, bei der wir heute an die außerordentlich seltene familiäre homozygote Hypercholesterinämie denken würden.

Das *Endothel* gilt mit Recht als Wächter der Intima, und ihm wird eine Schlüsselstellung in der Pathogenese der Arteriosklerose eingeräumt. In der Zeit des Aufbruchs der Endothelforschung betonten Hammersen u. Hammersen [20] bereits die erheblichen funktionellen und strukturellen Unterschiede des Endothels in Abhängigkeit vom Gefäßtyp, dem Standort und der Spezies. Damals gelang auch schon die Charakterisierung verschiedener Endothelsubpopulationen mit Hilfe monoklonaler Antikörper in Venen, Arterien und Kapillaren von Herz und Nieren (Müller et al., *Z Kardiol* 74, Suppl 3: 67, 1985). Vorher hatten Dahm et al. (*Verh* 40: 222–224, 1974) rasterelektronenmikroskopisch in einer experimentellen Karotisstenose wirbelartige Endothelzellen beobachtet, die ihre Orientierung in der Längsachse des Gefäßes verloren hatten. Offenbar bestand hier keine laminare Strömung mehr.

Raster- und transmissionselektronenmikroskopisch fand Lenz [32] an Ratten mit experimenteller Hypertonie und Hypercholesterinämie in geschwollenen Kranzarterienendothelien Lipidtröpfchen und phagozytierte Cholesterinkristalle, die in Langzeitversuchen wieder verschwanden. Selten traten kleine mit Thrombozyten bedeckte Lücken im Endothelverband auf, und es fanden sich vermehrte Endothelzellteilungen, aber auch endotheliale Riesenzellen und Pseudoendothelien.

Die hauchdünnen Endothelien vermögen eine noch vor zwei Jahrzehnten nicht geahnte Fülle hochwirksamer Substanzen zu produzieren. Dazu gehört auch das Endothelin-1. Seine Expression ist in arteriosklerotischen Plaques erhöht, und damit wird auch die gesteigerte Vasokonstriktion beim akuten Koronarsyndrom in Zusammenhang gebracht (Zeiher et al., *Z Kardiol* 84, Suppl 1: 225, 1995).

Rudolf Virchow [60] bezeichnete 1856 die Arteriosklerose als Endoarteriitis chronica deformans sive nodosa, aber er verstand unter einer Entzündung etwas anderes als wir heute (siehe [25]). Neuerdings wird, beflügelt durch die Möglichkeiten der Immunhistochemie, der *Entzündungstheorie der Arteriosklerose* ein sehr hoher Stellenwert eingeräumt. Dabei finden die Adhäsionsmoleküle starke Beachtung, die z. B. das Anhaften von Monozyten an Endothelien bewerkstelligen. Dazu gehören interzelluläre und vaskuläre Adhäsionsmoleküle (ICAM-1 und VCAM-1). Inzwischen sind aber auch Antagonisten bekannt geworden, die im Tierversuch die endotheliale Expression von Adhäsionsmolekülen hemmen, z. B. c^3Ado (Langheinrich et al., *Z Kardiol* 88, Suppl 1: 113, 1999).

Schon in ganz frühen Stadien der Arteriosklerose, die sich in einer umschriebenen Auflockerung leicht verdickter Intimaabschnitte äußern, lässt sich C-reaktives Protein nachweisen, das in vitro chemotaktisch menschliche Blutmonozyten anzulocken vermag (Torzewski et al., *Z Kardiol* 88, Suppl 1: 141, 1999) Auch Anteile des Komplementsystems finden sich schon sehr früh, so der terminale Komplementkomplex C5b-9(m), der die Proliferation von glatten Muskelzellen zu stimulieren vermag (Torzewski et al., *Z Kardiol* 88, Suppl 1: 142, 1999) und auch die Expression von IL-6 aus glatten Muskelzellen bewirken kann (Viedt et al., *Z Kardiol* 89, Suppl. 5: 76, 2000).

In einer signifikant positiven Korrelation zwischen der Ausdehnung der Arteriosklerose in den Kranzarterien, Karotiden und Beinarterien und den Antikörpern gegen Zytomegalie- und Herpes-simplex-Typ-2-Viren sahen Espinola-Klein et al. (*Z Kardiol* 89, Suppl 5: 219, 2000) einen möglichen Hinweis auf einen ursächlichen Zusammenhang, während Bickel et al. (*Z Kardiol* 89, Suppl 5: 292, 2000) bei Patienten mit koronarer Herzerkrankung anhand von Serumantikörpern eine Infektion mit Chlamydia pneumoniae als den am strengsten assoziierten Pathogenitätsfaktor herausstellten.

Bei Restenosen nach Ballondilatation oder Stentimplantation fanden Carlsson et al. (*Z Kardiol* 87, Suppl 1: 184, 1998) keinen Zusammenhang mit serologisch nachgewiesenen Antikörpern gegen Chlamydien oder Helicobacter pylori, während Radtke et al. (*Z Kardiol* 89, Suppl 5: 206, 2000) über ein positives Ergebnis berichteten. In Atherektomiepräparaten aus der A. carotis beschrieben Schmidt et al. (*Z Kardiol* 87, Suppl 1: 176, 1998) immunhistochemisch bei 9 von 11 Patienten Chlamydia pneumoniae in zellarmem, entzündeten Gewebe, während Bauriedel et al. (*Z Kardiol* 89, Suppl 5: 15, 2000) besonders häufig chlamydiale Hitzeschockproteine in Schaumzellnestern von Patienten mit instabiler Angina pectoris fanden. Im krassen Gegensatz dazu stehen vollständig oder fast vollständig fehlende Chlamydiennachweise mit der PCR-Reaktion an koronaren Atherektomiepräparaten (Scheller et al., *Z Kardiol* 87, Suppl 1: 176, 1998, sowie Haberbosch, *Z Kardiol* 87, Suppl 1: 176, 1998). Für diese ausgeprägten Diskrepanzen dürften in erster Linie methodische Gründe verantwortlich sein, und in neuester Zeit mehren sich kritische Stimmen, die davor warnen, die Arteriosklerose als eine durch Chlamydien verursachte Infektionskrankheit aufzufassen.

Die Bestandteile der extrazellulären Matrix arteriosklerotischer Herde sind ebenfalls elegant mit immunhistochemischen Methoden zu entschlüsseln. In zellreichen Arealen überwiegt Kollagen vom Typ III, V und VI, in zellarmen dagegen Kollagen vom Typ I und IV sowie Laminin, und Desmin ist in den fibromuskulären Zellen nur ganz selten nachweisbar (Gonschior et al., *Z Kardiol* 82, Suppl 35, 1993).

Mit Hilfe der Angiographie lässt sich am lebenden Patienten der Verlauf der Koronarsklerose verfolgen. Bei *vergleichenden klinisch-pathologischen Kranzarterienuntersuchungen* an Patienten, die innerhalb von zwölf Stunden nach intravitaler Koronarangiographie verstarben, fiel Kuhn et al. (*Verh* 39: 305–309, 1973) auf, dass sich in angiographisch unauffälligen Gefäßsegmenten schon ausgeprägte koronarsklerotische Herde finden können. Dies stimmt mit den grundlegenden Befunden von Glagov et al. [16] überein, nach denen oft arteriosklerotische Herde zuerst nach außen wachsen und dabei die Adventitia vorwölben.

Herztransplantierten Patienten droht eine *Transplantatvaskulopathie.* Sie führt zu einer diffusen, distal betonten Kranzarterieneinengung und wird offenbar durch einen immunologischen Endothelschaden induziert (siehe v. Scheidt, *Z Kardiol* 88, Suppl 2: II/28, 1999). Im Myokard stellt sich danach bald ein deutlich vermehrter Kollagen-Typ-I-Gehalt ein (Wiener et al., *Z Kardiol* 84, Suppl 3: 42, 1995). Darin könnte eine mögliche Erklärung für die reduzierte Dehnbarkeit transplantierter Herzen liegen.

INTERVENTIONELLE KARDIOLOGIE UND RESTENOSEN

Der Siegeszug der Ballondilatation ist mit dem Handicap der Restenose behaftet, die etwa jeden 3. dilatierten Patienten ereilt. Aber auch die alternativen interventionellen Methoden, z. B. die Verwendung eines Stents oder die Atherektomieverfahren, bleiben davon nicht verschont (siehe Valassis et al., *Z Kardiol* 89, Suppl 5: 256, 2000).

Ursprünglich wurde die Proliferation modifizierter glatter Muskelzellen in der durch interventionelle Methoden mechanisch geschädigten Intima als alleiniger Restenosemechanismus angesehen. Für den raschen initialen Lumenverlust sind jedoch die elastischen Rückstellkräfte wesentlich, und neuerdings wird auch Narbenbildungen in der Adventitia eine Bedeutung bei der Restenoseentstehung beigemessen. Pels et al. (*Z Kardiol* 88, Suppl 1: 143, 1999) sahen beim Hausschwein nach wiederholter Ballondilatation eine dramatische Zunahme des adventitiellen Bindegewebes, deren ausgewanderte Zellen sie sogar für die Hauptakteure bei der Neointimabildung hielten (Pels et al., *Z Kardiol* 87, Suppl 1: 55, 1998).

Bei der intimalen Restenose sind die Organellen in den modifizierten glatten Muskelzellen überwiegend vermehrt, die Myosinfilamente aber vermindert (siehe Gonschior et al., *Z Kardiol* 81, Suppl 3: 17, 1992). Diese Muskelzellen zeichnen sich in der Gewebekultur durch ein lebhaftes Wachstum nach Zugabe verschiedener Wachstumsfaktoren – wie EGF, bFGF, PDGF und ILG-2 – aus (Bauriedel et al., *Z Kardiol* 81, Suppl 3: 21, 1992). Immunhistochemisch enthalten sie auch Moesin, ein Protein, das offenbar bei der Zytoskelettbildung mitwirkt und in dem Blindt et al. (*Z Kardiol* 89, Suppl 5: 4, 2000) ein Markerprotein der Restenoseentstehung sehen.

Bei der Verhinderung und Bekämpfung der Restenosen ruhen in jüngster Zeit Hoffnungen auf einer Strahlentherapie. Auch rückt der Wunschtraum näher, durch einen lokalen Gentransfer wirkungsvoll zu intervenieren. Im Tierversuch gelang dies z. B. durch eine genetische Veränderung glatter Gefäßmuskelzellen mit einem eingebrachten Galaktosidase-Reportergen (von der Leyen, *Z Kardiol* 84, Suppl 1: 217, 1995), und die Proliferation glatter Muskelzellen könnte auch durch eine Überexpression des NO-Synthasegens gehemmt werden (von der Leyen, *Z Kardiol* 89, Suppl 5: 52, 2000).

THROMBOSE UND EMBOLIE

Bei der 7. Tagung (1934) hielt L. Aschoff ein Referat über Thrombose und Embolie [3], das auch heute noch durch seine brillante Klarheit besticht. Er führte darin aus: Die Bildung der kammförmigen Strukturen innerhalb des

Abscheidungsthrombus setzt ein klebriges Material voraus, das in den agglutinierenden Blutplättchen vorhanden ist. Die Blutplättchen verdichten sich sehr schnell zu hyalinen Massen, die bald keine positive Fibrinreaktion mehr abgeben.

Viele Faktoren tragen zur Bildung spontaner Thromben bei: Eine Blutstromverlangsamung, Veränderungen in der Strombahn sowie die Anzahl und Agglutinierbarkeit der Blutplättchen. Ein wesentlicher Hinweis auf die Bedeutung physikalischer Faktoren liegt in der am häufigsten vorkommenden Lokalisation spontaner Thromben im Zusammenflussgebiet der Oberschenkelvenen. Der damals von anderen favorisierten Bedeutung der Endothelsensibilisierung stand Aschoff sehr skeptisch gegenüber und betonte, dass die Thrombose kein vorrangiges Blut- und Endothelphänomen sei, aber er lehnte eine Endothelreaktion als Mitursache spontaner Thrombenbildung auch nicht kategorisch ab.

Eine entgegengesetzte Auffassung vertrat auf derselben Tagung Dietrich (*Verh* 7: 48–52, 1934): Weder die Kreislaufstörung noch die Veränderungen der Blutbeschaffenheit könnten die Trombenentstehung befriedigend erklären, sondern „nur die Betrachtung des Verhältnisses von Gefäßwand und Blut". Der Beginn und Sitz eines Thrombus hänge von den Wechselwirkungen ab, die sich an bestimmtem Stellen zwischen Blut und Gefäßwand abspielen. Dietrich postulierte eine von der Gefäßinnenfläche ausgehende Koagulationswirkung auf das Blutplasma und maß auch örtlichen infektiösen oder toxisch-resorptiven Einflüssen eine wesentliche Bedeutung für die Thrombenbildung bei, ebenfalls Endothelveränderungen mit Zellvermehrungen und Kernverklumpungen, die Aschoff als Altersveränderungen abtat. Heute wissen wir, dass alle hier von Aschoff und Dietrich aufgeführten Faktoren bei der Thrombenbildung von Bedeutung sind. Umso mehr ist die Thrombenlehre Virchows zu bewundern, die in ihrer Trias: Veränderungen der Gefäßwand, des Blutstroms und der Blutsammensetzung auch heute noch ihre volle Gültigkeit hat.

APOPTOSEN IN ARTERIEN

Neuerdings sind in den Kranzarterien auch Apoptosen nachgewiesen worden. Die laminare Schubspannung reduziert ihre Rate in Endothelzellen offenbar über eine Induktion von antiapoptotischen Genen. In fortgeschrittenen koronarsklerotischen Polstern traten bei instabiler Angina pectoris mehr Apoptosen als bei stabiler auf, ohne dass sich Unterschiede in pro- (Bcl-2) und antiapoptotischen (Bcl-s) Regulatorgenen fanden (Hutter et al., *Z Kardiol* 88, Suppl 1: 112, 1999). Nach experimenteller Ballon-Endotheldenudation der A. carotis von Ratten wurde eine verminderte Expression des Apoptoseagonisten Bax beobachtet. Eine dadurch begünstigte Restenoseentstehung wird diskutiert (Schöbel et al., *Z Kardiol* 87, Suppl 1: 179, 1998). Nach experimenteller Angioplastie der A. ilica des Kaninchens waren schon nach 30 Minuten in der Media mehr Apoptosen als nach Stentimplantation vorhanden (Weinschenk et al., *Z Kardiol* 87, Suppl 1: 219, 1998). Auch bei radioaktiven Stents war die Apoptoserate erhöht (Hehrlein et al., *Z Kardiol* 87, Suppl 1: 218, 1998).

DURCHBLUTUNGSSTÖRUNGEN DES MYOKARDS

Die klinisch bedeutsamsten sind die Angina pectoris und der Herzinfarkt. In jüngerer Zeit erweiterte sich die Palette vor allem durch die Untersuchungen am hibernierenden Myokard.

ANGINA PECTORIS

In einem kurzen Vortrag berichtete F. Büchner (*Verh* 7: 52–53, 1934) über seine bahnbrechenden Beobachtungen über das Auftreten von Innenschichtnekrosen der linken Kammerwand und besonders der Papillarmuskeln als Folge einer Anstrengungsangina. Ähnliches beobachtete er auch bei anämisierten Kaninchen nach starker Anstrengung.

AKUTER HERZINFARKT

Der *Häufigkeitsstatistik* liegen die Angaben auf den Totenscheinen zugrunde, die oft sehr fragwürdig sind. Am zuverlässigsten sind immer noch die Obduktionsergebnisse. Die Zahl der Sektionen ist jedoch so dramatisch zurückgegangen – in Deutschland liegt sie derzeit nur bei etwa 1% –, dass daraus keinerlei repräsentative Werte mehr abzuleiten sind. Umso wichtiger sind Ergebnisse aus der ehemaligen DDR, z. B. mit einer fast 100%igen Obduktionsquote in der Görlitzer Studie, nach der als Grundleiden ischämische Herzerkrankungen bei 22% der verstorbenen Männer und bei 15% der verstorbenen Frauen vorlagen (Modelmog, *Z Kardiol* 80, Suppl 6: 13, 1991). In einer europäischen Fünfländerstudie war der Anteil der ungeklärten Todesursachen in Zentren mit der geringsten Sektionsfrequenz am höchsten (40% in Toulouse bei einer Obduktionsrate von 1% bei Frauen und 3% bei Männern) und am geringsten (0,3%) in Turku bei einer Sektionsfrequenz von 82–83% (Löwel et al., *Z Kardiol* 82, Suppl 3: 43, 1993).

Über die *Morphologie* referierte 1979 W. Hort [24] und betonte, dass es bis heute noch keine färberische (Anmerkung: und im Jahr 2000 auch noch keine immunhistochemische) Methode gäbe, die eine sichere morphologische Diagnose eines großen, ganz frischen Infarktes erlaubt. Diese Voraussetzung erfüllt aber eine einfache quantitative Methode, die sich auf die Beobachtung stützt, dass sich die Herzmuskelzellen von dem Augenblick an, in dem sie irreversibel geschädigt sind, auch postmortal nicht mehr kontrahieren können. Sie verharren in gedehntem Zustand und sind nicht fragmentiert. Bei riesigen Infarkten können selbst nach einer Überlebenszeit von fünf Monaten noch die groben Strukturen des kontraktilen Apparates erkannt werden. Bei etwa jedem 4. großen Infarkt finden sich in der Randzone jüngere Nekroseherde als Ausdruck einer weiteren Ausdehnung („Extension“).

Bei ungefähr jedem 2. zum Tode führenden Infarkt treten im Einwanderungsgebiet der Granuolozyten Mikroabszesse auf, in deren Bereich die kollagenen Fasern zerstört sind und die Wegbereiter einer Herzruptur werden können. Schoenmackers (*Verh* 45: 140, 1979) fasste zusammen, dass die Rupturgefahr beim ersten Infarkt größer als bei nachfolgenden sei und dass die Koronarsklerose außerhalb des Infarktgebietes im Durchschnitt geringer als bei Nicht-Rupturherzen wäre.

Eine neue Dimension auch für das Verständnis der Durchblutungsstörungen des Myokards eröffnete die Elektronenmikroskopie. Wie schnell sie sich in der Nachkriegszeit entwickelte, zeigt der Vergleich zweier Abbildungen von Mitochondrien in den Verhandlungsberichten. Die erste stammt aus dem Referat des Begründers der Gesellschaft, Bruno Kisch, *„Physiologische Ergebnisse der Elektronenmikroskopie des Herzens"* aus dem Jahre 1952 [30]. Er hatte damals (siehe [53]) als niedergelassener Kardiologe im City Hospital in Elmhurst begonnen, sich in die Elektronenmikroskopie einzuarbeiten. Die Gewebsproben wurden damals z. T. noch in Formalin fixiert und die Schnitte waren dick. Dennoch erlaubten sie, die Mitochondrien zu erkennen, von denen Kisch bereits vermutete, dass sie Zytochrom a, b und c enthielten.

Abbildung 2.2 a macht jedoch verständlich, dass B. Kisch sie zunächst für Kunstprodukte hielt. Es ist daran noch nichts von der Vielgestaltigkeit ihrer Membranstrukturen mitsamt den Cristae zu sehen. Diese sind bereits neun Jahre später in aller Klarheit in Abb. 2.2 b zu erkennen, die Franz Büchner (Abb. 2.3) 1961 [9] in seinem Referat über die Pathologie des Herzmuskelstoffwechsels demonstrierte, in dem er die Mitochondrien in den Mittelpunkt stellte. Seine Mitarbeiterin Elisabeth Mölbert hatte bei der akuten Hemmung des aeroben Stoffwechsels in der Herzmuskelzelle als

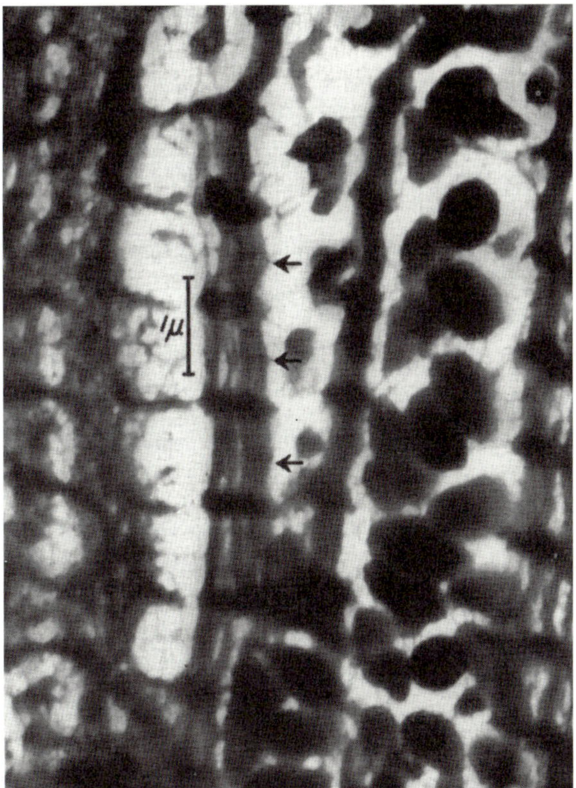

a

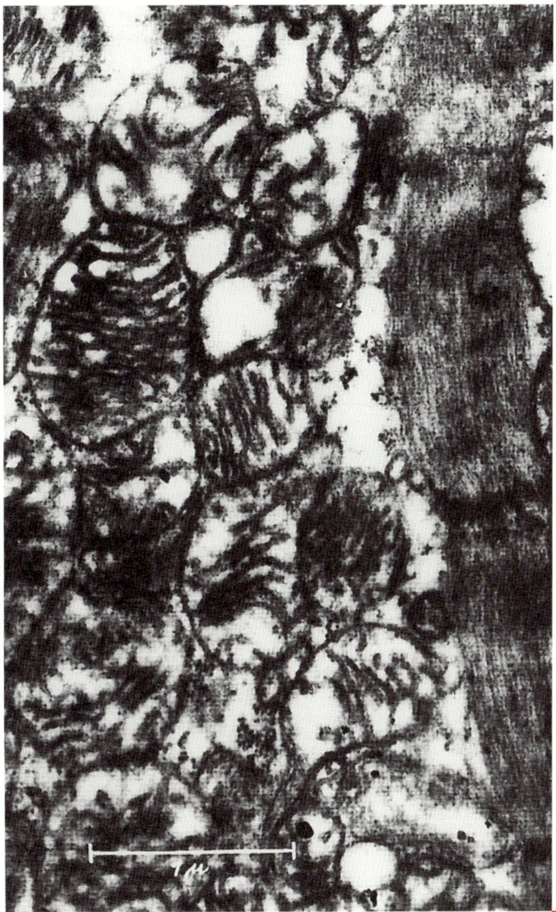

b

Abb. 2.2
Mitochondrien im Herzmuskel. **a** Frühe elektronenmikroskopische Abbildung ohne erkennbare Innenstrukturen. (Aus Kisch 1952 [30]). **b** Neun Jahre spätere Abbildung mit sehr gut erkennbaren Binnenstrukturen der Mitochondrien. (Aus Büchner 1961 [9])

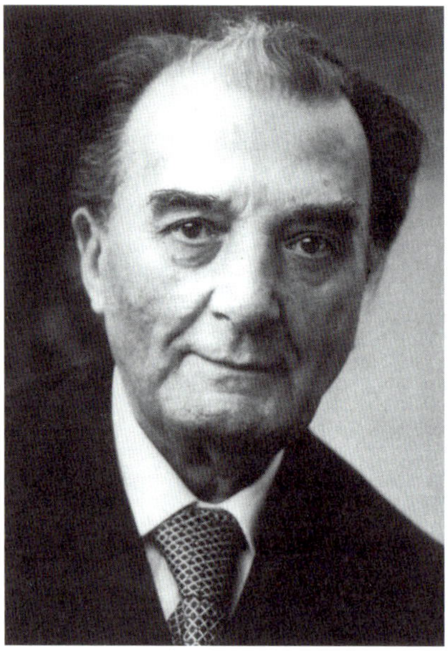

Abb. 2.3
Prof. Dr. med. Drs. h.c. Franz Büchner. Geboren am 20. Januar 1895 in Boppard. Habilitation in Freiburg 1927. Ordentlicher Professor für allgemeine Pathologie und pathologische Anatomie in Freiburg 1936. Emeritiert 1963. Gestorben am 9. März 1991. Er hatte den Mut, seine Stimme zu erheben, als die Nationalsozialisten Grundfesten der ärztlichen Ethik erschütterten

frischeste Veränderung in den Cristae noch reparable Zerstörungen beobachtet. Auch war es damals schon in Büchners Institut in Freiburg gelungen, ein Glukose-1-Phospat spaltendes Enzym elektronenmikroskopisch in den Mitochondriencristae zu lokalisieren. Nach 25 Minuten anhaltendem Sauerstoffmangel verschwand es im Rattenexperiment vollständig, kehrte aber nach einer Stunde der Erholung wieder.

Später (1979) berichteten W. und J. Schaper [52] auch über ultrastrukturelle Veränderungen beim experimentellen Infarkt. Sie maßen auf dem Weg zu irreversiblen strukturellen Veränderungen den Mitochondrienschädigungen als Ausdruck der gestörten Energiebereitstellung einen hohen Stellenwert bei.

Inzwischen sind die als irreversibel geltenden ultrastrukturellen Veränderungen recht gut definiert (Lit. siehe [25]). Eine praktische Bedeutung haben sie für eine Infarktfrühdiagnose beim Menschen aber nicht erlangt. Interessant ist, dass sich z. B. Schäden an kontraktilen Proteinen mit immunfluoreszenzmarkierten Antikörpern früher als mit dem Elektronenmikroskop nachweisen ließen (Hein et al., *Z Kardiol* 79, Suppl 1: 129, 1990).

Beim großen Myokardinfarkt beherrscht die Koagulationsnekrose das Bild. Daneben wird derzeit die Apoptose lebhaft diskutiert. Sie tritt besonders in der Infarktrandzone auf. Biochemische Apoptosemarker (bcl-2 und bax-Protein) fanden sich bei sieben Tage alten experimentellen Infarkten von Wistarratten, aber auch im nichtischämischen Myokard (Schwarz et al., *Z Kardiol* 89, Suppl 5: 140, 2000).

Es ist erstaunlich, dass selbst riesige Herzinfarkte durch die Anpassungsfähigkeit des Herzmuskels überlebt werden können. Beim Unterbinden der linken Kranzarterie der Ratte wird der größte Teil der linken Kammerwand zerstört. Der Blutdruck fällt um etwa 20% und das Minutenvolumen um gut die Hälfte ab. Dagegen steigt der Mitteldruck in der rechten Kammer um gut die Hälfte an, und das Gewicht ihres freien Anteils nimmt auf das Doppelte zu. Offenbar kann hier die rechte Kammerwand die linke bei ihrer Arbeit unterstützen, wofür auch ein Einstrahlen ihrer Muskelzüge in die Narbe spricht (Hort et al., *Verh* 30: 288–292, 1964).

Koronararterien- und Myokardveränderungen

Das Verhältnis von Kranzarterien- und Myokardveränderungen bei Störungen der regionalen Myokardperfusion im menschlichen Herzen behandelte 1975 W. Hort [23] anhand sehr zahlreicher postmortaler Koronarangiographien und von Großschnitten durch das Kammermyokard. Die Kranzarteriendurchmesser sind dem Wachstum des Herzens angepasst und nehmen selbst bei sehr starker Hypertrophie noch etwas zu. Die Größe der Versorgungsgebiete der rechten Koronararterie und des linken umschlingenden Astes schwanken sehr stark, die des linken absteigenden Astes deutlich geringer. Dies hat einen entscheidenden Einfluss auf die Infarktgröße.

Infarktauslösende Koronarstenosen oder -verschlüsse liegen zwar ganz überwiegend in den Hauptstämmen der Kranzarterien, manchmal aber auch in den Seitenästen, meist am Abgang von Ästen 1. Ordnung. Ihr Auftreten korreliert in der Regel mit der Schwere der Stenosen in den Stämmen. Die Dehnbarkeit der Koronararterien nimmt mit zunehmendem Alter ab. Der histologische Aufbau der koronarsklerotischen Herde ist unabhängig von den Hauptrisikofaktoren mit Ausnahme der extrem seltenen familiären homozygoten Hypercholesterinämie.

Die Korrelation zwischen dem poststenotischen Versorgungsgebiet und der Topographie des Infarktes ist außerordentlich eng. Darin liegt ein augenfälliges Argument für die koronare Entstehung des Herzinfarktes (siehe auch [24]). Auch die Innenschichtnarben folgen den koronaren Versorgungsgebieten. Bei Eingefäßerkrankungen sind sie segmental und nicht diffus in der linken Kammerwand angeordnet.

Obwohl Stenosen und Verschlüsse in der rechten Koronararterie und im linken absteigenden Ast ungefähr gleich häufig auftreten, sind isolierte kompakte Rechtsinfarkte sehr selten. Sie kommen z. B. bei langstreckigen thrombotischen Verschlüssen vor. Meist finden sich aber nur kleine Ausfälle im Myokard der rechten Kammerwand. Es gibt keinen magischen Stenosegrad, bei dem im Myokard stets etwas passieren muss. Die Beziehungen sind komplex. Die Blutzufuhr kann durch Kollateralen wirksam ergänzt werden, und der Blutbedarf nimmt parallel zum Herzgewicht zu.

KORONARKOLLATERALEN

Aus einer frühen koronarangiographischen Studie, die aber keine sichere Beurteilung des Koronarflusses zulässt, schlossen Ensslein et al. (*Verh* 42: 327–330, 1976), dass bei fortgeschrittener koronarer Herzkrankheit ein gut ausgebildeter Kollateralkreislauf Ausdehnung und Schichttiefe eines Infarktes vermindern und die Myokardfunktion unter Ruhebedingungen aufrechterhalten könne. Auch im Tierversuch wurde eine vollwertige Ersatzdurchblutung durch Kollateralen im Arbeitskreis von Meesmann vermisst (Amann et al., *Verh* 37: 151–154, 1971).

Beim Hund ist nach akutem Verschluss des linken R. circumflexus, dessen myokardiales Versorgungsgebiet am größten ist, die Frühmortalität an Kammerflimmern besonders hoch. Tiere mit ausgeprägten Kollateralen können jedoch überleben (Schleyer et al., *Verh* 39: 203–207, 1973).

Am nachhaltigsten hat die Gruppe von W. Schaper tierexperimentell das Kollateralenproblem mit immer wieder neuen Methoden bearbeitet. An Hunden mit allmählicher Einengung der Kranzarterien konnte W. Schaper schon 1970 (*Verh* 36: 186–188, 1970) ein Kollateralenwachstum durch radioaktive Thymidin-Markierung der DNS nachweisen. Zur Wachstumsinduktion war eine mindestens 80%ige Lumeneinengung notwendig (Wüsten u. Schaper, *Verh* 44: 186, 1978). Die Kollateralendurchblutung ist nach W. und J. Schaper [52] bei der Ligatur eines kleinen Seitenarterienastes besonders effektiv. Als Fernziel postulierten sie, ein 24-stündiges Überleben des Herzmuskels zu erreichen, weil danach die erste Zellteilungsphase in den Kollateralgefäßen abgeschlossen sei und die Durchblutung derart ansteige, dass ein funktionelles Überleben möglich werde. Dieser Wunsch ging jedoch bisher nicht in Erfüllung. Mit Hilfe monoklonaler Antikörper bzw. der In-situ-Hybridisierung konnte im Schaperschen Arbeitskreis schon 1990 der Fibroblastenwachstumsfaktor (FGF), der bei der Arteriogenese eine Rolle spielt (Bernotat-Danielewski et al., *Z Kardiol* 79, Suppl 1: 40, 1990), im ischämischen Myokardareal und der Differenzierungsfaktor TGF-β_1 in Herzmuskelzellen der angrenzenden Randpartie nachgewiesen werden (Wünsch et al., *Z Kardiol* 79, Suppl 1: 41, 1990).

Neuerdings unterscheidet W. Schaper die Arteriogenese, die zum Ausbau präexistenter Arteriolen führt, und die Angiogenese, die sich auf das Kapillarwachstum bezieht (Schaper, *Z Kardiol* 88, Suppl 2: 69, 1999, und *Z Kardiol* 89, Suppl 5: 51, 2000). Bei der Angiogenese aktivieren die erhöhten Scherspannungen das Endothel, das daraufhin seinen Phänotyp ändert und Adhäsionsmoleküle exprimiert (Schaper, *Z Kardiol* 88, Suppl 2: 69, 1999).

Das molekulare Geschehen ist bei der Arteriogenese bisher nur lückenhaft bekannt. Am Kaninchenmodell mit Verschluss der A. femoralis wurde mit einer speziellen PCR etwa jedes 4. der ungefähr 15.000 in Gefäßen exprimierten Gene überprüft und mit dem Klon 86b2 ein möglicher Inhibitor der Arteriogenese isoliert (Kampmann u. Zimmermann, *Z Kardiol* 89, Suppl 5: 142, 2000). Inzwischen gibt es auch schon erste Ansätze zu einer Gentherapie mit einem Gentransfer von angiogenetisch wirksamen aktiven Wachstumsfaktoren ins ischämische Muskelgewebe (Witzenbichler, *Z Kardiol* 89, Suppl 5: 53, 2000). Für eine sichere Erfolgsbeurteilung ist es aber noch zu früh.

HIBERNIERENDES MYOKARD

Bei stenosierenden und okkludierenden Koronarsklerosen gibt es nicht nur die beiden schon lange bekannten Extreme, die Nekrose und das normale Myokard, sondern auch Zwischenstufen, zu denen das hibernierende Myokard gehört. Elsässer et al. (*Z Kardiol* 84, Suppl 4: 107–114, 1995) beschrieben an intraoperativ entnommenen transmyokardialen Biopsien von Patienten mit koronarer Herzerkrankung eine bunte Fülle von Veränderungen: Die Herzmuskelzellen ließen z. T. strukturlose, sarkoplasmareiche Areale mit Verlust von Myofibrillen und Zytoskelettstrukturen sowie eine Sequestrierung von Zellpartikeln in extrazellulären Räumen erkennen. Bei derartigen Biopsien ist es aber nicht selten unmöglich zu entscheiden, ob sie tatsächlich aus dem hibernierenden Myokard stammen. Viel übersichtlicher sind die Verhältnisse, wenn das ganze Herz, z. B. bei der Obduktion, zur Verfügung steht. Beim Infarkt bleibt eine etwa vier bis acht Muskelzellen breite Zone erhalten, die durch Diffusion von der Lichtung her ernährt wird. Diese Zellen sehen zum Teil wasserhell aus, weil sie den größten Teil ihrer Organellen verloren haben. Diesen Befund hielt man früher (siehe [24]) für eine Nekrose, obwohl diese Zellen noch einen Kern besitzen. Heute kann man in dieser Zone ein Paradebeispiel für ein hibernierendes Myokard sehen (siehe [25]).

KARDIOPLEGIE

Für die Herzchirurgen waren entscheidende Fragen, wie lange das Herz einen Stillstand aushält, mit welcher kardioplegischen Lösung es durchströmt werden soll und wie lange die Wiederbelebungszeit bei Normo- und Hyperthermie dauert. Darüber hat H.J. Bretschneider, einer der prominentesten Herz- und Kreislaufphysiologen seiner Zeit, in einem mustergültigen Referat im Jahre 1964 berichtet [7]. Nach plötzlicher Unterbrechung der Blut- und Sauerstoffzufuhr zum Herzen wurden drei Phasen unterschieden:

1. Latenzzeit = störungsfreies Intervall mit noch ungestörter Funktion,
2. Funktionserhaltungszeit (auch als Überlebenszeit bezeichnet), vom Beginn der Funktionsstörung bis zum Erlöschen der Funktion,
3. Zeitraum vom Beginn der Lähmung bis zum Eintritt irreversibler Schäden.

Die Summe dieser drei Phasen wird auch als Wiederbelebungszeit bezeichnet.

Bei Operationen am offenen Herzen wurde zunächst eine mit manchen Nachteilen behaftete Kaliumchloridlösung verwendet, der Bretschneider die von ihm entwickelte kardioplegische Lösung gegenüberstellte, die weite Anwendung fand. Auf derselben Tagung berichtete H. Meessen [36] (Abb. 2.4) über strukturelle Veränderungen bei Herzstillstand und Herzstillegung. Er gehörte mit seinen Mitarbeitern zu den Pionieren der Elektronenmikroskopie des Herzens, und Poche u. Lindner [45] war es mit zu verdanken, dass die lichtmikroskopisch als Glanzstreifen imponierenden Gebilde als Grenzen der Herzmuskelzellen erkannt wurden.

Beim Menschen fanden sich nach Kardioplegie durch Kaliumzitrat stets myokardiale Strukturveränderungen in Form frischer interstitieller Ödeme, Hämorrhagien, hyaliner Querbänder oder sogar ausgedehnter Nekrosen. Die Variationsbreite der elektronenmikroskopischen Befunde war aber sehr groß, sodass es oft rätselhaft blieb, warum ein strukturell schwer geschädigtes Herz erst jetzt oder ein weniger geschädigtes schon jetzt versagte. Poche [44] beobachtete darüber hinaus Erweiterungen des sarkoplasmatischen Retikulums und der transversalen Tubuli sowie Mitochondrienveränderungen. Hyperkontraktionsbänder in Herzmuskelzellen wurden als Hypoxiefolgen unter gleichzeitiger mechanischer Belastung aufgefasst. Glanzstreifendehiszenzen waren nach Kalziumentzug, verschiedenen Vergiftungen und Myokarditis, aber auch nach körperlicher Belastung bekannt geworden.

Abb. 2.4
Prof. Dr. med. Drs. h.c. Hubert Meessen. Geboren am 10. September 1909 in Würselen. Habilitation in Freiburg 1938. Ordentlicher Professor für allgemeine Pathologie und pathologische Anatomie in Düsseldorf 1949. Emeritiert 1977. Gestorben am 1. August 1992

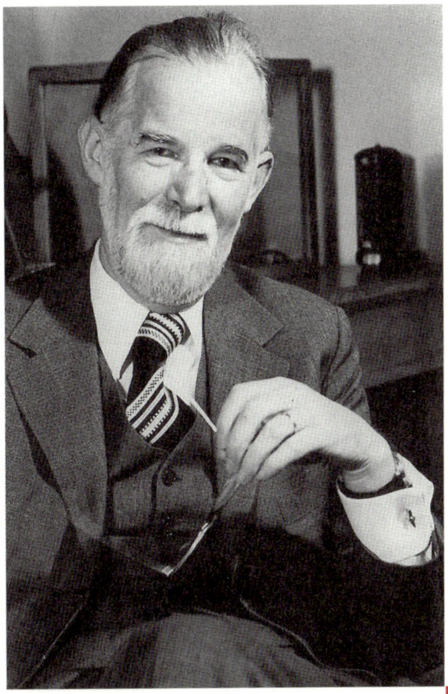

PLÖTZLICHER HERZTOD

Auf der Herbsttagung 1987 referierte W. Hort über pathologisch-anatomische Befunde beim plötzlichen Herztod (veröffentlicht von W. Hort und Mitarbeitern [28]). Ursächlich steht im mittleren und höheren Alter die koronare Herzkrankheit mit großem Abstand an der Spitze, gefolgt von einer bunten Fülle anderer Koronarerkrankungen von der Dissektion bis zur Koronariitis und pathologischen Veränderungen der die Kranzarterien begleitenden Nerven. Plötzlichen Todesfällen beim Sport liegt darüber hinaus nicht selten eine hypertrophe obstruktive Kardiomyopathie oder eine rechtsventrikuläre Arrhythmie zugrunde. Bei Kindern und jungen Erwachsenen sind die angeborenen Herzfehler, Anomalien im Erregungsleitungssystem und Myokarditiden nicht selten auslösende Ursachen. Als bis dahin unbekannte Veränderungen kommen Fehlbildungen der Herzmuskulatur hinzu, vom Fehlen der Kompakta in der rechten Kammerwand bis zu zusätzlichen Muskelbündeln über den Kammerwänden.

HERZHYPERTROPHIE

H.J. Knieriem behandelte 1972 [31] die elektronenmikroskopischen Veränderungen in hypertrophierten Herzmuskelzellen mit Schwellung von Mitochondrien, Vermehrung von Ribosomen, Vergrößerung des Golgi-Apparates sowie Entfaltung des sarkoplasmatischen Retikulums und Neubildung kontraktiler Elemente. Auch erwähnte er schon einige elektronenmikroskopische Befunde bei hypertropher und familiärer Kardiomyopathie und wies auf die spezifischen Granula der Herzmuskelzellen hin.

Die karyologischen Grundlagen für die Herzhypertrophie vermittelte Pfitzer [43]. Sandritter u. Scomazzoni [51] hatten als erste in normalen Herzmuskelzellen einen unterschiedlichen DNS-Gehalt im Verhältnis 2:4:8 und in hypertrophen Herzen eine Verschiebung zu höheren Polyploidiegraden beschrieben. In einem 950 g schweren menschlichen Herzen vermisste Pfitzer 2C-Kerne, fand aber extrem hohe 16C-, 32C- und 64C-Polyploidiegrade. Sie scheinen bei der Herzatrophie erhalten zu bleiben.

Im Gegensatz zum Menschen kommt es bei den meisten Tieren bei der Hypertrophie zu keiner Verschiebung der Kernklassen. Dagegen besteht bei Affen eine gute Übereinstimmung mit den Befunden beim Menschen. Entstünde die Polyploidie durch eine Kernverschmelzung, müsste die Kernzahl dramatisch abnehmen. Statt dessen erfolgt aber eine entsprechende DNS-Synthese.

Die Möglichkeit zur Rückbildung der Herzhypertrophie bekräftigte H. Frenzel 1985 in seinem Referat [15]. Bei Ratten hatte sich eine durch Schwimmen bedingte harmonische Hypertrophie innerhalb von zwei Wochen weitgehend zurückgebildet mit einer nahezu kompletten Normalisierung der Herzmuskelzellen und der Volumenrelation ihrer Organellen. Ganz Ähnliches ereignete sich bei der Rückbildung einer hochgradigen druckbedingten Rechtsherzhypertrophie beim Schwein durch eine experimentelle Stenosierung der A. pulmonalis. Beim Menschen blieb nach Klappenersatz die Rückbildung der Herzhypertrophie unvollständig, offenbar mitbedingt durch Fibrosen und Narbenbildungen in den Kammerwänden.

Über die Entstehung eines Cor pulmonale bei experimenteller Lungenembolie berichtete E. Kirch (*Verh* 7: 31–42, 1934). Er unterschied eine myogene Dilatation, die sich beim erkrankten oder geschwächten Herzen einstellt und durch eine vorherrschende Erweiterung der Querachse auszeichnet, von einer tonogenen Dilatation, deren Morphologie er in einem Referat 1955 zusammenfasste [29]. Diese ereignet sich in einem zuvor völlig gesunden Herzen, besonders bei einer Widerstandserhöhung im Lungenkreislauf. Sie ist charakterisiert durch eine Vergrößerung und Umformung der rechten Kammerlichtung mit Verlängerung besonders seiner Ausflussbahn nach unten und oben mit Fortsetzung in das Pulmonalisostium und den Anfangsteil der Lungenarterie. Beim chronischen Cor pulmonale kann schließlich eine myogene Rechtsdilatation hinzutreten.

HERZINSUFFIZIENZ

Zu Beginn des 20. Jahrhunderts hatten Aschoff u. Tawara [4] in insuffizienten Herzen vergeblich nach relevanten entzündlichen Veränderungen gesucht und deshalb funktionelle Gesichtspunkte für das Herzversagen verantwortlich gemacht. Schon 1928 auf der 1. Tagung der Deutschen Gesellschaft für Kreislaufforschung behandelte Dietrich [11] die pathologische Anatomie der Kreislaufschwäche und unterschied vier verschiedene Formen:
- herzmuskelbedingte,
- widerstandsbedingte (durch Klappenfehler oder extrakardial),
- nerval bedingte (unter dem Einfluss von Ricker) und
- durch periphere Gefäße bedingte.

Herzmuskelbedingte akzeptierte er nur bei einer ausgedehnten toxischen Myolyse oder einer Myokarditis bei Diphtherie oder Sepsis mit Aufhebung des Muskelzusammenhangs.

F. Büchner versuchte 1950 die Herzinsuffizienz durch eine Verknüpfung von Morphologie und grundlegenden Stoffwechselmechanismen zu deuten [8]. Ein entscheidendes Handicap sah er darin, dass bei einer chronischen Herzinsuffizienz die Durchblutung nicht mit der Hypertrophie Schritt halten könne. Den Koronararterien fehle die Fähigkeit zu einer adäquaten Erweiterung bei hohen Herzgewichten, und die Ernährung von hochgradig hypertrophierten Herzmuskelzellen sei durch einen ungenügenden Ausbau des Kapillarnetzes und verlängerte Diffusionswege erschwert. In der Herzdilatation sah er einen hilfreichen Korrekturmechanismus, weil eine stärkere Dehnung mit Verschmälerung der Herzmuskelzellen eine Verbesserung des Stoffaustauschs zwischen Kapillaren und Herzmuskelzellen bewirke. Albrecht hatte 1903 die Herzinsuffizienz durch eine Verminderung der Myofibrillen in Relation zum Sarkoplasma zu erklären versucht [1], die Büchner aber vermisste.

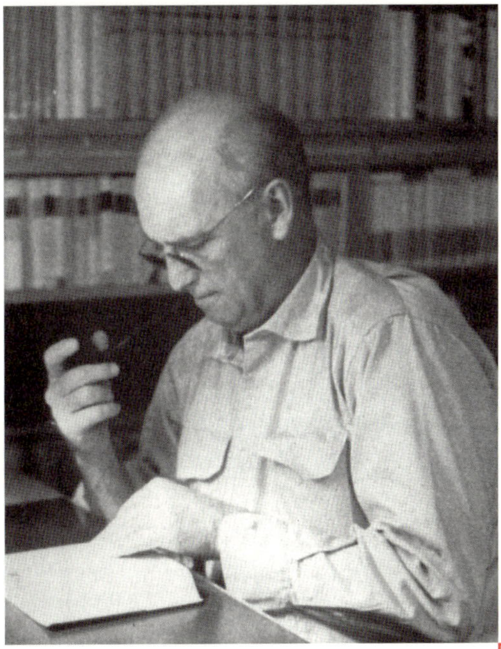

Abb. 2.5
Prof. Dr. med. Johannes Linzbach. Geboren am 26. Dezember 1909 in Bonn. Habilitation in Berlin 1943. Ordentlicher Professor für allgemeine Pathologie und pathologische Anatomie in Marburg 1954, in Göttingen 1960. Emeritiert 1977. -Gestorben am 24. März 1984

Ganz neue Gesichtspunkte trug auf derselben Tagung A.J. Linzbach (Abb. 2.5) vor [33]. Er hatte, gestützt auf seine mathematische Begabung, mit einfachen Methoden überraschende quantitative Befunde am Myokard erarbeitet, die im Gegensatz zu den damals anerkannten pathophysiologischen Vorstellungen über die Herzinsuffizienz standen. Er fand, dass das Herz ein zellkonstantes Organ ist, bei dem die Muskelzellen der rechten Kammerwand um soviel kleiner als die der linken sind, wie es den Gewichtsverhältnissen beider Kammerwände entspricht. Auch seien sie anders als in der linken Kammerwand gepackt. Ein harmonisches Wachstum sei nur bis zum kritischen Herzgewicht von 450–500 g möglich. Jenseits davon stünden dem Herzen zwei Grundtypen der strukturellen Anpassung zur Verfügung: die konzentrische und die exzentrische Hypertrophie. Bei der exzentrischen führe eine Stoffwechselinsuffizienz zu herdförmigen Untergängen im Myokard mit Schwielenbildungen. Diese irreversible Veränderung der „ausgelatschten Herzen" bezeichnete er als Gefügedilatation. Bei der exzentrischen Hypertrophie sei die funktionelle und strukturelle Anpassungsbreite auf ein Minimum reduziert, und kleinste zusätzliche Schäden könnten dann eine Herzinsuffizienz herbeiführen.

In der Folgezeit fügte Linzbach seinem Gebäude der quantitativen Morphologie weitere richtungsweisende Ergebnisse hinzu, die wesentliche Bausteine der beiden Referate von W. Hort über die Herzinsuffizienz 1968 [22] und 1982 [27] wurden. Das konstanteste Hauptmerkmal eines chronisch insuffizienten Herzens ist die Dilatation, verbunden mit einer unterschiedlich starken Hypertrophie. Sie wurde von Physiologen als Ausdruck einer entsprechenden Dehnung der Herzmuskelzellen gedeutet, womit sich die Vorstellung verband, dass – zumindest in Grenzen – eine gedehnte Muskelzelle sich wirksamer als eine ungedehnte kontrahieren könne. Linzbach konnte jedoch nachweisen, dass die Sarkomeren in chronisch dilatierten Herzen genauso weit wie in gesunden Herzen sind.

Eine Dilatation zwingt dem Herzen wegen der veränderten Geometrie ungünstige Arbeitsbedingungen auf, die zusätzlich mit einem ungünstigen Arbeitsdiagramm einhergehen. Ein stark dilatiertes Herz muss pro Gramm Muskulatur mit einer wesentlich höheren Kraftentfaltung als ein normales Herz arbeiten, und diese Mehrbelastung kann bei einem Cor bovinum nicht durch einen entsprechenden Zuwachs an Muskulatur ausgeglichen werden, weil die Fähigkeit zur Hypertrophie auch beim Herzen begrenzt ist. Linzbach erkannte auch, dass die ungünstigen Auswirkungen einer chronischen Herzdilatation beseitigt werden könnten, wenn z. B. durch die Exzision eines chronischen Herzwandaneurysmas die normale Ventrikelgeometrie annähernd wiederhergestellt würde.

Die Ursache einer chronischen Herzinsuffizienz ist bei großen Infarktnarben oder bei einer massiven Fettdurchwachsung der rechten Kammerwand mit weitgehendem Schwund der Kammermuskulatur (aryhthmogene rechtsventrikuläre Kardiomyopathie) augenfällig. Bei anderen Insuffizienzformen wurde und wird häufig eine ungenügende Blutzufuhr als Ursache angeschuldigt. Normale Kranzarterienstämme sind aber auch jenseits des kritischen Herzgewichts noch zu einer Lumenerweiterung fähig. Auch liegt im Kapillarbett mit seinem ziemlich festgefügten Raster keine Achillesferse, da jenseits des kritischen Herzgewichts die Herzmuskelzellen im Durchschnitt – bei allerdings starker Streuung – keine wesentliche Verdickung mehr erfahren, weil sie dann zu einer Hyperplasie fähig werden.

Im Eschöpfungsstadium der chronischen experimentellen Hypertrophie sind die Nukleinsäure- und Proteinsynthese reduziert, und es kann zum partiellen Verlust von Myofibrillen kommen. Dabei dürfte es sich eher um eine Folge als um die Ursache der Herzinsuffizienz handeln.

Die akute Herzinsuffizienz geht ebenfalls sehr oft mit einer akuten Dilatation einher. Selten liegt ihr eine akute Myokarditis zugrunde. Ein Paradebeispiel ist das akute Cor pulmonale bei Lungenembolie. Dabei sind die Sarkomeren nicht deutlich überdehnt. Daran werden sie durch ein kunstvolles System kollagener Fasernetze gehindert, die unterschiedlich weit gestellt sind. Das engste Netz bildet der Herzbeutel. Diese Sperre wird wirksam, wenn seine kollagenen Fasern entwellt sind. Der Herzbeutel erlaubt nicht allen Herzhöhlen gleichzeitig eine akute Dilatation. Diese kann erst ohne Herzbeutel eintreten, und ihre Grenzen bestimmt dann das kollagene Faserwerk im Epikard, das etwas weiter als im Herzbeutel gestellt ist.

Bei einem akut dilatierten Herzen werden die Herzmuskelfasern benachbarter Schichten ineinander geschachtelt, sie treten sozusagen „auf Lücke". Dieser Prozess spielt sich in geringerem Ausmaß schon bei jeder physiologischen Systole und Diastole ab und stellt einen Hauptmechanismus der Strukturdynamik des Myokards dar (siehe Hort, *Verh* 23: 343–346, 1957).

Neuerdings sind natürlich auch immunhistochemische Methoden am insuffizienten menschlichen Myokard angewandt worden. Dabei wurde z. B. eine Aktivierung des lokalen kardialen Endothelin-Systems aufgedeckt (Beyermann et al., *Z Kardiol* 88, Suppl 1: 179, 1999), und in der Skelettmuskulatur, die ja bei der Herzinsuffizienz nicht unbeteiligt ist, beeinflussen z. B. IL-1β und der TNF-α die Expression der induzierbaren NO-Synthase (iNOS; siehe Adams et al., *Z Kardiol* 88, Suppl 1: 195, 1999).

KREISLAUFKOLLAPS

Klothilde Gollwitzer-Meier war eine der ersten, die in der ursprünglichen Männerwelt der medizinischen Forschung eine selbstständige Stellung erreichte – zunächst als Leiterin des heute nach ihr benannten Instituts in Bad Oeynhausen. Sie referierte 1938 aus ihren Experimenten [17], dass die maßgeblichen Symptome beim Schock und Kollaps auf einer versagenden Rückflussregulierung beruhten und beschrieb deren Rückbildung z. B. durch die venokonstriktorische Wirkung des Histamins oder durch Wassereinstrom aus dem Gewebe.

H. Meessen (*Verh* 11: 275–278, 1938) fand überwiegend linksventrikuläre ausgedehnte Nekrosen bei Kaninchen, die nach wiederholtem senkrechten Aufrichten einen schweren orthostatischen Kollaps erlitten hatten.

ALTERSHERZ

Linzbach [34] betonte, dass das Alter einer Herzmuskelzelle lichtmikroskopisch nicht messbar sei. Er schrieb der Arteriolosklerose im Myokard eine entscheidende Rolle für die Leistungsschwäche der Greisenherzen zu. Rahlf [47] stellte die von Linzbach gründlich erforschte Polypathie des Altersherzens als mögliche Ursache einer latenten oder manifesten Herzinsuffizienz in den Mittelpunkt seines Referats und hob die große Häufigkeit der verkalkten Aortenstenose vom Mönckeberg-Typ hervor. Frenzel [14] referierte, dass bei alten Tieren in den Herzmuskelzellen Glykogen, Fetttropfen und endoplasmatisches Retikulum abnehmen. Das Lipofuszin ist kein altersspezifisches Pigment (siehe auch Böhmig, *Verh* 10: 254–258, 1937). Es beginnt mit rundlichen feingranulären Partikeln, denen sich elektronendichte Anteile sowie Lipidtröpfchen hinzugesellen, und es bilden sich größere Konglomerate. In den Mitochondrien treten gehäuft Myelinfiguren auf. Der Mitochondrien-Myofibrillen-Index sinkt deutlich ab, vor allem in der linken Kammerwand. Auch ultrastrukturell liegt also eine Polypathie vor.

Das senile Amyloid kann zum Vorhofflimmern und zur Herzinsuffizienz führen. Bei Ratten stellt sich im Gegensatz zum Menschen eine Altersfibrose im Myokard ein, und das Kollagen Typ I nimmt auf Kosten des Kollagens Typ II zu.

KARDIOMYOPATHIEN

Es gibt bei der *dilatativen Kardiomyopathie (DCM)* keine spezifischen makroskopischen, lichtmikroskopischen oder ultrastrukturellen Veränderungen. Die Volumendichte der zum Teil bizarren Mitochondrien ist teils vermehrt, teils vermindert (Frenzel et al., *Z Kardiol* 72, Suppl 1: 9, 1983). Nicht selten besteht ein hochgradiger, bereits lichtmikroskopisch erkennbarer Myofibrillenverlust (Rahlf, *Z Kardiol* 72, Suppl 1: 9,1983). Wie J. Schaper [54] 1995 ausführte, sind auch Titin und α-Aktinin (Abb. 2.6), die Aktin- und Myosinfilamente stabilisieren, reduziert, während das Intermediärfilament Desmin auch vermehrt sein kann. Gelegentlich werden auch Sequestrierungen zellulärer Partikel im extrazellulären Raum beobachtet. Bei der enterovirusassoziierten DCM fanden sich im Myokard erniedrigte Apoptoseraten (siehe Lotze et al., *Z Kardiol* 87, Suppl 5: 94, 1998).

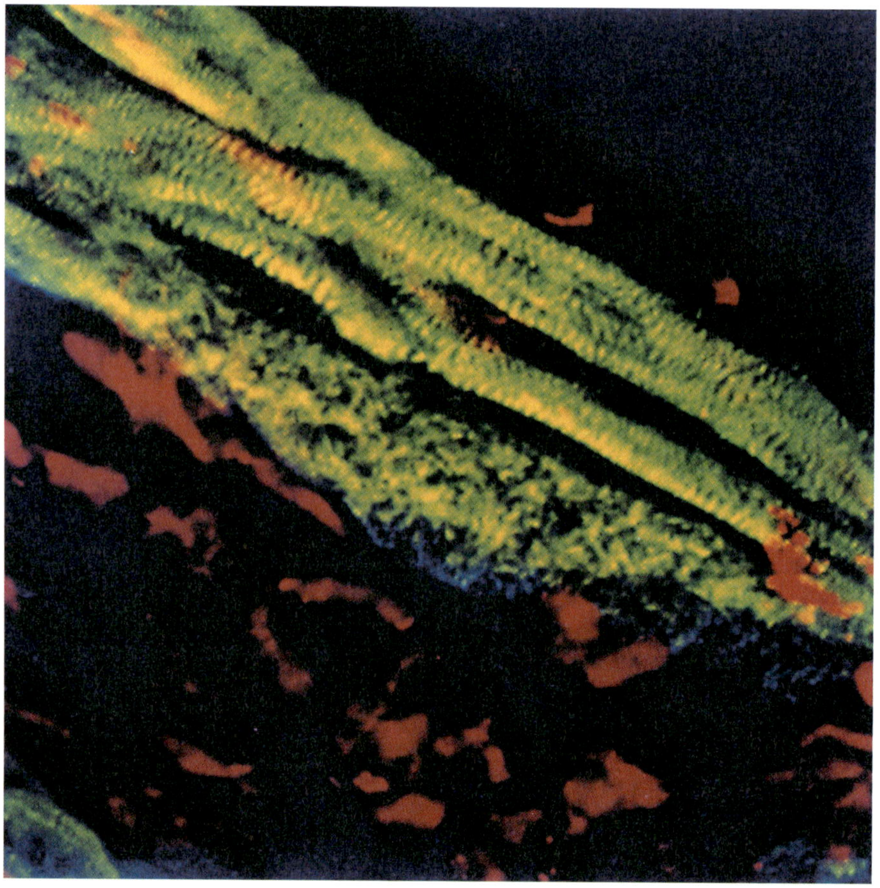

Abb. 2.6
Immunhistochemische Darstellung von α-Aktinin im Myokard bei dilatativer Kardiomyopathie. Die beiden oberen Herzmuskelzellen weisen eine regelrechte Querstreifung auf, in der darunter liegenden ist sie durch einen α-Aktinin-Mangel hochgradig gestört und zum Teil aufgehoben. (Mit freundlicher Genehmigung, aus [54])

Im Interstitium nimmt nach PCR-Untersuchungen das recht steife Kollagen Typ I im Vergleich zum dünnen, elastischen Kollagen Typ III zu (Pauschinger et al., *Z Kardiol* 88, Suppl 1: 155, 1999) und unterstützt vielleicht die systolische und diastolische Funktion. Auch das Matrixprotein Fibronektin und die Basalmembranbestandteile Laminin und Kollagen Typ IV sind vermehrt. Die Fibrose schwankt bei der DCM von geringer interstitieller Faservermehrung bis zu großflächigen Narbenfeldern (Rahlf, *Z Kardiol* 72, Suppl 1: 9, 1983). Am Endothel und interzellulär fand sich eine verminderte Expression der Adhäsionsmoleküle PECAM-1 und ICAM-1 (Lemkuhl et al., *Z Kardiol* 84, Suppl 3: 46, 1995).

Bei einigen DCM-Patienten kommen nennenswerte entzündliche Infiltrate als Ausdruck einer Myokarditis vor (siehe Regitz et al., *Z Kardiol* 73, Suppl 1: 19, 1984), und in chronisch-entzündlichen Infiltraten fanden sich verschiedenartige Zellen und Immunglobulinablagerungen (Schultheiss et al., *Z Kardiol* 79, Suppl 1: 31, 1990). Gelegentlich wurde mit der In-situ-Hybridisierung auch das Paravirus B19 nachgewiesen, das z. B. Ringelröteln, Arthralgien und fetale Myokarditiden verursachen kann (Aepinus et al., *Z Kardiol* 88, Suppl 1: 155, 1999), und auch Herpesviren wurden als Ursache der DCM diskutiert.

Der enterovirale Nukleinsäurenachweis in Myokardbiopsien schwankt in weiten Grenzen. Positiven Befunden, z. B. von Kandolf (*Z Kardiol* 79, Suppl 1: 81, 1990; *Z Kardiol* 88, Suppl 1: 159, 1999) mit der PCR und anderen Nachweismethoden, die bei Verlaufsbiopsien nach einem Jahr stark abgenommen hatten, stehen negative Befunde gegenüber (siehe Thomas et al., *Z Kardiol* 86, Suppl 3: 56, 1997). Hier sind noch manche methodische Fragen offen.

Bei der *hypertrophischen Kardiomyopathie* fanden Mundhenke et al. (*Z Kardiol* 82, Suppl 3: 38, 1993) bei Patienten mit deutlicher Herzinsuffizienz und etwas vermehrter Septumhypertrophie deutlich vermehrtes perimyozytäres Kollagen. Gietzen et al. (*Z Kardiol* 85, Suppl 5: 32, 1996) beobachteten bei einem vier Wochen nach transkoronarer Ablation der Septumhypertrophie (TASH) mit 96%igem Alkohol verstorbenen Patienten thrombotisch verschlossene septale Äste und einen großen lehmgelben Infarkt mit schmalem Organisationssaum. Das endgültige Schicksal derartiger, durch den hochprozentigen Alkohol sozusagen in situ fixierten Nekrosen ist offenbar noch unbekannt.

Bei der *nichtobstruktiven hypertrophischen Kardiomyopathie* bietet die Elektronenmikroskopie entscheidende differenzialdiagnostische Hilfen. Frenzel et al. (*Z Kardiol* 72, Suppl 1: 8, 1983) fanden z. B. unter 16 konsekutiven Patienten dreimal einen Morbus Fabry, einmal eine kardiale Amyloidose, und einmal bestand der Verdacht auf eine Glykogenose.

Bei der *arrhythmogenen rechtsventlikulären Kardiomyopathie* ist die Ursache des Ersatzes von Herzmuskelzellen durch Fettgewebe noch ungenügend abgeklärt. Gedacht wurde z. B. an entzündliche Prozesse. Eine von Thiene u. Basso (*Z Kardiol* 87, Suppl 1: 133, 1988) nachgewiesene sehr hohe Apoptoserate von Herzmuskelzellen könnte womöglich eine plausible Erklärung liefern.

MITOCHONDRIOPATHIEN

Bei ihnen gibt es noch sehr viel Neuland. Schwartzkopff et al. (*Z Kardiol* 74, Suppl 5: 72, 1985) sahen in Myokardbiopsien von Patienten mit Kearns-Sayre-Syndrom in 1–2% der Herzmuskelzellen schwere degenerative Veränderungen und konzentrische, schleifen- oder ringförmig angeordnete Cristae mitochondriales. Bei einer jungen Frau mit malignen Rhythmusstörungen beschrieben wiederum Schwartzkopff et al. (*Z Kardiol* 78, Suppl 4: 37, 1989) in vielen Herzmuskelzellen Mitochondrienveränderungen mit einer Verminderung der Zytochom-c-Oxidase. Eine weitere mitochondriale Myopathie bestand bei einer jungen Frau in der Schulter- und Beckenmuskulatur sowie im Myokard bei hochgradig reduzierter Pumpfunktion (Gehling et al., *Z Kardiol* 88, Suppl 2: 96, 1999).

MYOKARDITIS

Isolierte schwerwiegende Myokarditiden sind im Obduktionsgut sehr selten (Kunkel et al., *Z Kardiol* 72, Suppl 1: 9, 1983). In Endomyokardbiopsien schwanken die Häufigkeitsangaben sehr stark, je nach dem Beobachtungsgut, den verwendeten Kriterien und der eigenen Erfahrung (Lit. siehe [25]). Viruskulturen sind fast immer negativ, ebenso die Immunfluoreszenz (Richardson et al., *Z Kardiol* 72, Suppl 1: 34, 1983).

Als Hinweise auf Myokarditiden galt früher auch der Nachweis erhöhter antimyolemmaler Antikörper (Maisch, *Z Kardiol* 72, Suppl 1: 33, 1983). Bald folgten z. B. die indirekte Peroxidase-Methode zum Aufdecken einer MHC-Antigenexpression (Hufnagel et al., *Z Kardiol* 78, Suppl 1: 39, 1989) und der immunhistochemische Nachweis von T-Lymphozyten-Subpopulationen (Noutsias et al., *Z Kardiol* 84, Suppl 1: 213, 1995; Klingel et al., *Z Kardiol* 88, Suppl 1: 131, 1999). Zur Verlaufskontrolle und zum Nachweis einer enteroviralen Persistenz werden neuerdings auch Zytokin- und Interferon-γ-Spiegel kontrolliert (Kühl et al., *Z Kardiol* 88, Suppl 1: 74, 1999).

Schon 1984 gelang Zähringer et al. (*Z Kardiol* 73, Suppl 1: 19) mit seiner Hybridisierungstechnik erstmals der Nachweis von Virus-RNA im Herzmuskel infizierter Tiere. Inzwischen verbesserte Methoden sind zum Abschätzen einer Viruspersistenz willkommen. Diese Methoden erlauben auch elektronenmikroskopisch den Nachweis enteroviraler Nukleinsäure. Ob eine Infektion persistiert, hängt vom Erreger und vom Wirt ab. Im Tierversuch sind z. B. nur bestimmte Mäusestämme für eine chronisch-persistierende Coxsackie-B3-Virus-Myokarditis empfänglich, offenbar als Ausdruck einer ineffektiven humoralen Immunantwort (Schnorr et al., *Z Kardiol* 89, Suppl 5: 180, 2000).

Eine Schlüsselstellung nimmt derzeit die PCR ein. Allerdings sind die immunhistochemischen und molekularbiologischen Methoden nicht absolut spezifisch, haben methodische Tücken und lassen bei positivem Befund keine Aussage über die Vitalität eines Erregers zu. Auch diese Schwierigkeiten machen widersprüchliche Befunde verständlich. Immunhistochemische Methoden leisten auch wertvolle Hilfe beim Nachweis anderer Erreger, z. B. der Borrelia burgdorferi bei der Lyme-Karditis (siehe Zimmer et al., *Z Kardiol* 79, Suppl 1: 34, 1990).

Die Myokardbiopsie stellt die sicherste Methode zum Myokarditisnachweis dar. Erweitert um moderne immunhistologische und molekularbiologische Methoden erlaubt sie auch Aussagen zu einer virusassoziierten DCM. Solange es aber noch keine wirksame Differenzialtherapie von Myokarditis und DCM gibt, ist ihr Wert für die Krankenversorgung umstritten (siehe Figulla, *Z Kardiol* 87, Suppl 5: 79, 1998).

Sehr selten kommen chronische Myokarditiden bisher unbekannter Ätiologie vor, die zu so umfangreichen, das ganze Myokard korbartig durchsetzenden Narben führen, dass klinisch Bilder wie bei einer Pericarditis constrictiva entstehen. Dafür schlug Hort die Bezeichnung „Myocarditis constrictiva" vor (*Verh* 26: 262–269, 1963).

ANGEBORENE HERZFEHLER

Schoenmackers berichtete 1950 (*Verh* 16: 179–182) über die postmortale Angiographie von Aorta und A. pulmonalis bei Patienten mit Morbus caeruleus, bei denen er zahlreiche Kurzschlüsse zwischen großem und kleinem Kreislauf fand, die von Ästen der absteigenden Aorta, der A. subclavia, der Schulter- und Ösophagusarterien sowie von der Lungenwurzel herstammten.

1989 standen angeborene Herzfehler besonders unter operativen Aspekten auf dem Programm. W. Hort berichtete (gemeinsam mit P. Reinecke) über die pathologische Anatomie [26]. Bei der Linksherzhypoplasie scheint die Myokardstruktur ein ungünstiger Boden für palliative Operationen zu sein, die das Wachstum der sehr kleinen linken Kammerwand anregen sollen. Die Herzmuskelzellen sind nämlich dabei annähernd so groß wie die der nicht hypoplastischen rechten Kammerwand, und ihre Zahl ist dementsprechend viel geringer als in der Norm. Falls sich postnatal in solchen Herzen die Zahl der Herzmuskelzellen auch nur einmal verdoppeln könnte, wären einem solchen Zuwachs sehr enge Grenzen gesetzt, oder es müsste zu einer ausgeprägten Hyperplasie kommen. Darüber ist bisher nichts bekannt.

Bei spät operierten Fallot-Patienten bildet sich die Rechtsherzhypertrophie oft nur unvollständig zurück. Dies dürfte z. T. durch Innenschichtnarben bedingt sein, die auch arrhythmogen wirken können.

ERREGUNGSLEITUNGSSYSTEM

1969 hielt W. Doerr (Abb. 2.7) in seiner unverwechselbaren Art ein Referat über das reizbildende und erregungsleitende System [12]. Einer mit bewundernswerten Detailkenntnissen geschmückten historischen Einleitung und der Entwicklungsgeschichte folgte die vergleichende und spezielle Morphologie. Sie enthält subtile Schilderungen der bis dahin bekannten internodalen sowie atrioventrikulären Verbindungen und Nebenwege sowie eine Fundgrube origineller Einzelbeobachtungen, z. B. über eine nahezu selektive

Abb. 2.7
Prof. Dr. med. Dr. h.c. mult. Wilhelm Doerr. Geboren am 25. August 1914 in Langen/Hessen. Habilitation in Heidelberg 1942. Ordentlicher Professor für allgemeine Pathologie und pathologische Anatomie in Berlin (FU) 1953, in Kiel 1956, in Heidelberg 1963. Präsident der Heidelberger Akademie der Wissenschaften 1972–1974. Emeritiert 1982. Gestorben am 21. Mai 1996

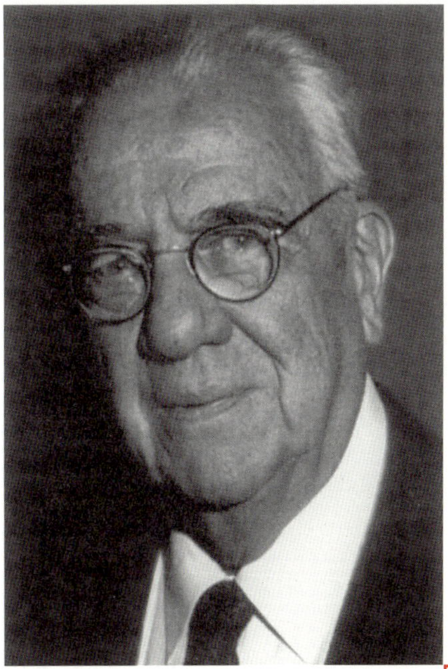

Verfettung des spezifischen Muskelsystems bei suizidaler Einnahme von Digitoxin-Tabletten. Doerr verschwieg aber auch nicht, dass es oft noch nicht gelänge, aus den morphologischen Befunden die Funktionsstörungen abzuleiten.

Knieriem fand als Ursache beim totalen AV-Block in 75% koronare Durchblutungsstörungen (*Verh* 35: 166–169, 1969). Der Block wurde beim frischen Infarkt (*Verh* 45: 16–22, 1979) klinisch und morphologisch erst nach 12–24 Stunden manifest. Ultrastrukturell entdeckte Knieriem (*Verh* 40: 360–364, 1974) echte Synapsen im distalen AV-Knoten und im His-Bündel als Ausdruck eines unmittelbaren Kontaktes zwischen Nervenendigungen und Purkinje-Zellen, die auf eine direkte Übertragung elektrischer Impulse hinweisen.

Nach Schrittmacherimplantation beschrieb Wegener (*Verh* 35: 246–252, 1969) um Elektroden, Kabel oder Batterie herum anfängliche granulozytäre Infiltrate, spätere Riesenzellansammlungen sowie gelegentliche Verkalkungen und Verknöcherungen.

Unter den Komplikationen sind Thrombenbildungen mit nachfolgender Sepsis sowie Perforationen der rechten Kammerwand am folgenschwersten.

HERZKLAPPEN

In seinem Referat über die *funktionelle Anatomie* des Klappenapparates beschrieb A. Puff [46] strukturelle Mechanismen, die während des Herzzyklus Verengungen und Erweiterungen der Klappenringe ermöglichen, z. B. mit systolischem Vordringen der Kammermuskulatur gegen die AV-Ostien. An den Taschenklappen wird für die systolische Erweiterung und nachfolgende Wiedereinengung der Insertion von Herzmuskelzellen an den kollagen Bögen eine wesentliche Bedeutung beigemessen.

Die pathologische Anatomie des *insuffizienten Klappenapparates* behandelte 1965 J. Schoenmackers [55]. Dabei unterschied er die valvuläre und extravalvuläre (relative) Insuffizienz sowie kombinierte Formen. Beim postmortalen Auffüllen der Ventrikel wunderte er sich, wie oft verdickte Klappen noch schlussfähig waren. Ganz normale Klappen fand er bei Erwachsenen fast nie. Bei einer Vergrößerung des Klappenringes können die Klappen harmonisch mitwachsen und beim Schrumpfen einer Klappe vermögen die gegenüberliegenden sich zu vergrößern und eine Insuffizienz zu verhindern.

In einem gedankenreichen Referat über die Pathologie der *Endokarditis* stellte R. Böhmig [6] die seröse Entzündung in den Mittelpunkt, während zuvor die Endothelschäden favorisiert worden waren. Er wies auch auf die mögliche Bedeutung einer Veränderung des Gewebschemismus für die Pathogenese eines serösen Klappeninsudates hin. Argumente für eine entzündliche Genese lieferten ihm benachbarte, vielfach in der Klappentiefe gelegene Fibrinniederschläge, und er vermutete, dass fibrinöse Entzündungen innerhalb des Gewebes begännen und sich erst sekundär, begünstigt durch winzige Gewebsaufbrüche, auf der Oberfläche ausbreiten und Häutchen bilden.

Echte primäre Keimansiedlungen an einer unveränderten Herzklappe bezweifelte Böhmig und hob die große Seltenheit akuter bakterieller Endokarditiden hervor. Aber bei subakuten und chronischen, in der Regel rheumatischen Endokarditiden, könnte die veränderte Klappenoberfläche das Haften von Erregern begünstigen, und er betonte die Häufigkeit endgültig ausgeheilter und vernarbter Klappen nach Endocarditis lenta. Heutzutage sind nach einem Panoramawandel akute Endokarditiden auf nativen Klappen relativ häufig, und dagegen Endokarditiden vom Lenta-Typ wegen des starken Rückgangs rheumatischer Klappenentzündungen selten.

Langer (*Verh* 20: 242–247, 1954) berichtete über zwei Beobachtungen von Endocarditis fibroplastica (Löffler), die sich durch eine Gefäßbeteiligung (eosinophile Thrombarteriitis) auszeichneten.

EXTRAKARDIALE ORGANKREISLÄUFE

Der *Lungenkreislauf* wurde nur einmal in einem Referat abgehandelt, bei dem Meessen [35] über die Ergebnisse der besonders von Schoenmackers in Düsseldorf betriebenen postmortalen Angiographie berichtete. Bei schwerem Lungenemphysem sahen die Hauptäste der Lungenarterien wie entlaubte Bäume aus, während bei der Mitralstenose knorrige Schlängelungen auftraten. Schwerste Veränderungen wurden bei der angeborenen Pulmonalstenose aufgedeckt: Stamm und Hauptäste der Lungenschlagader waren sehr schmal, und zwischen Bronchial- und Pumonalarterienästen lagen seenartig erweiterte Anastomosen.

Im *Gehirnkreislauf* treten in der Hirnrinde und in den Basalganglien rote Infarkte auf [40]. Sie gleichen emboliebedingten Infarkten bei Endokarditis, können aber bei Hypertonie ohne Gefäßverschlüsse allein durch zirkulatorische Funktionsstörungen zustandekommen.

Die pathologische Anatomie des Gehirns kam in eigenen Hauptreferaten zuletzt 1953 zu Wort. W. Scholz [56] beschränkte sich dabei auf die *elektiven Parenchymnekrosen,* bei denen nur die neuronalen Strukturen nekrotisch werden. Als Entstehungsbedingungen gelten Kreislaufkollaps, Herzinsuffizienz, Krämpfe, Meningitis, Luftembolie und lokale Veränderungen an Hirngefäßen und Angiospasmen. Die Wiederbelebungszeit in den medullären Zentren ist sechs- bis achtmal größer als in der Hirnrinde, in der irreversible Veränderungen frühestens nach drei Minuten auftreten können. Dabei sind die Nervenzellen am empfindlichsten, gefolgt von der Oligodendroglia, der astrozytären und Mikroglia sowie dem perivasalen und meningealen mesenchymalen Gewebe. Schwierig zu deuten seien laminare Ausfälle in der Großhirnrinde ohne Beziehung zur Gefäßversorgung, die offenbar auf einer spezifischen Vulnerabilität einzelner Nervenzellgattungen beruhen. J.E. Meyer [37] schilderte die *Folgen elektiver Parenchymnekrosen,* bei denen die Mikrogliazellen als Faserbildner die Periode der Abräumung und Organisation beschließen und miliare fokale Rindenausfälle mit granulärer Atrophie der Großhirnrinde zurücklassen.

In einem Referat über *Gangrän und Gefäßstörung* konzentrierte sich 1931 G.B. Gruber [19] auf die Thrombangiitis obliterans. Er hielt sie für die Folge vorausgegangener Schäden der Gefäßwand und schätzte die dabei vorkommenden Granulome als unspezifisch ein. Unter dem Einfluss der Relationspathologie Rickers diskutierte er auch eine neurovaskuläre

Genese. Über seltene Lokalisationen der Buerger'schen Erkrankung im Gehirn und im Auge berichtete Lange (*Verh* 9: 311–316, 1936).

In seinem Referat über *arterielle Verschlusskrankheiten* galt das besondere Augenmerk von G. Beneke [5] den verschließenden Thromben und den hauptsächlichsten arteriosklerotischen und entzündlichen Angiopathien, aber auch schon den fibromuskulären Dysplasien.

Diese kurze Übersicht zeigt, dass die extrakardialen Gefäßprovinzen bei der ständig weiter ausufernden Herzforschung immer mehr in den Hintergrund gedrängt wurden.

WEITERE UNTERSUCHUNGEN AN BLUTGEFÄSSEN

In den ersten beiden Jahrzehnten war der Rahmen der Kreislaufforschung so weit gespannt, dass z. B. auch über eigentümliche, den Polsterarterien ähnelnde Gefäße in der Wand von *Magengeschwüren* berichtet wurde (Herzog, *Verh* 18: 320–321, 1952). Staubesand (*Verh* 22: 263–267, 1956) stellte zwei *arterielle Gefäßmuster* vor:

- eine annähernd dreidimensionale, baumartige Astausbreitung im Organinneren mit funktionellen Endarterien und
- flächenhafte arterielle Netze in Oberflächen und membranartigen Schichten.

Auch in den Vasa vasorum fand Staubesand [59] flächenhafte Netze mit einem in der Adventitia weiter gestellten Kapillarraster als in der Media. Nur ausnahmsweise, z. B. in den sehr dickwandigen Aorten von Rind und Pferd, entsprangen sie aus dem Lumen des von ihnen versorgten Gefäßes.

W.W. Meyer [38] zeigte, dass während der *Lebenswandlungen der Struktur der großen Gefäße* das Aortengewicht nach dem Abschluss des Körperwachstums gleichmäßig weiter zunimmt, zwischen dem 25. bis 65. Lebensjahr auf gut das Doppelte, mit Ausbildung einer diffusen Erweiterung, Verlängerung und Wandverdickung. Das Aortenfassungsvermögen beträgt beim Wachstumsende etwa 150 ml und nimmt bis zum 65. Lebensjahr um mindestens 60% zu. Ähnliches gilt auch für die Pulmonalisgabel. Die systolische Volumenzunahme der Aorta entspricht vom Neugeborenen bis zum 50. Lebensjahr etwa der Hälfte des Schlagvolumens. Danach beginnt das Speichervolumen abzunehmen, und die altersbedingte Volumenzunahme des Windkessels vermag den fortschreitenden Dehnungsverlust nicht mehr voll auszugleichen.

In den großen muskulären Arterien stellen sich tiefgreifende Umbauten in der Media ein, z. B. mit einem deutlichen Verlust an glatter Muskulatur in der A. femoralis. Eine zunehmende Verlängerung muskulärer Arterien führt zur Schlängelung mit starken Verkalkungen und bevorzugter Arteriosklerose an den Innenbögen.

ARTERIOVENÖSE ANASTOMOSEN

Sie wurden 1952 als ein Hauptthema behandelt. R. Spanner sah als Anatom in ihnen einen wichtigen Regulationsmechanismus in der Kreislaufperipherie [58]. Ihre Formvariabilität ist ungewöhnlich ausgeprägt und erstreckt sich von einfachen kurzen Querbügeln bis zu verknäuelten Anastomosen, epitheloidzelligen Gebilden und sog. Glomusorganen. Die Epitheloidzellen können durch Quellung arteriovenöse Anastomosen verschließen.

W. Rotter [49] ging als Pathologe vor allem auf die beiden Sondereinrichtungen der arteriovenösen Anastomosen ein:

- die Sperrarterien, die aus glatten Muskelzellen und wechselnd reichlich elastischen Fasern bestehen sowie
- die epitheloidzelligen Gefäßwandzellen, die ungleichmäßig über die terminale Strombahn verteilt sind, und die in großer Zahl in den sog. Glomusorganen, aber auch in den kapselnahen Arteriolae afferentes der Nierenglomerula vorkommen.

MIKROZIRKULATION

M. Nordmann betonte schon 1932, dass der Aufbau der peripheren Strombahn von Organ zu Organ verschieden sei [41]. 1934 berichtete er (gemeinsam mit Lenz, *Verh* 7: 284–289) über den büschelförmigen Flüssigkeitsaustritt aus arteriellen Kapillaren nach Trypaflavininjektion. 1958 behandelte er die Lebenswandlungen der Struktur der Kapillaren und untermauerte seine Ausführungen mit Bildern aus der damaligen Frühzeit der Elektronenmikroskopie [42]. Als Altersveränderungen beschrieb er eine Verkleinerung der Endothelzellen und eine Verdichtung der kapillaren Basalmembranen sowie der interstitiellen Fibrillen, die zu einem verlangsamten Austausch zwischen Blut und Lymphe sowie zwischen Blut und Gewebe führten.

In einem glänzenden Referat schilderte H. Eppinger [13] weit ausholend seine mit einem großen experimentellen Geschick durchgeführten Untersuchungen über Permeabilitätsänderungen im Kapillarbereich.

Bei der Histaminvergiftung beobachtete er eine „Albuminurie ins Gewebe“ aus der Mikrozirkulation. Dafür übernahm er von R. Rößle [48] den Begriff der serösen Entzündung. Dabei schwollen die Zellen an und enthielten feine Granula wie bei der trüben Schwellung, die Eppinger schon früher mit dem Plasmaübertritt ins Gewebe in Zusammenhang gebracht hatte. Bei der chronischen Vergiftung mit Allylformat – einem stärkeren Gift als Histamin – stellte sich beim Hund nach anfänglichem Übertritt von Plasma in die Disse'schen Räume eine Leberzirrhose ein.

Die Gefäße vom Feuersalamander eignen sich nach Eppinger hervorragend zum Studium der Kapillardurchlässigkeit. Ultrafiltrate aus dem Serum von Patienten mit fieberhaftem Rheumatismus, Pneumonie, akuter Nephritis oder schwerer Nahrungsmittelvergiftung verursachten eine erhöhte Kapillarpermeabilität, ohne dass deren hitzebeständige Toxine identifiziert werden konnten. Als weiteres interessantes Modell verwendete er auch die im Meerwasser lebende Valonia-Alge, deren Zellen fast so groß wie ein Vogelei sind.

Über eine neue Technik der Transillumination des Ventrikelmyokards berichteten Tillmanns et al. (*Verh* 42: 290–293, 1976). Bei verschiedenen Tierarten fanden sie systolisch eine durchschnittliche Abnahme des Durchmessers von Arteriolen, Kapillaren und Venolen um etwa ein Drittel. Die arterioläre Flussgeschwindigkeit stand im Einklang mit dem koronariellen Einstrom und war am höchsten bei der Ratte und am geringsten bei der Schildkröte.

M. Gänsslen (*Verh* 5: 272–283, 1932) demonstrierte an vielen eindrucksvollen Bildern nach Gefäßinjektion und Aufhellungsverfahren, wie die Glomerula der Niere an kurzen Ästen des Gefäßbaums hängen.

LYMPHGEFÄSSE DES HERZENS

Bei diesen Stiefkindern der Kardiologie ist noch vieles unbekannt. Elektronenmikroskopisch fanden Böger u. Hort (*Verh* 43: 356–367, 1977) im Mäusemyokard nur eine Lymphkapillare auf 1.000 Blutkapillaren.

VARIA

Bohle et al. gaben 1996 einen Überblick über die *Herztumoren* (*Z Kardiol* 85, Suppl 5: 47) Manche entziehen sich immer noch einer exakten Klassifizierung, so histologisch heterogene Tumoren, die weder echten Weichgewebstumoren noch Lymphomen zugerechnet werden können.

Amyloid ist im Myokard mit der Kongorot-Färbung oft nur mühsam zu erkennen. Die ultrastrukturelle Ablagerung an den Basalmembranen von Herzmuskelzellen und die Struktur seiner Filamente sowie die immunhistochemische Differenzierung brachten hier wesentliche Fortschritte (Frenzel et al., *Z Kardiol* 73, Suppl 1: 20, 1984).

Wie weit gespannt der Bogen früherer Tagungsbeiträge war, sei an zwei weiteren Beispielen aufgezeigt. 1938 berichtete K.H. Zinck (*Verh* 11: 263–275) über *Verbrennungsfolgen* mit serös-entzündlichen Veränderungen im Myokard und einem Kranzarterienast. 1977 erläuterten Helmchen und Mitarbeiter (*Verh* 43: 138–144) die Morphologie und Funktion des sekretorisch insuffizienten *iuxtaglomerulären Apparates* am Rattenmodell nach Entfernen der reninreichen Drosselniere und Zurücklassen der anderen reninverarmten Niere. Dabei kann als Folge der sekretorischen Insuffizienz der iuxtaglomerulären Apparate eine arterielle Hypertonie auftreten.

AUSBLICK

In den letzten 75 Jahren sind Aufgabengebiete und wissenschaftliches Rüstzeug der Pathologie rasant gewachsen. Anfangs stützte sie sich ganz überwiegend auf Obduktionen, deren Zahl inzwischen drastisch zurückgegangen ist. Heute steht die Untersuchung von Operationspräparaten und von Biopsien im Vordergrund. Die Elektronenmikroskopie erschloss das Tor zur Ultrastruktur, und heute haben die Immunhistochemie und Molekularbiologie mit ihren faszinierenden Aspekten den größten Teil des wissenschaftlichen Nachwuchses in der Pathologie in ihren Bann gezogen. Die etwa 100.000 (oder weniger) Gene des menschlichen Erbgutes sind mit Hilfe schneller Methoden der DNA-Sequenzierung inzwischen (fast) vollständig entschlüsselt, und nun fragt es sich z. B., welche Funktionsstörungen von Proteinen mit veränderten DNA-Sequenzen zusammenhängen. Bei einigen Erkrankungen ist inzwischen ein monogenetischer Ursprung aufgezeigt worden, z. B. beim Marfan-Syndrom, bei anderen dagegen ein polygenetischer, z. B. bei der hypertrophischen Kardiomyopathie. Genvarianten können mit Herz-Kreislauf-Risiken zusammenhängen, z. B. bei der Infarktentstehung (ACE-Gen).

Die transgene Technik erlaubt, fremde Gene in die Keimbahn von Tieren einzuschleusen und ihre Wirkung zu studieren, und mit der KO-Technik können bestimmte Gene ausgeschaltet werden. Das Auftreten eines Defektes kann aber durch endogene Kompensationsmöglichkeiten verhindert werden. Weitere wesentliche Fortschritte sind von der gründlichen Erforschung von Promotoren zu erwarten, die Zeitpunkt und Intensität der Genexpression bestimmen.

In der Gentherapie zeichnen sich erste Erfolge ab, z. B. bei der familiären Hypercholesterinämie oder bei der Muskeldystrophie. Bei der koronaren Herzerkrankung wird versucht, die in arteriosklerotischen Herden und Restenosen verminderte NO-Aktivität experimentell durch einen In-vivo-Transfer des iNOS-Gens zu beheben und dadurch die Proliferation modifizierter glatter Muskelzellen zu hemmen, die einem virtuos abgestimmtem Gleichgewicht und auch Kompensationsmechanismen unterliegen.

Bei derartigen Perspektiven blieb es nicht aus, dass andere morphologische Fragestellungen in den letzten beiden Jahrzehnten in den Hintergrund traten, z. B. Obduktionsstudien über Therapieerfolge beim Herzinfarkt, über den Fortgang von Restenosen, den Einfluss von Stents, die Myokardveränderungen durch eine Laserrevaskularisierung oder die Folgen einer Resektion von Kammerwandanteilen bei chronischer Herzinsuffizienz.

Eine ganze Reihe der hier geschilderten pathologisch-anatomischen Befunde trugen wesentlich dazu bei, dass die deutschsprachige Herz- und Kreislaufpathologie international in der allerersten Reihe stand. Inzwischen hat die Zahl derjenigen, die sich weltweit an der Forschung beteiligen, in ungeahntem Maße zugenommen, und neue Methoden verbreiten sich in Windeseile. Vielen, die heutzutage morphologische Fragen bearbeiten, fehlt ein breites pathologisch-anatomisches Fundament, und die klassischen Methoden der pathologischen Anatomie sind derzeit in den Hintergrund getreten. Dabei ist deren Potenzial noch lange nicht ausgeschöpft, sie können noch viel zum Verständnis und zum Bekämpfen der Herz- und Gefäßkrankheiten beitragen, und sie werden auch in der „postmolekularen Pathologie" zusammen mit den faszinierenden neuen Methoden tragende Säulen bleiben.

LITERATUR

1. Albrecht E (1903) Der Herzmuskel und seine Bedeutung für Physiologie, Pathologie und Klinik des Herzens. Berlin
2. Anitschkow N (1913) Über Veränderungen der Kaninchenaorta bei experimenteller Cholesteatose. Beitr Pathol Anat 56: 379–404
3. Aschoff L (1934) Thrombose und Embolie. Verh Dtsch Ges Kreislaufforschg 7: 11–30
4. Aschoff L, Tawara S (1906) Die heutige Lehre von den pathologisch-anatomischen Grundlagen der Herzschwäche. Fischer, Jena
5. Beneke G (1974) Pathologische Anatomie der arteriellen Verschlusskrankheiten. Verh Dtsch Ges Kreislaufforschg 40: 74–94
6. Böhmig R (1954) Pathologie der Endokarditis. Verh Dtsch Ges Kreislaufforschg 20: 159–176

7. Bretschneider HJ (1964) Überlebenszeit und Wiederbelebungszeit des Herzens bei Normo- und Hypoythermie. Verh Dtsch Ges Kreislaufforschg 30: 11–34
8. Büchner F (1950) Pathologische Anatomie der Herzinsuffizienz. Verh Dtsch Ges Kreislaufforschg 16: 26–43
9. Büchner F (1961) Die Pathologie des Herzmuskelstoffwechsels vom Standpunkt der elektronenmikroskopischen Morphologie. Verh Dtsch Ges Kreislaufforschg 27: 125–140
10. Cohnheim J, Schulthess-Rechberg A v (1881) Über die Folgen der Kranzarterien-Verschließung für das Herz. Virchows Arch 85: 503–537
11. Dietrich A (1928) Zur pathologischen Anatomie der Kreislaufschwäche. Verh Dtsch Ges Kreislaufforschg 1: 40–45
12. Doerr W (1969) Normale und pathologische Anatomie des reizbildenden und erregungsleitenden Gewebes. Verh Dtsch Ges Kreislaufforschg 35: 1–36
13. Eppinger H (1938) Über Permeabilitätsänderungen im Kapillarbereiche. Verh Dtsch Ges Kreislaufforschg 11: 166–204
14. Frenzel H (1985 a) Das Herz im Alter. Licht- und elektronenmikroskopische Befunde. Z Kardiol 74, Suppl 7: 17–25
15. Frenzel H (1985 b) Morphologische Befunde bei Rückbildung einer Herzhypertrophie. Z Kardiol 74, Suppl 7: 107–118
16. Glagov S, Weisenberg E, Zarins CK, Stankunavicius R, Kolettis GJ (1987) Compensatory enlargement of human atherosderosis coronary arteries. N Engl J Med 316: 1371–1375
17. Gollwitzer-Meyer KI (1938) Der Kreislaufkollaps (Experimentelle Pathologie). Verh Dtsch Ges Kreislaufforschg 11: 15–34
18. Gruber GB (1929) Über die sogenannten Alters- und Abnutzungserscheinungen an Gefäßen. Verh Dtsch Ges Kreislaufforschg 2: 9–19
19. Gruber GB (1931) Gefäß-Störung und Gangrän. Verh Dtsch Ges Kreislaufforschg 4: 101–129
20. Hammersen F, Hammersen E (1985) Zur funktionellen Morphologie des Endothels unter besonderer Berücksichtigung der Koronargefäße. Z Kardiol 74, Suppl 7: 73–77
21. Hauss WH (1984) Pathogenese der Koronarsklerose. Z Kardiol 73, Suppl 2: 15–22
22. Hort W (1968) Morphologie der akuten und chronischen Herzdilatation und Herzinsuffizienz. Verh Dtsch Ges Kreislaufforschg 34: 1–15
23. Hort W (1975) Morphologische Gesichtspunkte bei Störungen der regionalen Myokardperfusion. Verh Dtsch Ges Kreislaufforschg 41: 1–11
24. Hort W (1979) Morphologie des frischen Herzmuskelinfarktes beim Menschen. Verh Dtsch Ges Kreislaufforschg 45: 7–15
25. Hort W (Hrsg) (2000) Pathologie des Endokard, der Kranzarterien und des Myokard. Springer, Berlin Heidelberg New York Tokyo
26. Hort W, Reinecke P (1989) Pathologische Anatomie angeborener Herzfehler. Z Kardiol 78, Suppl 7: 27–32
27. Hort W, Frenzel H, Langes K (1982) Pathologisch-anatomische Differenzierung der Myokardinsuffizienz. Verh Dtsch Ges Kreislaufforschg 48: 1–6
28. Hort W, Strunk W, Eckner FAO, Kirschner RH (1989) Pathologisch-anatomische Befunde beim plötzlichen Herztod. Z Kardiol 78: 619–632
29. Kirch E (1955) Die pathologische Anatomie des Cor pulmonale. Verh Dtsch Ges Kreislaufforschg 21: 163–181
30. Kisch B (1952) Physiologische Ergebnisse der Elektronenmikroskopie des Herzens. Verh Dtsch Ges Kreislaufforschg 18: 1–8
31. Knieriem HJ (1972) Morphologische Grundlagen der Herzhypertrophie. Verh Dtsch Ges Kreislaufforschg 38: 1–21
32. Lenz W (1985) Raster- und transmissionselektronenmikroskopische Befunde an den Koronargefäßen unter physiologischen und pathologischen Bedingungen. Z Kardiol 74, Suppl 7: 79–82
33. Linzbach AJ (1950) Die quantitative Anatomie des normalen und vergrößerten Herzens im Hinblick auf die Herzinsuffizienz. Verh Dtsch Ges Kreislaufforschg 16: 43–54
34. Linzbach AJ (1958) Die Lebenswandlungen der Struktur des Herzens. Verh Dtsch Ges Kreislaufforschg 24: 3–15
35. Meessen H (1951) Zur pathologischen Anatomie des Lungenkreislaufs. Verh Dtsch Ges Kreislaufforschg 17: 25–34
36. Meessen H (1964) Strukturelle Veränderungen bei Herzstillstand und Herzstillegung. Verh Dtsch Ges Kreislaufforschg 30: 34–40
37. Meyer JE (1953) Die Kreislaufschäden des Gehirns und ihre Pathogenese. II. Spezieller Teil. Verh Dtsch Ges Kreislaufforschg 19: 69–83
38. Meyer WW (1958) Die Lebenswandlungen der Struktur von Arterien und Venen. Verh Dtsch Ges Kreislaufforschg 24: 15–40
39. Müller E (1955) Pathologische Anatomie der Koronarthrombose unter besonderer Berücksichtigung der Koronarsklerose und Atheromatose. Verh Dtsch Ges Kreislaufforschg 21: 3–21
40. Neubürger K (1932) Über Hirnveränderungen bei Hypertonikern. Verh Dtsch Ges Kreislaufforschg 5: 136–141

41. Nordmann M (1932) Allgemeine Pathologie des peripheren Kreislaufs. Verh Dtsch Ges Kreislaufforschg 5: 173–192
42. Nordmann M (1958) Die Lebenswandlungen der Struktur der Kapillaren. Verh Dtsch Ges Kreislaufforschg 24: 41–56
43. Pfitzer P (1972) Die karyologischen Grundlagen der Hypertrophie. Verh Dtsch Ges Kreislaufforschg 38: 22–34
44. Poche R (1971) Die morphologischen Grundlagen der Kontraktion des Herzens unter normalen und pathologischen Bedingungen. Verh Dtsch Ges Kreislaufforschg 37: 1–18
45. Poche R, Lindner E (1955) Untersuchungen zur Frage der Glanzstreifen des Herzmuskelgewebes beim Warmblüter und beim Kaltblüter. Z Zellforschg 43: 104–120
46. Puff A (1965) Funktionelle Anatomie des Herzklappenapparates. Verh Dtsch Ges Kreislaufforschg 31: 1–15
47. Rahlf G (1985) Das Herz des älteren Menschen. Pathologie: Makroskopische und lichtmikroskopische Befunde. Z Kardiol 74, Suppl 7: 9–16
48. Rößle R (1934) Über wenig beachtete Formen der Entzündung von Parenchymen und ihre Beziehung zu Organsklerosen. Verh Dtsch Ges Pathol 27: 152–164
49. Rotter W (1952) Zur pathologischen Anatomie der arterio-venösen Anastomosen, epitheloiden Gefäßwandzellen und Sperrarterien. Verh Dtsch Ges Kreislaufforschg 18: 278–288
50. Ruffer MA (1911) On arterial lesions found in Egyptian mummies (1580 B.C. – 525 A.D.). J Pathol Bact 15: 453–462
51. Sandritter W, Scomazzoni G (1964) Deoxyribonucleic acid content (Feulgen photometry) and dry weight (interference microscopy) of normal and hypertrophic heart muscle fibres. Nature 202: 100–101
52. Schaper W, Schaper J (1979) Der experimentelle Infarkt. Verh Dtsch Ges Kreislaufforschg 45: 1–6
53. Schaper W, Schaper J (1995) Bruno Kisch, Leben und Werk. Ein Versuch. Z Kardiol 84, Suppl 4: 1–10
54. Schaper J, Mollnau H, Hein S, Scholz D, Münkel B, Devaux B (1995) Wechselwirkungen zwischen Kardiomyozyten und der extrazellulären Matrix im insuffizienten menschlichen Herzen. Z Kardiol 84, Suppl 4: 33–38
55. Schoenmackers J (1965) Pathologische Anatomie des insuffizienten Herzklappenapparates. Verh Dtsch Ges Kreislaufforschg 31: 15–29
56. Scholz W (1953) Kreislaufschäden des Gehirns und ihre Pathogenese. I. Allgemeiner Teil. Verh Dtsch Ges Kreislaufforschg 19: 52–69
57. Sinapius D (1965) Über Wandveränderungen bei Coronathrombose. Bemerkungen zur Häufigkeit, Entstehung und Bedeutung. Klin Wochenschr 43: 875–880
58. Spanner R (1952) Zur Anatomie der arterio-venösen Anastomosen. Verh Dtsch Ges Kreislaufforschg 18: 257–277
59. Staubesand J (1963) Anatomische Befunde zur Ernährung der Gefäßwand. Verh Dtsch Ges Kreislaufforschg 29: 1–16
60. Virchow R (1856) Gesammelte Abhandlungen zur wissenschaftlichen Medicin. Meidinger, Frankfurt
61. Weigert C (1880) Über die pathologischen Gerinnungsvorgänge. Arch Pathol Anat Physiol Klin Med 79: 87–123

3 Geschichte der Herzphysiologie im Rahmen der Deutschen Gesellschaft für Kreislaufforschung

R. Jacob, G. Kissling

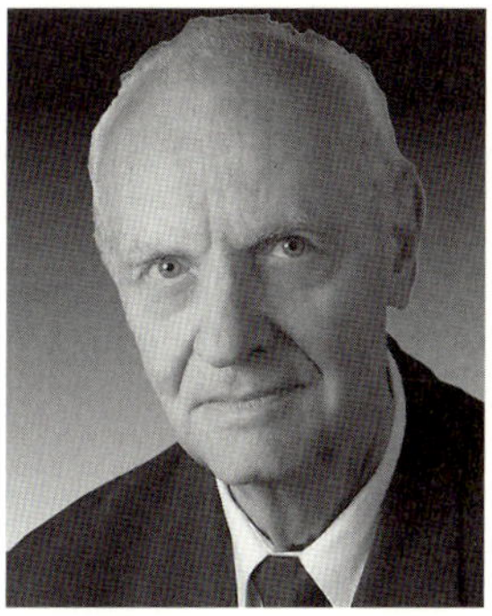

R. Jacob

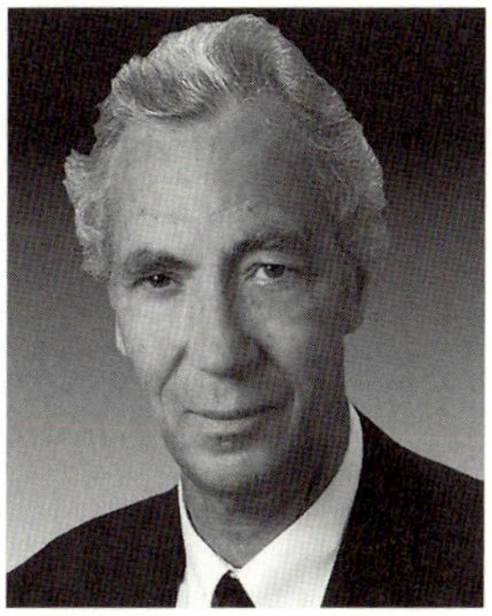

G. Kissling

REPRÄSENTANTEN DER HERZ-KREISLAUF-PHYSIOLOGIE IN DEUTSCHLAND VOR GRÜNDUNG DER DEUTSCHEN GESELLSCHAFT FÜR KREISLAUFFORSCHUNG

Um die vielfältigen Fortschritte der Physiologie und Pathophysiologie des Herzens seit Gründung der Deutschen Gesellschaft für Kreislaufforschung im Jahre 1927 – und den Anteil der Gesellschaft an dieser Entwicklung – zu würdigen, muss man sich den wissenschaftlichen Kenntnisstand im ersten Viertel des 20. Jahrhunderts und darüber hinaus die Anfänge der naturwissenschaftlich orientierten Physiologie im 19. Jahrhundert vergegenwärtigen.

Carl Ludwig. Nicht ohne Grund zierte das Emblem mit dem Bildnis Carl Ludwigs jahrzehntelang die Titelseite der jährlichen Verhandlungsberichte. Kann doch Carl Ludwig (1816–1895), neben Johannes Müller (1801–1858) und Claude Bernard (1813–1878), als einer der bedeutendsten Physiologen des 19. Jahrhunderts gelten, dessen Ideen für die deutsche, aber auch die internationale Physiologie des 20. Jahrhunderts noch richtungweisend waren. Als konsequenter Befürworter und Wegbereiter einer auf Physik und Chemie basierenden, experimentell-induktiven, kausalanalytisch orientierten Forschung, die sich bewusst von der vitalistisch-naturphilosophischen Epoche der Physiologie abwandte, wird Carl Ludwig von E. Bauereisen [16] sogar als der eigentliche Begründer der modernen Physiologie betrachtet.

Während seiner Tätigkeit als Prosektor am Marburger anatomischen Institut und ab 1849 als Ordinarius für Physiologie (und verwandte Disziplinen) in Zürich, Wien und Leipzig hat Carl Ludwig originelle Methoden konzipiert und zusammen mit seinen zahlreichen Schülern auf fast allen Teilgebieten der Physiologie bahnbrechende Untersuchungen durchgeführt. Die kymographische Registrierung von Bewegungsvorgängen und Druckänderungen war – abgesehen von dem Vierordt-Pulsschreiber – die erste physiologische Registriermethode überhaupt. Die von Ludwig entworfene Apparatur zur Untersuchung des isolierten Froschherzens, seine ersten Versuche zur Perfusion des Koronarsystems beim Wamblüterherzen aus der A. carotis eines Spendertieres, waren wegweisend für spätere methodische Entwicklungen am überlebenden Organ, so die noch heute in Physiologie und Pharmakologie viel benutzte, von O. Langendorff (1905) beschriebene Versuchsanordnung und das Starling'sche Herz-Lungen-Präparat (1918). Dabei war sich Ludwig der Vorteile, aber auch der letztlich begrenzten Aussagekraft jeder Arbeit am isolierten Organ sehr wohl bewusst.

Die Ludwig'sche Stromuhr erlaubte erstmals verlässliche Messungen der Stromstärke, selbst in kleinen Arterien. Neben seinen Forschungen auf dem Gebiet der Nierenstrombahn und Harnbereitung sicherte ihm allein schon die Entdeckung des Depressorreflexes (1866; zusammen mit E. von Cyon) und des medullären Vasomotorenzentrums einen hervorragenden Platz im Kreis der berühmtesten Naturwissenschaftler. In seinen Arbeiten über die nervöse Regulation der Herztätigkeit und des peripheren Kreislaufs finden sich – im Vorgriff zu dem Konzept von Richard Wagner (1925; *Verh* 1959)[1], dem eigentlichen Begründer der Biokybernetik – bereits konkrete Vorstellungen zur Funktion eines Regelkreises.

Zusammen mit seinen zahlreichen Schülern hat Ludwig in fast allen Bereichen der Herz-Kreislauf-Physiologie wegweisende Untersuchungen durchgeführt mit Ausnahme der Elektrophysiologie, einer Thematik, die Ludwig seinem Berliner Freund Du Bois Reymond überließ. Eine detaillierte Darstellung dieser Forschungsprojekte findet der interessierte Leser in der umfassenden Ludwig-Monographie von H. Schröer [7]. Hier hat der Autor eine Liste der Ludwig-Schüler zusammengestellt, die 179 Namen enthält. Darunter finden sich viele bedeutende Forscher, Physiologen

[1] Die erwähnten Vorträge anlässlich der jährlichen *Verh*andlungen der Deutschen Gesellschaft für Kreislaufforschung sind im Text gekennzeichnet (*Verh* mit Jahreszahl) und werden aus Platzgründen im Literaturverzeichnis nicht mehr aufgeführt. Bezüglich sonstiger Literatur, vor allem der Zeit vor Gründung der Gesellschaft für Kreislaufforschung, wird auf *Monographien und Übersichtsarbeiten*, s. Literaturverzeichnis, verwiesen.

und Kliniker des späten 19. und frühen 20. Jahrhunderts, deren Forschung auf den Ideen Carl Ludwigs aufbauten, so A. Fick, M.v. Frey. O. Frank, J.v. Kries, J. Bernstein, M. Rubner, A. Strümpell, L. Krehl, H. Quincke, O. Schmiedeberg.

Ludwigs Institut war Anziehungspunkt auch für zahlreiche junge Physiologen aus aller Welt, die später in ihren Heimatländern führende Positionen einnahmen, so der Engländer W. Gaskell, der Amerikaner H.P. Bowditch, die Russen E.v. Cyon und I.P. Pawlow, die Italiener I. Luciani und A. Mosso, der Schwede A.F. Holmgren und der Finne R.A. Tigerstedt. Tigerstedt (1853–1923; Stockholm-Helsinki) arbeitete 1884 bei C. Ludwig. Seine Bücher *„Physiologie des Kreislaufs"* und *„Handbuch der physiologischen Methodik"* waren für viele Jahre Standardwerke der physiologischen Literatur.

Nicht zuletzt dem Genie und dem Organisationstalent Carl Ludwigs ist es zu verdanken, dass die zweite Hälfte des 19. Jahrhunderts nach Überwindung der naturphilosophischen Richtung zu einer Glanzzeit der deutschen Physiologie wurde. Die romantische Naturphilosphie hatte ihren Höhepunkt etwa in den Jahren 1810–1815. Ihre wichtigsten Repräsentanten waren F.W. Schelling (1775–1854), J.B. Wilbrand (1779–1846), L. Oken (1773–1851), J Görres (1776–1848), z. T. auch noch C.G. Carus (1789–1869). Das spekulative Denken dieser Periode, die etwa 1840 als beendet betrachtet werden kann, hatte sich letztlich als unfruchtbar erwiesen; manche Gedankengänge sind für uns heute kaum mehr nachzuvollziehen.

Kein Wunder, dass die deutsche Physiologie Ende des 17. und Anfang des 18. Jahrhunderts gegenüber der französischen deutlich zurückfiel, wo doch in Frankreich die naturphilosophische Denkweise nie in Erscheinung trat, wo vor allem F. Magendie (1783–1855) frühzeitig ein rein experimentell-empirisches Vorgehen vertrat. Magendie führte bereits damals Untersuchungen über die Elastizität der Gefäße und die Entstehung der Herztöne durch. Seine Prinzipien blieben nicht ohne Einfluss auf die deutsche Physiologie. Dasselbe gilt für die überragende Gestalt der französischen Physiologie des 19. Jahrhunderts, Cl. Bernard (1813–1878), dem unter anderem die erste Beschreibung der Gefäßnerven und die Konzeption des Begriffes „Inneres Milieu" zu verdanken sind.

Weitere frühe Repräsentanten empirischer Forschung. Neben der vorübergehend dominierenden romantisch-naturphilosophischen Richtung hatte es auch in Deutschland schon immer eine empirisch orientierte Forschung gegeben, repräsentiert vor allem durch *H.F. Autenrieth* in Tübingen (1772–1835), der schon 1801 ein *„Handbuch der empirischen menschlichen Physiologie"* verfasste. Er war neben Anatomie und Physiologie auch für mehrere klinische Fächer zuständig und versuchte schon damals, die physiologische Forschung für die Klinik nutzbar zu machen.

Als Pioniere einer physikalisch-mathematisch orientierten Physiologie können zweifellos auch die *drei Gebrüder Weber* gelten. Stellvertretend sei E.H. Weber (1795–1875; Leipzig) genannt, der zusammen mit einem seiner Brüder Experimente mit elastischen Schläuchen durchführte und die Ergebnisse auf das Gefäßsystem übertrug. Er unterschied bereits zwischen Strompuls und Druckpuls. Mit einem anderen Bruder demonstrierte er die hemmende Wirkung des N. vagus auf das Herz.

In der Tradition von E.H. Weber war auch A.W. Volkmann (1800–1877; Dorpat-Halle) bestrebt, physikalische Prinzipien auf den Kreislauf anzuwenden. Auch Volkmann beschrieb die Verlangsamung der Schlagzahl bis zum Herzstillstand unter Vagusreizung (1833), G.G. Valentin (1810–1883; Bern) die Beschleunigung der Herztätigkeit unter Sympathikuseinfluss.

Im Hinblick auf die Physiologie des Herzens ist als weiterer, früher Vertreter einer empirisch orientierten physiologischen Forschung der Tscheche *J.E. Purkinje* (1787–1869) von Bedeutung, der seit 1823 den Lehrstuhl für Physiologie und Pathologie in Breslau vertrat und später nach Prag zurückging. Purkinje entdeckte die nach ihm benannten Zellen des Erregungsleitungssystems (1845) und beschrieb den durch das Abwärtsrücken der Herzbasis bedingten systolischen Sog (1842).

Entwicklung der Physiologie zum eigenen Fach

Die deutsche Physiologie, über Jahrzehnte eng mit der Anatomie verbunden, entwickelte sich erst seit Mitte des 19. Jahrhunderts allgemein als eigenes Fach, obwohl „experimentelle Physiologie" an einigen Universitäten, so in Freiburg unter C.A.S. Schultze (1795–1877), bereits in den 20er-Jahren gelehrt wurde. Seit 1870–1880 war jedoch die Trennung von der Anatomie in fast allen Universitäten vollzogen. Innerhalb der „Gesellschaft deutscher Naturforscher und Ärzte" trat das Fach allerdings erst 1877 als selbständige Sektion in Erscheinung, erst 1904 wurde die Deutsche Physiologische Gesellschaft gegründet.

So blieb die deutsche Physiologie bis etwa 1840 einer vorwiegend morphologischen Arbeitsweise verhaftet, oder man versuchte aufgrund von Beobachtungen nach operativen Eingriffen am lebenden Tier („Vivisektion"), Einblicke in die physiologischen Funktionen zu gewinnen. Erst in der zweiten Hälfte des 19. Jahrhunderts kamen allgemein quantitative Analysen, exakte Messungen mit physikalischen und chemischen Methoden zur Anwendung. Der neben C. Ludwig wohl bedeutendste deutsche Physiologe dieses Jahrhunderts, Johannes Müller (1801–1858; Berlin), anfangs noch durch die Ideen der Naturphilosophen beeinflusst, hat viel zur Entwicklung der empirischen Forschung beigetragen, war allerdings noch durch eine mehr beobachtende Arbeitsweise gekennzeichnet. Erst seine Schüler H. Helmholtz, E. Du Bois Reymond und E. Brücke sind als Vertreter einer modernen Physiologie zu bezeichnen.

Eine detaillierte Auflistung der Schüler und Mitarbeiter kürzerer Verweildauer von Johannes Müller und Carl Ludwig mit Darstellung der „Stammbäume" bietet K.E. Rothschuh in seiner *„Geschichte der Physiologie"* [6]. Im gegebenen Zusammenhang können wir nur auf den Forschungsbeitrag einiger, für die Herz-Kreislauf-Physiologie bzw. unter übergeordneten Gesichtspunkten besonders relevanter Repräsentanten eingehen.

Kreis der Schüler von Johannes Müller. Beginnen wir mit dem Kreis der Schüler von J. Müller, dem älteren der beiden wichtigsten „Stammväter" der deutschen Physiologie. H.v. Helmholtz, E. Du Bois Reymond und E. Brücke waren mit C. Ludwig durch ihre gemeinsame Begeisterung für eine quantitative, physikalisch-chemisch orientierte Forschung verbunden. Auch K.v. Vierordt gehörte im weiteren Sinne zu den Schülern von J. Müller. R. Virchow (1821–1902) erhielt bei Müller erste Anregungen für sein Konzept der Zellularpathologie.

H.v. Helmholtz (1821–1894; Bonn-Heidelberg-Berlin) verdanken wir neben seinen bedeutenden Arbeiten auf dem Gebiet der Akustik und Optik die erste Messung der nervalen Leitungsgeschwindigkeit – methodisch auch für die Muskelphysiologie von Bedeutung – sowie Studien über die Beziehungen zwischen Muskelarbeit und Wärmefreisetzung. Seine geniale Studie *„Über die Erhaltung der Kraft"* führte zu einer Kontroverse bezüglich der Priorität gegenüber J.R. Mayer (1814–1878).

J. Bernstein (1839–1894; Heidelberg-Halle), ein Schüler von Helmholtz, veröffentlichte wertvolle Studien auf dem Gebiet der Biophysik. Als Begründer der Membrantheorie (1902), der Interpretation bioelektrischer Spannung aufgrund von Ionenkonzentrationsdifferenzen an semipermeablen Membranen, ist er einer der wichtigsten Pioniere der Elektrophysiologie.

Durch Helmholtz sowohl als durch C. Ludwig stark beeinflusst war der Sinnesphysiologe J.v. Kries (1853–1928; Freiburg), der sich in frühen Arbeiten mit Problemen der Muskelmechanik, der *„Pulslehre"* (unter anderem Entstehung der Dikrotie), der Messung des Kapillardrucks, der Erregungsleitung im Herzen und bereits auch mit Herzrhythmusstörungen befasste. Über seinen Schüler W. Trendelenburg (1877–1946; Innsbruck-Gießen-Tübingen-Berlin) stand dessen Schüler R. Wagner (1893–1970; unter anderem Tübingen-Wien-München) in der Tradition von v. Kries. Wie bereits erwähnt, konzipierte Wagner 1925 das Prinzip des Rückkoppelungsmechanismus.

Ein Wegbereiter der Elektrophysiologie war der Müller-Schüler Du Bois Reymond (1818–1896; Berlin) mit seinem Hauptwerk *„Untersuchungen über tierische Elektrizität"*. Du Bois Reymond hat unter anderem den Verletzungsstrom des Muskels beschrieben (1848). Die physiologische Methodik hat er durch zahlreiche Verbesserungen bereichert, z. B. die Entwicklung unpolarisierbarer Elektroden und eines Induktiongerätes mit Schlittenführung.

L. Hermann (1838–1914; Berlin-Zürich-Königsberg) hat nur vorübergehend bei Du Bois Reymond gearbeitet. Er ist durch seine Arbeiten über den anoxydativen Energiegewinn des Muskels und vor allem durch die Konzeption der Strömchentheorie der Erregungsausbreitung bekannt geworden.

Ein Schüler Hermanns war der bereits erwähnte O. Langendorff (1855–1909; Königsberg-Rostock). Das nach ihm benannte Präparat des isolierten Herzens (1895) war allerdings im Prinzip schon 1890 von H. Newell-Martin (1848–1896; Baltimore) beschrieben worden. Langendorff vertrat noch die ganglionäre Theorie der Automatieentstehung, wie auch der Du-Bois-Reymond-Schüler R. Heidenhain (1834–1897; Halle-Breslau). Auf dessen Schüler K. Hürthle (1860–1945; Breslau) geht die Einteilung der mechanischen Herzaktion in Anspannungszeit, Austreibungszeit, Erschlaffungszeit und Füllungzeit zurück (1891) – neben frühen Arbeiten über die Gehirndurchblutung und Endstrombahn.

Ein besonders begabter Schüler von Du Bois Reymond, A.v. Bezold (1836–1868; Jena-Würzburg), ist früh verstorben. Er beschäftigte sich unter anderem mit den Effekten von Curare, dem Elektrotonus, vorwiegend aber mit der Innervation des Herzens und der Gefäße. Sein Name ist in dem so genannten Bezold-Jarisch-Reflex (1867; A. Jarisch, Innsbruck, 1937) verewigt, d. i. eine reflektorisch über den N. vagus vermittelte, durch die Erregung intraventrikulärer – durch Veratrin sensibilisierbarer – Mechanorezeptoren ausgelöste Hemmung der Herzfrequenz und Weitstellung der Blutgefäße mit entsprechendem Blutdruckabfall.

In der Tradition von J. Müller stand auch noch der Anatom und Physiologe R.A. Koelliker (1817–1905; Heidelberg-Würzburg), Schüler von J. Henle. Zuammen mit H. Müller hat Koelliker 1856 als erster den Aktionsstrom des Froschherzens demonstriert, wobei er den Nachweis des Stromflusses über die Zuckung eines nachgeschalteten Frosch-Gastrocnemius führte. Er betrachtete den Herzmuskel als Synzytium.

K.v. Vierordt (1818–1884; Tübingen) wurde während seiner Studienzeit stark von J. Müller beeinflusst. Für die Herz-Kreislauf-Physiologie besonders bedeutsam ist die vom ihm entwickelte Methode der Sphygmographie, seine Analyse des arteriellen Pulses, aber auch die Konzeption der Vierordt-Gleichung, welche das Minutenvolumen mit dem zirkulierenden Blutvolumen und der Umlaufzeit in Beziehung setzt (1858). Die von E. Wollheim und K. Lange 1931 vorgeschlagene Modifikation der Gleichung war für Wollheim (1900–1981; Lund-Würzburg) Grundlage für die Beurteilung des Schweregrades eines Herzversagens. Während des Direktorats des Vierordt-Nachfolgers P. Grützner (1847–1919), eines Schülers von R. Heidenhain, führte der Engländer A.V. Hill (Manchester-London; Nobelpreis 1922) am Tübinger Physiologischen Institut einen Teil seiner bekannten Untersuchungen zur Thermodynamik des Muskels durch.

Als Schüler von E.F.W. Pflüger ist schließlich auch N. Zuntz (1847–1920; Berlin) dem Kreis von J. Müller zuzurechnen. Er kann als Begründer der Sport- und Höhenphysiologie betrachtet werden.

M. Verworn (1818–1884; Göttingen-Bern) ist durch seinen Lehrer E. Haeckel mit dem Kreis von J. Müller verbunden. Man sollte sich heute besonders an ihn erinnern, kann er doch als Begründer der allgemeinen Zellphysiologie gelten.

Die Forschung von E. Brücke (1819–1892; Königsberg-Wien) hat sich auf die Physiologie der Sinne und der Verdauung konzentriert. Er beschrieb aber auch die systolische Hemmung des Bluteinstroms in die Koronararterien und beschäftige sich mit den Auswirkungen einer Reizung des „Aortennerven".

E. Brücke wie auch Cl. Bernard waren Lehrer von W. Kühne (1837–1900; Amsterdam-Heidelberg). Er führte den Nachweis der direkten Reizbarkeit des Muskels. Als Entdecker des Myosins ist er Mitbegründer der physiologischen Chemie in Deutschland.

Weitere frühe Repräsentanten der „chemischen Richtung" der Physiologie, die aus unterschiedlichen Schulen hervorgingen und mit der Physiologie des Herzens nicht direkt in Beziehung stehen, können im gegebenen Rahmen nur erwähnt werden: J.v. Liebig, L. Gmelin, F. Wöhler, Th.L.W. Bischoff, F. Hoppe-Seyler. In diesem Zusammenhang sei noch der ehemalige Ludwig-Schüler A. Schmidt-Mülheim genannt, der 1872 das „Gerinnungsferment“ Thrombin entdeckte. Besondere Würdigung verdient im Zeitalter der Gentechnik die Entdeckung der DNS durch den Schweizer F. Miescher in Tübingen (1869).

Der Nachfolger von Du Bois Reymond in Berlin, Th.W. Engelmann (1843–1903), hatte zuvor 30 Jahre am Physiologischen Institut in Utrecht gearbeitet. Neben W.H. Gaskell kann er als Hauptbegründer der myogenen Theorie der Erregungsbildung und -leitung gelten. Auch die Klassifzierung der Herznervenwirkungen (Chronotropie, Dromotropie, Bathmotropie und Inotropie) geht auf Engelmann (1900) zurück, der allerdings spezifische Nervenfasern für die Vermittlung der einzelnen Qualitäten annahm. Auf die Problematik der „bathmotropen Wirkung“ ist später zurückzukommen.

Kreis der Schüler um Carl Ludwig. Aus dem Kreis um C. Ludwig ist als bedeutender deutscher Vertreter A. Fick (1829–1901; Zürich-Würzburg) hervorzuheben. Das nach ihm benannte Diffusionsgesetz, seine am Skelettmuskel durchgeführten Untersuchungen über die mechanischen Determinanten der Muskelaktion, über den Nutzeffekt der Muskelarbeit sowie über die Abhängigkeit des Reizerfolges von Intensität und Dauer des Reizstroms, besonders aber das Fick-Prinzip der Stromstärkemessung (welches auch den Indikatorverdünnungs- und Clearance-Verfahren zugrunde liegt), sind noch heute aktuell.

H. Kronecker (1839–1914; Leipzig-Berlin-Bern) beschrieb 1874 die „Nichttetanisierbarkeit“ des Herzmuskels (eine Regel, die allerdings unter bestimmten experimentellen Bedingungen durchbrochen werden kann). Er arbeitete auch über die Innervation der Gefäße und toxikologische Fragen.

Von M.v. Frey (1852–1932; Zürich-Würzburg), der vor allem durch seine Untersuchungen über die Hautsinne bekannt wurde, stammen gleichfalls wertvolle Studien über die Gefäßinnervation, Arbeiten über das Klappenspiel des Herzens, methodenkritische Untersuchungen zur Registriertechnik des Arterienpulses sowie die – allerdings am Skelettmuskel durchgeführten – Untersuchungen zur Energetik des Muskels, unter anderem über den Sauerstoffverbrauch in der Erholungsphase der Muskelaktion.

Mitarbeiter von M.v. Frey, die in den 30er- und 40er-Jahren den wissenschaftlichen Rang der Deutschen Gesellschaft für Kreislaufforschung wesentlich mitbestimmten, waren H. Rein, H. Strughold und F. Schellong. Auch der Gerinnungsphysiologe E. Wöhlisch war sein Schüler.

Das von M.v. Frey verfasste *Lehrbuch der Physiologie* (1911) erlaubt einen guten Überblick bezüglich des Standes der Erkenntnisse im Jahrzehnt vor Gründung der Deutschen Gesellschaft für Kreislaufforschung, gibt aber auch Aufschluss über noch bestehende Erkenntnisdefizite. So errechnet v. Frey auf der Grundlage von Analogieschlüssen zum Kaninchen für die Gesamtstromstärke im menschlichen Kreislauf mit 65 cm^3/s, d. h. einem Minutenvolumen von 3,9 l, einen zu geringen Wert. Andererseits wird der Blutdruck in der menschlichen Aorta mit *mindestens 15 cm Quecksilber* zu hoch veranschlagt. Dagegen bietet die Darstellung einer gleichzeitigen Registrierung von Vorhofdruck, linksventrikulärem Druck und Aortendruck beim Hund durchaus realistische Werte und erlaubt bereits eine exakte Messung der Phasen der Herzaktion. Es findet sich eine detaillierte Beschreibung der Muskelfaserzüge des Herzens mit Hinweisen auf die anatomischen Grundlagen des Erregungsleitungssystems, wobei – im Gegensatz zum His-Bündel (W. His, Leipzig, 1892) – der Keith-Flack-Knoten (A. Keith u. M. Flack, London, 1907) und die Purkinje-Fasern nicht, der Atrioventrikularknoten (L. Aschoff und S. Tawara, Marburg-Freiburg, 1906) zumindest nicht namentlich genannt werden. Das Lehrbuch bietet auch eine korrekte Ableitung des EKG anhand des Saitengalvanometers (1903) von Einthoven (1860–1913; Leyden). Man vermisst eine Erwähnung des damals bereits bekannten Druck-Volumen-Diagramms von Frank sowie einen Abschnitt über die Regulation der Koronardurchblutung.

In den eineinhalb Jahrzehnten zwischen dem Erscheinen des v. Frey'schen Lehrbuches und der Gründung der Gesellschaft für Kreislaufforschung waren besonders im Bereich der Elektrokardiographie noch bedeutsame Fortschritte zu verzeichnen, wie einige Standardwerke belegen, auf die im elektrophysiologischen Kapitel zurückzukommen ist (siehe unten).

Otto Frank. Auch die wesentlichen Forschungsergebnisse von Otto Frank (1865–1944; Gießen-München), dem Hauptvertreter einer exakten mathematisch-physikalischen Kreislaufanalyse, gehen auf die Zeit vor 1927 zurück und seien deshalb bereits im gegebenen Zusammenhang kurz dargestellt, obwohl Frank das Gründungsdatum der Gesellschaft für Kreislaufforschung fast um zwei Jahrzehnte überlebte. Frank wird in der Liste der Mitglieder der Gesellschaft nicht aufgeführt. Jedoch prägten viele seiner direkten und mittelbaren Schüler wesentlich das wissenschaftliche Profil der Gesellschaft, so H. Straub, Ph. Broemser, R. Wagner, K. Wezler, L. Delius, H. Reichel und R. Thauer. Auch R. Sulzer, E. Wetterer, A.v. Muralt, O. Gauer und E. Bauereisen zählen zu diesem Kreis.

O. Frank arbeitete ca. drei Jahre im Leipziger Laboratorium von C. Ludwig, und zwar, was wenig bekannt ist, im Rahmen seiner Doktorarbeit über die Resorption der Fette im Darm. Eine Ausbildung in Chemie hatte er bei R.W. Bunsen in Heidelberg und A.v. Bayer in München erhalten. Längere Zeit verbrachte er bei dem Stoffwechselphysiologen C.v. Voit (1831–1909; München), dessen ernährungsphysiologische und energetische Untersuchungsergebnisse wie die seines Schülers M. Rubner (1854–1932; Marburg-Berlin) noch heute ihre Geltung haben, wenn auch für die moderne Kardiologie die Begrenzung der Nahrungszufuhr und die qualitative Zusammensetzung der Nahrung, besonders bezüglich der Nahrungsfette, im Vordergrund steht (unter anderem R. Wenger, Wien; *Verh* 1960). Frank aber hatte sich bereits in seiner Leipziger Zeit der physikalisch orientierten Herz-Kreislauf-Forschung zugewandt. Er habilitierte sich bei Voit mit einer Arbeit „*Zur Dynamik des Herzmuskels*" (1895) und folgte 1905 einem Ruf als Ordinarius nach Gießen, 1908 nach München.

Das von Frank aufgrund von exakten Messungen am Froschherz erstellte Druck-Volumen-Diagramm (1895, 1901), in der Folgezeit ergänzt durch Untersuchungen anderer Autoren am Warmblüterherzen, so seines Schülers H. Straub [62, 63, 64], war noch Jahrzehnte später bezüglich seiner Allgemeingültigkeit Gegenstand lebhafter Diskussionen bei den Sitzungen der Gesellschaft für Kreislaufforschung, besonders im Hinblick auf eine Variabilität der diastolischen Minimakurve. Vor allem seine Studie über die Arbeit des Herzens (1897), die er in sieben Summanden gliedert, lässt Franks mathematische Begabung erkennen. Seine Abhandlungen zur Theorie der Registriertechnik, die Kritik der Druckmessung, seine Arbeiten über die Elastizität der Gefäße und die Theorie der Pulswelle, die Studie zur „*Thermodynamik des Muskels*" sind von bleibendem Wert. Franks Konzept zur Bestimmung des Schlagvolumens aufgrund der Wellenlehre und der Windkesseltheorie beschäftigte noch die Generation seiner Schüler in starkem Maße. Auf der 10. Tagung der Deutschen Gesellschaft für Kreislaufforschung wurde Otto Frank die Carl-Ludwig-Ehrenmünze verliehen.

Ewald Hering. Als Begründer einer eigenen Schule kann Ewald Hering (Carl E.K.H. Hering, 1834–1918; Wien-Prag-Leipzig) gelten, der vorwiegend aufgrund seiner Forschungen auf dem Gebiet des Gesichtssinnes, aber auch durch die Entdeckung des für die Atemregulierung bedeutsamen Hering-Breuer-Reflexes und der Hering-Traube-Meyer-Wellen (Blutdruckwellen 3. Ordnung) bekannt wurde. In dieser Tradition standen unter anderem F.B. Hofmann, Heinrich E. Hering (Sohn von E. Hering), B. Kisch, E. Koch, K. Kramer und F. Eichholtz. Auch W. Trendelenburg arbeitete kurze Zeit bei Hering in Leipzig.

HERZPHYSIOLOGIE IN DEUTSCHLAND NACH GRÜNDUNG DER DEUTSCHEN GESELLSCHAFT FÜR KREISLAUFFORSCHUNG (1927–1980)

Der 1. Weltkrieg hatte an vielen Instituten eine erhebliche Einschränkung, wenn auch keine völlige Unterbrechung der physiologischen Forschung zur Folge. So musste O. Frank – neben seiner Vorlesungstätigkeit – im physiologischen Praktikum 70 Studenten allein betreuen. Die Wiederbelebung der Forschungsarbeit nach Kriegsende fand nicht zuletzt in der Gründung der Deutschen Gesellschaft für Kreislaufforschung (1927) ihren Ausdruck. Sie erfolgte durch den Physiologen Bruno Kisch (1890–1966; Köln-New York), einen Schüler von H.E. Hering (1886–1948; Köln).

Kischs Interessensgebiete waren unter anderem der Einfluss der verschiedenen Ionen auf die Herztätigkeit, Störungen von Koronardurchblutung und Herzrhythmus, die Auswirkungen der von Herz, zentralen Venen und Karotissinus ausgehenden Afferenzen einschließlich der „Irradiation" autonomer Reflexe und die Elektronenmikroskopie mit bedeutenden Arbeiten über die Mitochondrien des Herzmuskels sowie die spezifischen elektronendichten Granula in Vorhofmoykard und Thrombozyten (Festvortrag, *Verh* 1952), aber auch methodische Fragen der Blutdruckmessung nach Riva-Rocci. Kischs Name erscheint im Mitgliederverzeichnis der Gesellschaft für Kreislaufforschung ab 1938 nicht mehr, weil er, wie auch die klinischen Kardiologen F. Groedel und E. Wollheim, Deutschland verlassen musste. Der Verlust an führenden Wissenschaftlern, die reduzierten Forschungsmöglichkeiten während des 2. Weltkriegs und der ersten Nachkriegszeit und nicht zuletzt die vorübergehende Isolierung der deutschen Wissenschaft bedeuteten auch für die physiologische Forschung einen schweren Rückschlag. Zwischen 1941 und 1949 konnten keine Kongresse der Gesellschaft für Kreislaufforschung stattfinden.

In der Frühzeit der Gesellschaft überwog bei den jährlichen Tagungen oft der Anteil physiologischer Themen gegenüber klinischen Fragestellungen. Im Folgenden wird versucht, wesentliche Probleme der Herzphysiologie, welche auch die Deutsche Gesellschaft für Kreislaufforschung (seit 1979 „Deutsche Gesellschaft für Herz- und Kreislaufforschung"; seit 1994 „Deutsche Gesellschaft für Kardiologie – Herz- und Kreislaufforschung") in den ersten Jahrzehnten ihres Bestehens (1927–1980) beschäftigten, zu skizzieren; d. h. die *physiologischen Fragestellungen* werden im Vordergrund stehen. Die Bedeutung wissenschaftlicher Schulen ist im Verlauf des 20. Jahrhunderts in Anbetracht der weltweiten Informationsmöglichkeiten und aufgrund des regen internationalen Erfahrungsaustausches mehr und mehr zurückgetreten.

Bezüglich der Themenbereiche „Herzsstoffwechsel", „Energetik" und „Kardioprotektion" verweisen wir auf den Beitrag von P.G. Spieckermann (Kap. 5, Geschichte der experimentellen Kardiologie).

HERZDYNAMIK UND HERZMUSKELMECHANIK

Methoden der Druck-, Stromstärke- und Volumenmessung. Sphygmographie und Phonokardiographie

Zahlreiche wichtige Befunde aus dem Bereich der Herzdynamik waren schon im 19. Jahrhundert durch sorgfältige Beobachtung oder mit einfachen Registriermethoden erhoben worden und konnten in den ersten Jahrzehnten nach Gründung der Gesellschaft für Kreislaufforschung mit modernen Verfahren bestätigt werden, so die Charakterisierung des Herzens als Saug-Druck-Pumpe (J.E. Purkinje, 1842/43) aufgrund röntgenologischer Untersuchungen (H. Böhme, Rostock; E. Holzlöhner, Kiel; *Verh* 1937, 1938) und exakter Druckmessungen (W. Meesmann, Heidelberg, *Verh* 1957).

Blutdruckmessung und Phonokardiographie. Die methodischen Voraussetzungen für eine quantitative Beschreibung der Mechanik des Herzens bei Säugetieren und Mensch waren bis Mitte des 20. Jahrhunderts nur mit Einschränkung gegeben, obwohl eine verlässliche *Messung des intraventrikulären Drucks* nicht zuletzt aufgrund der Arbeiten von O. Frank wenigstens im Tierversuch möglich war.

Schon in den Verhandlungen 1950 wurde über die *fortlaufende Messung intrakardialer und vaskulärer Drucke* berichtet (G. Neuhaus, Bonn), 1967 über die *drahtlose Registrierung des Blutdrucks* unter physiologischen Belastungen (K. Bachmann, Erlangen). Die Bedeutung des *transmuralen Drucks* für die Beschreibung und Beurteilung der Herzdynamik wurde von R. Knebel und E. Wick (Bad-Nauheim, *Verh* 1957) betont.

Als Krönung der methodischen Entwicklung im Bereich der Druckmessung kann die Konstruktion des Katheter-Tipmanometers durch E. Wetterer (1953) (1909–1990; München-Erlangen) betrachtet werden, der über R. Wagner in der Tradition der Frank'schen Schule stand und neben methodischen Innovationen wichtige Beiträge zur Physiologie des arteriellen Systems lieferte (*Verh* 1955, 1956, 1970).

Auch die Methoden der *Herzschallschreibung* mit Mikrophonen nach dem elektromagnetischen oder piezoelektrischen Prinzip hatten Anfang der 30er-Jahre bereits ein hohes Niveau erreicht (unter anderem Beiträge von F. Trendelenburg, 1928; A. Weber, 1936). Eine detaillierte Darstellung der physikalischen und physiologischen Grundlagen der Phonokardiographie gaben 1954 F. Trendelenburg (Erlangen) und E. Schütz (1902–1988; Münster), letzterer mit synchronen Darstellungen von Kardiogramm, Venenpuls, Vorhofddruck, linksventrikulärem Druck, Aorten-, Karotis und Radialisdruck sowie von EKG und Herztönen – jedoch noch ohne Volumenwerte.

Synchrone Registrierungen elektrischer und mechanischer Parameter der Herzaktion mit *unblutigen Verfahren* finden sich bereits in den 30er-Jahren bei H. Schaefer. Methodische Details der *unblutigen Druckmessung* nach dem Prinzip von Korotkov (1905) wurden bei einigen der ersten Tagungen der Gesellschaft für Kreislaufforschung erörtert einschließlich der *fortlaufenden Blutdruckmessung* am Menschen (unter anderem B.E. Koch, Bad Nauheim, *Verh* 1931; K. Lange, Berlin; F.M. Groedel, Bad Nauheim, *Verh* 1932). Der Normbereich für den systolischen Blutdruck bei jungen Männern wurde von H. Rautmann (Braunschweig, *Verh* 1932) mit 105–125 mmHg angegeben. K. Brecht (1912–1982; Tübingen-Ulm) beschrieb schon anlässlich des Kongresses 1953 ein *Kreislaufüberwachungsgerät* zur fortlaufenden Beobachtung von Atmung, Pulsfrequenz, und -amplitude.

Volumen- und Stromstärkemessung. Größere Probleme bereitete die Messung der *Volumenwerte*. An der Messung der *Ventrikelinnenvolumina* war schon Carl Ludwig gescheitert. Bei plethysmographischen Verfahren, welche beide Ventrikel einschließen, waren keine exakten Werte zu erwarten. Nicht unproblematisch ist beim isolierten Herzen neben der unvermeidbaren, mehr oder minder ausgesprochenen Hypodynamie die Registrierung der enddiastolischen Druck-Volumen-Kurve nach Ligatur der Vorhof-Kammer-Grenze am Ende eines Versuchs, nicht nur wegen der bald einsetzenden, ischämisch bedingten Starre des Myokards. Trotzdem lieferten die am isolierten Organ durchgeführten Messungen von R. Sulzer [65, 66], sowie von K.J. Ullrich, G. Riecker u. K. Kramer [67] im Prinzip korrekte *Druck-Volumen-Diagramme*. Die Messungen von Sulzer bestätigen den separaten Verlauf der isovolumetrischen und isobarischen Maxima und damit im Wesentlichen auch die Konstruktion des Druck-Volumen-Diagramms von Ph. Broemser (1886–1940, München, *Verh* 1939) bezüglich des Verlaufs der Kurven der Unterstützungsmaxima in Abhängigkeit vom Grad der enddiastolischen Füllung.

Für die Bestimmung des *Schlagvolumens* beim Menschen schlug O. Frank, wie bereits erwähnt, eine Formel vor, die von seiner Schule in der

Folgezeit mehrfach modifiziert wurde: Die Verfahren nach Wezler-Böger (1937, 1939), v. Recklinghausen (1940), Broemser-Ranke (1933, 1949) und Wetterer (1940, 1956). Diese, auf der Windkesseltheorie basierenden Konzepte waren mehrfach Gegenstand wissenschaftlicher Diskussionen der Deutschen Gesellschaft für Kreislaufforschung (H. Baumann, *Verh* 1930; R. Thauer; K. Wezler u. R. Thauer; O. Ranke, *Verh* 1941; O. Ranke; K. Wezler; E. Wetterer und B. Deppe, Anhang zu *Verh* 1949). Im Vergleich zur Bestimmung des Minutenvolumens nach dem Fick-Prinzip fand R. Thauer am narkotisierten Hund die beste Übereinstimmung bei Anwendung der Formel nach Wezler und Böger.

Den Methoden der quantitativen Sphygmometrie lag die Überlegung zugrunde, dass das Schlagvolumen in enger Beziehung zu dem systolisch im Windkessel gespeicherten Volumen stehen muss. Dieses Speichervolumen erzeugt entsprechend dem Volumenelastizitätskoeffizienten E′ des Windkessels die sphygmographisch ermittelte Pulsamplitude. E′ wird aus dem Volumenelastizitätsmodul κ und dem Windkesselvolumen errechnet, κ aufgrund der Pulswellengeschwindigkeit. Schwierigkeiten ergeben sich bezüglich der Berechnung der Länge des wirksamen Windkessels sowie vor allem hinsichtlich der Beziehung zwischen Speichervolumen und Schlagvolumen bei unterschiedlichen Zuständen des Kreislaufs. Der methodische Ansatz der Frank'schen Schule bedeutete jedenfalls einen wesentlichen Fortschritt gegenüber dem Versuch anderer Autoren, das Minutenvolumen allein anhand von Herzfrequenz und arterieller Blutdruckamplitude abzuschätzen.

Mit zunehmendem Gebrauch der *Farbstoff- und Kälteverdünnungsmethoden* in der Mitte des 20. Jahrhunderts verschwanden diese Verfahren der Schlagvolumenbestimmung rasch aus der Diskussion, wie auch die schon 1905 von Y. Henderson vorgeschlagene *Ballistokardiographie* (H. Klensch, Bonn, *Verh* 1955, 1956) und *ältere* Verfahren der Stromstärkebestimmung wie die *Thermostromuhr* von H. Rein (Göttingen). Die verschiedenen *Fremdgasmethoden* (*N_2O-Methode*, Zuntz u. Mitarb., 1911/12; Krogh u. Lindhard, 1917; *N_2-Methode*, Bornstein, 1910; *Azethylen-Methode*, Grollman, 1929) und *Eigengasmethoden* (Brocklehurst-Haggard-Henderson), deren Details unter anderem C. Ernst (Tübingen) anlässlich der Tagung 1932 diskutierte, wurden in den folgenden Jahrzehnten verbessert bzw. durch moderne Verfahren abgelöst (Argon-Methode, H.J. Bretschneider u. Mitarb., Köln; radioaktive inerte Gase, U. Doutheil u. R. Rohde, München, *Verh* 1966).

Im Tierversuch erlaubte das von E. Wetterer konstruierte *elektromagnetische Flowmeter* (1937) eine exakte Bestimmung der aortalen und pulmonalen Stromstärke und des Schlagvolumens. Methodische Details der Bestimmung von Minutenvolumen und Schlagvolumen im intakten Kreislauf anhand von Indikatorverdünnungsmethoden (*Farbstoff- oder Kälteverdünnungskurven*; Stewart-Hamilton, 1932; W. Lochner, 1953; G. Fegler, 1954), *Ascorbinsäureverdünungskurven* (A. Hardewig, F.W. Klußmann, Bad Nauheim, *Verh* 1964; K. Olesch u. Mitarb., Marburg, *Verh* 1965) nahmen besonders in den 60er-Jahren einen breiten Raum in der internationalen Literatur und auch im deutschsprachigen Schrifttum ein. Bei intrakardialer Injektion und Registrierung des Konzentrationsablaufs in der Aortenwurzel ermöglichte die resultierende stufenförmige Auswaschkurve auch die Bestimmung der relativen Kammerentleerung. Somit ließ sich anhand der Kurve nicht nur das Schlagvolumen sondern auch der Absolutwert des *enddiastolischen Ventrikelinnenvolumens* ermitteln (J.P. Holt, 1956).

Die von E. Lüthy (Zürich, 1962) empfohlene Berechnung des enddiastolischen Volumens anhand der in der Aorta registrierten initialen Gipfelkonzentration erbrachte etwas geringere Werte als die Bestimmung nach Holt (H.P. Krayenbühl, *Verh* 1968). Das Hauptproblem betrifft in jedem Fall die intraventrikuläre Mischung von Indikator und Blut. Die anfangs von Lüthy auf der Basis von Kälteverdünnungskurven ermittelten Werte für die Auswurffraktion waren zu klein (R. Jacob und Mitarb., Würzburg, 1962; H.P. Krayenbühl und Mitarb.; E. Lüthy und Mitarb.; W. Rutishauser und Mitarb., Zürich; H. Kreuzer und Mitarb., Düsseldorf; *Verh* 1968). Das Verfahren nach Holt hat sich jedoch bei Verwendung von Cardio-Green als Indikaktor – ein Farbstoff, dessen Entwicklung letztlich auf die oxymetrischen Arbeiten von K. Kramer zurückging – und bei Beachtung methodischer Voraussetzungen, die von dem Arbeitskreis von E. Bauereisen definiert wurden, bewährt, lässt allerdings keine Schlag-zu-Schlag-Bestimmung zu. Auf dieser Grundlage wurden erstmals Druck-Volumen-Diagramme des linken Ventrikels beim Herzen in situ erstellt.

Umgekehrt wurde aufgrund *angiokardiographischer* Bestimmung zunächst angenommen, dass sich der Ventrikel systolisch weitgehend entleert. Methodische Schwierigkeiten für die Innenvolumenbestimmung ergaben sich bei diesem Verfahren besonders aufgrund der Struktur der Ventrikelinnenwandung mit ihrem Papillarmuskeln und Trabekeln, aber auch möglicher Einflüsse des Kontrastmittels auf den peripheren Widerstand sowie auch auf die Leistungsfähigkeit des Ventrikels (G. Hellige u. Mitarb., Göttingen, *Verh* 1978). Bei kritischer Handhabung ergaben sich jedoch nach beiden Methoden für die Auswurffraktion weitgehend übereinstimmend Normalwerte von 60–70%. Methodische Details zur angiokardiographischen Ventrikelvolumenbestimmung finden sich bei M. Kaltenbach (Frankfurt, *Verh* 1971), der den Normalwert der Auswurffraktion allerdings noch mit 84% angab.

In den letzten Jahrzehnten entwickelten sich die intrakardiale Druckmesung über Herzkatheter (W. Forßmann, 1904–1979, Bad Kreuznach-Düsseldorf, *Verh* 1951) und neue Methoden zur Messung von Strömungsgeschwindigkeit und Volumina (Ultraschall-Dopplerverfahren, Radionuklidventrikulographie, Röntgen-Cinedensitometrie, unter anderem *Verh* 1965, 1966, 1971, 1974, 1980) mehr und mehr zu einer Domäne der klinischen Kardiologie. Messungen des Ventrikelinnendrucks am *lebenden Tier* waren übrigens von mehreren Physiologen bereits im 19. Jahrhundert vorgenommen wurden, so von A. Chaveau und E.J. Marey (1861) und Cl. Bernard. Vor allem ist die *Echokardiographie* (E. Edler u. C.H. Hertz, 1954, Lund; S. Effert, Aachen, 1922–2000; Kongressbeiträge verschiedener Autoren in *Verh* 1978) als rückwirkungsfreies, unblutiges Verfahren aus der klinischen Diagnostik nicht mehr wegzudenken.

Wissenschaftliche Auseinandersetzungen im Bereich der Herzdynamik mit zum Teil lebhaften Diskussionen auch bei den Sitzungen der Deutschen Gesellschaft für Kreislaufforschung betrafen im Wesentlichen folgende Themenbereiche:

- die *autoregulatorischen Mechanismen* der Herzmechanik einschließlich der funktionellen Bedeutung des *Frank-Starling-Mechanimus* und der umstrittenen Theorie einer Regulation der mechanischen Herzfunktion über einen *variablen diastolischen Tonus*,
- die *Größe der Auswurffraktion*,
- die Abhängigkeit des *Verlaufs der „U-Kurven“* bzw. der endsystolischen Maxima von der enddiastolischen Ventrikelfüllung,

- die quantitative Bewertung der *„Kontraktilität“* und schließlich
- pathophysiologische Fragen wie die Bedeutung einer *Zunahme des Herzvolumens*.

Autoregulative Mechanismen der Herzmechanik

Die funktionelle Bedeutung des *Frank-Starling-Mechanismus* wurde bis in das letzte Drittel des 20. Jahrhunderts hinein weltweit, so auch in Deutschland, kontrovers diskutiert. Am Anfang – bis in die 30er-Jahre – wurde die Rolle dieses Mechanismus zweifellos überbewertet bzw. zu sehr verallgemeinert. Aufgrund der Untersuchungen des Frank-Schülers H. Straub (1910, 1914, 1926) und vor allem des Engländers E.H. Starling (1918) betrachtete man die enddiastolische Faserlänge generell als die entscheidende Größe der Herzdynamik. Starling (1866–1927; London) hatte auch einige Zeit in Deutschland gearbeitet, bei W. Kühne in Heidelberg und bei R. Heidenhain in Breslau. Von letzterem hatte er wichtige Anregungen für seine Studien über die wirksamen Kräfte bei der Lymphbildung erhalten. Besonders bekannt wurde er durch die Überprüfung der Straub-Versuche an dem nach Starling benannten Herz-Lungen-Präparat. Wie aufgrund des Frank'schen Diagramms zu erwarten, hat bei diesem Präparat ein gesteigerter Füllungsdruck mit vermehrter enddiastolischer Ventrikelfüllung eine Zunahme des Schlagvolumens und Minutenvolumens zur Folge. Bei primärer Steigerung des Auswurfwiderstandes ermöglicht eine sekundäre, über einen *Restvolumenmechanismus* vermittelte Zunahme des enddiastolischen Volumens ein Wiederansteigen des Schlagvolumens, dessen Wert sich nach vorübergehender Abnahme weitgehend dem Ausgangswert nähert (unter anderem H. Reichel, München, *Verh* 1956). In Anwendung auf die Bedingungen des intakten Kreislaufs wurde nun postuliert, dass die Steuerung der Herzleistung unter den Bedingungen des natürlichen Kreislaufs vorwiegend über den venösen Rückstrom erfolge, obwohl die Effekte der Herznerven im Prinzip seit langem bekannt waren. So vertrat F. Kauffmann (Berlin) in seinem Referat über *„Kreislauf und Nervensystem“* 1933 die Auffassung, der Venendruck bestimme in erster Linie die Größe des Herzminutenvolumens.

Es folgte in den 50er-Jahren eine Phase der Unterbewertung des Frank-Starling-Mechanimsus, dessen Bedeutung man auf die Abstimmung der Auswurfleistung des rechten und linken Ventrikels beschränkt sah.

Wie sich unter anderem bei Rhythmussstörungen mit stark wechselnder Füllungszeit zeigte, ist die enddiastolische Ausgangslage von Schlag zu Schlag tatsächlich die wichtigste Determinante des Schlagvolumens. Auch bei Änderungen der Körperlage, der Atemphase oder des zirkulierenden Blutvolumens ist die Bedeutung des enddiastolischen Ventrikelvolumens erkennbar. Davon zu trennen ist die Frage nach der Bedeutung dieses Mechanismus für die Anpassung der Herzdynamik an wechselnden Blutbedarf der Peripherie, z. B. *im Rahmen körperlicher Arbeit*. Hier treten organeigene Mechanismen gegenüber nerval-humoral und stoffwechselbedingten Einflüssen zurück [17]. Jedoch kann der Frank-Starling-Mechanismus auch unter diesem Bedingungen einen Nettobeitrag zur Steigerung des Minutenvolumen leisten, wie aus Studien skandinavischer Sportphysiologen an Probanden in aufrechter Körperstellung hervorgeht [18].

Die muskelphysiologischen Grundlagen des Frank-Starling-Mechanismus sah W. Hasselbach (Heidelberg, *Verh* 1976) weniger in einer Längenabhängigkeit der Überlappung von Myosin- und Aktinfilamenten als in einer Beeinflussung des seitlichen Abstands der Filamente sowie der Ca^{++}-Ströme an Oberflächenmembran und sarkoplasmatischem Retikulum. Über Struktur und Funktion der kontraktilen Proteine und ihre Wechselwirkungen mit ATP und Ca^{++}-Ionen sowie die Gleittheorie der Muskelkontraktion hatte W. Hasselbach schon 1961 referiert; damals war allerdings die Funktion der Regulatorproteine Troponin und Tropomyosin noch nicht bekannt.

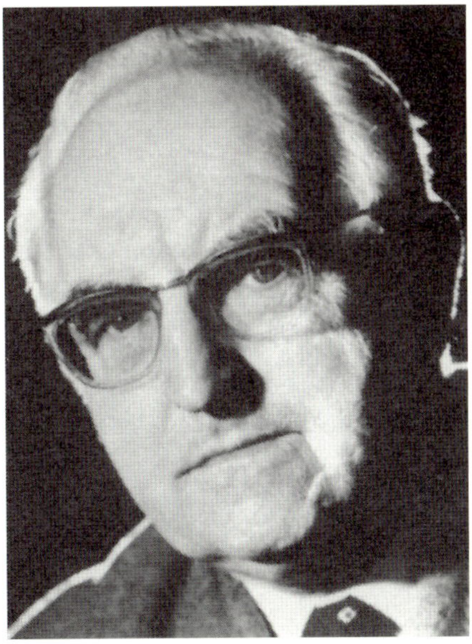

Abb. 3.1
Karl Wezler (1900–1987), geb. in Weissenborn bei Ulm, studierte in München und Würzburg Medizin. Nach der Promotion arbeite er ab 1926 als Assistent von O. Frank am Physiologischen Institut der Universität München, wo er sich 1932 habilitierte. 1938 folgte er dem Ruf auf den Physiologischen Lehrstuhl der Universität Frankfurt/Main als Nachfolger von A. Bethe. Seine Hauptarbeitsgebiete waren die Mechanik und Regulation des Herzens, die Elastizität der Blutgefäße, die Strömungsgesetze des Kreislaufs, die Regulation des Blutdrucks und die Physiologie des Alterns, der Temperaturregulation und des vegetativen Systems

Wie Starling gingen die Herzphysiologen der Frank-Schule davon aus, dass das Ventrikelmyokard in der Diastole nicht aktiviert ist: Die isovolumetrische Phase der Relaxation wird verursacht durch die Freigabe der durch die systolische Kontraktion erzeugten elastischen Kräfte, die diastolische Füllung erfolgt druckpassiv in Abhängigkeit von Füllungsdruck und elastisch-plastischen Widerständen des Myokards; das enddiasstolische Volumen ist erreicht, wenn sich ein Gleichgewicht zwischen Füllungsddruck und Dehungswiderständen eingestellt hat. Ein veränderter Verlauf der *enddiastolischen Druck-Volumen-Beziehungen* wurde nur als Folge von inkompletter Erschlaffung (Kontraktionsrückständen), Nachdehnungserscheinungen, Kontraktur, Starre oder auf struktureller Basis akzeptiert.

Demgegenüber findet sich bereits in der älteren Literatur die Idee eines *variablen diastolischen Herztonus.* Eine „tonotrope" Wirkung der Herznerven hatte unter anderem H.E. Hering (*Verh* 1933) vermutet, aber betont, dass Beweise für diese Annahme ausstehen. Auch H. Schaefer neigte damals zu der Auffassung, " ... dass der Froschventrikel unter dem Einfluss der fördernden Herznerven in einen Zustand tonischer Dauererregung geraten kann ... ", der unabhängig vom Kontraktionsvorgang entsteht.

Der Hauptvertreter der Tonustheorie in Deutschland war K. Wezler (1900–1987; Frankfurt; Abb. 3.1). In der Tradition von O. Frank stammen von Wezler wertvolle Studien über die Strömungsgesetze des Blutkreislaufs, die Elastizität der Blutgefäße, die Regulation des Blutdrucks und über die Altersveränderungen von Herz- und Kreislauf (unter anderem *Verh* 1949). Seit Anfang der 60er-Jahre engagierte er sich stark in der Tonusfrage. Wezler postulierte eine energieabhängige, *aktive Dauerspannung des Myokards während der Diastole.* Diese Grundspannung des Myokards sollte vor allem in Abhängigkeit von der *Druckbelastung des Ventrikels* variabel und damit wesentliche Grundlage einer Autoregulation der Herzmechanik sein. Nach der Konzeption Wezlers kommt dieser *myogenen, vom Membranpotential unabhänigen Autoregulation* auf der Basis kurzfristiger Verlaufsänderungen der enddiastolischen Minimakurve wenigstens die gleiche Bedeutung für die Regulation des Schlagvolumens zu wie einer Verlagerung der endsystolischen Maxima in Abhängigkeit von Herzfrequenz und inotropen Herznervenwirkungen, zumal eine Tonussteigerung des druckbelasteten Ventrikels im Hinblick auf das Laplace'sche Gesetz unter energetischen Gesichtspunkten günstig erscheint.

Dieser Theorie lag unter anderem die Beobachtung zugrunde, dass in den Versuchen Wezlers eine abrupte Steigerung des enddiastolischen Ventrikeldrucks (primär oder über erhöhten Aortendruck vermittelt) sowohl beim isolierten Froschherzen als auch bei Herzpräparaten vom Warmblüter häufig nicht die erwartete Zunahme, sondern Konstanz oder Abnahme des Innenvolumens zur Folge hatte, in Analogie zu Befunden der Gruppe von C. Rüegg (Heidelberg, 1970; G.J. Steiger, 1971) am ätherextrahierten Skelett- und Papillarmuskel.

Bei den lebhaften, teilweise emotional geführten Diskussionen um das Tonusproblem in den 60er-Jahren standen sich die Auffassungen von Wezler und seiner Arbeitsgruppe einerseits und der Physiologen K. Kramer (1906–1985; Marburg-Göttingen-München), H. Reichel (1911–1995; München-Hamburg) und E. Bauereisen (1913–1985; Leipzig-Würzburg; Abb. 3.2) und ihrer Mitarbeiter gegenüber. Die Gegner der *Tonustheorie* beharrten auf dem Konzept einer weitgehenden Konstanz der enddiastolischen Minimakurve. Die Beobachtung einer reaktiven Zunahme der Muskelspannung bzw. Abnahme des Innenvolumens als Antwort auf abrupte Druckssteigerungen wurden am isolierten Froschherzen zwar bestätigt, aber als *barynogene Kontraktur* interpretiert, desgleichen eine spezielle Form des Mechanogramms mit sekundärem Anstieg des Tonus in der Diastole nach scheinbar überschießender Erschlaffung [58]. Dass die Dehnung des Myokards einen „Zustand der Dauererregung" hinterlassen kann, hatten am Froschherzen bereits F.L. Goltz (1862, 1834–1902; Königsberg-Halle) und E. Koch (1925, Bad Nauheim) beobachtet.

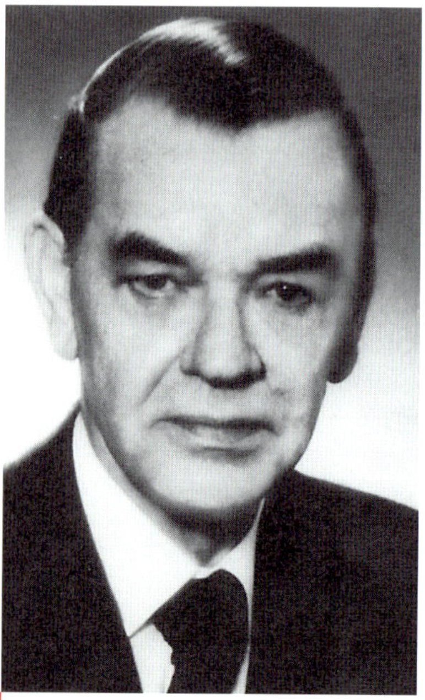

Abb. 3.2. Erich Bauereisen (1913–1985), geb. in Kiel, studierte in Heidelberg und München Medizin. Nach der Promotion arbeitete er ein Jahr lang am Royal Victoria Hospital der McGill Universität Montreal bei W.G. Penfield, anschließend am Physiologischen Institut der Universität München unter der Leitung von Ph. Broemser und R. Wagner. Nach der Habilitation (1944) folgte eine klinische Ausbildung an der Frauenklinik in Magdeburg, die er mit der Facharztanerkennung für Gynäkologie abschloss. 1951 folgte er dem Ruf an das Physiologische Institut der Universität Leipzig, 1958 an das Physiologische Institut der Universität Würzburg, dem er bis zu seiner Emeritierung 1981 vorstand. Sein wissenschaftliches Interesse galt in erster Linie der Dynamik des Herzens im natürlichen Kreislauf, den Wirkungen der Herznerven sowie der Regulation des Mesenterial- und Leberkreislaufs

Von klinischer Seite (Reindell und Mitarb., Freiburg) wurde zur Unterstützung der Tonustheorie auf den steilen Verlauf der Minimakurve bei arterieller Hypertonie und Aortenstenose und den flachen Verlauf beim volumenbelasteten Herzen hingewiesen, Befunde, die jedoch durch die morphologisch bedingten Konfigurationsänderungen des Herzens ausreichend erklärt sind.

Dass Wezler bei Blockierung des Zitronensäurezyklus mit Malonat sowie bei Entkopplung der oxidativen Phosphorylierung mit DNP nicht eine Zunahme der Muskelsteifheit als Folge einer durch ATP-Mangel bedingten Starre registrierte, sondern eine Dilatation des Ventrikels bei gegebenem Druck, verdient wegen der grundsätzlichen Bedeutung dieses Befundes eine Nachprüfung. Unter den Bedingungen der Hypoxie findet man beim Säugerherzen jedoch in aller Regel einen steileren Verlauf der diastolischen Dehnungskurve infolge Rigorbindungen zwischen Aktin und Myosin – bei druckpassiver Zunahme des Ventrikelvolumens (R. Jacob, G. Kissling u. Mitarb., *Verh* 1975).

Wenn auch einzelne Beobachtungen, die Wezler am Froschherz erhoben hat, bestätigt wurden, so liegen bisher in der internationalen Literatur keine Berichte vor, die dafür sprechen, dass einer myogenen, tonusabhängigen Autoregulation Bedeutung für die Dynamik des Herzens in situ zukommt.

Weniger Beachtung fand in Deutschland eine als *homöometrische Autoregulation* [55] bezeichnete reaktive Steigerung der ventrikulären Leistungsfähigkeit, die beim Herz-Lungen-Präparat als Antwort auf eine akute Steigerung des Aortendrucks verzeichnet wurde.

Wie zu erwarten, bewirkt die Druckbelastung initial eine Abnahme des Schlagvolumens, gefolgt von einem Wiederanstieg aufgrund des Restvolumenmechanismus. Jedoch nährern sich die reaktiv gesteigerten Werte von enddiastolischem Druck und Volumen häufig innerhalb einiger Minuten wieder dem Ausgangswert – ohne begleitende Abnahme des Schlagvolumens. Am isolierten Herzmuskelpräparat resultiert nach abrupter Dehung ein dreiphasischer Verlauf des Mechanogramms (R. W. Gülch u. Mitarb., Tübingen, *Verh* 1971; [40]), der als eine Grundlage der homöometrischen Autoregulation betrachtet werden kann: Entsprechend der erhöhten Vorlast wird initial eine zunächst mäßige Zunahme der Amplitude verzeichnet, gefolgt von einer passageren Abnahme und schließlich einer ganz erheblichen Kontraktilitätssteigerung bis zum Dreifachen der Ausgangsamplitude. Offenbar besteht auch eine Beziehung dieser dehnungsinduzierten Aktivierung zur Plateaudauer des Aktionspotenzials, die nach initialer Verkürzung parallel zum Anstieg des Mechanogramms wieder zunimmt. Während des gesamten Verlaufs sinkt die diastolische Spannung als Folge von Nachdehnungserscheinungen („stress relaxation") unabhängig vom Verlauf der Kontraktionsamplitude kontinuierlich ab. Im Übrigen beeinflusst auch abrupter Übergang von isometrischen auf isotonische Bedingungen (und umgekehrt) die Geschwindigkeit und Dauer des Kontraktionsprozesses (R. Bodem u. E.H. Sonnenblick, Boston, *Verh* 1975).

Weiterhin dürfte der von der Arbeitsgruppe W. Lochner (1922–1979) und G. Arnold (Düsseldorf) beschriebene *Gartenschlaucheffekt* (1968) für eine sekundäre Steigerung der kardialen Leistungsfähigkeit nach Übergang zu vermehrter Druckbelastung von Bedeutung sein. Als Ursache wird eine durch die gesteigerte Füllung des intramuralen Gefäßsystems bedingte Dehnung der Sarkomeren, d. h. ein „verkappter Starling-Mechanismus" angenommen. Auch Veränderungen der myokardialen Elektrolytkonzentrationen in Abhängigkeit von der Druckbelastung des Herzens, wie sie H. Hochrein und M. Nagano (Würzburg; *Verh* 1962) beschrieben haben, sind in diesem Zusammenhang zu diskutierten.

Somit liefern auch diese Phänomene keine Argumente für die Gültigkeit der Tonustheorie.

Die Tonusdiskussion blieb weitgehend auf den deutschen Sprachraum beschränkt und hat dazu beigetragen, dass sich die deutsche Physiologie mit Verzögerung in die internationale Diskussion anderer kardiologischer Probleme eingeschaltet hat. Diese Kontroverse hat jedoch auch dazu beigetragen, das Interesse der Kardiologen an möglichen *Störungen der diastolischen Herzfunktion* zu aktivieren, deren klinische Bedeutung erst in den letzten Jahrzehnten des 20. Jahrhunderts allgemein anerkannt wurde.

Als ein weiterer autoregulativer Mechanismus ist die Steigerung von Kontraktionsgeschwindigkeit und -kraft und die relative Verkürzung der Systolendauer einzustufen, die – unabhängig von den inotropen Effekten der sympathischen Herznerven – mit steigender *Herzfrequenz* zu verzeichnen ist. Entsprechende Funktionskurven (dP/dt_{max} und „Verkürzungsgesschwindigkeit des kontraktilen Elementes" als Funktion der Periodendauer) wurden unter klinischen Bedingungen bei programmierter Elektrostimulation von der Arbeitsgruppe S. Effert (Aachen) für die Beurteilung der Myokardfunktion vorgeschlagen (K. Hagemann und Mitarb., *Verh.* 1978). Spätere Untersuchungen an isolierten Herzmuskelstreifen [43] bestätigten die Bedeutung dieser Betrachtungsweise und zeigten, dass der Verlauf der beim insuffizienten Organ meist inversen Kraft-Frequenz-Beziehung von der zugrunde liegenden Herzkrankheit und der extrazellulären Ca-Konzentration abhängt.

Definition und Bewertung der „Kontraktilität"

Frühe Versuche einer Bewertung der kontraktilen Leistungsfähigkeit des Herzens unter klinischen Bedingungen konzentrierten sich auf die Zeitverhälnisse der einzelnen Phasen der mechanischen Herzaktion. Diese Bemühungen sind vor allem mit dem Namen von K.-J. Blumberger (Düsseldorf-Aschaffenburg) verbunden (unter anderem *Verh* 1950, 1955, 1956, 1976). Der von ihm in den 40er-Jahren des letzten Jahrhunderts empfohlene Quotient Austreibungszeit/Anspannungszeit ist jedoch unter anderem von der Ventrikelfüllung abhängig und kann, wie E. Schütz [8] betonte, in bestimmten Fällen auch pathologische Verhältnisse verschleiern.

Seit Beginn der 60er-Jahre des letzten Jahrhunderts beherrschte die Diskussion um die *muskelphysiologischen Grundlagen* der Herzmechanik für mehr als ein Jahrzehnt das internationale Schrifttum. Die Gruppe um Sonnenblick (Bethesda) bestätigte in Erweiterung der Studien von Starling sowie von Sarnoff [53, 54] die Bedeutung der Nachlast als Determinante der

Herzaktion [60] – ein Sachverhalt (unter anderem K. Thurau u. K. Kramer, Göttingen, *Verh* 1958; H. Klensch, Bonn, *Verh* 1959), der aus dem Frank'schen Diagramm zu entnehmen ist – und übertrug die Hill'sche *Kraft-Geschwindigkeits-Beziehung*, wie zuvor Abbot u. Mommaerts [12], auf den Herzmuskel [59]. Der Schnittpunkt der Kurve mit der Ordinate, die *„lastfreie Verkürzungsgeschwindkeit" (V_{max})*, wurde als Maß der „Kontraktilität" definiert. Der Kontraktilitätsbegriff und die Bestimmung der myokardialen Kontraktilität in der Praxis wurden auch in Deutschland von Physiologen und Klinikern lebhaft erörtert und waren Hauptthema einer Tagung der Gesellschaft für Herz- und Kreislaufforschung (1976).

Diskutiert wurden prinzipielle Fragen und methodische Probleme. Letztere ergaben sich auch am linearen Myokardpräparat bei Bestimmung von V_{max} nach schneller Entdehnung (Quick-release-Verfahren) oder durch Extrapolieren der Kraft-Geschwindigkeits-Kurve auf Nulllast, vor allem aber beim Versuch einer Bestimmung am Gesamtventrikel. Zweifellos ist V_{max} ein muskelphysiologisch relevanter Parameter, der mit der biochemischen Struktur und der ATPase-Aktivität der kontraktilen Proteine in Beziehung steht (unter anderem [30, 47]). Ob die freie Ca-Konzentration nicht nur die Zahl der Querbrücken sondern auch die Geschwindigkeit des Querbrückenzyklus und damit die lastfreie Verkürzungsgeschwindigkeit bestimmt (W. Hasselbach, Heidelberg, *Verh* 1976), ist umstritten [23].

Die *maximale momentane Leistung* ist dem Produkt aus maximaler Verkürzungsgeschwindigkeit und maximaler Spannung proportional. Hasselbach lehnte daher V_{max} als alleinige Grundlage einer Kontraktilitätsdefinition ab, wie auch (mit Einschränkung) die Gruppe von Bauereisen, im Gegensatz zu vielen Klinikern, unter anderem H.P. Krayenbühl (Zürich). Die isometrische Gipfelkraft bei der Einzelzuckung des Herzmuskels hängt neben der Kontraktionsgeschwindigkeit von der Dauer der Aktivierung bzw. der Anstiegszeit des Mechanogramms ab und kann sich unabhängig von V_{max} ändern. Eine Diskrepanz zwischen beiden Parametern war besonders beim druckhypertophierten Myokard von Hochdruckratten ausgeprägt, wo im Frühsstadium eine erhöhte isometrische Spannungsentwicklung verzeichnet wird, während die Verkürzungsgeschwindigkeit bereits abnimmt (unter anderem G. Kissling u. Mitarb., *Verh* 1977), parallel zu einer Umverteilung des Isoenzymmusters von Myosin zugunsten des langsamen Isoenzyms V3 mit Abnahme der ATPase-Aktivität und Wärmefreisetzung. Die *Fläche unter der Kraft-Geschwindigkeits-Kurve* hat die Dimension einer *Leistung*, müsste allerdings wegen der Vorlastabhängigkeit der isometrischen Kraft auf eine definierte diastolische Spannung bezogen werden. Aus dieser Diskussion ergibt sich eine *rationale Definition der „Kontraktilität"* als die *potenzielle systolische Leistung bei gegebener Vor- und Nachlast* (sowie definierten Dimensionen des Muskels nach Querschnitt und Länge).

Aufgrund physikalischer Muskelmodelle, die in Erweiterung des Zweielementemodells von Reichel (*Verh* 1950, 1956) zusätzlich zu kontraktilem und serienelastischem Element noch parallelelastische und plastische Elemente enthielten, versuchte man, aus der Steilheit des isometrischen Spannungsanstiegs ($d\sigma/dt$) bzw. des isovolumetrischen Druckanstiegs (dP/dt) Rückschüsse auf V_{max} zu ziehen. Mit fortschreitender Aufklärung der Fundamentalprozesse der Muskelmechanik haben diese Muskelmodelle an Bedeutung verloren. Sie führten auch zu Missverständnissen, vor allem wenn man versuchte, die einzelnen Elemente, die *physikali-*

sche Eigenschaften beschreiben, definierten morphologischen Strukturen zuzuordnen.

Auf Modellvorstellungen, z. T. auch auf empirischer Basis, beruhten auch die vorwiegend von amerikanischen Autoren konzipierten *Kontraktilitätsindizes*, welche die kontraktilen Eigenschaften des Myokards unabhängig von den mechanischen Bedingungen beschreiben sollten.

Einer der meist benutzten Indizes, von U.P. Veragut und H.P. Krayenbühl (Zürich) 1965 vorgeschlagen [68], war die Maximalgeschwindigkeit der isovolumetrischen Druckentwicklung bzw. der isometrischen Spannungsentwicklung, bezogen auf den Druck- bzw. Spannungswert am Wendepunkt des isovolumetrischen bzw. isometrischen Mechanogramms ($dP/dt_{max}/Pw$, bzw. $d\sigma/dt_{max}/\sigma w$; unter anderem H. Roskamm, Freiburg, *Verh* 1971 und Beiträge verschiedener Autoren in den *Verh* 1972–1975). Obwohl erhebliche, Ca- und Hexobarbital-bedingte Änderungen der Kontraktionsamplitude am linearen Streifenpräparat den Index weitgehend unverändert ließen (R. Jacob u. R. Gülch, Tübingen, *Verh* 1972), dauerte es Jahre, bis dieses Konzept wieder aus der internationalen und auch der deutschen Literatur verschwand.

Das Interesse an den Kontraktiltätsindizes einschließlich V_{max} endete schließlich ziemlich abrupt, nicht nur, weil es unmöglich ist, alle Besonderheiten des Kontraktionslablaufs in einem Index zusammenzufassen, sondern auch, weil offensichtlich eine Mode abgelaufen war. Aber auch die zunehmende Aufklärung der molekularen Grundlagen der Muskelkontraktion (kontraktile Proteine, Regulatorproteine, Gleitmodell der Muskelkontraktion, zelluläre Ca^{++}-Transportsysteme), über die W. Hasselbach 1976 ausführlich berichtete, trugen zum Abschluss dieser Ära bei – und letztlich eine Publikation von Parmley [42], in der der Autor feststellte, dass die Auswurffraktion ein besseres Maß für die Beurteilung der mechanischen Herzfunktion sei als alle bis dato vorgeschlagenen Indizes.

Die *Auswurffraktion*, ein in der klinischen Praxis bewährter Parameter (unter anderem H. Kreuzer, Göttingen, *Verh* 1976), ist als eine von Ventrikelgeometrie und mechanischen Determinanten abhängige Größe, jedoch nur mit Einschränkung als Maß für die *myokardiale Leistungsfähigkeit* zu betrachten.

Die „Wiederentdeckung" und Vereinfachung des Konzeptes der endsystolischen P-V-Beziehungen durch K. Sagawa [49, 50] – nach früheren Veröffentlichungen der Gruppe von Bauereisen (1933) – sorgte auch bei deutschen Kardiologen für Diskussionsstoff. Die Anhänger des Sagawa-Konzepts (unter anderem H.C. Mehmel, Heidelberg-Karlsruhe) postulierten einen linearen, von der enddiastolischen Ausgangslage unabhängigen Verlauf der endsystolischen Druck-Volumen-Kurve. Der Ventrikel wurde als Hohlkörper mit zeitabhängiger Elastizität der Wandung aufgefasst: $E(t) = P(t)/[V(t) - Vo]$, wobei P(t) und V(t) für den Druck- bzw. Volumenwert zu einem bestimmten Zeitpunkt der Systole, Vo für den Schnittpunkt der extrapolierten P-V-Kurve mit der Volumenachse stehen.

Die Elastizität der Ventrikelwandung erreicht ihren Maximalwert E_{max} am Ende der Systole, die lineare Verbindung zwischen E_{max} und Vo entspricht der endsystolischen P-V-Kurve.

Die Kritik des Konzepts bezog sich zunächst auf das Postulat einer linearen, von der enddiastolischen Füllung unabhängigen endsystolischen P-V-Beziehung, eine Annahme, die später [51, 52] von der Sagawa-Gruppe relativiert und zumindest für große enddiastolische Volumina und Auswurffraktionen von 60–70%, wie sie für den linken Ventrikel des Menschen zutreffen, verneint wurde.

Die vereinfachende Annahme einer gemeinsamen, füllungsunabhängigen endsystolischen P-V-Kurve bietet sich für viele Modellberechnungen an. Akzeptierte man diese Modellvorstellung, so blieb die Frage, wieso bei gleichzeitiger Messung von Druck und Volumen die *enddiastolische Minimakurve* nicht in die Bewertung der ventrikulären Arbeitskapazität einbezogen wird, wie die Gruppe von Sagawa dies notwendigerweise bei der Erörterung energetischer Fragen handhabt.

Man kann die *ventrikuläre Arbeitskapazität* als potenzielle Arbeit pro Schlag bei gegebenem enddiastolischem Druck und gegebenem Druck im nachgeschalteten Gefäßsystem definieren. Analoges gilt für die *ventrikuläre Leistungsfähigkeit.* Die Fläche zwischen enddiastolischer Minimakurve und endsystolischer Maximakurve, begrenzt durch den enddiastolischen Druckwert bietet ein rationales Maß für die Bewertung der Arbeitskapazität, weil sich bei gegebener Kontraktilität alle denkbaren Druck-Volumen-Schleifen innerhalb dieser Fläche befinden. Somit beweist z. B. eine Zunahme der Steilheit der endsystolischen P-V-Kurve beim chronisch druckbelasteten Herzen per se weder eine Steigerung der myokardialen Kontraktilität noch der Arbeitskapazität des Ventrikels. Wie Sagawa in einer später erschienenen Monographie ([51], S. 326) selbst bemerkt, kann trotz eines gesteigerten Wertes von E_{max} eine Abnahme von Schlagvolumen und Schlagarbeit resultieren, wenn die enddiastolische Dehnungskurve bei verdickter oder fibrotischer Ventrikelwandung sehr steil verläuft.

Ein einfacher „Index" ist der *1. Differenzialquotient des intraventrikulären Druckanstiegs* (dP/dt_{max}), der bei Beachtung von enddiastolischem Ventrikeldruck und Herzfrequenz (sowie in begrenztem Maße auch von Aorten- bzw. Pulmonalisdruck) eine Beurteilung der globalen Ventrikelfunktion erlaubt (U.P. Veragut, H.P. Krayenbühl, Zürich, *Verh* 1965; H. Rosskamm, Freiburg, *Verh* 1970; E. Bauereisen, *Verh* 1971 und weitere Beiträge in den *Verh* 1966, 1971, 1972, 1976). Es bleibt jedoch zu berücksichtigen, dass das Schlagvolumen und damit *Herzarbeit* und *Leistung* auch von der Dauer der Austreibungsperiode abhängen.

Der Versuch von H.J. Bretschneider (1922–1993; Göttingen, *Verh* 1976), Inotropie und endsystolisches Volumen ausschließlich aufgrund von Druck- und Zeitwerten zu erfassen, wurde von anderen Autoren nicht aufgegriffen.

Insgesamt war die Diskussion um die „Kontraktilität" des Herzens häufig von Missverständnissen belastet. Nicht selten vermisste man die klare Trennung von *myokardialer und ventrikulärer Leistungsfähigkeit.* Quantitative Rückschlüsse auf die myokardialen Eigenschaften sind am Gesamtventrikel nur unter Berücksichtigung der *Ventrikelgeometrie* möglich (unter anderem H.P. Krayenbühl, J. Simon, W. Rutishauser, Zürich, *Verh* 1969; F.K. Schmiel, K.L. Neuhaus, H. Kreuzer, Düsseldorf, *Verh* 1974; B.E. Strauer, München, *Verh* 1977). Dies bedeutet, dass bei Bewertung der *Leistungsfähigkeit* des *Myokards* neben den mechanischen Determinanten auch eine Normierung bezüglich *Querschnitt und Länge* des Muskels erforderlich ist. Für die klinische Beurteilung der Leistungsbreite von Herz und Kreislauf hat sich nach H. Reindell (*Verh* 1956) die Bestimmung des „Sauerstoffäquivalents“ bzw. des auf das Herzvolumen bezogenen „Sauerstoffpulses“ (*Verh* 1960) bewährt.

Pathophysiologische Aspekte der Herzdynamik und Sportherz

In den 50er- und 60er-Jahren des letzten Jahrhunderts basierte die Beurteilung der ventrikulären Leistungsfähigkeit bei vielen Autoren auf der Darstellung der Schlagarbeit als Funktion des enddiastolischen Volumens oder Drucks, der *„Starling-Kurve“* bzw. *„Funktionskurve“* nach Sarnoff [53], deren Verlauf selbstverständlich durch den Druck im nachgeschalteten Gefäßsystem beeinflusst wird. In der Diskussion um die Mechanismen, die einer Herzinsinsuffizienz zugrunde liegen, spielte über mehrere Jahrzehnte das Konzept einer Überdehnung des Myokards sowie eines absteigenden Astes der „Starling-Kurve“ eine Rolle. Ein absteigender Ast diese Kurve ist jedoch nur beim hypodynamen Herzen zu verzeichnen. Häufig vermisste man in diesen Diskussionen und bei Darstellung der Starling-Kurven die begriffliche Trennung *füllungsbedingter Volumenzunahme* des Ventrikels mit entsprechender Dehnung der Sarkomeren einerseits und *morphologisch bedingter exzentrischer Ventrikelkonfiguration* bei Volumenhypertrophie andererseits sowie schließlich bei *struktureller Dilatation* mit ungünstigem Radius-Wanddicken-Verhältnis. Eine Klärung dieser Situation war weniger den Physiologen als dem Internisten und Sportarzt H. Reindell (1908–1990; Freiburg) – z. T. in Zusammenarbeit mit L. Delius – und den Pathologen A.J. Linzbach (1909–1984; Berlin-Marburg-Göttingen) und E. Kirch (Erlangen-Würzburg-Regensburg) zu verdanken. Reindell wandte sich als erster eindeutig gegen die Auffassung, dass jede Zunahme der Herzgröße bzw. des Ventrikelvolumens Ausdruck einer Schädigung des Myokards oder gar einer Herzinsuffizienz sei.

Der Kölner Kliniker F. Moritz hatte anlässlich der 1. Tagung der Gesellschaft für Kreislaufforschung (1928) die „Dilatation“ des Sportherzens demonstriert und offengelassen, ob negative Spätfolgen zu erwarten seien. H. Reindell belegte den adaptiven Charakter der Konfigurationsänderung des Organs. Die Charakterisierung als „symmetrische Hypertrophie“ (Linzbach) bedarf allerdings insofern einer Einschränkung, als bei Hochtrainierten häufig eine stärkere Hypertrophie des rechten Herzens, gelegentlich auch der Vorhöfe, beobachtet wurde (H. Reindell, *Verh* 1937). Reindell plädierte auch für eine differenzierte Bewertung der bei hochtrainierten Sportlern häufig beobachteten atrioventrikulären Überleitungsstörungen, die in der Regel eine Folge des gesteigerten Vagustonus sind. Aufgrund röntgenkymographischer Untersuchungen („Einschlitzkymographie“) schloss er, dass der erweiterte Ventrikel des Trainierten bei körperlicher Ruhe ein relativ kleines Schlagvolumen auswirft bei gesteigertem Restvolumen, welches unter körperlicher Belastung mobilisiert wird (*Verh* 1941). Über einen geringeren belastungsbedingten Anstieg von Herzfrequenz, Blutddruck und Sauerstoffverbrauch beim Trainierten hatten H.W. Bansi und G. Groscurth (Berlin) bereits anlässlich der Verhandlungen der Gesellschaft für Kreislaufforschung 1930 berichtet.

Dass andererseits die Hypertrophie des *permanent überbelasteten Herzens* den „Keim der Insuffizienz" in sich trägt, war schon zu Beginn des 20. Jahrhunderts diskutiert worden und wurde durch moderne Statistiken belegt. Auch zahlreiche Kongressbeiträge weisen auf den *ambivalenten Charakter* der Herzhypertrophie hin (unter anderem E. Gerlach u. H.-G. Zimmer, Aachen; H. Antoni, Frankfurt; H.P. Krayenbühl, Zürich; H. Roskamm, Freiburg; W.T. Ulmer, Bochum; B.E. Strauer u. M. Tauchert, Göttingen; W. Völker, B.E. Strauer, G. Riecker, Göttingen; P. Limburg, H.L. Just. K.F. Lang, Mainz; *Verh* 1972; G. Kissling und Mitarb., *Verh* 1977).

Linzbach prägte die Begriffe des „*kritischen Herzgewichtes*" und der „*Gefügedilatation*". Er betrachtete die ungünstigen geometrischen Bedingungen beim dilatierten Herzen mit ihren Konsequenzen für Faserverkürzung und Wirkungsgrad der mechanischen Herzaktion als Hauptursache der Insuffizienz. Nach neueren Studien [32] bedarf dieses Konzept einer Ergänzung insofern, als eine Zunahme des Ventrikelvolumens allein erst bei extremem Ausmaß aus geometrischen Gründen (Laplace) eine Abnahme des Schlagvolumens bewirken würde.

Eine detaillierte Beschreibung der Konfigurationsänderungen des Herzens in Abhängigkeit von der Art der Überbelastung oder Schädigung des Myokards gab E. Kirch in den Verhandlungen 1934. Heute spricht man von „remodelling".

Eine *kompensatorische Funktion* des Frank-Starling-Mechanimsus kann beim *versagenden Herzen* nur im Frühstadium eine Rolle spielen, wie die Erfahrung der Klinik zeigt. Frühzeitig überwiegen die negativen Auswirkungen der Flüssigkeitsretention und des gesteigerten Füllungsdrucks (Stauungssymptome; gesteigerte myokardiale Komponente des Koronarwiderstandes und reduzierter Wirkungsgrad bei großem enddiastolischem Volumen). Der Starling-Mechanismus kann nicht wirksam werden, wenn die „Längenreserve" der Sarkomeren erschöpft ist oder wenn eine adäquate Dehnung der Sarkomeren infolge inkompletter Erschlaffung oder reduzierter Dehnbarkeit der Ventrikelwandung (erhebliche Hypertrophie, Fibrose, Kontraktur, Rigor) nicht möglich ist. Die Bedeutung der Fibrose in diesem Zusammenhang hat J. Linzbach frühzeitig betont, ist jedoch nach F. Schwarz, J. Schaper und W. Flameng (Bad Nauheim, *Verh* 1978) geringer zu veranschlagen als der Einfluss des Hypertrophiegrades. Bezüglich Details der „*diastolischen Funktionsstörung*" sowie der Veränderungen auf Gewebe- und Zellebene bei *Hypertrophie* und *chronischer Herzinsuffizienz* (z. B. Veränderungen des Erregungsvorgangs, der Ca-Aktivierung, der β-Rezeptoren und G-Proteine, der Regulatorproteine und Isoenzyme von Myosin etc.) wird auf den Beitrag von G. Riegger (siehe Kap. 8, Geschichte der Herzinsuffizienz) verwiesen.

In den beiden letzten Jahrzehnten hat sich die physiologische Forschung auf Probleme der Zellphysiologie und molekularen Biologie konzentriert. Im Hinblick auf die Funktion des Herzens wird jedoch die Beschäftigung mit der Dynamik des Organs einschließlich der Konzeption physikalischer Modelle, z. B. zur optimalen Abstimmung von Herz und Kreislauf (Th. Kenner, Graz, *Verh* 1974), ihren Stellenwert behalten.

NERVALE UND HUMORALE REGULATION

Efferente Herznerven

Obwohl Stöhr Jr. zwei Jahre vor Gründung der Deutschen Gesellschaft für Kreislaufforschung bewiesen hatte, dass nervenlose Herzexplantate zu rhythmischer Aktion fähig sind, war die *neurogene Theorie der Erregungsbildung und Erregungsleitung* des Herzens auch zu Beginn der 30er-Jahre noch nicht ganz aus der Diskussion verschwunden. Jedoch wurde anlässlich der 6. Tagung der Deutschen Gesellschaft für Kreislaufforschung (1933) eindeutig die *myogene Theorie* favorisiert. Schon in seinem Referat im Rahmen der 1. Tagung (1928) hatte J. Rihl (Prag) die ganglionäre Theorie abgelehnt. Auf der 4. Tagung der Gesellschaft (1931) hatte M. Wachsstein (Wien) über die automatische Tätigkeit isolierter Purkinje-Fäden und ihre chronotrope und inotrope Beeinflussung durch Adrenalin berichtet. Die Auswirkungen der vagalen und sympathischen Efferenzen auf die Herztätigkeit waren damals im Wesentlichen schon seit Jahrzehnten bekannt. Engelmann hatte allerdings für jede der von ihm beschriebenen Funktionen spezifische Nervenfasern postuliert. In seinem Hauptreferat (*Verh* 1933) lehnte H.E. Hering (1886–1948; Köln) diese Auffassung ab, anerkannte jedoch im Prinzip die umstrittene „bathmotrope" Wirkung der Herznerven.

Die in den 20er- und 30er-Jahren des letzten Jahrhunderts sehr lebhafte Diskussion um die Existenz einer *negativen Bathmotropie* des N. vagus wurde vor allem dadurch kompliziert, dass mehrere Autoren unter Vagusreizung sogar eine Verkürzung der Chronaxie fanden.

Dass die *atrioventrikuläre Überleitung* beim Säugerherzen dem Vaguseinfluss unterliegt, hatten Rothberger und Winterberg bereits 1910 gezeigt. Im Gegensatz zu der heute vorherrschenden Meinung hatten H.E. Hering 1912 und H. Straub 1926 bei Reizung des N. vagus *negativ inotrope Effekte auch am Ventrikel* des Säugerherzens beobachtet, Effekte, die vor allem von Rothberger und Scherf, auch von B. Folkow (Göteborg, *Verh* 1959), verneint wurden.

Wie neuere Unterschungen ergaben, sind mäßige elektrophysiologische und mechanische Effekte von exogenem, aber auch von endogenem Azetylcholin am Ventrikelmyokard (einschließlich des menschlichen) dann zu erwarten, wenn der Tonus der sympathischen Herznerven unter Kontrollbedingungen erhöht bzw. die intrazelluläre cAMP-Konzentration unter der Einwirkung von Katecholaminen gesteigert ist [38]. Über Katecholamin-antagonistische Wirkungen von Adenosin am Herzen referierten 1978 J. Schrader, G. Baumann und E. Gerlach (München).

Transmitter und Hormone

Die *Transmitter* der efferenten Herznerven waren Anfang der 30er-Jahre des letzten Jahrhunderts noch nicht definitiv identifiziert. Als Überträgerstoff der N. accelerantes („Sympathikusstoff") wurde zunächst Adrenalin betrachtet (z. B. in dem Referat von H. Kreitmaier anlässlich der Tagung 1933), später Adrenalin + Noradrenalin (P. Holtz, Frankfurt, *Verh* 1940; E Schütz [8]). Jedoch charakterisierte Holtz bereits in seinem Vortrag von 1959 die postganglionären sympathischen Neurone eindeutig als *noradrenerg*. Im gleichen Referat diskutierte er die Synthese und Speicherung von Noradrenalin und Adrenalin, an deren Aufklärung er wesentlichen Anteil hatte, sowie die „einzügelische" noradrenerge Regulation der Gefäßweite, während D. Palm (Frankfurt) 1972 schon sehr detailliert über Speicherung, Freisetzung und postsynaptische Effekte von Noradrenalin auf β-Rezeptoren, cAMP-System und Ca^{++}-Influx berichteten konnte.

Nachdem O. Loewi 1921 am Froschherzen bei Reizung des N. vagus die Freisetzung eines Stoffes nachgewiesen hatte, der an einem zweiten Herzen wie eine elektrische Vagusreizung wirkte, und nach Untersuchungen des gleichen Autors (mit Navratil) zum Vergleich des „Vagusstoffes" mit Azetylcholin (1926), führten W. Feldberg (Berlin) und O. Krayer (Berlin) auch an Hund und Katze den Nachweis einer bei Vagusreizung freiwerdenden „azetylcholinähnlichen" Substanz (*Verh* 1933). Als Gastredner benannte H. Dale (London) 1937 *Azetylcholin* als Überträgerstoff und berichtete über sein Konzept der cholinergen und adrenergen Fasern. P. Holtz unterschied in seinem Referat 1959 zwischen parasympathischen, neuromuskulären und ganglionären „cholinozeptiven" Rezeptoren.

Dale diskutierte in dem erwähnten Beitrag ausführlich die gefäßerweiternde Komponente von Adrenalin sowie die dilatierenden Eigenschaften von Azetylcholin und anderer Substanzen wie Histamin, Adenosin und einiger noch unzureichend charakterisierter, aus Harn gewonnener Substanzen, unter anderem „Depressan" (Wollheim 1936). H. Rein (Göttingen) sah die physiologische Rolle von Adrenalin – über eine evtl. Notfallfunktion hinaus – in einem „Ökonomisierungseffekt", einer Änderung der Blutverteilung zu Gunsten der aktiven und zu Ungunsten der ruhenden Muskulatur (*Verh* 1937).

K.E. Rothschuh und E. Schütz (Münster) diskutierten in den 50er-Jahren eine umfassendere Rolle von Azetylcholin für die „Ingangsetzung des Kontraktionsprozesses" beim Herzmuskel. Dass kleine Azetylcholindosen ein stillstehendes Vorhofprärparat wieder zum Schlagen bringen können (P. Holtz, Frankfurt, *Verh* 1959; S. Weidmann, Bern, *Verh* 1964), lässt sich durch die membranpolarisierende Wirkung von Azetylcholin am Vorhofmyokard mit Aufhebung eines sinuatrialen Blocks erklären. Eine exakte Beschreibung des *Kontraktionsablaufs* unter der Einwirkung von Katecholaminen im Vergleich zu anderen inotropen Substanzen findet sich erst bei K. Greeff (Düsseldorf, *Verh* 1976).

Elektrophysiologische Effekte der Herznerven wurden schon im 19. Jahrhundert mit einfachen Mitteln erfasst. So hatte der Engländer W.H. Gaskell 1887 am Froschherzen eine Zunahme der Ruhepolarisation unter Vagusreiz demonstriert. H Bohnenkamp zeigte 1922 am Froschherzen eine vagusbedingte Verkürzung des Aktionspotenzials, desgleichen E. Schütz 1931 am Vorhof des Säugerherzens. E. Schütz und B. Lueken fanden 1938 unter Sympathikuseinfluss eine gesteigerte Anstiegsgeschwindigkeit und gelegentliche Verlängerung des Aktionpotenzials. Die zugrunde liegenden Änderungen der Ionenpermeabililtät und die Ursachen der inotropen Effekte waren auch Ende der 50er-Jahre noch nicht geklärt. Selbst eine vagusbedingte Steigerung der Na-Permeabilität wurde noch diskutiert [8], obwohl seit den Untersuchungen von N. Scheinfinkel (1924) bekannt war, dass das Myokard unter Vaguserregung vermehrt K-Ionen freisetzt.

Im Rahmen der Tagung von 1937 wurde auch die Bedeutung anderer Hormone (Schilddrüse: G.W. Parade, Breslau; Hypophyse: F. Schellong, Heidelberg; Pankreas: M. Bürger, Bonn; Nebenierenrinde: W. Raab, Wien) für die Tätigkeit des Herzens, allerdings vorwiegend unter klinischem Aspekt, erörtert.

W. Braasch und J. Schmier (Heidelberg, *Verh* 1959) führten den Nachweis, dass die Milz auf humoralem Weg eine positiv inotrope Wirkung auf das Herz ausüben kann.

Die Diskussion um die physiologische und klinische Bedeutung der membrangebundenen Rezeptoren für die verschiedenen Transmitter und Hormone sowie um Fragen der zellulären Signalvermittlung (muskarinische Rezeptoren, α- und β-adrenerge Rezeptoren, G-Proteine, cAMP, cGMP, Inositoltriphosphat, Diacylglyzerin, Proteinkinasen) begann im Rahmen der Kongresse erst in den 70er- bis 80er-Jahren.

Afferenzen von Herz und zentralen Gefäßen

Der bereits erwähnte Bezold-Jarisch-Reflex ist nur ein Beispiel für die reflektorische Beeinflussung des Herzschlags neben zahlreichen anderen Reflexen, die sich auf den Tonus der efferenten Herznerven auswirken. Die Erforschung speziell der Afferenzen von Herz und zentralen Gefäßen erhielt starke Impulse durch die Entdeckung der Blutdruckzügler im Karotissinus durch H.E Hering (Köln, 1924), also kurz vor Gründung der Gesellschaft für Kreislaufforschung.

Wesentlich beteiligt an der Entdeckung war sein Mitarbeiter E. Koch, der 1931 zum Direktor der theoretisch-experimentellen Abteilung des Kerckhoff-Instituts in Bad Nauheim berufen wurde. Als afferenter Nerv wurde der nach Hering benannte Ast des N. glossopharyngeus identifiziert. In der Adventitia des Sinus caroticus demonstrierte P. Sunder-Plassmann (Münster) „ein mächtiges neurovegetatives Rezeptorenfeld" (*Verh* 1933). Im gleichen Verhandlungsband berichteten F. Karasek (Prag) und C. Heymans (Gent) schon über Aktionsströme des N. depressor und des Karotissinusnerven. H.E. Hering referierte über die reziproken Auswirkungen eines gesteigerten Drucks im Karotissinus bzw. eines gesteigerten Tonus der Blutdruckzügler auf den Tonus der vagalen und sympathischen Efferenzen. E. Brücke hatte am Beispiel des Aortennerven (Ludwig-Cyon) bereits 1917 gezeigt, dass dessen Reizung auch nach Ausschaltung des Vagus noch eine Frequenzsenkung bewirkt.

Dass die Tätigkeit des Herzens den Blutdruck und dieser über die Pressorezeptoren rückwirkend wieder die Herzaktion beeinflusst, deutete Hering bereits 1933 als *„Rückbeziehung eines Organs auf sich selbst"*, als Beispiel für einen *„Kreisvorgang"*. Hering erkannte auch die Bedeutung des Pressorezeptorenreflexes für die Pulsfrequenz bei Änderungen der Körperlage. Auch der Tonus der Koronararterien und des venösen Systems unterliege dem Einfluss des Pressorezeptorenreflexes, nicht jedoch der Hirnkreislauf, wie auch C. Heymans betonte, der zusätzlich Auswirkungen auf das Atemzentrum postulierte. H. Rein fand bei Drucksenkung im isolierten Karotissinus eine Umverteilung der Organdurchblutung zugunsten des Gehirns.

Die über die arteriellen Pressorezeptoren vermittelten Reflexe wurden von Hering als „Ausflussreflexe" den „Einflussreflexen" gegenübergestellt, einer Regelung der Herztätigkeit von den zentralen Venen aus, die in den rechten Vorhof münden (Bainbridge 1915; Anrep 1926). Sehr detailliert berichtete Hering über die Auswirkungen des intrapulmonalen Drucks und einer Reizung der Bronchialschleimhaut auf Herztätigkeit und Blutdruck sowie über die zentrale Koppelung von Atmung und Herzaktion.

Die Erkenntnisse über die *orthostatische Kreislaufregulation* wurden von F. Schellong (Kiel-Heidelberg-Prag-Münster) zu der noch heute aktuellen *Regulationsprüfung* benutzt (*Verh* 1933).

Gegen eine Überbewertung organisch oder funktionell geschädigter Barorezeptoren bezüglich der Genese der arteriellen Hypertonie argumentierten F. Kauffmann (Berlin, *Verh* 1933) und E. Koch (Bad Nauheim, *Verh* 1934). Über die Irradiation der Pressorezeptorenreflexe auf das animalische Nervensystem berichtete E. Koch 1932. Die Registrierung pressorezeptorischer Aktionspotenziale (W. Kalkoff, Halle-Wittenberg, *Verh* 1957) und sympathischer Nervenaktivität (W. Delius u. Mitarb., München-Upsala, *Verh* 1973) ermöglichte eine exakte Charakterisierung des Reflexgeschehens. Nach J. Stegemann (Dortmund, *Verh* 1957) vermindert jede Systole über den Karotissinus den peripheren Widerstand während der Austreibungszeit der folgenden Systole. Die Fähigkeit der arteriellen Pressorezeptoren, bei Anstieg des Systemdrucks depressorische Kreislaufreaktionen zu induzieren, ist „wesentlich schwächer als diejenige, bei Blutdruckabfall pressorische Reaktionen zu bewirken" (J. Wagner, K. Keller, W. Brechmann, H. L Thron, Berlin, *Verh* 1966). Belege für eine antagonistische Funktion der Vorhof- und Aortenrezeptoren erbrachte die Ableitung der Aktionspotenziale einzelner Nervenfasern (N. Mühl, L. Scholderer, K. Kramer, Göttingen, *Verh* 1956). – Von klinischer Seite hat sich besonders H. Franke (Würzburg, *Verh* 1953) mit dem Karotissinusreflex befasst.

In einer umfassenden Darstellung der atrialen und ventrikulären Rezeptoren, der afferenten Innervation und der Reflexe von Herz und venösem System, die weitgehend dem heutigen Stand der Erkenntnisse entspricht, stellte K. Kramer den Bainbridge-Reflex in Frage und führte die Effekte massiver Infusionen in den rechten Vorhof auf die Aktivierung sympathischer Schmerzfasern zurück (*Verh* 1959). Als Mechanorezeptoren des menschlichen Herzens betrachtete K. Goerttler (Freiburg, *Verh* 1964) speziell strukturierte Purkinje-Fasern und als „Hülsenorgane" bezeichnete Gebilde in der Ventrikelwand.

Für die *Volumenregulation* sind die Dehnungsrezeptoren der Vorhöfe von größerer Bedeutung als die Barorezeptoren des arteriellen Systems. O.H. Gauer (1909–1979; Bad Nauheim-Berlin), der auch durch seine Untersuchungen über die Effekte der Schwerelosigkeit und die Einteilung des Gesamtkreislaufs in „arterielles System" und „Niederdrucksystem" bekannt wurde, entdeckte während seines Amerika-Aufenthaltes (nach 1947) den nach ihm und J.P. Henry benannten Reflex, d. h. die Beeinflussung der ADH-Freisetzung aus der Neurohypophyse und damit der Wasserausscheidung über den Dehnungszustand des linken Vorhofs (*Verh* 1956, 1959). Neben der Entdeckung der funktionellen Bedeutung des Renin-Angiotensin-Aldosteron-Systems für Salz-Wasser-Haushalt und Blutdruck (dazu Beiträge von W. Kaufmann, Tübingen, *Verh* 1969; D. Ganten und Mitarb., Montreal/Heidelberg, *Verh* 1972; B.A. Schölkens, Frankfurt, *Verh* 1975, 1978; F. Gross, Heidelberg, sowie weitere Vorträge, *Verh* 1977) waren diese Erkenntnisse die Grundlage für die Entwicklung umfassender Konzepte der Volumenregulierung (G. Riecker, München, *Verh* 1967), später ergänzt durch die Entdeckung hypothalamischer Osmorezeptoren und des atrialen natriuretischen Peptids (ANP).

Auch der von C. Heymans (1892–1968; Gent; Nobelpreis 1938), einem Mitglied der Deutschen Gesellschaft für Kreislaufforschung, entdeckte *Chemorezeptorenreflex*, ausgehend vom Glomus (besser: Paraganglion) caroticum und aorticum, hat Auswirkungen auf Herz und Kreislauf.

Die Entdeckung der Chemorezeptoren führte zu einer vermehrten Beschäftigung mit den Wechselbeziehungen von Kreislauf und Atmung auch bei den Tagungen der Gesellschaft (vor allem *Verh* 1935, 1940). Schon im Rahmen des 1. Kongresses 1928 hatte Heymans ausführlich über refektorische Einflüsse der Chemorezeptoren auf das Atemzentrum berichtet und betont, dass die *respiratorische Arrhythmie* durch die Aktivität des Atemzentrums, nicht durch die Bewegungen der Lunge, bedingt sei. Reflektorische Einflüsse auf die respiratorische Arrhythmie über die Pressorezeptoren belegte A. Schweitzer (Bad Nauheim, *Verh* 1935). Als Gastredner wies W.R. Hess (Zürich, *Verh* 1935) auf die übergeordnete Rolle des Zwischenhirns für die Regulation von Kreislauf und Atmung hin. Auch R.J.H. Oberholzer (Zürich, *Verh* 1959), W. Baust (Heidelberg, *Verh* 1966) und A. Zanchetti (Siena, *Verh* 1966) referierten über die koordinativen Funktionen des Hypothalamus.

Wie E. Koch (*Verh* 1940) betonte, werden durch erhöhte CO_2-Spannung und reduzierte O_2-Spannung im Blut neben der Atemtätigkeit auch Herzfrequenz und Blutdruck gesteigert, während die Stimulierung der Pressorezeptoren auf beide Systeme hemmend wirkt. R. Herbst (Berlin, *Verh* 1940) berichtete über die fördernde Wirkung der Inspiration auf die Füllung des rechten Herzens und die daraus resultierende Schlagvolumensteigerung, die mit zeitlicher Verzögerung an das linke Herz weitergegeben wird, über die fördernde Wirkung von vertiefter Atmung und Unterdruckatmung sowie die Schlagvolumenabnahme bei Überdruckatmung und Valsalva-Versuch. Es wurde jedoch in der Diskussion auch darauf hingewiesen, dass beim ruhenden gesunden Menschen die hämodynamischen Auswirkungen der Atmung zu vernachlässigen sind. Beim Valsalva-Versuch konnte übrigens E. Koch (Bad Nauheim, *Verh* 1931) während der Pressatmung keinen dramatischen Blutdruckabfall registrieren; nach initialer Bradykardie kam es sogar zu Frequenz- und Blutdrucksteigerung, mit kurzdauerdem relativem Rückgang sofort nach Abschluss der Pressaktion.

Nach H. Schwiegk (Heidelberg – Marburg – München, *Verh* 1951) ist der von ihm beschriebene „Lungenentlastungsreflex“ (Abfall des Systemdrucks und Bradykardie bei abrupter Steigerung des Drucks in den Lungengefäßen) von Bedeutung für das Kreislaufversagen bei Lungenembolie.

ELEKTROPHYSIOLOGIE

Elektrokardiographie

Zur Zeit der Gründung der Deutschen Gesellschaft für Kreislaufforschung hatte die Elektrokardiographie bereits einen Status erreicht, der, wie die Standardwerke von C.J. Rothberger (1926/1931), K.F. Wenckebach und H. Winterberg (1927) und M. Mathes (1928) belegen, die erfolgreiche Bearbeitung klinischer Probleme, allerdings vorwiegend im Bereich der Rhythmologie, ermöglichte.

Bis etwa 1932 basierte die Registrierung des EKG auf dem Prinzip des Saitengalvanometers. Durch die Einführung neuer Techniken, von Röhrenverstärkern mit Oszillographen (unter anderem R. Elmqvist, Lund, *Verh* 1939), und vor allem auch durch den Gebrauch von Direktschreibern wurde die Entwicklung und Anwendung der Elektrokardiographie wesentlich gefördert. Um ihre theoretischen Grundlagen und Weiterentwicklung in Deutschland und das Niveau der Diskussionen im Rahmen der Gesellschaft für Kreislaufforschung haben sich vor allem A. Weber (Bad Nauheim), F. Schellong (Kiel-Heidelberg-Prag-Münster), E. Schütz (Münster), E. Boden (Düsseldorf), H. Schaefer (Bad Nauheim-Heidelberg), K. Spang (Heidelberg-Stuttgart) sowie M. Holzmann (Zürich) verdient gemacht.

Gegenstand fachlicher Diskussionen war bei einigen der ersten Tagungen der Gesellschaft Anfang der 30er-Jahre unter anderem das *Konzept von W. Einthoven* (1913), das sich auf die Projektion der elektrischen Potenzialänderungen auf die Frontalebene beschränkte und als Ableitungsdisposition ein gleichseitiges Dreieck unterstellte.

Nachdem Einthoven bereits die von A.D. Waller benutzte Kapillarelektrometertechnik verbessert hatte, begründete er mit der Konstruktion seines Saitengalvanometers definitiv die praktische Elektrokardiographie (1901/1903). Die Zacken des EKG hatte er – ohne eine Interpretation vorwegzunehmen – mit den Buchstaben Q bis U gekennzeichnet. Unter der Voraussetzung eines homogenen und ausreichend großen Feldes sowie eines identischen Abstands der Ableitungsstellen von der Spannungsquelle kann nach Einthoven (1913) anhand der Extremitätenableitungen ein Momentandipol in seiner Projektion auf die Frontalebene konstruiert werden, ein Konzept, das sich trotz der offensichtlichen Vereinfachungen in der Praxis bewährt hat.

Vor allem die letztgenannte Voraussetzung wurde anlässlich der Verhandlungen 1933 von E. Koch-Momm (Bad Nauheim) in ihrem Vortrag über *„Die Ungültigkeit des Einthovenschen Dreieckschemas für das Elektrokardiogramm"* in Frage gestellt. Andere Kongressteilnehmer argumentierten, die elektrische Achse sei keine Gerade und ändere sich während der Herzaktion auch in sagittaler Richtung. Einthoven selbst hatte schon darauf hingewiesen, dass anhand seines Dreieckschemas sagittal gerichtete Potenzialdifferenzen nicht erfasst werden. Nicht wenige Forscher bemühten sich in den 30er-Jahren, die „Tiefendimension" einzubeziehen, so M. Holzmann, Zürich (1936). F. Kienle (Freiburg-Karlsruhe) berichtete in den Verhandlungen von 1938 über die erfolgreiche Anwendung *„unipolarer Ableitungen“* von der Brustwand, wobei als indifferente Elektrode eine Kupferdrahtmatte zur Anwendung kam, die in den Rücken der Kranken gelegt wurde. W. Nehb (Hamburg-Altona, *Verh* 1939) schlug in Analogie zum Einthoven-Dreieck *„das kleine Herzdreieck“* auf der Brustwand als Ableitungsschema vor. Ende der 40er-Jahre setzten sich schließlich auch in Deutschland die noch heute gebräuchlichen *Brustwandableitungen nach F. Wilson* (1930, 1932, 1934) durch, ein Schema, das eine angenäherte Nullpotenzialelektrode und sechs Abgriffstellen von der Brustwand vorsieht. Daneben gab es weitere Vorschläge zur Erweiterung der diagnostischen Möglichkeiten, so die *„unipolaren“ Extremitätenableitungen nach Goldberger* (1942).

Die neuen Ableitungstechniken brachten neben Fortschritten in der Diagnostik auch neue Probleme der Interpretation. Besonders die mit dem Konzept der „unipolaren Ableitungen“ verbundenen Schwierigkeiten wurden anlässlich der Verhandlungen 1937 eingehend erörtert (R. Schwab, Würzburg; H. Herkel u. E. Koch, Bad Nauheim). Die Auffassung von F.M Groedel (1881–1951; Bad Nauheim-New York, *Verh* 1933), der durch Abgriff über dem rechten und linken Herzen „Partial-EKGs“ zu erfassen suchte, sorgte für Diskussionsstoff, desgleichen die schon 1908 von Einthoven vertretene, besonders von K.F. Wenckebach und H. Rothberger (1927) bekämpfte Meinung, in der „Überwiegenskurve“ komme eine einseitige Herzhypertrophie zum Ausdruck. Das „Auftreten von Fernpotenzialen“ bei monophasischer und diphasischer Ableitung selbst an sehr kurzen Streifenpräparaten hat unter anderem K.E. Rotschuh (Münster) demonstriert (*Verh* 1941). H. Schaefer zeigte in einer späteren Sitzung (*Verh* 1952), dass selbst bei Ableitung von der Herzoberfläche vorwiegend Fernpotenziale registriert werden. F. Schellong (*Verh* 1937) wandte sich gegen die vorherrschende Auffassung, eine Senkung der S-T-Strecke sei prinzipiell als Indiz einer „Myokardschädigung“ zu werten.

Diese Diskussionen leiten über zu grundsätzlichen Fragen der EKG-Theorie. Die *Differenztheorie* von E. Schütz und K.E. Rothschuh (Münster) und A. Weber (Bad Nauheim) ging aufgrund der Registrierung am linearen Streifenpräparat davon aus, dass die R- und T-Zacke des diphasischen Elektrogramms Ausdruck von Differenzen im zeitlichen Ablauf der örtlichen Erregungsvorgänge sind.

Bei Verletzung bzw. Ansaugung der Muskulatur an einer der beiden Ableitungsstellen (Methode des „Herzwandknotens“) oder Unterbrechung der Erregungsleitung erhält man einen monophasischen Aktionsstrom. Entsprechend ergibt sich der Kammerkomplex des EKG mit positiver („konkordanter“) T-Zacke als Differenz zwischen den an Herzbasis und -spitze abgeleiteten monophasischen Potenzialen, wobei die Erregung der Spitzenregion später einsetzt und früher abklingt als die der Basisregion. Aufgrund der Differenztheorie interpretierten E. Schütz, R. Hegglin (Zürich), A. Weber (*Verh* 1939) und E. Lepeschkin (Bad Nauheim, *Verh* 1941) abnorme Formtypen von S-T und T im Elektrokardiogramm als Folge einer Beimischung monophasischer Potenziale.

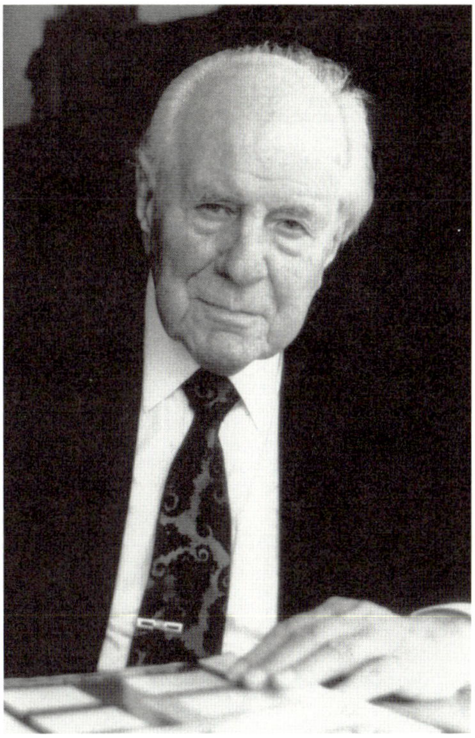

Abb. 3.3. Hans Schaefer (1906–2000) Schaefer studierte 1925–1930 Medizin in München, Bonn, Königsberg und seinem Geburtsort Düsseldorf, promovierte als Assistent des Physiologischen Instituts der Universität Bonn und habilitierte sich dort 1933. 1940 wurde er Abteilungsleiter, 1945 Direktor des Kerckhoff-Instituts Bad Nauheim, 1950 Direktor des Physiologischen Instituts der Universität Heidelberg. Nach frühen neurophysiologischen Arbeiten (unter anderem Entdeckung des Endplattenpotenzials) konzentrierte sich Schaefer auf die Elektrophysiologie des Herzens (Theorie des Elektrokardiogramms; Herznerven). Nach seiner Emeritierung (1974) wandte er sich der Sozialmedizin und verwandten Disziplinen zu. Schaefer war Mitbegründer der Max-Planck-Gesellschaft und Begründer der Deutschen Gesellschaft für Sozialmedizin

Die *vektorielle Betrachtungsweise* des EKG andererseits geht im Prinzip schon auf Einthoven zurück. Das Wesentliche an dem Konzept von H. Schaefer (1906–2000; Bad Nauheim-Heidelberg; Abb. 3.3) ist, dass Schaefer von den elektrischen Phänomenen an den *einzelnen Myokardfasern* ausgeht. An jeder der Millionen Fasern erzeugt die extrazelluläre Potenzialdifferenz an der Erregungsfront und am Ende der Erregungswelle, d. h. zwischen dem erregten und noch nicht erregten bzw. schon repolarisierten Faserabschnitt einen zeitlich variablen elektrischen Dipol (Depolarisations- bzw. Repolarisationsdipol), dem sich jeweils ein elementarer Vektor zuordnen lässt. Durch vektorielle Addition der Einzelpotenziale ergibt sich ein momentaner Summendipol bzw. Integralvektor. Der Beitrag der Einzelfaser zur Größe des Spannungsabgriffs an der Körperoberfläche wird unter anderem bestimmt durch die Richtung der Einzelfaser, den Abstand zur Oberfläche und die elektrischen Eigenschaften der zwischengeschalteten Medien (H. Antoni, Freiburg, *Verh* 1978).

Eine hochinteressante, umfassende Erörterung dieser Problemtatik durch H. Schaefer, F Schellong, E. Schütz, K. E. Rothschuh und K. Spang findet sich im Verhandlungsband von 1952 mit teilweise noch sehr kritischen Stellungnahmen der Diskutanten. Jahrelang versuchte der Karlsruher Kliniker F.A.N. Kienle, teilweise in Zusammenarbeit mit dem Physiker Ernsthausen, die Vektortheorie zu widerlegen, indem er die Existenz eines elektrischen Dipols in Frage stellte (unter anderem *Verh* 1955). Die Aufzeichnung der Potenziale von 25–64 Punkten der Thoraxoberfläche – mit je zwei Elektroden im Abstand von 1–2 cm (K. Maldener, F.A.N. Kienle, *Verh* 1978) – sollte nach Kienles Auffassung zusätzliche Informationen über die elektrischen Phänomene während des Erregungsablaufs liefern (Elektrokartokardiogramm/EKKG), Vorläufer einer Methode, die heute als „surface mapping“ bezeichnet wird.

– H. Schaefer befasste sich übrigens in den letzten Jahrzehnten vorwiegend mit Problemen der Sozialmedizin (*Verh* 1966).

Von den zahlreichen Modifikationen bezüglich der Ableitung der elektrischen Potenziale, die in den ersten Jahrzehnten nach Gründung der Deutschen Gesellschaft für Kreislaufforschung vorgeschlagen wurden, ist besonders die *Vektorkardiographie* (F. Schellong, 1891–1953) von Interesse. Nach Vorarbeiten von R. Sulzer entwickelte Schellong (1937) die graphische Darstellung von Vektordifferenzialen in Form einer Schleife als zweidimensionale Projektion auf je eine der drei Ebenen. Ableitungen mittels Elektroden aus dem Ösophagus (H. Franke, Würzburg, *Verh* 1950, 1952) waren schon 1916 von M. Cremer veröffentlicht worden, und die intrakardiale Ableitung (unter anderem W. Marsch u. A. Hardewig, Marburg, *Verh* 1969; L. Seipel, Düsseldorf, *Verh* 1978) mittels Katheterelektroden – ursprünglich initiiert durch französische Ärzte – machte es z. B. möglich, die Potenziale vom His-Bündel zu erfassen. Mit Langzeitaufzeichnungen des EKG ließen sich intermittierende Rhythmusstörungen klären (unter anderem F. Loogen, L. Seipel, Düsseldorf, *Verh* 1969). Als weitere Entwicklungen der letzten Jahrzehnte sind die telemetrischen Übertragung (unter anderem K. Bachmann, Erlangen, *Verh* 1978) und die vollautomatische Computeranalyse des EKG zu nennen (unter anderem Ch. Zywietz, Hannover, *Verh* 1971, 1974, 1976; H.V. Pipberger, Washington, *Verh* 1960; P. Reichertz, Bonn, *Verh* 1966; J. Zipfel und Mitarb., Fürstenfeldbruck; J. Meyer u. S. Effert, Aachen, *Verh* 1971).

Elektrophysiologie des Herzmuskels

Mit der Einführung der *Mikroelektrodentechnik* durch G. Ling und R.W. Gerard (1949) begann eine neue Epoche der Elektrophysiologie. 1950 konnte A.L. Hodgkin mit verbesserter Methodik (Füllung der Glaskapillare mit 3 mol/l KCl) am Froschskelettmuskel die Na-Hypothese der Erregung bestätigen. In Analogie zu den Befunden von Hodgkin am Tintenfischaxon und Skelettmuskel interpretierte man auch die systolische Depolarsiation und Potenzialumkehr des Myokards als Folge eines Na^+-Influxes aufgrund des bestehenden elektrochemischen Gradienten. Auch der Gesamtverlauf des Aktionspotenzials beim Purkinje-Faden wurde in einem Modell von D. Noble (1962) ausschließlich durch spannungs- und zeitabhängige Änderungen der Na^+- und K^+-Leitfähigkeit erklärt.

Im deutschsprachigen Raum hatten sich W. Trautwein (Heidelberg-Homburg) und S. Weidmann (Bern) Anfang der 50er-Jahre als erste der neuen Technik zugewandt. Trautwein berichtete bereits anlässlich des Kongresses von 1952 über Ruhe- und Aktionspotenziale einzelner Myokardfasern des Warmblüterherzens in situ.

Gleichfalls noch in den 50er-Jahren erschienen erste, auf Mikroelektrodenableitungen basierende Arbeiten der Gruppen von A. Fleckenstein und H. Antoni (Freiburg) sowie G. Kuschinsky (Mainz).

S. Weidmann hatte sich frühzeitig mit den Beziehungen zwischen Membranruhepotenzial und systolischem Na^+-Einstrom befasst. Die Bedeutung des „langsamen Ca^{++}-Stroms" für den formalen Ablauf des Aktionspotenzials beim Arbeitsmyokard von Ventrikel und Vorhof sowie beim Sinusknoten und den verschiedenen Strukturen des Erregungsleitungssystems war jedoch noch bis Ende der 60er-Jahre unbekannt, während S. Weidmann bereits in seinem Referat von 1964 die entscheidende Rolle betonte, die den Ca^{++}-Ionen „in der Kette der Ereignisse zukommt, die zwischen Membrandepolarisation und Kontraktion vermitteln". Die spontane diastolische Depolarisation der Schrittmacherzellen erklärte er in Übereinstimmung mit W. Trautwein sowie J. Dudel (Heidelberg-München, *Verh* 1962) vorwiegend als Folge nachlassender Leitfähigkeit der Oberflächenmembran für K^{+}-Ionen.

Auch in dem umfassenden Referat zur „*Elektrophysiologie des Reizbildenden und -leitenden Gewebes*" von W. Trautwein anlässlich des Kongresses von 1969 finden sich keine Hinweise auf Ca^{++}-Aktionspotenziale. Die hier diskutierten Befunde und Theorien bezüglich Erregbarkeit, Erregungsbildung, Refraktärität, Repolarisation, ektopischer Fokusbildung und „Re-entry-Phänomen" entsprechen ansonsten schon weitgehend der Darstellung unserer zeitgenössischen Lehrbücher.

Ein echter Durchbruch gelang H. Reuter (Mainz-Bern, 1966), der am Purkinje-Faden in Na^{+}-freier Lösung bei Applikation von depolarisierenden Impulsen jenseits eines Schwellenpotenzials von 30–40 mV eine von der Ca^{++}-Außenkonzentration abhängige Depolarisation demonstrieren konnte – als Teilerklärung für die Plateauphase des Aktionspotenzials. Die gleiche Arbeitsgruppe erkannte auch die Bedeutung der extrazellulären Na^{+}-Konzentration für den Ca^{++}-Ausstrom (1968) und legte damit den Grundstein für die Erforschung des elektrogenen Na^{+}-Ca^{++}-Austauschers. Weitere Klärung der Spannungs- und Zeitabhängigkeit der Ionenströme erbrachte die Übertragung der Voltage-clamp-Technik auf den Herzmuskel (W. Trautwein und Mitarb. 1964; G.W. Beeler u. H. Reuter 1977) – trotz einiger Probleme bezüglich der Anwendung bei vielzelligen Präparaten.

Beziehungen zwischen Elektrogramm, Refraktärzeit und mechanischer Aktion

Auch Ende der 30er-Jahre des letzten Jahrhunderts war die zeitliche Zuordnung von monophasischem Aktionspotenzial, EKG, absoluter und relativer Refraktärzeit sowie mechanischer Aktion noch unsicher bzw. nach dem heutigen Kenntnissstand teilweise inkorrekt, z. B. in einem Schema von L. Delius (Freiburg, *Verh* 1938). Die Beziehung zwischen Aktionspotenzial und Refraktärzeit entspricht jedoch bei Schütz (*Verh* 1939) schon weitgehend dem heutigen Kenntnisstand. Die neuen Techniken ermöglichten eine noch genauere zeitliche Zuordnung der verschiedenen Phänomene.

Die Arbeitsgruppen von W. Trautwein, H. Reuter, A. Fleckenstein und W. Hasselbach trugen in den letzten Jahrzehnten des 20. Jahrhunderts auch wesentlich zur Klärung der Prozesse der *elektromechanischen Kopplung* am Herzmuskel bei. Einthoven hatte die Auffassung vertreten, „dass man sich mit Hilfe der Aktionströme über die wirkliche Leistung des Herzens unterrichten kann", eine These, die anlässlich der Verhandlungen der 30er- und 40er-Jahre von allen Experten zurückgewiesen wurde (unter anderem E. Schütz; F. Schellong, *Verh* 1939) und seitdem nicht mehr aktuell ist, obwohl der Kurvenverlauf begrenzte Hinweise auf die Art und Ursache mechanischer Störungen gibt (unter anderem W. Trautwein, *Verh* 1950).

Dass Veränderungen der Kontraktilität mit oder ohne Änderungen im formalen Ablauf des monophasischen Aktionspotenzials möglich sind, ging schon aus dem Referat von H. Antoni und G. Engstfeld (Freiburg, *Verh* 1961) *„Über die restitutiven Wirkungen der symypathischen Überträgerstoffe auf die elektrische und mechanische Aktivität des kaliumgelähmten Myokards“* hervor. Mit zunehmender Restitution des Überschusspotenzials nahm auch die isometrische Kraft des Myokards zu, z. T. jedoch überproportional bei Vergleich mit der Amplitude des Aktionspotenzials. Die Restitution des Overshoot, „Regeneration des Aktionspotenzialplateaus“ sowie die Wiederherstellung der Automatie unter diesen Bedingungen – ohne nennenswerte Beeinflussung des Ruhepotenzials – demonstrierte A. Fleckenstein nochmals in seinem Beitrag von 1964. Die günstigen Effekte einer Kalium-Glukose-Insulin-Wirkstoffkombination auf intrazellulären Kaliumgehalt und Mechanik des Herzens bei hypoxischer Insuffizienz (H. Hochrein und Mitarb., Würzburg, *Verh* 1966) andererseits passen zu einer Zunahme des Membranruhepotenzials und Verlängerung der Repolarisationsphase entsprechend den Versuchen von H.-D. Bolte und B. Lüderitz (Göttingen, *Verh* 1969).

Bei einmaliger künstlich bewirkter Verlängerung bzw. Verkürzung der Aktionspotenzialdauer des Säugetiermyokards konnten M. Morad und W. Trautwein (1968) keine quantitativ relevante Veränderung der Amplitude des korrespondierenden Mechanogramms ermitteln. Dagegen zeigten Untersuchungen von H. Antoni, R. Jacob und R. Kaufmann (Freiburg, 1969) sowie von S. Weidmann, E.H. Wood und R.L. Heppner (Bern, 1969) bei wiederholter anodischer Verkürzung bzw. kathodischer Verlängerung der Aktionspotenzialdauer des Säugermyokards erhebliche Auswirkungen auf die Kontraktionsamplitude, die allerdings mit Verzögerung einsetzte, was auf eine veränderte intrazelluläre Ca-Speicherung infolge des verminderten bzw. vermehrten Ca^{++}-Einstroms während des veränderten Aktionspotenzials zu beziehen ist. Dieser Einfluss fehlt beim Froschmyokard, das kaum intrazelluläre Ca-Speicher besitzt. Der kontraktionsverstärkenden kathodischen Verlängerung des Aktionspotenzials entspricht die Wirkung der elektrischen Doppelstimulation (vgl. E. Braunwald, Bethesda, *Verh* 1965; H.J. Schwarzkopf und Mitarb., Kiel, *Verh* 1967, 1968).

Die Effekte eines veränderten extrazellulären Ionenmilieus sowie der Neurotransmitter wurden nach früheren Versuchen (unter anderem E. Schütz, W. Herkel, *Verh* 1939) am isolierten Papillarmuskel systematisch und mit verbesserter Technik von mehreren Gruppen bearbeitet. Diese Studien, vor allem bezüglich der Auswirkungen einer veränderten Ca^{++}-Außenkonzentration, förderten das Verständnis der Beziehungen zwischen elektrischen und mechanischen Prozessen und führten A. Fleckenstein (1917–1992; Freiburg; Abb. 3.4) – neben einem breiten Spektrum anderer, vor allem stoffwechselphysiologisch und energetisch orientierter Arbeiten – zu der konzeptionellen Trennung zwischen *energetischer Herzinsuffizienz („Mangelinsuffizienz“)* und *Utilisationsinsuffizienz* (*Verh* 1968), und letztlich zu seinem Hauptarbeitsgebiet der letzten Jahrzehnte, den *Ca-Antagonisten*.

Pionierarbeit bezüglich der Rolle des *sarkoplasmatischen Retikulum* leistete die Gruppe von W. Hasselbach (Heidelberg), der in den Verhandlungen der Gesellschaft von 1961 eine ATP-betriebene Ca^{++}-Pumpe in intrazellulären, einen „Erschlaffungsfaktor“ produzierenden Muskelgrana

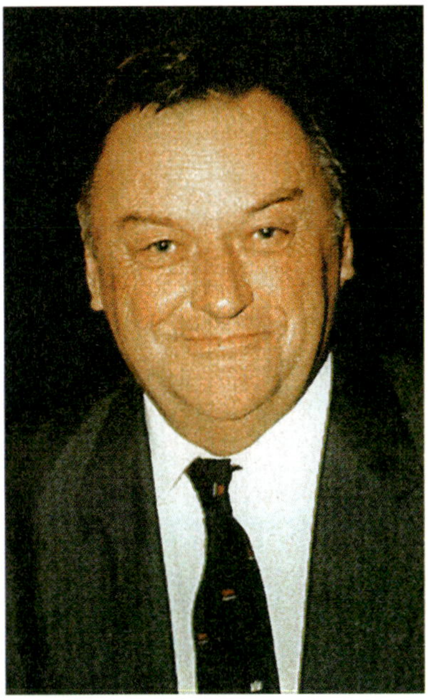

Abb. 3.4. Albrecht Fleckenstein (1917–1992) wurde in Aschaffenburg geboren. Er studierte in Würzburg und Wien Medizin. Nach der Promotion war Fleckenstein von 1943–1945 Oberarzt am Pharmakologischen Institut der Universität Würzburg bei F. Flury, ab 1947 Oberassistent am Pharmakologischen Institut der Universität Heidelberg bei F. Eichhholtz, wo er sich für Pharmakologie und Toxikologie habilitierte. 1951 verbrachte er ein Jahr als Austauschdozent an der der Universität Oxford. 1956 folgte Fleckenstein dem Ruf als Direktor des Physiologischen Instituts der Universität Freiburg i. Br., dem er bis zu seiner Emeritierung im Jahre 1985 vorstand. – Nach früheren Arbeiten über die Physiologie und Pharmakologie des Schmerzsinnes und weitere pharmakologische Fragestellungen standen Stoffwechsel, Energetik und Elektrophysiologie des Herzens sowie die Entwicklung und Wirkungsweise der Kalziumantagonisten im Mittelpunkt seines wissenschaftlichen Interesses

postulierte und 1962 bereits die Bedeutung des sarkoplasmatischen Retikulums für die Regulation der normalen und gestörten Kontraktilität des Herzmuskels diskutierte. In den 70er-Jahren wurden Fragen des sarkolemmalen, mikrosomalen und mitochondrialen Kalziumstoffwechsels auch für klinische Gruppen interessant. (J.K. v. Funcke und Mitarb., *Verh* 1974, 1976; W. Sack und Mitarb., *Verh* 1975).

Weitere wesentliche Fortschritte der elektrophysiologischen und zellphysiologischen Erkenntnisse sind den von E. Neher und B. Sakman (Göttingen) erarbeiteten Methoden zu verdanken, die durch Verleihung des Nobelpreises 1991 ihre Anerkennung fanden: Verwendung isolierter Kardiomyozyten als Untersuchungsobjekt, Entwicklung der Patch-clamp-Technik und Aufzeichnung der Ströme einzelner Membrankanäle (1976, 1979, 1981). Jetzt wurde es möglich, definierte Kanäle bezüglich ihrer Spezifität für bestimmte Ionen, ihrer Leitfähigkeit, Öffnungswahrscheinlichkeit bei unterschiedlichen Membranpotenzialen und ihrer Aktivierbarkeit durch bestimmte Transmitter zu charakterisieren. Aus den Untersuchungen vieler Arbeitsgruppen ging inzwischen hervor, dass es sowohl bei Na^{+}- und K^{+}- als auch bei Ca^{++}-Kanälen verschiedene Typen mit unterschiedlichen Eigenschaften gibt, um deren molekulare Charakterisierung sich zahlreiche Arbeitsgruppen bemühen.

KORONARKREISLAUF

Methoden zur Messung der Koronardurchblutung

Die Thematik der frühen Verhandlungsbände der Deutschen Gesellschaft für Kreislaufforschung erlaubt die Schlussfolgerung, dass die Physiologie des Koronarkreislaufs in den ersten Jahren nach Gründung der Gesellschaft nicht im Mittelpunkt des Interesses stand. Dies lässt sich nicht ausschließlich mit methodischen Schwierigkeiten erklären, da seit Einführung der *Thermostromuhr* durch H. Rein im Jahr 1928 ein Verfahren zur Verfügung stand, mit dem sich im Tierversuch Flüsse am uneröffneten Gefäß reproduzierbar messen ließen.

Nachdem R.J. Bing und Mitarbeiter 1947 beim Menschen die Katheterisierung des Koronarsinus gelungen war [19], konnte er die von S.S. Kety u. C.F. Schmidt [34] zur Bestimmung der Gehirndurchblutung entwickelte bzw. modifizierte *Stickoxydulmethode* auch zur Messung der Koronardurchblutung am Patienten anwenden [20]. In den folgenden Jahren wurden die Fremdgasmethoden noch mehrfach modifiziert und verbessert. A. Bernsmeier, H. Blömer und W. Rudolph (München, *Verh* 1959) ersetzten die bis dahin übliche Entnahme einzelner Blutproben durch kontinuierliche arterielle und venöse Analysen. H.J. Bretschneider und Mitarbeiter (Köln, *Verh* 1966) verwandten als Indikator an Stelle von Stickoxydul das Edelgas *Argon*, das in Wasser und Fett schlecht löslich ist, eine schnelle Aufsättigung des Myokards ermöglicht und so auch die Messung hoher Durchblutungswerte erlaubt. Durch die Anwendung radioaktiv markierter Indikatoren konnte man die Katheterisierung des Koronarsinus umgehen. Sowohl Auswaschtechniken mit radioaktiven inerten Gasen wie ^{133}*Xenon* oder ^{85}*Krypton* (E. Betz, H. Hensel und W. du Mesnil, Marburg, *Verh* 1965; U. Doutheil und R. Rhode, München, *Verh* 1966) als auch Anreicherungsverfahren mit ^{84}*Rubidium* (G. Blümchen, A. Benisch und R. J. Bing, Detroit, *Verh* 1963) wurden zur Messung der Koronardurchblutung eingesetzt.

Mit den genannten Methoden wird die Durchblutung des gesamten Herzens bestimmt. Für die Stromstärkemessung an einer einzelnen Kranzarterie kam im Tierversuch das *elektromagnetische Flowmeter* [35] oder die *Farbstoffverdünnungsmethode* (J. Schaefer und Mitarb., Baltimore, *Verh* 1962; W. Rutishauser, Zürich, *Verh* 1971) zur Anwendung. Lokale Minderdurchblutungen des Myokards wurden anhand der *Wärme-Clearance* (E. Betz, D. Braasch und H. Hensel, Marburg, *Verh* 1961; E. Betz u. H. Benzing, Marburg-Tübingen, *Verh* 1962) erfasst oder durch Injektion von *radioaktiv markierten Mikrospheren* (W. Flameng, W. Schaper und B. Wüsten, Bad Nauheim, *Verh* 1973; J. Wagner und Mitarb., Bonn, *Verh* 1974).

Regulation der Koronardurchblutung

Mit den genannten Methoden wurden für die Koronardurchblutung beim gesunden Erwachsenen unter Ruhebedingungen Werte zwischen 70 und 80 ml $\times$ min^{-1} $\times$ 100 g^{-1} gemessen. Für den *Koronarwiderstand* – vereinfachend berechnet als Quotient aus der Differenz zwischen dem mittleren diastolischen Aortendruck und dem mittleren Druck im rechten Vorhof einerseits und der Koronardurchblutung andererseits – ergaben sich beim Kreislaufgesunden Werte um 1,25 mmHg $\times$ ml^{-1} $\times$ min $\times$ 100 g. Das Verhältnis des aktuellen Koronarwiderstandes zum Widerstand bei maximaler Dilatation, die *Koronarreserve*, beträgt beim Gesunden ca. 5, d. h. die Durchblutung kann bis auf das Fünffache des Ruhewertes ansteigen (H.J. Bretschneider, *Verh* 1961).

Der Widerstand im Koronarkreislauf wird durch mechanische, metabolische, hormonale und nervöse Faktoren beeinflusst, wobei unter physiologischen Bedingungen der metabolischen Komponente die größte Bedeutung zukommt. Bereits H. Rein (*Verh* 1941) hat darauf hingewiesen, dass die Koronarien immer proportional zum Stoffwechsel des Herzens durchblutet werden. Er ließ die Frage offen, ob die Abnahme des Koronarwiderstandes unter Adrenalin auf eine direkte gefäßdilatierende Wirkung der Substanz oder auf die resultierende Steigerung des Myokardstoffwechsels zurückzuführen sei (*Verh* 1937). Das Verhältnis der Koronardurchblutung zum aktuellen myokardialen Sauerstoffverbrauch („*Güte der Koronardurchblutung*" [28]) bzw. der Quotient aus Sauerstoffangebot und Sauerstoffverbrauch (M. Schlepper u. E. Witzleb, Bad Oeynhausen, *Verh* 1961) oder der dazu reziproke *Extraktionsquotient* (H.J. Bretschneider, *Verh* 1961) wurden zur Beurteilung der Versorgungssituation des Herzens herangezogen. – Eine ausführliche Darstellung zur Geschichte des Herzstoffwechsels findet sich in dem Beitrag von P.G. Spieckermann (siehe Kap. 5, Geschichte der experimentellen Kardiologie).

Mit dem *koronaren Widerstand* bei Herz- und Kreislaufinsuffizienz befasste sich W. Lochner in seinem Referat von 1972. Im physiologischen Bereich führt eine Erhöhung des Perfusionsdrucks aufgrund der vasalen Autoregulation zu keiner nennenswerten Steigerung der koronaren Stromstärke. Mit sinkendem Perfusionsdruck, z. B. als Folge einer i.v.-Applikation von Barbiturat, fand Lochner eine Zunahme des koronaren Widerstands „über die Elastizitätskomponente". Nach F. Scheler, H.J. Bretscheider und K. Kochsiek (Göttingen, *Verh* 1960) bewirken vasodilatierende Substanzen bei niedrigem Perfusionsdruck, z. B. im Kreislaufkollaps, über einen weiteren Abfall des Blutdrucks eine zusätzlichen Minderung der Koronardurchblutung, während pressorische Substanzen unter diesen Bedingungen zu einer Steigerung der Perfusion führten.

Die Auswirkung der *systolischen Kompression* der Koronargefäße auf die Durchblutung wurde unterschiedlich beurteilt. C. Wiggers (1954) hatte während der Systole einen gesteigerten Ausstrom im Koronarsinus beobachtet und daraus auf eine Begünstigung der koronaren Stromstärke infolge des „Auswringens der intramuralen Gefäße" geschlossen. Dagegen postulierte D.E. Gregg (Washington) als Gastredner (*Verh* 1955) eine Behinderung der Koronardurchblutung aufgrund der systolischen, vom Perfusionsdruck unabhängigen Drosselung des arteriellen Einstroms.

H. Tillmanns, R.J. Bing und M. Steinhausen (Heidelberg, Pasadena, *Verh* 1976) konnten im Tierversuch zeigen, dass die Durchmesser der Arteriolen, Kapillaren und Venolen des Ventrikelmyokards während der Systole um ein Drittel abnehmen. Die Flussgeschwindigkeit der Erythrozyten war in den Arteriolen während der Diastole, in den Kapillaren und Venolen dagegen während der Systole am größten.

Bereits D.E. Gregg hatte zwischen einer extravasalen, durch die Ventrikelkontraktion bedingten *myokardialen Komponente des Koronarwiderstandes* und einer durch den Kontraktionszustand der glatten Gefäßmuskulatur definierten *vasalen Komponente* unterschieden. Während die myokardiale Komponente nach vollständiger Erschlaffung der Gefäßmuskulatur mit Adenosin abgeschätzt werden kann [24], gestaltete sich die Erfassung der komplexen vasalen Komponente schwieriger. Der Einfluss der *Herznerven* wurde mit Hilfe von Agonisten und Antagonisten der adrenergen und cholinergen Rezeptoren analysiert. J. Holtz, E. Bassenge und E. Mayer (München, *Verh* 1976) haben am Hund eine umschriebene chirurgische oder chemische Sympathektomie des Myokards durchgeführt und anschließend am wachen Tier die lokale Durchblutung im sympathektomierten und im unbeeinflussten Myokard des gleichen Herzens mit der Mikrosphärentechnik gemessen, wobei Kontraktionsfrequenz, Perfusionsdruck sowie Vor- und Nachlast für beide Myokardbereiche übereinstimmten.

Im sympathektomierten Bezirk ergab sich eine deutlich höhere Stromstärke als im innervierten Bereich. Nach Blockade der α-Rezeptoren stieg die Durchblutung im innervierten Myokard auf gleiche Werte wie im sympathektomierten, während die Applikation eines Ganglienblockers keinen Einfluss auf die Durchblutung hatte. Diese Befunde führten zu der wichtigen Schlussfolgerung, dass die Katecholamine an den Koronargefäßen eine ständige, *α-Rezeptoren-vermittelte Vasokonstriktion* bewirken, die durch metabolische, humorale und endotheliale Faktoren moduliert wird.

Frühe Kongressberichte bezüglich einer *reflektorischen Beeinflussung* der Koronardurchblutung über den Karotissinus (K. Gollwitzer-Meier, *Verh* 1937; G. Pellegrini, Pavia, *Verh* 1959) sowie über die Dehnung der Pulmonalgefäße (H. Schwiegk, Heidelberg, *Verh* 1951) bzw. den intrapulmonalen Druck (P. Eckardt, Hamburg, *Verh* 1940) sind unter Berücksichtigung dieser neueren Erkenntnisse einzuordnen.

Die Diskussion um Art und Funktion der verschiedenen *vasoaktiven Metabolite* erreichte ihren Höhepunkt erst in den 80er-Jahren Die Bedeutung von *Adenosin* für den Tonus der Koronargefäße betonte J. Schrader (Düsseldorf, *Verh* 1984). Schon 1963 hatten E. Gerlach und Mitarbeiter (Freiburg) festgestellt [27], dass diese vasodilatierende Substanz durch den Abbau myokardialer Adenin-Nukleotide vermehrt entsteht, wenn der Sauerstoffverbrauch das Angebot überschreitet. – Das Interesse an vasoaktiven Substanzen, die nicht vom Myokard, sondern vom Gefäßendothel abgegeben werden, wurde initiiert durch die Entdeckung von R.F. Furchgott u. I.V. Zawadzki (1980), die zeigen konnten, dass *Azetylcholin* am intakten Gefäß eine Vasodilatation, nach Entfernung des Endothels jedoch eine Konstriktion bewirkt [26]. Der aus dem Endothel freigesetzte *Erschlaffungsfaktor (EDRF)*, nach heutiger Kenntnis identisch mit NO [41], relaxiert bei intaktem Endothel die glatte Gefäßmuskulatur über einen cGMP-abhängigen Mechanismus. Die zentrale Rolle dieses relaxierenden endothelialen Faktors für die Regulation des Koronargefäßtonus wurde in einer späteren Sitzung von R. Busse (Freiburg, *Verh* 1985) umfassend dargestellt. Für die kontinuierliche Freisetzung von EDRF/NO stellt die durch das strömende Blut an der Endothelzelloberfläche generierte Schubspannung den physiologisch wichtigsten Stimulus dar.

Myokardiale Ischämie

Die Effekte lokaler Mangeldurchblutung auf Erregungsbildung und Erregungsleitung des Herzens wurde im Tierversuch am Modell der Koronarligatur eingehend untersucht. G.W. Parade (Breslau) hatte bereits 1931 über die Auswirkungen der Kranzarterienunterbindung referiert. K. Stephan und W. Meesmann (Essen, *Verh* 1973) haben die nach akutem Koronarverschluss auftretenden Arrhythmien nach Art und Dauer klassifiziert und gezeigt, dass die frühen Arrhythmien durch Katecholamine ausgelöst werden. Durch langsame Okklusion einer Koronararterie konnten im Tierversuch tödliche Infarkte vermieden werden, da sich aufgrund aktiver Wachstumsprozesse Anastomosen und Kollateralen bilden, welche die Versorgung des unterperfundierten Gebietes übernehmen (W. Schaper, Beerse/Belgien-Bad Nauheim, *Verh* 1970). Das *Gefäßwachstum als Antwort auf Gefäßverschlüsse*, die Rolle der Gewebsischämie als mögliche Quelle von Wachstumsfaktoren, die Rolle des Endothels und der Monoztyen-Makrophagen beim Wachstum der Kollateralgefäße, waren schon seit den 60er-Jahren wichtiges Interessengebiet der Arbeitsgruppe von W. Schaper.

Der Reiz zum Wachstum präformierter Verbindungen, die beim Hund vorwiegend epikardial, beim Menschen und Schwein dagegen vorwiegend endokardial verlaufen, ist die Hypoxie des Myokards. Aufgrund des transmuralen Verlaufs der Wandspannung ist der Sauerstoffverbrauch in der Innenschicht der Kammerwandung höher als in der Außenschicht. Dies erklärt, warum körperliches Training beim Menschen und Schwein die Kollateralbildung begünstigt, beim Hund jedoch keinen Effekt hat (W. Schaper und Mitarb., *Verh* 1971; L. Amann und Mitarb, Essen, *Verh* 1971).

In mehreren Verhandlungsberichten wurde gezeigt, dass gut ausgebildete Kollateralen bei normalem Bedarf eine ausreichende Durchblutung aller Myokardbezirke ermöglichen.

Eine durch organeigene oder pharmakologische Agentien vermittelte Widerstandsabnahme kann jedoch im Bereich der Kollateralen weniger ausgeprägt sein als im normal versorgten Myokard, sodass es bei erhöhtem Bedarf zu einer inhomogenen Durchblutung des Herzens kommt. So beobachteten J. Wagner und Mitarbeiter (Bonn, *Verh* 1969) bei Patienten mit koronarer Herzkrankheit, dass unter medikamentös ausgelöster Vasodilatation Angina-pectoris-Anfälle auftraten, obwohl die Koronardurchblutung insgesamt zugenommen hatte und der Sauerstoffgehalt im koronarvenösen Gebiet angestiegen war. An Hunden, bei denen sich nach Verschluss eines Koronararterienastes ein Kollateralkreislauf ausgebildet hatte, nahm die Durchblutung im kollateralabhängigen, unter Kontrollbedingungen adäquat perfundierten Myokard unter medikamentöser Dilatation ab, während im normal versorgten Bereich ein Anstieg zu verzeichnen war (W. Schaper und Mitarb., *Verh* 1973). Dieses als *„Steal-Phänomen"* bezeichnete Verhalten konnte auch am Menschen beobachtet werden (A. Schinz, D. Loos, W. Rudolph, München, *Verh* 1973).

Angiokardiographische Untersuchungsmethoden (M.G. Hettler u. P. Schölmerich, Marburg, *Verh* 1962) machten es möglich, Koronarstenosen genau zu lokalisieren. Auf der Grundlage einer exakten Diagnostik wurden chirurgische Behandlungsverfahren der koronaren Herzkrankheit entwickelt wie die Implantation der A. mammaria interna in die unterdurchbluteten Myokardbezirke oder der Versorgung über einen Bypass mittels V.-saphena-Transplantaten (J. Schoenmackers, Aachen, *Verh* 1970). Auch die perkutane Gefäßdilatation (A. Grünzig, H.H. Riedhammer, M.Turina, W. Rutishauser, Zürich, *Verh* 1976) ist inzwischen ein Routineverfahren.

In den letzten Jahrzehnten wurde die *Schädigung des Gewebes bei Ischämie und Reperfusion,* die zugrunde liegenden Faktoren, die Charakterisierung und Quantifizierung der resultierenden Funktionsstörungen und ihrer Reversibilität sowie die Adaptation des Herzens unter den Bedingungen der Ischämie von zahlreichen Arbeitsgruppen erforscht. Mehrfach war der Koronarkreislauf zentrales Thema bei den Kongressen unserer Gesellschaft. Dies ist sowohl auf die klinische Relevanz als auch auf die Fortschritte in der physiologischen Grundlagenforschung zurückzuführen, die sich in verbesserten diagnostischen und therapeutischen Verfahren niedergeschlagen haben. Dabei haben die Vorträge und Diskussionen anlässlich der Tagungen der Deutschen Gesellschaft für Herz- und Kreislaufforschung in allen Bereichen der Kardiologie zur Verbreitung neuer Erkenntnisse beigetragen, die Forschung stimuliert und nicht zuletzt den Austausch zwischen Grundlagenforschung und Klinik wesentlich gefördert.

LITERATUR

MONOGRAPHIEN UND ÜBERSICHTSARBEITEN

1. Effert S (1979) Geschichte der Echokardiographie. In: Blümchen G (Hrsg) Beiträge zur Geschichte der Kardiologie. Selbstverlag Pharma Schwarz, Monheim/Rhein, S 139 ff.
2. Holzmann M (1979) Geschichte der Elektrokardiographie. In: Blümchen G (Hrsg) Beiträge zur Geschichte der Kardiologie. Selbstverlag Pharma Schwarz, Monheim/Rhein, S 121 ff.
3. Lochner W (1979) Zur Geschichte der Erforschung der Coronardurchblutung. In: Blümchen G (Hrsg) Beiträge zur Geschichte der Kardiologie. Selbstverlag Pharma Schwarz, Monheim/Rhein, S 49 ff.
4. Reindell H, Kindermann W, Dickhut HH, Simon G (1979) Das Sportherz. In: Blümchen G (Hrsg) Beiträge zur Geschichte der Kardiologie. Selbstverlag Pharma Schwarz, Monheim/Rhein, S 87 ff.
5. Rothschuh KE (1952) Entwicklungsgeschichte physiologischer Probleme in Tabellenform. Urban & Schwarzenberg, München-Berlin
6. Rothschuh KE (1953) Geschichte der Physiologie. Springer, Berlin Göttingen Heidelberg (Trendelenburg W, Schütz E, Hrsg, Lehrbuch der Physiologie)
7. Schröer H (1967) Carl Ludwig, Begründer der messenden Experimentalphysiologie (1816–1895). Wissenschaftliche Verlagsgesellschaft Stuttgart
8. Schütz E (1958) Physiologie des Herzens. Springer, Berlin Göttingen Heidelberg (Trendelenburg W, Schütz E, Hrsg, Lehrbuch der Physiologie)
9. Weidmann S (1971) The microelectrode and the heart, 1950–1970. In: Kao FF, Koizumi K, Vasalle M (eds) Research in physiology. Aulo Gaggi publisher, Bologna, pp 3 ff.

10. Weidmann S (1993) Cardiac action potentials, membrane currents, and some personal reminiscences. Ann Rev Physiol 55: 1 ff.
11. Wezler K (1979) Die Rückkoppelung des Myocards. In: Blümchen G (Hrsg) Beiträge zur Geschichte der Kardiologie. Selbstverlag Pharma Schwarz, Monheim/Rhein, S 61 ff.

ZUSÄTZLICHE ZITATE

12. Abbot BC, Mommaerts WFHM (1959) A study of inotropic mechanisms in the papillary muscle preparation. J Gen Physiol 42: 533 ff.
13. Antoni H, Greger R (1995) Das Physiologische Institut der Albert-Ludwig-Universität Freiburg i.Br. In: Scheid P (Hrsg) Physiologie, Forschung/Lehre/Öffentlichkeit). Dtsch Physiol Ges, Heft 4: 10 ff.
14. Antoni H, Jacob R, Kaufmann R (1969) Mechanische Reaktionen des Frosch- und Säugermyokards bei Veränderungen der Aktionspotential-Dauer durch konstante Gleichstromimpulse. Pflügers Arch Ges Physiol 306: 33 ff.
15. Arnold G, Kosche F, Miessner E, Neilzert A, Lochner W (1968) The importance of the perfusion pressure in the coronary arteries for the contractility and the oxygen consumption of the heart. Pflügers Arch Ges Physiol 299: 339 ff.
16. Bauereisen E (1956/57) Carl Ludwig als Begründer der modernen Physiologie. Wiss Z Univ Leipzig, Math Naturwiss Reihe 6: 401 ff.
17. Bauereisen E (1957) Die Gesetze der Herzarbeit und ihre Gültigkeit im natürlichen Kreislauf. Klin Wochenschr 35: 369 ff.
18. Bevegard S, Holmgren A, Jonsson B (1963) Circulatory studies in well trained athletes at rest and during heavy exercise, with special reference to stroke volume and the influence of body position. Acta Physiol Scand 57: 26 ff.
19. Bing RJ, Vandam LD, Gregoire F, Handelsman JC, Goodale WT, Eckenhoff JE (1947) Characterization of the coronary sinus und the middle cardiac vein in man. Proc Soc Exp Biol 66: 239 ff.
20. Bing RJ, Hammond MM, Handelsman JC et al. (1949) The measurement of coronary blood flow, oxygen consumption, and efficiency of the ventricle in man. Am Heart J 38: 1 ff.
21. Bornschein H (1972) Richard Wagner, Nachruf. Almanach der Österreichischen Akademie der Wissenschaften, 121. Jahrgang: 315 ff.
22. Boylan JW (ed) (1971) Founders of experimental physiology, biographies and translations. Lehmann, München
23. Brenner B, Jacob R (1980) Calcium activation and maximum unloaded shortening velocity. Investigations on glycerinated skeletal and heart muscle preparations. Basic Res Cardiol 75: 40 ff.
24. Bretschneider HJ, Standfuss K (1963) Die mechanische Wirkung der Herzkontraktion auf die Coronardurchblutung. Dtsch Med Forsch 1: 41 ff.
25. Frey M v (1911) Vorlesungen über Physiologie. Springer, Berlin
26. Furchgott RF, Zawadzki IV (1980) The obligatory role of the endothelial cells in the relaxation of arterial smooth muscle by acetylcholine. Nature 288: 373 ff.
27. Gerlach E, Deuticke B, Dreisbach RH (1963) Der Nukleotidaufbau im Herzmuskel bei Sauerstoffmangel und seine mögliche Bedeutung für die Coronardurchblutung. Naturwissenschaften 50: 228 ff.
28. Gollwitzer-Meier K, Kroetz C (1940) Kranzgefäßdurchblutung und Gaswechsel des innervierten Herzens. Klin Wochenschr 19: 580 ff.
29. Hierholzer K, Kirsch KA (2000) Die Physiologie an der freien Universität Berlin. In: Scheid P (Hrsg) Physiologie, Forschung/Lehre/Öffentlichkeit. Dtsch Physiol Ges, Heft 15: 22 ff.
30. Holubarsch Ch, Alpert NR, Goulette R, Mulieri LA (1980) Changes in energetic and mechanical behaviour of myocardium of thiouracil-treated rats. J Mol Cell Cardiol 12: 60 ff.
31. Jacob R, Bauereisen E, Hauck G, Peiper U (1962) Die Bestimmung des Ventrikelinnenvolumens mittels Farbsstoffverdünnungskurven. Arch Kreisl Forsch 39: 182 ff.
32. Jacob R, Gülch R (1988) The functional significance of ventricular dilatation. Reconsideration of Linzbach's concept of chronic heart failure. Basic Res Cardiol 83: 461 ff.
33. Jacob R, Weigand KH (1966) Die endsystolischen Druck-Volumenbeziehungen als Grundlage einer Beurteilung der Kontraktilität des linken Ventrikels in situ. Pflügers Arch Ges Physiol 289: 37 ff.
34. Kety SS, Schmidt CF (1945) The determination of cerebral blood flow in man by the use of nitrous oxide in low concentrations. Am J Physiol 143: 54 ff.
35. Khouri EM, Gregg DE (1963) Miniature electromagnetic flowmeter applicable to coronary arteries. J Appl Physiol 18: 224 ff.
36. Kirchheim K (2001) Von der Physiologie zu Soziophysiologie. Ein vielseitiger Mediziner von Rang – Nachruf auf Hans Schaefer. Cardio News 2: 28 ff.
37. Kisch B (1966) Wanderungen und Wandlungen. Greven, Köln

38. Kissling G, Jacob R (1987) Katecholaminantagonismus von Acetylcholin. In: Brisse B, Bender F (Hrsg) Autonome Innervation des Herzens. Steinkopff, Darmstadt, S 165 ff.
39. Linzbach AJ (1964) Die pathologische Anatomie der Herzinsuffizienz. In: Wollheim E, Scheider KW (Hrsg) Herzinsuffizienz, Hämodynamik und Stoffwechsel. Thieme, Stuttgart, S 1 ff.
40. Maisch B, Gülch RW, Jacob R (1975) Dehnungs- und entdehnungsinduzierte Änderungen im passiven und aktiven Verhalten des isolierten Katzenpapillarmuskels. Basic Res Cardiol 70: 256 ff.
41. Palmer RM, Ferrige AG, Moncada S (1987) Nitric oxide release accounts for the biological activity of endothelium-derived relaxing factors. Nature 327: 524 ff.
42. Parmley WW (1976) Measurements of contractility during acute cardiac infarction and other stress. In: Roskamm H, Hahn C (eds) Ventricular function at rest and during exercise. Springer, Berlin Heidelberg New York, pp 31 ff.
43. Pieske B, Hasenfuss G, Holubarsch C, Schwinger R, Böhm M, Just H (1992) Alterations of the force-frequency relationship in the failing human heart depend on the underlying cardiac disease. In: Hasenfuss G, Holubarsch C, Just H, Alpert NR (eds) Cellular and molecular alterations in the failing human heart. Basic Res Cardiol 87, Suppl 1: 213 ff.
44. Reichel H (1971) Otto Frank. In: Boylan JW (ed) Founders of experimental physiology. Lehmann, München, pp 197 ff.
45. Rein H (1928) Die Thermostromuhr. Z Biol 87: 394 ff.
46. Risau W, Schaper W, Simon E (1996) Max-Planck-Institut für physiologische und klinische Forschung in Bad Nauheim. In: Scheid P (Hrsg) Physiologie, Forschung/Lehre/Öffentlichkeit. Dtsch Physiol Ges, Heft 7: 22 ff.
47. Rupp H (1981) The adaptive changes in the isoenzyme pattern of myosin from hypertrophied rat myocardium as a result of pressure overload and physical training. Basic Res Cardiol 76: 79 ff.
48. Rüegg JG, Steiger G, Schädler M (1970) Mechanical activation of contractile system in skeletal muscle. Pflügers Arch 319: 139 ff.
49. Sagawa K (1978) The ventricular pressure-volume diagram revisited. Circ Res 43: 677 ff.
50. Sagawa K (1981) The endsystolic pressure-volume relation of the ventricle: Definition, modifications and clinical use. Circulation 63: 1223 ff.
51. Sagawa K, Maughan L, Suga H, Sunagawa K (1988) Cardiac contraction and the pressure-volume relationship. Oxyford University Press, New York Oxford
52. Sagawa K, Sugiura S, Burkhoff D, Hunter WC (1990) Otto Frank's ventricular pressure-volume relationship revisited. In: Jacob R (ed) Evaluation of cardiac contractility, Fischer, Stuttgart New York, pp 61 ff.
53. Sarnoff S J (1955) Myocardail contractility as described by ventricular function curves; observations on Starlings's law of the heart. Physiol Rev 35: 107 ff.
54. Sarnoff S J, Mitchell JH (1962) The control of the function of the heart. Handbook of Physiology, Circulation, Vol I: 489 ff.
55. Sarnoff S J, Mitchell JH, Gilmore JP, Remensnyder JP (1960) Homeometric autoregulation in the heart. Circ Res 8: 1077 ff.
56. Schaefer H (1986) Erkenntnisse und Bekenntnisse eines Wissenschaftlers. Verlag für Medizin, Dr. E. Fischer, Heidelberg
57. Schaper W, Schaper J (1995) Bruno Kisch, Leben und Werk. Ein Versuch. Z Kardiol 84, Suppl 4: 1–10
58. Sick W, Kissling G, Jacob R (1970) Auslösungsbedingungen für die „barynogene Kontraktion“ und anomale diastolische Verlaufsformen des Mechanogramms beim isolierten Froschherzen. 38. Tag Dtsch Physiol Ges. Pflügers Arch Ges Physiol 319: R20 ff.
59. Sonnenblick EH (1962) Force-velocity relations in mammalian heart muscle. Am J Physiol 202: 931 ff.
60. Sonenblick EH, Downing SE (1963) Afterload as a primary determinant of ventricular performance. Am J Physiol 204: 604 ff.
61. Steiger GJ (1971) Stretch activation and myogenic oscillation of isolated contractile structures of heart muscle. Pflügers Arch Ges Physiol 330: 347 ff.
62. Straub H (1914) Dynamik des Säugerherzens. Dtsch Arch Klin Med 115: 531 ff.; 116: 409 ff.
63. Straub H (1917) Das Arbeitsdiagram des Säugerherzens. Pflügers Arch Ges Physiol 169: 564 ff.
64. Straub H (1926) Die Dynamik des Herzens. Die Arbeitsweise des Herzens in ihrer Abhängigkeit von Spannung und Länge unter verschiedenen Arbeitsbedingungen. In: Bethe A, Bergmann G.v., Embden G, Ellinger A (Hrsg) Handb der normalen und pathologischen Physiologie, Bd. 7.1. Springer, Berlin, S 237 ff.
65. Sulzer R (1932 a) Die mechanischen Eigenschaften des Herzmuskels Z Biol 92: 545 ff.
66. Sulzer R (1932 b) Zur Dynamik des Herzmuskels unter den Bedingungen des Blutkreislaufs. Z Biol 92: 562 ff.
67. Ullrich KJ, Riecker G, Kramer K (1954) Das Druck-Volumendiagramm des Warmblüterherzens. Isometrische Gleichgewichtskurven. Pflugers Arch Ges Physiol 259: 481 ff.

68. Veragut UP, Krayenbühl HP (1965) Estimation and quantification of myocardial contractility in the closed-chest dog. Cardiologia 47: 96 ff.
69. Wagner R (1925) Über die Zusammenarbeit der Antagonisten bei Willkürbewegungen. Z Biol 83: 59; 120
70. Wagner R (1954) Probleme und Beispiele biologischer Regelung. Thieme, Stuttgart
71. Wienau R (2000) Frühe Jahre der Physiologie an der Berliner Friedrich-Wilhelm-Universität. In: Scheid P (Hrsg) Physiologie, Forschung/Lehre/Öffentlichkeit. Dtsch Physiol Ges, Heft 14: 30 ff.
72. Wiggers CJ (1954) The interplay of coronary vascular resistance and myocardial compression in regulating coronary flow. Circ Res 2: 271 ff.
73. Wildi-Torster A, Thurau K (1998) Anfänge und Entwicklung Physiologie an der Ludwig-Maximilians- Universität München bis zu Otto Frank. In: Scheid P (Hrsg) Physiologie, Forschung/Lehre/Öffentlichkeit. Dtsch Physiol Ges, Heft 11: 10 ff.
74. Wollheim E, Lange K (1931) Die Kreislaufzeit und ihre Beziehung zu anderen Kreislaufgrößen. Verh Dtsch Ges Inn Med 43: 134 ff.

4 Geschichte der Arzneimittelentwicklung

H. Scholz

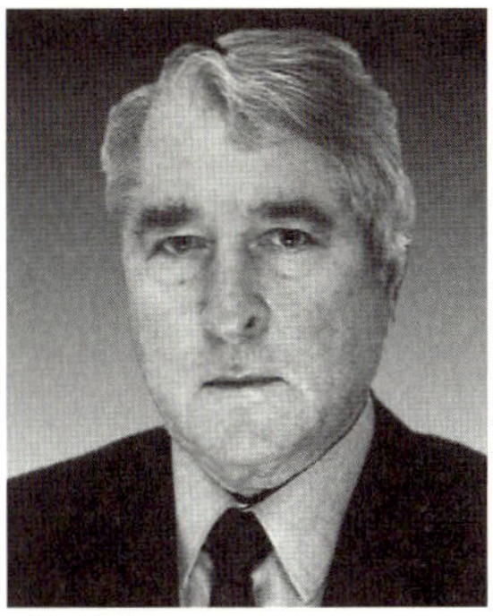

H. Scholz

Dieses Kapitel beschäftigt sich mit der Geschichte der Arzneimittelentwicklung, wobei kardiovaskulär wirksame Pharmaka im Mittelpunkt stehen, die in den letzten Jahren Bedeutung erlangt haben. Weiterhin werden Schwerpunkte bei Arzneimitteln gesetzt, bei denen sich die Entwicklung überwiegend im deutschsprachigen Raum und ggf. sogar mit Bezugspunkten zur Deutschen Gesellschaft für Kardiologie (DGK) abgespielt hat.

Die Darstellung erfolgt nach Substanzen und nicht nach Indikationen. Es wird also beispielsweise die Geschichte der Entwicklung von Herzglykosiden, Diuretika, ACE-Inhibitoren und Betarezeptorenblockern jeweils getrennt nach Substanzgruppen und nicht unter der Rubrik „Herzinsuffizienz" abgehandelt, da sämtliche dieser Arzneimittel nicht nur bei der Herzinsuffizienz, sondern auch bei anderen Indikationen eingesetzt werden.

Im vorgegebenen Rahmen war eine gewisse Einschränkung nötig. So werden nicht sämtliche kardiovaskulär wirksamen Pharmaka abgehandelt. Weggelassen wurden beispielsweise Koronarmittel, Lipidsenker und Thrombolytika, bei denen die Entwicklung zum überwiegenden Teil nicht in Deutschland stattgefunden hat. Auch Antiarrhythmika werden nur kurz diskutiert, weil ihre Geschichte aus dem Kreis der DGK bereits in kompetenter und gut zugänglicher Weise publiziert wurde [30].

Am Schluss des Kapitels werden einige allgemeine Aspekte der Arzneimittelentwicklung und des Faches Pharmakologie diskutiert. Wo mög-

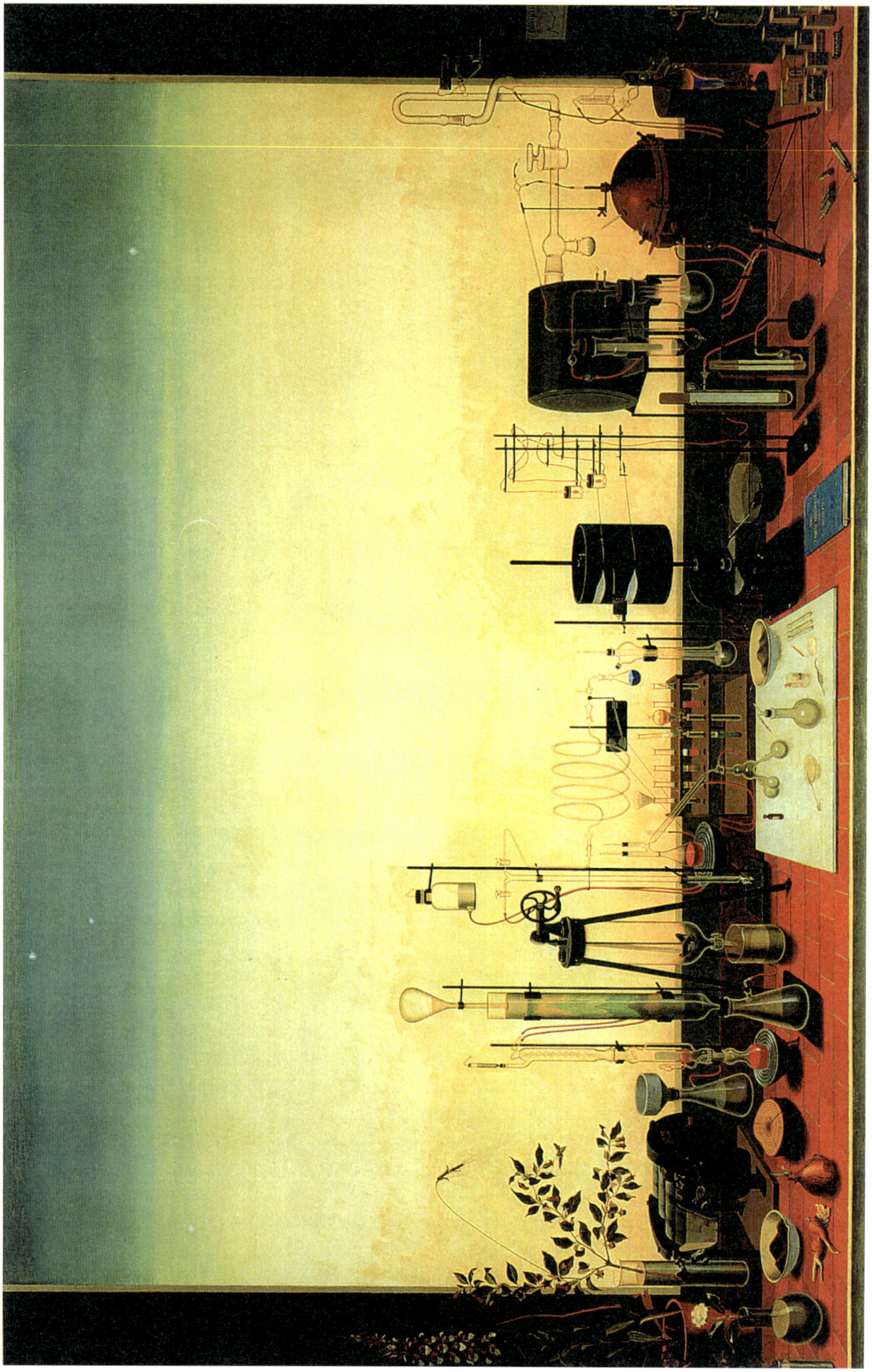

lich und angezeigt, werden derartige allgemeine Aspekte der Arzneimittelfindung und -entwicklung aber auch bei den einzelnen Substanzgruppen angesprochen.

Im Folgenden werden Übersichtsdarstellungen und Monographien zitiert, aus denen Ideen, Konzepte und Informationen entnommen wurden. Es handelt sich z. B. um Gross [18], Greeff [17], Bindra u. Lednicer [5], Sneader [43], Ganten u. Mulrow [16], Schrör [41], Lüderitz [30], Stille [45], Dengler u. Abshagen [10] und Kirk [24].

Zur Einführung sei auf das schöne Bild „*Die neue Zeit*" von Niklaus Stoecklin verwiesen (Abb. 4.1). Es zeigt eine zusammenfassende Darstellung der Isolierung von Pharmaka aus Arzneipflanzen.

HERZGLYKOSIDE

Bekanntlich wurde die klinische Wirksamkeit von Herzglykosiden erstmals von William Withering (1785) beschrieben, der seinen „*An Account of the Foxglove ...* " nach einer Beobachtungszeit von zehn Jahren an 163 Patienten veröffentlichte, die täglich mit Digitalisextrakt behandelt wurden. Die harntreibende Wirkung der Pflanze stand damals im Vordergrund. Withering betont jedoch, dass der Fingerhut auch auf die Bewegungen des Herzens einen starken Einfluss ausübt. Man darf also annehmen, dass schon Withering zumindest einen Teil der Digitaliswirkung am Herzen selbst vermutete. Bei der Geschichte der Arzneimittelentwicklung ist die Arbeit von Withering auch deshalb interessant, weil es sich hier schon um ein klassisches Beispiel einer prospektiven klinischen Untersuchung in Form einer Kohortenstudie handelt, bei der man wie z. B. später in der Framingham-Studie eine bestimmte Kohorte von Patienten für eine bestimmte Zeit beobachtet und die Häufigkeit der während dieser Zeit auftretenden Ereignisse festhält.

Wenn von „Herzglykosiden" oder „Digitalis" die Rede ist, verstand man darunter bis zum 2. Weltkrieg im Wesentlichen Zubereitungen aus dem roten Fingerhut Digitalis purpurea oder aus Strophanthus. Die experimentellen Untersuchungen zur Wirkung der Herzglykoside haben in Deutschland eine lange Tradition. Sie begannen mit Ludwig Traube

Abb. 4.1. Niklaus Stoecklin: Die neue Zeit. 1940 malte Niklaus Stoecklin (1896–1982) für die chemische Fabrik Sandoz dieses Bild, das die Isolierung von Pharmaka aus Arzneipflanzen zusammenfassend wiedergibt. Vor einem weiten Himmel stehen auf einem gekachelten Labortisch eine Fülle von Geräten. Mit ihrer Hilfe wurden aus den Pflanzen zur Linken die Wirkstoffe für die rechts abgebildeten Arzneispezialitäten gewonnen. Erkennt man die Pflanzen, so wird deutlich, dass das Bild eine Laudatio für Arthur Stoll (1887–1971) war, der die Arzneimittelabteilung bei Sandoz von 1917–1956 leitete. Außen links sehen wir den wolligen Fingerhut Digitalis lanata, aus dem Stoll die Glykoside Lanatosid A, B und C isolierte. Daneben ein Tollkirschenzweig und über ihm eine von Mutterkorn befallene Roggenähre. Ganz unten darunter eine Meerzwiebel, das Ausgangsmaterial für Scillaglykoside. Unten links außen die gelbe Blüte von Strophantus kombé. Unter den Apparaturen fällt das mit Silicagel gefüllte Chromatographierohr auf, in dem die Bestandteile des Blattgrüns separiert wurden. An dem Doppelstativ rechts neben dem Reagenzglasgestell hängen zwei Gläser mit isolierten Froschherzen, deren Herzschläge auf eine schwarz gefärbte Trommel übertragen werden. Rechts davon ein Autoklav mit angeschlossenen Manometern. (Aus Apotheker-Kalender 3/2000, Deutscher Apotheker Verlag Stuttgart)

(1818–1876), einem Kliniker an der Charité in Berlin, der aufbauend auf den Versuchen von Claude Bernard (1813–1878) die Methode einführte, Arzneimittelwirkungen am narkotisierten und curarisierten Ganztier zu analysieren. In Versuchen am Hund beobachtete Traube, dass die Pulsfrequenz nach Digitalis sank und der Blutdruck anstieg; nach Vagusdurchtrennung blieb der pulsverlangsamende Effekt von Digitalis aus. Auch die Digitalisbradykardie war schon seit Withering bekannt; Traubes Verdienst ist die experimentell-pharmakologische Bearbeitung dieser Wirkung. Rudolf Böhm (1844–1926), Ordinarius für Pharmakologie in Dorpat, Marburg und Leipzig, untersuchte die Wirkung von Digitalisextrakten am Froschherzen *in situ*. Er war der erste, der die Digitaliswirkung überwiegend am Herzen selbst vermutete und die digitalisbedingte Steigerung des „Kontraktionsbestrebens" des Froschherzens nachwies. Nachdem 1845 die Isolierung des Digitalins durch A.E. Hormolle und 1869 die kristalline Reindarstellung durch C.A. Nativelle gelungen war, wurde im Straßburger Pharmakologischen Institut unter der Leitung von Oswald Schmiedeberg (1838–1921) aus getrockneten und pulverisierten Blättern von Digitalis purpurea das Reinglykosid Digitoxin in Form von Kristallen gewonnen. Hier wurde auch die direkte Herzwirkung der Substanz erstmals am *isolierten* Froschherzen gezeigt.

Ausführliche Untersuchungen zur Herzwirkung von Digitalisglykosiden wurden später von Rudolf Gottlieb (1864–1924) und Rudolf Magnus (1873–1927) in Heidelberg durchgeführt, die vor allem an dem 1895 von Otto Langendorff eingeführten überlebenden Säugetierherzen arbeiteten (Abb. 4.2). Die negativ dromotrope Wirkung von Digitalis wurde 1906 durch D. von Tabora beschrieben.

Nach der Charakterisierung des Wirkungsbildes stammten die ersten Untersuchungen zum *Mechanismus* der Herzglykosidwirkung von Walther Straub (1874–1944), der Ordinarius für Pharmakologie in Marburg, Würzburg, Freiburg und München war. Straub arbeitete ebenfalls an isolierten Herzen, insbesondere am isolierten Herzvorhof des Frosches. Er untersuchte vor allem die Frage, ob wie bei Alkaloiden eine Speicherung der Herzglykoside in der Zelle für die Wirkung notwendig ist oder ob es sich um „Grenzschichtgifte" handelt, die nur mit der Oberfläche der Herzmuskelzelle reagieren. Da von einer im Organbad angebotenen Glykosidmenge nur ein sehr geringer Teil verschwand, d. h. vom dort suspendierten Herzpräparat aufgenommen wurde, entschied sich Straub für die Oberflächenwirkung und nahm damit die Diskussion zur Wirkung der Herzglykoside auf Transportprozesse in biologischen Membranen voraus, die sich später als wichtigster Wirkungsmechanismus herausstellen sollte. Die Versuche von Straub wurden 1928/29 von Weese am Säugetier fortgeführt.

Abb. 4.2
In Anlehnung an Langendorff (1895) isoliertes und perfundiertes Herz eines Meerschweinchens. Zahlreiche Pharmaka wurden mit dieser Methode in ihrer Herzwirkung entdeckt und beschrieben. Experiment aus dem Labor des Autors. (Aus P. Bellemann, Inauguraldissertation Mainz 1973)

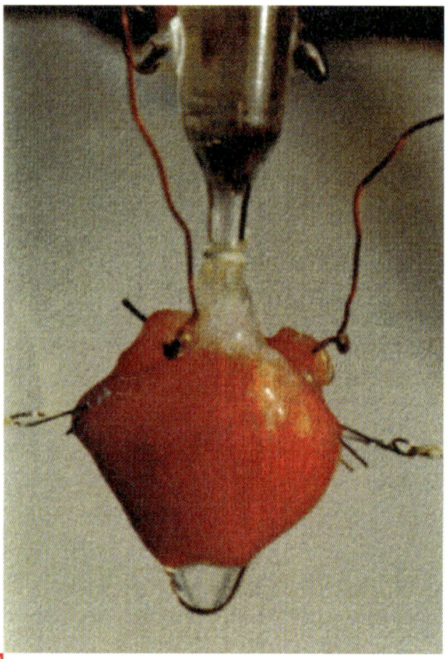

Die ersten Arbeiten zur Beziehung zwischen Herzglykosiden und Elektrolyten stammen von A. von Konschegg (1913) und Otto Loewi (1918) aus Graz; sie fanden eine synergistische Wirkung zwischen Herzglykosiden und Kalzium und eine antagonistische Wirkung zwischen Herzglykosiden und Kalium. Die Untersuchungen zur Wirkung von Herzglykosiden auf Transportmechanismen in Membranen wurden später insbesondere in Bern weitergeführt. Schatzmann fand 1953, dass Herzglykoside den aktiven Transport von Kalium und Natrium in Erythrozyten hemmen. Nach der Entdeckung der Na/K-ATPase durch Skou (1957) in Nervengewebe war es in Deutschland vor allem Repke [33], der die Na/K-ATPase im Herzmuskel nachwies und deren Hemmung für die positiv inotrope Wirkung verantwortlich machte.

Die Verknüpfung zwischen ATPase-Hemmung und Anstieg der intrazellulären Kalziumkonzentration, die letztlich die Ursache für die Digitalis-bedingte Steigerung der Kontraktionskraft ist, geht auf Wilbrandt [49] zurück, der vorschlug, dass Herzglykoside die intrazelluläre Kalziumkonzentration indirekt durch Hemmung des Na- und K-Transports erhöhen. Repke diskutierte eine schnellere und größere Ionisation intrazellulären Kalziums als Folge einer gesteigerten intrazellulären Na-Konzentration.

Entscheidend war schließlich die Entdeckung des Na/Ca-Austausches am Herzen durch Reuter u. Seitz [37], über den ein kleiner Anstieg der intrazellulären Na-Konzentration (wie er durch die ATPase-Hemmung erreicht wird, aber z. B. flammenphotometrisch nicht nachweisbar ist) zu einem ausgeprägten Anstieg der intrazellulären Ca-Konzentration und damit zur positiv inotropen Wirkung führt. Umfangreiche Studien zum Wirkungsmechanismus der Herzglykoside wurden in neuerer Zeit vor allem auch in den Pharmakologischen Instituten in Mainz (G. Kuschinsky), Kiel (H. Lüllmann), München (M. Reiter) und Düsseldorf (K. Greeff) durchgeführt. Kurt Greeff war 1982 Vorsitzender unserer Gesellschaft.

Parallel zu den Untersuchungen zum Wirkungsbild und zum Wirkmechanismus der Herzglykoside ging es in erster Linie um die Standardisierung der Digitalispräparate (z. B. biologisch nach Frosch- oder Meerschweincheneinheiten), um die Reindarstellung weiterer einzelner Glykoside und um die Aufstellung fester Regeln für ihre Dosierung und Anwendung in der Klinik. Bemerkenswert aus der Sicht der deutschen Kardiologie und der DGK ist bei der Geschichte der Herzglykoside die Ausarbeitung und Einführung der intravenösen Strophanthin-Therapie durch Albert Fraenkel (1906), der sich vorher am Pharmakologischen Institut in Heidelberg unter Rudolf Gottlieb mit Fragen der Wertbestimmung und der Dosierung von Digitalissubstanzen beschäftigt hatte und der den Begriff der „Kumulation" einführte. Die Veröffentlichungen von Fraenkel fanden 1933 mit der Monographie „*Strophanthintherapie. Zugleich ein Beispiel quantitativer Digitalisanwendung nach pharmakologischen Grundsätzen*" ihre Krönung. Diese Monographie wurde zusammen mit Rudolf Thauer, später einem der wichtigsten Mitglieder der DGK, herausgegeben (Abb. 4.3, 4.4 a, b).

Als nächstes folgte 1908 ein standardisiertes „Digipuratum" der Firma Knoll AG, ein durch biologische Wertbestimmung konstant wirkender Auszug von Digitalis purpurea. Dann kam das wasserlösliche und rasch wirkende Gitalin (Verodigen) von Boehringer Mannheim 1912 sowie von Bayer 1913 das Cymarin. Bemerkenswert ist auch, dass die 4. Tagung der DGK, die vom 9. bis 10. März 1931 unter der Leitung von Bruno Kisch in Breslau stattfand, sich ganz dem Thema „Digitalis" gewidmet hat (Abb. 4.5). Hier hat sich z. B. Otto Krayer über „*Die Theorie der Digitaliswirkung*" geäußert, und auch aus heutiger Sicht ist Bemerkungen wie

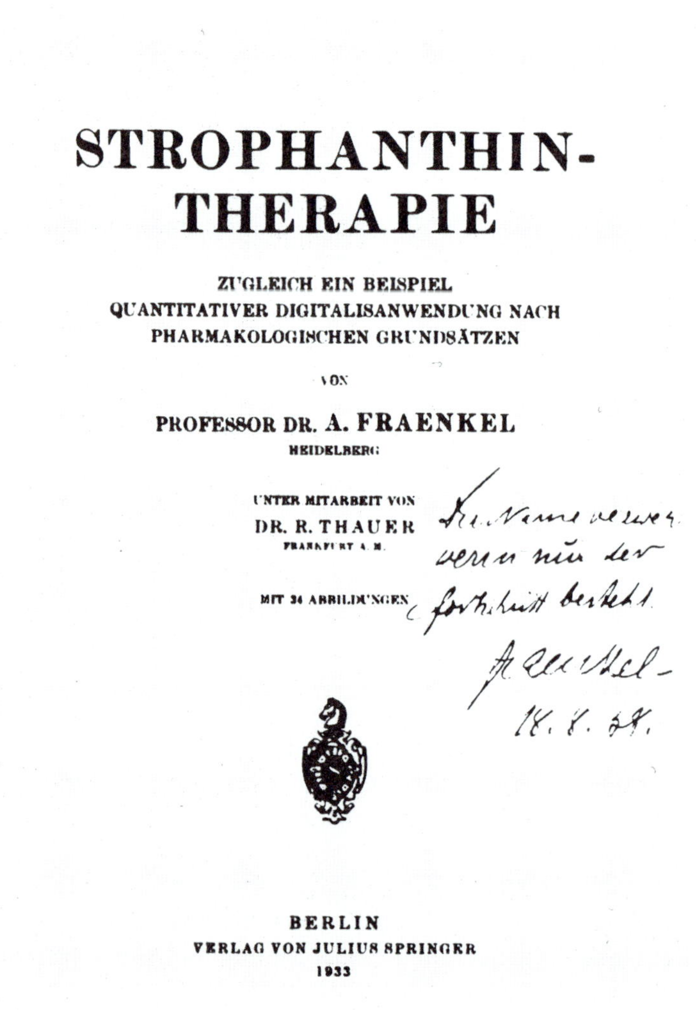
STROPHANTHIN-
THERAPIE

ZUGLEICH EIN BEISPIEL
QUANTITATIVER DIGITALISANWENDUNG NACH
PHARMAKOLOGISCHEN GRUNDSÄTZEN

VON

PROFESSOR DR. A. FRAENKEL
HEIDELBERG

UNTER MITARBEIT VON
DR. R. THAUER
FRANKFURT A. M.

MIT 34 ABBILDUNGEN

BERLIN
VERLAG VON JULIUS SPRINGER
1933

Abb. 4.3
Titelseite zur Monographie „Strophanthintherapie" von A. Fraenkel und R. Thauer. (Aus [48])

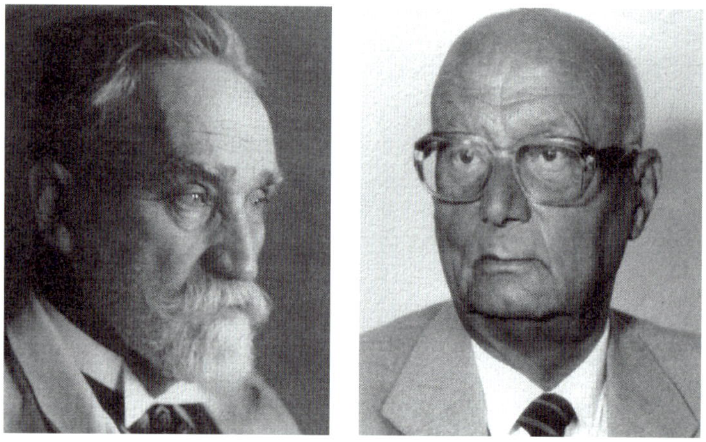

a b

Abb. 4.4
Albert Fraenkel (1864–1938, **a**) und Rudolf Thauer (1906–1986, **b**). (Aus [48], bzw. Archiv der DGK)

Abb. 4.5. Verhandlungen der 4. Tagung der Deutschen Gesellschaft für Kreislaufforschung 1931 zum Hauptthema „Digitalis". Titelseite und Ausschnitte aus dem Inhaltsverzeichnis

VERHANDLUNGEN
DER
DEUTSCHEN GESELLSCHAFT FÜR KREISLAUFFORSCHUNG

IV. TAGUNG,

GEHALTEN ZU BRESLAU AM 9. UND 10. MÄRZ 1931

HERAUSGEGEBEN VON

PROF. DR. **BRUNO KISCH,** KÖLN

MIT 53 ABBILDUNGEN IM TEXT

DRESDEN UND LEIPZIG
VERLAG VON THEODOR STEINKOPFF
1931

I.

II.

Referate, Vorträge und Aussprachen.

„Orale Strophanthinbehandlung ist ganz zwecklos, da durch Magen-Darmsaft unkontrollierbare Mengen des Glykosids zerschlagen werden.“

und

„Die amerikanische Methodik der hohen Digitalisierung haben wir an meiner Abteilung versucht. Wir haben noch kein endgültiges Urteil, warnen aber vor der kritiklosen Anwendung. Die auftretende Nausea als alleiniges Standardtestobjekt ist abzulehnen.“

(O.H. Löhr, S. 66/67) nichts hinzuzufügen.

Auch die Versuche von A. Augsberger (1951 und 1954 [1, 2]), die Digitalistherapie zu quantifizieren, sollen nicht vergessen werden. Augsberger konzipierte als erster eine Art Effektkinetik und führte Begriffe wie „Vollwirkdosis“, „Erhaltungsdosis“ und „Abklingquote“ ein. Hiermit sollte vor Einführung der Plasmaspiegelbestimmungen der geringen therapeutischen Breite der Herzglykoside Rechnung getragen und vermieden werden, dass schon kleine Dosisunterschiede zu ungenügender Wirksamkeit oder zu unerwünschten Wirkungen führen. Allerdings durfte über der Berechnung von Dosen nicht vergessen werden, den *Patienten* in Bezug auf Wirksamkeit und Nebenwirkungen genau zu beobachten. Schließlich wurden nach dem 2. Weltkrieg nach der Entwicklung von radioaktiv markierten Glykosiden und des Radioimmunoassays vor allem auch systematische Untersuchungen zur Pharmakokinetik der Herzglykoside möglich, die die klinische Anwendung der Substanzen erleichterten und auch zur Entwicklung besser resorbierbarer halbsynthetischer Präparate, z. B. des Acetyldigoxins, führten. Das Reinglykosid Digoxin aus Digitalis lanata ist in Deutschland erst 1955/1956 geprüft und 1957 als Lanicor auf den Markt gebracht worden. Dass die orale Bioverfügbarkeit von Digoxin in verschiedenen Zubereitungsformen und Fertigarzneimitteln unterschiedlich sein kann, war durch die Untersuchungen von J. Lindenbaum seit 1971 bekannt.

Bei kritischer Betrachtung hat sich in der Therapie mit Herzglykosiden in den letzten Jahrzehnten nichts Bahnbrechendes geändert. Cedilanid mit dem genuinen Lanatosid C, das 1941 auf den Markt kam und mit dem die Therapie mit den relativ schnell und kurz wirkenden Digitalis-lanata-Glykosiden bis dahin im Wesentlichen durchgeführt wurde, war bis 1990 bei uns im Handel. Die „Vollwirkdosis“ wurde bis in die 70er-Jahre gelehrt und im Unterricht berechnet. Auch im Jahr 2001 waren bei uns noch Pflanzenextrakte mit Herzglykosiden im Handel, die nach Meerschweincheneinheiten (MSE) biologisch standardisiert waren. Schließlich gilt nach wie vor, dass die Einstellung der Patienten mit Herzinsuffizienz auf Herzglykoside nicht nach berechneten Dosen oder nach Plasmaspiegeln, sondern nach dem klinischen Bild des Patienten erfolgt.

Bemerkenswert im Zusammenhang mit der Entwicklung der Herzglykoside bzw. der Kenntnisse über Herzglykoside ist, dass wegen der engen therapeutischen Breite dieser Pharmaka seit langem nach positiv inotropen Substanzen gesucht wurde, die die Herzglykoside ersetzen können. Hier sind insbesondere die Phosphodiesterasehemmstoffe, z. B. Amrinon, Milrinon und Enoximon, zu erwähnen. Bei akuter Herzinsuffizienz sind diese Substanzen, die positiv inotrop und vasodilatatorisch wirken (deshalb „Inodilatatoren“), verwendbar. Seit jedoch in der PROMISE-Studie 1991 gezeigt wurde, dass Milrinon bei Patienten mit chronischer Herzinsuffizienz zwar die Lebensqualität verbessert, die Lebensdauer aber verkürzt, werden Phosphodiesterasehemmstoffe für die chronische Therapie nicht mehr eingesetzt. Dass Digoxin bei guter klinischer Wirksamkeit die Lebenserwartung zwar nicht verlängert, aber auch nicht verkürzt, ist ebenfalls erst seit der 1997 publizierten DIG-Study bekannt.

DIURETIKA

Zu Beginn des 20. Jahrhunderts waren als Präparate zur Diureseförderung nur die Methylxanthine Theophyllin, Koffein und Theobromin verfügbar. Theobromin gab es als Theobrominnatriumsalizylat, das als Diuretin im Handel war.

In diesem Zusammenhang soll erwähnt werden, dass Xanthinderivate in Form von Oxyäthyltheophyllin (Cordalin) und Hydroxypropyltheobromin (Theocor, Cordabromin) auch als Kardiaka verwendet wurden. Andere „Kreislaufmittel“ waren Coramin (Nicethamid) und Cardiazol (Pentetrazol), die – trotz ihrer suggestiven Namen – reine Analeptika ohne direkte Herzwirkung waren.

Das erste wirklich stark wirksame Diuretikum stammt aus der chemotherapeutischen Forschung. Durch Zufall – die Angelsachsen haben dafür den Begriff „serendipity“ – wurde 1919 in der Wenckebach'schen Klinik in Wien durch den Medizinstudenten Alfred Vogl entdeckt, dass das Bayer-Mittel zur Behandlung der Syphilis, Merbaphen (Novasurol), diuretisch wirkt. Vogl (1950 [46]) schreibt:

„Nach der intramuskulären Injektion von Novasurol schied der Patient eine massive Menge fast farblosen Urins aus. Der Urinfluß hielt über den Tag und die Nacht an … Wir waren überzeugt, Zeugen der größten jemals durch den Menschen verursachten Diurese gewesen zu sein. … Jetzt war jedermann wirklich aufgeregt. Unter dem … Mantel der Verborgenheit suchten wir die Stationen nach weiteren Patienten ab, an denen wir unsere Entdeckung überprüfen konnten. Wir konnten unsere wunderbaren Ergebnisse wiederholt reproduzieren und erzeugten, zur eigenen und der Patienten Freude, wahre Sintfluten.“

Die erste Publikation dieser Befunde stammt von P. Saxl (dem Mentor Vogls) und R. Heilig 1920. Merbaphen war eine organische Quecksilberverbindung, deren Weiterentwicklung 1924 zur Einführung von Mersalyl (Salyrgan) durch die Hoechst AG führte. Mersalyl war bis in die frühen 50er-Jahre, also für mehr als 30 Jahre, das Standarddiuretikum in der Klinik. Seine unerwünschten Wirkungen waren tolerabel, es konnte allerdings nur parenteral angewandt werden.

Ähnlich, d. h. von einem antibakteriellen Chemotherapeutikum ausgehend, verlief auch die Entdeckung der ersten oral wirksamen Diuretika, der Sulfonamiddiuretika, die sich vom Sulfanilamid ableiten. Die diuretische Wirkung des Sulfanilamids wurde 1949 durch Schwarz an einer Patientin mit Herzinsuffizienz und Ödemen entdeckt, die refraktär gegen

Quecksilberdiuretika war. Diese Entdeckung führte zunächst 1950–1954 zum Carboanhydrasehemmer Acetazolamid (Diamox), das diuretisch 100-mal wirksamer als Sulfanilamid war, und wenig später zu den modernen Benzothiadiazinen Chlorothiazid und vor allem zum noch 10-mal stärker diuretisch wirksamen Hydrochlorothiazid (Esidrix) sowie zu Chlorthalidon (Hygroton) und anderen Benzothiadiazinanaloga.

Diese „Thiaziddiuretika" führen zu einer verstärkten Natrium-, Chlorid- und Wasserausscheidung bei nur noch relativ geringer Hemmung der Carboanhydrase. Sie wurden zu Standardmedikamenten bei der Therapie von Herzinsuffizienz, Ödemen und Hypertonie, und insbesondere Hydrochlorothiazid ist es – eine normale Nierenfunktion vorausgesetzt – noch heute. Hollander und Wilkens haben das Verdienst, das von ihnen eingeführte Chlorothiazid (damals Chlotride) 1957 nicht nur zur Ausschwemmung von Ödemen, sondern auch als Antihypertensivum eingesetzt zu haben.

Allerdings führen Thiaziddiuretika nur zur Ausscheidung von etwa 5% des Glomerulumfiltrats im Vergleich zu 20% bei Mersalyl [28]. Die Suche nach stärkeren Diuretika ging also weiter und führte 1959 durch K. Sturm bei der Hoechst AG zum Furosemid (Lasix), das sich als die stärkste bisher bekannte diuretische Substanz erwies [31]. Als Wirkort für Furosemid wurde 1973 der aufsteigende Teil der Henle-Schleife entdeckt. Bumetanid, Piretanid, Torasemid und Azosemid sind Weiterentwicklungen von Furosemid und Schleifendiuretika wie dieses.

Die Entwicklung der Aldosteron-abhängig wirkenden kaliumsparenden Diuretika Spironolacton und Kaliumcanrenoat erfolgte 1959 und die der Aldosteron-unabhängig wirkenden kaliumsparenden Diuretika Triamteren und Amilorid 1967 (Lit. bei [27, 28]).

Seit der Einführung von Triamteren und Amilorid hat es keine nennenswerten Neuentwicklungen bei Diuretika mehr gegeben. Gesucht wird heute nach Schleifendiuretika mit längerer Wirkung, sei es in Form von Retardformulierungen oder als transdermale Systeme, und nach Saluretika mit geringeren Nebenwirkungen, d. h. ohne nennenswerte Wirkung auf die K-Auscheidung sowie auf den Lipid- und Glukosehaushalt. Zusammenfassende Darstellungen der Entwicklung der Diuretika unter besonderer Berücksichtigung ihrer chemischen Strukturen finden sich bei Kramer [27] und Lang u. Hropot [28].

ACE-Inhibitoren und Sartane

Das ACE („Angiotensin-converting enzyme"/Angiotensin-Konversionsenzym) ist ein Glykoprotein mit einem Molekulargewicht von 150.000. ACE wandelt Angiotensin I durch Abspaltung von zwei Aminosäuren in Angiotensin II um. Der erste Hemmstoff des ACE war Teprotid, das 1971 durch Ondetti im Gift der Schlange Bothrops jararaca gefunden wurde. Captopril, der erste oral wirksame ACE-Inhibitor, wurde 1977 synthetisiert. Der erste länger wirksame ACE-Inhibitor war Enalapril.

Die wichtigste Wirkung der ACE-Inhibitoren ist eine Hemmung der systemischen und lokalen Angiotensin-II-Bildung. Dadurch kommt es vor allem zu einer Hemmung der Vasokonstriktion, zu einer Abnahme der

Noradrenalin-Freisetzung und zu einer Hemmung der Aldosteron-Sekretion, was seinerseits einen Abfall des Blutdrucks und eine Entlastung des Herzens bewirkt. In diesem Kapitel ist festzuhalten, dass Franz Gross, 1977 Präsident der DGK, bereits 1958 einen Zusammenhang zwischen Renin-Angiotensin-System und der Hemmung der Aldosteron-Freisetzung postuliert hat. Außerdem hemmen ACE-Inhibitoren den Abbau von Bradykinin. Da Bradykinin Prostacyclin freisetzt, kommt es auch auf diesem Wege zu Vasodilatation und Entlastung des Herzens. Das erklärt, dass Indometacin die hämodynamischen Effekte von ACE-Inhibitoren bei Patienten mit Hypertension und Herzinsuffizienz abschwächt.

Im Lauf der Zeit haben sich ACE-Inhibitoren zu Standardmedikamenten zur Behandlung der Hypertonie und der Herzinsuffizienz entwickelt Es war der ACE-Hemmer Enalapril, mit dem als erster Monosubstanz bei Patienten mit Herzinsuffizienz 1987 im CONSENSUS Trial eine Verlängerung der Lebensdauer gezeigt wurde.

Losartan, der erste Angiotensin-II-Subtyp-1-Inhibitor, wurde 1995 in die Therapie eingeführt. Diese Substanz ist auch unter dem Aspekt der Arzneimittelentwicklung bzw. der Arzneimittelzulassung erwähnenswert. Eine erste Vergleichsstudie (ELITE I) zwischen Captopril und Losartan bei älteren Patienten zur Frage der Beeinflussung der Nierenfunktion ergab 1997 überraschenderweise eine Überlegenheit von Losartan in Bezug auf die Überlebensdauer bei Patienten mit Herzinsuffizienz. Dies konnte 2000 in einer Nachfolgestudie (ELITE II) mit dem primären Endpunkt Letalität nicht bestätigt werden. Dies ist deshalb interessant, weil Losartan als einzige Substanz dieser Gruppe aufgrund der Elite-I-Studie in Deutschland zur Therapie der Herzinsuffizienz nach § 28 Abs. 3 Arzneimittelgesetz (AMG) zugelassen wurde. Diese Vorschrift des AMG besagt sinngemäß, dass ein Arzneimittel einen so großen therapeutischen Wert hat und deshalb ein so großes öffentliches Interesse an seinem unverzüglichen Inverkehrbringen besteht, dass wichtige Daten zur Beurteilung des Arzneimittels *nach* der Zulassung durchgeführt und nachgereicht werden können. Die Ergebnisse der ELITE-II-Studie zeigen nach meiner Auffassung, dass diese Entscheidung der Zulassungsbehörden vorschnell war.

KALZIUMANTAGONISTEN

Seit den Untersuchungen von Sidney Ringer (1882/83) ist bekannt, dass die Kontraktionskraft des Herzens von der extrazellulären Ca-Konzentration abhängt. Eine Erhöhung der Ca-Konzentration führt zu einer Steigerung, Ca-Entzug zu einer Herabsetzung der Kontraktionskraft (sog. Ca-Mangelinsuffizienz). Da sich dabei die Konfiguration des Aktionspotenzials bis auf eine geringe Abnahme der Plateauhöhe nicht wesentlich ändert, spricht man bei Ca-Entzug von „elektromechanischer Entkoppelung".

Eine ähnliche Wirkung wie durch Ca-Entzug lässt sich mit den heute als Kalziumantagonisten oder Kalziumkanalblocker bezeichneten Substanzen erzielen. Die Geschichte der Kalziumantagonisten beginnt mit einer Arbeit von E. Lindner [29] von der Hoechst AG, in der die Wirkung von Segontin (Prenylamin) beschrieben wird. Man suchte damals nach besseren Koronardilatatoren zur Behandlung der Angina pectoris. Das Wesentliche und Neue an der Wirkung von Segontin war, dass die Substanz zu einer Koronardilatation mit einer zusätzlichen unerklärten negativ inotropen Wirkung führte. Dies stand in bemerkenswertem Gegensatz zu den klassischen Koronardilatatoren, z. B. Glyzeroltrinitrat, das nicht negativ inotrop wirkt. Wenig später folgte eine Arbeit aus den Laboratorien der Knoll AG von H. Haas u. G. Härtfelder [19], in der eine ähnliche Wirkung, also Koronardilatation und negativ inotrope Wirkung, für D 365 (D steht für den Erfinder Dr. Ferdinand Dengel), später Iproveratril bzw. Verapamil (Isoptin), beschrieben wurde (Abb. 4.6). Verapamil ist eine Kombinationsverbindung aus Veratrin und Papaverin.

Im November 1963 wurden die beiden Substanzen Prenylamin und Verapamil aufgrund persönlicher Beziehungen an den Physiologen Albrecht Fleckenstein (Abb. 4.7) aus Freiburg mit der Bitte weitergegeben, sie elektrophysiologisch zu untersuchen.

Es stellte sich bald heraus, dass beide Substanzen am Herzen genauso wirkten wie Ca-Entzug, d. h. sie wirkten negativ inotrop ohne wesentliche Veränderung des Aktionspotenzials. Die hemmende Wirkung der Substanzen war durch Zugabe von Kalzium, Noradrenalin oder Adrenalin wieder aufzuheben (Abb. 4.8). Weil also die Wirkung von Verapamil und Prenylamin einem einfachen Ca-Entzug entsprach, wurde zunächst im Freiburger Labor, dann auch offiziell und öffentlich [15], die Gruppenbezeichnung „Kalziumantagonisten" gewählt. Später, als die Mechanismen der Ca-Aufnahme während des Aktionspotenzials besser bekannt waren, sprach man zunehmend von „Kalziumkanalblockern".

Offenbar gleichzeitig und in Einklang mit W.G. Nayler (siehe [13]) wurde schon damals vermutet, dass Kalziumantagonisten die Aufnahme von Kalzium in die Zelle während der Erregung blockieren. Dass Verapamil und andere Kalziumantagonisten den elektrisch messbaren Ca-Einwärtsstrom tatsächlich hemmen, wurde 1970/1971 von Fleckenstein mit der Voltage-clamp-Methode erstmals gezeigt und von Kohlhardt et al. [26] ausführlich publiziert.

Fleckenstein hat im Rahmen seiner Studien zur „*Myokardinsuffizienz ohne Defizit an energiereichem Phosphat*", wie sie z. B. durch Betarezeptorenblocker oder Reserpin ausgelöst werden konnte, während der Tagung der Deutschen Gesellschaft für Innere Medizin 1964 zum ersten Mal über die Wirkung von Verapamil und Prenylamin berichtet. Da die Effekte beider Substanzen wie bei den damals bereits bekannten Betarezeptorenblockern Dichlorisoproterenol (DCI) und Alderlin (Pronethalol, Nethalide) durch Betasympathomimetika (Noradrenalin, Adrenalin, Isoprenalin) aufgehoben werden konnten, wurden sie am Anfang auch für Betarezeptorenblocker gehalten. Fleckenstein [12] schrieb damals (1964):

„Später haben wir dann auch Isoptin und Segontin in unsere Untersuchungen mit einbezogen; denn nach Mitteilung der Herstellerfirmen besitzen auch diese beiden Stoffe – neben direkten coronarerweiternden Hauptwirkungen – günstige sympatholytische Nebeneffekte nach Art der Beta-Receptorenblocker. Tatsächlich konnten wir diese Angaben voll und ganz bestätigen. Segontin entsprach z. B. in seiner sympatholytischen

ARZNEIMITTEL-FORSCHUNG

12. Jahrgang / Heft 6 / Juni 1962 / Aulendorf i. Württ.

S. 549–558

Aus dem Pharmakologischen Laboratorium der Knoll AG., Ludwigshafen a. Rh.; Leiter: Professor Dr. H. Haas

α-Isopropyl-α-[(N-methyl-N-homoveratryl)-γ-amino-propyl]-3,4-dimethoxyphenylacetonitril, eine Substanz mit coronargefäßerweiternden Eigenschaften

Von H. Haas und G. Härtfelder

Zusammenfassung

α-Isopropyl-α-[(N-methyl-N-homoveratryl)-γ-amino-propyl]-3,4-dimethoxyphenylacetonitril (D 365) bewirkt in einer Dosierung von 0,15 mg/kg eine 86%ige. quantitativ wiederholbare Steigerung der Coronardurchblutung am Hund mit offenem Thorax in Morphin-Chloralose-Urethan-Narkose. Erst nach 15 bis 30 min wird die Ausgangslage wieder erreicht.

Gleichzeitig mit der Durchblutungszunahme erhöht sich der O_2-Gehalt im Sinusblut und die arteriosinöse O_2-Differenz nimmt ab. Der O_2-Verbrauch des Herzens sinkt meistens geringgradig, in einigen Fällen bleibt er gleich oder steigt leicht an. Das Verhalten des O_2-Verbrauches geht dem der Herzfrequenz parallel.

Die Güte der Coronardurchblutung (Gollwitzer-Meier u. Kroetz 1940) wird durch D 365 um mehr als 130% verbessert.

Am Langendorff-Herzen des Kaninchens beträgt die ED_{50} für die Durchflußvermehrung 2×10^{-8} g/ml Perfusionsflüssigkeit. D 365 ist an diesem Präparat 100mal stärker coronarwirksam als Papaverin.

Bei höherer Dosierung fällt der Blutdruck vorübergehend ab, zudem macht sich am isolierten Papillarmuskel der Katze eine negativ inotrope Wirkung bemerkbar, die bei einer Grenzschwellenkonzentration von 10^{-7} g/ml eintritt. Am Ganztier wird dieser Effekt kompensiert, so daß sogar das Schlagvolumen zunimmt, wie die Kreislaufanalyse am Hund nach Wezler-Böger zeigt.

Der therapeutische Quotient aus LD_{50} an der Maus und coronarerweiternden Dosis am Hund beträgt etwa 30.

Abb. 4.6
Titelseite und Zusammenfassung der Arbeit von H. Haas und G. Härtfelder, in der die pharmakologischen Wirkungen von D 365, später Verapamil, erstmals beschrieben wurden. (Aus [19])

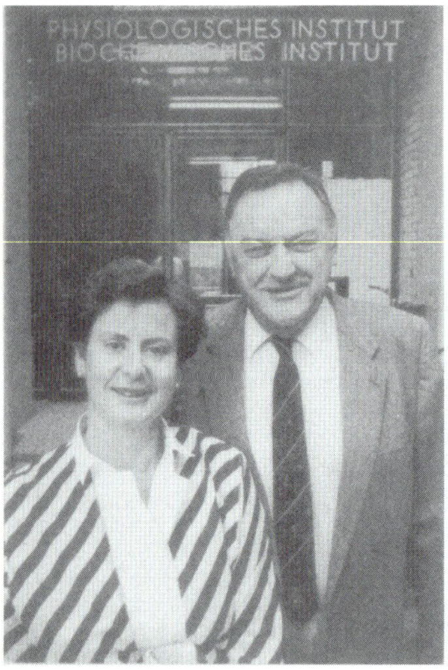

Abb. 4.7
Albrecht Fleckenstein (1917–1992) mit seiner Frau und Mitarbeiterin Gisa Fleckenstein-Grün

Wirkungsstärke am Meerschweinchenherzen in situ etwa dem Effekt von Dichlorisoproterenol. Isoptin war dagegen sogar 15- bis 20-mal wirksamer als Dichlorisoproterenol. Da Isoptin am Meerschweinchenherzen auch den Herz-sympatholytischen Effekt von Alderlin um das Fünf- bis Sechsfache übertraf, darf es wahrscheinlich überhaupt als der stärkste – bisher bekannte – Sympathicus-Antagonist für das Myokard gelten.“

Die erste ausführliche Publikation zur pharmakologischen Wirkung der Kalziumantagonisten erfolgte 1967 [14]. Nach Schaumann et al. [39] hatten auch die Freiburger Physiologen inzwischen gefunden, dass es sich bei Prenylamin und Segontin um eine eigene Substanzklasse und nicht um Betarezeptorenblocker handelt und dass die Pharmaka auch an der glatten Muskulatur, z. B. an den Koronarien, zu einem ähnlichen Effekt wie der Entzug von Kalzium, nämlich

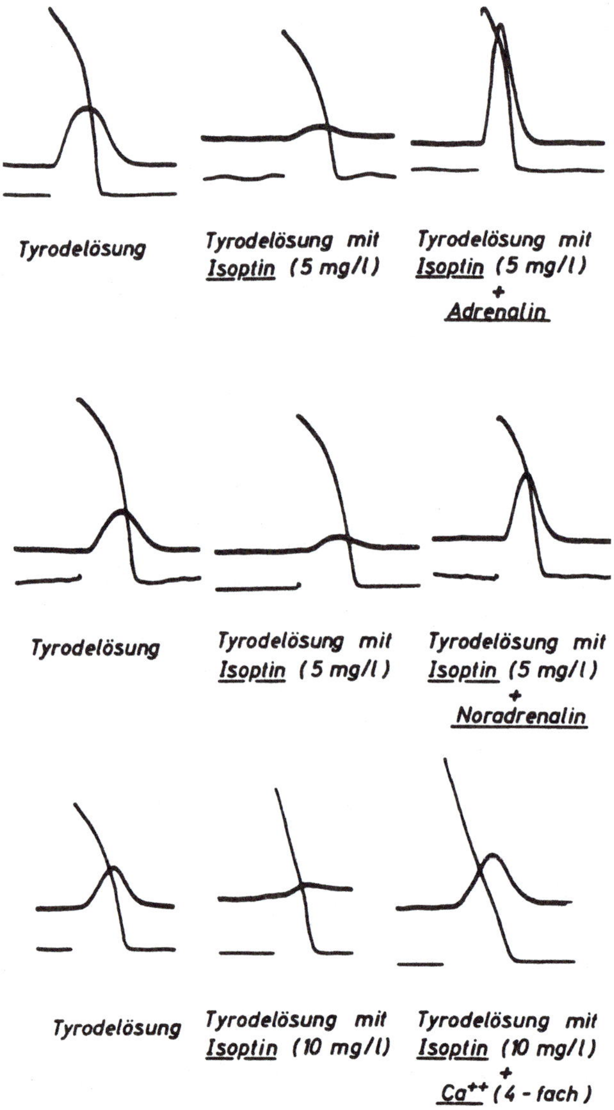

Abb. 4.8
Selektive Herabsetzung der Kontraktilität bei drei isolierten Papillarmuskeln (Meerschweinchen) durch Isoptin. Anschließende Restitution der Kontraktilität durch Adrenalin (*oberer Versuch*), Noradrenalin (*mittlerer Versuch*) und $CaCl_2$ (*unterer Versuch*). (Aus [14])

zu einer Relaxation führen, die durch Zusatz von Kalzium wieder aufzuheben ist.

Nach den ersten Untersuchungen mit Verapamil und Prenylamin wurden das Methoxyderivat des Verapamil D 600 (Gallopamil, [15]), das 1,4-Dihydropyridin Bay a 1040 (Nifedipin, [6]), Diltiazem sowie zahlreiche andere 1,4-Dihydropyridine eingeführt [23].

Albrecht Fleckenstein selbst hat die frühe Geschichte der Kalziumantagonisten in zahlreichen Aufsätzen zusammengefasst (z. B. [13]). Heute sind die Kalziumantagonisten nicht nur bei der Therapie der koronaren Herzkrankheit, sondern auch bei der arteriellen Hypertonie und (das gilt für Verapamil, Gallopamil und Diltiazem) auch bei supraventrikulären Herzrhythmusstörungen als klassische therapeutische Prinzipien allgemein anerkannt. Die antiarrhythmische Wirkung von Verapamil wurde 1966 von Franz Bender, 1986 Vorsitzender der DGK, erstmals beschrieben. Das jetzige Indikationsspektrum der Kalziumantagonisten ist aber offenbar nicht ausgeschöpft. Zur Zeit werden z. B. mögliche antiatherosklerotische Wirkungen der Kalziumantagonisten diskutiert (siehe z. B. [23]). Bemerkenswert ist, dass sowohl bei Verapamil als auch bei Nifedipin die antihypertensive Wirkung erst einige Jahre nach der antianginösen Wirkung beschrieben und systematisch untersucht wurde (Einzelheiten siehe [10, 23]). Auch den Blutdruckabfall hat man seinerzeit als einen für Koronarkranke ungünstigen Effekt gehalten.

Untrennbar verbunden mit der Entwicklung der Kalziumantagonisten ist die Entdeckung des langsamen Ca-Einwärtsstroms während des kardialen Aktionspotenzials. Vor den Versuchen von Fleckenstein war 1962/63 in den Untersuchungen von Winegrad und Shanes und Niedergerke mit markiertem ^{45}Kalzium wahrscheinlich gemacht worden, dass Ca-Ionen während der Erregung aus dem Extrazellulärraum in die Myokardzelle einströmen und dort den kontraktilen Mechanismus aktivieren. Der rhythmisch tätige Herzmuskel nimmt danach also mehr ^{45}Kalzium auf und gibt mehr ^{45}Kalzium ab als der ruhende. Der elektrophysiologisch messbare langsame Ca-Einwärtsstrom, der während der Plateauphase des Aktionspotenzials fließt, wurde jedoch praktisch zeitgleich mit den Freiburger Untersuchungen über die Kalziumantagonisten durch Harald Reuter gefunden. Reuter hat darüber im Frühjahr 1965 vor der Deutschen Physiologischen Gesellschaft das erste Mal referiert [34] (Abb. 4.9).

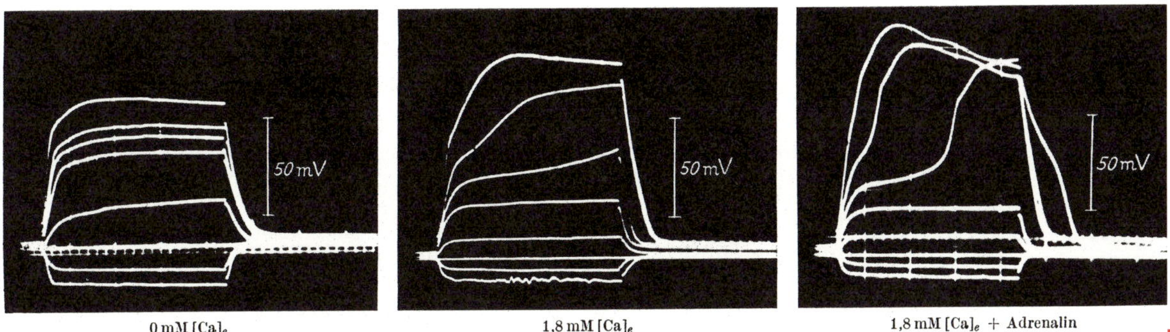

Abb. 4.9
Übereinander projizierte, durch konstante Stromstöße hervorgerufene elektrotonische Potenziale einer kurz abgebundenen Purkinje-Faser (Kalb) bei 0 mM/l $[Ca]_e$, 1,8 mM/l $[Ca]_e$ und zusätzlicher Adrenalinwirkung (10^{-6} g/ml). (Aus [35])

Er schreibt in seinem Abstrakt:

„Von einem bestimmten Schwellenpotential an (–30 bis –40 mV) führten depolarisierende Stromstöße (1 s Dauer) zu einem ‚Aufschwingen' des elektronischen Potentials in Ca-haltigen Lösungen, nicht jedoch in Ca-freier Lösung. Um einen bestimmten Potentialwert zu erreichen wurde in Ca-haltigen Lösungen weniger Polarisationsstrom von dem äußeren Stromkreis her benötigt als in Ca-freier Lösung. Adrenalin verstärkte in Ca-haltiger Lösung die katelektrotonischen Polarisationseffekte und hatte keine Wirkung in Ca-freier Lösung. Verminderung der $[K]_e$, Ersatz von $CaCl_2$ durch $BaCl_2$ und Membranwiderstandsmessungen ließen es unwahrscheinlich erscheinen, daß die Ca-Wirkung allein auf einer Abnahme der K-Leitfähigkeit der Membran beruht. Eine bessere Deutungsmöglichkeit ist die, daß mit Depolarisation der Fasermembran von einem Schwellenpotential an ein elektrisch meßbarer Ca-Einstrom in die Faser stattfindet."

Der auf diese Art erstmals wahrscheinlich gemachte Ca-Einwärtsstrom wurde durch Adrenalin verstärkt. Die Befunde wurden anschließend ausführlich in Pflügers Archiv und im Journal of Physiology [35, 36] publiziert. Bemerkenswerterweise hatte die Arbeitsgruppe um den Heidelberger Physiologen W. Trautwein gleichzeitig ähnliche elektrophysiologische Befunde in Na-freier Lösung erhoben, die sie jedoch dem Trend der Zeit folgend nicht als Zunahme der Ca-Leitfähigkeit, sondern als Abnahme einer K-Leitfähigkeit oder als Na-Reststrom deuteten [8, 9].

Die Entwicklung der Kalziumantagonisten einerseits und die gleichzeitige Entdeckung des langsamen Ca-Einwärtsstroms während des kardialen Aktionspotenzials andererseits hängen also in besonderer Weise voneinander ab; die eine wäre ohne die andere nicht denkbar gewesen.

Die „Entwicklung" der Kalziumantagonisten stellt einen der wenigen essenziellen deutschen Beiträge bei der Entwicklung neuer Arzneimittel nach dem 2. Weltkrieg dar. Das wesentliche Verdienst A. Fleckensteins besteht darin, erkannt und hartnäckig verfolgt zu haben, dass Substanzen, die z. B. wie Dipyridamol (Persantin) die Koronarien erweitern, aber im Gegensatz zu dieser Substanz negativ inotrop wirken, bei der Koronarinsuffizienz therapeutisch sinnvoll sein können. Fleckensteins Pionierleistung ist heute weltweit akzeptiert. Dass die Kalziumantagonisten, insbesondere die Dihydropyridine, nach jahrzehntelanger klinischer *Anwendung* (evtl. bei nicht ausreichend intensiver klinischer *Prüfung*), seit einigen Jahren in den Verdacht eines erhöhten kardiovaskulären Risikos geraten sind, hat mit der Geschichte der Entdeckung der Kalziumantagonisten nichts zu tun. Die Diskussion zu ihrer Sicherheit stellt nur den bislang letzten Schritt in der Geschichte der Kalziumantagonisten dar.

Am Ende dieses Kapitels soll noch auf Mibefradil eingegangen werden. Mibefradil ist ein Kalziumantagonist, der bevorzugt N- und T-Typ-Kalziumkanäle blockiert und damit ein ganz neues Wirkungsprinzip darstellt. Die Substanz führt zu koronarer und peripherer Vasodilatation und wirkt negativ chronotrop und negativ dromotrop. Im Gegensatz zu Verapamil oder Diltiazem, deren Wirkungsbild ähnlich ist, hat Mibefradil jedoch nur eine geringe oder gar keine negativ inotrope Wirkung. Dieser „Kalziumantagonist ohne negativ inotrope Wirkung" (Handelsnamen Posicor und Cerate) wurde aufgrund von (m. E. vorhersagbaren) Arzneimittelinteraktionen z. B. mit Betarezeptorenblockern im Juni 1998 weltweit zurückgezogen. Erst kurz vorher war Mibefradil mit großem Werbeaufwand eingeführt worden. Mibefradil ist also ein typisches Beispiel dafür, dass ein potenziell wertvolles Arzneimittel (m. E. unnötigerweise) vom Markt genommen werden muss, weil es vor der Markteinführung nicht ausreichend und lange genug geprüft worden ist. Einer der Altmeister der deutschen Pharmakologie, Gustav Kuschinsky (1904–1992), sprach in solchen Fällen, in denen Arzneimittel offenbar zu früh aus den Händen der Forschung in die Hände des Marketings geraten und deshalb früh sterben, von „Eintagsfliegen".

ANTISYMPATHOTONIKA, HYDRALAZIN UND ALPHAREZEPTORENBLOCKER

Bis zum Ende des 2. Weltkriegs hat es eine medikamentöse Therapie der Hypertonie nicht gegeben. Als effektivste Maßnahmen galten die Sedierung sowie Theobromin, Theophyllin, Papaverin und Luminal [10, 32]. Ein verbreitetes Arzneimittel war das Bayer-Präparat Theominal, eine fixe Kombination aus Theobromin und Luminal. 1950 wurde der Ganglienblocker Hexamethonium eingeführt, der allerdings mit schweren Nebenwirkungen behaftet war. Es bedeutete deshalb einen großen Fortschritt, als 1950 Hydralazin und 1952 Reserpin in die Therapie eingeführt wurden. Mit diesen Substanzen und anderen Antisympathotonika beschäftigt sich das folgende Kapitel. Bemerkenswerterweise waren dabei nur die Vasodilatatoren das Ergebnis einer systematischen Suche. Der blutdrucksenkende Effekt von Methyldopa und Clonidin wurde zufällig entdeckt. Das gleiche gilt für die antihypertensive Wirkung von Diuretika und Betarezeptorenblockern.

HYDRALAZIN

Hydralazin wurde 1950 unter Franz Gross, wie erwähnt 1977 Präsident der DGK, bei der CIBA entwickelt. Es bewirkt ähnlich wie Dihydralazin (Nepresol) eine Abnahme des peripheren Widerstands durch eine Erschlaffung der glatten Muskulatur der Arteriolenwand. Mit Hydralazin und dem wenig später ebenfalls bei CIBA isolierten Reserpin war erstmals eine ambulante medikamentöse Dauertherapie der Hypertonie möglich. Zusammen mit Betarezeptorenblockern und Diuretika ist Hydralazin auch heute noch als Kombinationspräparat (z. B. Trepress) erhältlich. Dabei ist insbesondere die Kombination mit dem Betarezeptorenblocker von Vorteil, weil dadurch die reflektorische Zunahme des Sympathikustonus mit Kardiostimulation und Reninfreisetzung verhindert wird. Zur Gruppe der direkt vasodilatatorisch wirkenden Antihypertensiva gehören auch Minoxidil und Diazoxid.

RESERPIN

Das Alkaloid Reserpin wirkt sedierend und antihypertensiv (Lit. z. B. bei [22, 32, 40]). Es stammt aus der Wurzel der in Indien heimischen Apocynacee

Rauwolfia serpentina Bentham, die nach Leonard Rauwolf benannt wird, einem deutschen Arzt, der nach 1560 in Augsburg praktizierte. Die sedierende Wirkung der Rauwolfia-Wurzel war in Europa schon im 18. Jahrhundert bekannt. Dagegen wurde der blutdrucksenkende Effekt von pulverisierten Rauwolfia-Wurzeln erst 1931 von Sen u. Bose und 1941 von Chopra u. Chakravarti in Indien entdeckt und 1949 von Vakil erstmals in einem westlichen Journal beschrieben. Das führte 1952 zur Einführung eines Gesamtdrogenextrakts Raupina durch Boehringer Mannheim (zit. nach [10]). Im gleichen Jahr wurde Reserpin bei CIBA durch Müller, Schlittler und Bein aus Rauwolfia serpentina isoliert und in seiner chemischen Konstitution aufgeklärt. Außer Reserpin enthält Rauwolfia serpentina unter anderem auch das Klasse-I-A-Antiarrhythmikum Ajmalin, das 1931 von Siddiqui u. Siddiqui isoliert wurde.

Zahlreiche Modifikationen des Reserpin-Moleküls haben nicht zu besseren Arzneistoffen geführt, bei denen sich die antihypertensive und die sedierende Wirkung klar voneinander abgrenzen lassen. Reserpin wird als Antihypertensivum in Kombination mit Diuretika trotz seiner depressionsauslösenden Wirkung auch heute noch verwendet, während es als Psychopharmakon schon Ende der 60er-Jahre ersetzt wurde. Reserpin setzt Serotonin und Katecholamine aus intraneuronalen Speichergranula frei und führt dadurch zu einer Entleerung dieser Speicher und zur Senkung von Sympathikustonus und Blutdruck [32]. Im Lauf der Jahre hat es sich auch experimentell zur klassischen Antispeichersubstanz entwickelt. Bemerkenswerterweise wird das Alkaloid Reserpin auch heute noch in seiner ursprünglichen Form verwendet.

GUANETHIDIN

Guanethidin ist wie die Quecksilber- und Thiaziddiuretika ein weiteres Beispiel, wie aus Chemotherapeutika Substanzen zur Behandlung der Hypertonie entstehen. Guanethidin (SU 5864; Ismelin) wurde 1959 von Maxwell bei CIBA bei der Suche nach neuen Arzneistoffen gegen die Trypanosomiasis, der afrikanischen Schlafkrankheit, gefunden. Guanethidin ist ein adrenerger Neuronenblocker, der bei uns auch heute noch in Ausnahmefällen in Kombination mit Hydrochlorothiazid (Esimil) als Antihypertonikum verwendet wird.

METHYLDOPA. DAS FALSCHE KONZEPT DES FALSCHEN TRANSMITTERS

Die antihypertensive Wirkung von Methyldopa wurde zufällig entdeckt und 1960 von Oates erstmals beschrieben. Schon vorher war festgestellt worden, dass Methyldopa die 1938 von Peter Holtz entdeckte Dopadecarboxylase hemmt, die bei der Biosynthese von Noradrenalin die Umwandlung von Dopa in Dopamin katalysiert. Dadurch kommt es zu einer Abnahme der Gewebskonzentration von biogenen Aminen und damit – so die Hypothese – zu einer Senkung des Blutdrucks. Es stellte sich jedoch bald heraus, dass der zeitliche Verlauf von Blutdrucksenkung und Enzymhemmung unterschiedlich ist. Carlsson und Lindquist fanden 1962 Methyldopamin und Methylnoradrenalin in Versuchstieren nach der Gabe von Methyldopa und vermuteten, dass diese Methylamine anstelle der normalen Transmitter im adrenergen Nervensystem gespeichert werden können.

Daraus entwickelten Day u. Rand [7] die Hypothese des falschen Transmitters. Danach werden die methylierten Substanzen in den Nervenendigungen gespeichert und durch Nervenimpulse oder sympathomimetische Substanzen, ähnlich wie normale Transmitter, freigesetzt; sie senken den Blutdruck, weil ihre intrinsische Aktivität geringer als die des natürlichen Transmitters Noradrenalin ist. Aber wie die Hemmung der Noradrenalinsynthese ließ sich auch das Konzept des falschen Transmitters nicht halten. Heute geht man davon aus, dass der Methyldopametabolit Methylnoradrenalin als α_2-adrenerger Agonist im ZNS α_2-Adrenozeptoren stimuliert und dadurch wie Guanfacin und das später entdeckte Clonidin eine Senkung des peripheren Sympathikustonus und damit des Blutdrucks bewirkt.

Der wichtigste experimentelle Befund in diesem Zusammenhang war, dass sehr niedrige Dosen dieser Substanzen, direkt oder auf dem Gefäßweg in das ZNS injiziert, einen starken und lang anhaltenden Blutdruckabfall verursachten, während dieselben oder höhere Dosen bei Applikation in den systemischen Kreislauf wirkungslos waren. Auch die wichtigsten unerwünschten Wirkungen von Methyldopa, Sedation und Mundtrockenheit, werden durch zentrale α-Adrenozeptoren vermittelt. Methyldopa kam 1964 in Deutschland als Presinol und Sembrina in den Handel.

CLONIDIN

Clonidin ist ein besonders gutes Beispiel dafür, dass neue Substanzen häufig nicht im Rahmen einer gezielten Forschung, sondern mehr oder minder zufällig und überraschend gefunden werden.

Imidazolinderivate wie Naphazolin (Privin), Xylometazolin (Otriven) oder Oxymetazolin (Nasivin) waren schon länger als topische Vasokonstriktoren zur Schleimhaut-abschwellenden Therapie der Rhinitis verfügbar, als Hoefke u. Kobinger [21] auf der Suche nach besseren Vasokonstriktoren als weiteres Imidazolin das St 155, später Clonidin (Catapresan), beschrieben, das im Gegensatz zu den bisher bekannten Substanzen nicht zu einer Blutdrucksteigerung, sondern zu einer starken Blutdrucksenkung führte (Abb. 4.10). Clonidin wurde von H. Stähle (1966) bei Boehringer Ingelheim synthetisiert (siehe auch Stähle [44]). Es zeigte im Experiment die erwartete vasokonstriktorische Wirkung. Aber als der Arzt M. Wolf den ersten Humanversuch mit Clonidin an seiner Sekretärin zur Schnupfenbekämpfung und sich selbst machte, indem er eine geringe Menge einer Clonidin-Lösung in die Nase tropfte bzw. einnahm, fiel bald nicht nur der sedative, sondern auch der hypotensive und bradykardisierende Effekt dieser Substanz auf.

Clonidin war die erste Substanz, die, wie im Laufe der folgenden Jahre erarbeitet wurde, über eine Stimulation zentraler α_2-Adrenozeptoren zu einer Senkung des zentralen und peripheren Sympathikustonus und damit zu einer Senkung des Blutdrucks führte [25]. Ähnlich wirken Guanfacin

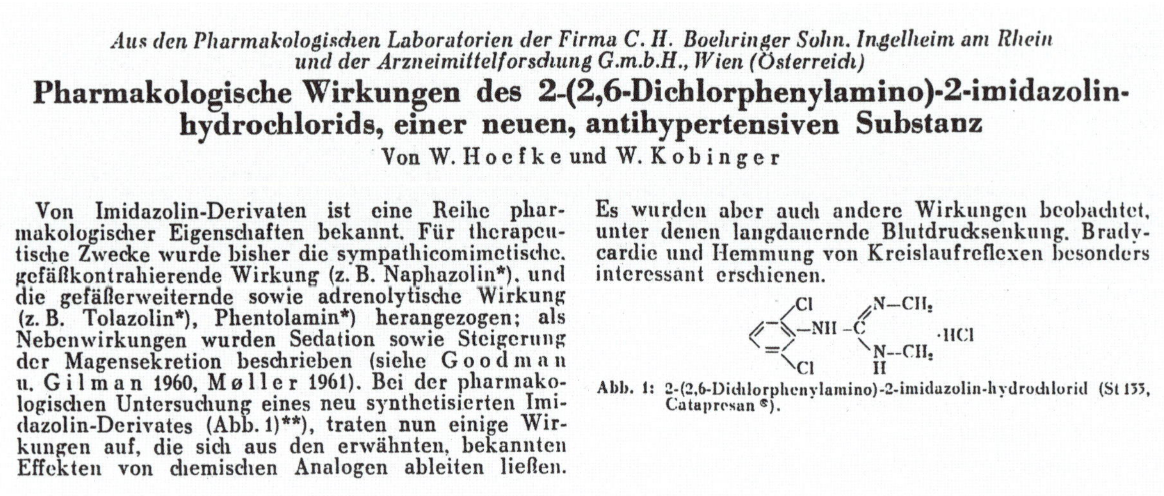

Aus den Pharmakologischen Laboratorien der Firma C. H. Boehringer Sohn, Ingelheim am Rhein und der Arzneimittelforschung G.m.b.H., Wien (Österreich)

Pharmakologische Wirkungen des 2-(2,6-Dichlorphenylamino)-2-imidazolin-hydrochlorids, einer neuen, antihypertensiven Substanz

Von W. Hoefke und W. Kobinger

Von Imidazolin-Derivaten ist eine Reihe pharmakologischer Eigenschaften bekannt. Für therapeutische Zwecke wurde bisher die sympathicomimetische, gefäßkontrahierende Wirkung (z. B. Naphazolin*), und die gefäßerweiternde sowie adrenolytische Wirkung (z. B. Tolazolin*), Phentolamin*) herangezogen; als Nebenwirkungen wurden Sedation sowie Steigerung der Magensekretion beschrieben (siehe Goodman u. Gilman 1960, Møller 1961). Bei der pharmakologischen Untersuchung eines neu synthetisierten Imidazolin-Derivates (Abb. 1)**), traten nun einige Wirkungen auf, die sich aus den erwähnten, bekannten Effekten von chemischen Analogen ableiten ließen. Es wurden aber auch andere Wirkungen beobachtet, unter denen langdauernde Blutdrucksenkung, Bradycardie und Hemmung von Kreislaufreflexen besonders interessant erschienen.

Abb. 1: 2-(2,6-Dichlorphenylamino)-2-imidazolin-hydrochlorid (St 155, Catapresan ®).

Abb. 4.10
Titelseite der Arbeit von W. Hoefke und W. Kobinger, in der die pharmakologischen Wirkungen von Clonidin erstmals beschrieben wurden. (Aus [21])

und Methyldopa. Auch bei Clonidin führen niedrige Dosen, die peripher gegeben unwirksam sind, bei Injektionen in das ZNS oder eine Vertebralarterie zu einer starken und lang anhaltenden Hypotension. Auch bei Clonidin sind die typischen unerwünschten Wirkungen, nämlich Sedation, Mundtrockenheit und Bradykardie, auf die Stimulation zentraler α_2-Rezeptoren zurückzuführen.

Clonidin ist auch ein gutes Beispiel dafür, wie sich das Indikationsspektrum einer Substanz im Lauf der Zeit ändert bzw. erweitert. Heute wird Clonidin nicht nur als Antihypertensivum, sondern auch beim Glaukom, bei Migräne und zur Abschwächung der Entzugssymptome bei Opioidabhängigen verwendet. Schließlich ist Clonidin auch ein gutes Beispiel für einen auf den ersten Blick nicht für möglich gehaltenen Arzneimittelmissbrauch. In Amsterdam wurde kürzlich eine Prostituierte verurteilt, die ihre Opfer ausgeraubt hat, nachdem sie sie vorher mit Clonidin sediert hatte.

ALPHAREZEPTORENBLOCKER

Nachdem Dale (1906) gezeigt hatte, dass insbesondere die vasokonstriktorischen Wirkungen einer Sympathikusreizung oder von Sympathomimetika durch Mutterkornalkaloide, z. B. durch Ergotamin, blockiert werden konnten, wurden als erste synthetische Alphasympatholytika bzw. Alpharezeptorenblocker die Substanzen Dibenamin, Phenoxybenzamin, Tolazolin und Phentolamin eingeführt. Hierbei handelt es sich um unselektive Substanzen, d. h. um Pharmaka, die sowohl α_1- als auch α_2-Rezeptoren blockieren. Phenoxybenzamin (Dibenzyran) und Phentolamin (früher als Regitin im Handel) werden auch heute noch beim Phäochromozytom eingesetzt. Für die Langzeitbehandlung der Hypertonie sind sie wegen ihrer unselektiven Wirkung sowie der Reflextachykardie und der Salz- und Wasserretention nicht geeignet.

Der erste selektive α_1-Rezeptorenblocker war Prazosin. Die pharmakologischen Eigenschaften von Prazosin wurden 1974 von Scriabine beschrieben und die Substanz auf der Basis von relativ wenigen weiteren pharmakologischen und klinischen Daten im gleichen Jahr in die Therapie eingeführt (siehe [18]). Wegen der fehlenden Wirkung auf α_2-Rezeptoren und der damit unbeeinflussten präsynaptischen Autohemmung der Noradrenalin-Freisetzung wirkt Prazosin besser antihypertensiv als die unselektiven Blocker, und es führt nur in geringem Ausmaß zu einer Reflextachykardie. Nachfolgesubstanzen sind beispielsweise Doxazosin, Trimazosin und Terazosin. Bis vor kurzem gehörten α_1-Rezeptorenblocker zu den Antihypertensiva der ersten Wahl. Das nationale Gesundheitsinstitut (NIH) der USA hat jedoch im Januar 2000 eine Studie (die sog. ALLHAT-Studie) mit dem α_1-Rezeptorenblocker Doxazosin abgebrochen, nachdem das Mittel in einer Interimsanalyse signifikant schlechter als das Diuretikum Chlorthalidon abgeschnitten hat. Zur chronischen Therapie der Herzinsuffizienz galten die α_1-Rezeptorenblocker auch schon früher als nicht indiziert, weil sie relativ rasch zu Wirkungsverlust und Gewöhnung führen. Das zeigt deutlich, dass eine ausschließliche Vasodilatation (im Gegensatz z. B. zu den zusätzlichen Effekten der ACE-Hemmer auf das „remodeling") bei der Therapie der Herzinsuffizienz nicht die entscheidende Wirkung ist.

BETAREZEPTORENBLOCKER

Bis auf DCI sind Betarezeptorenblocker im Gegensatz z. B. zu den Diuretika oder Clonidin „geplante Medikamente", die aufgrund der Kenntnisse über Struktur-Wirkungs-Beziehungen, Rezeptoren, Bindungsverhalten, Ionenkanäle und Elektrolytbewegungen gezielt und rational entwickelt worden sind. Dabei sind deutsche Beiträge, von der initialen Beschreibung der Sympathikuswirkung am Herzen durch von Bezold (1863) einmal abgesehen, allerdings gering. Die Arbeiten zur Entwicklung der adrenergen Agonisten und Antagonisten stammen im Wesentlichen aus dem angelsächsischen Raum.

Es beginnt 1863 mit Albert von Bezold [4], der schreibt:

„Im Hals-Sympathicus des Kaninchens verlaufen Fasern, deren Thätigkeit auf directem Wege eine Vergrößerung der Herzthätigkeit erzeugt … Diese Vergrößerung der Herzthätigkeit äussert sich im Allgemeinen in der Vermehrung und Verstärkung der Herzcontractionen, in vielen Fällen in einer blossen Verstärkung der an sich schon häufigen Herzschläge."

Seit dieser Publikation ist bekannt, dass die Stimulation sympathischer Herznerven, die Injektion von Nebennierenextrakten (Oliver u. Schäfer 1895) oder die Zufuhr von Adrenalin (Elliott 1905) zu einer Zunahme der Herzkraft und der Herzfrequenz führen. Im Anschluss an das ab 1900 entwickelte Konzept von Paul Ehrlich führte Langley (1905) den Rezeptorbegriff ein. Dale (1906) beschrieb, dass manche, z. B. die vasokonstriktorischen Wirkungen von Sympathikusreizen und Sympathomimetika (aber nicht die erregenden Effekte auf das Herz), durch Mutterkornalkaloide wie z. B. Ergotamin zu blockieren sind.

Erst nachdem Ahlquist (1948) die adrenergen Rezeptoren aufgrund von Versuchen mit Noradrenalin, Adrenalin und Isoprenalin an zahlreichen

Organen in Alpha- und Betarezeptoren unterteilt und die Herzwirkungen der Substanzen als solche des Betatyps charakterisiert hatte – vorher war man von zwei verschiedenen Überträgerstoffen Sympathin E und Sympathin I ausgegangen, die die unterschiedlichen Sympathikuswirkungen vermitteln (Cannon u. Rosenblueth 1937) –, eröffnete sich die Möglichkeit, auch selektive Betarezeptorenblocker herzustellen. Man wusste seit langem, dass Stress und Belastung Angina-pectoris-Anfälle auslösen können. Die Idee (von J.W. Black, siehe unten) war, die aus dem Sympathikus stammenden Katecholamine Noradrenalin und Adrenalin in ihrer erregenden Wirkung auf das Herz zu blockieren und dadurch Aktivität, Sauerstoffbedarf und Arrhythmiehäufigkeit zu senken.

Als erster Betarezeptorenblocker wurde 1958 bei Eli Lilly das DCI (Dichlorisoproterenol) entwickelt. DCI erlangte nur experimentelle Bedeutung, weil es eine zu starke intrinsische sympathomimetische Aktivität (ISA) besaß, d. h. die Herzfrequenz insbesondere in Ruhe mehr steigerte als senkte. Das therapeutische Potenzial von DCI, das zufällig bei der Suche nach besseren Antiasthmatika gefunden wurde, wurde bei Lilly damals offenbar nicht erkannt.

Der erste brauchbare Betarezeptorenblocker, Pronethalol (Nethalide, Alderlin), wurde ausgehend vom DCI der Konkurrenzfirma von Black u. Stephenson (1962) bei ICI in Alderley Park in England entwickelt. Die Synthese und Erprobung von 38.174 strukturähnlichen anderen Substanzen war der Entdeckung von Pronethalol vorausgegangen. Pronethalol hatte zwar geringere agonistische Eigenschaften als DCI, d. h. es hatte keine kardiostimulatorische Wirkung mehr, es verursachte jedoch im Tierversuch Tumoren und konnte deshalb nicht in die Therapie eingeführt werden, obwohl es bei Angina pectoris wirksam war. Es wurde – nach zahlreichen weiteren Syntheseversuchen – ersetzt durch Propranolol (Inderal), den ersten klinisch eingesetzten und auch heute noch verwendeten Betarezeptorenblocker, der ebenfalls bei ICI entwickelt wurde.

Propranolol wurde 1965 in Deutschland als Dociton in die Therapie eingeführt. Für die Entwicklung der Betarezeptorenblocker und anderer Pharmaka, z. B. der H_2-Antihistaminika, erhielt James W. Black 1988 den Nobelpreis. Die spätere (1967) Unterteilung in β_1- und β_2-Rezeptoren und die Entwicklung von selektiven β_2-Adrenozeptoragonisten zur Therapie des Asthma bronchiale stammt von Lands. Ein experimentell verwendeter β_2-Rezeptorblocker ist das ICI 188 551. Als β_1-selektive (besser: β_1-prävalente) Betarezeptorenblocker wurden in den 70er-Jahren z. B. Atenolol (ICI 66082) und Metoprolol (CGP 2175) entwickelt.

Aus deutscher Sicht interessant – wenn auch wenig glücklich – ist, dass man auch bei Boehringer Ingelheim offenbar bereits 1960 mit Lg 32 eine Substanz in der Hand hatte, die die kardiostimulatorischen Wirkungen von Adrenalin und Noradrenalin blockierte; dieser Weg wurde aber damals zunächst nicht weiter verfolgt. Offenbar hat man in der damaligen Geschäftsführung vom Prinzip einer adrenergen Blockade bzw. von dessen Nutzen nichts gehalten. Dies ist besonders schmerzlich, weil es sich bei der von Dr. Gerhard Ludwig synthetisierten Substanz „Lg 32“ um Propranolol gehandelt hat (K. Ebert, Boehringer Ingelheim, persönliche Mitteilung). Zeitgleich wurde später von Boehringer Ingelheim (als Kö 592) und ICI (als ICI 45-763) auch das Toliprolol beschrieben.

Propranolol, der erste in die Therapie eingeführte Betarezeptorenblocker, wurde zunächst bei der koronaren Herzkrankheit und bei Tachykardien eingesetzt. Dass Propranolol auch antihypertensiv wirkt, wurde 1964 zuerst von Prichard u. Gillam zufällig bei einer klinischen Studie mit Angina-pectoris-Patienten entdeckt. Heute werden Betarezeptorenblocker zusätzlich z. B. zur vorbeugenden Behandlung der Migräne sowie in der Akutbehandlung beim und in der Langzeitbehandlung nach Herzinfarkt eingesetzt. Die Wirksamkeit von Betarezeptorenblockern bei der Prognoseverbesserung nach Herzinfarkt wurde 1981 zuerst für Timolol durch die Norwegian Multicenter Study Group nachgewiesen.

Ein besonderer Meilenstein bei der Entwicklung der Betarezeptorenblocker – oder besser: für die Hartnäckigkeit und den Mut von Autoren – ist ihr Einsatz bei der Therapie der Herzinsuffizienz. Man hat seit langem vermutet, dass es bei der Herzinsuffizienz zu einer Überaktivität des Sympathikus kommt. Andererseits sind Betarezeptorenblocker negativ inotrope Substanzen. Waagstein et al. [47]) aus Göteborg haben es trotz dieses negativ inotropen Effekts als erste gewagt, Betarezeptorenblocker bei Patienten mit Herzinsuffizienz einzusetzen. Es hat mehr als 20 Jahre und vieler Vorträge und Publikationen bedurft, bis sich das Konzept der Göteborger Kardiologen durchgesetzt hat. Packer et al. haben 1996 als erste nachgewiesen, dass Carvedilol, ein nichtselektiver Betarezeptorenblocker ohne ISA, die Morbidität und Letalität bei Patienten mit chronischer Herzinsuffizienz senkt. Wenig später wurden ähnliche Ergebnisse mit Bisoprolol (CIBIS-II 1999) und Metoprolol (MERIT-HF 1999) publiziert. Bisoprolol und Metoprolol sind im Gegensatz zu Carvedilol β_1-prävalente Substanzen; nach den Ergebnissen mit Carvedilol scheint die so genannte „Kardioselektivität“ bei der Wirksamkeit von Betarezeptorenblockern bei der chronischen Herzinsuffizienz aber keine wesentliche Rolle zu spielen. Zur Zeit wird insbesondere diskutiert, ob für diese Wirkung eine gewisse Lipophilie und damit ZNS-Gängigkeit erforderlich ist.

ANTIARRHYTHMIKA

Seit E.M. Vaughan Williams (1970) werden Antiarrhythmika zur Behandlung von Extrasystolen und tachykarden Rhythmusstörungen entsprechend ihren in vitro erhobenen elektrophysiologischen Wirkungen in vier Klassen eingeteilt. Betarezeptorenblocker (Klasse II) und Kalziumantagonisten vom Verapamil-Typ (Klasse IV) werden in diesem Kapitel an anderer Stelle besprochen. In Bezug auf die Klasse-I-Antiarrhythmika wie z. B. Chinidin, Lidocain und Flecainid sowie auf die Klasse-III-Substanz Amiodaron wird auf ausführliche frühere Darstellungen von B. Lüderitz [30] verwiesen.

Wegen der grundsätzlichen Bedeutung bei der Bewertung von Arzneimitteln soll aber folgendes auch hier erwähnt werden. Die Gruppe der Antiarrhythmika hat 1989 besondere Aufmerksamkeit erregt, weil in den USA in der CAST-Studie bei Patienten nach Myokardinfarkt – bei denen sich die Substanzen im elektrophysiologischen Versuch in Bezug auf die Unterdrückung von ventrikulären Extrasystolen als wirksam erwiesen hatten! – mit Flecainid oder Encainid eine höhere Rate an Herzstillstand und Todesfällen als bei der Placebogruppe beobachtet worden war. Das hat dazu geführt, dass die Zulassung für Flecainid (Tambocor) erheblich eingeschränkt wurde. Insbesondere ventrikuläre tachykarde Rhythmusstörungen dürfen in Deutschland nur noch mit Flecainid behandelt werden, wenn diese nach Beurteilung des Arztes lebensbedrohend sind. Seit 1993 gelten die gleichen Indikationsbeschränkungen auch für alle anderen Antiarrhythmika der Klassen IA und IC. Es sei am Rande erwähnt, dass das ähnlich wie Flecainid wirkende Propafenon in der CAST-Studie nicht untersucht worden ist. Encainid war in Deutschland zu keiner Zeit im Handel. Ähnlich negative Ergebnisse wie mit Flecainid und Encainid wurden in einer Fortsetzung der ersten CAST-Studie auch mit Moricizin (Synonym Ethmozin) gefunden (CAST II 1992).

Von der Acetylsalicylsäure (Aspirin) bis zu Glycoprotein-IIb/IIIa-Inhibitoren. In 100 Jahren vom Schmerzmittel zum Antithrombotikum zur Prophylaxe und Therapie kardiovaskulärer Erkrankungen

Der Wirkstoff Acetylsalicylsäure (ASS) gehört seit über 100 Jahren unter dem Handelsnamen Aspirin in der ganzen Welt zu den am meisten verwendeten Medikamenten. Die Jahresproduktion allein in den USA beträgt mehr als 13.000 t (siehe [41]). Als erster Vorläufer von ASS wurde schon 1828 durch J.A. Buchner das Salicin aus einem Extrakt der Rinde der Salweide (Salix alba) isoliert und als fiebersenkendes Mittel als Ersatz für Chinin empfohlen. 1859 wurde Salicylsäure durch den Marburger Chemiker H. Kolbe vollsynthetisch hergestellt und 1876 Natriumsalicylat als Antipyretikum und Antirheumatikum in die Therapie eingeführt. Alle diese Substanzen hatten jedoch einen unangenehmen Geschmack, wirkten stark reizend auf die Magenschleimhaut und verursachten Übelkeit und Brechreiz. Sie fanden deshalb keine breite Anwendung.

Die erste Reindarstellung von ASS gelang Arthur Eichengrün (der 1895 bei Bayer zum Aufbau und zur Leitung eines wissenschaftlich-pharmazeutischen Labors eingestellt worden war und der später in das Konzentrationslager Theresienstadt kam) und Felix Hoffmann bei Bayer in Elberfeld, wo sich beide unter der Leitung von Eichengrün mit Derivaten der Salicylsäure befassten ([11, 38]; siehe auch Koch 1999 und Lauper 1999: FAZ vom 11.9. und 11.10.1999). Der Bericht über die Herstellung von ASS im Laborjournal von Hoffmann stammt vom 10. August 1897. Dort schreibt Hoffmann (zit. nach [3]):

„Läßt man 100,0 Salicylsäure mit 150,0 Acetanhydrid 3 Stunden unter Rückfluß, so ist die S. (= Salicylsäure) quantitativ acetyliert. Durch Hinzusetzen der Essigsäure erhält man dieselbe als Nadeln, die aus C_6H_6 kristallisiert bei 136 Grad Celsius schmelzen (Literaturangabe ist 118°). Im Gegensatz zu den Angaben der Literatur gibt das neue Acetylprodukt keine Eisenchloridproduktion mehr, wodurch sie sich leicht von der Salicylsäure unterscheidet. Durch die physikalischen Eigenschaften wie ein saurer Geschmack ohne jede Ätzwirkung unterscheidet sich die Acetylsalicylsäure vorteilhaft von der Salicylsäure und wird deshalb in diesem Sinne auf ihre Verwendbarkeit geprüft."

Es sei am Rande festgehalten, dass Hoffmann im Rahmen seiner Acetylierungsversuche zur gleichen Zeit auch das Diacetylmorphin, das Heroin, synthetisiert hat [3, 11].

ASS unterscheidet sich durch ihren sauren Geschmack und durch die geringere Ätzwirkung auf den Magen vorteilhaft von ihren Vorläufern. Die Entdeckung der ASS wird immer wieder mit einer rheumatischen Erkrankung des Vaters von Dr. Hoffmann in Verbindung gebracht, der sich zuvor mit dem schlecht verträglichen Natriumsalicylat begnügen musste. Hoffmann soll deshalb versucht haben, die Salicylsäure durch Abwandlung verträglicher zu machen und dabei auf die Methode der Acetylierung gestoßen sein. Nach neueren Auswertungen gelang die Entdeckung aber wohl eher dem wissenschaftlich-pharmazeutischen Gesamtteam [38]. Heute wissen wir außerdem, dass es sich bei ASS zumindest als Antithrombotikum um ein „prodrug" handelt; die Hemmung der Thrombozyten-Cyclooxygenase wird nicht durch die Salicylsäure, sondern durch die Acetylgruppe bewirkt. Es handelt sich bei ASS also um einen Wirkstoff, bei dem durch die Acetylierung der Salicylsäure aus dem Naturprodukt ein besser verträgliches (antirheumatisches) Pharmakon mit zusätzlichen (antithrombotischen) Wirkqualitäten wird.

Die erste Beschreibung der pharmakologischen Wirkung von ASS erfolgte 1899 durch Heinrich Dreser, der damals Leiter der neu aufgebauten pharmakologischen Laboratorien bei Bayer war und der die Substanz ursprünglich wegen ihrer Wirkung als „direktes Herzgift" abgelehnt hatte (zit. nach [11, 38]). Im gleichen Jahr wurde ASS am 6. März 1899 unter dem Warenzeichen Aspirin in die Rolle des kaiserlichen Patentamts in Berlin aufgenommen und unter diesem Handelsnamen in Tablettenform zur Behandlung von Fieber und entzündlichen Schmerzzuständen in die Therapie eingeführt. Der Name Aspirin stammt wohl von Eichengrün ([38]; siehe auch Lauper, FAZ vom 11.10.1999).

Bei der Geschichte von Aspirin ist erwähnenswert, dass 1918 nach dem 1. Weltkrieg alle Bayer-Rechte in den USA von der amerikanischen Regierung als so genanntes Feindvermögen konfisziert und auf die Firma Sterling-Winthrop übertragen wurden. Das gilt für das Warenzeichen Aspirin und den Firmennamen Bayer. Seitdem ist Aspirin in den USA zum freien Gattungsbegriff geworden. ASS wird dort von zahlreichen Nachahmern und unter dem Namen Aspirin oder ähnlichen Phantasienamen auf den Markt gebracht, von Sterling-Winthrop sogar unter dem Namen „Aspirin Bayer". Erst vor kurzem hat Bayer seinen Namen in den USA für teures Geld zurückgekauft.

Der Mechanismus der analgetischen, antipyretischen und antirheumatischen Wirkung von ASS war lange unbekannt. Erst 1971 postulierte die Forschergruppe um John R. Vane in London die Hemmung der Prostaglandinsynthese als Wirkungsmechanismus für diese Wirkungen von ASS. Prostaglandine sind eine Gruppe von körpereigenen Substanzen, die ubiquitär im Organismus aus einer inaktiven Vorstufe, der Arachidonsäure, entstehen. Prostaglandine werden gemeinsam mit anderen wirksamen Arachidonsäuremetaboliten (Prostacycline, Thromboxane) unter dem Oberbegriff „Eikosanoide" zusammengefasst. Heute sind über 150 Eikosanoide bekannt, die alle in gemeinsamer Weise die Anzahl von 20 C-Atomen aufweisen.

Prostaglandine vermitteln Schmerzen und Entzündung. Im Bereich des Magens führen sie zu einer Hemmung der Säuresekretion und zu einer Förderung der Schleimproduktion. Thromboxane bewirken eine Aggregation der Thrombozyten und eine Gefäßverengung, während Prostacyclin, das hauptsächlich in der glatten Muskulatur der Gefäße vorkommt, die entgegengesetzten Wirkungen auslöst. ASS blockiert die Biosynthese von Prostaglandinen, Prostacyclin und Thromboxan durch irreversible Hemmung des Enzyms Cyclooxygenase. Dieser Mechanismus ist in allen Zellen des Körpers prinzipiell gleich und Grundlage aller, d. h. der erwünschten und unerwünschten Wirkungen von ASS. Die Hemmung der Thrombozytenfunktion wird ausschließlich durch Acetylierung der Cyclooxygenase erklärt, während die entzündungshemmende Wirkung von ASS teilweise auch durch die Wirkung von Salicylsäure selbst, die im Körper schnell aus ASS entsteht, auf die Prostaglandinsynthese zurückgeführt wird.

ASS war bereits fast ein halbes Jahrhundert als Analgetikum, Antipyretikum und Antirheumatikum in klinischem Gebrauch, ehe die erste Mitteilung über eine Beeinflussung der Blutgerinnung durch die Substanz erschien. Singer berichtete 1945 über Spätblutungen nach Tonsillektomien, die er mit der Einnahme von ASS als Analgetikum in Zusammenhang brachte. Die erste Veröffentlichung zur möglichen Infarktprophylaxe durch ASS stammt von Craven (1950). Die Hemmung der Thrombozytenfunktion durch ASS wurde erstmals durch O'Brien (1968) und Weiss et al. (1968, siehe [41]) beschrieben. O'Brien empfahl ASS bereits damals als Antithrombotikum in einer täglichen Dosis von 175 mg. Der Zusammenhang zwischen Hemmung der Thrombozytenaggregation und Hemmung der Prostaglandinsynthese durch ASS wurde von Smith u. Willis (1971, siehe [41]) gezeigt.

Die antithrombotische Wirkung von ASS ist heute Grundlage für die Anwendung der Substanz als Antithrombotikum bei kardiovaskulären Erkrankungen. Das gilt insbesondere für die Sekundär- und ggf. auch Primärprophylaxe von Myokardinfarkt und Schlaganfall und für die Therapie des akuten Myokardinfarkts. Letzteres geht auf die ISIS-2-Studie (1988) zurück. Die Veterans Administration Studie von Lewis et al. war die erste placebokontrollierte Doppelblindstudie, die 1983 eine Reduktion des Infarktrisikos durch ASS bei Patienten mit instabiler Angina pectoris oder Myokardinfarkt gezeigt hat.

Entscheidend für die Thromboseprophylaxe und in diesem Zusammenhang die Nutzen-Risiko-Abwägung bei der Prophylaxe und Therapie von kardiovaskulären Erkrankungen ist die optimale Dosierung von ASS. Bei einmaliger Gabe genügen etwa 100 mg, bei wiederholter Gabe 30–50 mg ASS, um die thrombozytäre Thromboxanbildung vollständig zu hemmen. Dabei wird ausgenutzt, dass ASS in der Leber zum Teil abgebaut wird. Die (erwünschte) Wirkung auf die Thrombozyten läuft „präsystemisch" vor der Leber, die (unerwünschte) Hemmung der Prostacyclinsynthese in den Gefäßen dagegen „systemisch" nach der Leber ab. Die genannten niedrigen Dosen reichen für eine Hemmung der Thrombozytenaggregation „vor der Leber" also aus, während sie für die systemische Beeinflussung der glatten Muskulatur „nach der Leber" zu niedrig sind. In der RISC-Studie (Wallentin 1990, siehe [41]) wurde erstmals gezeigt, dass ASS in niedrigen Tagesdosen von weniger als 100 mg zu einer Senkung des Infarktrisikos bei Patienten mit instabiler Angina pectoris führt. In der SALT-Studie (1971) war ASS in Tagesdosen unter 100 mg bei Patienten mit TIA (transienten ischämischen Attacken) wirksam. Die in der DDR mit 30 mg ASS 1989 unter der Leitung von W. Förster durchgeführte Cottbus-Studie zur Sekundärprophylaxe des Herzinfarkts hat heutigen statistischen Studienanforderungen nicht standgehalten.

Zahlreiche Studien belegen inzwischen, dass ASS in der *Sekundär*prävention bei folgenden kardiovaskulären Indikationen Mittel der Wahl ist:

- Herzinfarkt,
- Schlaganfall,
- transitorische ischämische Attacken (TIA) und
- arterielle Durchblutungsstörungen.

Zur *Primär*prävention mit ASS gibt es bisher vier große Studien, und zwar die amerikanische Physicians' Health Study mit 22.071 Teilnehmern, den British Doctor's Trial mit 5.139 Teilnehmern, den Thrombosis Prevention Trial mit 5.499 Probanden und die Hypertension Optimal Treatment Study mit 18.790 Probanden. Eine Metaanalyse dieser vier Studien ergab eine signifikante Senkung des Risikos für einen *Herzinfarkt* durch die Behandlung mit ASS. In der Primärprophylaxe des *Schlaganfalls* hat sich ASS jedoch *nicht* als wirksam erwiesen [20].

Zusammengefasst lässt sich sagen, dass die bei Bayer „erfundene" ASS heute das am meisten verwendete Arzneimittel der Welt ist. Dazu trägt nicht nur ihr antipyretisch-analgetisch-antirheumatischer Effekt, sondern vor allem auch ihre antithrombotische Wirkung und Wirksamkeit entscheidend bei. ASS ist billig (Tagestherapiekosten in Deutschland im Jahr 1999 0,08 DM; im Vergleich dazu bei Statinen z. B. 2,57 DM!) und vom Patienten akzeptiert. „Moderne" Antithrombotika wie Ticlopidin und Clopidogrel (Einführung 1980 bzw. 1998) sind nur dann indiziert, wenn ASS unverträglich ist, was zugegebenermaßen auch in kleinen Dosen nicht selten der Fall ist.

Die Bewertung der am Endpunkt der Thrombozytenaggregationskaskade angreifenden Glycoprotein-IIb/IIIa-Inhibitoren [Einführung von Abciximab (ReoPro) als erste Substanz dieser Gruppe 1995] ist nicht abgeschlossen und würde den Rahmen dieses Kapitels sprengen. Zur weiteren Information zu ASS verweise ich im Übrigen auf die ausführliche Monographie von K. Schrör [41].

ZUSAMMENFASSENDE BEWERTUNG UND ALLGEMEINE ASPEKTE

In Abb. 4.11 habe ich eine zusammengefasste chronologische Darstellung der Arzneimittelentwicklung „auf einen Blick" versucht. Dabei fällt z. B. auf, dass die meisten der auch heute noch verwendeten Substanzen erst nach dem 2. Weltkrieg innerhalb eines relativ kurzen Zeitabschnitts zwischen 1950 und 1970 entdeckt bzw. entwickelt wurden. Bei manchen Substanzen, insbesondere z. B. bei den Herzglykosiden, ist aber auch bemerkenswert, dass ihre Wirkung im Prinzip seit Jahrhunderten bekannt ist, dass ihre genauen Anwendungsprinzipien, ihr Wirkungsmechanismus und ihr Stellenwert aber erst kürzlich aufgeklärt wurden.

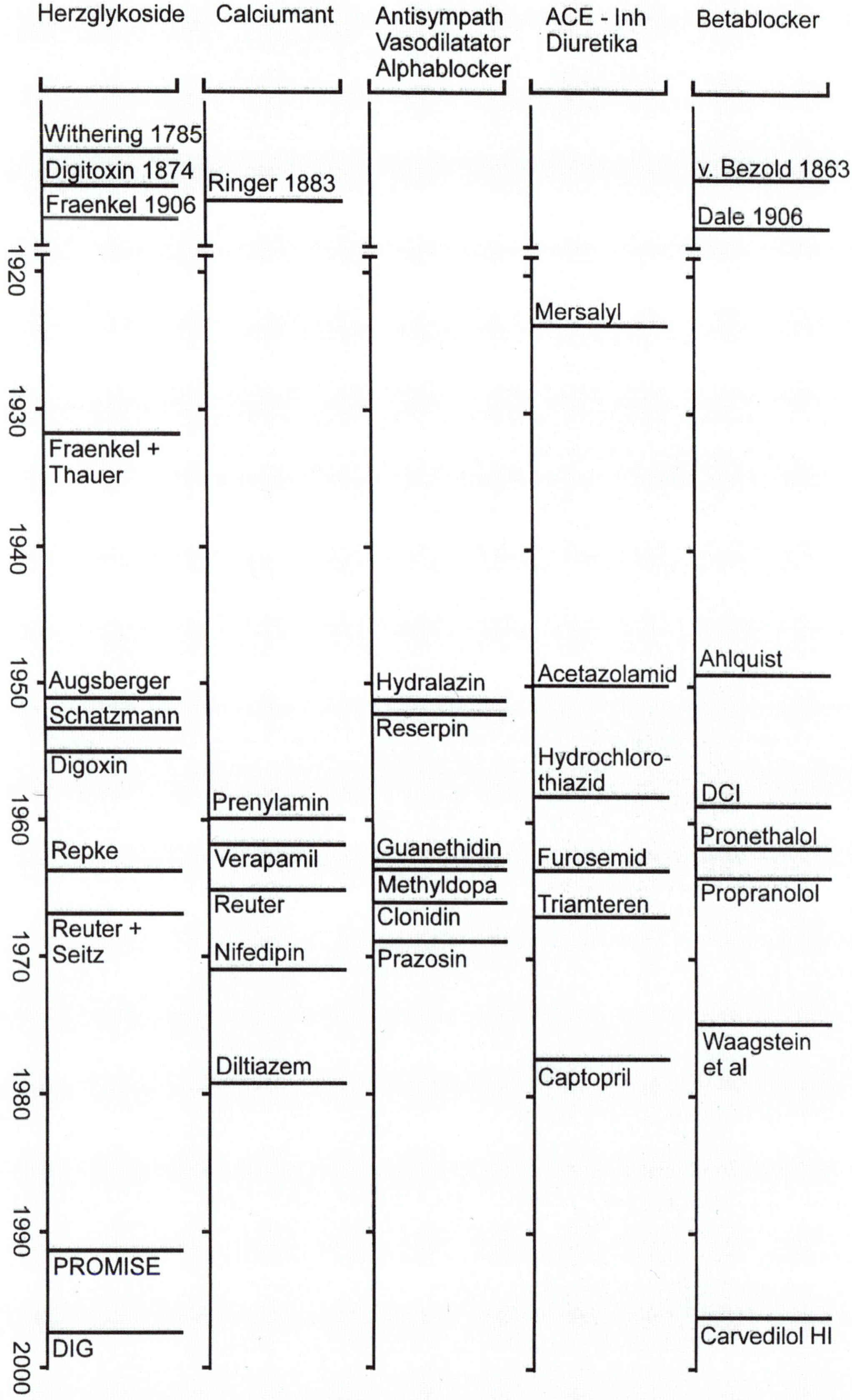

Herzglykoside
Calciumant
Antisympath Vasodilatator Alphablocker
ACE - Inh Diuretika
Betablocker
Withering 1785
Digitoxin 1874
Fraenkel 1906
Ringer 1883
v. Bezold 1863
Dale 1906
1920
Mersalyl
1930
Fraenkel + Thauer
1940
Ahlquist
1950
Augsberger
Hydralazin
Acetazolamid
Schatzmann
Reserpin
Digoxin
Hydrochlorothiazid
Prenylamin
DCI
1960
Pronethalol
Repke
Verapamil
Guanethidin
Furosemid
Methyldopa
Propranolol
Reuter
Triamteren
Clonidin
Reuter + Seitz
Nifedipin
1970
Prazosin
Waagstein et al
Diltiazem
Captopril
1980
1990
PROMISE
Carvedilol HI
DIG
2000

Bei der Betrachtung der Entwicklung von kardiovaskulär wirksamen Medikamenten fällt weiter auf, dass sich die Schwerpunkte ab 1950 insbesondere in den angelsächsischen Raum verlagert haben. An deutschen Entwicklungen nach dem 2. Weltkrieg sind insbesondere Kalziumantagonisten, Schleifendiuretika und Clonidin hervorzuheben.

Weiterhin ist bemerkenswert, dass zahlreiche Arzneistoffe bzw. ihre Wirkungen eher zufällig und überraschend entdeckt wurden („serendipity"). Besonders typische Beispiele sind Diuretika und wiederum Clonidin. „Geplante Medikamente", d. h. Substanzen, die rational auf der Basis von physiologischen oder biochemischen Zusammenhängen entwickelt wurden, sind eher selten. Hier sind vor allem die Betarezeptorenblocker, die ACE-Inhibitoren und die Sartane zu nennen.

Es fällt außerdem auf, dass immer wieder versucht worden ist, die Arzneitherapie übersichtlicher und rationaler zu gestalten. Es ist noch gar nicht so lange her (und einige Präparate existieren heute noch), dass Herzglykoside in Form von Pflanzenauszügen verwendet wurden, die nach Frosch- oder Meerschweincheneinheiten „biologisch standardisiert" wurden. Auch die Behandlung mit unübersichtlichen fixen Kombinationen ist weitgehend verlassen worden. Wer erinnert sich beispielsweise nicht noch an Myocardon, eine beliebte, aber dennoch bizarre fixe Kombination aus Theophyllin, Phenobarbital, Papaverin, Atropin und Nitroglycerin, die vor 30 Jahren noch einen wichtigen Platz in der medikamentösen Therapie der koronaren Herzkrankheit einnahm.

Zu den Entwicklungen der Pharmakologie bzw. der Arzneimittelentwicklung gehört schließlich auch, dass es nach der Katastrophe mit dem Schlafmittel Contergan (Thalidomid; siehe [24]) auch in Deutschland seit 1976 ein Arzneimittelgesetz gibt, das die amtliche Zulassung von Arzneimitteln regelt, für die der Nachweis von Wirksamkeit, Unbedenklichkeit und Qualität gefordert wird. Es ist also glücklicherweise nicht mehr ausschließlich die klinische Erfahrung von „wichtigen Meinungsbildnern", die den Wert eines Arzneimittels bestimmt, sondern die im kontrollierten klinischen Versuch nachgewiesene Wirksamkeit und Sicherheit. Es ist vielleicht hilfreich und nützlich, sich die Arzneimittelwerbung zu Contergan aus dem Jahre 1958 noch einmal ins Gedächtnis zu rufen (zit. nach [42]):

„Festigkeit und Vertrauen bedürfen im Organischen eines syntonen Vegetativums, dessen Voraussetzungen sind aber auch stärkender Schlaf, frisches Erwachen und gelassene Klarheit beim Tagewerk … Ein unschädliches Medikament sichert diese Beständigkeit auch in schwierigen Situationen. Contergan und Contergan forte führen ohne Nebeneffekte … eine schnelle Schlafbereitschaft herbei. Die ungiftige Substanz … empfiehlt sich besonders in der Pädiatrie und Geriatrie."

„In der Schwangerschaft … ist der weibliche Organismus besonderen Belastungen ausgesetzt. Schlaflosigkeit, innere Unruhe und Abge-

Abb. 4.11. Chronologische Darstellung der Entwicklung von kardiovaskulär wirksamen Arzneimitteln und dem Erscheinen wichtiger Studien spanntheit sind immer wiederkehrende Klagen. Die Verordnung eines Sedativums und Hypnotikums, das weder Mutter noch Kind schädigt, ist daher oft erforderlich."

Schließlich soll darauf hingewiesen werden, dass auch das Fach Pharmakologie und dessen Rolle bei der Arzneimittelentwicklung ständigen Diskussionen und Wechseln unterworfen gewesen ist und noch ist. Schon bei Rudolf Buchheim (1820–1879), dem Begründer der experimentellen Pharmakologie in Dorpat, und Oswald Schmiedeberg (1838–1921) wurde die Pharmakologie für eine vor allem naturwissenschaftlich orientierte Disziplin gehalten, die sich um Wirkungen und Wirkungsmechanismen zu kümmern habe und für die die klinische Anwendung und Wirksamkeit eines Arzneimittels sekundär sei. Diese Diskussion ist bis heute nicht verstummt. Viele der heutigen Pharmakologen haben überwiegend biochemische oder molekularbiologische Interessen. Der Autor dieses Kapitels ist im Gegensatz dazu jedoch dezidiert der Meinung, dass es sich bei der Pharmakologie nicht nur um ein Grundlagenfach, sondern auch um ein klinisch orientiertes Querschnittsfach handelt, das sich um die Verbesserung einer rationalen (d. h. unter Verwendung von wissenschaftlich erhobenen Evidenzen) und rationellen (d. h. sparsamen und zweckmäßigen) Arzneitherapie zu kümmern hat. Nicht nur bei der experimentellen Entwicklung, sondern auch bei der klinischen Prüfung der Wirksamkeit und der Sicherheit von Arzneimitteln hat die Pharmakologie einen festen Platz.

DANKSAGUNG

Rainer H. Böger, Thomas Eschenhagen, Gerhild Köhler, Thomas Meinertz, Monika Nose und Ulrich Schwabe danke ich für die kritische und anregende Durchsicht des Manuskripts. Gerlinde Raasch hat mir bei der Herstellung der Arbeit und bei der Literatursuche sehr geholfen.

LITERATUR

1. Augsberger A (1951) Quantitatives zur Therapie mit Herzglykosiden. I. Mitteilung: Die Variabilität von Glykosidbedarf und -toleranz. Med Welt 20: 1471–1475
2. Augsberger A (1954) Quantitatives zur Therapie mit Herzglykosiden. II. Mitteilung: Kumulation und Abklingen der Wirkung. Klin Wochenschr 32: 945–951
3. Bayer AG (ed) (1997) 100 Years Aspirin. The future has just begun
4. Bezold A v (1863) Untersuchungen über die Innervation des Herzens. Engelmann, Leipzig
5. Bindra JS, Lednicer D (eds) (1982) Chronicles of drug discovery. Wiley, New York Chichester Brisbane
6. Bossert F, Vater W (1971) Dihydropyridine, eine neue Gruppe stark wirksamer Coronartherapeutika. Naturwissenschaften 58: 578
7. Day MD, Rand MJ (1963) A hypothesis for the mode of action of α-methyldopa in relieving hypertension. J Pharm Pharmacol 15: 221–224
8. Deck KA, Trautwein W (1964) Ionic currents in cardiac excitation. Pflügers Arch 280: 63–80
9. Deck KA, Kern R, Trautwein W (1964) Voltage clamp technique in mammalian cardiac fibres. Pflügers Arch 280: 50–62
10. Dengler HJ, Abshagen UWP (1994) Die Entwicklung der medikamentösen Therapie innerer Krankheiten in den letzten 100 Jahren. In: Classen M (Hrsg) Internisten und Innere Medizin im 20. Jahrhundert. Urban & Schwarzenberg, München Wien Baltimore, S 413–452
11. Eichengrün A (1949) 50 Jahre Aspirin. Pharmazie 4: 582–584

12. Fleckenstein A (1964) Die Bedeutung der energiereichen Phosphate für Kontraktilität und Tonus des Myokards. Verh Dtsch Ges Inn Med 70: 81–99
13. Fleckenstein A (1990) Peter Harris Award Lecture. History and prospects in calcium antagonist research. J Mol Cell Cardiol 22: 241–251
14. Fleckenstein A, Kammermeier H, Döring HJ, Freund HJ, Grün G, Kienle A (1967) Zum Wirkungsmechanismus neuartiger Koronardilatatoren mit gleichzeitig Sauerstoff-einsparenden Myokard-Effekten, Prenylamin und Iproveratril. Z Kreislaufforsch 56: 716–744, 839–858
15. Fleckenstein A, Tritthart H, Fleckenstein B, Herbst A, Grün G (1969) Eine neue Gruppe kompetitiver Ca^{++}-Antagonisten (Iproveratril, D600, Prenylamin) mit starken Hemmeffekten auf die elektromechanische Koppelung im Warmblüter-Myokard. Pflügers Arch 307: R25
16. Ganten D, Mulrow PJ (eds) (1990) Pharmacology of antihypertensive therapeutics. Handbook of experimental pharmacology, vol 93. Springer, Berlin Heidelberg New York Tokyo
17. Greeff K (ed) (1981) Cardiac glycosides. Handbook of experimental pharmacology, vol 56, Experimental pharmacology. Springer, Berlin Heidelberg New York
18. Gross F (ed) (1977) Antihypertensive agents. Handbook of experimental pharmacology, vol 39. Springer, Berlin Heidelberg New York
19. Haas H, Härtfelder G (1962) α-Isopropyl-α-[(N-methyl-N-homoveratryl)-γ-amino-propyl]-3,4-dimethoxyphenylacetonitril, eine Substanz mit coronargefäßerweiternden Eigenschaften. Arzneimittelforschung 12: 549–558
20. Hart RG, Halperin JL, McBride R, Benavente O, Man-Son-Hing M, Kronmal RA (2000) Aspirin for the primary prevention of stroke and other major vascular events: Meta-analysis and hypotheses. Arch Neurol 57: 326–332
21. Hoefke W, Kobinger W (1966) Pharmakologische Wirkungen des 2-(2,6-Dichlorophenylamino)-2-Imidazolin-hydrochlorids, einer neuen antihypertensiven Substanz. Arzneimittelforschung 16: 1038–1050
22. Howes LG, Louis WJ (1990) Rauwolfia alkaloids (reserpine). In: Ganten D, Mulrow PJ (eds) Pharmacology of antihypertensive therapeutics. Handbook of experimental pharmacology, vol 93. Springer, Berlin Heidelberg New York Tokyo, pp 263–285
23. Kazda S, Knorr A (1990) Calcium antagonists. In: Ganten D, Mulrow PJ (eds) Pharmacology of antihypertensive therapeutics. Handbook of experimental pharmacology, vol 93. Springer, Berlin Heidelberg New York Tokyo, pp 301–375
24. Kirk B (1999) Der Contergan-Fall. Wissenschaftliche Verlagsgesellschaft, Stuttgart
25. Kobinger W, Pichler L (1990) Centrally acting drugs (clonidine, methyldopa, guanfacine). In: Ganten D, Mulrow PJ (eds) Pharmacology of antihypertensive therapeutics. Handbook of experimental pharmacology, vol 93. Springer, Berlin Heidelberg New York Topkyo, pp 227–262
26. Kohlhardt M, Bauer B, Krause H, Fleckenstein A (1972) Differentiation of the transmembrane Na and Ca channels in mammalian cardiac fibers by the use of specific inhibitors. Pflügers Arch 335: 309–322
27. Kramer HJ (1990) Diuretics. In: Ganten D, Mulrow PJ (eds) Pharmacology of antihypertensive therapeutics. Handbook of experimental pharmacology, vol 93. Springer, Berlin Heidelberg New York Tokyo, pp 21–63
28. Lang HJ, Hropot M (1995) Discovery and development of diuretic agents. In: Greger RF, Knauf H, Mutschler E (eds) Diuretics. Handbook of experimental pharmacology, vol 117. Springer, Berlin Heidelberg New York Tokyo, pp 141–172
29. Lindner E (1960) Phenyl-propyl-diphenyl-propyl-amin, eine neue Substanz mit coronargefäßerweiternder Wirkung. Arzneimittelforschung 10: 569–573
30. Lüderitz B (1993) Geschichte der Herzrhythmusstörungen. Von der antiken Pulslehre zum implantierbaren Defibrillator. Springer, Berlin Heidelberg New York Tokyo
31. Muschaweck R, Hajdú P (1964) Die salidiuretische Wirksamkeit der Chlor-N-(2-furylmethyl)-5-sulfamyl-anthranilsäure. Arzneimittelforschung 14: 44–47
32. Rand MJ, Jurevics H (1977) The pharmacology of Rauwolfia alkaloids. In: Gross F (ed) Antihypertensive agents. Handbook of experimental pharmacology, vol 39. Springer, Berlin Heidelberg New York Tokyo, pp 77–159
33. Repke K (1964) Über den biochemischen Wirkungsmodus von Digitalis. Klin Wochenschr 42: 157–165
34. Reuter H (1965) Strom-Spannungsbeziehungen in Purkinje-Fasern bei verschiedenen extracellulären Ca-Konzentrationen. Pflügers Arch 283: R16
35. Reuter H (1966) Strom-Spannungsbeziehungen von Purkinje-Fasern bei verschiedenen extracellulären Calcium-Konzentrationen und unter Adrenalineinwirkung. Pflügers Arch 287: 357–367
36. Reuter H (1967) The dependence of slow inward current in Purkinje fibres on the extracellular calcium-concentration. J Physiol 192: 479–492
37. Reuter H, Seitz N (1968) The dependence of calcium efflux from cardiac muscle on temperature and external ion composition. J Physiol 195: 451–470
38. Rinsema TJ (1999) Ode auf ein 100jähriges! Geschichte Pharm 51: 33–39
39. Schaumann W, Bodem R, Bartsch W (1966) Kardiale Wirkungen von Prenylamin und Iproveratril im Vergleich zu Propanolol, Pronethalol und Ajmalin. Naunyn Schmiedebergs Arch Pharmacol 255: 328–343

40. Schlittler E (1977) The chemistry of antihypertensive agents. In: Gross F (ed) Antihypertensive agents. Handbook of experimental pharmacology, vol 39. Springer, Berlin Heidelberg New York Tokyo, pp 13–59
41. Schrör K (1992) Acetylsalicylsäure. Thieme, Stuttgart New York
42. Schulte-Wissermann H (2000) Der Contergan-Fall. Die Katastrophe und ihre Konsequenzen. kinderkrankenschwester 19: 360–366
43. Sneader W (ed) (1989) Drug discovery: The evolution of modern medicines. Wiley, Chichester New York Brisbane
44. Stähle H (1982) Clonidine. In: Bindra JS, Lednicer D (eds) Chronicles of drug discovery. Wiley, New York Chichester Brisbane, pp 87–111
45. Stille G (1994) Der Weg der Arznei von der Materia Medica zur Pharmakologie. G. Braun, Karlsruhe
46. Vogl A (1950) The discovery of the organic mercurial diuretics. Am Heart J 39: 881–883
47. Waagstein F, Hjalmarson A, Varnauskas E, Wallentin I (1975) Effect of chronic beta-adrenergic receptor blockade in congestive cardiomyopathy. Br Heart J 37: 1022–1036
48. Weiss G (1963) Albert Fraenkel. Arzt und Forscher. Boehringer & Soehne, Mannheim
49. Wilbrandt W (1955) Zum Wirkungsmechanismus der Herzglykoside. Schweiz Med Wochenschr 85: 315–320

5 Geschichte der experimentellen Kardiologie

P.G. Spieckermann

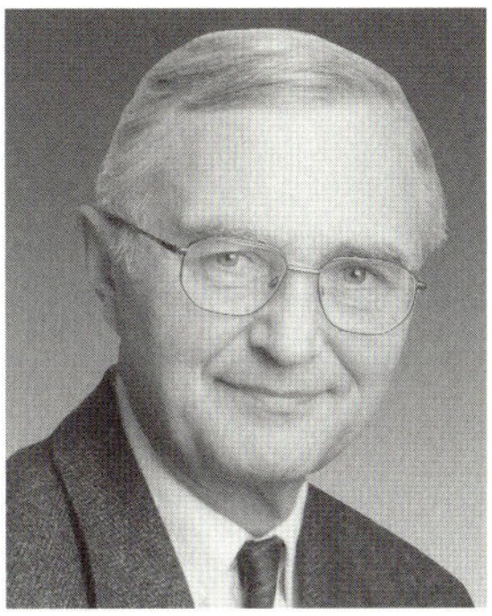

P.G. Spieckermann

VORBEMERKUNGEN

Bedingt durch die zahlreichen Teilkapitel zur Geschichte der Gesellschaft sind wesentliche Aspekte der Kreislaufforschung weitgehend abgedeckt. Es ist deshalb außerordentlich schwierig, eine überzeugende Systematik für das Gebiet „experimentelle Kardiologie“ zu finden. Was bleibt übrig, wenn Physiologie, Herzchirurgie, koronare Herzkrankheit, bildgebende Verfahren, Herzinsuffizienz, Hochdruck, Elektrophysiologie, Arteriosklerose und Pathologie separat dargestellt sind?

Ich habe mich deshalb entschlossen, einen unterschiedlichen Modus für die ersten Tagungen bis zum Ende des 2. Weltkrieges und dann für die Zeit nach 1948 zu wählen. Für die ersten 14 Tagungen werde ich chronologisch vorgehen, wobei ich auf relevante oder interessante personelle aber auch eher politische Aspekte, die mir bei der Durchsicht der Tagungsbände aufgefallen sind, hinweisen möchte. Dabei kann ich inhaltlich jeweils nur auf einzelne Vorträge eingehen, deren Auswahl natürlich stark persönlich geprägt ist. Ganz im Vordergrund der ersten Tagungen standen methodische Probleme (HZV, EKG, Phono, RR etc.) sowie Fragen der Kreislaufregulation.

Nach der schon klassischen Geschichte der Herz-Kreislauf-Forschung der American Physiological Society von 1964 [5] sind in den letzten Jahren eine Reihe zum Teil umfangreicher Werke über die Geschichte der Kardiologie erschienen (z. B. [1, 2, 6]), die die wesentlichen Entwicklungslinien nachzeichnen. Die Gebiete Energiebedarf, Energieversorgung und Myokardstoffwechsel sind dabei eher randständig behandelt. Ich möchte versuchen, diese Aspekte schwerpunktmäßig anhand der Tagungen darzustellen.

DIE ERSTEN 20 JAHRE

Der bei der Gründung unserer Gesellschaft vorhandene Konsens über ein gleichberechtigtes Miteinander von Klinik und Grundlagenwissenschaften zur gegenseitigen Anregung im Sinne einer „forschenden Heilkunde“ (A. Weber) äußerte sich in einer Reihe überzeugender Belege:

1. Bruno Kisch vertrat das Konzept bei der ersten Tagung in Köln (5. bis 6. März 1928) in seiner eindrucksvollen Eröffnungsansprache in klarer und eindeutiger Art und Weise.
2. Der Name der Gesellschaft unterstrich die Bedeutung der Forschung. In § 1 der Satzungen wurde als Zweck der Gesellschaft „die Förderung der Erforschung des Blutkreislaufes und seiner Organe“ definiert. § 7 präzisierte für die zweitägigen Tagungen, dass neben themenbezogenen Einzelvorträgen „... je ein größerer Sammelbericht aus dem Gebiete der theoretischen und der praktischen Kreislaufforschung gehalten werden ...“ sollte. Bei der ersten Mitgliederversammlung am 6. März 1928 wurden die Satzungen einstimmig angenommen.
3. Der 1. Vorstand – durch Akklamation bestätigt – bestand aus den Physiologen Hering und Kisch, beide Köln, den Internisten Rihl, Prag, Weber, Bad Nauheim sowie dem Internisten Eppinger, Freiburg, der seinerzeit als einer der innovativsten und forschungsorientiertesten Kliniker in Deutschland galt. Er war „ausersehen“, das erste „theoretische“ Hauptreferat in der Geschichte unserer Gesellschaft zu halten mit dem Thema *„Das Problem der Kreislaufschwäche“*. Das Manuskript des etwa einstündigen Referates umfasst ca. 30 Seiten (*Verh 1928*, 11–40). Wenn auch aus heutiger Sicht manche Passagen fremd anmuten, sind andere wiederum geradezu modern. Erstmalig wurde hier mit Nachdruck die Bedeutung der Kreislaufperipherie für die Pathophysiologie der Herzinsuffizienz hervorgehoben sowie das Interesse auf die „Protoplasmadynamik“ der Herzmuskel – wie der Körperzellen insgesamt – gelenkt.

Eppinger wurde 1879 in Prag geboren und war einer der wichtigsten Schüler Wenckebachs in Wien. Mir liegen eigenhändige Schreiben Wenckebachs an die Fakultät um Verlängerung der Stelle Eppingers aus den Jahren 1915, 1919 und 1922 vor. Er wurde 1926 nach Freiburg berufen, wechselte dann als Nachfolger von Moritz 1930 nach Köln und übernahm schließlich 1933 die Wiener Klinik. 1945 wurde er wegen der gemeinsam mit dem Berliner Pharmakologen Heubner geplanten Seewasserversuche an „freiwilligen“ Häftlingen im Konzentrationslager Dachau entlassen und beging Selbstmord, als ihm 1946 eine Vorladung zum Nürnberger Ärzte-Prozess zugestellt wird. Bei diesem Prozess wurde Heubner freigesprochen.

1. Tagung. Aus der Sicht der experimentellen Kreislaufforschung war für diese 1. Tagung die Demonstration eines Experimentes zur Funktion des Karotissinus durch Hering interessant (Hering hatte 1927 sein berühmtes Buch *„Die Karotissinusreflexe auf Herz und Gefäße“* publiziert) sowie ein Vortrag von C. Heymans (Gent) *„Über reflektorische Einflüsse auf das Atmungszentrum“*. Abbildung 5.1 mit Kreuzperfusion des isolierten Kopfes und Herzens zeigt, welchen hohen Entwicklungsstand die experimentelle Methodik 1928 bereits erreicht hatte. Für seine Arbeiten zur Kreislauf- und Atemregulation erhielt Heymans 1938 den Nobelpreis für Physiologie und Medizin.

2. Tagung. Die 2. Tagung 1929 in Bad Nauheim zum Komplex „Gefäße“ wurde eröffnet mit einem überaus kritischen Vortrag des Pathologen Georg

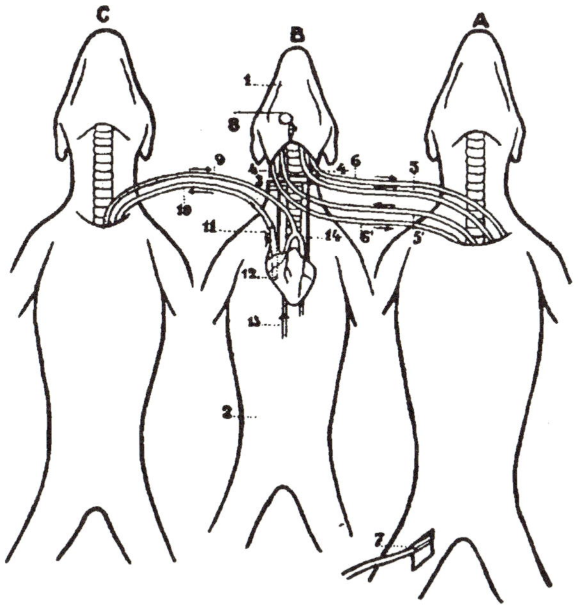

Abb. 5.1
„Isolierter Kopf von *B* am Leben erhalten mittels Perfusion von Hund *A*. Isoliertes Herz – Aorta von *B* perfusiert durch Hund *C*.“ (Aus *Verh* 1928, 102)

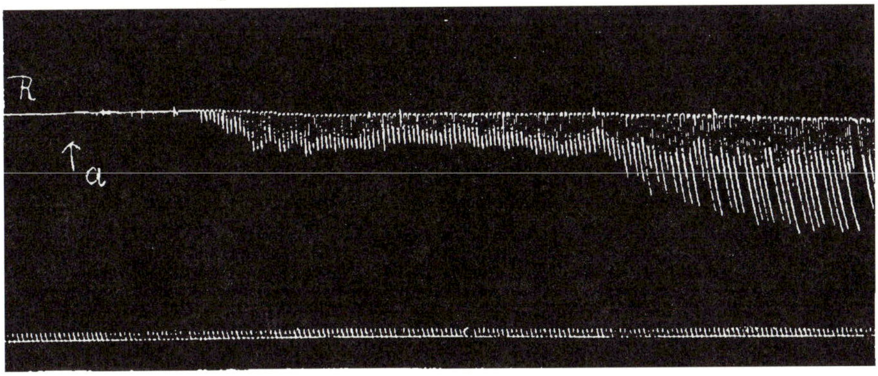

R: Atmungsbewegungen von Kopf B
↑a: Asphyxie von Hund C und isoliertes Herz – Aorta von B

B. Gruber, Göttingen, „*Über die sog. Alters- und Abnutzungserscheinungen an Gefäßen*“, der in souveräner Weise den Stand des Wissens zur Arterioskleroseproblematik darstellte. Wandspannung als Ursache einer Mediahypertrophie, die Einwanderung von „Rundzellen“ wurden ebenso diskutiert wie der „Umbau“ der Gefäßwand – heute wohl als „remodeling“ bezeichnet.

Methodisch ist ein Vortrag Trendelenburgs „*Über Herzgeräusche*“ mit Einsatz von Siemens-Kondensatormikrophonen zu erwähnen – A. Weber hatte im Vorjahr in einer Diskussionsbemerkung von einem „Mikroskop“ in der Akustik gesprochen. Groedel diskutierte in einer längeren kritischen Bemerkung die phonokardiographische Diagnostik.

3. Tagung. Die 3. Tagung 1939 zum Thema „Blut“ fand unter dem Vorsitz des Pragers Rihl in Dresden statt. Diskussionen zur HZV-Bestimmung standen nach einem methodischen Übersichtsreferat des Dänen Lindhard aus Kopenhagen im Zentrum der Tagung. Die Herzkatheterisierung war noch nicht bekannt. Eine erregte Debatte entwickelte sich zum Problem der

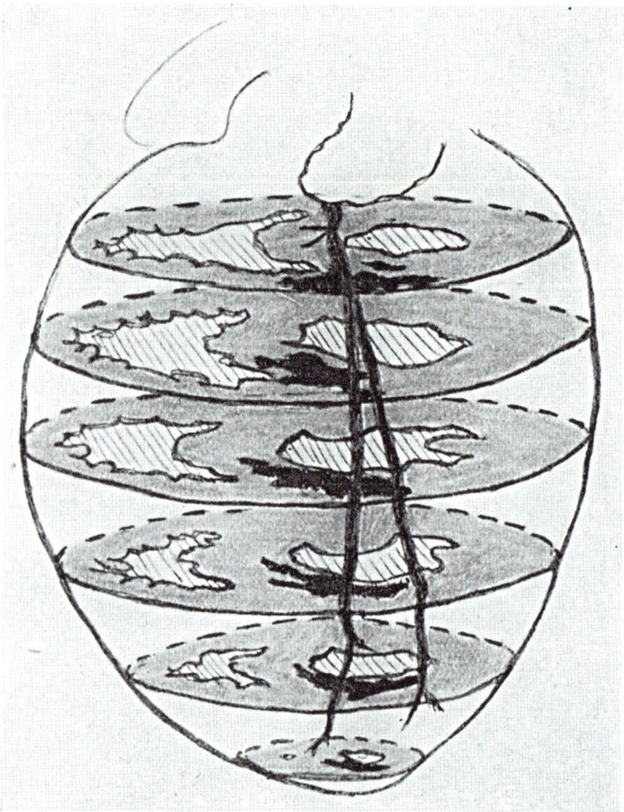

Abb. 5.2
„Schema der schwieligen Veränderungen im Ausbreitungsgebiet des Ramus descendens nach Descendensunterbindung beim Hund (Versuch 1)." (Aus *Verh* 1931, 146)

Herzpunktion, die Kisch nur im Notfall, nicht zur Diagnose, für gerechtfertigt hielt. Zu Tierversuchen mit experimenteller Hypertonie nach Ausschaltung der Blutdruckzügler mit Messung des Venendrucks und des zirkulierenden Blutvolumens (Mies, Köln) diskutierte ein „Herr Wollheim" aus Berlin (I. Med. Klinik der Charité).

4. Tagung. Die Breslauer Tagung 1931 unter dem Vorsitz von Kisch stand unter dem Thema „Digitalis". Experimentell interessant war ein Vortrag von Parade, Breslau, *„Die Folgen der Kranzarterienunterbindung im Elektrokardiogramm und im pathologisch-anatomischen Herzbilde"*. Es sollte die Beobachtung eines „koronaren T" [11] im Tierexperiment nachgeprüft werden. Elektrophysiologisch unergiebig enthält die Arbeit eine schöne dreidimensionale Darstellung eines Infarktes in einer Schnittbildtechnik (Abb. 5.2). Groedel stellte seine elektrische Venenpulsschreibung mit sehr guten Kurven synchron mit EKG und PKG vor (Abb. 5.3).

5. Tagung. Schwerpunkt der 5. Tagung 1932 waren Hypertonie und peripherer Kreislauf. Otfried Müller wies in seiner Analyse der „Schwabenkrankheit" auf die engen Beziehungen zwischen „rotem" Hochdruck, Fettleibigkeit und Diabetes sowie die Erblichkeit hin. Skramlik steuerte ein Manuskript zur allgemeinen und vergleichenden Physiologie des Blutdrucks bei. Methodisch interessant war ein Vortrag von Lange, Berlin (gemeinsam mit Wollheim), in dem Methoden und Ergebnisse der fortlaufenden, selbsttätigen Blutdruckmessung beim Menschen (Autotonographie) beschrieben wurden. Besonders hervorgehoben wurde die starke RR-Abhängigkeit von psychischen Belastungen (Lesen). Ein umfangreiches Manuskript über

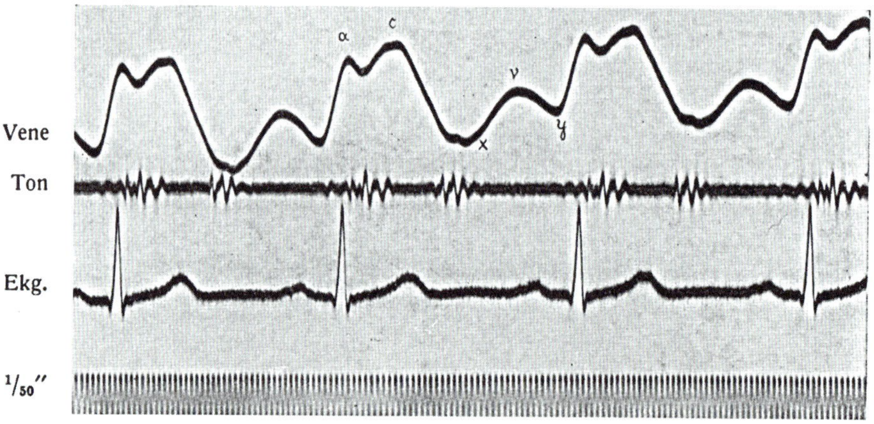

Abb. 5.3.
„Normale Venenkurve. Angina pectoris + Askl. 0, A. Apex S4 VII. 30. VIII. 30. 301094. ♂ 53 Jahre, bis 15 Zigarren, viel Aufregung, seit 2 Jahren Beschwerden. Töne leise, Herz: 14 : 26; A : 7,3 : 8,5. Blutdruck 85/125." (Aus *Verh* 1931, 160)

„Graphische Untersuchung zur auskultatorischen Blutdruckmessung“ mit simultaner Erfassung von EKG und Registrierung der Geräuschphänomene stammte von Groedel. Zu erwähnen ist ein Vortrag von Bennhold (Hamburg) über die Transportfunktion von Bluteiweißkörpern.

6. Tagung. Die 6. Tagung fand 1933 in Würzburg mit dem Schwerpunktthema „Kreislauf und Nervensystem“ statt. Wie zu erwarten hielt Hering das Eröffnungsreferat (37 Seiten lang!). Ganz im Vordergrund standen intra-extra-kardiale Nervenfasern, Reflexe, Tonus, Blutdruckregulation, Anpassung bei Arbeit, Atemabhängigkeit, Vasokonstriktoren und -dilatatoren, Hinweis auf Bayliss-Effekt. Zur Diskussion war Heymans aufgefordert, der Befunde zur Aktivität der Atem- und Vasomotorenzentren beisteuerte. Sunder-Plassmann zeigte makro- und mikroskopische Präparate der Karotisgabel bzw. des Karotissinus. Feldberg und Krayer (Berlin) zeigten in Bioassay-Versuchen, dass auch beim Warmblüter bei Vagusreiz eine Azetylcholin-ähnliche Substanz – wie von O. Loewi am Frosch nachgewiesen – freigesetzt wird. Auf umfangreiche Untersuchungen zu EKG-Ableitungen aus dem Kerckhoff-Institut, Bad Nauheim, von Koch-Momm, Lueg und vor allem Groedel sei hingewiesen. Ein Vortrag von H. v. Diringshofen (Hamburg-Eppendorf) beschäftigte sich mit Kreislauf und Beschleunigung (bis ca. 5 g), ein anderer mit kreislaufwirksamen Hormonen vor allem Adrenalin und verwandten Verbindungen. Über Blutdruckabsenkungen im Schlaf wurde von einem Londoner Kollegen berichtet (*Verh* 1933, 230).

7. Tagung. Die nächste Tagung unter dem Hauptthema „Thrombose und Embolie“ mit einem Hauptreferat von L. Aschoff, Freiburg, versprach ein Höhepunkt zu werden. Erstmals war der Tagungspräsident ein Veterinärmediziner, J. Nörr aus München. Er eröffnete diese 7. Tagung in Bad Kissingen unter anderem mit den Sätzen:

„Die Zahl 7 galt ja von jeher als heilige Zahl und unsere Tagung steht auch diesmal zum erstenmal in einem ganz besonderen Zeichen, in dem uralten, tiefsymbolischen Zeichen des Hakenkreuzes. Es ist mir eine große Ehre und ganz erlesene Freude, Sie als der erste Vorsitzende der Gesellschaft im Neuen Reich herzlich willkommen heißen zu dürfen ... Besonders begrüßen möchte ich ... dann den Vertreter des Reichsluftfahrtministeriums, Herrn Fliegerhauptarzt Dr. von Diringshofen, ... “

Im Rahmen der Mitgliederversammlung wird § 9 der Satzung dahingehend modifiziert, dass für Vorsitzende und Beirat eine „Bestätigung durch den Reichsminister des Inneren“ erforderlich ist, der auch „Beschlüsse der Gesellschaft aussetzen oder aufheben“ kann.

Prof. Dr. Franz Büchner hielt einen kurzen Vortrag *„Zur Pathologie der Koronardurchblutung“*; er war damals Abteilungsdirektor am Horst-Wessel-Krankenhaus Berlin. Paul Morawitz, Leipzig, unterstrich in seinem Beitrag „Thrombose“, dass Blut und Gefäße ein einheitliches Organsystem darstellen.

Zur experimentellen Prüfung der „Plättchenagglutination“ beschreibt er ein mit Jürgens entwickeltes Kapillarthrombometer (Abb. 5.4 a, b), erste Befunde wurden mitgeteilt.

Abb. 5.4 a, b
„... Kapillarthrombometer, neueste Form. Getriebe an den Motor angebaut, bessere Übertragung auf die Kolben. Leicht auswechselbare Rezipienten. Registrierung der Thrombosezeit durch Schreibhebel (Kurvendarstellung).“ (Aus *Verh* 1934, 84)

a
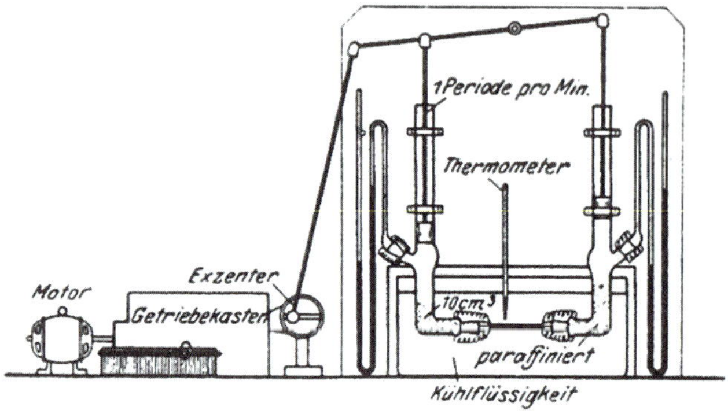

b
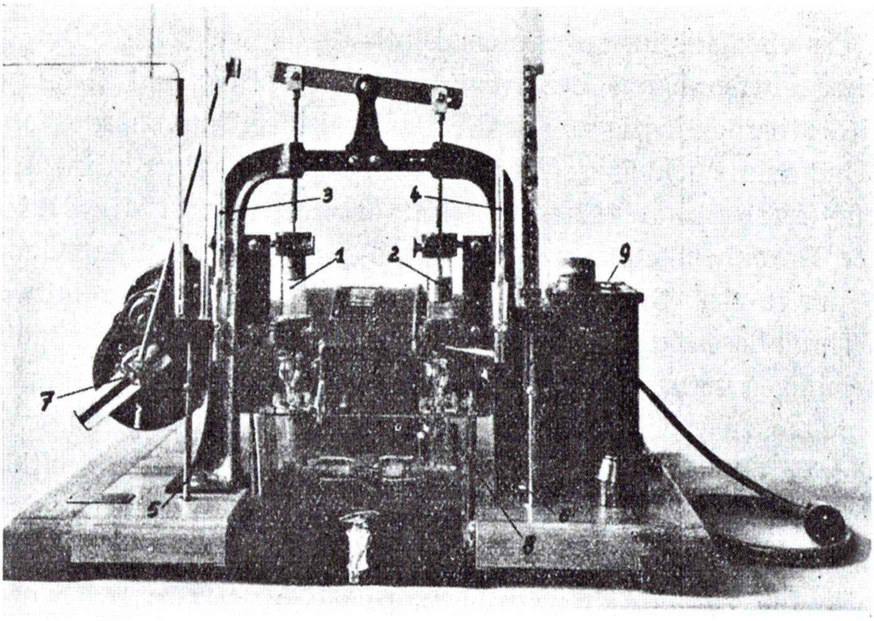

Der letzte Vortrag von E. Koch, Bad Nauheim, sei besonders hervorgehoben. Er teilte „*Irrtümer in der Lehre von den pressorezeptorischen Kreislaufnerven*“ mit. Offenbar kann eine dauerhafte Hypertonie durch Ausschaltung der Blutdruckzügler nicht erreicht werden.

8. Tagung. 1935 tagte die Gesellschaft erstmals gemeinsam mit der Gesellschaft für Innere Medizin in Wiesbaden, wobei das Thema „Kreislauf und Atmung“ als Grundlage für den Internistenschwerpunkt „Flugmedizin“ vorgesehen war. Die Begrüßungsansprache des Vorsitzenden E. Koch zeichnete sich nach den eindeutigen Passagen des Vorjahres durch eine auffallend noble Zurückhaltung in der „zeitgeprägten“ Diktion aus, wenn auch die Tagungsteilnehmer als „deutsche Volksgenossen“ begrüßt und die Teilnahme der „parteipolitischen Bewegung“ und des Präsidenten des Reichsgesundheitsamtes, Prof. Reiter, besonders hervorgehoben wurden. Reiter würde Vorsitzender der Tagung 1936 sein.

Das theoretische Hauptreferat „*Das physiologische Zusammenspiel von Kreislauf und Atmung*“ hielt der Züricher Physiologie W.R. Hess; er erhielt für seine Arbeiten zum Regulationszentrum Hypothalamus 1949 den Nobelpreis (gemeinsam mit Moniz). Er unterstrich vor allem, dass die Einzelglieder ein einheitliches Funktionssystem darstellen, wie es schon im Thema anklingt. Besonders wichtig erschienen ihm die Befunde Heymans zur chemischen Atemregulation. Die widersprechenden Befunde Gollwitzer-Meiers wertete Hess in überaus charmanter Weise:

„Soll ich mich bis zu dem Zeitpunkt, wo dies möglich ist, doch für die eine oder andere Seite entscheiden, so muß ich sagen, daß die zusammenfassende Beurteilung aller Versuchsergebnisse mich derzeit eher an die Seite von Heymans stellt, während mich das (in den bisher geübten Vorstellungen verankerte!) Gefühl mehr zu Frau Gollwitzer-Meier ‚hinzieht'."

Frau Gollwitzer-Meier galt seinerzeit als eine ausgesprochen lebensbejahende Kollegin. Das klinische Korreferat hielt der Wiener Karel Wenckebach. Beeindruckende Parallelregistrierungen von kreislauf- und atemphysiologischen Parametern zeigte Hochrein in seinem Referat *„Der Lungenkreislauf unter normalen und pathologischen Verhältnissen"*, in dem er auf die selbstständige Regulation dieser Gefäßprovinz hinwies.

Am Beitrag Schellongs über *„Akutes kardiales Lungenoedem"* hat mich die Begründung seiner Therapieempfehlung „Nitrite" fasziniert:

„Man vermindert durch periphere Gefäßerweiterung den Zustrom zur Lunge ..., man erleichtert aber auch durch Herabsetzung des arteriellen Druckes die Arbeit für das linke Herz. Nitrite greifen also auf beiden Seiten der Lunge an und so wird verständlich, daß sie sofort wirken, schneller als ein Aderlaß."

Venöses „pooling" sowie Vorlast- und Nachlastsenkung sind bereits 1935 angedacht, bekannt.

9. Tagung. Das Hauptthema der 9. Tagung in Bad Nauheim, 1936, war „Die Kreislaufkrankheiten in ihrer sozialen und arbeitshygienischen Bedeutung". Dieser Kongress fand gemeinsam mit dem Ärztlichen Ausschuss der Deutschen Gesellschaft für Arbeitsschutz und unter dem Vorsitz des Präsidenten des Reichsgesundheitsamtes Reiter statt. Aus dem Mitgliederverzeichnis sind bereits einige Namen verschwunden, Groedels Adresse ist jetzt New York.

Aus der Mitgliederversammlung war unter anderem zu erfahren,

„... daß sich die Gesellschaft mit einem Betrage von 150 RM. an der von der Deutschen Physiologischen Gesellschaft am Geburtshause von Carl Ludwig in Witzenhausen angebrachten Gedenktafel beteiligt hat".

Zu Beginn der Tagung stand ein Vortrag von Weitz, Hamburg, über *„Die Vererbung der Kreislaufkrankheiten"*. Passagen wie: „... alles zu tun, um das gesunde Erbgut unseres Volkes zu bewahren und zu fördern und das Kranke zurückzudämmen und auszuschalten ..." oder über „... die rassehygienischen Notwendigkeiten", lassen nach unseren heutigen Kenntnissen der furchtbaren Entwicklung bis 1945 geradezu schaudern. Auf mehr als 60 Seiten wurde die *„Statistik der Kreislaufkrankheiten"* von Koller, Bad Nauheim, später Mainz, aufgearbeitet. Hier wurden bereits Beziehungen zwischen

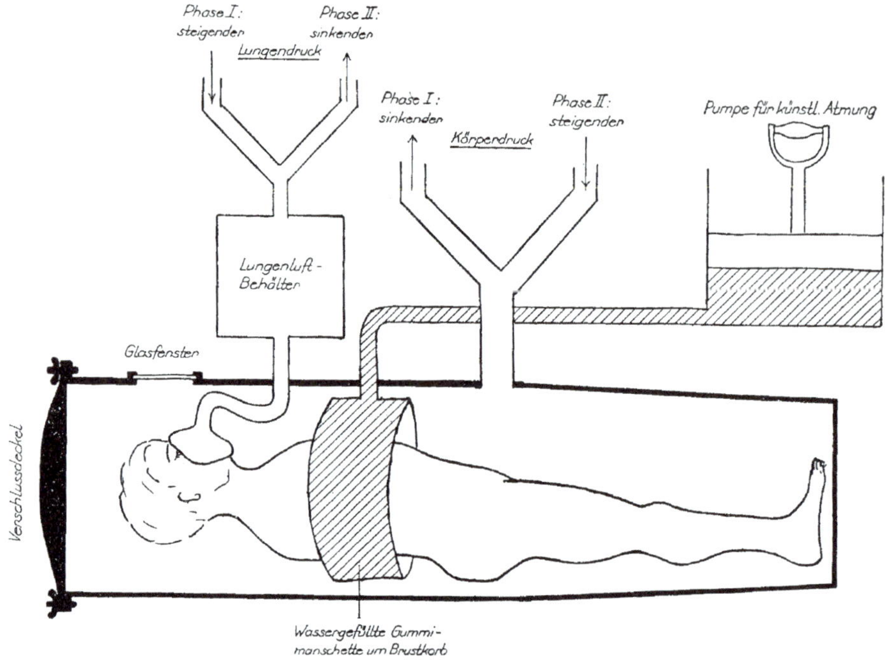

Abb. 5.5
Konstruktionsskizze für ein System zur „künstlichen Wiederbelebung" auf atemphysiologischer Grundlage. Ein Prototyp wurde im Anschluss an den Vortrag vorgeführt. (Aus Kolb, *Verh* 1936, 274)

Nikotin und Arteriosklerose angesprochen. Kreislaufschäden durch Vergiftungen, mechanische Einflüsse, Elektrounfälle bei jugendlichen Arbeitern, Kriegsteilnehmern oder Lokomotivführern wurden in weiteren Beiträgen besprochen.

Experimentell interessant war die Vorstellung und Begründung einer Apparatur zur künstlichen Wiederbelebung (Abb. 5.5). Hauß und Matthes zeigten Befunde zum Verhalten von Kreislauf und Gasaustausch unter Normal- und Belastungsbedingungen. Einflüsse von Zentrifugalkraft, Luftdruck, O_2-Mangel auf den Körper, also flugmedizinisch relevante Fragen, waren Inhalte weiterer Referate.

10. Tagung. Die 10. Tagung 1937 über „Kreislauf und innere Sekretion" wurde eröffnet durch ein Hauptreferat über „Vasodepressorische Stoffe" (Histamin, ACh, Adenosin und andere) von Sir H. Dale aus London. Er hatte im Vorjahr zusammen mit O. Loewi für die Erklärung der chemischen Impulsübertragung an Synapsen den Nobelpreis für Physiologie erhalten, eine Ehrung, die offiziell auf der Tagung nicht erwähnt wurde. Dale hielt seinen Vortrag übrigens in deutscher Sprache(!) und bedankte sich für die Übersetzung bei F.v. Brücke, Wien. Ein Feuerwerk von eigenen Befunden mit einer Vielzahl von Originalkurven *„Über die physiologischen Aufgaben des Adrenalins als Kreislaufhormon"* breitete dann der Göttinger Hermann Rein aus. Er schloss mit den Sätzen:

„... so hoffe ich doch gezeigt zu haben, daß dem Adrenalin durchaus eine Bedeutung als Kreislauf regulierender Wirkstoff zukommt. Es hat nicht nur eine 'Notfallfunktion' im Sinne einer Kreislaufantreibung zu erfüllen, sondern stellt einen recht beachtlichen ökonomisierenden Faktor im Kreislaufgeschehen, namentlich durch seine ganz einschneidende Mitwirkung bei der Blutverteilungsregelung, dar. Seine kreislaufregulierende Funktion ist wie die der kreislaufregulierenden Nerven unzertrennlich verbunden mit Beeinflussung des lokal-oxydativen Stoffwechsels."

Nach widersprüchlichen Befunden von Voruntersuchern überprüfte Gollwitzer-Meier die „*Wirkung des Azetylcholins auf die Kranzgefäße*". Mit der Rein-Thermostromuhr belegte sie, dass schon kleine Dosen Azetylcholin nach kurzdauernder Verengung an den Kranzgefäßen eine nachhaltige Erweiterung hervorrufen. Retrospektiv ebenso interessant sind zwei Vorträge über Wechseljahre bzw. die Behandlung männlicher Arteriosklerose mit weiblichen Hormonen. Der Band enthält eine graphische Darstellung der Mitgliederbewegung von 1928–37; ein Stillstand der Mitgliederzahl von 1933–1935 ist auffallend.

11. Tagung. Aus der Sicht der Notfallmedizin war das Thema „Kreislaufkollaps" der 11. Tagung in Bad Nauheim (1938) natürlich besonders aktuell. Gollwitzer-Meier führte experimentell mit einem breiten Beispielspektrum von Originalregistrierung (Drücke, HZV, Organdurchblutungen, O_2-Sättigung, Temperatur, pH) in das Thema ein, die klinischen Referate hielten der Internist Siebeck (Berlin), der Chirurg Kirschner (Heidelberg) sowie Schön (Leipzig, später Göttingen) zur Pharmakologie und speziellen Therapie. Rein steuerte eine lange interessante Diskussion bei. Vorträge zum postoperativen Schock, Entblutung, Verbrennungskollaps, Geburtskollaps, Schock bei zentralen Schädigungen ergänzten die Schwerpunktreferate. Erstmals enthielten die Vorträge von Eppinger (ca. 40 Seiten über Permeabilitäts-Veränderungen!) bzw. M. Clara (arteriovenöse Nebenschlüsse – Abb. 5 in *Verh* 1938, 235: Rankenarterien eines Hingerichteten!) farbige Darstellungen.

12. Tagung. 1939 wurden bei der 12. Tagung in Bad Nauheim erstmals an den zwei Kongresstagen unterschiedliche Themen diskutiert:
1. Tag: EKG,
2. Tag: Therapie der Herzinsuffizienz.

Bekannte und berühmte Kollegen beteiligten sich mit Vorträgen bzw. an den auffallend regen und ausgedehnten Diskussionen. Elmquist (Methodik), Schütz (monophasischer Aktionsstrom), A. Weber (EKG und Myokardschädigung) hielten Hauptreferate, Nehb stellte sein „kleines Brustwanddreieck" vor, unter anderem Schellong, Schaefer, Holzmann, Delius, Hegglin und Reindell diskutierten bzw. steuerten Befunde bei; EKG bei Schussverletzungen des Herzens durften nicht fehlen.

Am zweiten Tag begann Broemser mit einer Einführung „*Physiologische Grundlagen der Behandlung der Herzinsuffizienz*" (Druck-Volumen-Kurven-Frequenzabhängigkeit, Kontraktionsrückstände, Gefäßelastizität, peripherer Widerstand, mathematische Ableitungen in einem Anhang). Nach einem pharmakologischen Referat Gremels diskutierte F. Volhard die Therapie aus klinischer Sicht – unter anderem Gauer, Kramer, Schäfer, Blumberger beteiligten sich an der Aussprache.

13. Tagung. Nach Kriegsausbruch tagte die Gesellschaft 1940 gemeinsam mit den Internisten in Wiesbaden, wie 1935 wieder mit dem Thema „Kreislauf und Atmung". Der Physiologe R. Wagner, Innsbruck, diskutierte Beziehungen zwischen Druckwerten, Ventilations-Perfusions-Verhältnis, schwerkraftabhängiger Blutverteilung, Lungendehnung, Reservekapillaren, Gasaustauschfläche und Herzarbeit. Ludolf Brauer als Internist besprach vita minima und maxima sowie diagnostische Implikationen; das Knipping-Spirometer für Arbeitsversuche wurde vorgestellt. Höhenphysiologische und flugmedizinische Probleme schlossen sich an. Opitz belegte z. B. die erstaunliche Anpassungsfähigkeit an die Höhe. Koch zeigte, dass Glomera Paraganglien sind und nicht für die primäre Atemregulation verantwortlich sind.

14. Tagung. Die nächste Tagung 1941 in Bad Nauheim über „Kreislauf und Stoffwechsel" unter der Leitung Hochreins sollte für lange Zeit die „letzte" werden. Rein eröffnete mit einem begeisternden Experimentalvortrag, wobei er darstellte, welche Kreislaufgrößen durch den Stoffwechsel beeinflusst werden und wie der Stoffwechsel diese Größen variiert. Vor allem auf Wechselwirkungen wurde hingewiesen. Kurt Kramer, damals in Berlin, legte umfangreiche Befunde zu „*Stoffwechsel und Kreislauf des arbeitenden Skelettmuskels*" vor. „*Zur vegetativen Steuerung von Kreislauf und Gaswechsel*" äußerte sich Wezler, „*Zur experimentellen Sicherstellung der physikalischen Schlagvolumenbestimungsmethoden*" Thauer, damals bei Wezler in Frankfurt.

Ausgefallene Tagungen. Die für 1942 bzw. 1943 vorbereitete Tagung musste infolge des Krieges ausfallen. Ein Teil der Manuskripte wurde – in überarbeiteter Form – im Anhang des 15. Kongressbandes 1949 publiziert. Es ist geradezu ein Vergnügen, Ranke zur „*Theorie der physikalischen Schlagvolumenbestimmung*", Wezler zu den Methoden, Wetterer mit Deppe zu Fortschritten der Sphygmometrie zu studieren und einen Vortrag Ratschows über „*Sexualhormone und Kreislauf*" durchzulesen. Bis incl. 1948 fallen alle Tagungen aus.

NEUBEGINN

Seit dem Ende des 2. Weltkrieges hat sich die Kardiologie geradezu explosionsartig entwickelt. Das wurde möglich durch konsequente klinische und experimentelle Forschung sowie die Einführung einer ganzen Serie verfahrensmäßiger und technologischer Innovationen in Diagnostik und Therapie.

Grob schematisiert lassen sich bezüglich des myokardialen Energiestoffwechsels drei große, sich überlappende Phasen herausstellen:

1. Diagnose und Therapie angeborener und erworbener Herzfehler mit Einführung der Herzkathetertechnik, selektiver röntgenologischer Darstellung der zentralen Kreislaufabschnitte, Echokardiographie, Einführung der Hypothermie, der extrakorporalen Zirkulation, um nur einige Aspekte anzuführen. Die Verfügbarkeit von Antibiotika revolutionierte die Therapie des akuten rheumatischen Fiebers und der baktieriellen Endokarditis, war damit gleichzeitig Prophylaxe erworbener Herzfehler. Der Wunsch der Kardiochirurgen nach einem blutleer-übersichtlichen und ruhigen Operationsfeld über einen längeren Zeitraum führte zur Einführung der Kardioplegie. Voraussetzung waren unter anderem Kennt-

nisse zur Physiologie der Wiederbelebung, zum myokardialen Energiestoffwechsel unter physiologischen und ischämischen Bedingungen und zu seiner Beeinflussbarkeit im Sinne einer Protektion. Die erarbeiteten Kenntnisse wurden später wichtige Voraussetzung für die Organkonservierung im Rahmen der Transplantationsmedizin.

2. Während der 60er-Jahre verlagerte sich der Schwerpunkt kardiologischer Forschung und Klinik mehr zu den Problemen der immer häufigeren koronaren Herzkrankheit. Wichtige Meilensteine waren sicher die Einführung der Koronarangiographie durch Sones, die Etablierung von internistischen Intensiveinheiten im Sinne der „coronary care units" sowie der koronaren Bypasschirurgie durch Favaloro. Für die rationale Therapie wurden mit der Physiologie und Pathophysiologie der Koronardurchblutung sowie der Determinanten des myokardialen Energiebzw. O_2-Bedarfs im Sinne des *Güte*quotienten Energieangebot/Bedarf wichtige Grundlagen erarbeitet. Die genauere Analyse myokardialer Dysfunktionen führte zu den Konzepten „stunning", „hibernation", „stuttering" als wichtige Grundlagen für die Indikation zur Bypassoperation. Die Einführung der systemischen und topischen Lysetherapie hat wie die PTCA ganz wesentlich zum Fortschritt beigetragen. Ziel ist jeweils die Verhinderung oder die Verkleinerung eines Infarktes sowie die Prophylaxe der Herzinsuffizienz. Hier wurde der Linzbach'sche Begriff der Gefügedilatation als Umbau (= „remodeling") des Myokards wieder aufgegriffen und die Veränderungen der extrazellulären Matrix im Sinne der Fibrosierung berücksichtigt. Die Entwicklung neuer Konzepte zur Hypertonietherapie wirkte unterstützend. Die Beobachtung, dass das Myokard über intrazelluläre Anpassungsstrategien verfügt, ein Phänomen, das als „preconditioning" bezeichnet wird, war überraschend und hat die Forschung auch auf molekularbiologischem Sektor stimuliert.
3. Ab Mitte der 80er-Jahre wird die so genannte „vaskuläre Biologie" immer dominanter und interessanter. Ausgehend von der Beobachtung, dass das gefäßdilatierende Acetylcholin bei geschädigtem Endothel vasokonstriktorisch wirkt, wird ein „endothelial derived relaxing factor" (EDRF) postuliert, der als NO identifiziert werden konnte. Neben NO produziert das Endothel weitere vasodilatatorische aber auch vasokonstriktorische Substanzen. Die Debatte um die Mechanismen der lokal metabolischen Regulation der Koronardurchblutung wurde durch diese Befunde enorm stimuliert und die Adenosin-Hypothese der 60er-Jahre erweitert. Die Vorstellungen zur Arterioskleroseentwicklung, von Restenosierungsprozessen nach PTCA, das Verständnis der Pathophysiologie von Hypertonie und Insuffizienz sind durch das Konzept der endothelialen Dysfunktion erstaunlich vorangekommen.

MYOKARDPROTEKTION UND STOFFWECHSEL

Zur Aufrechterhaltung von Struktur und Funktion benötigt jede Zelle Energie. Im Myokard kann der Energiebedarf nur unter aeroben Bedingungen voll gedeckt werden. Bei O_2-Mangel kommt es zwangsläufig zum zellulären Energiedefizit, das sich in Störungen aller energieverbrauchenden Prozesse – etwa Strukturerhaltung, Ionentransport, kontraktile Funk-

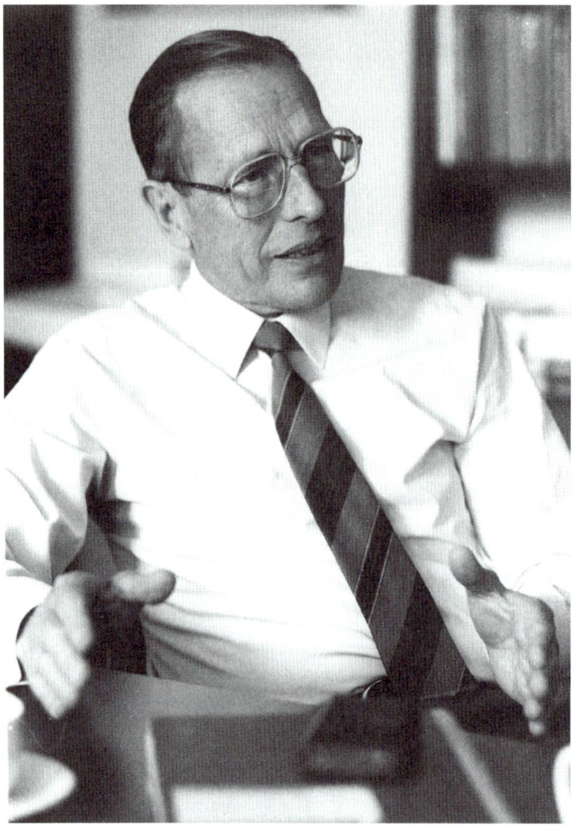

Abb. 5.6
H.J. Bretschneider

tion – äußert und schließlich zur irreversiblen Myokardschädigung führt. Nach Unterbrechung der O_2-Versorgung treten die Störungen in einer charakteristischen Reihenfolge auf. Die Terminologie geht im Wesentlichen auf Untersuchungen von Schneider und Opitz mit Thorn (siehe 19. Tagung 1953) am ZNS zurück und lässt sich ohne Schwierigkeiten auf das Herz übertragen. Die typischen Phasen des störungsfreien Intervalls, der Überlebens- und der Wiederbelebungszeit sind naturgemäß vom Energiebedarf abhängig und dementsprechend stark variabel. Insofern überrascht es nicht, wenn für die vom Herzen tolerierten Ischämiezeiten Werte zwischen etwa 5 und maximal 20–25 min angegeben wurden. Die Kardiochirurgie suchte, den Schwierigkeiten durch selektive evtl. intermittierende Koronarperfusion, Senkung des Energiebedarfs durch Hypothermie (siehe Brendel, 23. Tagung 1957) oder durch einen induzierten Herzstillstand zu begegnen.

Unter körperlichen Ruhebedingungen verbraucht das Myokard etwa 8 ml O_2/100 g/min, während Flimmerns oder bei extrakorporaler Zirkulation leerschlagend etwa 4 ml O_2/100g/min. Die Versuche, einen Stillstandsumsatz (unter anderem [9]) etwa durch hohe Dosen Acetylcholin oder Injektion von Kaliumsalzen zu ermitteln, verliefen unbefriedigend (siehe 27. Tagung 1961, S. 32–59). Fortschritte wurden erzielt, als Bretschneider zur sicheren Kardioplegie den Na-Ca-Entzugstillstand unter Beigabe von Procain vorschlug und erprobte (siehe 30. Tagung 1964). Bonhoeffer bestimmte reproduzierbar den O_2-Bedarf eines stillstehenden Herzens mit 0,6–0,8 ml O_2/100 g/min; die Werte entsprechen damit den Befunden an der ruhenden Skelettmuskulatur. Die so erreichbare Verbesserung der Ischämietoleranz kann durch Kombination mit Hypothermie bei Q_{10}-Werten um zwei weiter optimiert werden. Das bereits 1967 von Sondergaard und Senn in die Klinik eingeführte Verfahren wurde in den Folgejahren vergleichend zu anderen Kardioplegiemethoden weiterentwickelt (HTK-Lösung; unter anderem mit Gebhard, Preuße, Schnabel, Nordbeck), ein Resümee auf der 53. Tagung 1987 (Gebhard, Hellberg) vorgelegt und die Lösung z. T. modifiziert auch für die Konservierung anderer Organe (Niere, Leber, Pankreas) eingesetzt.

Die Analyse der während Ischämie und Reperfusion ablaufenden Stoffwechselvorgänge, der Störungen beteiligter Zellkomponenten wie Membran, Mitochondrien oder sarkoplasmatisches Retikulum wurde für das Verständnis der Schädigungsmechanismen wie für Optimierungs- und Therapiestrategien von großer Bedeutung. Gleichermaßen wichtig für die Kardioplegie sind sie aber auch für viele Aspekte der koronaren Herzkrankheit wie Angina pectoris, Infarkt und deren Therapie entscheidend. Beteiligt waren eine Reihe von Arbeitsgruppen mit einer Vielzahl von Wissenschaftlern. Zu nennen sind hier – stellvertretend ohne Anspruch auf Vollständigkeit – Fleckenstein und Gerlach mit Kammermeier, Zimmer,

Becker, Bretschneider und Kübler, Spieckermann, Piper, Isselhard, Schaper, Lochner, Hirche, Arnold, später Heusch und Deussen.

Sie haben letztlich mit ihren vielfältigen Untersuchungen die experimentelle Basis für Myokardprotektion und Infarktgrößenreduktion bzw. -therapie erarbeitet. Auf einzelne Komplexe näher einzugehen, würde den Rahmen dieser Darstellung sprengen – die Durchsicht der Kongressbände zeigt jedenfalls, dass praktisch in jedem Jahr wichtige Befunde in Übersichtsreferaten oder Einzelbeiträgen vorgetragen wurden. Wichtige Jahrestagungen in diesem Zusammenhang waren z. B. 1961 (Stoffwechsel), 1964 (Herzstillstand), 1968 (Dilatation und Insuffizienz), 1972 (Hypertrophie), 1975 (koronare Herzerkrankung), 1979 (frischer Infarkt), 1982 (Perfusion), 1987 (Ischämietoleranz), 1998 (Heterogenität von Durchblutung, Stoffwechsel und Funktion), 2000 (koronare Durchblutung und myokardiale Perfusion). Übersichten zum Teil mit umfangreicher Literatur finden sich bei Gebhard et al. [7], Vinten-Johansen et al. [12], Chambers u. Hearse [3], Kantor et al. [10].

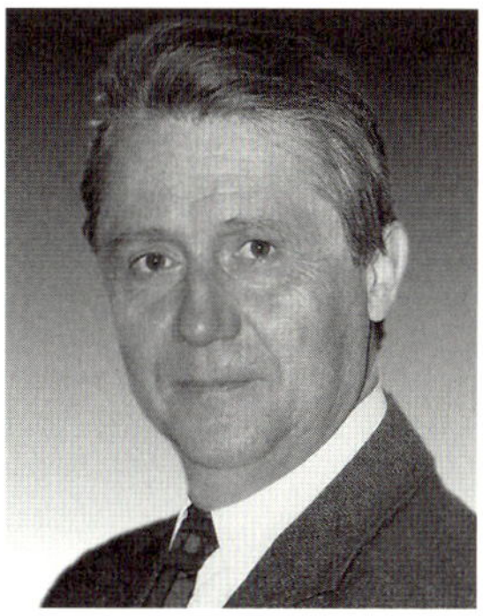

Abb. 5.7
W. Lochner

ENERGIEANGEBOT UND BEDARF

Wie angesprochen kann die Güte der Energieversorgung durch den Quotienten Angebot/Bedarf quantifiziert werden. Normalerweise > 1 kann demnach von einer Luxusversorgung ausgegangen werden. Im Rahmen der koronaren Herzkrankheit kann es zu Situationen kommen, in denen ein Missverhältnis zwischen diesen beiden Größen mit Entwicklung eines Energiedefizits auftritt. Klinische Manifestationen sind Angina pectoris und Infarkt.

Die Energiebereitstellung für Pump- und Syntheseleistung sowie den aktiven Ionentransport erfolgt durch Spaltung von ATP, das aerob resynthetisiert wird. Der O_2-Verbrauch ist somit ein Maß des Energiebedarfs. Ausgehend von den oben angegebenen 8 ml O_2/100 g/min, kann dieser Bedarf je nach Randbedingungen der Hämodynamik ansteigen auf Werte bei maximaler Belastung um 80 ml/100 g/min (HZV × 5, Druck × 2; vgl. Abb. 5.6). Bretschneider und Hellige zeigten 1976 (42. Tagung), dass sich der Energiebedarf additiv aus dem Basisbedarf für die Erhaltung der Struktur und Funktionsbereitschaft (~1 ml/100 g/min), der Energie für den aktiven Ionentransport (~1 ml/100 g/min) bei normaler Frequenz, dem Bedarf für die aktive Entwicklung der Wandspannung (~3 ml/100 g/min) sowie der Höhe der Wandspannung, die für den Auswurf aufgebaut und gehalten werden muss (ebenfalls ca. 3 ml/100 g/min) ergibt. Bis auf den Basisbedarf fallen anteilsmäßig die Energieteilbeträge pro Herzschlag an, sodass die Frequenz mit berücksichtigt werden muss. Entscheidende Größen sind also die Wandspannung, die Kontraktionsgeschwindigkeit und als Multiplikator die Frequenz. Die Teilbeträge können zu einer Formel zur hämodynamischen Bestimmung des Energiebedarfs zusammengefasst werden.

Ansatzpunkte zur Senkung überhöhter Energiebedarfswerte bestehen in einer Abschirmung gegen die positiv inotropen und chronotropen Einflüsse der Katecholamine, einer Verkleinerung des Herzens (z. B. durch „pooling") sowie in einer Senkung der Druckbelastung.

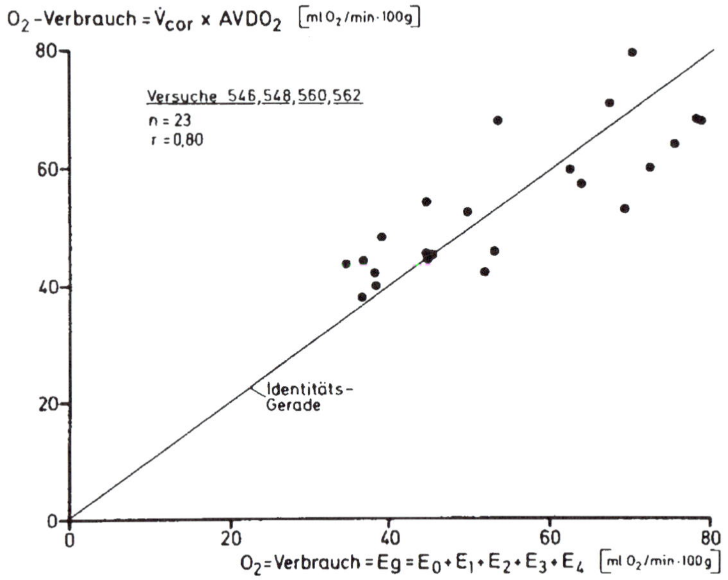

Abb. 5.8
„Simultane Messungen des Sauerstoffverbrauchs des Hundherzens … unter maximaler Stimulierung des kontraktilen Systems durch kombinierte Infusionen von Dopamin, Noradrenalin und Isoprenalin." (Aus *Verh* 1976, 17)

Die Energieversorgung des linken Ventrikels erfolgt phasisch während der Diastole, die intramykardialen Gefäße werden durch die Kontraktion komprimiert. In körperlicher Ruhe beträgt die Koronardurchblutung – autoreguliert zwischen 60 und 160 mmHg – ca 80 ml/100 g/min, entsprechend 240 ml/min für das Gesamtherz oder rund 5% des HMV. Durch maximale Gefäßdilatation kann bei konstantem Blutdruck ein Fluss bis etwa 400 ml/100 g/min gemessen, die Koronarduchblutung demnach um Faktor 5 gesteigert werden.

Diese so genannte „Koronarreserve" ist bei koronarer Herzkrankheit, Hypertrophie etc. zunehmend eingeschränkt. Bei maximaler Belastung mit entsprechendem Druckanstieg sind Flussraten bis über 800 ml/100 g/min zu erwarten, die tierexperimentell auch gemessen wurden (Abb. 5.8). Die koronarvenöse O_2-Sättigung liegt relativ konstant bei 30%, sodass Ausschöpfungsreserven kaum vorhanden sind. Steigerungen des Energiebedarfs oder reduzierter O_2-Gehalt etwa bei Anämien müssen zwangsläufig über einen Anstieg der Koronardurchblutung abgedeckt werden. Die Regulation der Durchblutung erfolgt dabei überwiegend lokal metabolisch mit relativ geringen vegetativ-nervösen Beeinflussungsmöglichkeiten.

Die Mechanismen dieser Regulation sind auch heute noch nicht abschließend geklärt. Neben dem Adenosin sind sicher NO und Endothelin von Bedeutung. Eine exakte Messung der Koronardurchblutung, auch in hohen Flussbereichen, ist mit der Argon-Fremdgasmethode nach Bretschneider, eine Abschätzung sonographisch, nuklearmedizinisch oder mit Dilutionsverfahren möglich. Experimentell ist die Mikrosphärentechnik weit verbreitet.

Auf interessante Aspekte wie die Differenzierung des koronaren Widerstandes in eine vasale und eine myokardiale Komponente, die Heterogenität von Durchblutung, Stoffwechsel und Funktion, Kollateralen mit Arterio- bzw. Angiogenese oder etwa das „Gartenschlauchphänomen" kann hier nur hingewiesen werden.

Abb. 5.9
E. Gerlach

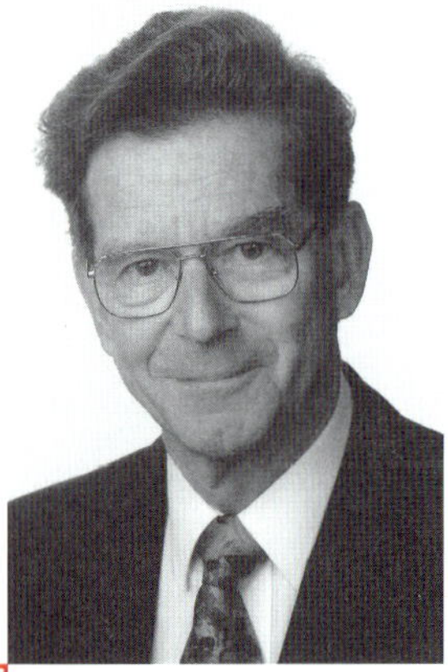

Kommt spontan oder therapeutisch eine Reperfusion eines betroffenen Versorgungsbereichs zustande, ist mit einer ungestörten Funktion frühestens nach Ablauf einer Erholungszeit zu rechnen. Häufig beobachtet man trotz (fast) normaler Durchblutung eine längere Beeinträchtigung der kontraktilen Funktion, ein Phänomen, das als „stunning" bezeichnet wird. Es handelt sich um ischämisch zwar geschädigtes, aber nicht nekrotisches Gewebe, das sich noch nach Tagen bis Wochen erholen kann. Hiervon abzugrenzen ist das sog. „hibernating myocardium", eine myokardiale Dysfunktion bei kritisch reduzierter Perfusion, die ebenfalls potenziell reversibel ist, wenn das Angebot-Bedarfs-Verhältnis etwa durch Bypassoperationen verbessert bzw. normalisiert wird. Ob es sich hierbei wirklich um eine myokardiale Anpassungsstrategie wie beim „preconditioning" handelt, bleibt abzuwarten.

Von deutscher Seite waren an der Erarbeitung des komplexen Bildes eine große Zahl von Wissenschaftlern aus Klinik und Grundlagenfächern beteiligt. Ohne Anspruch auf Vollständigkeit möchte ich anführen: Fleckenstein, Gerlach, Kammermeier, Schrader, Zimmer, Becker, Bretschneider, Kübler, Spieckermann, Strauer, Tauchert, Rau, Piper, Wollenberger und Krause, Lochner mit Arnold, Hirche, Heusch, Thämer, Deussen, Ertl dann Bassenge, Busse, Holtz, Pohl, Drexler, Zeiher, J. und W. Schaper und viele mehr, die auf den Tagungen immer wieder wichtige Aspekte beigetragen haben. Eine aktuelle übersichtliche Einführung in die Gesamtproblematik geben Feigl u. Schaper [4], eine umfangreichere, sehr überzeugende Darstellung Heusch u. Kübler [8].

LITERATUR

1. Acierno LJ (1994) The history of cardiology. The Parthenon Publishing Group, London Casterton New York
2. Bing RJ (ed) (1999) Cardiology. The evolution of the science and the art, 2nd edn. Ruthers University Press, New Brunswick/NJ London
3. Chambers DJ, Hearse DJ (2001) Cardioplegia and surgical ischemia. In: Sperelakis N et al. (eds) Heart physiology and pathophysiology, 4th edn. Academic Press, San Diego San Franzisco New York, pp 887–925
4. Feigl EO, Schaper W (2001) Physiology of coronary circulation. In: Crawford MH, DiMarco JP (eds) Cardiology. Mosby, St. Louis, pp 2.1.1–2.1.9
5. Fishman AP, Richards DW (eds) (reprint 1982) Circulaton of the blood. Men and ideas. American Physiological Society, Bethesda/MD
6. Fleming PR (1997) A short history of cardiology. Editions Rodopi, Amsterdam Atlanta/GA
7. Gebhard M-M, Bretschneider HJ, Schnabel PA (1989) Cardioplegia principles and problems In: Sperelakis N (ed) Physiology and pathophysiology of the heart, 2nd edn. Kluwer Academic Publishers, Boston Dortrecht Lancaster, pp 655–669
8. Heusch G, Kübler W (1996) Coronary blood flow and myocardial ischemia. In: Julian DG et al. (eds) Diseases of the heart, 2nd edn. Saunders, Philadelphia, pp 978–999
9. Hoffmeister HE, Kreuzer H, Schoeppe W (1959) Der Sauerstoffverbrauch des stillstehenden, des leerschlagenden und des flimmernden Herzens. Pflügers Arch Ges Physio 269: 194
10. Kantor PG, Lopaschuk GG, Opie LH (2001) Myocardial energy metabolism. In: Sperelakis N et al. (eds) Heart physiology and pathophysiology, 4th edn. Academic Press, San Diego San Franzisco New York, pp 543–569
11. Pardee H (1920) An electrocardiographic sign of coronary artery obstruction. Arch Int Med 26: 244
12. Vinten-Johansen J, Ronson RS, Thourani VH, Wechsler AS (2001) Surgical myocardial protection. In: Gravlee GP et al. (eds) Cardiopulmonary bypass, 2nd edn. Lippincott, Williams & Wilkins, Philadelphia, pp 214–264

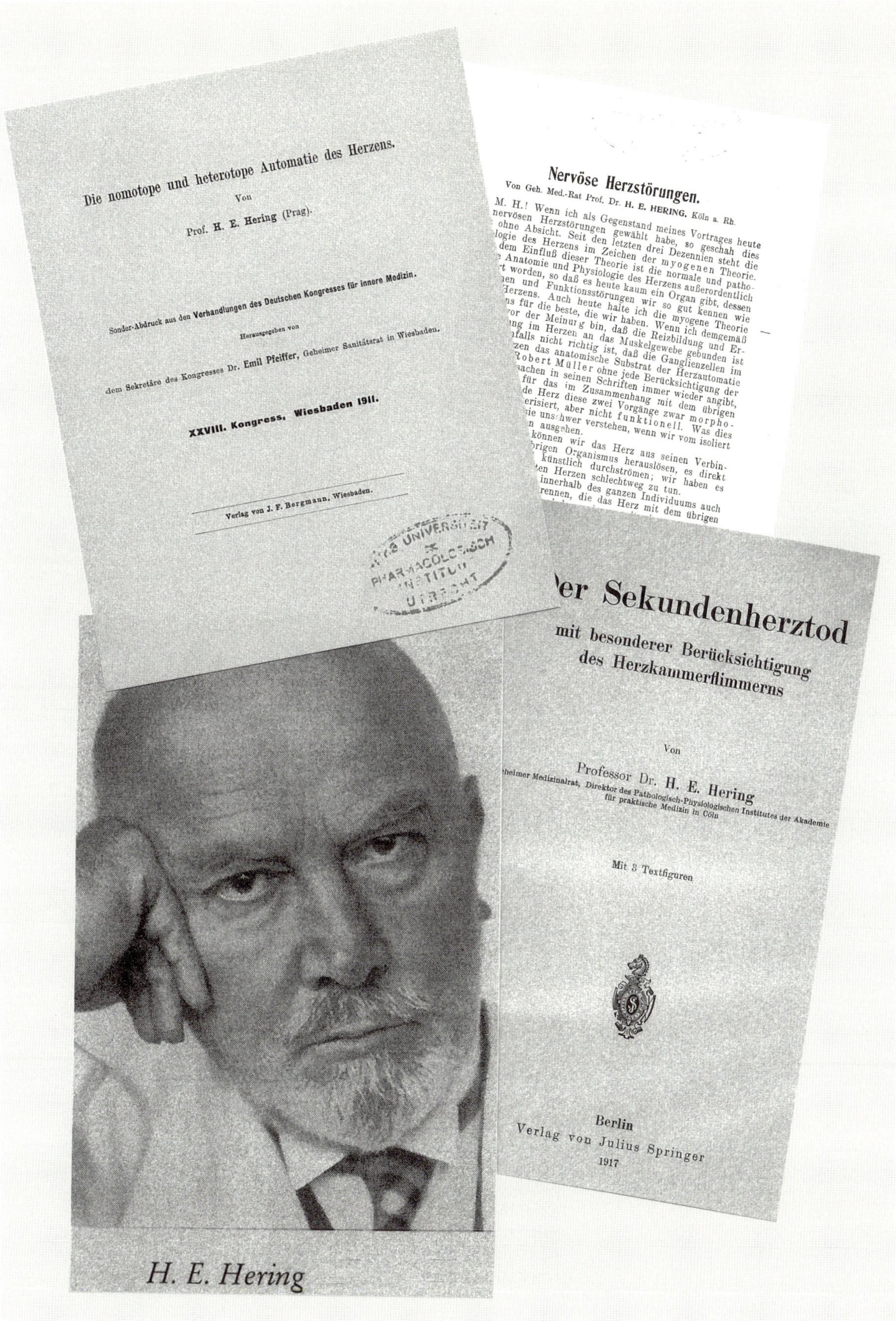
Die nomotope und heterotope Automatie des Herzens.

Von

Prof. H. E. Hering (Prag).

Sonder-Abdruck aus den Verhandlungen des Deutschen Kongresses für innere Medizin.

Herausgegeben von

dem Sekretäre des Kongresses Dr. Emil Pfeiffer, Geheimer Sanitätsrat in Wiesbaden.

XXVIII. Kongress, Wiesbaden 1911.

Verlag von J. F. Bergmann, Wiesbaden.

Nervöse Herzstörungen.

Von Geh. Med.-Rat Prof. Dr. H. E. HERING, Köln a. Rh.

M. H.! Wenn ich als Gegenstand meines Vortrages heute nervösen Herzstörungen gewählt habe, so geschah dies ohne Absicht. Seit den letzten drei Dezennien steht die logie des Herzens im Zeichen der myogenen Theorie. dem Einfluß dieser Theorie ist die normale und patho- Anatomie und Physiologie des Herzens außerordentlich t worden, so daß es heute kaum ein Organ gibt, dessen en und Funktionsstörungen wir so gut kennen wie Herzens. Auch heute halte ich die myogene Theorie ns für die beste, die wir haben. Wenn ich demgemäß vor der Meinung bin, daß die Reizbildung und Er- ng im Herzen an das Muskelgewebe gebunden ist nfalls nicht richtig ist, daß die Ganglienzellen im zen das anatomische Substrat der Herzautomatie Robert Müller ohne jede Berücksichtigung der achen in seinen Schriften immer wieder angibt, für das im Zusammenhang mit dem übrigen de Herz diese zwei Vorgänge zwar morpho- erisiert, aber nicht funktionell. Was dies ie unschwer verstehen, wenn wir vom isoliert n ausgehen.

können wir das Herz aus seinen Verbin- brigen Organismus herauslösen, es direkt künstlich durchströmen; wir haben es ten Herzen schlechtweg zu tun. innerhalb des ganzen Individuums auch rennen, die das Herz mit dem übrigen

Der Sekundenherztod

mit besonderer Berücksichtigung des Herzkammerflimmerns

Von

Professor Dr. H. E. Hering

Geheimer Medizinalrat, Direktor des Pathologisch-Physiologischen Institutes der Akademie für praktische Medizin in Cöln

Mit 3 Textfiguren

Berlin

Verlag von Julius Springer

1917

H. E. Hering

Archiv f. d. ges. Physiol. 1907, CXVI, 143-158

Ueber die Automatie des Säugethierherzens.

Von

Prof. **H. E. Hering** (Prag).

(Hierzu Tafel IX und X.)

Dass das Herz die Bedingungen seiner Thätigkeit in sich selbst enthält, hat schon vor 150 Jahren A l b r e c h t v. H a l l e r angegeben.

Die neueren Isolirungsmethoden des Säugethierherzens sind gleichzeitig die einwandsfreien Bestätigungen jener Thatsache.

Mit Hilfe dieser Methoden sind wir auch in die Lage gekommen, uns experimentell mit der Lö... der weiteren Frage zu beschäftigen: Vermag jede... ...s Säugethierherzens Ursprungsreize ...

...er Frag... ...f die ...en The... ...igen.

Archiv f. d. ges. Physiol. 1905, CVIII, 267-280

Nachweis, dass das His`sche Uebergangsbündel[1]) Vorhof und Kammer des Säugethierherzens functionell verbindet.

Z w e i t e M i t t e i l u n g [2]).

Von

Prof. Dr. **H. E. Hering** (Prag).

(Mit 4 Textfiguren und Tafel III und IV.)

Die Autopsie übertrifft bekanntlich selbst die beste Beschreibung. Da ich das von W. His jun. beschriebene Uebergangsbündel noch nicht in natura gesehen hatte, fuhr ich nach Leipzig, wo es mir College S p a l t e h o l z, unter dessen Leitung sich R. Retzer mit der anatomischen Nachprüfung des His`schen Uebergangsbündels beschäftigt hatte, am menschlichen Herzen zeigte.

Nach Prag zurückgekehrt, präparirte ich diese Bündel selbst an einigen menschlichen Herzen und sah mir seine Lage beim Hundeherzen an. In dieser Wei... ...ereitet, tötete ich am 21. Februar in der Aethernarkose ... ...inen Hund, durchschnitt am schlaglosen Her... Gegend, in welcher das Bündel v... Herz von der Aorta aus mit ... V o r h ö f e u n d b e i d ... c o o r d i n i r t, a b e r d i e ... u n d V w a r v o l l s t ä n ...

1) His nennt in seiner ... medicinischen Klinik zu Leipzig) ... Bündel das "Uebergangsbündel". ... vor, es mit seinem Namen zu verb... nennen.

2) Siehe diese Archiv ...

I. Ueber ungleichsinnige Betheiligung der Kammern des Säugethierherzens beim Kammeralternans.

(Experimentelle Untersuchung aus den Jahren 1907/1908.)

Von

Prof. H. E. Hering (Prag).

II. Ueber Verstärkung des Alternans der automatisch schlagenden Kammern durch Vagusreizung.

Von

Prof. H. E. Hering (Prag).

III. Ueber alternirende und nichtalternirende Grössenschwankungen des Carotispulses und der Kammercontraction des Säugethierherzens.

Von

Doc. Dr. J. Rihl.

IV. Die Erklärung des Herzalternans und seine Beziehung zu den extracardialen Herznerven.

Von

Prof. H. E. Hering (Prag).

Sonder-Abdruck aus der Zeitschrift f. exp. Pathologie u. Therapie. 10. Band.

(Verlag von August Hirschwald in Berlin.)

Archiv f. d. ges. Physiol. 1900, LXXXII, 1-33

Zur experimentellen Analyse der Unregelmäßigkeiten des Herzschlages.

Von

Dr. **H. E. Hering**

Professor der allgemeinen und experimentellen Pathologie in Prag.

(Hierzu Tafel I - VI.)

In einer früheren Mittheilung (1) hatte ich angegeben, dass die von K n o l l (2) und H e i d e n h a i n (3) beobachteten Unregelmässigkeiten des Herzschlages bei Blutdrucksteigerungen auch dann auftreten, wenn das Herz vom extracardialen Nervensystem vollständig isolirt ist. Diese Isolirung ist mit Hülfe der von mir beschriebenen Methode einfacher und vollständiger, als wenn man die Halsnerven, das untere Hals- und das oberste Brustganglion des Symptathicus exstirpirt, wie dies Knoll bei Kaninchen, Heidenhain an einem Hunde thaten.

6 Geschichte der Rhythmologie

B. Lüderitz

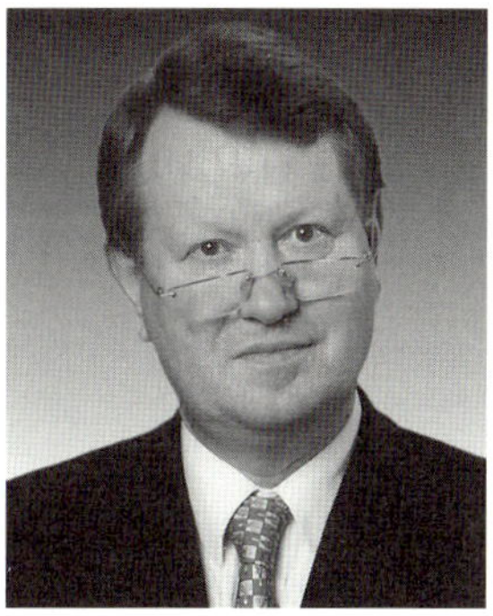

B. Lüderitz

La science n'a pas de patrie.
Louis Pasteur
(1822–1895)[1]

Herzrhythmusstörungen – wesentliches Thema der deutschen Fachgesellschaft

Naturgemäß gibt es keine deutsche Rhythmologie – genauso wenig wie eine deutsche Physik oder eine deutsche Genetik existiert oder existiert hat. Es kann aber sehr wohl von der Entwicklung der Rhythmologie in Deutschland die Rede sein. Diese klinische wie experimentelle Entwicklung wird in hervorragendem Maße durch die Jahrestagungen der zuständigen Fachgesellschaft – ursprünglich Deutsche Gesellschaft für Kreislaufforschung, späterhin Herz- und Kreislaufforschung, heute Deutsche Gesellschaft für Kardiologie – Herz- und Kreislaufforschung (DGK) – reflektiert, sowie durch die Fachzeitschriften der Gesellschaft und die seit 1974 bestehenden Herbsttagungen, die der praktisch-klinischen Kardiologie gewidmet sind.

Bereits die 1. Tagung 1928 unter der Präsidentschaft von Geheimrat Prof. Dr. H.E. Hering, Köln (vormals Prag), widmet sich unter dem Rahmenthema „Herz" dem Problem der Herzschlagfolge („Unsere Kenntnisse von den normalen und abnormen Herzreizen" – J. Rihl, Prag), wie auch

[1] Louis Pasteur, ehemaliger Ehrendoktor der Universität Bonn (Pasteur gab allerdings nach dem Bombardement von Paris durch deutsche Truppen 1871 diese Ehrendoktorwürde zurück – als Franzose, obwohl die Wissenschaft ein Vaterland nicht kennt! – „La science n'a pas de patrie.")

Hering selbst zahlreiche Arbeiten zur Reizbildung und Erregungsleitung des Herzens publizierte (siehe die beiden Abbildungsseiten zu Beginn des Kapitel 6). Nicht zuletzt qualifizierten ihn diese herausragenden Veröffentlichungen für das Ehrenamt des Vorsitzenden der 1. Jahrestagung unserer Gesellschaft. Von Hering stammt übrigens auch die Namensgebung His'sches Überleitungsbündel unter Bezugnahme auf die einschlägigen Publikationen von Wilhelm His Jr. [13].

Erst die 13. Jahrestagung der Gesellschaft, die 1940 in Wiesbaden stattfand, stand unter dem Hauptthema „Atmung und Kreislauf" und wurde von dem Pionier der Elektro- und Vektorkardiographie Prof. Dr. Fritz Schellong, Prag (später Münster), geleitet. Nach längerer kriegsbedingter Pause fand 1952 die 18. Jahrestagung unter dem Rahmenthema „Elektrokardiogramm" statt (Tagungspräsident E. Boden, Düsseldorf). Im Jahre 1964 (30. Jahrestagung) wurden dann wieder rhythmologische Fragen: Herzstillstand, Herzstillegung und Wiederbelebung des Herzens (Tagungspräsident E. Schütz, Münster) aufgenommen und sodann 1969 (35. Jahrestagung nunmehr fortlaufend in Bad Nauheim) unter K. Spang, Stuttgart, mit dem Thema „Rhythmusstörungen des Herzens" fortgeführt. – S. Effert, Aachen, wählte 1981 zur 47. Jahrestagung der Gesellschaft die „Therapie der Arrhythmien" zum Hauptthema neben der Echokardiographie, der er sich besonders verpflichtet fühlte.

Im Themenkatalog von F. Bender, Münster (52. Jahrestagung – 1986 in Mannheim) dominierten das autonome Nervensystem und die Herzrhythmusstörungen. Naturgemäß machten die klinischen und experimentellen Elektrophysiologen M. Schlepper, Bad Nauheim, 1988 bei der 54. Jahrestagung und H. Scholz 1992 (58. Jahrestagung) die Herzrhythmusstörungen und die antiarrhythmische Therapie zu einem der stets zahlreicher werdenden Hauptthemen. In immer engerer zeitlicher Abfolge wiesen die späteren Jahrestagungen, der klinisch-wissenschaftlichen Bedeutung folgend, die Herzrhythmusstörungen als Hauptthema auf: 62. Jahrestagung 1996 (B. Lüderitz, Bonn), 64. Jahrestagung 1998 (L. Seipel, Tübingen) und 65. Jahrestagung 1999 (H. Just, Freiburg) sowie 67. Jahrestagung 2001 (H. Klein, Magdeburg).

So ist davon auszugehen, dass auch die künftigen Frühjahrs- und Herbsttagungen der DGK – Herz- und Kreislaufforschung auf das Hauptthema Rhythmologie bzw. Herzrhythmusstörungen nicht verzichten können, so wie dies bei den großen internationalen meinungsbildenden Tagungen des American College of Cardiology (ACC) und der American Heart Association (AHA) längst die Regel ist.

In unserer Gesellschaft widmen sich darüber hinaus mehrere Arbeitsgruppen (AG) rhythmologischen Fragen: so die auf Initiative des Verfassers 1982 gegründete AG Herzschrittmacher, die AGs Arrhythmie, kardiovaskuläre Molekularbiologie und Gentechnologie, zelluläre Elektrophysiologie und zumindest partiell die AG Klinische Pharmakologie. Historisch-rhythmologischen Problemen nimmt sich schließlich seit 1999 die Projektgruppe „Geschichte der Kardiologie" unter dem derzeitigen Vorsitz des Berichterstatters an.

Sonderdruck aus „Zeitschrift für Kreislaufforschung"
Band 42 *Heft 9/10* *1953*
Verlag von Dr. Dietrich Steinkopff, Darmstadt

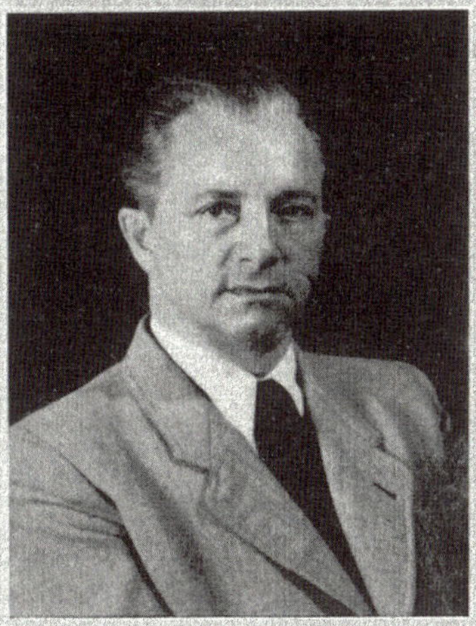

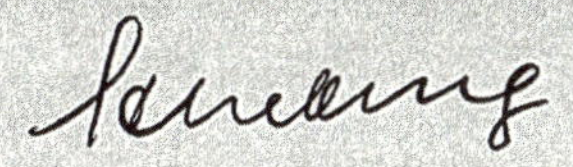

In memoriam Fritz Schellong

* 10. 9. 1891 † 18. 1. 1953

Von Prof. E. Schütz (Münster)[1])

Mit dem Tode von Prof. Fritz Schellong hat die deutsche Kardiologie einen besonders schweren Verlust erlitten. Es ist uns deshalb ein ganz persönliches, aufrichtig und herzlich empfundenes Bedürfnis, sein wissenschaftliches Lebenswerk in seinem Werdegang und in seinen Lei-

[1]) Nach einer Ansprache, gehalten bei der Gedenkfeier der Medizinischen Fakultät der Universität Münster am 24. 2. 1953.

Fritz Schellong wurde am 10. Januar 1891 in Königsberg/Pr. (heute Kaliningrad) geboren. Er studierte Medizin in seiner Heimatstadt und in Jena. Das Staatsexamen und seine Promotion schloss er 1920 ab, gefolgt von 5jährigem Militärdienst. Seine klinische Ausbildung beendete er in Kiel. Danach nahm er Untersuchungen zur Genese der Herzrhythmusstörungen und des Elektrokardiogramms am Physiologischen Institut der Universität Würzburg auf. 1933 übernahm Schellong die Leitung einer privaten Krankenanstalt in Heidelberg (Speyerers Hof) und qualifizierte sich dort als Pionier der Vektorkardiographie. 1939 wurde Schellong als internistischer Ordinarius an die Universität Prag berufen; ein Jahr später folgte er einem Ruf an die Universität Münster. Schellong verstarb – erst 61 Jahre alt – am 18. Januar 1953 in Münster.

VEKTORDIAGRAPHIE DES HERZENS ALS KLINISCHE METHODE.

Von

F. SCHELLONG.

Aus der Krankenanstalt Speyerershof in Heidelberg (Leiter: Prof. F. SCHELLONG).

Aus zahlreichen Spannungsdifferenzen, die während der Herztätigkeit entstehen, ergibt sich für *jeden Augenblick* der Herztätigkeit eine „resultierende Potentialdifferenz". Bei der Aufnahme des Ekg. projiziert sich diese resultierende Potentialdifferenz auf eine gedachte Verbindungslinie zwischen 2 Ableitungsstellen des Körpers (z. B. auf die Verbindungslinie zwischen rechtem Arm und linkem Arm) als „manifeste resultierende Potentialdifferenz". Die Kurve dieses Ekg. zeigt somit die Änderungen der manifesten Potentialdifferenz, die sich während eines Herzschlages in dieser Ableitung (Ableitung I) bemerkbar machen.

Mit seinem bekannten Dreieckschema hat EINTHOVEN den Weg gezeigt, auf dem es gelingt, aus den 3 Extremitäten-Ekg. sowohl die *Größe* wie die *Richtung* der manifesten Potentialdifferenz für jeden Augenblick des Herzschlages zu bestimmen. Es ergab sich, daß der *manifeste Vektor* während des Herzschlages eine *Drehung* ausführt. WEBER[8] hat das in der 1. Auflage seiner Elektrokardiographie näher dargestellt.

Diese Errechnung des Vektors aus den Ekg. ist mehrfach für die Beantwortung spezieller Fragen verwandt worden. EINTHOVEN[2]

Abb. 1: Frontale Ableitung. Im Herzen mag in einem gegebenen Augenblick eine Potentialdifferenz entstehen, deren Richtung und

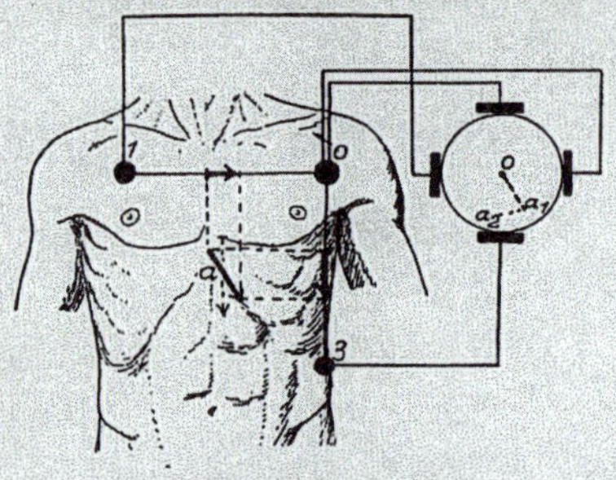

Abb. 1. Frontale Ableitung des Vektordiagramms.

Größe durch den ausgezogenen Pfeil *a* dargestellt ist. Leitet man allein mit den Plättchenelektroden 1 und 0 derart ab, daß man diese mit einem waagerechten Plattenpaar des Braunschen Rohres verbindet, so würde der Lichtstrahl horizontal um einen Betrag abgelenkt, der dem Pfeil auf der Verbindungslinie 1—0 entspricht; registriert man allein mit den Elektroden 0 und 3, indem man sie an ein senkrecht stehendes Plattenpaar des Braunschen Rohres anlegt, so würde der Lichtstrahl nach unten abgelenkt um einen Betrag, der dem Pfeil auf der Verbindungslinie 0—3 entspricht. Wirken beide Ableitungen gleichzeitig auf den Lichtstrahl ein, so wird er vom Nullpunkt nach dem Punkte a_1 geworfen; die Strecke $0-a_1$

REGULATIONSPRÜFUNG DES KREISLAUFS

Funktionelle Differentialdiagnose von Herz- und Gefäßstörungen

Von

Dr. med. FRITZ SCHELLONG

weil. Professor und Direktor der Medizinischen Universitätsklinik und Poliklinik in Münster i. W.

Bearbeitet von

Dr. med. BERNHARD LÜDERITZ

Privatdozent an der Medizinischen Universitätsklinik und Poliklinik in Münster i. W.

2. neubearbeitete Auflage

Mit 95 Abbildungen

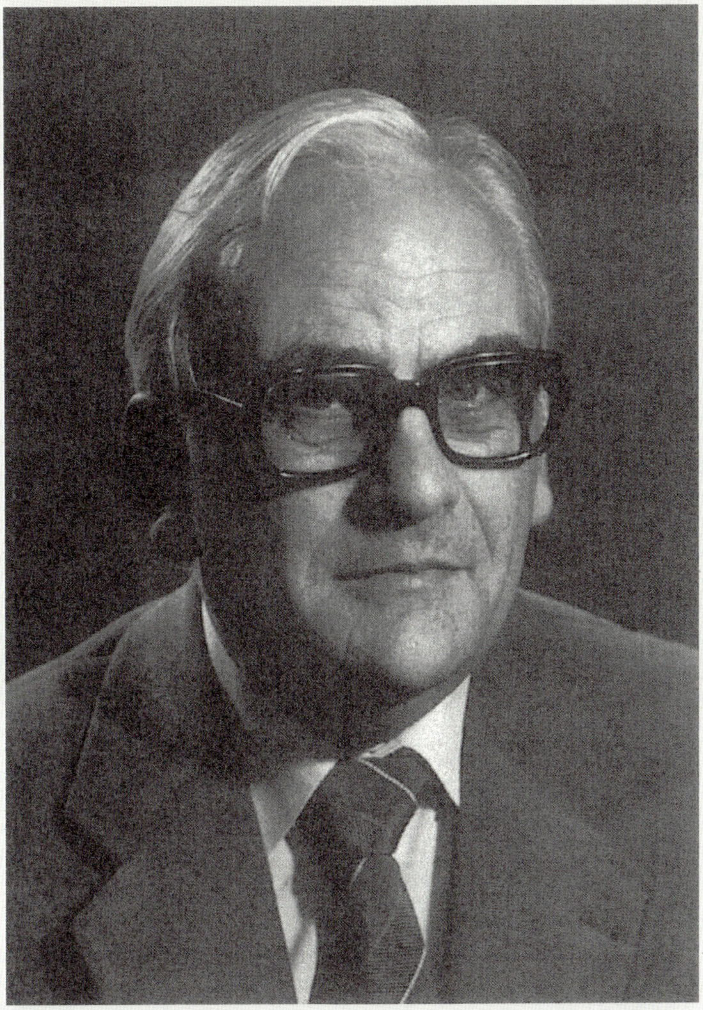

Franz Bender wurde am 13. Januar 1922 in der westfälischen Kleinstadt Ahlen geboren. Nach dem Abitur 1940 studierte er in Münster und Königsberg Medizin. Als Sanitätssoldat wurde er 1944 an der Ostfront lebensgefährlich verwundet. Nach Wiederaufnahme des Medizinstudiums in Münster schloss er dort 1948 mit dem Staatsexamen ab und promovierte 1949 ebenda. Die weitere Ausbildung erfolgte an der Med. Univ.-Klinik Münster, dem Physiologischen Institut Marburg und der Mayo Clinic in Rochester, MN, USA. 1961 wurde er Oberarzt an der Med. Univ.-Klinik Münster, 1965 apl.-Professor und 1971 erfolgte die Ernennung zum ordentlichen Professor für Innere Medizin – Schwerpunkt Kardiologie. Seine wissenschaftliche Tätigkeit bezog sich vorzugsweise auf Herzklappenfehler, klinische Prüfungen mit dem Kalziumantagonisten Verapamil und Gallopamil unter antiarrhythmischen Aspekten sowie Untersuchungen mit den Antiarrhythmika Propafenon, Flecainid und Cordichin, einer Kombination aus Verapamil und Chinidin. F. Bender starb am 8. Juli 1994 plötzlich und unerwartet auf einem Fahrradausflug seiner ehemaligen Klinik.

Bender: Med. Welt. 1966:20

Behandlung tachykarder Rhythmusstörungen des Herzens durch Beta-Rezeptorenblockade des Atrioventrikulargewebes

Aus der Medizinischen Klinik und Poliklinik der Westfälischen Wilhelms-Universität Münster
(Direktor: Prof. Dr. W. H. Hauss)

F. BENDER, N. KOJIMA, H. D. REPLOH und G. OELMANN

Vorhofflimmern, paroxysmale Tachykardie, Kammerflimmern

Experimentelle und klinische Untersuchungsergebnisse mit Substanzen selektiver Hemmwirkung auf adrenerge Rezeptoren des Herzens wurden in den letzten Jahren von verschiedenen Autoren mitgeteilt. Seit Ahlquist (1948) werden sie als „Beta-Rezeptorenblocker" bezeichnet. Zu den neueren Präparaten dieser Gruppe gehört Iproveratril, dem eine erweiternde Wirkung auf die Koronararterien zugeschrieben wird (Haas).

1. Vorhofflimmern

Bei 21 Patienten im Alter von 27-65 Jahren mit Vorhofflimmern verschiedener Ätiologie (Tab. 1) führte die intravenöse Injektion von je 5 mg Iproveratril ausnahmslos zur Abnahme der Kammerfrequenz. Bei den Fällen mit beträchtlich erhöhter Kammerfrequenz bestand, wie zu erwarten ein großes Pulsdefizit. Dieses konnte stets praktisch vollständig zum Verschwinden gebracht werden.

Kombinationstherapie der Herzrhythmusstörungen mit Chinidin und Verapamil

Berichte des ersten Cordichin-Symposiums

Herausgegeben von

F. Bender und K. Greeff

Mit Beiträgen von
G. Bachour, O. A. Beck, Th. Behrenbeck, F. Bender, S. Berning, U. Borchard, H. U. Bramann, B. Brisse, M. Dorsel, M. Eichelbaum, D. W. Fleischmann, H. Gülker, D. Hafner, H. Heuer, P. Kleine-Katthöfer, H. R. Ochs, M. Scheininger, M. Schlepper, J. Thale, K. Theisen, K. E. Wirth

Steinkopff Verlag Darmstadt

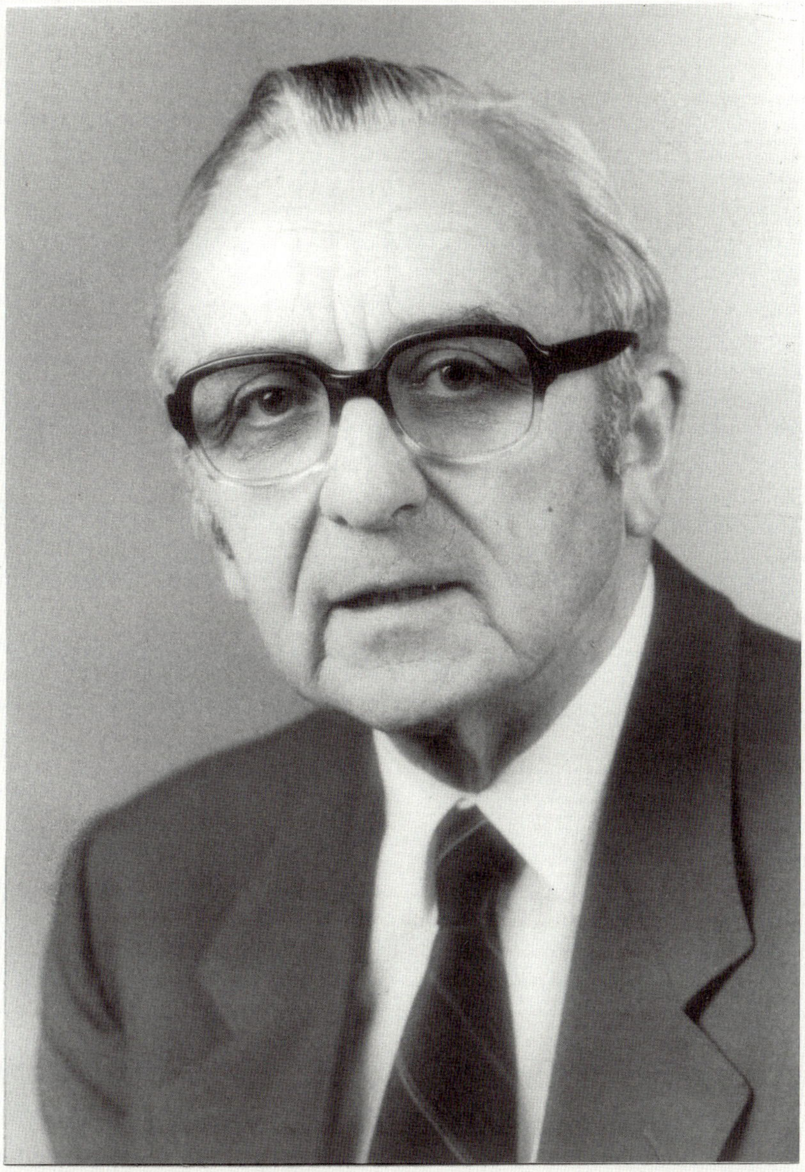

Prof. Dr. Sven Effert wurde am 31.03.1922 in Aachen geboren. Von 1940–1947 studierte er – unterbrochen durch Wehrdienst, Verwundung und Gefangenschaft – Medizin an den Universitäten Bonn, Freiburg und Düsseldorf. Nach medizinischem Staatsexamen und Promotion (1948) setzte er die Ausbildung in der pathologischen Anatomie und später in der inneren Medizin an der Universität Düsseldorf fort. 1965 wurde Effert zum apl. Professor ernannt. Mit Gründung der Medizinischen Fakultät an der Rheinisch-Westfälischen Technischen Hochschule Aachen wurde Effert 1966 als Lehrstuhlinhaber und Direktor der Medizinischen Klinik I berufen. Die Elektrotherapie von Herzrhythmusstörungen und besonders die Schrittmachertechnologie gehörten zu seinen speziellen klinisch-wissenschaftlichen Arbeitsfeldern, neben der Echokardiographie, die ihm wichtige innovative Impulse verdankt. Sven Effert, vielfach geehrt und ausgezeichnet, verstarb am 9. Januar 2000 in Aachen.

DEUTSCHE MEDIZINISCHE WOCHENSCHRIFT

87. JAHRGANG STUTTGART, 9. MÄRZ 1962 NUMMER 10

Aus der I. Medizinischen Klinik (Direktor: Prof. Dr. F. Grosse-Brockhoff) und der Chirurgischen Klinik (Direktor: Prof. Dr. E. Derra) der Medizinischen Akademie Düsseldorf

Die Therapie mit elektrischen Schrittmachern beim Adams-Stokes-Syndrom

Von S. Effert, H. Greuel, F. Grosse-Brockhoff und J. Sykosch

Das aus einer ungenügenden Blutversorgung des Zentralnervensystems resultierende Adams-Stokessche Symptomenbild ist Folge einer plötzlichen, kritischen Reduktion des Herzzeitvolumens. Diese kann einmal entstehen, wenn die Kammern still stehen oder extrem langsam mit einer kritischen Frequenz unter etwa 24/min schlagen. Diese „hypodyname" oder Lähmungsform stellt das Indikationsgebiet für die Anwendung elektrischer Schrittmacher dar. Die „hyperdyname" oder Reizungsform mit analoger Abnahme des Herzzeitvolumens durch eine hochgradige Kammertachykardie oder Kammerflattern und -flimmern steht in diesem Rahmen nicht zur Diskussion.

Als erster hat Duchenne in Bologne (20) im Jahre 1872 versucht, einen plötzlichen Stillstand der Herzkammern durch elektrische Reizung zu überbrücken. Schon zehn Jahre früher hatte Walshe (61) eine solche Möglichkeit diskutiert. Im Tierversuch wurde sie 1932 durch Hyman (35) verwirklicht. Wenn man den Hymanschen, noch mit einem Federmotor betriebenen Impulsgenerator betrachtet, dann wird verständlich, warum es weitere dreißig Jahre dauerte, bis die elektrische Stimulierung zu einer wirksamen Behandlungsmaßnahme ausgebaut war. Es bedurfte hierzu der modernen Impulstechnik mit Röhre oder Transistor, die auf mechanisch-bewegliche Teile ganz verzichten kann. Das Verdienst, die sprunghafte Entwicklung der letzten neun Jahre in Gang gesetzt und durch grundsätzliche Arbeiten gefördert zu haben, gebührt dem Amerikaner Zoll in Boston, der 1952 (64) die ersten positiven Behandlungsberichte vorlegen konnte. Seitdem nimmt die Zahl der Mitteilungen über die erfolgreiche elektrische Behebung des Herzstillstandes rasch zu. Die medizinische und technische Entwicklung vollzieht sich dabei in den verschiedenen Ländern auf teilweise parallelen Bahnen.

Der derzeitige Stand erlaubt es, einen Überblick über die Indikationen zum Einsatz elektrischer Schrittmacher zu geben und einige Richtsätze für das praktische Vorgehen am Patienten aufzustellen. Dabei ist es zweckmäßig, zu unterscheiden zwischen denjenigen Fällen, bei denen durch die elektrische Stimulation eine Notfallssituation mit temporärem Herzstillstand überbrückt werden soll und solchen, bei denen die automatische Reizbildung des Herzens endgültig durch einen elektrischen Schrittmacher ersetzt werden muß, weil die Kammern nicht oder zu langsam schlagen. Im ersteren Falle wird es sich darum handeln, von einem stationären elektrischen Impulsgeber aus dem Herzen für kurze Zeit elektrische Impulse zuzuführen, so lange, bis die Spontanaktivierung wieder mit ausreichender Frequenz in Gang gekommen ist. Soll dagegen der elektrische Schrittmacher die Aktivierung der Kammern dauernd übernehmen, so ist es unumgänglich, daß der Patient nicht an ein stationäres Gerät gebunden ist. Er muß den Impulsgeber bei sich tragen können oder der Stimulator muß implantiert sein. Die Anforderungen an die Apparaturen sind also ganz verschieden.

Die eigene Kasuistik erlaubt es, die heute gegebenen technischen Möglichkeiten für beide Formen darzustellen. Sie gibt darüber hinaus einen Einblick in die rapide technische Entwicklung der beiden letzten Jahre. Schließlich zeigt sie aber auch die noch ungelösten Probleme der elektrischen Stimulation.

Kasuistik

Der 19 Jahre alte Patient H. F. war bis zum 13. August 1960 niemals ernsthaft krank. An diesem Tage fuhr er mit seinem Motorrad auf einen quer zur Fahrbahn stehenden Omnibus auf. Er trug Hautabschürfungen im Gesicht, Prellungen an beiden Schultern und an den obe … davon und war 15 Minuten lang bewußtlos. Bei … er wieder voll bei Bewußt … weiter war al… fund n… und w…

Auf … 1960 … merk… In de… wied… Unte… gest… auf… av-… Kli…

(47

Fortschritte in der Kardiologie

Herausgegeben von W. Schaper und M. G. Gottwik

Vorsitzender: Prof. Dr. S. Effert, Aachen

- Therapie der Arrhythmien
- Echokardiographie

Mit Referaten zu den Hauptthemen von
R. R. Abendroth M. Anliker G. von Bernuth
K.-P. Bethge W. Bircks H. Blömer G. Breithardt
R. Erbel R. von Essen W. Gorissen P. Hanrath
C. H. Hertz F. C. Himmler W. Irnich R. Jacob
R. Jenni H. Just M. Kaltenbach R. Kaufmann
H. Klein E. Köhler H. P. Krayenbühl H. Kuhn
P. R. Lichtlen B. Lüderitz R. S. Meltzer W. Merx
J. Meyer J. Ostermeyer J. Roelandt H. Roskamm
W. Rutishauser H. Scholz P. Schweizer L. Seipel
B. E. Strauer A. Vieli W. B. Vletter A. Wirtzfeld

Steinkopff Verlag Darmstadt

ELEKTROMEDIZIN BAND 8/1963, NR. 3

Therapie mit elektrischen Schrittmachern

AUS DER CHIRURGISCHEN KLINIK (DIREKTOR: PROF. DR. E. DERRA) UND DER I. MEDIZINISCHEN KLINIK (DIREKTOR, PROF. DR. F. GROSSE-BROCKHOFF) DER MEDIZINISCHEN AKADEMIE DÜSSELDORF

J. SYKOSCH
S. EFFERT
K. G. PULVER
F. ZACOUTO

Zur Therapie mit elektrischen Schrittmachern. Ein implantierbarer, induktiv ausschaltbarer elektrischer Schrittmacher

Es wird ein implantierbarer elektrischer Schrittmacher beschrieben, der sich von den konventionellen Ausführungen dadurch unterscheidet, daß er perkutan auf induktivem Wege ausgeschaltet werden kann.

Sonderdruck

DEUTSCHE MEDIZINISCHE WOCHENSCHRIFT

SCHRIFTLEITUNG:
F. GROSSE-BROCKHOFF-DÜSSELDORF · H. KRAUSS-FREIBURG/BR. · W. v. BRUNN-STUTTGART · D. STAMM-MÜNCHEN · H. KÜBCKE-MÜNCHEN · F. LANGE-MÜNCHEN · GEORG THIEME VERLAG STUTTGART, HERDWEG 63

84 Jahrgang Stuttgart, 2. Januar 1959 Nr. 1, Seite 6—8/25

Aus der I. Medizinischen Klinik der Medizinischen Akademie Düsseldorf (Direktor: Prof. Dr. F. Grosse-Brockhoff)

Diagnostik intraaurikulärer Tumoren und großer Thromben mit dem Ultraschall-Echoverfahren

Von S. Effert und E. Domanig*

In einem Prozentsatz von etwa 0,5% wird eine Mitralstenose durch einen intraaurikulären Tumor bzw. einen großen Thrombus im linken Vorhof vorgetäuscht. Das Bild der Mitralstenose kann derart täuschend nachgeahmt sein, daß auf Grund der klinischen Befunde kein Zweifel an der Diagnose aufkommt. Spezielle Verfahren, wie die Angiokardiographie, die die Differentialdiagnose unter Umständen ermöglichen würden, kommen also gar nicht erst zur Anwendung, so daß der Chirurg in der Regel überraschend das Strombahnhindernis vor der Mitralklappe feststellt.

Wie kürzlich in dieser Zeitschrift mitgeteilt, haben wir diese Situation unter 700 Mitralstenosen dreimal erlebt (7). Die falsche klinische Diagnose ist aber insofern von erheblicher Tragweite, als der operative Eingriff meist als Probatoria abgebrochen und in zweiter Sitzung unter Anwendung der Hypothermie wiederholt werden muß. Denn die operative Entfernung derartiger Tumoren bzw. Thromben — auf die operativen Aspekte wird an anderer Stelle chirurgischerseits

* Mit Unterstützung durch die Deutsche Forschungsgemeinschaft.

HISTORISCHER ÜBERBLICK

Am Anfang der Rhythmologie stehen nicht nur die Anatomie und die Physiologie des Herzens, sondern auch die Analyse des Pulses, der die Herztätigkeit reflektiert.

Die Analyse des (peripheren) Pulses als mechanischer Ausdruck der Herztätigkeit reicht mehrere Jahrtausende zurück. Um 280 nach Christus schrieb in China Wang Shu He zehn Bücher über den Puls. Bei den alten Griechen wurde der Puls als Sphygmos bezeichnet. Die Sphygmologie umfasste dementsprechend die Lehre dieser Naturerscheinung. Der alexandrinische Arzt Herophilus soll um 300 vor Christus eine Wasseruhr dazu verwendet haben, den erhöhten Puls fiebrig erkrankter Patienten zu messen, während die komplizierte Pulslehre von Galen (ca. 130–200) in römischer Zeit – die in gewisser Hinsicht bis in das 19. Jahrhundert fortdauerte – die unterschiedlichen Pulsformen in der seinerzeit verbreiteten Annahme interpretierte, jedes Organ und jede Erkrankung habe eine eigene Pulsform. Galen versuchte, Abweichungen von einer mittleren Norm des einzelnen Schlages mit relativen Kriterien zu definieren, empfahl aber noch nicht, ganze Pulsationen in bestimmten Zeitintervallen zu zählen.

Als man Anfang des 16. Jahrhunderts damit begann, quantitative Methoden in die Naturwissenschaften einzuführen, lag es nahe, den Puls als vitales Maß bzw. als natürliche Messeinheit zu verwenden. Für das gesamte 17. Jahrhundert blieb die Pulsmessung nur innerhalb der physiologischen Forschung wichtig, ein Instrument der ärztlichen Praxis war sie noch immer nicht geworden (Abb. 6.1).

Auch für William Harvey (1578–1657), der 1628 unsere heutige Vorstellung vom Kreislauf und seinen peripheren Pulsen begründete, war die Frequenz des Pulses lediglich eine rechnerische Größe. Zudem waren die mitunter erheblich abweichenden Werte, welche in der Literatur veröffent-

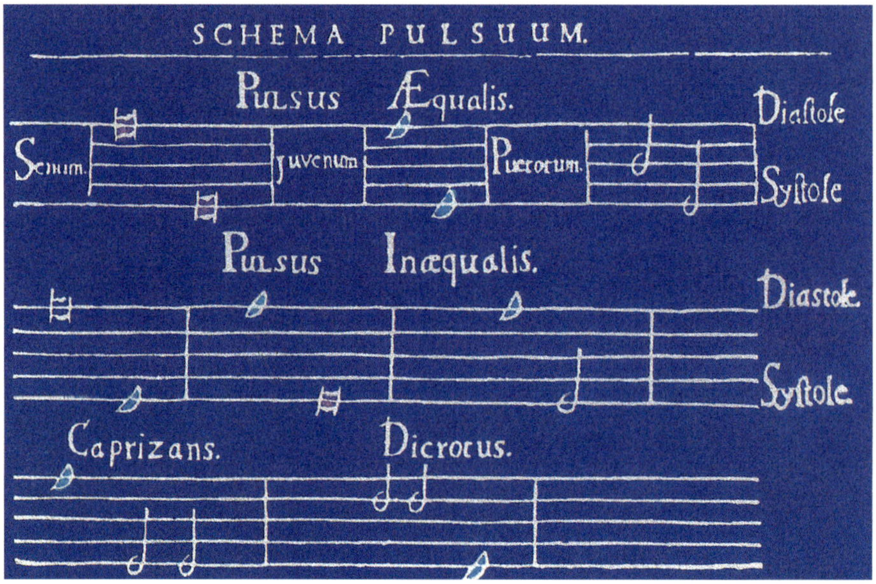

Abb. 6.1
Pulsschema aus der *Medicina nov-antiqua* (Frankfurt 1713) des Gießener Mediziners Michael Bernhard Valentini (1657–1729)

licht worden sind, jeweils für ganze oder halbe Stunden angegeben (Harvey 1628, siehe [12]).

Die Prüfung des Pulses stellte also bereits im Altertum und im Mittelalter eine wesentliche medizinische Maßnahme dar, die jedoch mehr der allgemeinen klinischen Beurteilung als der Rhythmusanalyse im engeren Sinne diente. Obwohl die Messung der Pulse seit Galen in Mitteleuropa allgemein bekannt war, konnte der Puls erst nach der um das Jahr 1700 gemachten Erfindung von Uhren mit Sekundenzeigern genau quantifiziert werden.

In der Mitte des 19. Jahrhunderts ist mit dem Durchbruch der experimentellen Physiologie auch im diagnostischen Bereich das anatomische vom funktionellen Denken abgelöst worden. Damit gewann die Pulsmessung ihre Bedeutung im heutigen Sinne.

Stand somit die Pulsmessung am Anfang der Rhythmologie, so war es die rhythmogene Synkope, die erstmals den Kausalzusammenhang zwischen klinischer Symptomatik und Herzrhythmusstörung offenbarte.

ANFÄNGE DER RHYTHMOLOGIE

Obwohl die qualitative und quantitative Messung des Pulses als Anfang der Arrhythmiediagnostik verstanden werden kann, wurde die eigentliche Erfassung von Herzrhythmusstörungen erst durch die Elektrokardiographie mittels des von Willem Einthoven (1860–1927) weiterentwickelten Saitengalvanometers eingeleitet. Einthoven gilt heute zu Recht als Begründer der klinischen Elektrokardiographie. Gleichwohl wurde das erste (unvollkommene) Elektrokardiogramm bereits 1887 von Waller beschrieben – allerdings ohne dass die klinischen Konsequenzen erkannt wurden. Die Entdeckung des Saitengalvanometers geht auf Ader und das Jahr 1897 zurück.

1895 hatte Einthoven ein in seinem Labor mit dem Kapillarelektrometer aufgezeichnetes und ein konstruiertes Elektrokardiogramm angegeben, das alle Details heutiger Elektrokardiogramme aufwies. Das konstruierte Elektrokardiogramm zeigte fünf Wellen, für die Einthoven die Bezeichnungen P, Q, R, S, T einführte, die noch heute verwendet werden. 1902 leitete Einthoven erstmals Elektrokardiogramme mit dem Saitengalvanometer ab, wobei er eine sehr gute Übereinstimmung mit den zuvor konstruierten Kurven fand. 1924 erhielt Einthoven für seine Pionierarbeiten über den Mechanismus des Elektrokardiogramms den Nobelpreis.

Zu Beginn dieses Jahrhunderts erfolgten auch die entscheidenden Entdeckungen in Bezug auf das morphologische Substrat der Automatie des Herzens selbst.

Johann Evangelista Purkinje (1787–1869), Vorgänger von Hering in der Leitung des Physiologischen Instituts in Prag (Abb. 6.2), hatte bereits im Jahre 1839

Abb. 6.2
Gedenktafel im Physiologischen Institut, Prag

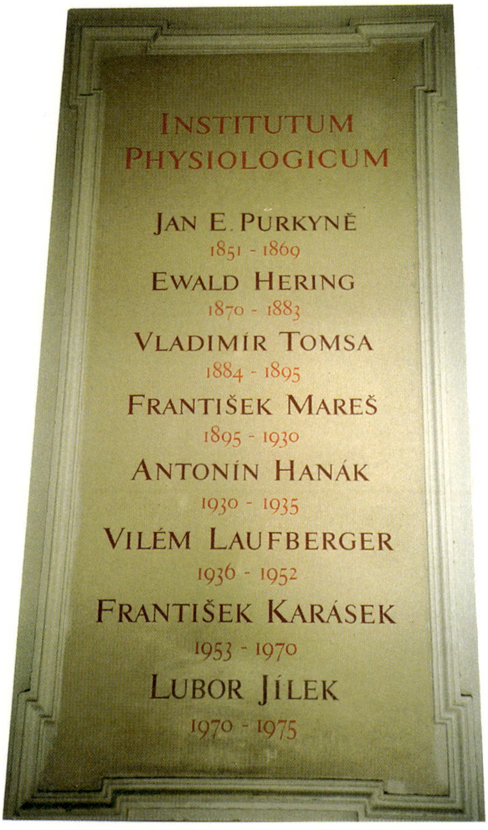
INSTITUTUM
PHYSIOLOGICUM
JAN E. PURKYNĚ
1851 - 1869
EWALD HERING
1870 - 1883
VLADIMÍR TOMSA
1884 - 1895
FRANTIŠEK MAREŠ
1895 - 1930
ANTONÍN HANÁK
1930 - 1935
VILÉM LAUFBERGER
1936 - 1952
FRANTIŠEK KARÁSEK
1953 - 1970
LUBOR JÍLEK
1970 - 1975

mit dem Nachweis eines faserigen Netzwerks in den subendokardialen Lagen der Muskulatur einen Bestandteil des Erregungsleitungssystems identifiziert (diese Endstücke werden heute Purkinje-Fäden genannt) [28]. 40 Jahre später traten die Untersuchungen zur Reizbildung und Erregungsleitung mit dem Auffinden eines weiteren Bauelements in die entscheidende Phase ein. Wilhelm His Jr. (1863–1934) beschrieb das nach ihm – auf Vorschlag von H.E. Hering – benannte, auf dem First der Kammerscheidewand liegende His-Bündel. Schon bald nach seinem Durchtritt in den rechten Ventrikel teilt es sich am tiefsten Punkt der Pars membranacea septi in einen rechten und einen linken Schenkel [13].

Ludwig Aschoff (1866–1942) und sein japanischer Mitarbeiter Sunao Tawara (1873– 1952) erkannten 1906 den Vorhof- und Atrioventrikularknoten als das sekundäre und die beiden Engländer Arthur Keith (1866–1955) und Martin William Flack (1882–1931) ein Jahr später den Sinusknoten als das primäre Zentrum der Reizbildung [1].

Doch weniger die morphologischen Erkenntnisse als vielmehr Einthovens Arbeiten zur Elektrokardiographie wurden Grundlage der modernen Arrhythmiediagnostik, als deren Begründer Karl Frederik Wenckebach (1864–1940) zu gelten hat [32]. 1903 wird Wenckebach international bekannt durch die Veröffentlichung seines ersten Buches *Die Arrhythmie als Ausdruck bestimmter Funktionsstörungen des Herzens*, eine physiologisch-klinische Studie, die auf der Analyse von Kardiogrammen und Sphygmogrammen beruht. In Straßburg erarbeitet er als Professor der Kaiser-Wilhelm-Universität sein zweites Buch *Die unregelmäßige Herztätigkeit und ihre klinische Bedeutung* (Abb. 6.3). Dieses 1914 erschienene Werk gilt aufgrund seiner Originalität und seiner scharfen Analysen als Klassiker der rhythmologischen Literatur [33]. Die fast 40-jährige Forschungserfahrung von Wenckebach fand danach ihren Niederschlag in dem 1927 gemeinsam mit Winterberg verfassten Buch *Die unregelmäßige Herztätigkeit*. Dieses fast ausschließlich auf Elektrokardiogrammen basierende Werk kann noch heute als Grundpfeiler der modernen Arrhythmiediagnostik gelten.

Abb. 6.3
Titelblatt des 1914 erschienenen Buches *Die unregelmäßige Herztätigkeit und ihre klinische Bedeutung* von K.F. Wenckebach

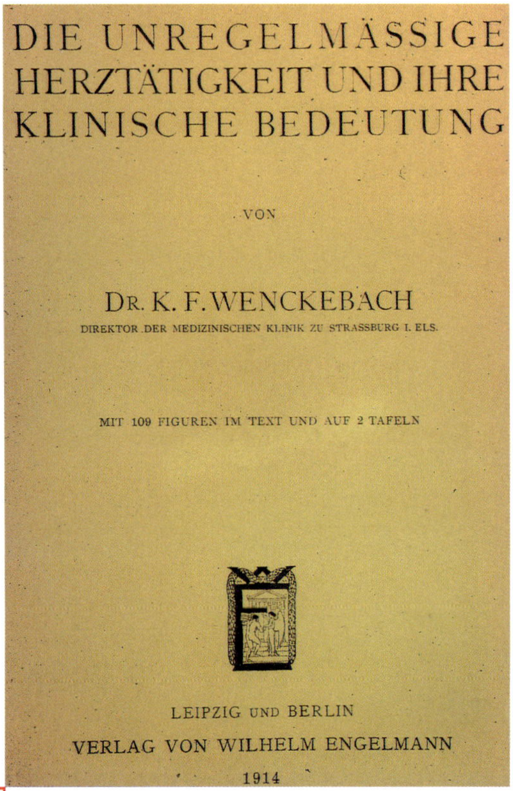
DIE UNREGELMÄSSIGE HERZTÄTIGKEIT UND IHRE KLINISCHE BEDEUTUNG

VON

DR. K. F. WENCKEBACH
DIREKTOR DER MEDIZINISCHEN KLINIK ZU STRASSBURG I. ELS.

MIT 109 FIGUREN IM TEXT UND AUF 2 TAFELN

LEIPZIG UND BERLIN
VERLAG VON WILHELM ENGELMANN
1914

Auf der Grundlage dieser historischen Entwicklung der Rhythmologie, an der deutsche Wissenschaftler wesentlichen Anteil hatten, war es auch im Hinblick auf die gesamte Kardiologie naheliegend, eine eigene Fachgesellschaft zu gründen. Diese 1927 erfolgte Gesellschaftsgründung war eine bewusste Abtrennung von der Deutschen Gesellschaft für Innere Medizin, deren Vorsitzende und Funktionsträger seinerzeit den inhaltlichen und kongressorganisatorischen Bedürfnissen der kardiovaskulär interessierten Kollegen nicht ausreichend Raum geben konnten. Die Separation von der Muttergesellschaft fand keinen ungeteilten Beifall, schien jedoch sachlich geboten und ermöglichte eine geradezu stürmische Entwicklung der Herz- und Kreislaufforschung in Deutschland.

DIAGNOSTIK KARDIALER RHYTHMUSSTÖRUNGEN

Die Diagnostik kardialer Rhythmusstörungen stützt sich neben der klinischen Symptomatik in der Mehrzahl der Fälle auf nichtinvasive Untersuchungsverfahren, wobei diese bei unklarer Symptomatik durch invasive Untersuchungsverfahren ergänzt werden.

Stufenplan der Arrhythmiediagnostik

- Klinische Symptomatik
- nichtinvasive Untersuchungsverfahren
  - Ruhe-EKG (12-Kanal)
  - Ösophagus-EKG
  - Langzeit-EKG
  - Spätpotenzialregistrierung
  - Karotisdruckversuch
  - Belastungs-EKG (mit/ohne pharmakologische Funktionsprüfungen: Sympathomimetika, Antiarrhythmika)
- intrakardiale Stimulation und Ableitung
  - Vorhofstimulation
  - His-Bündel-Elektrographie
  - programmierte Ventrikelstimulation
  - intra-/epikardiale EKG-Ableitung
  - Mapping, Pacemapping (mit/ohne pharmakologische Funktionsprüfungen).

Die Elektrokardiographie, die die bei jeder Herzaktion entstehenden Potenzialschwankungen als Funktion der Zeit wiedergibt, stellt die Basis der nichtinvasiven Diagnostik von Herzrhythmusstörungen dar. Die Entwicklung der elektrokardiographischen Registriertechnik ist der folgenden Tabelle zu entnehmen:

Chronologie der elektrokardiographischen Registriertechnik

1887	Erstes EKG des Menschen	A.D. Waller
1902	Extremitätenableitungen	W. Einthoven
1906	Ösophagus-EKG	M. Cremer
1933	Unipolare Brustwandableitungen	F.N. Wilson
1936	Vektorkardiographie	F. Schellong
1938	Kleines Herzdreieck	W. Nehb
1942	Unipolare verstärkte (augmentierte) Extremitätenableitungen	E. Goldberger
1956	Korrigiertes orthogonales Ableitungssystem	E. Frank
1960	Endokavitäre Katheterableitungen	G. Giraud, P. Puech
1969	His-Bündel-Elektrographie	B.J. Scherlag

Neben den nichtinvasiven Untersuchungsverfahren stellt die invasive Diagnostik mit intrakardialer Ableitung und Stimulation, die im Allgemeinen kombiniert eingesetzt werden, eine wesentliche Bereicherung zum diagnostischen Einsatz bei Herzrhythmusstörungen dar. Die elektrophysiologische Untersuchung mit Elektrodenkathetern basiert auf der Herzkathetertechnik, die mit dem historischen Selbstversuch von Werner Forßmann (1904–1979) [5] 1929 ihren Anfang nahm.

HISTORISCHE ENTWICKLUNG DER ANTIARRHYTHMISCHEN PHARMAKOTHERAPIE

Die Entdeckung und der therapeutische Einsatz antiarrhythmischer Substanzen haben eine lange Vorgeschichte.

Chronologie der Einführung von Antiarrhythmika in Deutschland

1918	Chinidin	1962	Betarezeptorenblocker
1936	Procainamid	1964	Kalziumantagonisten (Verapamil)
1948	Lidocain	1978	Propafenon
1950	Phenytoin (DPH)	1982	Flecainid
1954	Disopyramid	1982	Amiodaron
1958	Ajmalin	1994	Adenosin

Abb. 6.4
Leonhardt Fuchs (1501–1566)

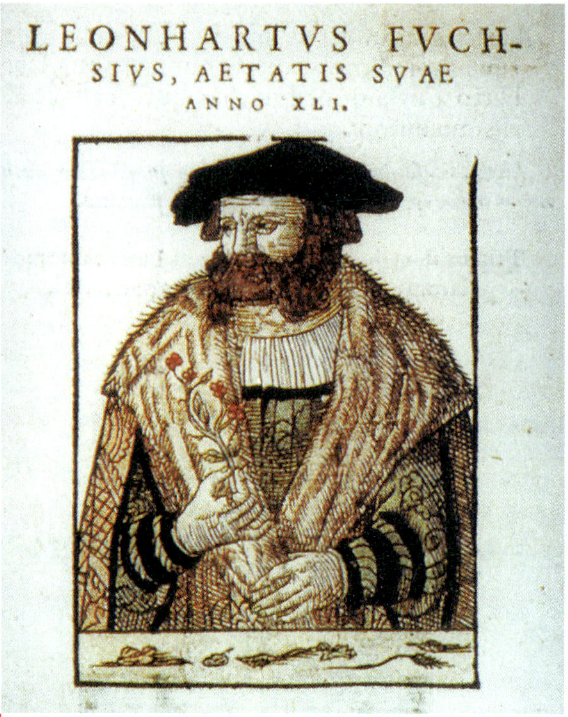

Im Jahre 1542 erfolgte die erste Beschreibung von Digitalis purpurea (Roter Fingerhut) von Leonhardt Fuchs (1501–1566; Abb. 6.4) in seinem berühmten Kräuterbuch [8]. 1785 wurde die Herzwirkung der Digitalis purpurea von dem englischen Arzt William Withering (1741–1799) beschrieben.

Nachdem es Albert Fraenkel [6] gelungen war, Strophanthin in injizierbarer Form herzustellen, gewann die Glykosidtherapie in der Kardiologie in Deutschland zunehmende Bedeutung.

ANTIARRHYTHMIKA

Die heute in der Therapie kardialer Rhythmusstörungen eingesetzten, so genannten Klasse-I–IV-Antiarrhythmika nach Vaughan Williams wurden erst viel später als die Herzglykoside in die Therapie eingeführt. Mit der Entdeckung der kardiologischen Wirksamkeit der Alkaloide begann eine neue Ära in der antiarrhythmischen Therapie.

Chinidin. 1914 beschrieb Wenckebach die Wirkung von Chinin bei Vorhofflimmern, das er bei einem Patienten durch Gabe von 1 g Chinin beseitigen konnte [33]. Durch Walter Frey (Abb. 6.5) wurde dann 1918 das Chinidin, ein optisches Isomer des Chinins endgültig in die antiarrhythmische Therapie eingeführt, nachdem er verschiedene Chininpräparate (Chinin, Chinidin-Conchinin, Cinchonin) systematisch bei Patienten mit Vorhofflimmern eingesetzt hatte und den Nachweis erbringen konnte, dass Chinidin das wirksamste aller eingesetzten Präparate war [7].

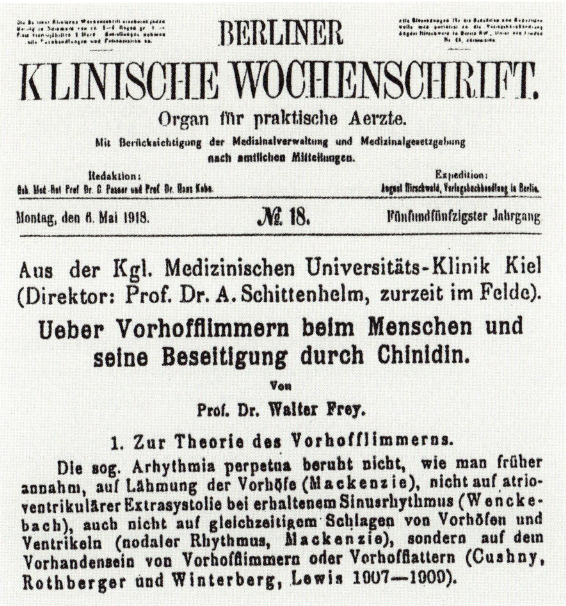
BERLINER KLINISCHE WOCHENSCHRIFT.

Organ für praktische Aerzte.

Mit Berücksichtigung der Medizinalverwaltung und Medizinalgesetzgebung nach amtlichen Mitteilungen.

Redaktion: Geh. Med.-Rat Prof. Dr. C. Posner und Prof. Dr. Hans Kohn.

Expedition: August Hirschwald, Verlagsbuchhandlung in Berlin.

Montag, den 6. Mai 1918. № 18. Fünfundfünfzigster Jahrgang.

Aus der Kgl. Medizinischen Universitäts-Klinik Kiel (Direktor: Prof. Dr. A. Schittenhelm, zurzeit im Felde).

Ueber Vorhofflimmern beim Menschen und seine Beseitigung durch Chinidin.

Von

Prof. Dr. Walter Frey.

1. Zur Theorie des Vorhofflimmerns.

Die sog. Arhythmia perpetua beruht nicht, wie man früher annahm, auf Lähmung der Vorhöfe (Mackenzie), nicht auf atrioventrikulärer Extrasystolie bei erhaltenem Sinusrhythmus (Wenckebach), auch nicht auf gleichzeitigem Schlagen von Vorhöfen und Ventrikeln (nodaler Rhythmus, Mackenzie), sondern auf dem Vorhandensein von Vorhofflimmern oder Vorhofflattern (Cushny, Rothberger und Winterberg, Lewis 1907—1909).

Abb. 6.5
Titelseite und Einleitung zu Walter Frey: *Ueber Vorhofflimmern beim Menschen und seine Beseitigung durch Chinidin*

Procainamid. Erstmals wurde 1936 von Mautz darüber berichtet, dass Procain die ventrikuläre Erregungsleitung beschleunigt und eine Wirkung ähnlich der des Chinidins entfaltet [26]. Jedoch wurde der Wert von Procain als Antiarrhythmikum durch die rasche enzymatische Hydrolyse und die beobachteten Nebenwirkungen auf das zentrale Nervensystem deutlich eingeschränkt. Daraufhin wurden chemisch verwandte Substanzen sowie Metaboliten des Procains systematisch untersucht, was zur Entdeckung des Procainamids im Jahre 1951 führte. Die Neigung des Procainamids, ein Syndrom ähnlich dem des systemischen Lupus erythematodes hervorzurufen, belastete über längere Zeit die Suche nach Substanzen mit Procainamid-ähnlicher Struktur.

Ajmalin. Im Jahre 1931 wurde aus der Rauwolfia serpentina (Schlangenwurzel) ein Alkaloid isoliert, welches eine chinidinartige membranstabilisierende Wirkung aufwies. Diese Substanz erhielt den Namen Ajmalin, nach dem indischen Arzt Hakim Ajmal Khan, dem Gründer des Research Institute in Delhi, der die Anregung zur Entdeckung der Substanz gab.

Nach Jahren experimenteller und klinischer Untersuchungen wurde Ajmalin, das zu der Klasse Ia der Antiarrhythmika gehört, von Kleinsorge (1920–2001) 1958 in die Therapie der Herzrhythmusstörungen eingeführt und hat seitdem einen festen Platz in der Behandlung tachykarder Herzrhythmusstörungen erworben [19] (Abb. 6.6).

Flecainid. 1972 gelang die Synthese des Antiarrhythmikums Flecainid. Im Anschluss an ausgedehnte präklinische Programme begannen im Jahre 1975 an der Universität Münster durch Bender (1922–1994) Studien an gesunden Probanden; die antiarrhythmische Wirkung an Patienten konnte erstmals 1978 nachgewiesen werden. Die Erforschung von Flecainid erfolgte parallel in Deutschland und in den USA. 1982 wurde für Flecainid in Deutschland und 1985 in den USA die Zulassung erteilt.

Kalziumantagonisten. Die moderne Geschichte der Klasse-IV-Antiarrhythmika (Kalziumantagonisten) begann 1964, als Fleckenstein postulierte, „... dass Verapamil am Myokard ähnliche Effekte auslöse wie der Entzug von

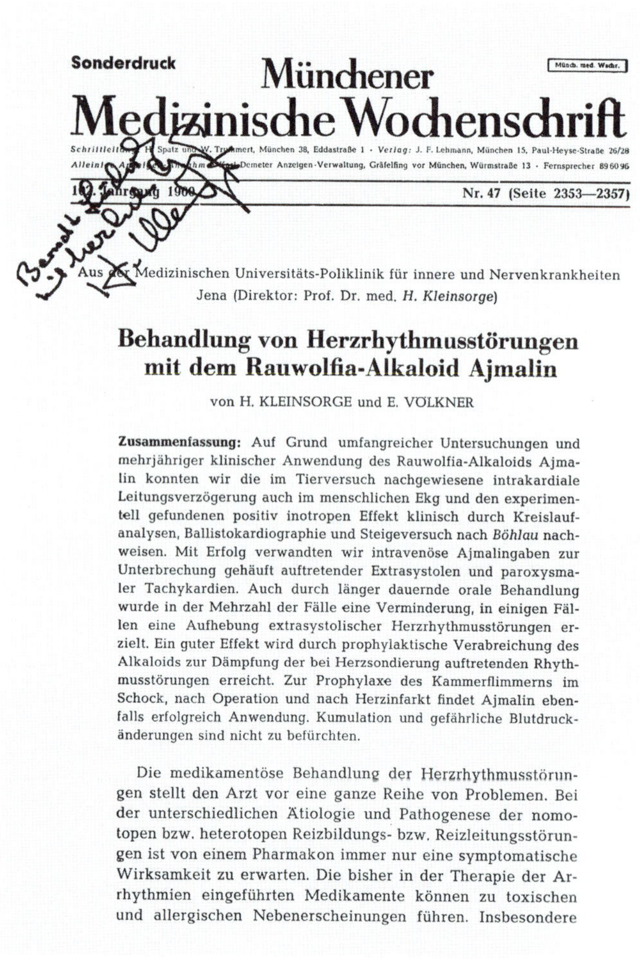

Sonderdruck

Münchener Medizinische Wochenschrift

Münch. med. Wschr.

Schriftleitung: H. Spatz und W. Trummert, München 38, Eddastraße 1 · Verlag: J. F. Lehmann, München 15, Paul-Heyse-Straße 26/28

Alleinige Anzeigen-Annahme: Carl Demeter Anzeigen-Verwaltung, Gräfelfing vor München, Würmstraße 13 · Fernsprecher 89 60 96

102. Jahrgang 1960 Nr. 47 (Seite 2353—2357)

Aus der Medizinischen Universitäts-Poliklinik für innere und Nervenkrankheiten Jena (Direktor: Prof. Dr. med. *H. Kleinsorge*)

Behandlung von Herzrhythmusstörungen mit dem Rauwolfia-Alkaloid Ajmalin

von H. KLEINSORGE und E. VÖLKNER

Zusammenfassung: Auf Grund umfangreicher Untersuchungen und mehrjähriger klinischer Anwendung des Rauwolfia-Alkaloids Ajmalin konnten wir die im Tierversuch nachgewiesene intrakardiale Leitungsverzögerung auch im menschlichen Ekg und den experimentell gefundenen positiv inotropen Effekt klinisch durch Kreislaufanalysen, Ballistokardiographie und Steigeversuch nach *Böhlau* nachweisen. Mit Erfolg verwandten wir intravenöse Ajmalingaben zur Unterbrechung gehäuft auftretender Extrasystolen und paroxysmaler Tachykardien. Auch durch länger dauernde orale Behandlung wurde in der Mehrzahl der Fälle eine Verminderung, in einigen Fällen eine Aufhebung extrasystolischer Herzrhythmusstörungen erzielt. Ein guter Effekt wird durch prophylaktische Verabreichung des Alkaloids zur Dämpfung der bei Herzsondierung auftretenden Rhythmusstörungen erreicht. Zur Prophylaxe des Kammerflimmerns im Schock, nach Operation und nach Herzinfarkt findet Ajmalin ebenfalls erfolgreich Anwendung. Kumulation und gefährliche Blutdruckänderungen sind nicht zu befürchten.

Die medikamentöse Behandlung der Herzrhythmusstörungen stellt den Arzt vor eine ganze Reihe von Problemen. Bei der unterschiedlichen Ätiologie und Pathogenese der nomotopen bzw. heterotopen Reizbildungs- bzw. Reizleitungsstörungen ist von einem Pharmakon immer nur eine symptomatische Wirksamkeit zu erwarten. Die bisher in der Therapie der Arrhythmien eingeführten Medikamente können zu toxischen und allergischen Nebenerscheinungen führen. Insbesondere

Abb. 6.6
Beschreibung von Ajmalin als Antiarrhythmikum durch H. Kleinsorge und E. Volkner

Kalzium-Ionen, und dass es die kalziumabhängige Nutzung der energiereichen Phosphate durch den Herzmuskel beeinträchtige und den Sauerstoffverbrauch sowie die Kontraktilität vermindere“ [4].

Als Fleckenstein und seine Mitarbeiter die Eigenschaften von zwei neu entwickelten Gefäßdilatatoren (Verapamil, Prenylamin) untersuchten, stellten sie fest, dass beide einen zusätzlich negativ inotropen Effekt auf das Myokard hatten. Rein zufällig entdeckten sie, dass diese Wirkung vom Kalzium antagonisiert wurde und interpretierten die negative Inotropie dieser Substanz als die Fähigkeit, den erregungsbedingten Kalziumeinstrom zu blockieren. Verapamil als klassischer Kalziumantagonist ist ein Papaverinderivat; daneben werden auch den Kalziumantagonisten Gallopamil und Diltiazem antiarrhythmische Eigenschaften zugesprochen.

Magnesium. Durch die bis heute anhaltende Verunsicherung in der medikamentösen Arrhythmiebehandlung, unter anderem durch die so genannte CAST-Studie von 1989 (Cardiac Arrhythmia Suppression Trial) hat die Magnesiumtherapie, die über Jahre in den Hintergrund getreten war, in der kardiologischen Therapie einen neuen Impuls erhalten. Der Erstbericht über den Einsatz von Magnesium in der kardiologischen Therapie liegt aus dem Jahre 1935 vor, als Zwillinger über die erfolgreiche Magnesiumtherapie bei Digitalis-induzierten Arrhythmien berichtete (Abb. 6.7; [35], vgl. [22]).

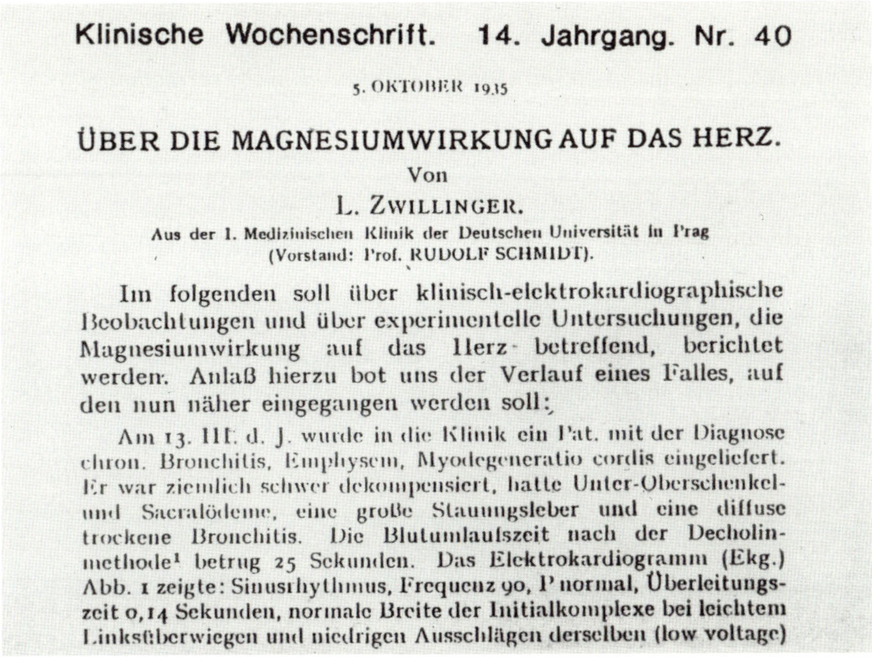
Klinische Wochenschrift. 14. Jahrgang. Nr. 40

5. OKTOBER 1935

ÜBER DIE MAGNESIUMWIRKUNG AUF DAS HERZ.

Von

L. ZWILLINGER.

Aus der I. Medizinischen Klinik der Deutschen Universität in Prag (Vorstand: Prof. RUDOLF SCHMIDT).

Im folgenden soll über klinisch-elektrokardiographische Beobachtungen und über experimentelle Untersuchungen, die Magnesiumwirkung auf das Herz betreffend, berichtet werden. Anlaß hierzu bot uns der Verlauf eines Falles, auf den nun näher eingegangen werden soll:

Am 13. III. d. J. wurde in die Klinik ein Pat. mit der Diagnose chron. Bronchitis, Emphysem, Myodegeneratio cordis eingeliefert. Er war ziemlich schwer dekompensiert, hatte Unter-Oberschenkel- und Sacralödeme, eine große Stauungsleber und eine diffuse trockene Bronchitis. Die Blutumlaufszeit nach der Decholinmethode[1] betrug 25 Sekunden. Das Elektrokardiogramm (Ekg.) Abb. 1 zeigte: Sinusrhythmus, Frequenz 90, P normal, Überleitungszeit 0,14 Sekunden, normale Breite der Initialkomplexe bei leichtem Linksüberwiegen und niedrigen Ausschlägen derselben (low voltage)

Abb. 6.7
L. Zwillingers Publikation über die Magnesiumtherapie bei Herzrhythmusstörungen

ZUR ENTWICKLUNG DER ELEKTROTHERAPIE

Die Anfänge der Elektrotherapie reichen bis in das 16. Jahrhundert zurück.

Historische Entwicklung der Elektrotherapie vom 16. bis zum 20. Jahrhundert

1580	Mercuriale, G. (1530–1606), *Ubi pulsus sit rarus semper expectanda est syncope*
1717	Gerbezius, M. (1658–1718), *Constitutio Anni 1717 a.D. D. Marco Gerbezio Labaco 10. Decem. descripta. Miscellanea-Emphemerides Academiae Naturae Curiosorum. Cent. VII, VIII. 1718: in Appendice*
1761	Morgagni, G.B. (1682–1771), *De sedibus et causis morborum per anatomen indagatis*
1791	Galvani, L. (1737–1798), *De viribus electricitatis in motu musculari commentarius*
1800	Bichat, M.F.X. (1771–1802), *Recherches physiologiques sur la vie et la mort*
1804	Aldini, G. (1762–1834), *Essai theorique et experimental sur le galvanisme, avec une serie d'experiences faites en presence des commissaires de l'institut national de France, et en divers amphitheatres de Londres*
1827/1846	Adams, R. (1791–1875), Stokes, W. (1804–1878), *Cases of diseases of the heart accompanied with pathological observations: Observations of some cases of permanently slow pulse*
1872	Duchenne de Bologne, G.B.A. (1806–1875), *De l'ectrisation localisée et de son application à la pathologie et à la thérapeutique par courants induits et par courants galvaniques interrompus et continues*
1882	Ziemssen, H. von (1829–1902), *Studien über die Bewegungsvorgänge am menschlichen Herzen sowie über die mechanische und elektrische Erregbarkeit des Herzens und des N. phrenicus, angestellt an dem freiliegenden Herzen der Catharina Serafin*
1890	Huchard, H., *La maladie de Adams-Stokes*
1932	Hyman, A.S., *Resuscitation of the stopped heart by intracardial therapy. II. Experimental use of an artificial pacemaker*
1952	Zoll, P.M., *Resuscitation of heart in ventricular standstill by external electrical stimulation*

1958	Elmquist, R., Senning, A., *An implantable pacemaker for the heart*
1958	Furman, S., Robinson, G., *The use of an intracardiac pacemaker in the correction of total heart block*
1961	Bouvrain, Y., Zacouto, F., *L'entrainement électrosystolique du coeur*
1962	Lown, B. et al., *New method for terminating cardiac arrhythmias*
1962	Nathan, D.A. et al., *An implantable synchronous pacemaker for the long-term correction of complete heart block*
1969	Berkovits, B.V. et al., *Bifocal demand pacing*
1969	Scherlag, B.J. et al., *Catheter technique for recording His bundle activity in man*
1972	Wellens, H.J.J. et al., *Electrical stimulation of the heart in patients with ventricular tachycardia*
1975	Zipes, D.P. et al., *Termination of ventricular fibrillation in dogs by depolarizing a critical amount of myocardium*
1978	Josephson, M.E. et al., *Recurrent sustained ventricular tachycardia*
1978	Mitsui, T. et al. *Transvenous electrocautery of the atrioventricular connection guided by the His electrogram*
1980	Mirowski, M. et al., *Termination of malignant ventricular arrhythmias with an implanted automatic defibrillation in human beings*
1981	Breithardt, G. et al., *Non-invasive detection of late potentials in man – a new marker for VT*
1982	Gallagher, J.J. et al., *Catheter technique for closed-chest ablation of the atrioventricular conduction system: A therapeutic alternative for the treatment of refractory supraventricular tachycardia*
1982	Scheinman, M.M. et al., *Transvenous catheter technique for induction of damage to the atrioventricular junction in man*
1982	Lüderitz, B. et al., *Therapeutic pacing in tachyarrhythmias by implanted pacemakers*
1985	Manz, M. et al., *Antitachycardia pacemaker (Tachylog) and automatic implantable defibrillator (AID): Combined use in ventricular tachyarrhythmias*
1987	Borggrefe, M. et al., *High frequency alternating current ablation of an accessory pathway in humans*
1988	Saksena, S., Parsonnet, V., *Implantation of a cardioverter-defibrillator without thoracotomy using a triple electrode system*
1991	Jackman, W.M. et al., *Catheter ablation of accessory atrioventricular pathways (Wolff-Parkinson-White Syndrome) by radiofrequency current*
1991	Kuck, K.H. et al., *Radiofrequency current catheter ablation of accessory atrioventricular pathways*
1994	Daubert, C. et al., *Permanent atrial resynchronisation by synchronous bi-atrial pacing in the preventive treatment of atrial flutter associated with high degree interatrial block*
1994	Cazeau, S. et al., *Four chamber pacing in dilated cardiomyopathy*
1995	Camm, A.J. et al., *Implantable atrial defibrillator*
1997	Jung, W. et al., *First worldwide implantation of an arrhythmia management system*
1997	Haïssaguerre, M. et al., *Spontaneous initiation of atrial fibrillation by ectopic beats originating in the pulmonary veins*
1998	Josephson, M. et al., *Hybrid pharmacologic and ablative therapy: a novel and effective approach for the management of atrial fibrillation*

In der langen Liste elektrophysiologischer Pioniere sei der deutsche Mediziner v. Ziemssen (München) hervorgehoben (Abb. 6.8): 1882 gelingt es dem Kliniker Hugo von Ziemssen durch Zufall an einer Patientin namens Catharina Serafin, einer 46-jährigen Tagelöhnerin aus Oberschlesien, spezielle klinisch-wissenschaftliche Untersuchungen durchzuführen. Der Name der Patientin ging in die Annalen der Physiologie und Kardiostimulation ein, nachdem sie sich einigen hochinteressanten, jedoch nicht ganz ungefährlichen Experimenten ausgesetzt sah. Aufgrund eines sie entstellenden Eingriffs wegen eines Ekchondroms der Rippen und Zustand nach Resektion der linken vorderen Thoraxwand, war das Herz nur mit einer dünnen Hautschicht bedeckt. Von Ziemssen unternahm eine ganze Reihe von Elektrostimulationen am Herzen der Patientin sowohl mit Faraday'schem wie auch mit Galvani'schem Strom und konnte zeigen, dass Stromstöße – adäquat am Herzen appliziert – zu einer Veränderung der Herzfrequenz führen. Es war im Rahmen dieser Untersuchungen zudem möglich (wenn auch unregelmäßig), die Frequenzen zu senken [34].

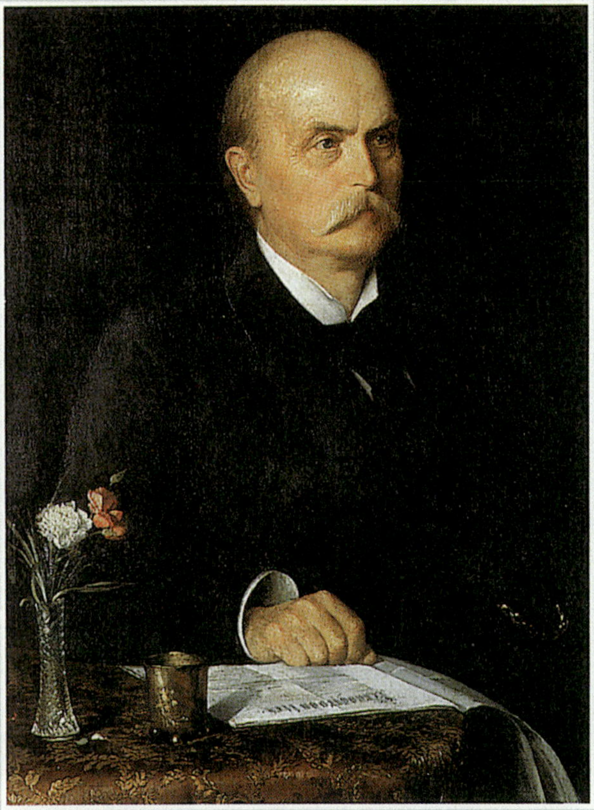

Hugo Wilhelm von Ziemssen (1829 – 1902).
1874 erster protestantischer Direktor des mittlerweile in Städtisches Krankenhaus links der Isar umbenannten Allgemeinen Krankenhauses.
Porträt des Defreggerschülers August Heyn (1837 – 1920) 1893.

Abb. 6.8
Hugo Wilhelm von Ziemssen (1829–1902)

HERZSCHRITTMACHER

Am 8. Oktober 1958 gelang es in Schweden dem Ingenieur Rune Elmquist und dem Chirurgen Åke Senning als ersten, ein komplettes Schrittmachersystem bei einem Patienten mit Adams-Stokes-Anfällen zu implantieren. Das in Epoxidharz eingegossene Schrittmachersystem musste jedoch in wöchentlichen Abständen von außen neu aufgeladen werden (vgl. [24]).

In Deutschland wurden 1961 durch Sykosch und Effert sowie durch Sunder-Plassmann die ersten kompletten Schrittmachereinheiten implantiert.

1978 führte Funke (Bonn) den ersten DDD-Schrittmacher ein, der sowohl im Vorhof als auch in der Kammer Eigenaktionen wahrnahm und auch dort stimulieren konnte, nachdem Irnich 1975 die Idee eines AV-universellen DDD-Schrittmachers entwickelt hatte. – Ein Ende der dramatischen Schrittmacherentwicklung, die sich in den letzten Jahren in zunehmender Geschwindigkeit (und auch mit maßgeblicher deutscher Beteiligung) vollzog, ist noch nicht abzusehen: Eine Entwicklung, der man sich durchaus erinnern sollte angesichts der großen Zahl von Schrittmacherpatienten, die sich allein in Deutschland der Millionengrenze nähert.

ABLATIONSVERFAHREN

His-Bündel-Ablation. Gonzales et al. berichteten 1981 erstmals über einen durch Elektrodenkatheter induzierten AV-Block, nachdem bei einem Patienten nach Defibrillation während einer elektrophysiologischen Untersuchung die Defibrillationselektrode versehentlich mit einem am His-Bündel liegenden Katheter in Berührung gekommen war [11]. Nach Weiterentwicklung dieser Zufallsbeobachtung wurde 1982 durch Gallagher et al. [10] sowie Scheinman et al. [29] bei Patienten mit medikamentös refraktären supraventrikulären Tachykardien eine nichtoperative perkutane Durchtrennung bzw. Koagulation des His-Bündels durch Gleichstromschock mittels Kathetertechnik vorgenommen. Bei dieser Methode – in der Bundesrepublik Deutschland erstmals 1983 durch Manz und Mitarbeiter [25] angewandt – wird nach vorausgegangener elektrophysiologischer Diagnostik über einen am His-Bündel liegenden Elektrodenkatheter mit einem externen Defibrillationsgerät ein Energiestoß appliziert, der in der Regel zu einer Koagulationsnekrose im Gebiet des His-Bündels führt, während ein externer Schrittmacher die Stimulation der Ventrikel gewährleistet. Die perkutane His-Bündel-Durchtrennung bzw. -Koagulation stellte damit ein wichtiges alternatives Verfahren bei der Behandlung therapierefraktärer supraventrikulärer Tachykardien dar.

Akzessorische Leitungsbahnen. Im Jahre 1983 berichteten Weber u. Schmitz (Göttingen) erstmals über die Behandlung eines Patienten mit WPW-Syndrom Typ B durch Katheterablation [31]. Die Unterbrechung der akzessorischen Leitungsbahn erfolgte durch die Positionierung einer tripolaren Elektrode im rechten Vorhof (Abb. 6.9).

Die erste Katheterablation mittels Radiofrequenzstrom (RFC; 150 kHz – 1 MHz) zur Unterbrechung der AV-Überleitungsstrukturen wurde

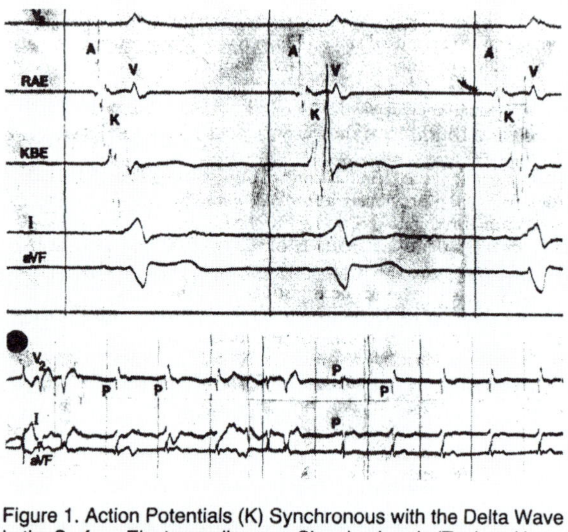

Figure 1. Action Potentials (K) Synchronous with the Delta Wave in the Surface Electrocardiogram, Showing Leads (Top) and Loss of Preexcitation after the Second Discharge of 150 J through the Atrial Electrode Catheter (Bottom).
RAE denotes right atrial electrogram, and KBE Kent-bundle electrogram. Time lines = 1 second.

Abb. 6.9
Erste Mitteilung einer erfolgreichen Katheterablation durch Weber und Schmitz im New England Journal of Medicine. (Aus [31])

1986 durch Borggrefe und Mitarbeiter [2] vorgenommen. Derselben Arbeitsgruppe gelang auch eine erste RFC-Ablationsbehandlung ventrikulärer Tachyarrhythmien beim Menschen – ebenfalls 1986. Bei diesen frühen RFC-Anwendungen wurde die Energieabgabe (bis zu 50 Watt) ähnlich wie bei der DC („Direct current")-Ablation über einen unipolaren Elektrodenkatheter und eine großflächige, der Brust aufliegenden Referenzelektrode vorgenommen. Im Unterschied zur DC-Ablation erfolgte die Energieabgabe über einen längeren Zeitraum (10–90 s). Die thermisch bedingten Läsionen waren lokal begrenzt. Da die Energieabgabe genau kontrollierbar ist, beinhaltet die Hochfrequenzkatheterablation ein deutlich geringeres Komplikationsrisiko als die konventionelle DC-Ablation.

Ausgehend von den Untersuchungen von Kuck et al. (Hamburg) und Jackman et al. (Oklahoma) ist heute die (nichtoperative) Katheterablation beim symptomatischen Präexzitationssyndrom als kurative Maßnahme das Mittel der Wahl [16, 20]. Weitere Anwendungsbereiche sind die AV-Knoten Reentry Tachykardien und das Vorhofflattern. Aussichtsreich erscheinen aktuelle Untersuchungen mehrerer deutscher Arbeitsgruppen zur kurativen Therapie des Vorhofflimmerns durch Pulmonalvenenablation.

Implantierbare Kardioverter/Defibrillatoren. Nach mehrjährigen Tierversuchen zur Behandlung eines durch Kammerstillstand oder Kammerflimmern verursachten Kreislaufstillstandes veröffentlichten im Jahre 1961 T. Hoffmann und der 1924 in Berlin geborene Fred I. Zacouto [14] die von ihnen als „Reanimationsblock" bezeichnete Gerätekombination aus „Herzüberwacher", Defibrillator und Schrittmacher (Abb. 6.10). Neu an diesem Aufbau war die Kombination der einzelnen Geräte miteinander sowie ihr automatischer Einsatz je nach Ursache des Kreislaufstillstandes. Während implantierbare Schrittmacher bereits seit Ende der 50er-Jahre zur Verfügung standen, dauerte es noch zwei Jahrzehnte, bis auch implantierbare Defibrillatoren zum Routineeinsatz gelangten.

Erstmals wurde 1980 der von Mirowski et al. [27] nach zehnjähriger Entwicklungsarbeit und tierexperimenteller Testung entwickelte automatische implantierbare Defibrillator (AID) implantiert.

Ein weiterer Entwicklungsschritt in der Elektrotherapie tachykarder Rhythmusstörungen stellt die von unserer Arbeitsgruppe beschriebene kombinierte Anwendung von antitachykarder Stimulation und automatischer Kardioversion/Defibrillation dar [23]. Die heutigen modernen ICD (implantierbarer Kardioverter/Defibrillator) vereinen die antibradykarde, antitachykarde und antifibrillatorische Option in einem Gerät.

Der Einsatz der implantierbaren ICD-Systeme darf insgesamt als ein fundamentaler Fortschritt in der Behandlung von Patienten mit malignen Kammertachykardien und mithin vom plötzlichen Herztod bedrohten Kranken angesehen werden.

Intraatriale Defibrillation. Die transthorakale Defibrillation von Vorhofflimmern, die

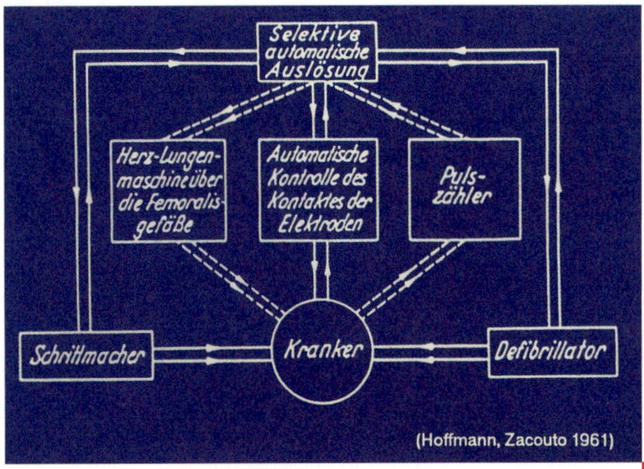

Abb. 6.10
Schematische Anordnung des „Herzreanimationsblocks". In der *Mitte unten* der Kranke, über Elektroden ist er mit dem „Herzüberwacher" (*Mitte oben*) verbunden, der den Kreislaufstillstand analysiert und automatisch einschreitet bei Kammerstillstand durch Schrittmacher (*links unten*), bei Kammerflimmern durch Defibrillator (*rechts unten*). *Mitte rechts* hämodynamische Kontrolle der Effektivität der Maßnahmen. Sind die genannten Schritte nicht ausreichend, um das Herz selbständig in Gang zu halten, erfolgt elektrische Dauerstimulierung über intrakardiale Elektroden bzw. hämodynamische Unterstützung des Kreislaufs durch die Herz-Lungen-Maschine (*Mitte links*). (Aus [14])

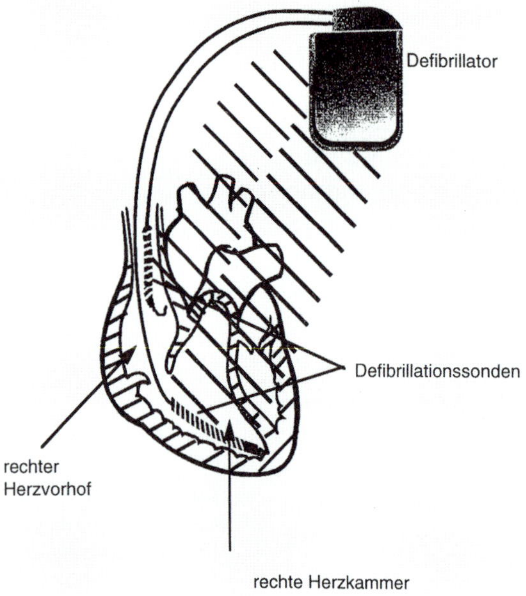

Abb. 6.11
Implantierbarer multiprogrammierbarer Zweikammerdefibrillator (Modell 7250, Arrhythmia Management Device AMD, Medtronic, Minneapolis/MN, USA). Gewicht 93 g, Volumen 55 ml. Schematische Darstellung des pektoral implantierten Gerätes, verbunden mit transvenösen Defibrillationselektroden, die in der Spitze des rechten Ventrikels und im rechten Herzohr lokalisiert sind

1963 von Lown et al. [21] beschrieben wurde, ist eine sichere und effektive Methode zur Akuttherapie. Nachteile der externen Elektroschockapplikation sind die Notwendigkeit einer Kurznarkose und der Bedarf einer vergleichsweise hohen Energie bis zu 360 J. Als alternative Behandlungsmaßnahme wurde die intraatriale Defibrillation vor über 20 Jahren bereits experimentell eingesetzt. Neuere Erfahrungen mit dieser niedrig-energetischen Elektroschockanwendung zeigen, dass diese Methode ein sicheres und effektives Verfahren zur Terminierung von Vorhofflimmern ist und insbesondere bei denjenigen Patienten erfolgreich eingesetzt werden kann, die durch externe Kardioversion nicht in Sinusrhythmus überführt wurden.

Die konsequente Weiterentwicklung der intraatrialen Defibrillation stellt der implantierbare atriale Defibrillator dar. Dabei handelt es sich um eine symptomatische Behandlungsmaßnahme. Dieses neuartige elektrotherapeutische Verfahren wurde früh in Deutschland erfolgreich klinisch eingesetzt [17]. Für diese Behandlungsform kommen Patienten mit intermittierendem Vorhofflimmern in Betracht, welches gegenüber einer Antiarrhythmika-Therapie refraktär ist und mit einer Inzidenz von einmal pro Woche bis einmal alle drei Monate auftritt. Wegen des engen Indikationsbereichs und der schmerzhaft empfundenen Defibrillation bei einer grundsätzlich nicht lebensbedrohlichen Rhythmusstörung hat sich das System als alleiniges Therapieinstrument jedoch nicht durchsetzen können.

Eine Neuerung unter Einschluss der atrialen Defibrillationsoption stellt der implantierbare atrioventrikuläre Defibrillator („arrhythmia management device"; Abb. 6.11) dar, der 1997 an der Universitätsklinik Bonn bei einer 61-jährigen Patientin erstmals erfolgreich angewendet wurde. Der entscheidende Fortschritt dieses Elektroschocksystems besteht darin, dass es zwei Therapieprinzipien in einem Gerät vereint, indem es vollautomatisch Vorhof- und Kammersignale detektiert und in beiden Herzkammern elektrische Therapien zur Terminierung der Herzrhythmusstörung ermöglicht [18]. Die bisherigen Erfahrungen mit dem neuartigen System sind als ermutigend zu bezeichnen, wenngleich die Indikationskonkretisierung noch weiterer Studien bedarf.

AUSBLICK

Die Rhythmologie hat in den 75 Jahren des Bestehens unserer Fachgesellschaft eine faszinierende Entwicklung erfahren. Dies gilt gleichermaßen für die Diagnostik wie für die medikamentöse Behandlung und die vielfältigen elektrotherapeutischen Verfahren. Über die Synthetisierung zahlreicher antifibrillatorischer Arzneimittel führte die Entwicklung zu neuen antiarrhythmischen Wirkstoffen, wie Amiodaron, Flecainid, Tocainid sowie dem vielseitigen Betarezeptorenblocker Sotalol und Adenosin (i. v.) als Alternative zu Verapamil bei supraventrikulären Tachykardien. In klinischer Erprobung bzw. vor der Markteinführung stehen innovative Substanzen wie Azimilide, Dofetilide, Dronedarone, Ibutilide, Tedisamil und andere. Diese neuen pharmakologischen Wirkstoffe beziehen sich sowohl auf die überaus verbreiteten supraventrikulären Tachyarrhythmien, namentlich das Vorhofflimmern, wie auf die besonders wichtige Indikation: potenziell maligne Kammerrhythmusstörungen als Komplikation der koronaren Herzkrankheit. Neu ist die sog. Hybridtherapie, die sich z. B. durch kombinierte medikamentöse und ablative Behandlung supraventrikulärer Tachykardien (Vorhofflimmern/Vorhofflattern) als hilfreich erwiesen hat. Große Erwartungen knüpfen sich an die Gen- und Zelltherapie bzw. Stammzelltechnologie mono- oder polygenetisch begründeter rhythmologischer Krankheitsbilder (Long QT-Syndrom, Brugada-Syndrom etc.).

Der aktuelle Stand der Schrittmachertechnologie wird durch frequenzadaptive „biologische" Schrittmacher repräsentiert, deren Frequenz durch biologische Parameter (Muskelaktivität, Katecholamin-abhängige intrakardiale EKG-Veränderungen, Atemfrequenz, Temperatur, pH-Wert, Sauerstoffsättigung, Druck, Schlagvolumen) gesteuert wird. Diesen antibradykarden Systemen stehen Aggregate gegenüber, die bei anderweitig therapieresistenten schnellen Herzrhythmusstörungen eingesetzt werden können; entweder als antitachykarde Schrittmachersysteme (einschließlich präventiver Stimulationsalgorithmen bei Vorhofflimmern) und/oder in Form von automatischen implantierbaren Defibrillatoren; letzterer bei Vorhofflimmern und lebensbedrohlichen ventrikulären Tachyarrhythmien (Kammerflattern, Kammerflimmern). Die biventrikuläre Stimulation ermöglicht in bestimmten Fällen durch Resynchronisation eine symptomatische Besserung bei anderweitig therapieresistenter Herzinsuffizienz.

Neben diesen symptomatischen elektrotherapeutischen Maßnahmen bestehen kurative Möglichkeiten in der Ablation bzw. Koagulation erregungsleitender Strukturen bzw. arrhythmogener Bezirke des Herzens durch spezielle Elektrodenkatheter und Mappingverfahren, die in den nächsten Jahren noch zu perfektionieren sind.

Die Diagnostik und Therapie der Herzrhythmusstörungen hat also in den letzten Jahren eine ihrer Bedeutung entsprechende Dynamik entwickelt und eine erhebliche Verbesserung in der Patientenversorgung hinsichtlich Morbidität und Mortalität ermöglicht. Trotz aller Fortschritte auf interventionellem Gebiet und der Annäherung an chirurgische Fächer mit ähnlichen Erfolgen, aber auch ähnlichen Risiken, bleibt die Rhythmologie ein konservatives Tätigkeitsfeld als integraler Bestandteil der internistischen Kardiologie in enger Kooperation mit der Herzchirurgie, aber auch mit anderen Fachdisziplinen, neuerdings speziell mit der Humangenetik. Im Rahmen der notwendigen Spezialisierung der Kardiologie steht die in manchen Ländern (z. B. USA) bereits zertifizierte Rhythmologie („electrophysiology and pacing") heute vor großen Aufgaben, deren Lösung im Interesse aller liegt. Insofern stellt die Prophylaxe, Diagnostik und aktuelle Therapie der Herzrhythmusstörungen eine Herausforderung für den Arzt in Klinik und Praxis gleichermaßen dar. Die Deutsche Gesellschaft für Kardiologie – Herz- und Kreislaufforschung mit ihren verschiedenen Arbeitsgruppen ist das geeignete nationale Forum, um das Interesse an der Rhythmologie zu fördern, junge Wissenschaftler anzuregen und den modernen Kenntnisstand in der Ärzteschaft wie in der Öffentlichkeit zu befördern. Insofern wird man auch in Zukunft mit informativen und zukunftsweisenden Aktivitäten unserer prosperierenden Fachgesellschaft auf rhythmologischem Gebiete rechnen dürfen.

LITERATUR

1. Aschoff L, Tawara S (1906) Die heutige Lehre von den pathologisch-anatomischen Grundlagen der Herzschwäche. Kritische Bemerkungen aufgrund eigener Untersuchungen. Fischer, Jena
2. Borggrefe M, Budde T, Podczeck A, Breithardt G (1987) High frequency alternating current ablation of an accessory pathway in humans. J Am Coll Cardiol 10: 576–582
3. Effert S, Greuel H, Grosse-Brockhoff F, Sykosch J (1962) Die Therapie mit elektrischen Schrittmachern beim Adams-Stokes-Syndrom. Dtsch Med Wochenschr 10: 473–479
4. Fleckenstein A (1964) Die Bedeutung der energiereichen Phosphate für Kontraktilität und Tonus des Myokards. Verh Dtsch Ges Inn Med 70: 81–99
5. Forßmann W (1929) Die Sondierung des rechten Herzens. Klin Wochenschr 8: 2085–2087
6. Fraenkel A (1906) Zur Digitalistherapie. Über intravenöse Strophanthintherapie. Verh Dtsch Ges Inn Med 257–266
7. Frey W (1918) Über Vorhofflimmern beim Menschen und seine Beseitigung durch Chinidin. Berl Klin Wochenschr 55: 417–419, 450–452
8. Fuchs L (1542) De historia stirpium commentarii insignes, maximis impensis et vigiliis elaborati, adjectis earundem vivis plusquam quingentis imaginibus, nunquem antea ad nuturae imitationem artificiosius effictis et expressis. Basileae
9. Funke HD (1978) Die optimierte sequentielle Stimulation von Vorhof und Kammer – ein neuartiges Konzept zur Behandlung bradykarder Dysrhythmien. Herz/Kreisl 10: 479 483
10. Gallagher JJ, Svenson RH, Kasell JH, German LD, Bardy GH, Broughton A, Critelli G (1982) Catheter technique for closed-chest ablation of the atrio-ventricular conduction system: A therapeutic alternative for the treatment of refractory supraventricular tachycardia. N Engl J Med 306: 194–200
11. Gonzales R, Scheinman M, Margaretten W, Rubinstein M (1981) Closed-chest electrode-catheter technique for His bundle ablation in dogs. Am J Physiol 241: H283–H287
12. Harvey W (1970) Anatomical studies on the motion of the heart and blood (Translation: Leake CD). Thomas, Springfield
13. His W (1933) Zur Geschichte des Atrioventrikularbündels nebst Bemerkungen über die embryonale Herztätigkeit. Klin Wochenschr 12: 569–574
14. Hoffmann T, Zacouto F (1961) Über den Mechanismus des Herzstillstandes und seine Beseitigung durch kontrollierte elektrische Stimulierung. Sitzungsbericht der 78. Tagung der Deutschen Gsellschaft für Chirurgie vom 5.–8. April. Sonderdruck aus Langenbecks Archiv und Deutsche Zeitschrift für Chirurgie, 298: 762–765
15. Irnich W, deBakker JMT (1975) Konzept eines Optimal-Schrittmachers. Biomed Techn 20: 89–90 (Ergänzungsband)
16. Jackman WM, Wang X, Friday KJ et al. (1991) Catheter ablation of accessory atrioventricular pathways (Wolff-Parkinson-White Syndrome) by radiofrequency current. N Engl J Med 324: 1605–1611
17. Jung W, Lüderitz B (1996) Intraatriale Defibrillation – Grenzen und Möglichkeiten. Z Kardiol 85, Suppl 6: 75–81
18. Jung W, Lüderitz B (1997) Implantation of an arrhythmia management system for ventricular and supraventricular tachyarrhythmias. Lancet 349: 853–854
19. Kleinsorge H (1959) Klinische Untersuchungen über die Wirkungsweise des Rauwolfia-Alkaloids Ajmalin bei Herzrhythmusstörungen, insbesondere der Extrasystolie. Med Klin 54: 409–416
20. Kuck KH, Schlüter M, Geiger M, Siebels J, Duckeck W (1991) Radiofrequency current catheter ablation of accessory atrioventricular pathways. Lancet 337: 1557–1561
21. Lown B, Perlroth MG, Kaidbey S, Abe T, Harken DE (1963) Cardioversion of atrial fibrillation. N Engl J Med 269: 326–331
22. Lüderitz B (1993) Geschichte der Herzrhythmusstörungen. Springer, Berlin Heidelberg New York Tokyo
23. Lüderitz B, Gerckens U, Manz M (1986) Automatic implantable cardioverter/defibrillator (AICD) and antitachycardia pacemaker (Tachylog): combined use in ventricular tachyarrhythmias. Pacing Clin Electrophysiol 9: 1356–1360

24. Lüderitz B, Hellerstein H, Senning A, Bing RJ (1999) Electrophysiology. Cardiac arrhythmia, cardiac resuscitation, pacemakers. In: Bing RJ (ed) Cardiology. The evolution of the science and the art, 2nd edn. Rutgers University Press, New Brunswick/NJ London, pp 286–327
25. Manz M, Steinbeck G, Lüderitz B (1983) His-Bündel Ablation: Eine neue Methode zur Therapie bedrohlicher supraventrikulärer Herzrhythmusstörungen. Internist 24: 95–98
26. Mautz FR (1936) Reduction of cardiac irritability by the epicardial and systemic administration of drugs as a protection in cardiac surgery J Thor Surg 5: 612–628
27. Mirowski M, Reid PR, Mower MM et al. (1980) Termination of malignant ventricular arrhythmias with an implanted automatic defibrillator in human beings. N Engl J Med 303: 322–324
28. Purkinje JE (1845) Mikroskopisch-neurologische Beobachtungen. Arch Anat Physiol Wiss Med II/III: 281–295
29. Scheinman MM, Morady F, Hess DS, Gonzales R (1982) Catheter-induced ablation of the atrioventricular junction to control refractory supraventricular arrhythmias. J Am Med Assoc 248: 851–855
30. Sunder-Plassmann P (1962) Pacemaker-Implantation bei totalem a.v.-Block. Thoraxchirurgie 10: 220–221
31. Weber H, Schmitz L (1983) Catheter technique for closed-chest ablation of an accessory pathway. N Engl J Med 308: 653–654
32. Wenckebach KF (1903) Die Arrhythmie als Ausdruck bestimmter Funktionsstörungen des Herzens. Engelmann, Leipzig
33. Wenckebach KF (1914) Die unregelmäßige Herztätigkeit und ihre klinische Bedeutung. Engelmann, Leipzig Berlin
34. Ziemssen H von (1882) Studien über die Bewegungsvorgänge am menschlichen Herzen sowie über die mechanische und elektrische Erregbarkeit des Herzens und des N. phrenicus, angestellt an dem freiliegenden Herzen der Catharina Serafin. Arch Klin Med 30:270–303
35. Zwillinger L (1935) Über die Magnesiumwirkung auf das Herz. Klin Wochenschr 14: 1429–1433

7 Geschichte der koronaren Herzkrankheit

P.R. Lichtlen

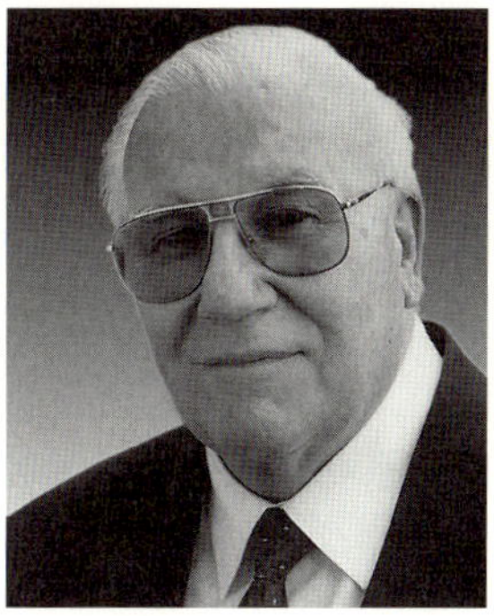

P.R. Lichtlen

VORBEMERKUNG

Die koronare Herzkrankheit (KHK) hat sich seit der Mitte des 20. Jahrhunderts zu der häufigsten und schwerwiegendsten tödlichen Krankheit des Menschen entwickelt. Sie trifft Männer wie Frauen in gleichem Maße, wenn auch die ersteren deutlich früher, schon ab dem 50. bis 60., Frauen ab dem 70. Lebensjahr. In dieser schwierigen Situation muss die heutige Medizin darauf ausgerichtet sein, raschestens deutliche Verbesserungen an dieser Krankheit herbeizuführen.

Im Vordergrund stehen die Herzkranzgefäße, die Koronararterien, welche schon sehr frühzeitig zur Degeneration und Bildung arteriosklerotischer Plaques neigen, vor allem in den proximalen Abschnitten der Koronargefäße, insbesondere im Bereich des R. interventricularis anterior. Die spezielle Problematik besteht darin, dass die Entwicklung der arteriosklerotischen Plaques lange Zeit klinisch stumm verläuft bzw. die Plaques durch von außen angewandte Testgeräte auf dem nichtinvasiven Wege kaum erfassbar sind.

Dies hat unter anderem die Erkennung der koronaren Herzkrankheit bis in den Anfang des 20. Jahrhunderts weitgehend verhindert oder diese nur vermuten lassen. Sowohl von der Diagnostik wie auch der Therapie her gehört deshalb die koronare Herzkrankheit zu den erst sehr spät in der Menschheitsgeschichte entdeckten und medizinisch angegangenen Krankheiten. Daran ändert auch die Tatsache nichts, dass der Komplex der koronaren Herzkrankheit schon in der Renaissance untersucht wurde. Genaue Angaben über eine selbständige Krankheit fanden sich aber erst ab dem Ende des 18. bzw. zu Beginn des 19. Jahrhunderts, Beschreibungen über geschädigte Herzkranzgefäße als primäre Ursache von Koronarverschlüssen gar erst im 20. Jahrhundert.

Die vorliegende Arbeit bezieht sich insbesondere auf die Entwicklung dieser Krankheit in der Neuzeit und beschränkt die Frühzeit auf einzelne, wichtige Punkte. Zu den frühen Untersuchern gehörten Leonardo da Vinci (1452–1519) und Andreas Vesalius (1514–1564). Von Interesse waren insbesondere die damaligen anatomischen Studien über die Herzkranzgefäße. Leonardo hatte erhebliche Schwierigkeiten, die Koronargefäße zu finden, „da sie“ – nach seinen Worten – „in einer wachsartigen, fettigen Substanz eingebettet sind“. Aus diesem Grunde „wurden sie von den damaligen Anatomen häufig übersehen“, was 200 Jahre später vom Physiologen Edward Jenner in einem Brief an den bekannten Kardiologen William Heberden bestätigt wurde. Leonardo gelang es auch als Erstem, den Abgang der Koronargefäße aus der Aorta nachzuweisen; auch war er intensiv an den Blutgefäßen und deren Veränderungen durch den Alterungsprozess interessiert. Seine Meinung war, dass „im Alter die Gefäße den Blutfluss erheblich einengen“. In seiner „*Anatomie des alten Mannes*“ spricht er von „Debilität“, hervorgerufen durch „Fehlen des Blutes und Ausfall der Arterie, welche das Herz und die unteren Extremitäten ernährt“.

Vesalius bezog sich auf rein kardiale Befunde. Er meinte in „*de Fabrica*“, dass der Ursprung der Koronararterien nicht dargestellt werden kann, da diese unter den Klappen versteckt sind. In „*de Fabrica*“ werden die Gefäße zwar ausführlich beschrieben (Lib. III, Cap. II, 1543); in der Tat ist die Darstellung der Koronargefäße aber zu klein und technisch nicht adäquat genug, um Details der Koronargefäße zu erkennen. Vesalius befasste sich vor allem mit dem Präkordialschmerz, der auf eine Krankheit hinweist, die von Herberden 200 Jahre später als Angina pectoris beschrieben wurde [11]. Der präkordiale Schmerz ohne Dyspnoe wurde damals als eines der typischen Zeichen des ischämischen Herzschmerzes angesehen. Vesalius beschrieb bei einer seiner letzten Autopsien auch ein thromboembolisches Geschehen (Anatomicarum Gabrielis Falloppii Observatorium Examina). Ob der Terminus „Thrombus“ bereits von Vesalius gebraucht wurde, bleibt aber offen. Schließlich erwähnt Vesalius 1557 auch ein Aortenaneurysma als „eine fleischige Substanz“.

Abschließend ist festzuhalten, dass Leonardo und Vesalius ihrer Zeit weit voraus waren, nicht nur als Anatomen, sondern auch als Physiologen und Naturwissenschaftler.

WILLIAM HARVEY (1578–1657) – „DIE ENTDECKUNG DES GESCHLOSSENEN BLUTKREISLAUFS“

Eine der größten Errungenschaften auf dem Gebiet der Physiologie bzw. der Medizin ist an den Anfang des 17. Jahrhunderts zu setzen: die Entdeckung des geschlossenen Blutkreislaufs durch William Harvey. Da diese Entdeckung auch wesentlich mit den Koronararterien zu tun hat, ist eine Einführung unumgänglich. Tierexperimentelle Untersuchungen wurden vermutlich schon zu Zeiten des in Rom wohnenden griechischen Anatoms Galen durchgeführt. Er hatte schon damals experimentelle Ligaturen der Herzkranzgefäße durchgeführt (siehe in: „*De Anatomicis Administrationibus*“, Lib. VII, Cap. 8).

Seit dem 16. Jahrhundert hatten Tierexperimente an Häufigkeit stark zugenommen. Der Fortschritt auf diesem Gebiet ist vor allem William Harvey's epochaler Publikation „*Exercitatio anatomica de motu cordis et sanguinis in animalibus*“ zu verdanken [4]. Die Veröffentlichung im Jahre 1628 erregte aber wenig Aufsehen, obwohl Harvey seine Theorie über den geschlossenen Blutkreislauf schon seit mehreren Jahren in seinen Vorlesungen dargestellt hatte. Die Publikation war vor allem von Robert Fludd und William Fitzer unterstützt worden; letzterer war 1624 von England nach Frankfurt übergesiedelt. Da Fitzer im Buchhandel tätig war, überredete er Harvey, die Erstausgabe in Frankfurt erscheinen zu lassen. Harvey hoffte, dass damit die Publikation eine größere Verbreitung erfahren würde. Überdies wurde in Frankfurt der Druck ohne Kosten für Harvey durchgeführt, und er erhielt außerdem noch 16 Kopien gratis, ebenso 40 Pfund in Gold. Die Publikation wurde jedoch durch die Distanz von London nach Frankfurt und den Krieg auf dem Kontinent erheblich erschwert und verzögert. So kam es auch im Text zu nicht weniger als 126 Fehlern, die zwar korrigiert wurden, aber in den meisten Erstausgaben nicht berücksichtigt sind. Auch hatte der Herausgeber, Fitzer, zu wenig Interesse. Er hielt das Buch für unwichtig und ließ ihm deshalb nicht die nötige Sorgfalt angedeihen.

Das Buch, nach heutigem Verständnis eher ein „Büchlein“, wurde in einer kleinen Auflage und auf sehr schlechtem Papier gedruckt; es sind nur noch wenige Erstausgaben erhalten geblieben. Die Publikation des Buches wurde im Ostermessekatalog 1628 angekündigt und im Herbst des gleichen Jahres für 6 Schillinge und 2 Pfennige verkauft. In der Erstauflage des „Büchleins“ musste Harvey zuerst noch viele damals verbreitete medizinische Irrtümer korrigieren, so z. B. dass die Arterien Luft enthalten, während schon Galen nachwies, dass diese „mit Blut und nichts anderem gefüllt seien“ (siehe: *De Usu Partium*; Book VI, Chapter 14, Kühn III, 497; Darenberg I, 431). Auch der Begriff der aktiven Diastole der Arterien war falsch; überdies dient die Blutzufuhr zur Lunge nicht zu deren Ernährung, und das interventrikuläre Septum presst nicht Blut von einem Ventrikel zum anderen durch Poren, die nicht vorhanden sind, um nur einige der Fehler zu erwähnen.

Insgesamt kam Harvey schon früh zu der Meinung (siehe *De Motu Cordis*), dass

„... es schon von der Struktur des Herzens her sicher ist, dass das Blut ständig durch die Lunge in die Aorta geführt wird. ... Das Blut wird während der Systole vom Herzen ausgeworfen und während der Diastole wieder passiv dahin zurückgeführt. ... Auch ist von dem Experiment mit der Gefäßligatur her gesichert, dass es einen Durchgang (eine Passage) des Blutes von den Arterien zu den Venen gibt."

Harvey war der Meinung, dass es „aus diesem Grunde auch sicher ist, dass die ständige Bewegung des Blutes in einem Kreis durch den Herzschlag verursacht wird".

Er fragt dann weiter:
„Warum ist dies so? Geschieht dies der Ernährung willen oder eher für den Erhalt des Blutes und der Glieder mittels der infundierten Wärme? Das Blut erhitzt im Turnus die Glieder, und wenn es kalt wird, wird es durch das Herz erwärmt. ... Das Blut wird also kontinuierlich durch den Herzschlag vom Venensystem in die Arterien ‚übergeführt', sodass die ganze Blutmasse in sehr kurzer Zeit von den Venen in die Arterien fließt."

Harvey hat auch betont

„... dass die Venen kontinuierlich das Blut von allen Abschnitten des Körpers zum Herzen führen. ... Das Blut bewegt sich definitiv vom rechten Ventrikel des Herzens durch die arterienartige Vene in die Lunge und dann durch die venenartige Arterie in den linken Ventrikel des Herzens. ... Des weiteren wird das Blut in einem ununterbrochenen Strom in jedes Glied und jeden Körperteil geführt, und dies in einem viel größeren Volumen als es für die Ernährung notwendig ist. ... Schließlich führen die Venen das Blut von jedem Teil des Körpers zur Herzregion zurück."

Harvey hat auch durch Kapazitätsmessungen der Herzkammern – sowohl beim Hund, beim Schaf wie auch beim Menschen – berechnet, wieviel Blut vom Herzen in einer gewissen Zeit in die Arterien fließt. Er erkannte auch, dass die ganze Masse des Blutes nicht nur durch die Körperglieder, sondern auch durch die pulmonale Zirkulation fließen muss. Seine Messungen des Blutflusses waren zwar nicht sehr genau, aber sie waren für sein Argument ausreichend.

Harvey hat auch die Venenklappen genau beschrieben, die zuerst vom Anatomen Girolamo Fabrici d'Aquapendente erkannt wurden; der Entdecker hat aber – laut Harvey – deren Zweck nicht wirklich verstanden. Harvey erklärt, dass

„... der einzige Zweck, wofür die Klappen geschaffen wurden, darin besteht, dass das Blut nicht von den großen Venen in die kleinen fließt, oder vom Zentrum des Körpers zu seinen Extremitäten, sondern eher von diesen zum Zentrum. ... Dementsprechend öffnen sich die delikaten Klappen, um die nachfolgende Bewegung des Blutes zu ermöglichen; die gegenteilige Bewegung wird komplett unterdrückt."

Harvey konnte die Kapillargefäße noch nicht sehen und beobachten, wie sie das Blut passieren lassen. Er nannte diese Kapillargefäße „die unsichtbaren Poren der Lunge" und „die kleinen Höhlen ihrer Gefäße". Er sah die Kapillaren nur in seiner Vorstellung.

In vivo gesehen wurden sie erst fast 50 Jahre später, nach Harvey's Tod, zuerst 1661 durch den Anatomen Marcello Malpighi und dann 1674, durch den Holländer van Leeuwenhoek, mittels seines damals noch primitiven, einlinsigen Mikroskops. Malpighi sah und beschrieb nicht nur zum ersten Mal die Kapillaren, sondern auch die arteriovenösen Anastomosen und das durchfließende Blut und bewies damit endgültig die Geschlossenheit des Kreislaufs. Leeuwenhoek sah als Erster die roten Blutkörperchen, damals noch für Fettkügelchen gehalten.

Am Ende des Büchleins schreibt Harvey, „es ist für jeden schwierig, auf eine andere Weise als ich es tat zu erklären, warum all diese Dinge in einer Art und Weise arrangiert wurden, wie ich es beschrieben habe".

Hier sollte noch vermerkt werden, dass Harvey zwar Physiologe und Experimentator war, dass er aber auch stets zu seinen medizinischen Kollegen engen Kontakt hielt. So hat er auch zwei Fälle beschrieben, die „weitgehend einer koronaren Manifestation bzw. einer Koronarsklerose gleichen". Er schreibt:

„Der Patient fiel einer merkwürdigen Krankheit zum Opfer, war sehr gequält, mit einem starken Druck und mit Schmerzen im Herzen und der Brust."

Harvey hat übrigens neben dem ersten Kreislauf, der Zirkulation durch den ganzen Körper, und dem zweiten Kreislauf, der Zirkulation durch die Lunge, auch einen – wie er sagt – dritten Kreislauf entdeckt. Es handelt sich um

„... eine kleine Zirkulation vom linken Ventrikel des Herzens zum rechten; dabei wird das Blut durch die Koronararterien und Venen geführt, welche mit ihren schmalen Ästen über den Körper, die Wände und das Septum des Herzens verteilt sind".

Harvey fügte hinzu, dass

„... gewöhnlicherweise eine Klappe an der Öffnung der Koronarvene (Sinus) gefunden wird, welche den Eingang in die Koronarvene verhindert, ihren Abfluss aber begünstigt. So muss also eine dritte Zirkulation als sicher angenommen werden."

Harvey hat den geschlossenen Blutkreislauf schon sehr früh vorausgesagt bzw. weitgehend entdeckt und beschrieben, wenn er auch den exakten Mechanismus noch nicht ganz erkennen konnte. Es kann aber kein Zweifel bestehen, dass Harvey die Kenntnisse der Anatomie und vor allem der Physiologie des Menschen völlig verändert hat. Er ist damit Forschern wie Galileo Galilei oder Albert Einstein in der Physik oder Robert Koch und Louis Pasteur in der Medizin gleichzustellen. Trotzdem ist es aber erstaunlich, dass die Konsequenzen seiner Entdeckung des geschlossenen Blutkreislaufs und damit schließlich auch die Entdeckung der koronaren Herzkrankheit erst viel später, im 19. und 20. Jahrhundert wahrgenommen wurden.

17. bis 18. Jahrhundert

Das Syndrom der Angina pectoris und damit der koronaren Herzkrankheit wurde erst in der zweiten Hälfte des 18. Jahrhunderts näher definiert, vor allem durch den Arzt William Heberden (1710–1801). Die genaue Beschreibung des Herzinfarkts und der Arteriosklerose musste aber bis ins 19. Jahrhundert warten. Wann die Bezeichnung „koronare Herzkrankheit" zum ersten Mal in Erscheinung trat, bleibt offen.

Ab der zweiten Hälfte des 17. Jahrhunderts wurde die Aufmerksamkeit der Ärzte vermehrt auf den Kreislauf gerichtet. Zu erwähnen ist hier vor allem der Anatom Marcello Malpighi (1628–1694), welcher fast 50 Jahre nach Harvey, 1674, durch das einlinsige Mikroskop des Holländers van Leeuwenhoek in der Lage war, als Erster die arteriovenösen Anastomosen zu beschreiben. Er bewies damit endgültig die Geschlossenheit des Blutkreislaufs. Die ganze Entwicklung stand aber am Anfang, und die koronare Herzkrankheit konnte damals nur in nebelhaften Umrissen definiert werden.

Erst das 18. Jahrhundert brachte den Durchbruch nahe, nicht zuletzt aufgrund der verstärkten Analysen, die im 17. Jahrhundert durchgeführt wurden. Zu den auf diesem Gebiet fortschrittlichsten Wissenschaftlern gehörte Raimond Vieussens (1641–1716), der vor allem die Gefäßklappen sowie die neu eingeführte Mikroskopietechnik beschrieb. Ferner zu nennen ist Thebesius (1686–1730), der sich in seinem Buch „*Dissertatio medica de Circulo Sanguinis in corde*" (1708) speziell auf die Kranzgefäße konzentrierte. Im Vordergrund stand aber vor allem der Anatom Giovanni Battista Morgagni (1682–1771) mit seiner Publikation „*The seats and causes of diseases investigated by anatomy*" (Padua, 1761). Er hatte zwar schon früh eine Beschreibung der anginösen Syndrome in sein Werk miteinbezogen, eine klinische Definition der Angina pectoris liegt von ihm aber nicht vor, was jedoch seine überragende Arbeit nicht schmälert.

Von großer Wichtigkeit ist die fast gleichzeitig mit Morgagni publizierte Arbeit von Friedrich Hoffmann (1660–1742), dem ersten Professor für Medizin an der neugegründeten Universität in Halle. In seiner „*Medicina rationalis systemica*" (1738) erklärt er, dass „die Ursache der koronaren Herzkrankheit in einer verminderten Blutpassage in den Koronargefäßen" zu suchen ist. Dies kommt – nach Hoffmann – aber nur dann vor, „wenn die freie Blutpassage durch die Koronargefäße vermindert ist oder Blut in den Koronargefäßen hängen bleibt".

Von besonderer Bedeutung, nicht nur für das 18. Jahrhundert, sondern die ganze weitere Analyse der koronaren Herzkrankheit und damit auch der Arteriosklerose im Allgemeinen war William Heberden's (1710–1801) Beitrag. Er gehörte zu den geschätztesten Ärzten im damaligen England, obwohl er nie eng mit einem Krankenhaus verbunden war, sondern es vorzog, am Krankenbett zu arbeiten. Die Subtilität seiner Untersuchungen führte ihn aber dazu, eine neue, bislang unbekannte, aber bedeutende Krankheit zu entdecken, die von ihm „Angina pectoris" genannt wurde. Es handelte sich – nach Heberden (in: *Some account of a disorder in the breast*, siehe unten) –

„ ... um eine Krankheit, die den Brustbereich (Pectus) und die linke Thoraxseite betrifft. Die Krankheit führt während des Anfalles zu einem Angst-

und Schmerzgefühl, wobei der Schmerz vor allem auch in den linken Arm ausstrahlt, besonders während des Gehens oder kurz nach dem Essen. Beim Stillstehen klingt der Schmerz schnell ab; bei zunehmender Schmerzdauer bzw. Schmerzwiederholung kann es zu einer Verschlechterung kommen bzw. der Schmerz hört dann auch beim Stillstehen nicht mehr auf, die Betroffenheit des Herzens nimmt zu."

Heberden präsentierte seine Arbeit über *„Some account of a disorder in the breast"* zum ersten Mal am „College of Physicians" am 20. Juli 1768. 1772 wurde sie in den *„Medical Transactions of the College of Physicians"* in London publiziert (Vol. II, 50–67, 1772). Die Arbeit ist von sehr großer Bedeutung, weil sie zum ersten Mal die koronare Herzkrankheit bzw. die „Angina pectoris" bis ins Detail beschreibt. Heberden war aber nicht in der Lage, die genaue Ursache der Krankheit zu finden, doch gelang es ihm, diese Krankheit von anderen kardialen Erkrankungen zu unterscheiden, sodass die Angina pectoris schon bald als eine eigene klinische Einheit angesehen wurde. Von Bedeutung ist schließlich auch die Beobachtung Heberdens, dass die Krankheit viel häufiger bei Männern als bei Frauen vorkommt, eine Feststellung, die bis heute ihre Gültigkeit hat. Unter 100 Fällen fand Heberden nur drei Frauen(!). Durch sein hohes Alter – Heberden wurde 91 Jahre alt – war er in der Lage, die Krankheit über längere Zeit zu verfolgen und bis in die kleinsten Details zu diskutieren. Er war sich aber im Klaren, dass „wesentlich mehr hinter dieser Krankheit war, welche er auch als ‚Pectoris dolor' bezeichnete".

Wie schon erwähnt, hatten gegen Ende des 18. Jahrhunderts viele Ärzte, welche sich damals mit Herzkrankheiten befassten, erkannt, dass das Herz und die Kranzgefäße stark von den Verkalkungen der Koronargefäße abhängig sind. Zu diesen Ärzten gehörten auch der Anatom und Chirurg John Hunter, und der Quaker-Arzt John Fothergill (1712–1780). John Hunter litt später selbst an einer Angina pectoris, hatte häufige Anfälle, die aber anfangs mangels Diagnosemöglichkeit nicht erkannt wurden. Hunter verstarb 1793 während einer aufregenden Sitzung des „Boards of the Governors" des St. Georges Hospitals in London, dem er ebenfalls angehörte. Die Autopsie zeigte degenerative Veränderungen der Koronargefäße und Vernarbungen im Myokard.

In der Folge wurden schon Anfang des 19. Jahrhunderts zahlreiche Fälle von Angina pectoris beschrieben. Dagegen war die Ätiologie der Arteriosklerose noch nicht bekannt.

BERÜHMTE ÄRZTE DER FRÜHZEIT

JEAN NICOLAS CORVISART (1755–1821)

Zu den bedeutendsten Ärzten und Kardiologen des 18. und frühen 19. Jahrhunderts gehörte Jean Nicolas Corvisart (1755–1821), Chefarzt an der Charité in Paris. Seine wichtigsten Publikationen waren die *„Essais sur les maladies et les lésions organiques du coeur et des vaisseaux"* (Abhandlung über die Krankheiten und organischen Läsionen des Herzens und der Gefäße).

Da Frankreich Ende des 17. Jahrhunderts noch über keine klinische Tradition verfügte, begab sich Corvisart zur Weiterbildung in das damalige Zentrum der klinischen Medizin, nach Wien. Dort lernte er auch die Technik der Perkussion kennen, erfunden von Auenbrugger, 1763. Die Perkussion sollte später eines der wichtigsten Bestandteile der von Corvisart benutzten Techniken werden, insbesondere auch im Zusammenhang mit den Brustkrankheiten. Seine Liebe zur Perkussion ließ Corvisart 1808 sogar eine Übersetzung von *„Inventum Novum"* aus dem Lateinischen ins Französische anfertigen. Es entstand ein Buch mit 489 Seiten, also wesentlich erweitert gegenüber den 95 noch in Latein geschriebenen Seiten der Erst- und Zweitausgabe.

Corvisart publizierte auch Arbeiten über die Verhärtung des Herzmuskelgewebes, sowie über die Transformation des Muskelgewebes in eine kartilaginöse und knöcherne Substanz. Corvisart meinte aber, dass er trotz der Überzeugung der Existenz organischer Läsionen des Herzens, Mühe habe, diese Läsionen zu bestimmen. Er schrieb ein ganzes Kapitel über die Ursachen der organischen Krankheiten des Herzens und bezog sich dabei auf Harvey, Lancisi, Albertini und Morgagni. Er ging auch auf die Anzeichen der Herzkrankheiten ein, wobei wiederum die Perkussion im Vordergrund steht und auch bis ins Detail analysiert wird. Er meinte,

„ … durch lange Erfahrung überzeugt von der Technik der Perkussion, vor allem von deren Einfachheit könnte er Vielen, welche die Heilkunst pflegen, einen Dienst leisten, wenn er das Werk ‚Auenbrugger's' von der totalen Vergessenheit, in welche es m. E. besonders in Frankreich gefallen war, wieder hervorholen würde".

Corvisart bespricht die „organischen Läsionen des Herzens und der großen Gefäße", die „akute Perikarditis", gefolgt vom „Hydroperikard", die „muskuläre Substanz des Herzens", die „aktiven und passiven Aneurysmen" sowie den linken und rechten Ventrikel. Dabei stützt er sich auf Valsalva und Albertini. Ferner werden auch die „Karditis", die Gangrän des Herzens, seine totale und partielle Ruptur, die Tumoren des Herzens und sein Prolaps eingehend besprochen. In seiner *„Nouvelle méthode pour reconnaitre les maladies internes de la poitrine par la percussion"*, bzw. in Auenbrugger's Werk *„Über die Perkussion der Brust"*, 1808, findet sich keine Erwähnung der Koronargefäße oder der Koronarsklerose und deren Bedeutung. Dies erstaunt umso mehr, weil sonst die kleinsten Details beschrieben sind: So wird viel über den Thorax und über die Brust erwähnt, wenn sie keine Töne von sich geben; über die Krankheiten, welche sich in einer langsamen Destruktion der Eingeweiden des Thoraxes befinden; auch über die Affektionen des Inneren der Brust, die man mit der Perkussion nicht erfasst.

Eine Beschreibung der Herzkranzgefäße findet sich aber weder in seinem 1818 veröffentlichten Buch *„Essais sur les maladies"*, noch in den *„Nouvelles Méthodes"*, welche er zusammen mit Auenbrugger publizierte. Neben seiner *„Abhandlung über die Krankheiten und organischen Läsionen des Herzens und der großen Gefäße"* (1818) publizierte er auch über die fibrösen Partien des Herzens, die Einengung des aurikuloventrikulären Orifiziums, den unregelmäßigen Puls sowie die dauernde inkomplette Behinderung der Zirkulation. Corvisart meinte, dass die Einengungen, die sich durch die Verkalkungen des Orifiziums oder der Klappen des rechten Herzens sowie der Pulmonalarterie formierten, während des Lebens beim Menschen nur schwierig zu erkennen seien.

Von besonderer Wichtigkeit waren für Corvisart die Prognosen sowie die Zeichen, welche die Unterscheidung zwischen organischen Herzerkrankungen und Brustschmerz, Asthma und Palpitationen erlauben.

Corvisart schreibt zwar viel über Auenbrugger und die Perkussion, welche er bis ins Detail analysiert und später publiziert und lehrt. Die Koronargefäße, die koronare Herzkrankheit und die Koronarsklerose werden jedoch nirgends erwähnt und scheinen für Corvisart entweder unbekannt oder zumindest nicht erwähnenswert gewesen zu sein.

RENÉ THÉOPHILE HYACINTHE LAENNEC (1781–1826) – *TRAITÉ DE L'AUSCULTATION MÉDIATE ET DES MALADIES DES POUMONS ET DU COEUR* (ABHANDLUNG DER DIREKTEN AUSKULTATION UND DER KRANKHEITEN DER LUNGEN UND DES HERZENS)

Laennec macht darauf aufmerksam, dass schon Hippokrates die direkte Auskultation (l'auscultation immédiate) versucht hat. Die Abhandlung über die direkte Auskultation beweist, dass er glaubte, durch direktes Auflegen des Ohres auf die Haut ein spezielles Geräusch zu hören, das sich vom Hydrothorax unterscheidet. Die Zeichen der indirekten Auskultation, z. B. bei den Erkrankungen der Lunge und des Brustfells, basieren dagegen auf den Variationen der Atemgeräusche.

Der Auskultation voraus ging jedoch die von Auenbrugger eingeführte Perkussion. Diese war – nach Laennec – ohne Zweifel eine der wertvollsten Erfindungen, mit denen die Medizin bereichert wurde. „Man kann aber nicht leugnen, dass diese Explorationsmethode noch viel zu wünschen übrig lässt", schreibt Laennec im ersten Kapitel des ersten Bandes seines Buches über „*Traité de l'auscultation médiate*" [10]. Des Weiteren meint er „besonders bei den Herzkrankheiten wünschte man sich häufig ein konstanteres und sichereres Zeichen, als es die Perkussion vermittelt".

Laennec, einer der engsten Nachfolger Corvisarts, ist durch die von ihm 1819 eingeführte Erfindung des Stethoskops, berühmt geworden. Für die Erfindung werden zwei verschiedene Versionen erwähnt. Nach der einen soll Laennec zufällig gesehen haben, wie Kinder im Hof des Louvre in Paris an ein Ende eines langen Balkens ihr Ohr angelegt haben, um am anderen Ende Klopfsignale zu hören. Laennec soll dann sofort die Idee gehabt haben, diese Technik für das Abhören von Geräuschen im menschlichen Körper zu verwenden.

Zweifellos hat das Instrument der Auskultation, das später zahlreichen Verbesserungen und Änderungen unterzogen wurde, vielen Menschen durch die rasche Möglichkeit der korrekten Diagnosestellung das Leben gerettet. – Trotzdem, so einfach scheint die Erfindung des Stethoskops aber doch nicht gewesen zu sein, denn Laennec schildert in seinem Buch „*Über die Abhandlung der indirekten Auskultation und die Krankheiten der Lunge und des Herzens*" die Erfindung des Stethoskops etwas anders. Er schreibt: „Schon seit einigen Jahren haben einige Ärzte versucht ... zur Verbesserung der kardialen Geräusche, das Ohr direkt auf die präkordiale Region zu ... legen", eine Technik, die aber nicht befriedigte; Laennec glaubte 1816, eine bessere gefunden zu haben. Er wurde von einer jungen Person konsultiert, die generelle Symptome einer Herzkrankheit hatte und bei welcher das Auflegen der Hand und die Perkussion kaum Resultate ergaben. Er schreibt,

„ ... das Alter und Geschlecht der Kranken verbaten mir die Art der Untersuchung, von der ich oben gesprochen habe. (Auflegen des Ohrs auf die präkordiale Region) ... Ich habe mich dann eines sehr bekannten, akustischen Phänomens bedient. Wenn man das Ohr an das Ende eines Balkens legt, so hört man sehr genau (distinct) selbst das Fallen einer Stecknadel, die am anderen Ende aufgelegt wird. Ich stellte mir vor, dass man vielleicht Nutzen von dieser Eigenheit des Körpers ziehen könnte, besonders im vorliegenden Fall. Ich nahm ein Blatt Papier und formte daraus eine sehr satte Rolle, von der ich das eine Ende auf die Präkordialgegend hielt; als ich das Ohr auf das andere Ende legte, war ich sehr überrascht und befriedigt, die Herzschläge viel klarer und genauer zu hören, als ich es je mit dem direkten Auflegen des Ohres konnte. Ich nahm an, dass diese Technik sehr brauchbar sein könnte, nicht nur um die Herzschläge zu studieren, sondern auch diejenigen Bewegungen, welche Geräusche in der Brusthöhle verursachen; ich explorierte das Atemgeräusch, die Stimme, das Röcheln und sogar die Fluktuationen von Flüssigkeit im Perikard."

Laennec befasste sich dann in seinen „*Traités*" mit den Krankheiten generell, den Störungen der Innervation, der Neuralgie des Herzens, den nervösen Palpitationen, den Spasmen des Herzens und mit Geräuschen, die – nach Laennec – häufig zu Unrecht als Krankheit bzw. als organische Affektion beschrieben wurden.

„Auch wird die Krankheit mit einer nervösen Affektion verwechselt, die seit über 20 Jahren das Objekt vieler Diskussionen ist, für mich aber nichts als eine Varietät der Neuralgie darstellt. Ich spreche von der Angina pectoris, einer sehr bedeutenden und beängstigenden Affektion, wenn sie in einem höheren Grad der Entwicklung ist. Sie ist aber weit davon entfernt, den Schweregrad zu haben, den ihr viele Autoren zuordnen."

Laennec war somit überzeugt, dass die Angina pectoris zwar „beängstigend" sein kann, in der Regel aber harmlos verläuft. Was die von Heberden 1768 erstmals beschriebene und von ihm benannte Angina pectoris betrifft, so ging Laennec 1819 wie viele damalige Ärzte davon aus, dass es sich bei der Angina pectoris um eine spasmodische Krankheit handle. Er schreibt in seinen „*Traités*":

„Diese Affektion, erkannt zum ersten Mal in der Mitte des letzten Jahrhunderts (1768), hat seither die Aufmerksamkeit zahlreicher Ärzte auf sich gezogen, vorwiegend der Engländer, aber auch der Deutschen und Italiener, die glauben, dass diese Krankheit dauernd mit einer organischen Läsion des Herzens verbunden sei und häufig zum Tode führt. Die Angina pectoris ist aber eine spasmodische Krankheit, wobei nicht selten gleichzeitig Schmerzen im vorderen, linken Abschnitt der Brust bestehen."

Laennec betont, dass

„ ... die Angina pectoris, wenn sie in einem leichten oder mittelschweren Grad vorliegt, eine sehr häufige, alltägliche Krankheit ist, die oft bei Patienten ohne irgendwelche organische Krankheit des Herzens oder der großen Gefäße vorkommt".

Für Laennec sind also die meisten Fälle von Angina pectoris nicht organischer Natur. Er räumt zwar auch organisch bedingte Fälle ein, dann aber nicht bedingt durch einen Verschluss der Kranzgefäße. Für Laennec gibt es somit keine spezielle Erkrankung der Koronararterien, insbesondere keine koronare Herzkrankheit im eigentlichen Sinn. Laennec wollte offensichtlich eine Angina pectoris „sui generis", also eine eigenständige Krankheit „Angina pectoris" nicht anerkennen. Er hielt, wie viele Ärzte damals letztlich weitgehend an der neuralen Genese fest. – Für einen minutiös arbeitenden Arzt wie Laennec ist dieser Standpunkt eigentlich unerklärlich. Vielleicht liegt dem ganzen Verhalten auch eine gewisse Antipathie gegen die englischen, deutschen und italienischen Ärzte zugrunde, welche von Laennec angesprochen wurden, und die an der organischen Genese der Krankheit festhielten, auch wenn diese erst im frühen 20. Jahrhundert eindeutig bewiesen wurde.

HEINRICH VON BAMBERGER (1822–1888) – *LEHRBUCH DER KRANKHEITEN DES HERZENS*

Von großem Interesse, insbesondere auch für die koronare Herzkrankheit, ist Bamberger's *Lehrbuch der Krankheiten des Herzens* aus dem Jahr 1857 (Wilhelm Braunmüller, Wien). Bamberger gibt zuerst einen historischen Überblick, beginnend bei Harvey (1619) und der Entwicklung der Anatomie im 16. und 17. Jahrhundert. Die größeren Leistungen auf diesem Gebiet kommen, nach Bamberger, aber erst im 18. Jahrhundert; als wichtig für die damalige Zeit erachtet er vor allem Valsalva, Vieussens, Lancisi, Senac, Albertini und insbesondere Morgagni. Morgagni bietet

„ ... in vielen Abschnitten eine klare Einsicht in die vielfachen Veränderungen, welche die Herzaffektionen im Organismus hervorrufen; dazu gehören auch diejenigen der Mitralklappen und die Blutstauungen".

Bamberger meint aber, dass

„ ... die diagnostischen und therapeutischen Grundsätze jener Periode wohl am wenigsten zu befolgen sein dürften. ... Der Aderlass spielte eine wichtige, wenn auch nicht die erste Rolle."

Für noch wichtiger hält er das 1761 von Auenbrugger publizierte „*Inventum novum*", die Perkussion, nach Bamberger das eigentliche Fundament eines neuen Konzepts. Auch Corvisart wird ausführlich erwähnt und vor allem Laennec, welcher als Erster durch die neuen Untersuchungsmethoden (die Perkussion und Auskultation, die letztere durch Laennec erfunden), in den Stand gesetzt wurde, „Veränderungen der Klappen in vivo mit Sicherheit zu erkennen". Bamberger fährt aber fort: „Es ist das Schicksal der meisten Entdecker, dass der Vollgenuss ihrer großen Konsequenzen ihnen nicht mehr zugute kommt."

Damit dürfte Bamberger wohl das frühe Versterben von Laennec, 1826, gemeint haben.

In diesem Jahrhundert ist eine Reihe hervorragender Wissenschaftler zu nennen wie Kreysig, Skoda, Zehntemayer und vor allem Bellingham, um nur einige zu erwähnen. Im Vordergrund stand aber die Diskussion über die Angina pectoris. Die Ansicht, dass das Leiden ein nervöses sei, hatte damals die meisten Stimmen für sich bekommen. Heberden selbst hatte sich – nach Bamberger – dahin erklärt, dass er den Zustand für einen Krampf bzw. einen Spasmus halte; über dessen Natur konnte er sich aber nicht näher aussprechen.

MacBridge glaubte an einen Krampf des Herzens, Bouillaud an eine Neurose des N. phrenicus, Desportes an eine neuralgische Affektion des Plexus cardiacus.

Bamberger schließlich meinte, „dass das Leiden in der Tat ein nervöses sei, könne wohl mit voller Bestimmheit behauptet werden".

Dafür maßgebend war für ihn die „Wiederkehr der Beschwerden in Form von Paroxysmen, die außerordentliche Heftigkeit des Schmerzes, und seine Irradiation nach gewissen Richtungen".

Obwohl Heberden der Erste war, der die gesuchte Krankheit als „Angina pectoris" beschrieb (1768), wurden von seinen Nachfolgern eine Menge verschiedenster Zustände unter diesem Begriff summiert. Diese wurden von Bamberger genau beschrieben, wobei er der Meinung war, dass die Stenokardie als Form einer in Paroxysmen auftretenden Krankheit zu erklären sei und die Krankheit „von einer veränderten Blutmischung abgeleitet werde"; auch die Verknöcherungen der Kranzarterien, auf die Home und Parry als Erste aufmerksam machten, spielen hier noch eine erhebliche Rolle. Bellinghams Ansicht, wonach ein Zirkulationshindernis in den Kranzgefäßen die Krankheit verursache, kommt für die damalige Zeit der Ursache der Angina pectoris schon sehr nahe. Man muss aber aufgrund der vielen Zitate von Bamberger, bei welchen Bellingham nur einmal kurz genannt wird, annehmen, dass Bellinghams Ansicht eines Zirkulationshindernisses in den Kranzgefäßen damals kaum Anhänger gefunden hat. Nach Bamberger lag die „Prognose der Angina pectoris zwischen ein und elf Jahren; vollständige Heilung war nur in wenigen Fällen beobachtet worden".

Interessanterweise ist die Krankheit fast stets von organischen und unheilbaren Veränderungen des Herzens abhängig. Auch Bamberger betont, dass die Mehrzahl der Fälle derjenigen, die an einer Stenokardie leiden, „plötzlich und unvermutet versterben, teils während eines Anfalles, teils außerhalb desselben."

Dies alles spricht aber für ein organisches Leiden, und nicht – wie Bamberger meint – für ein Substrat des Nervensystems. Für die Therapie empfiehlt Bamberger Chloroform-Inhalationen oder Ammonium, außerhalb des Anfalles auch Argentum nitricum oder Eisenpräparate. Amylnitrit und Nitroglyzerin wurden erst später eingeführt (1867 und 1879). Insgesamt ist festzuhalten, dass z. Z. Bambergers (1857) die Kenntnisse der Pathophysiologie der koronaren Herzkrankheit noch weitgehend unklar waren. Nur einer unter vielen, Bellingham, erwähnte eine Erkrankung der Herzkranzgefäße als eventuelle Ursache der Krankheit, zwei Zeilen in einem Buch von insgesamt 459 Seiten!

Im Zusammenhang mit Bambergers Untersuchungen von Interesse ist hier noch die Diagnosestellung eines thrombotischen Verschlusses, wahrscheinlich erstmals exakt beschrieben durch Adam Hammer (1818–1878), einem 1848 von Deutschland nach St. Louis ausgewanderten Arztes. Die Diagnose wurde 1878, zu Lebzeiten des Patienten, am Krankenbett gestellt. Hammer beschrieb einen thrombotischen Verschluss einer Koronararterie des Herzens („a case of thrombotic occlusion of one of the coronary arteries of the heart").

Er bereiste mit seinem Befund New York, aber auch Europa, wo er Ärzte wie Kussmaul in Straßburg und Bamberger in Wien besuchte. Der Patient war 34 Jahre alt und litt an Rheumatismus. Eines nachts kollabierte er. Der zugezogene Arzt fand einen schwachen Puls. Hammer dachte, dass die Blutzufuhr unterbrochen sei. Bei der Autopsie des Herzens waren der rechte Ventrikel und Vorhof mit dickem, koaguliertem Blut gefüllt. Es lag nach Hammer ein okkludierter Thrombus vor. Hammer legte Wert darauf, dass die Diagnose hier zu Lebzeiten gestellt wurde. Auch bestätigten die konsultierten Ärzte, dass sie noch keinen solchen Fall gesehen hätten. Offensichtlich war Hammer der Erste, welcher in vivo ein thrombotisches Geschehen im Koronarbereich gesehen und diagnostiziert hatte. Postmortale Ereignisse dieser Art waren allerdings schon 1877 von Conheim beschrieben worden (*Wiener Med. Wochenschr.* 1878, 28: 97–102 „Ein Fall von thrombotischem Verschluss einer Kranzarterie des Herzens").

NEUERE ASPEKTE ÜBER NITRATE UND IHRE ANWENDUNG BEI STABILER UND UNSTABILER ANGINA PECTORIS

Von der Mitte des 19. Jahrhunderts an haben die Nitrate eine zunehmend wichtige Rolle in der Medizin übernommen. Ausgangspunkt war das 1846 vom italienischen Chemiker Sobrero bei der Suche nach neuen Sprengstoffen synthetisierte Nitroglyzerin. Die erste medizinische Anwendung, 1848, geht auf den aus Deutschland nach Philadelphia ausgewanderten Arzt und Homöopathen Hering zurück. Er stellte fest, dass die Substanz, welcher er den Namen „Glonoin" gab, schon bei der Verabreichung kleinster Mengen zu Kopfschmerzen führte. Damit hoffte er – nach homöopathischer Auffassung – vor allem Kopfschmerzen heilen zu können. Offensichtlich führte dies aber nicht zum Erfolg. Zehn Jahre später, 1858, hatte Field in England das Glonoin wegen seiner antispastischen Wirkung mit Erfolg bei einer Patientin mit Angina pectoris eingesetzt. Er berief sich dabei auf Untersuchungen von Jackson, einem Schüler Herings, welcher Glonoin 1855 tierexperimentell testete und dabei ähnliche Veränderungen sah wie schon Hering und Field am Menschen, nämlich eine Steigerung der Pulsfrequenz und ein vorübergehendes Oppressionsgefühl in der Brust. Daraus leitete

Field, basierend auf der Homöopathielehre, auch eine günstige Wirkung auf die Angina pectoris ab.

Überdenkt man diese ganze Entwicklung, so muss man annehmen, dass hier einmal mehr ein für den Menschen äußerst wirkungsvolles und nützliches Medikament, das Nitroglyzerin, erst über den unwirksamen Weg der Homöopathie seine Bedeutung gefunden hat.

Auf dem Kontinent wurde die erste Arbeit über Nitroglyzerin vom deutschen Arzt Albers 1864 publiziert; sie befasste sich mit der physiologischen und therapeutischen Wirkung des Nitroglyzerins, wie die Substanz jetzt auch bei der medizinischen Anwendung genannt wurde. Zum eigentlichen Erfolg und zu vermehrtem Einsatz, vor allem in der englisch sprechenden Welt, führten dann aber erst die Publikationen von Lauder Brunton (1844–1916) über *„Die Wirkung des Amylnitrits bei der Angina pectoris"* (1867) und von William Murrell (1879) über *„Nitroglyzerin als ein Mittel zur Behandlung der Angina pectoris"*.

Die beiden Publikationen, die sich mit der Wirkung des Nitroglyzerins befassten, waren von größter Wichtigkeit, da es sich dabei um die ersten wirklich wirksamen Medikamente auf diesem Gebiet handelte. Brunton, geboren 1844 in Schottland, arbeitete 1867 als Assistent im neuen Laboratorium von Karl Ludwig in Leipzig, wo er auch einige Experimente zum Effekt des Amyl- und Natriumnitrites durchführte. Nach seiner Rückkehr nach Edinburgh experimentierte er mit Digitalis. Beim Gebrauch seiner Kenntnisse über die pharmakologische Wirkung von Amylnitrit gelang es ihm, ein Mittel für die Angina pectoris zu finden. 1867 publizierte er die Resultate dieser bedeutenden Beobachtung. Brunton ging dann 1870 nach London und wurde zum Mitglied des Royal College of Physicians gewählt. 1874, im Alter von erst 30 Jahren wurde er zum „Fellow of the Royal Society" ernannt, in welchem Amt er mit kurzen Ausnahmen bis 1906 verblieb. Sein wichtigstes Buch war *„The Textbook of Pharmacology, Therapeutics, and Materia Medica"* publiziert 1885. William Murrell (1853–1912) wurde in London geboren, erhielt seine Grunderziehung in Wimbledon und seine akademische Bildung an Murrays Schule; 1875 wurde er Mitglied im „Royal College of Surgery" und 1877 Mitglied im „Royal College of Physicians". In 1879 publizierte er seine erste unabhängige Arbeit über *„Nitroglyzerin als ein Mittel zur Behandlung der Angina pectoris"*.

Nach Brunton wurde Amylnitrit von Balard entdeckt und von Guthrie weiter untersucht. Die Wirkungsweise der Nitrate blieb aber noch lange unklar. Viele, auch berühmte Ärzte der damaligen Zeit wie Corvisart, Laennec, Bamberger, später auch Huchard und Herrick, standen der Nitroglyzerintherapie zwar skeptisch gegenüber, setzten das Nitroglyzerin aber häufig ein, da keine bessere Therapie zur Verfügung stand.

KARDIOLOGEN DES FRÜHEN 19. BIS 20. JAHRHUNDERTS

HENRI HUCHARD (1844–1910) – *TRAITÉ CLINIQUE DES MALADIES DU COEUR ET DE L'AORTE, TOME II. MALADIES DES CORONAIRES ET DE L'AORTE* (KLINISCHE ABHANDLUNG ÜBER DIE KRANKHEITEN DES HERZENS UND DER AORTA)

Von großer Bedeutung für das Studium der koronaren Herzkrankheit ist das zweibändige Werk von Huchard (1899). Der erste Band bespricht die Hypertonie und Arteriosklerose, der zweite die Angina pectoris. Im Vordergrund stehen vor allem die kardiale Arteriosklerose, die pathologische Anatomie und die klinischen Formen. Im zweiten Band bespricht Huchard die Pseudoangina nervösen Ursprungs sowie die anatomische Pathologie der Angina pectoris.

Wie seine Vorgänger betont Huchard, „dass bei der echten Angina pectoris der Sitz der Schmerzen retrosternal im linken Brustbereich liegt".

Zum Schmerzcharakter gehört ein Oppressionsdruck.

„Wird die Angina pectoris durch Belastungen hervorgerufen, so spricht man von einer echten oder koronaren Angina. Diese kann sich aber auch spontan entwickeln, ohne Intervention",

dann spricht Huchard von einer falschen Angina.

„Die begleitende Stenokardie kommt durch die Einengung oder den Verschluss von Koronargefäßen zustande bzw. durch eine ungenügende Ernährung aufgrund der eingeengten Arterien."

Es handelt es sich somit – nach Huchard – bei der Angina pectoris um ein Organ, das nicht genügend Blut für seine Funktion erhält.

„Die Krankheit ist aber auf das ganze arterielle System ausgedehnt. … Wichtig ist festzuhalten, dass der Terminus 'Atherom' eine Läsion bezeichnet, der Terminus ‚Arteriosklerose' aber die Krankheit."

Huchard gibt eine ausführliche Beschreibung der Kranzgefäße, auch über deren histologische Natur. Die Pathophysiologie der Koronarsklerose bleibt aber in vielen Bereichen noch immer unklar. Gegenüber den Koronartheorien hat Huchard zwar noch immer eine „defensive" Einstellung; er glaube aber, der Moment zur Offensive sei jetzt gekommen. Dafür gibt er gute Gründe an. So ist die Provokation der Neuralgie „durch Belastung" wesentlich verschieden von der echten Angina pectoris. „Ferner haben Anatomen bei Autopsien von Patienten mit kardialer Neuritis einen sklerotischen Zustand mit Einengung und Verschluss der Koronargefäße gefunden."

In einer weiteren Studie standen 12 Fällen von umstrittener Angina pectoris mit Neuritis des Plexus cardiacus „200 Beobachtungen von Patienten mit Angina pectoris bzw. Koronarstenosen" gegenüber. Überdies gibt es viele Beispiele, bei denen man noch zu Lebzeiten Zeichen vaskulärer Verschlüsse gefunden hat. Auch fand man Patienten mit Angina pectoris, die sukzessive Hemiplegien, Gangräne der Extremitäten und andere Organinfarkte aufwiesen, bis zum Tod durch Apoplexie.

Und schließlich gibt es bei Patienten mit echter Angina pectoris auch Beziehungen zu anderen Erkrankungen des Herzens. Die Angina pectoris tritt – nach Huchard – selten vor dem 30. Lebensjahr auf, häufig erst z. Z. des Auftretens der Arteriosklerose (40–60 Jahre). Huchard (1899) war einer der Ersten, der die Ursache der Angina pectoris in einer Einengung bzw. einem Verschluss eines oder mehrerer Koronargefäße sah.

Zusammenfassend lässt sich sagen, dass die kardiale Neuritis mit pseudoanginösem Anteil und die echte Angina pectoris zwei völlig verschiedene Zustände sind. Das eine ist eine neuralgische, das andere eine arterielle Erkrankung. Von verschiedenen Ärzten wird nur der letzteren Art der Name „Angina pectoris" gegeben. Huchard lehnte dies aber ab und akzeptierte, dass schon im 18. Jahrhundert (1772) diese Krankheit von Heberden entdeckt, und der Name „Angina pectoris" zu Recht schon damals von ihm gebraucht wurde. Huchard kommt überdies zum Schluss, dass es nicht mehrere „angines de poitrines" gebe, sondern nur eine einzige, die koronare Angina pectoris. Man kann deshalb Huchard als einen der ersten Ärzte bezeichnen, welcher diese Krankheit ausgiebig und exakt untersucht hat, und dies noch vor dem Ende des 19. Jahrhunderts.

WILLIAM OSLER (1849–1919) – *LECTURES ON ANGINA PECTORIS AND ALLIED STATES* (LESUNGEN ÜBER ANGINA PECTORIS UND VERWANDTE ZUSTÄNDE)

William Osler (1849–1919), aus Kanada stammend, war ein Mitbegründer der Johns-Hopkins-Universität in Baltimore, welche 1876 ihre Tore öffnete, anfangs als philosophische Fakultät, 1889 gefolgt von einer neuartigen medizinischen Fakultät, der ab 1893 William Osler vorstand. Osler hatte sein klinisches Wissen vorerst in den USA erworben, später aber auch in Europa, was ihm bald einen großen Ruf brachte. Um die Wende vom 19. zum 20. Jahrhundert befasste er sich ausführlich mit dem Problem der Angina pectoris. Dies wurde nicht einmal durch seine Berufung nach Oxford als königlicher Professor der Medizin unterbrochen (1905). Oslers Gedanken über die koronare Herzkrankheit sind vor allem in den „*Lectures on Angina pectoris and allied states*" (1897) niedergelegt. Für Osler war die Angina pectoris keine Krankheit, sondern ein Syndrom. Er beobachtete und bestätigte nach Heberden, dass der plötzliche Herztod bei Angina pectoris eher rar ist und dass das „Ende" selten beim ersten Paroxysmus auftritt.

Osler wies auch auf familiäre Komponenten hin. Dabei bezog er sich auf das Beispiel der Familie Arnold. William Arnold, ein Viehhändler verstarb 1801 plötzlich an einem „Spasmus des Herzens". Sein Sohn, Thomas Arnold litt auch an der Angina pectoris und starb an der ersten anginösen Attacke. Matthew Arnold, der Enkel William Arnolds, war mehrere Jahre ein Opfer der Krankheit, bis er am Sonntag, den 15. April 1888, seinen Tod vorausahnend, ebenfalls plötzlich verstarb.

Osler zitierte auch den über zwei Jahrhunderte umstrittenen Fall des Captain Charles. Anhand dieses Patienten soll Rougnon, Professor für Medizin an der Universität von Besançon, als erster einen Fall von Angina pectoris beschrieben haben, allerdings unter anderer Namensbezeichnung. In einem Brief an M. Lorry vom 23. Februar 1768, schreibt Rougnon, dass „der Patient unter Asthma litt und bei schnellem Gehen eine Art von Erstickungsanfällen aufwies".

Sechs Wochen vor seinem Tod klagte der Patient über einen Druck auf der ganzen Brust in Form eines Pflasters. Die Anfälle kamen rascher und endeten abrupt: Captain Charles starb plötzlich. Bei der Autopsie war das Herz verfettet und vergrößert, die Koronarvenen waren erheblich erweitert; der Zustand der Koronararterien wurde aber nicht erwähnt. Rougnon legte Wert auf die exzessive Orifizierung und Cartilagisierung. Der Fall von Captain Charles ist aber sehr umstritten geblieben! Rougnon gestand später, dass „die Situation schwierig sei und die Autopsie nicht zufriedenstellend war!" (zitiert nach [16]). Professor Gairdner von der Universität Glasgow meinte, dass in Rougnons Brief (*Lancet* 1891, p604) „keine Spur von einer klinischen Beschreibung der Angina pectoris war". Osler dagegen glaubte, „dass man Zeichen einer echten Angina finden könne". Dies wäre dann die erste Beschreibung der Angina pectoris gewesen vor Heberden und unter anderem Namen (Rougnon), allerdings eines Einzelfalles, der nie genau analysiert wurde.

Laut Osler ging die erste Beschreibung aber ohnehin nicht auf Rougnon, sondern auf Morgagni zurück. Auch darüber liegen nur Vermutungen vor. Die erste, exakte, sauber recherchierte Publikation über die Angina pectoris stammt aber eindeutig von Heberden.

Auch Osler hat ausführlich die Koronargefäße beschrieben. Nach ihm ist der R. interventricularis anterior am bedeutendsten, welcher in der vorderen interventrikulären Grube verläuft. Dieser vordere, absteigende Ast, ist der wesentlichste in der Anatomie der Koronararterien; er ist bei weitem auch der häufigste mit ausgedehnter Sklerose, Embolien oder Thromben. Osler nennt ihn „die Arterie des plötzlichen Herztodes". Für Osler ist, wie bereits bemerkt, die Angina pectoris keine Krankheit, sondern ein Syndrom bzw. eine Symptomgruppe ohne konstante ätiologische oder anatomische Begründung, assoziiert mit komplexen Zuständen des Herzens und der Aorta, organisch oder funktionell.

Osler nennt drei wichtige Konsequenzen der Koronareinengung: „die Ruptur der Aorta, das Aortenaneurysma und die Einengung der Mündung der Koronararterien".

Er kommt zum Schluss, dass „die vorherrschende Ursache der Angina pectoris die Arteriosklerose ist; ohne diese ist die Angina pectoris selten".

Ferner „überwiegen bei der Angina pectoris die Männer", was schon Heberden beschrieb. Osler meinte, dass „bei Klappenfehlern die Aorteninsuffizienz diejenige Krankheit ist, welche sich am häufigsten mit der Angina pectoris assoziiert".

Heute lässt sich dieses Statement so nicht mehr aufrechterhalten. In größeren Serien von Angina pectoris können – nach Osler – vier Gruppen erkannt werden:

1. Der plötzliche Herztod ohne andere Manifestation der Angina pectoris. Osler sagt dazu: „It begins where other diseases end, – in death".

2. Tod beim ersten, ausgeprägten Paroxysmus. Ein Mensch voller Gesundheit kann von einem Paroxysmus von Angina pectoris gepackt werden und innerhalb weniger Stunden sterben. Solche Fälle sind aber selten.
3. Wiederholte Attacken, die sich über eine Periode von Monaten bis Jahre erstrecken (4–25 Jahre); typisch sind John Hunters oder Senator Sumners Fall. Der letztere sagte: „Die Krankheit führt zu einer Unsicherheit; wenn man aus dem Haus geht, weiß man nicht, ob man wieder lebend zurückkommt."
4. Schnell wiederholte Attacken über eine Periode von Tagen bis Wochen, mit der Entwicklung eines Zustandes kardialer Asystolie, nach Huchard von den Franzosen als „état de mal angineux" bezeichnet. Osler nennt sie auch die „Angina pectoris sine dolore".

Nach Osler ist es „unmöglich, alle Theorien zu diskutieren, welche als Erklärung dieser Gruppe von Symptomen geboten wurden". Huchard hat – nach Osler –

„ … 61 Meinungen, davon 6 besondere Theorien aufgezeichnet. … Die hauptsächlichste hält fest, dass die Angina pectoris vera mit der Krankheit der Koronararterien und des Myokards assoziiert ist."

Die Ischämie, bei welcher der Herzmuskel nur ungenügend mit Blut versorgt wird, ist der wesentlichste Faktor aller Koronarläsionen, gefolgt von Einengungen der Mündung der Arterien, Wandatheromatosen oder Embolien. Bei der Erklärung der Beziehungen zwischen den arteriellen und myokardialen Veränderungen und damit der Symptome der Angina pectoris hat man es – nach Osler – mit Spekulationen zu tun. Eine Erklärung findet sich, mindestens teilweise, bei der „Claudicatio intermittens", welche schon von Allan Burns (1781–1813), also 100 Jahre früher (1809) beschrieben wurde (siehe: Observations on some of the most frequent and important diseases of the heart, 1809). Mit anderen Worten, bei erkrankten Kranzarterien, heute auch als koronare Plaques bekannt, ist nicht nur die Durchblutung massiv eingeschränkt, sondern auch die Energie wesentlich reduziert.

Nach Osler war der anämische Infarkt Anfangs des 20. Jahrhunderts gut bekannt, auch in tödlichen Fällen von Angina pectoris. Infarktnarben werden noch lange nach Erholung der anginösen Attacken gefunden. Der Sitz und die Ursache des Schmerzes der Angina pectoris waren für Osler aber noch offen. Der Sitz des Schmerzes ist nach Osler im Herzen selbst. Welche Nerven im Herzen insbesondere involviert sind und welchen Anteil die intrinsischen Ganglien haben, war für ihn ebenfalls noch unbekannt. Samuelson (1881) meinte, dass der Schmerz durch die Involvierung der sympatischen Phase bedingt sei [19]. Für Osler gab es mehrere mögliche Erklärungen für den Schmerz:
1. Krämpfe des Herzmuskels,
2. Dehnung und Streckung der Herzwände,
3. Schmerz in den Arterien und
4. Der Schmerz als Neuralgie, funktionell oder durch Neuritis.

Nach Osler ist die Prognose bei der Angina pectoris vera schlecht, aber vorübergehende Besserungen sind möglich.

JAMES B. HERRICK (1861–1954) – *CLINICAL FEATURES OF CERTAIN OBSTRUCTIONS OF THE CORONARY ARTERIES* (KLINISCHE ERGEBNISSE GEWISSER VERSCHLÜSSE DER KORONARARTERIEN)

James B. Herrick, wohnhaft und ärztliche Tätigkeit in Chicago, publizierte 1912 eine für die Kardiologen sehr wichtige, von ihnen aber völlig übergangene Arbeit über „*Clinical features of certain obstructions of the coronary Arteries*" [5]. Herrick kam aufgrund eigener Beobachtungen damals zum Schluss, „dass eine langsame, graduelle Einengung der Koronargefäße es dem Herzen erlaubt, sich an die neuen Bedingungen zu adaptieren".

Laut Herrick wurde diese Publikation damals (1912) jedoch kaum beachtet. Er schrieb:

„Die Publikation hat kein Interesse geweckt, sie war ein Fehlschlag. Da ich aber die radikale Natur des Standpunktes, den ich hielt, kannte, habe ich stur an dem festgehalten, was ich ‚Missionswerk' nannte. Als ich dann 1918 Diapositive und Ekgs von Koronarverschlüssen zeigte, erwachten zuerst in Amerika und dann in Europa die Ärzte zu einer Diagnose (sic), welche später ein ‚Haushaltswort' wurde, von den Laien ‚Herzattacke' benannt."

Herrick berücksichtigte bei seiner Analyse auch frühere Publikationen über klinische und anatomische Befunde von Koronarstenosen, insbesondere auch von den russischen Ärzten Obrastzow (1849–1920) und Straschesko (1876 –1952).

Schon ab Mitte des 19. Jahrhunderts wurde vermutet, dass akute Verschlüsse der Koronararterien eine wesentliche Rolle bei der koronaren Herzkrankheit bzw. der Koronarsklerose einnehmen könnten. Darauf wiesen auch die vielen Fälle von Angina pectoris hin und die „Reputation" des R. descendens der linken Kranzarterie, der Arterie des „sudden death". Überdies wurde beobachtet, dass große Koronaräste sich akut verschließen können, ohne sofort zum Tode zu führen. Die Koronargefäße waren also nicht strikte Endarterien, wie z. B. der Pathologe Conheim anfangs glaubte, sondern im Gegenteil hatten Kontrastmittelinjektionen gezeigt, dass das Blut von einer Arterie zur anderen fließt bzw. dass Anastomosen vorhanden sein müssen und nicht zu vernachlässigen sind. Sie können sogar von solcher Größe sein, dass sie von bloßem Auge gesehen werden.

Schon 1880 konnte K. Langer (*Anastomosen der Kranzarterien*, Wien) nachweisen, dass Anastomosen zwischen den Koronararterien und dem Perikard existieren und – was heute besonders wichtig ist – auch mit der A. mammaria interna. Der funktionelle Wert der Anastomosen war damit ebenfalls nachgewiesen.

1901 kam der Kardiologe Ludolf Krehl (1861–1937) in seinem Artikel „*Über den Verschluss von Kranzarterien*" zum Schluss, dass beim Menschen plötzliche „Verstopfungen eines Astes erster Ordnung, z. B. des R. interventricularis anterior" mit der Fortdauer des Lebens durchaus vereinbar sein können bzw. der Verschluss eines großen Koronarastes nicht zwangsläufig den plötzlichen Herztod herbeiführt.

Nach Herrick lassen sich die Koronarverschlüsse wie folgt klassifizieren:

1. Fälle mit plötzlichem Tod („sudden, instant death"),
2. Fälle mit anginösen Attacken, mit massiven Schmerzen, Schock und Todesfolge innerhalb weniger Minuten,
3. nichtfatale Fälle mit milden Symptomen, evtl. mit Einengungen von kleinen Koronarästen, und
4. Fälle mit so schweren Symptomen, dass sie leicht als kardial erkannt werden, wobei der Ausgang in der Regel fatal ist.

Nach Herrick sind dies alles Männer in der mittleren Periode ihres Lebens, in der Regel mit früheren anginösen Attacken. Der erste Anfall kann eine tödliche Thrombose sein, mit massiver Angina pectoris und langdauerndem Schmerz. Aber auch Fälle mit nur geringem Schmerz oder mit Koronarverschluss ohne Schmerzen (Huchard) wurden beschrieben. Wichtig ist zu vermerken, dass die Koronarpatienten meistens bis zu ihrem Tode zerebral klar sind.

Nach Herrick gab es

„... keinen eigentlichen Grund, warum Patienten mit Koronarverschlüssen auch von großem Ausmaß sich nicht doch erholen sollen. ... Auch milde Fälle müssen vorkommen, obwohl man nicht festlegen kann, wo die Grenze zwischen geringeren Einengungen eines Koronarastes und Fällen, die innerhalb von wenigen Tagen zur Herzruptur oder zum Aneurysma führen können, liegt."

Leider beschreibt Herrick in seiner ausgezeichneten Analyse die Pathologie der koronaren Herzkrankheit nur am Rande. Die Hauptursache der Krankheit, der Verschluss bzw. die massive Einengung eines Koronargefäßes durch eine atheromatöse Plaque mit evtl. nachfolgender Thrombenbildung wird in seinen „*Clinical features of certain obstructions of coronary arteries*" kaum erwähnt. Offensichtlich war 1912 über die Sklerosierung der Koronararterien, vor allem über die Bildung von Plaques und Thromben noch wenig bekannt. Die Pathologie und auch die Klinik waren noch nicht bereit.

In der sieben Jahre später (1919) publizierten Arbeit „*Thrombosis of the coronary arteries*" (*JAMA* 72: 6) beschrieb Herrick mehrere Fälle mit thrombotischem Herztod, wobei der Terminus „Thrombus" wahrscheinlich auf Virchow zurückgeht. Die beiden Publikationen von Herrick sind später zu Klassikern geworden. Die allgemeine Akzeptanz in der medizinischen Praxis kam aber erst in den 30er-Jahren des 20. Jahrhunderts. Dies hat vor allem damit zu tun, dass zu Beginn des 20. Jahrhunderts zuerst die Elektrokardiographie, 1903 von Einthoven eingeführt, analysiert wurde. Untersuchungen der koronaren Herzkrankheit, vor allem der Koronargefäße wurden auf später vertagt! So dauerte es bis 1919, dass Herrick als Erster das EKG eines Patienten mit einem Infarkt publizieren konnte. Wie schon Leibowitz in „*The History of coronary heart disease*" [11] äußerte, ist es erstaunlich, wie lange es dauerte, bis das Konzept der Thrombose der Koronargefäße von den Ärzten akzeptiert wurde.

Zu erwähnen ist schließlich für das beginnende 20. Jahrhundert auch die Publikation von H. Hochhaus (1858–1916) in Köln „*Zur Diagnose des plötzlichen Verschlusses der Kranzarterien des Herzens*" [6]. Er beschreibt vier Fälle von Koronararterienverschluss im Detail, wovon bei zweien die Diagnose noch zu Lebzeiten gestellt wurde. Er wies vor allem auch auf die Pathologie von alten und frischen Thromben hin, jedoch wurde keine Histologie durchgeführt.

Von Bedeutung ist auch die Arbeit von Kölster (1892), worin der Skandinavier eine exakte Beschreibung des Infarktverlaufs und dessen Abheilung bis zur Vernarbung gibt. In einer Zusammenfassung betont Louis Gross (1921, „*The blood supply of the heart*") die Diversität der Resultate nach einem Verschluss von Koronarästen. Diese reichen von plötzlichem Herztod bis zum kompletten Fehlen klinischer Zeichen.

Herrick beschrieb 1918 auch die elektrokardiographischen Veränderungen nach Ligatur der Koronargefäße. Es war aber wahrscheinlich Busfield (1918), welcher als Erster ein EKG während eines Anfalls von Angina pectoris beim Menschen aufzeichnete. Das EKG bzw. das Stringgalvanometer musste aber noch bis 1918 warten, um erstmals die Diagnose einer Koronarthrombose aufzuzeichnen.

Die Historker sind sich nicht einig, wie lange der Begriff „koronare Herzkrankheit" schon existiert. L. Michaels (1966) ist der Meinung, dass vor 1768 keine systematische Beschreibung der koronaren Herzkrankheit vorlag und dass die Angina pectoris erst in der zweiten Hälfte des 18. Jahrhunderts erkannt und beschrieben wurde. Entsprechend trat die Anhäufung der Fälle von Angina pectoris auch erst in der zweiten Hälfte des 20. Jahrhunderts auf. J.N. Morris hält in einer Anzahl von Publikationen zwischen 1951 und 1959 fest, dass die Häufigkeit schwerer koronarer Atherome bis ca. 1949 kaum zunahm, während Thrombose und Herzkrankheiten generell stetig fortschritten. Diese Aussage beruht auf 6.000 Autopsien des London Hospitals von 1907 bis 1914 und von 1944 bis 1949. Die Anerkennung der relativ langen Aufzeichnungen über Angina pectoris fußt auf den Beiträgen von Herrick, Willius und Klemperer und natürlich Heberden und den Vorgängern im 19. Jahrhundert.

ENTWICKLUNG DES HERZKATHETERISMUS

WERNER FORSSMANN (1904–1979)

Der Herzkatheterismus am Menschen, sowohl im Bereich der Vorhöfe wie der Ventrikel, entwickelte sich in großem Umfang erst Ende der 40er-Jahre des letzten Jahrhunderts (Tabelle 7.1). Zu Beginn dieser Entwicklung stand vor allem Werner Forßmann mit dem epochalen Selbstversuch der Katheterisierung des rechten Vorhofs seines eigenen Herzens (1929), bis dahin ein von niemandem gewagter Schritt. Forßmann stützte sich dabei weitgehend auf die tierexperimentellen Untersuchungen von E.J. Marey und A. Chaveau, 1863 und 1868 [14].

Forßmann schreibt (siehe [2]):

„ … es ist merkwürdig wie ein früher Eindruck implantiert bleiben kann (gemeint ist Forßmanns Wissen über Marey). Als Student sah ich den Abdruck eines alten Stiches in einem Textbuch der Physiologie. Es war in einer

Tabelle 7.1. Geschichte des Herzkatheterismus

1863	Marey	RV-, LV-Druck, tierexperimentell
1894	Porter	LV-Druckanstiegsgeschwindigkeit bei Ischämie, tierexperimentell
1929	Forßmann	Rechter Vorhof, Selbstversuch
1930	Klein	RV-Druck, HZV, 11 Patienten
1935	Wiggers	LV-Funktion, Akinesie bei Ischämie, tierexperimentell
1941	Cournand, Richards	RV-, PA-Druck, HZV, Oxymetrie
1947	Bing	Koronarsinus, MVO_2
1950	Zimmerman, Scott, Becker	Linksherzkatheter
1952	DiGuglielmo	Übersichtskoronarographie, Aorteninjektion
1953	Seldinger	Nadelpunktion der Arterien, Guidewire
1959	Ross, Braunwald	Transseptale Punktion des linken Vorhofs
1960	Morrow, Brockenborough	Linksventrikuläre Angiographie
1959	Arnulf	Übersichtskoronarographie, Herzstillstand (Azetylcholin)
1960	Lehmann, Porstmann, Nordenström	Übersichtsangiographie, Blattfilmwechsler
1959	Sones, Shirey	Selektive Koronarographie, transbrachial
1964	Paulin	Übersichtskoronarographie, Spezialkatheter
1967	Judkins	Selektive Koronarographie, transfemoral
1977	Grüntzig	Koronarangioplastie

Publikation von Marey, eine bewegend naive Darstellung eines Mannes, der vor einem Pferd stand und eine Röhre hielt, welche über die Jugularvene ins Herz des Tieres eingeführt worden war. Das Lumen des rechten Ventrikels wurde mittels eines Gummiballons verschlossen, welcher die Druckveränderungen auf ein Marey-Tambour und von dort zu einer Feder weiterleitete, welche die Druckkurve aufzeichnete. Das Bild hatte mich zu einem solchen Grad betroffen, dass es mich bei Tag und Nacht verfolgte. Sogar heute sehe ich es exakt vor mir. Die Worte dieses klassischen französischen Physiologen (E.J. Marey) hatten mich überzeugt, dass tierexperimentelle Studien auch am Menschen ohne Gefahr durchgeführt werden können."

Diese Bemerkung von Forßmann war – wie man heute weiß – nicht korrekt. Die von ihm hier beschriebene Blutdruckmessung wurde in dieser Weise nicht durch Marey, sondern schon 200 Jahre früher durch den Reverend Stephen Hales, 1726, durchgeführt und in seiner Arbeit „*An account of some hydrolic and hydrostatical experiments made on the blood and blood vessels of animals*" publiziert.

Forßmann führte seinen Plan, einen Katheter in den rechten Vorhof einzuführen im Sommer 1929 durch, und zwar entgegen dem Einverständnis seiner Vorgesetzten. Mit Hilfe der Krankenschwester Gerda Dietz führte er im Krankenhaus Eberswalde bei Berlin unter Lokalanästhesie und mittels einer Vv. sectio im linken antekubitalen Bereich einen Blasenkatheter Charrière 4 ca. 65 cm tief über die Jugularvene in den rechten Vorhof ein. Zur Bestätigung ging er dann bei liegendem Katheter über mehrere Stockwerke hinunter in die Röntgenabteilung, wo von Schwester Eva im Stehen mehrere Kontrollbilder des Thorax gemacht wurden.

Forßmanns Chef, Dr. Schneider, erkannte die Wichtigkeit dieser Tat und gratulierte ihm, empfahl ihm aber gleichzeitig, sich für weitere Untersuchungen an ein größeres, bedeutenderes Krankenhaus zu wenden, z. B. an die Charité in Berlin, zum damals angesehensten Chirurgen Deutschlands, Ferdinand Sauerbruch. Gleichzeitig kam es auch zu einer Publikation [2]. Der Empfang bei Sauerbruch erwies sich aber als Fehler. Sauerbruch hatte sich gut vorbereitet. Nicht nur beschuldigte er, völlig zu Unrecht, Forßmann als Plagiator, sondern er unterstützte den Chef-Chirurgen des Rudolf-Virchow-Krankenhauses, Unger, welcher interveniert hatte und die Priorität für die Sondierung des Venensystems für sich beanspruchte. Sauerbruch lehnte auch den Herzkatheterismus ab als „etwas, das in der Chirurgie keinen Platz habe", „im Übrigen seien dies ohnehin Fragen für Internisten und Physiologen".

Forßmann blieb trotz dieses Misserfolges jedoch der Sache treu und plante jetzt die Kontrastmittelverabreichung im Herzen mit dem Ziel der Verbesserung der Diagnosen. Er experimentierte dazu an Hunden unter Äthernarkose, bei denen die V. jugularis externa in den rechten Ventrikel vorgeschoben wurde. Anschließend wurde Kontrastmittel injiziert, und bei gleichzeitiger, fortlaufender Bildaufnahme wurden Röntgenbilder angefertigt. Nachdem diese tierexperimentellen Bilder gelungen waren, plante Forßmann die Injektion von Kontrastmittel ins menschliche Herz. Auch dies sollte wieder im Selbstversuch durchgeführt werden, nachdem die Jodempfindlichkeit von Forßmann getestet worden war. Forßmann war sich der Schwierigkeiten und der Risiken seines neuen Unterfangens bewusst. Trotzdem führte er wieder einen Katheter in der vorher beschriebenen Weise ins Herz, dann ließ er das Kontrastmittel injizieren und Röntgenbilder in der Katheterlage aufnehmen. Leider war aber die damalige Röntgentechnik nicht in der Lage, Bilder von genügender Deutlichkeit in der Kontrastmittelpassage zu erstellen. Erstaunlicherweise ertrug Forßmann aber die Kontrastmittelinjektion außer vorübergehendem Schwindel und leichten Sehstörungen weitgehend komplikationslos. Leider wurden aber auch diese Bemühungen von seinen Kollegen nicht geschätzt, sondern mehrheitlich abgelehnt.

Forßmanns Arbeit geriet dann in Vergessenheit. Erst in den späten 50er-Jahren des 20. Jahrhunderts, als die Angiokardiographie des Herzens, insbesondere auch die Koronarangiographie im Kommen war, gelangte er, vor allem durch Unterstützung des englischen Kardiologen John MacMichael, wieder zu einem höheren Bekanntheitsgrad. Zu Recht erhielt er 1956, zusammen mit dem Kinderkardiologen Richards und dem Pulmonologen Cournand den Nobelpreis für Medizin, hatte er doch, wenn auch im Kleinen, einen extrem wichtigen Beitrag zur Kreislaufdiagnostik geleistet.

Seine Bemühungen blieben aber nicht ganz überflüssig. Schon 1930 wurde in Prag vom Physiologen O. Klein die Bestimmung des Herzzeitvolumens nach dem Fick-Prinzip erstmals am Menschen durchgeführt, wobei sich Klein auf Forßmanns Publikation berief. Klein hatte in der Folge 18 Rechtsherzkatheterisationen am Menschen problemlos durchgeführt und dabei auch den CO_2-Gehalt des arteriellen und venösen Blutes bestimmt; überdies führte er auch Druckmessungen im rechten Ventrikel durch. Klein musste dann aber diese Tätigkeit beenden und emigrierte in den 30er-Jahren nach Argentinien.

NEUER VERSUCH DER KATHETERISIERUNG DES HERZENS DURCH COURNAND UND RICHARDS

Die späten 30er-Jahre brachten einen neuen Versuch der Katheterisierung des Herzens, wie sie von Forßmann und Klein begonnen wurde. Dies wurde einerseits vom Kardiologen und Pulmonologen André Cournand, welcher aus Frankreich einwanderte und andererseits vom Neu-Engländer Dickinson Richards, Kinderkardiologe, beide am Bellevue Hospital in New York tätig, angestrebt. Im Vordergrund stand die Katheterisierung des rechten Vorhofs, die damit unumgänglich war, und gleichzeitig sollte auch die Harmlosigkeit des Herzkatheterismus nachgewiesen werden.

Die erste Katheterisierung bzw. Sondierung des rechten Herzens am Menschen sollte 1940 stattfinden; sie scheiterte aber, da der Katheter auf der Höhe der Axilla steckenblieb. Ein bald danach (1941) unternommener zweiter Versuch von Cournand zusammen mit H.A. Ranges gelang jedoch, wobei der Katheter bis in den rechten Vorhof eingeführt wurde. Die Katheterisierung des Koronarsinus gelang ebenfalls schon 1941, als dem Pulmonologen J.H. Comroe, bei dem Versuch den rechten Ventrikel zu katheterisieren, zufällig sehr dunkles Blut auffiel, das nur vom Koronarsinus stammen konnte; 1946 wurde dies durch R.J. Bing, ebenfalls beim Versuch, den rechten Ventrikel zu katheterisieren, bestätigt.

Cournands Gruppe, zusammen mit A. Himmelstein und Lewis Dexter an der Harvard Universität, sowie R.J. Bing am Johns-Hopkins-Hospital in Baltimore, gelang dann 1948 und 1949, als diagnostische Maßnahme, die intrakardiale Katheterisierung des rechten Herzens, was vor allem für Patienten mit kongenitalen Herzerkrankungen von großer Bedeutung war.

Die Möglichkeit, bei Kindern mit angeborenen Herzfehlern unter Anwendung der Katheterisierung die Koronargefäße exakt zu beschreiben und dann durch chirurgische Maßnahmen zu korrigieren, stellte für die Kinderkardiologie einen wesentlichen Fortschritt dar. Nach Bing [1] „brachte damals jede Woche neue Überraschungen und Enthüllungen in einem Gebiet, das bislang nur als von theoretischem Wert angesehen wurde".

Das weitere Vorgehen gestaltete sich aber schwierig; vor allem musste der Nachweis erbracht werden, dass ein solches Vorgehen bzw. die Einführung eines Katheters in den rechten Vorhof und später – wenn möglich – in den rechten Ventrikel, nicht schädlich ist. Cournand war als Pulmonologe vor allem an der Rechtsherzkatheterisierung interessiert, insbesondere an der Beziehung zwischen Alveolarventilation und Perfusion. Die angiokardiographische Darstellung der Gefäße, insbesondere der Herzkranzgefäße, wurde Ende der 40er- und Anfang der 50er-Jahre vor allem von den Radiologen angestrebt und durchgerührt.

DONALD GREGG (1950) – *CORONARY CIRCULATION IN HEALTH AND DISEASE*

Die Entwicklung der koronaren Herzkrankheit ist in den 50er-Jahren des 20. Jahrhunderts unter anderem stark von Donald Gregg beeinflusst worden. Er stellte schon am Ende der 40er-Jahre des 20. Jahrhunderts fest, dass etwa ein Drittel der Personen mit einer Herzkrankheit an Myokardversagen stirbt, ein Drittel an primärer Koronarinsuffizienz und Hypertonie und ein Drittel an Koronarinsuffizienz auf einer atherosklerotischen Basis. Nach Gregg (1950 [3]) sind aber nur die Läsionen wichtig, welche das Lumen der Koronararterien reduzieren oder verschließen und damit den Koronarfluss ändern.

Schon damals waren aber insgesamt nur 5–10% aller koronaren Läsionen nichtatheromatöser Natur, z. B. kongenitale Anomalien, Verkalkungen, Entzündungen, Aneurysmen, Embolien oder Neoplasmen. Die übrigen Läsionen waren schon damals atheromatöser Natur. Studien von Verstorbenen (ca. 1.950) haben gezeigt, dass zwischen 15 und 25 Jahren 10–11% der Koronargefäße sklerosiert sind, zwischen 25 und 30 Jahren 23%, von 30 bis 35 Jahren 27%, von 35 bis 40 Jahren 34%, von 40 bis 45 Jahren 32% und von 45 bis 50 Jahren 50%. Ernsthafte Verschlüsse eines Koronargefäßes kommen in diesem Alter selten vor außer in einem bereits sklerotischen Gefäß. Für die meisten ernsthaften Verschlüsse von Koronargefäßen sind atheromatöse Prozesse mit ihren Folgen verantwortlich bzw. Thrombosen, intramurale Hämorrhagien oder beides. In einer Studie von 1941 mit 6.800 konsekutiven Autopsien waren nach Schlesinger 43% an thrombotischen Verschlüssen, also auf arteriosklerotischer Basis, verstorben, 41% an Arteriosklerose mit oder ohne Infarkt und 8% an intramuralen Hämorrhagien. Insgesamt waren somit schon damals nur 8% der Todesfälle nicht arteriosklerotischer Natur; diese rekrutierten sich aus Embolien, Entzündungen und damals noch aus Fällen mit Lues.

Bei den Koronargefäßen waren die obstruierenden Läsionen auf die arterielle Seite beschränkt und betrafen fast ausschließlich den Hauptstamm der Koronararterien oder die großen Seitenäste. Über 50% der Verschlüsse fanden sich innerhalb von 3 cm, 80% innerhalb von 6 cm von den Koronarostien entfernt. Etwa 66% aller Verschlüsse betrafen den R. descendens der linken Kranzarterie, davon etwa 50% im oberen Drittel.

Donald Gregg kommt 1950 in seiner Monographie über *„Coronary circulation in health and disease“* [3] zu folgenden Überlegungen:

„Genaue Informationen über den jetzigen (1950) und früheren Status der Herzkrankheiten sind nirgends in der Welt zu erhalten (!), und zwar trotz der bereits langen Geschichte ihrer Existenz und der Akkumulation vielen Wissens über dieses Gebiet aus zahlreichen Quellen.“

Nach Gregg war es deshalb beim damaligen Wissensstand fast „gefährlich“ über die Häufigkeit, die Mortalitätstrends und die ätiologischen Faktoren, welche mit der Herzkrankheit involviert sind, dogmatische Aussagen zu machen. Nach ihm war es schon damals absolut klar, dass die Herzkrankheiten das wichtigste medizinische Problem auf dem Gesundheitssektor darstellen. In den USA waren damals (ca. 1950) 4 bis 8 Millionen Menschen von irgendeiner Form der Herzkrankheiten betroffen. Die jährliche Mortalität der koronaren Herzkrankheit lag in den USA schon 1947 mehr als doppelt so hoch wie diejenige beim Krebs (460.580 vs. 189.811 Fälle). Die Patienten mit Herzkrankheiten machten damals etwa ein Drittel aller Todesfälle aus, alle Ursachen inbegriffen. Herzkrankheiten bzw. deren Mortalität waren aber schon damals wesentlich häufiger bei Männern als bei Frauen. Eine Beziehung zwischen dem Ernährungszustand und der koronaren Herzkrankheit wurde zwar diskutiert, aber nicht generell akzeptiert. Bei einer statistischen Analyse von 200.000 Männern fand sich schon 1950 bei übergewichtigen Männern eine Todesrate von Koronarsklerose, die mindestens zweimal so hoch war wie bei Normalgewichtigen. In Ländern mit überwiegender Unterernährung, vor allem in China und in Costa Rica, wurde erwartungsgemäß eine niedrigere Zahl von Patienten mit Koronarsklerose gefunden. Trotz des Gesagten kam aber schon damals Übergewicht häufiger bei Frauen als bei Männern vor; andererseits war die klinische Evidenz der Todesfälle durch Koronararteriensklerose bei Frauen viel niedriger als bei Männern. Der hohe Blutdruck war der am häufigsten assoziierte Befund bei Herzkrankheiten und Herzfehlern.

„Überernährung und Hypertonie waren somit im männlichen Geschlecht im fortgeschrittenen Alter mit einer hohen Häufigkeit von Koronarsklerose assoziiert."

Die signifikanteste Tatsache bezüglich Herzkrankheiten ist die enge Beziehung zwischen der wachsenden Häufigkeit dieser Krankheit und der Alterung der Bevölkerung. Bislang – so damals Gregg – gibt es aber keinen Faktor, welcher für die Entwicklung der Koronarsklerose verantwortlich gemacht werden kann, denn sie kommt auch bei Jugendlichen beiderlei Geschlechts und nicht nur im Alter vor, ohne Übergewicht und mit einem normalen Blutdruck. Deshalb sollte – nach Gregg –

„ ... mehr Aufmerksamkeit der koronaren Zirkulation gewidmet werden, denn mindestens zwei Drittel aller Herzkrankheiten und Herzfehler entspringen einem relativen oder absoluten Fehler dieses vaskulären Stammes."

Die Darstellung der Herzkranzgefässe (Mason F. Sones)

Abb. 7.1
Mason F. Sones

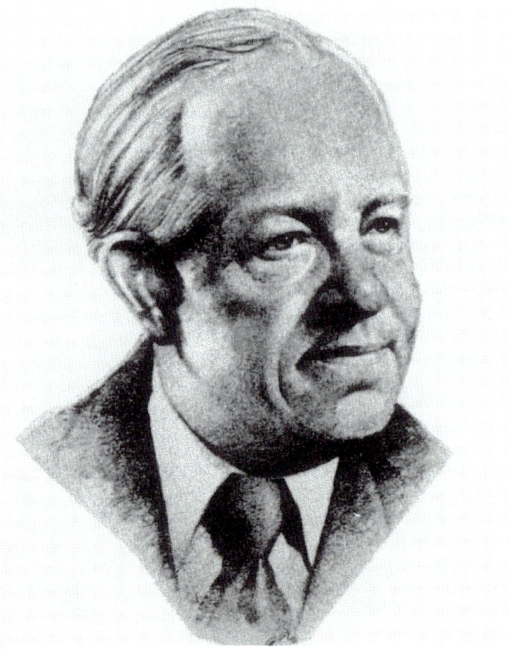

Auf Grund der raschen Entwicklung wurde es in den 50er-Jahren des letzten Jahrhunderts sehr wichtig, Möglichkeiten zu finden, welche es erlauben, die Herzkranzgefäße bis ins Detail darzustellen. Die Zahl der Patienten mit Arteriosklerose, vor allem mit Koronarsklerose, hatte seit Anfang der 50er-Jahre stark zugenommen. Die Gründe dafür waren vielfaltig; sie lagen vor allem in der Verbesserung der Lebensbedingungen, unter anderem auch in einer Änderung der Ernährung, die jetzt cholesterin- und fettreich wurde, aber auch im zunehmend höheren Alter.

Was die koronare Herzkrankheit betrifft, so wurde klar, dass für eine spezifische Therapie dieser immer mehr zunehmenden Krankheit genaueste Kenntnisse über die Anatomie der Herzkranzgefäße eine absolute Voraussetzung waren. So wurde fieberhaft nach Techniken gesucht, welche es erlauben, die Kranzgefäße radiologisch bis ins kleinste Detail zu erfassen.

Bis zum Anfang der 60er-Jahre war aber eine solche präzise Wiedergabe der Herzkranzgefäße nicht möglich. Erste Versuche zur Darstellung der Kranzgefäße gab es allerdings schon in den frühen

50er-Jahren, vorwiegend von Radiologen: 1945 von Radner, 1948 von Jönnson und Hoyos, 1950/1951 von Helmsworth, 1952 von Diguglielmo, 1953 von Celho, 1958 von Arnulf (Angiogramme mit kurzdauerndem künstlichem Herzstillstand), 1959 von Lehmann, schließlich 1960 von Nordenström und zuletzt von Paulin 1964; zu diesem Zeitpunkt war aber die selektive Koronarangiographie schon eingeführt.

Bis 1959 wurden alle angiographischen Darstellungen der Koronararterien noch nicht selektiv durchgeführt bzw. das Kontrastmittel wurde auf Höhe der Koronarabgänge in die Aorta ascendens injiziert, bei gleichzeitiger Aufnahme der Röntgenbilder in Großformat mittels eines Blattfilmwechslers. Eine visuelle Kontrolle während der Injektion war damals noch nicht möglich; überdies war die Kontrastmittelmenge beschränkt. Zur Bildverstärkung wurde von verschiedenen Gruppen unter anderem eine Bradykardisierung bis zum kurzen Herzstillstand (Arnulf) oder eine Überdruckbeatmung während der Angiographie durchgeführt, alles Techniken mit erheblichen Risiken. Das Ziel war eine möglichst „satte" Kontrastanreicherung sämtlicher Koronargefäße bis weit in die Peripherie, was aber nur selten gelang. Im besten Falle wurden Gefäßdurchmesser von 1,5–1,8 mm erreicht. Durch die Bewegung des Herzens und der Gefäße blieben die Bilder aber häufig unscharf. Direkte Kontrastmittelinjektionen in die Kranzgefäße waren zwar erwünscht, wurden damals aber als zu gefährlich erachtet. Ebenso waren Operationen an Kranzgefäßen für die damalige Zeit noch nicht durchführbar.

Die Lösung des Problems kam, wie häufig, durch einen Zufall. Mason Sones, ein Kinderkardiologe, wurde 1950 an die Cleveland-Klinik berufen, um dort ein Katheterlabor zu installieren, nachdem er die Kathetertechnik am Henry-Ford-Hospital in Detroit erlernt hatte [21, 22]. Bei der Durchführung eines Angiogramms nach der bekannten, oben beschriebenen Technik, der aortalen Injektion von Kontrastmittel bei einem 26 Jahre alten Mann mit rheumatischer Herzkrankheit kam es zu einem damals unerwünschten, und wie man glaubte, gefährlichen Zwischenfall. Der mit Kontrastmittet gefüllte Katheter lag zu Beginn der Injektion „lege artis" unmittelbar oberhalb der Aortenklappen, in der Aortenmitte. Während der Kontrastmittelinjektion und Bildaufnahme glitt der Katheter jedoch unbemerkt durch die rechte Aortenklappe in den Bereich der proximalen rechten Koronararterie hinein, ohne dass dies wegen der damals noch fehlenden simultanen Katheterüberwachung wahrgenommen wurde. Das Missgeschick, die Injektion einer größeren Kontrastmittelmenge in die rechte Koronararterie statt in die Aorta, wurde erst nach Abfluss des Kontrastmittels über die rechte Koronararterie und nach Entwicklung des Röntgenfilms bemerkt. Der Patient war während der ganzen Injektion in einem stabilen Zustand geblieben; es kam weder zu einem Kammerflimmern noch zu schweren, lebensbedrohenden Rhythmusstörungen; auch blieb der Sinusrhythmus erhalten, und der Patient war während der ganzen Untersuchung beschwerdefrei.

Sones zog daraus sofort den richtigen Schluss, welcher das Ende der supraaortalen Kontrastmittelinjektion für die Darstellung der Kranzarterien bedeutete und gleichzeitig den Beginn der selektiven Koronarangiographie mit separater Injektion von kleinen Kontrastmittelmengen (2–4 cm^3) in jedes einzelne Kranzgefäß, zusammen mit kurzen Cine-Filmaufnahmen einleitete. Sones und Shirey, sein engster Mitarbeiter, begannen 1959 sofort mit einem speziell geformten Katheter zu arbeiten, welcher nach Freilegung der rechten A. brachialis über die Aorta ascendens in das entsprechende Koronargefäß eingeführt und kurz unterhalb des Koronarostiums platziert wurde. Nach erfolgreicher Angiographie durch mehrfache Injektionen von geringen Kontrastmittelmengen in die linke und rechte Koronararterie sowie den R. circumflexus wurde der Katheter wieder aus dem Gefäß entfernt und die freigelegte A. brachialis sowie anschließend die Haut übernäht.

Die anfangs verwendete drehbare Wanne wurde auf Wunsch von Sones bald von der Fa. Philips durch einen so genannten C-Bogen ersetzt, sodass der Patient während der ganzen Untersuchungszeit in flacher Rückenlage verbleiben konnte, während zur Darstellung der verschiedenen Projektionen die Röntgenröhre um ihn gedreht wurde. Damit war im Wesentlichen der Grundstein zu einer detaillierten Darstellung der Koronargefäße gelegt. Es bedurfte aber noch erheblicher Anstrengungen, bis die erste, überzeugende Studie zur selektiven Koronarangiographie vorlag. Diese erste, an 1.000 Patienten an der Cleveland-Klinik durchgeführte Studie von Mason Sones und Earl Shirey wurde 1962, also drei Jahre nach Einführung der so genannten „Sones-Technik", publiziert. Im ersten Jahr waren noch zwei Todesfälle zu verzeichnen, beide noch vor der Einführung der externen Kardioversion durch den Elektrotechniker William B. Kouwenhoven, der damals am Johns-Hopkins-Hospital tätig war; bis dahin waren die bei Kammerflimmern erfolgreichen Defibrillationen alle am offenen Thorax durchgeführt worden.

Der Gefäßzugang zur rechten und linken Koronararterie erfolgte noch ausschließlich von der rechten Brachialarterie aus, mit selbstgeformten Kathetern, wobei – wie bereits vermerkt – das Gefäß anschließend wieder übernäht werden musste.

Einen wesentlichen Durchbruch, vor allem im Hinblick auf die rasche Zunahme dieser Technik, brachte 1967 die Einführung des transfemoralen Vorgehens durch den Radiologen Melvin Judkins. Für viele Untersucher bedeutete die Einführung des Katheters über die Femoralarterie erst den eigentlichen Einstieg in die selektive Koronarangiographie, da die besonders für Ungeübte häufig zeitraubende Freilegung der A. brachialis entfiel; die Katheterführung und Intubation der Koronarostien erfolgte durch speziell geformte Katheter in der rechten und linken Koronararterie, was das Vorgehen wesentlich vereinfachte. Ein Nachteil lag allerdings in der relativ langen Kompressionszeit der Arterie nach der Katheterentfernung. Insgesamt hat die Judkins-Technik damit zu einer weiteren Verbesserung geführt. Sie erlaubte es, relativ rasch größere Zahlen von Patienten zu untersuchen. Überdies war diese Technik auch Radiologen, welche anfangs an dieser Technik stark interessiert waren, geläufig. Ein kleiner Nachteil lag allerdings darin, dass bei dieser Technik nicht das ganze Prozedere mit demselben Katheter durchgeführt werden konnte. Durch die Benutzung verschiedener, vorgeformter Katheter war ein Katheterwechsel in der A. femoralis unumgänglich geworden.

Mason Sones war anfangs mit dieser „Simplifizierung" der Koronarangiographie nicht zufrieden, er fand das Vorgehen zu einfach und fürchtete eine rasche Zunahme von Komplikationen, was aber weitgehend ausblieb. Interessanterweise haben auch viele Kardiologen bald die transfemorale

Technik übernommen, wahrscheinlich deshalb, weil sie mit den ganzen Gegebenheiten wesentlich vertrauter waren als die Radiologen und sich damit auch bei kardialen Notfällen, wie sie bei den Koronarpatienten relativ häufig vorkommen, besser zurechtfanden. Die rasche Reduktion der Komplikationen ist somit wohl auch darauf zurückzuführen, dass diese Untersuchungen relativ bald vorwiegend den Kardiologen überlassen wurden.

Richard Ross, der damalige Leiter der Abteilung für Kardiologie am Johns-Hopkins-Hospital, wo bereits 1962 als erste Klinik nach Cleveland die selektive Koronarangiographie eingeführt wurde, warnte schon 1963, dass die Koronarangiographie nicht ohne Risiken sei und dass diese dem Untersucher bekannt sein müssen; dies betrifft insbesondere die Notfallsituationen.

Interessanterweise war der Beginn der 60er-Jahre auch der Zeitpunkt, zu welchem die ersten „coronary care units" eingeführt wurden, in den USA etwas früher und häufiger als in Europa (in Zürich 1965 an der Universitätsklinik durch den Autor, gleichzeitig mit der selektiven Koronarangiographie). Nach dem amerikanischen Kardiologen Bruce Fye wurden 1961 in den USA ca. 30.000 Herzkatheteruntersuchungen durchgeführt (Koronarographien ausgeschlossen). Nach ihm waren somit damals noch ca. 90% der Krankenhäuser der USA ohne Herzkatheterlabors; dies entsprach fast allen Häusern mit weniger als 300 Betten.

Die selektive Koronarangiographie verbreitete sich nach 1962 zuerst nur langsam, ab 1965 aber relativ rasch über alle großen Universitätskliniken der USA; in Europa geschah dies noch deutlich verzögert.

ENTWICKLUNG DES HERZKATHETERISMUS, DER BALLONDILATATION UND DER CHIRURGISCHEN KORONARTHERAPIE

Die Einführung der selektiven Koronarangiographie 1959, sei es mit der Sones- oder Judkins-Technik, stellte einen immensen Fortschritt dar. Die Koronargefäße, insbesondere die Koronararterien konnten jetzt problemlos bis weit in die Peripherie dargestellt werden, und zwar bis ins kleinste Detail. Nach Sones wurde durch diese neue Technik ein wesentlich objektiveres und präziseres Bild für die Diagnosestellung der menschlichen Koronarsklerose möglich. Sones, entsprechend seinem Temperament, bereitete 1962, drei Jahre nach der Einführung der selektiven Koronarangiographie, einen Film über diese Technik vor, welcher vom „Committee of Professional Education" der „American Heart Association" (AHA) unterstützt wurde. Dieser Film hat zur Verbreitung der Technik der selektiven Koronarangiographie sehr viel beigetragen.

In der Zeit von 1962 bis 1976, der Einführung der Bypasschirurgie durch Favaloro und Effler, hat sich sowohl die Technik der selektiven Koronarangiographie wie der koronaren Herzchirurgie enorm verbessert. Gerade die letztere hatte sich intensiv mit denjenigen Fällen von Koronarsklerose befasst, die nicht medikamentös, sondern nur chirurgisch behandelt werden konnten. Bereits 1958, noch vor der Einführung der selektiven Koronarangiographie, hatten Bailey und Longmire eine kleine Serie von Endarterektomien durchgeführt; gleichzeitig hat der Herzchirurg Ake Senning aus Stockholm,

1959 ins Universitätsspital Zürich als Leiter der Herzchirurgie berufen, vor allem mit der Implantation von Venen-Patch-grafts begonnen. Die relativ hohe Operationsmortalität hatte aber den anfänglichen Enthusiasmus stark gedämpft, sodass beide Techniken relativ bald wieder aufgegeben wurden.

Der aortokoronare Venenbypass, die an sich naheliegendste Technik, wurde 1962 erstmals von David Sabiston an der Duke Universität eingesetzt, wiederum bei einem Patienten mit einer missglückten Endarterektomie der rechten Koronararterie. Leider verstarb Sabistons Patient, und die Technik des Venenbypasses wurde wieder aufgegeben.

Zwei Jahre später, 1964, führte Garret einen aortokoronaren Venenbypass zum R. interventricularis anterior durch, wiederum bei Problemen mit der Endarterektomie. Dieser Fall verlief komplikationslos, wurde aber erst wesentlich später, 1973, publiziert.

Die Herzchirurgie blieb damit weiterhin bei ihrem schwierigen Prozedere, der Endarterektomie. 1966 kam der bekannte Herzchirurg DeBakey der Lösung schon sehr nahe. Als es bei einer Endarterektomie wiederum zu einem Verschluss der rechten Kranzarterie kam, überbrückte er – um einen größeren Infarkt zu vermeiden – den Verschluss mit einem Venengraft. Der Infarkt wurde vermieden, der Patient überlebte problemlos. Leider hat DeBakey dann diese chirurgische Möglichkeit, welche die Lösung gebracht hätte, wiederum nicht weiterverfolgt.

Es ist erstaunlich, dass die Herzchirurgen über lange Zeit die technisch schwierigen, häufig missglückten Endarterektomien praktizierten, bis sie den technisch viel einfacheren Venenbypass und später den Mammaria-Bypass einführten, womit das Problem weitgehend gelöst war. Dies ist den Herzchirurgen Effler, Favaloro und Grove an der Cleveland-Klinik zu verdanken: Sie sind neue Wege gegangen und haben damit das Problem endgültig gelöst.

Die Periode der Erfahrung mit dieser Technik begann, als die Operation einer verschlossenen rechten Kranzarterie die Exzision des Gefäßes verlangte, wobei der Ersatz mit einem dazwischengesetzten Segment der V. saphena durchgeführt wurde. Der Patient erholte sich von dieser Operation problemlos. Die drei Herzchirurgen wiederholten dann das „Experiment des Venenbypasses" von der Aorta zu einer Koronararterie, wobei mit der Verbesserung der Bypasstechnik und dem zunehmenden Enthusiasmus für die Bypassoperation alle möglichen Kombinationen getestet und erlernt wurden.

Der Chirurg Rene Favaloro, welcher 1962 von Argentinien in die USA übergesiedelt war und an der Cleveland-Klinik arbeitete, interessierte sich besonders für diese neuen Techniken. So kam es 1967 an der Cleveland-Klinik bereits zu 37 Bypassoperationen, 1968 schon zu 200, 1969 zu 1.500, und 1976 wurden dann in einem Jahr 3.000 Operationen durchgeführt. Favaloros Saat war aufgegangen. Er anerkannte aber, „dass zweifellos ohne die Einführung der selektiven Koronarangiographie durch Sones die Bypassoperationen kaum möglich gewesen wären" (in einer persönlichen Mitteilung), umso mehr als anfangs erhebliche Zweifel am Offenbleiben der Venenbypässe bestanden. Selbst Sones war anfänglich skeptisch und meinte zu Favaloro „ … oh, René, ich wundere mich, was aus uns allen wird, wenn diese Grafts zwei bis drei Monate nach der Operation wieder zugehen".

Sones' Bemerkung war auch sehr verständlich, da diese Art der Chirurgie zunächst lange nicht von allen Kardiologen akzeptiert wurde. Auch fehlten Langzeitverläufe von Bypassoperationen noch für geraume Zeit. Die relativ niedrige Mortalität und die guten klinischen Resultate der Cleveland-Klinik, insbesondere aber auch das günstige Ergebnis der Veterans-Administration-Studie brachte dann den endgültigen Durchbruch.

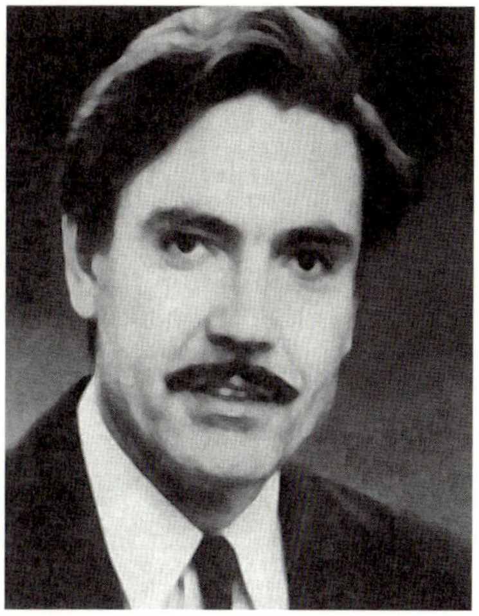

Abb. 7.2
Andreas Grüntzig

ANDREAS GRÜNTZIG UND DIE BALLONDILATATION

Von größter Bedeutung weltweit war die von Andreas Grüntzig an der Universitätsklinik in Zürich entwickelte und 1977 von ihm dort eingeführte so genannte „Ballondilatation" zur Erweiterung eingeengter oder verschlossener Arterien, zuerst im peripheren Gefäßbereich, später, noch wichtiger, bei den Koronargefäßen.

Andreas Grüntzig wurde am 25. Juni 1939 in Dresden geboren. Er besuchte die Schulen in Rochlitz und in Leipzig und dann in Heidelberg, wo er 1958 das Medizinstudium begann, das er 1964 mit dem Staats- bzw. Doktoratsexamen in Heidelberg beendete. Nach der Assistentenzeit in Mannheim, Hannover, Ludwigshafen und erneut Heidelberg übersiedelte Andreas Grüntzig nach Zürich, wo er an der Universitätsklinik 1973 den Facharzt für innere Medizin erwarb und 1974 zum Oberarzt in Kardiologie an der Medizinischen Poliklinik des Departements für Innere Medizin ernannt wurde. 1977 habilitierte er sich für das Fach „Innere Medizin".

Schon sehr früh, noch in den 60er-Jahren, interessierte sich Andreas Grüntzig für das Erweitern peripherer Gefäße, insbesondere im Bereich der unteren Extremitäten. Dabei folgte er dem damals auf diesem Gebiet bedeutendsten Mediziner, Charles Dotter, welcher 1964 als Erster eine durch Atherosklerose verschlossene periphere Arterie wieder eröffnete. Wie oft, war dies ein Zufallsgeschehen. Nach Grüntzig stellte Dotter bei einer seiner Katheteruntersuchungen fest, dass er den verwendeten „Schlauch" durch eine atherosklerotisch verschlossene Arterie geschoben hatte. Er zog den Katheter sofort wieder zurück, der unfreiwillig präparierte Kanal blieb jedoch offen, und das Blut begann wieder normal durch die Arterie zu fließen. Damit war zum ersten Mal ein peripheres, arterielles Gefäß ohne Operation wieder eröffnet worden.

Dotter publizierte 1964, zusammen mit dem Radiologen Melvin Judkins, das Vorgehen in der Zeitschrift „*Circulation*" unter dem Titel „*Transluminal treatment of arteriosclerotic obstructions*". Wer aber glaubte, dass diese neue Technik, die sich explizit auf die Dilatation von peripheren Gefäßen konzentrierte, rasch eingeführt würde, musste sich enttäuscht sehen. Selbst als der Berliner Chirurg W. Porstmann 1967 als Erster problemlos einen offenen Ductus Botalli verschloss, erfolgten kaum weitere Aktivitäten auf diesem Gebiet, und auch Dotters Bemühungen um die Verbreitung der neuen Technik konnten sich nicht durchsetzen. In der Folge wurde die invasive Therapie vor allem von amerikanischen Kardiologen und Radiologen durchgeführt, die sich auf die Behandlung peripherer Gefäße konzentrierten. In Europa waren es dann die beiden deutschen Angio-

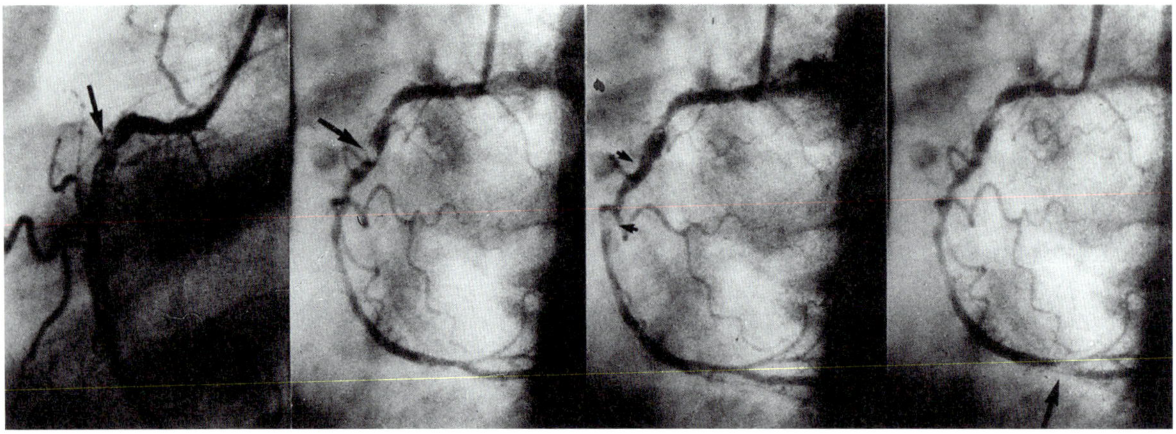

Abb. 7.3
Dilatation von Kranzgefäßen

logen E. Zeitler und W. Schoop in der Aggertalklinik in Engelskirchen, welche als Erste Anfang der 70er-Jahre die klinische Anwendbarkeit und Indikationsstellung dieser neuen Technik der peripheren Gefäßerweiterung verbreiteten.

Wie Grüntzig erwähnte, bestand das Originalgerät von Dotter in zwei Kathetern, die mit zunehmendem Außendurchmesser teleskopartig durch die Stenose geschoben wurden und das atherosklerotische Material an die Wand pressten. Dadurch wurde ein neues Lumen geschaffen, und das Blut konnte wieder fließen. Dieses – nach Grüntzig – recht grobe Gerät hatte verschiedene Nachteile, die 1974 durch einen doppellumigen Dilatationskatheter eliminiert werden konnten. Der neue Katheter besaß eine Reihe technischer Raffinessen und hatte fast nichts mit einem einfachen Ballonkatheter gemein. Aufgrund der Flexibilität und variablen Größe konnte der Katheter in fast alle Gefäßgebiete eingeführt werden. Der Katheter dilatierte aber das eingeengte Gefäß nicht wie die ehemaligen Dotter-Katheter durch den eigenen Außendurchmesser, sondern – einmal in die Stenose eingebracht – durch das ballonartig aufblasbare Dilatationssegment an seiner Spitze (Grüntzig, „*Dilatation von Herkranzgefäßen bzw. Koronararterien*").

Bei einem hohen Überdruck, der etwa dem dreifachen Druck in einem Autoreifen entsprach, wurde die atherosklerotisch-thrombotische Gefäßeinengung auseinander und in die Arterienwand gepresst. Es ist von Interesse festzuhalten, dass – nach Grüntzig – die Dilatation neben dem rein mechanischen Effekt, offensichtlich auch einen Prozess einleitet, der zu Heilungsvorgängen innerhalb der Arterie führt. Die Gefäßwand, die nach der Dilatation im Sinne einer kontrollierten Verletzung noch unruhig ist, glättet sich, und das Gefäß bleibt weit durchgängig. Mit diesem neuen Dilatationsverfahren für periphere Arterien konnten – nach Grüntzig – in den 70er-Jahren mehr als 300 Patienten behandelt werden, wobei sich bei zwei Dritteln der Fälle ein anhaltender Therapieerfolg zeigte.

Dilatation von Herzkranzgefäßen bzw. Koronararterien

Noch wesentlich wichtiger als das Wiedereröffnen von peripheren Gefäßen erwies sich die Dilatation von Herzkranzgefäßen bzw. von Koronararterien.

Die Idee, Grüntzigs Technik von den peripheren Gefäßen auf die Koronararterien zu übertragen, wurde erstmals im Herbst 1972 geäußert, und zwar nach Vorträgen von Andreas Grüntzig über die Behandlung peripherer Gefäße und des Autors über den Stand der Koronarangiographie.

Trotz erheblicher Skepsis wurde dann Anfang des Jahres 1973 ein entsprechendes Programm zur Behandlung der Koronarsklerose entworfen, das auch die Unterstützung des Schweizerischen Nationalfonds fand. Die Zürcher Kardiologen und Herzchirurgen arbeiteten in der Folge eng mit Andreas Grüntzig zusammen an den notwendigen tierexperimentellen Untersuchungen. Im Vordergrund stand vor allem die Frage, wie lange beim Menschen im ischämischen Bereich epikardiale Herzkranzgefäße problemlos verschlossen bleiben konnten, eine Situation, die bei der Ballondilatation von Koronargefäßen von großer Wichtigkeit war.

Des Weiteren wurden Modelle für eine kontinuierliche Gefäßperfusion über einen speziellen Katheter getestet, wobei Blut aus der A. femoralis durch das Lumen des Dilatationskatheters in die Gefäßperipherie geführt wurde. Besonders wichtig war auch die Herstellung entsprechender, miniaturisierter Ballonkatheter. Bis zur ersten Dilatation eines stenosierten Herzkranzgefäßes vergingen dann aber noch mehrere Jahre. Für Grüntzig unterschied sich aber die

„… Dilatation der Koronararterien in der Methodik nicht wesentlich von anderen Arterien, z. B. einer stenosierten Nierenarterie. Für die rechte und linke Koronararterie wurde von ihm ein entsprechend vorgeformter Führungskatheter zum Ostium vorgeschoben. … Dieser Führungskatheter saß wie eine Katze vor dem Mauseloch (Grüntzig), ohne das Ostium zu verschließen. Durch diesen Katheter hindurch wurde ein Dilatationskatheter mit einem Durchmesser von 1,0 bis 1,2 mm zum erkrankten Gefäß geführt. Dieser Dilatationskatheter war doppellumig. Ein Lumen wurde gebraucht, um den Vorgang zu kontrollieren (Kontrastmittelinjektion, Druckmessung), der andere diente zum Füllen des Ballonsegmentes mit Kontrastmittel und zur Druckanwendung."

Nach den entsprechenden experimentellen Vorbereitungen konnte dann im Beisein des Herzchirurgen Ake Senning und zahlreicher Kardiologen am 16. September 1977 in Zürich erstmals bei einem 38 Jahre alten Patienten mit Angina pectoris eine schwere Stenose des R. interventricularis anterior der linken Koronararterie erfolgreich dilatiert werden. Der Patient war anschließend völlig beschwerdefrei und wieder voll belastbar, obwohl noch deutliche Wandunregelmäßigkeiten erkennbar waren. Die Re-Angiographie vier Wochen nach dem Eingriff zeigte aber, dass sich das Gefäß an der Dilatationsstelle weiter geglättet hatte und völlig unauffällig war. In der Folge zeigte sich auch, dass bei kurzfristigem Verschluss (<15 s) durch den entfalteten Ballon weder ST-Streckenveränderungen noch schwere Rhythmusstörungen oder andere ischämisch bedingte Komplikationen hervorgerufen wurden, sodass zukünftig von Grüntzig auf die routinemäßige zusätzliche Perfusion des zu dilatierenden Gefäßes verzichtet wurde.

Wer jetzt aber eine rasche Entwicklung der Ballondilatation erwartete, wurde nochmals enttäuscht. Die weitere Entwicklung verlief zunächst nur sehr zögernd. Von Anfang an war vorgesehen, dass wegen des Risikos eines plötzlichen, irreversiblen Koronarverschlusses mit Infarktfolge Ballondilatationen von Koronargefäßen nur unter chirurgischem Beistand bzw. der Bereitschaft zur sofortigen, notfallmäßigen Bypassoperation durchgerührt werden sollten. Dabei blieb die Frage, bis zu welchem Ausmaß beim Menschen atherosklerotische Plaques überhaupt „dehnbar bzw. kompressibel" sein würden, anfangs ebenfalls ungeklärt und ließ sich aufgrund alleiniger tierexperimenteller Unterlagen nicht beantworten. Grüntzig ging davon aus, „dass atherosklerotische Plaques relativ weich wären und leicht wegzudrücken seien", eine Annahme, die sich in der Folge so nicht bestätigte.

Trotz aller Schwierigkeiten hat Andreas Grüntzig im Herbst 1978, bei der Jahrestagung der American Heart Association in New York, die Dilatationsresultate der ersten 26 Patienten aus vier Zentren vorgestellt, auch wenn die Resultate umstritten waren. Nach 3–6 Monaten waren zwar 18 Patienten (70%) symptomatisch verbessert, acht Patienten (30%) zeigten jedoch keine Verbesserung; ein Patient hatte einen Infarkt erlitten, und drei Gefäße waren wieder verschlossen; überdies benötigten sechs Patienten eine Bypassoperation, und ein Patient war verstorben.

Grüntzig ließ sich aber nicht beirren. Bis April 1979, also anderthalb Jahre später, war das Verfahren bei 60 Patienten durchgeführt worden, wovon bei 41 ein primärer Erfolg erzielt wurde. Damals wurden noch alle Patienten in Zusammenarbeit mit dem herzchirurgischen Team ausgewählt und unter Bereitschaft dilatiert. Bei sechs Patienten konnte ein schwerer Infarkt durch eine sofortige Koronaroperation vermieden werden. Andererseits konnte bei acht der 60 Patienten eine Rezidivstenose nach Bypassoperation erfolgreich behandelt werden.

In der Folge wurde das Verfahren auch von anderen Zentren, vor allem in den USA, übernommen, so von S. Sterzer in New York, R. Myler in San Francisco, M. Kaltenbach in Frankfurt sowie H. Engel und P. Lichtlen in Hannover (April 1979).

Die Ballondilatation von Koronargefäßen hat seit 1977 eine enorme Erweiterung erfahren, insbesondere seit wesentlich verbesserte Kathetersysteme vorliegen. Heute stehen für die invasive Behandlung der koronaren Herzkrankheit drei Techniken im Vordergrund, die z. T. gemeinsan eingesetzt werden:

1. die selektive Koronarangiographie,
2. die Ballondilatation und
3. die Bypasschirurgie.

Die Ballondilatation darf heute als die wichtigste Routinetechnik angesehen werden. Sie verlangt aber großes technisches Können und lange Erfahrung auf dem Gebiet des Herzkatheterismus und vor allem der Koronarangiographie.

USA VS. EUROPA

Nach der Meinung des Kardiologen und Medizinhistorikers der Universität Wisconsin, Bruce Fye, „änderte die Koronarangiographie die Praxis – und den Beruf – der Kardiologie, etwa so wie dies der Elektrokardiograph ein halbes Jahrhundert früher tat".

Die Behauptung eines englischen Arztes im Lancet 1966, „wonach die Koronarangiographie zur damaligen Zeit nur wenig zu bieten hatte, das nicht auch durch einfachere Methoden hätte erreicht werden können, z. B. durch eine gute Anamnese und Elektrokardiographie", traf schon Anfang der 70er Jahre nicht mehr zu. Entsprechend dem kardiovaskulären Radiologen Harold Baltaxe war die Koronarangiographie schon 1971 zu einem Routinevorgang geworden, bis in die Bezirkskrankenhäuser („community hospitals"). Er sagte voraus, dass „die Zahl der Koronarangiographien rasch zu einem Punkt kommen würde, wo ein akuter Mangel an Ärzten bestünde, welche diese Technik beherrschen" (in einer persönlichen Mitteilung).

Die amerikanischen Kardiologiezentren nahmen rasch die Gelegenheit wahr, die Zahl der invasiv tätigen Kardiologen wesentlich zu erhöhen. Richard Ross, der Leiter der kardiologischen Abteilung des Johns-Hopkins-Hospitals in Baltimore, welches die selektive Koronarangiographie als erstes Hospital nach Cleveland (1961) von Sones übernahm, warnte 1963 noch zu Recht, dass die Koronarangiographie nicht ohne Risiken sei und der Untersucher in der Lage sein müsse, mit diesen umzugehen. 1970 hatte sich aber in den USA die Akzeptanz der selektiven Koronarangiographie nach Sones und Judkins weitgehend vollzogen. So konnte Anfang der 70er-Jahre der Kardiochirurg der Cleveland-Klinik, Donald Effler, zum Schluss kommen, dass sowohl die medizinische wie chirurgische Therapie der Koronarsklerose „auf der lokalen Ebene" möglich sein sollte bzw. die Koronarangiographie auch in Community Hospitals zur Verfügung stehen müsste.

Mit dieser Aussage stand Effler allerdings im Widerspruch zu der damaligen Koronarchirurgie, denn aus einer entsprechenden Untersuchung 1969 ergab sich, dass in den USA nur 7% der 518 Spitäler mit der Möglichkeit offener und geschlossener Herzoperationen jährliche Operationszahlen von mindestens 200 Patienten erreichten. Dies geht auch aus einem Artikel von R. Ross hervor, welcher 1972 zu ähnlichen Zahlen kam [17].

Während somit in den USA die selektive Koronarangiographie ab Mitte der 60er-Jahre, insbesondere auch durch die Einführung der Judkins-Technik, rasche Fortschritte machte, fehlte die Anwendung dieser Technik in Europa noch gänzlich. Der Verfasser dieses Berichtes hatte aber die Möglichkeit, ab Januar 1962 in der kardiologischen Abteilung des Johns-Hopkins-Hospitals in Baltimore, unter der Leitung von Richard Ross, die Technik der selektiven Koronarangiographie zu erlernen. Die Wahl des Hospitals zur Weiterbildung auf diesem Gebiet war insofern besonders wichtig, als Mason Sones bei seinen Aufenthalten in Baltimore bei seiner Mutter, regelmäßig auch das Katheterlabor des Johns-Hopkins-Hospitals besuchte, das – wie bereits erwähnt – neben der Cleveland-Klinik damals das einzige Labor war, das die Technik von Sones schon früh, Ende 1961, übernommen hatte. Der Verfasser dieses Berichtes hatte dadurch einen engen Kontakt zu Mason Sones, den er in Cleveland mehrmals besuchte. Nach seiner Rückkehr aus den USA an das Kantonsspital Zürich, 1965, konnte er mit Unterstützung von Ake Senning, dem Leiter der herzchirurgischen Abteilung des Kantonsspitals Zürich, und von Mason Sones, welcher die Universitätsklinik in Zürich im Sommer 1965 besuchte, erstmals in Europa mehrere selektive Koronarangiographien durchführen und damit dieser neuen Technik auch hier zur Verbreitung helfen.

Wie in den USA wurde auch in Europa bald die Frage aufgeworfen, wer berechtigt sei, diese Technik am Patienten durchzuführen: nur die Kardiologen oder auch die Radiologen. Zweifellos war die selektive Koronarangiographie, besonders in ihren Anfängen, für Ungeübte mit erheblichen Risiken verbunden. Eine Sammelstatistik der America Heart Association über die selektive Koronarographie von 1968–1970, durchgeführt in 16 Labors – ein Großteil der Patienten allerdings aus der Cleveland-Klinik –, ergab bei 3.312 untersuchten Patienten 66 größere Komplikationen (1,9%), miteingeschlossen drei Todesfälle, wovon zwei Patienten an einem Myokardinfarkt verstarben, einer an nicht beherrschbarer Asystolie. Zwei der Todesfälle traten noch vor Einführung der externen Kardioversion auf. Des Weiteren waren 26 Arrhythmien zu verzeichnen (0,8%), 24-mal ein Kammerflimmem, und fünfmal kam es zu Infarkten während oder unmittelbar nach dem Eingriff.

Im eigenen Labor, an der Universitätsklinik in Zürich, wurden vom Verfasser von September 1965 bis 1971, 700 Angiographien durchgeführt. An schweren Komplikationen war 1966 ein Hinterwandinfarkt zu verzeichnen sowie ein Todesfall bei einem Patienten mit diffuser koronarer Herzkrankheit, zwei Herzinfarkten und einem Vorderwandaneurysma, wobei nach der Ventrikulographie ein totaler AV-Block mit irreversibler Asystolie auftrat. Die damalige Letalität der Koronarographie im Labor des Verfassers lag bei 1,4‰, in Mason Sones' Labor in Cleveland bei ca. 30.000 Untersuchungen bei ca. 1‰. Der Verfasser kam damals zum Schluss, dass er „aufgrund der relativ niedrigen Komplikationsrate, der Sones-Technik treu bleiben sollte, obschon damals die einfachere Technik nach Judkins im Aufkommen war“ [12].

Die Frage, wer die Koronarangiographien durchführen sollte, Kardiologen, Radiologen oder beide, stellte sich nicht nur in den USA, sondern auch bald in Europa. Wie in den USA, sahen auch einige Radiologen in Europa in der neuen Technik eine Möglichkeit zur Erweiterung ihrer Disziplin. Es zeigte sich jedoch bald, dass die selektive Koronarangiographie sich von der Radiologie in wesentlichen Punkten unterscheidet. Die Kardiologen waren schon damals vor allem auch Kliniker, welche sich mit herzkranken Patienten befassten. Überdies war die selektive Koronarangiographie eine Technik, die nicht selten mit schweren Komplikationen wie Herzstillstand oder Kammerflimmern konfrontiert war, was bedingte, dass der untersuchende Arzt vor allem auch in der Behandlung von kardialen Notfällen ausgebildet sein musste, eine Disziplin, die wiederum insbesondere den Kardiologen oblag. Schließlich gab es sowohl in den USA wie auch in Europa schon damals wesentlich mehr invasive Kardiologen als Radiologen. So hat sich sowohl in den USA wie in Europa die Trennung zwischen Radiologen und Kardiologen, nicht zuletzt zum Heil der Patienten, spätestens in den 80er-Jahren endgültig durchgesetzt.

Elektronenstrahltomographie

Abschließend sollte diese Zusammenfassung über die Entwicklung der koronaren Herzkrankheit nicht enden, ohne auf die heutigen Fortschritte im Bereich der nichtinvasiven Darstellung von Koronararterienstenosen

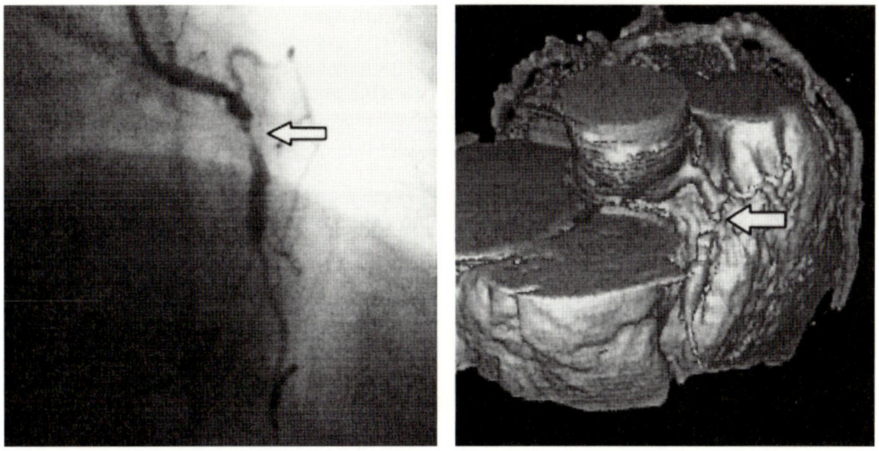

a b

Abb. 7.4
a Koronarangiographie und **b** Elektronenstrahltomographie eines Patienten vor Mitralklappenersatz mit hochgradiger Stenose der rechten Koronararterie (*Pfeil*), gefolgt von einem kompletten Verschluss des Gefäßes

mittels Elektronenstrahltomographie hinzuweisen. Auf diesem vielversprechenden Gebiet sind in den letzten Jahren große Fortschritte gemacht worden, die es heute erlauben, sowohl leichte wie hochgradig veränderte Koronargefäße nichtinvasiv darzustellen. Die heutige Technik erlaubt es, in zunehmendem Maße auf die invasive Angiographie zu verzichten und sich allein mit der Elektronenstrahltomographie zu begnügen. Ein Beispiel ist hier dargestellt: Abbildung 7.4 a (links) zeigt ein Koronarangiogramm mit hochgradiger Stenosierung der rechten Kranzarterie im oberen Drittel (*Pfeil*) und vollständigem Verschluss dieses Gefäßes im distalen Bereich. Die Elektronenstrahltomographie (Abb. 7.4 b) zeigt die gleiche hochgradige Einengung im oberen Bereich der rechten Kranzarterie (*Pfeil*) und den Verschluss distal, allerdings mit dem Vorteil einer dreidimensionalen Darstellung, ohne Koronarangiographie und nichtinvasiven Bedingungen. Man kann mit Sicherheit davon ausgehen, dass diese neue Technik in naher Zukunft wesentlich häufiger Anwendung finden wird, insbesondere, wenn es gelingt, die Kosten entsprechend anzupassen.

LITERATUR

1. Bing, RJ (1949) Physiological methods in the diagnosis of congenital heart disease. Surg Gyn Obstet 88: 399–401
2. Forßmann W (1929) Die Sondierung des rechten Herzens. Klin Wochenschr 8: 2085–2087
3. Gregg, D (1950) Coronary circulation in health and disease. Lea & Febiger, Philadelphia
4. Harvey W (1628) Exercitatio anatomica de motu cordis et sanguinis in animalibus (Anatomische Übungen über die Bewegung des Herzens und des Blutes bei Tieren). Fitzer, Frankfurt
5. Herrick JB (1912) Clinical features of sudden obstruction of the coronary arteries. JAMA 59: 2015–2020
6. Hochhaus H (1911) Zur Diagnose des plötzlichen Verschlusses der Kranzarterien des Herzens. Dtsch Med Wochenschr 17: 2065–2068
7. Huchard H (1899) Traité clinique des maladies du coeur et de l'aorte, tome I. Maladies des coronaires et de l'aorte, tome II. Octave Doin, Paris
8. Keynes G (1978) The life of William Harvey. Oxford University Press, Oxford
9. Kouwenhoven WB, Milnor WR, Knickerbocker GG, Chesnut WR (1975) Closed chest defibrillation of the heart. Surgery 42: 550–561
10. Laennec RTH (1819) De l'auscultation médiate ou traité du diagnostic des maladies des poumons et du coeur. Fondé principalement sur ce nouveau moyen d'exploration, tome 1 et 2. Brosson et Chaude, Paris
11. Leibowitz JO (1970) The history of coronary heart disease. University of California Press, Berkely Los Angeles

12. Lichtlen P (1990) Koronarangiographie. Perimed, Erlangen
13. Malpighi M (1666) De viscerum structura exercitatio anatomica. Monti, Bologna
14. Marey E. (1863) Physiolgie médicale de la circulation du sang, Delahaye, Paris
15. Murrell W (1879) Nitroglyzerin as a remedy of angina pectoris. Lancet 1879: 80–81
16. OslerW (1897) Lectures on angina pectoris and allied states. Appleton, New York
17. Ross RS (1972) Surgery for coronary artery disease placed in perspective. Bull N Y Acac Med 48: 1163–1178
18. Ross RS, Lichtlen PR, Bernstein L et al. (1963) Selective coronary angiography in man, correlated with clinical, electrocardiographic and physiological studies. Circulation 28: 793
19. Samuelson B (1881) Über den Einfluss der Coronararterien-Verschliessung auf die Herzaktion. Z Klin Med 2: 12–33
20. Schlesinger MJ, Zoll MP (1941) Incidence and localisation of coronary artery occlusion. Arch Path 32: 178
21. Sones FM, Shirey EK (1962) Cine coronary arteriography. Mod Concepts of Cardiovasc Dis 31: 735
22. Sones FM, Shirey EK, Proudfit WL, Westcott RN (1959) Cine coronary arteriography. Circulation 20: 773

8 Geschichte der Herzinsuffizienz (inklusive Hypertonie)

G. Riegger

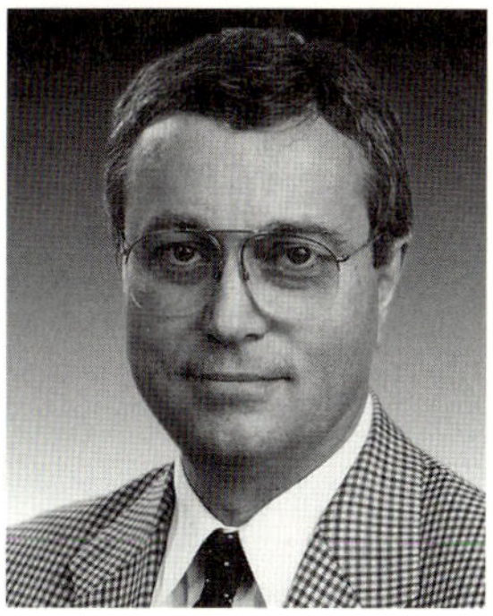

G. Riegger

VORBEMERKUNG

Nach der Gründung der Deutschen Gesellschaft für Kreislaufforschung 1927 in Bad Nauheim fand 1928 der erste Kongress in Köln unter dem Vorsitz des Geheimen Rates, Prof. Dr. H. Hering, zum Thema „Herz" statt. Acht der 32 Referate hatten Herzinsuffizienz-spezifische Themen:

- H. Ippinger (Freiburg): Das Problem der Kreislaufschwäche,
- A. Dietrich (Köln): Zur pathologischen Anatomie der Kreislaufschwäche,
- M. Hochrein (Leipzig): Zur Diagnose der Kreislaufinsuffizienz,
- H.W. Langendorff (Konstanz): Die Bedeutung vorbeugender Maßnahmen bei drohender Kreislaufschwäche,
- A. Fraenkel (Heidelberg): Behandlung finaler Stadien chronischer Herzinsuffizienz,
- W. Haupt (Köln): Herzarbeit und Wochenbett,
- F. Gürich (Merseburg): Ist die Lehre von der Kompensation noch aufrechtzuerhalten?
- E. Zak (Wien): Über den Nachweis von Störungen der Hautwasserabgabe bei dekompensierten Herzkranken.

Bis heute fanden weitere 18 Jahrestagungen statt, bei denen die Herzinsuffizienz oder die arterielle Hypertonie ein Hauptthema waren. In unserer Gesellschaft wurden darüber hinaus Arbeitsgruppen gegründet, die sich beiden Themenkreisen widmen, so 1993 die Arbeitsgruppe „Chronische Herzinsuffizienz“ und 1994 die Arbeitsgruppe „Endothel, vasoaktive Hormone und arterielle Hypertonie“.

Darüber hinaus spielen in vielen weiteren Arbeitsgruppen die Herzinsuffizienz und die arterielle Hypertonie thematisch eine große Rolle, von der Molekularbiologie und Genetik bis zu Problemen der klinischen Diagnostik, Therapie und Prävention.

HISTORISCHER ÜBERBLICK

Die Anfänge der Geschichte der Herzinsuffizienz gehen zurück auf den Edwin-Smith-Papyrus, der aus dem Beginn des neuen Reiches (um 1550 v. Chr.) stammt und nicht nur das erste Wort für „Herz“ beinhaltet, sondern auch die Beschreibung eines insuffizienten Herzens mit den Worten „zu müde, um zu sprechen“ [1]. Die weitere Entwicklung bis zum 19. Jahrhundert ist in Tabelle 8.1 zusammengefasst.

Im 18. Jahrhundert trat die Erforschung geometrischer Veränderungen des Herzens („remodeling“) bei der Herzinsuffizienz in den Vordergrund, vor allem bei Patienten mit Klappenvitien, da in dieser Zeit bis in die Mitte des 20. Jahrhunderts die rheumatische Herzerkrankung die Hauptursache der Herzinsuffizienz darstellte. In den 80er-Jahren des 19. Jahrhunderts inaugurierte M.J. Oertel in München (verstorben 1897), der zum Teil von nicht ganz richtigen Voraussetzungen, nämlich der „serösen Plethora“, ausging, die diätetisch-mechanische Behandlung von Herzkranken mit Herzinsuffizienz, die großes Aufsehen erregte und weite Verbreitung fand. Dies dokumentiert sich auch in der Literatur, so in der Parabel *„Die Affeninsel“* (1913) von Robert Musil, indem er schreibt:

„So schreitet der (Affen-)König, einen nach dem anderen, die Äste ab, und die gespannteste Aufmerksamkeit kann nicht unterscheiden, ob sein Gesicht dabei die Erfüllung einer Herrscherpflicht oder einer Terrain-Kur ausdrückt, bis alle Äste entleert sind und er wieder zurückkehrt.“

Die hauptsächlichen Empfehlungen des Therapieregimes von Oertel waren: Überwachung bzw. Beschränkung der Flüssigkeitszufuhr und systematische Körperbewegung mit Bergwandern („Terrain-Kur“). Auch Ludwig Traube empfahl Herzkranken die Körperbewegung. Seine bedeutendste Entdeckung war jedoch, als er 1851 zeigen konnte, dass die Verlangsamung des Herzschlags durch Digitalis nach Durchtrennung des Vagusnerves aufgehoben wurde.

Mit der Entwicklung der mikroskopischen Technik und der histologischen Untersuchungsmethoden im 19. Jahrhundert waren weitere pathogenetische Differenzierungen der Ursachen der Herzinsuffizienz möglich. Rudolph Virchow (1821–1902) unterschied eine parenchymatöse und interstitielle Entzündung des Herzens und bemerkte, wie dies früher Hope schon klinisch festgestellt hatte, dass der von ihm gefundene Entzündungsprozess eine bedeutsame Ursache bei der Herzdilatation darstellt [2]. Trotz der oben genannten Fortschritte in der Diagnostik entzündlicher Veränderungen des Herzens durch Virchow wurden myokardiale Schädigungen ischämischer Natur nicht als eigenständiges Krankheitsbild abgegrenzt.

Tabelle 8.1. Historische Entwicklung der Herzinsuffizienz bis zum 19. Jahrhundert

Name	Daten	Verdienst
Hippokrates	467–377 v. Chr.	Detaillierte Beschreibung der Symptome der Herzinsuffizienz, Differenzierung von Ödemen
Celsus, A.	25 v. Chr. bis 50 n. Chr.	Beschreibung der akuten Herzinsuffizienz im hämorrhagischen Schock
Galen, C.	130 bis ca. 200 n. Chr.	Beschreibung der Funktion des Herzens im Sinne von Diastole und Systole
Aretaeus von Kappadozien	um 150 n. Chr.	Beschreibung der Rechtsherzinsuffizienz bei Cor pulmonale sowie des Einflusses der Schwerkraft auf die Lokalisation der Ödeme
Avicenna, I.S.	980–1037	Diastolische Dysfunktion des Herzens bei Perikarderguss
Servetus, M.	1553	Beschreibung des Lungenkreislaufs
Capivaccius, H.	Verstarb 1589	Verminderung des Pulses beim kardiogenen Schock und bei der Synkope
Carolus Piso (Charles le Pois)	1563–1633	Symptome der paroxysmalen nächtlichen Dyspnoe (Asthma cardiale)
Harvey, W.	1587–1657	Entdeckung des Blutkreislaufs: „*Exercitatio anatomica de motu cordis et sanguinis in animalibus*" (1628), Schwäche des Pulses als Zeichen der Herzinsuffizienz
Rivière, L.	1589–1655	In „*Opera omnia*": Beschreibung der klinischen Zeichen der Herzinsuffizienz und Zuordnung zum Pumpversagen des Herzens
Malpighi, M.	1628–1694	Entdecker der Kapillaren, beschrieb die Transsudation von Flüssigkeit ins Interstitium als ein Charakteristikum der Herzinsuffizienz
Lower, R.	1631–1691	Verminderte kardiale Kontraktilität bei Herzinsuffizienz in „*Tractus de Corde*" (1669), Konzept der fettigen Degeneration des Herzens
Lancisi, G.M.	1654–1720	Beschreibt in seinem Buch „*de subitaneis mortibus*" (1707) den Mechanismus, durch welchen das Pumpversagen des Herzens eine Dyspnoe verursacht. Unterscheidung zwischen Dilatation („dilatatione") und Hypertrophie („augmento molis")
de Sénac, J.-B.	1693–1770	Unterscheidung zwischen Herzdilatation und Atrophie in „*Traité de la Structure du Cœur, de son Action et ses Maladies*" (1749)
Morgagni, G.B.	1682–1771	Beschreibt in seinem Werk „*De sedibus et causes morborum*" (1761), dass eine mechanische Überlastung des Herzens eine Hypertrophie bedingt und erkennt deren kompensatorische, adaptive Natur
Withering, W.	1741–1799	Entdeckung der Wirkung der Herzglykoside, „*An Account of the Foxglove*" (1785)
Corvisart, J.N.	1755–1821	Einteilung des Umbaus des Herzens zum Einen als aktives Aneurysma (Hypertrophie), zum Anderen als passives Aneurysma (Dilatation) bei Aortenstenose bzw. Insuffizienz. Zwei prinzipielle Möglichkeiten, an Herzinsuffizienz zu sterben: langsam fortschreitendes Pumpversagen plötzlicher Herztod
Bertin, R.-J.H.	1767–1828	Unterscheidung zwischen konzentrischer und exzentrischer Hypertrophie
F.L. Kreysig	1770–1839	Therapie mit Digitalis bei Wassersucht und Herzvergrößerung
Hope, J.	1801–1841	Theorie des Rückwärtsversagens des Herzens (1831)

Hier wurde in Deutschland die Bezeichnung „chronische Myokarditis" für ein weites Spektrum ätiologisch unterschiedlicher Krankheitsbilder gebraucht. Umfangreiche Darstellungen hierüber stammen von Rosenbach (1893), Krehl (1901) und Romberg (1909).

In dieser Zeit entstand ein weiterer Begriff, insbesondere in der Klinik, der die Gesamtheit ätiologisch unterschiedlicher Ursachen der Herzinsuffizienz zusammenfasste, nämlich der Begriff der „Myodegeneratio cordis", vor allem bei Formen der Herzinsuffizienz, die nicht durch Herzklappenfehler verursacht wurden. Die Bezeichnung wurde noch bis in die 30er-Jahre des 20. Jahrhunderts vorwiegend für fibrotische Veränderungen des Myokards gebraucht, hauptsächlich bei ischämischer Ursache. In Deutschland war es Rosenbach, der 1881 den Begriff der Herzinsuffizienz genauer definiert hat, wobei er die klinisch-funktionelle Seite ganz in den Vordergrund stellte, im Gegensatz zu Krehl und anderen, die später auf den Herzmuskel selbst und sein anatomisches Verhalten das Hauptgewicht legten.

1877 beschrieb Münzinger eine Herzdilatation bei Lungenemphysem („Tübinger Herz") und Bollinger 1893 als Folge reichlicher Flüssigkeitszufuhr das Münchner Bierherz. 1905 führte Fraenkel die intravenöse Strophanthintherapie ein, die bis in die 50er-Jahre in Deutschland große Verbreitung fand. In dieser Zeit wurden weitere therapeutische Verfahren, unter anderem von Ludolf Krehl, zur Behandlung der Herzmuskelerkrankungen vorgeschlagen, z. B. Kampfer, Alkohol und Koffein. 1905 kam das von Meyer entdeckte Adrenalin hinzu und als Diuretikum Diuretin (ein Theobrominderivat) und anorganisches Quecksilber.

Ein großer Schritt im Verständnis der Entwicklung der Herzinsuffizienz erfolgte 1892, als William Osler (1849–1917) in seiner Schrift „*The principles and practice of medicine*" [3] beschrieb, dass die Herzhypertrophie zwei Eigenschaften aufweisen kann, nämlich eine adaptive und eine maladaptive. Die Entwicklung der Herzhypertrophie, ausgehend von unterschiedlichen Ursachen, teilte er in drei Stadien ein:

1. The period of development,
2. The period of full compensation,
3. The period of broken compensation.

Der Vollständigkeit halber soll, was das 20. Jahrhundert betrifft, die Arbeit von James Mackenzie (1853–1925) erwähnt werden („*Diseases of the Heart*"), in der er 1908 das Vorwärtsherzversagen beschreibt [4].

Nach den Entdeckungen von Frank 1895 und Starling 1918 zeigte 1938 Liljestrand, dass noch andere Faktoren als das enddiastolische Volumen bei der Regulation der Herzleistung eine Rolle spielen, indem er feststellte, dass das Herz bei aufrechter Körperhaltung und erhöhter Arbeit kleiner wurde [5]. Diese Erkenntnis und andere Studien führten dann zu einer mehr biochemisch orientierten Suche nach der Regulation der Herzfunktion durch Aufklärung der kontraktilen Proteine und deren Interaktion, der Proteinstruktur durch Anwendung molekularbiologischer Methoden und letztlich durch Untersuchung der genetischen Regulation des myokardialen Zellwachstums und der Entwicklung der Herzhypertrophie.

1940 bis heute

Betrachtet man die Zeit von 1940 bis heute unter einem vorwiegend klinischen Blickwinkel, so lässt sich die Entwicklung der Herzinsuffizienz in vier Abschnitte einteilen:

- 1940–1960: kardiorenales Modell (Diuretika, Digitalisglykoside),
- 1970–1980: hämodynamisches Modell (Vasodilatatoren),
- 1980–1990: neurohumorales Modell (ACE-Hemmung),
- 1990 bis folgende: geometrische und funktionelle Veränderungen des Herzens (Remodeling).

Des Weiteren kam es in den letzten zehn Jahren zu einem Umdenken in der Therapie – von der Behandlung der symptomatischen Herzinsuffizienz hin zur Präventionsstrategie, insbesondere was die häufigsten Ursachen der Herzinsuffizienz, den Myokardinfarkt und die arterielle Hypertonie betrifft.

Zur Pathophysiologie der Herzinsuffizienz und Ausbildung der linksventrikulären Hypertrophie kommen bedeutende Beiträge von A.J. Linzbach (1947) [6] und W. Hort (1955) [7], der einer der ersten war, der frühe morphologische Veränderungen im Sinne einer Ventrikeldilatation und Muskelfaserdehnung (Remodeling) nach akutem Myokardinfarkt beschrieb.

BLUTDRUCKMESSUNG UND -BEHANDLUNG

Im deutschsprachigen Raum war es der Marienbader Arzt Ritter von Basch, der 1880 wohl als erster einen Apparat zur unblutigen Messung des Blutdrucks am Menschen benutzt hatte und anhand des erhöhten Blutdrucks die Häufigkeit von Schlaganfällen abschätzen konnte.

Was die Therapie der arteriellen Hypertonie betrifft, so gab es bis Anfang der 50er-Jahre keine wirksame Therapie zur Bekämpfung des Bluthochdrucks außer salzarmer Kost, teilweise in Form der Kempner'schen Reisdiät. In verzweifelten Fällen wurden sogar operative Eingriffe am Sympathikus vorgenommen. Patienten mit schwerem Bluthochdruck erreichten meist nur das 50. Lebensjahr. Im Jahr 1953 wurden in kontrollierten Studien Rauwolfia-Alkaloide bzw. Reserpin als wirksame Medikamente zur Dauertherapie eingeführt. Kurze Zeit später kamen Hydralazin, Ganglienblocker und vor allem Saluretika hinzu. Hierdurch nahm die Sterblichkeit an der arteriellen Hypertonie erheblich ab, in erster Linie durch Verminderung des Todes an Linksherzinsuffizienz und Schlaganfällen.

Zu pathophysiologischen, diagnostischen und therapeutischen Entwicklungen, insbesondere zur Erforschung des Renin-Angiotensin-Aldosteron-Systems, verweise ich auf Tabelle 8.2.

RENIN-ANGIOTENSIN-SYSTEM

Entscheidende Fortschritte beim Verständnis der Wirkungsweise des Renin-Angiotensin-Systems und dessen Regulation gründen auf Arbeiten von Ganten und Mitarbeitern, die 1971 zum ersten Mal Renin im Gehirn von Hunden [8] und 1978 die lokale Produktion von Angiotensin II im Gehirn nachwiesen und damit zeigen konnten, dass das endogene gewebständige Renin des Gehirns in der Lage war, sein Effektorhormon zu generieren [9]. 1972 zeigten Brunner und Mitarbeiter [10], dass das Reninsystem bei der essentiellen Hypertonie einen wesentlichen Einfluss auf das Auftreten eines Herzinfarkts oder Schlaganfalls hat.

BEHANDLUNGSERFOLGE

Was die klinische Forschung der arteriellen Hypertonie in den frühen 70er-Jahren betrifft, so konnte 1967 bzw. 1970 in den USA durch die „Veterans

Tabelle 8.2. Historische Entwicklung der Hypertonie bis zum 20. Jahrhundert

Name	Daten	Verdienst
Hales, S.	1677–1761	Entdeckung des Blutdrucks: „*Vegetable Staticks and Haemastaticks*" (1731 und 1733)
Bright, R.	1827	Chronische Niereninsuffizienz und linksventrikuläre Hypertrophie
Poiseuille, J.L.M.	1828	Direkte Blutdruckmessungen am Tier
Hérrison, J.	1834	Erste praktisch anwendbare indirekte Blutdruckmessung am Menschen
Mahomed, F.A.	1872	Erste Diagnose einer arteriellen Hypertonie am Menschen. Zuordnung der Herzhypertrophie zur nephritischen Hypertonie. Außerdem Beschreibung von erhöhten Blutdruckwerten bei Patienten ohne Nierenerkrankungen
Riva-Rocci, S.	1896	Erstes praktisch einzusetzendes, indirektes Sphygmomanometer zur Messung des Blutdrucks
Tigerstedt, R., Bergmann, P.G.	1898	„Niere und Kreislauf" – Entdeckung des blutdrucksteigernden Prinzips aus Nierenextrakten: „Renin"
Korotkow, N.S.	1905	Beschreibung der Töne zur Eingrenzung des systolischen und diastolischen Blutdrucks
Janeway, T.C.	1909	Erhöhter Blutdruck durch unilaterale Nephrektomie und Ligatur einer von mehreren Arterien der kontralateralen Arterie am Hund
	1913	„*A clinical study of hypertensive cardiovascular disease*" – Beobachtungsstudie an 870 Patienten mit Hypertonie. Beschreibung der Todesursachen und deren Prävalenz, Bedeutung prognostischer Faktoren, Bestimmung der mittleren Lebenserwartung, kardiale Kachexie
Volhard, P.	1931	Einteilung von Patienten mit Hypertonie in „roten Bluthochdruck" mit geringer vaskulärer Schädigung und „weißen Bluthochdruck" mit ausgeprägter vaskulärer Schädigung. Diskussion eines zirkulierenden Vasokonstriktors
Lösch, J.	1933	„*Ein Beitrag zur experimentellen Nephritis und zum arteriellen Hochdruck*" – chronisch erhöhter Blutdruck bei Tieren mit und ohne einseitige Nephrektomie durch periodische renale Ischämie. Untersuchungen der Effekte einer Kochsalzbelastung
Goldblatt, H.	1934	„*The production of persistant elevation of systolic blood pressure by means of renal ischemia*" – chronischer Bluthochdruck durch Reduktion des renalen Blutflusses mittels progressiver Einengung der Nierenarterie durch eine Klemme
Fahr, C.	1934	Assoziation zwischen der Blutdruckerhöhung und der Teilinfarzierung der Nieren mit der Folge einer tubulären Atrophie
Braun-Menendez, E., Fasciolo, J.C.	1939	Entdeckung des Angiotensins, welches sie „Hypertensin" nannten
Page, I.H., Helmer, O.M.	1939	Entdeckung des Angiotensins, welches sie „Angiotonin" nannten
Zimmermann, K.W.	1933	Wesentliche Aufklärung der Feinstruktur des juxtaglomerulären Apparates
Goormaghtigh, N.	1939	Sekretorische Rolle des juxtaglomerulären Apparates (Renin)
Inagami, T.	1972	Reinigung von Renin aus der submaxillären Drüse der Maus
Ganten, D., Speck, G.	1978	Beschreibung einer lokalen Produktion von Angiotensin II im Gehirn
Laragh, J.H.	1983	Einteilung der menschlichen Hypertonie in eine Form mit niedrigem und eine mit hohem Renin
Nakanishi, S.	1983	Klonierung der menschlichen Renin-cDNA
Mullins, J.J.	1990	Entwicklung eines Hochdrucks durch Überexpression von Renin bei transgenen Ratten

Administration Cooperative Study Group on Hypertensive Agents" gezeigt werden, dass die Behandlung des diastolischen Blutdrucks zu einer hochsignifikanten Reduktion von Schlaganfällen, Herzinsuffizienz und anderen kardiovaskulären Komplikationen führte. Ein weiterer entscheidender Schritt waren 1971 die Erkenntnisse aus der Framingham-Studie, als Kannel, Gordon und Schwartz zu der Erkenntnis kamen, dass nicht nur der diastolische Blutdruck, sondern insbesondere der systolische Blutdruck ein entscheidender Prädiktor für die koronare Herzkrankheit und deren Folgen ist.

GRÜNDUNG DER HOCHDRUCKLIGA

Vor diesem Hintergrund wurde 1974 in Deutschland die *Hochdruckliga* gegründet. Erster Vorsitzender und Mitglied des Gründungsvorstandes war F. Gross (Heidelberg), der übrigens 1979 zusammen mit M. Kaltenbach die *Deutsche Herzstiftung* ins Leben rief. Weitere Mitglieder des Gründungsvorstandes waren K.D. Bock (Essen), R. Heintz (Aachen), J. Jahnecke (Bonn), J. Kirsch (Boehringer-Mannheim), W. Kreienberg (Kaiserslautern) und H.P. Wolff (Mainz).

Das erste Merkblatt der Hochdruckliga mit Empfehlungen zur Basisdiagnostik des Hochdrucks erschien 1975. Seit der Gründung der Hochdruckliga bestehen mit unserer Gesellschaft gemeinsame wissenschaftliche Interessen zur Erforschung der Ursachen des hohen Blutdrucks und dessen Therapie sowohl durch eine enge Verflechtung von in beiden Organisationen engagierten Persönlichkeiten als auch durch gegenseitige Präsenz bei Jahrestagungen und Symposien.

GRÜNDUNG DES DEUTSCHEN INSTITUTES ZUR BEKÄMPFUNG DES HOHEN BLUTDRUCKS

In den 70er-Jahren war eines der Zentren der klinischen und experimentellen Hochdruckforschung, von dem vielfältige Impulse auf nationaler und internationaler Eben ausgingen, in Würzburg unter der Leitung von E. Wollheim. Analog zu der„Blood Pressure Unit" des „Medical Research Council" in Glasgow wurde 1979 das „Deutsche Institut zur Bekämpfung des hohen Blutdrucks" (DIBHB) gegründet. Erster wissenschaftlicher Geschäftsführer war D. Ganten.

ENTWICKLUNG VON MEDIKAMENTEN

1906 formulierte Dale das Konzept spezifischer zellulärer Rezeptoren für Katecholamine, die er „receptive mechanism for adrenaline" nannte. 1948 postulierte Alhquist zwei unterscheidbare Typen von Adrenorezeptoren (Alpha- und Betarezeptoren), 1967 zeigten Lands et al., dass zwei Subtypen von Betarezeptoren existieren, die er β_1 und β_2 nannte. Bis in die Mitte der 70er-Jahre wurden diese Erkenntnisse jedoch nur im Rahmen physiologischer Regulationsprozesse untersucht, bis dann 1975 Lefkowitz et al. Betarezeptoren durch Anwendung von Tritium-markierten Antagonisten charakterisieren konnten.

Dies hat zu einer breiten Forschung auf diesem Gebiet, was den Hochdruck wie auch die Herzinsuffizienz betrifft, geführt. 1975 war es F. Waagstein aus Göteborg, der zum ersten Mal Betarezeptorenblocker entgegen der allgemein herrschenden Meinung zur Therapie von Patienten mit fortgeschrittener dilatativer Kardiomyopathie einsetzte und damit Verbesserungen der Herzfunktion erreichen konnte. In Deutschland waren dies W. Mäurer und Mitarbeiter, die sehr frühzeitig die Regulation der Katecholamine in der Herzinsuffizienz untersuchten [11].

Was die arterielle, Hypertonie betrifft, so waren es insbesondere die Arbeitsgruppen von F.R. Gross [12], K.O. Stumpe [13], A. Distler und T. Philipp [14], die sich mit der Rolle des Renin-Angiotensin-Systems und des sympathischen Nervensystems bei der Pathogenese, Diagnostik und Therapie der arteriellen Hypertonie beschäftigten.

ERFORSCHUNG DER VERÄNDERUNGEN AM HERZEN DURCH HYPERTONIE

Entscheidende Impulse, was die Veränderungen des Herzens selbst bei arterieller Hypertonie betrifft, kommen von B.E. Strauer, beginnend 1975, indem er durch umfangreiche Untersuchungen bei Patienten das Hochdruckherz charakterisierte. Dies betrifft Ventrikelfunktion, koronare Hämodynamik, Koronarreserve, Sauerstoffverbrauch, Determinanten der linksventrikulären Hypertrophie, Masse-Volumen-Relation, aber auch diagnostische und therapeutische Konsequenzen.

Anfang der 80er-Jahre erweiterte sich das Interesse auf diastolische Funktionsstörungen des linken Ventrikels [16] mit Arbeiten von O.M. Hess und H.P. Krayenbühl. Auch die Untersuchungen struktureller kardiovaskulärer Veränderungen bei arterieller Hypertonie und deren Regression durch Anwendung einer antihypertensiven Therapie wurden jetzt systematisch evaluiert [17].

Anfang der 80er-Jahre beginnt die Literatur über die Pathophysiologie, Diagnostik und Therapie der Herzinsuffizienz explosionsartig zu wachsen, nachdem das Syndrom Herzinsuffizienz über viele Jahrzehnte ein Mauerblümchendasein fristete als eine Erkrankung des alten Menschen, die zum Teil in Deutschland vorbeugend mit Digitalisglykosiden behandelt wurde.

Wesentlich zur rasanten Entwicklung in der Erforschung der Herzinsuffizienz trug das Konzept der neurohumoralen Faktoren und deren Beeinflussung der Herz- und Kreislauffunktion bei. Dies trifft damals insbesondere auf drei Systeme zu:

- das sympathische System,
- das Renin-Angiotensin-Aldosteron-System und
- die natriuretischen Peptide.

ACE-HEMMER

Von entscheidender Bedeutung, was das Renin-Angiotensin-System betrifft, war die Synthese des ersten oral wirksamen Inhibitors des Angiotensin-Konversions-Enzyms (ACE) Captopril, durch Ondetti und Cushman 1977.

Unsere Arbeitsgruppe konnte 1982 an einem Tiermodell der Herzinsuffizienz zeigen, dass es mit fortschreitender Erkrankung zu einer massiven neurohumoralen Akivierung kommt [18]. Es gelang uns zum ersten Mal 1984 am gleichen Tiermodell, durch Blockade des Renin-Angiotensin-Systems mit Captopril nachzuweisen, dass hierdurch eine hämodynamische Verbesserung und Retardierung der Entwicklung der Herzinsuffizienz zu erzielen ist, verbunden mit einer gleichzeitigen Verminderung der neurohumoralen Aktivierung, was die sympathische Aktivität, Aldosteron und Vasopressin betrifft [19]. Ein Jahr später zeigte M. Pfeffer in Boston, dass durch Blockierung des Renin-Angiotensin-Systems bei experimentellem Myokardinfarkt an der Ratte eine Ventrikeldilatation (Remodeling) vermindert und eine prognostische Verbesserung erzielt werden kann. Diese Erkenntnisse wurden in Deutschland insbesondere von G. Ertl und P.J. Gaudron aufgenommen und in systematische Untersuchungen am Menschen umgesetzt durch Studien bei Patienten nach Myokardinfarkt und der hieraus resultierenden geometrischen Umformung des linken Ventrikels (Remodeling) und dessen therapeutischer Beeinflussung [20].

BETAREZEPTOREN

Zur sympathischen Aktivität bei Patienten mit arterieller Hypertonie und Herzinsuffizienz stammen die ersten Arbeiten in Deutschland über die Regulation der Betarezeptordichte bei arterieller Hypertonie und später bei einer großen Bandbreite von kardialen Erkrankungen von O.-E. Brodde [21] und Arbeiten zur Veränderung der kardialen Betarezeptordichte und der Adenylatzyklase bei Herzinsuffizienz von E. Erdmann, D. Beuckelmann und M. Böhm [22]. In diesem Zusammenhang waren damals von besonderem Interesse neue positiv-inotrope Substanzen wie Phosphodiesterasehemmer, deren Wirkung auf die Herzfunktion bei herzinsuffizienten Patienten systematisch untersucht wurde [23].

NATRIURETISCHE PEPTIDE

Die Geschichte der natriuretischen Peptide beginnt vor 2.000 Jahren, als Josephus Flavius eine detaillierte Beschreibung des Baus des Hafens von Cesarea, dem damals größten Hafen des Mittelmeeres gab. Unter anderem erwähnte er, dass trainierte Taucher aus dem Hafenbecken Felsen entfernten, um den Untergrund zu ebnen und zu sichern. Diese Taucher bezeichnete er als „urinatores"; er beschrieb damit erstmalig die physiologische Antwort auf eine längere Druckerhöhung auf den Thorax unter Wasser, die zu einer vermehrten Ausschüttung des kardialen natriuretischen Hormons und damit zur Diurese führt.

Erst 1956 wird das Kapitel der Geschichte der natriuretischen Peptide fortgeschrieben, als Kisch in morphologischen Studien Granula in atrialen Myokardiozyten des Meerschweinchens beschrieb. Der sekretorische Charakter der von ihm beschriebenen Granula wurde in Arbeiten von Palade 1961 und 1976 von Marie und Mitarbeitern postuliert, letztere stellten außerdem einen Einfluss des Wasser- und Elektrolythaushaltes auf den Granulagehalt fest.

Wegweisend für die Erforschung des endokrinen Herzens war jedoch eine Arbeit von A.J. de Bold und Mitarbeitern 1981, in welcher sie eine natriuretische und diuretische Wirkung von Extrakten aus Vorhofgewebe an narkotisierten Ratten nachweisen konnten.

1983 zeigten W.G. Forßmann und Mitarbeiter [24] den vasorelaxierenden Effekt atrialer Extrakte; außerdem gelang ihnen im gleichen Jahr die Darstellung einer Teilsequenz des Prohormons des atrialen natriuretischen Peptids (ANP). Dieselbe Arbeitsgruppe sequenzierte 1984 das gesamte Prohormon mit dem biologisch aktiven C-terminalen Bereich. 1985 erfolgte zum ersten Mal die Anwendung des atrialen natriuretischen Peptids in der Therapie bei Patienten mit schwerer Herzinsuffizienz [25]. Natriuretische Peptide wie BNP („brain natriuretic peptide") spielen heute eine wichtige Rolle in der Diagnostik der Herzinsuffizienz, als prognostische Marker und als Therapeutika bei akuter Linksherzinsuffizienz und durch Hemmung des Abbaus der natriuretischen Peptide (NEP-Inhibitoren, Vasopeptidase-Inhibitoren) auch bei der Therapie der chronischen Herzinsuffizienz.

Erforschung der Pathogenese der Herzinsuffizienz

Weitere bedeutende Impulse bei der Erforschung der Herzinsuffizienz kommen aus der Arbeitsgruppe von H. Just in Freiburg mit einer der ersten Untersuchungen zur prognostischen Bedeutung ventrikulärer Arrhythmien bei dilatativer Kardiomyopathie durch T. Meinertz [26]. Ausführliche Untersuchungen aus der Freiburger Arbeitsgruppe liegen außerdem vor über den Zusammenhang der linksventrikulären Geometrie, der myokardialen Funktion und der energetischen Verhältnisse bei linksventrikulärer Dilatation von C. Holubarsch und G. Hasenfuss [27].

Ende der 80er-Jahre deckt H. Drexler in der Herzinsuffizienz, ausgehend von Vorarbeiten von Zelis aus dem Jahr 1974, die Bedeutung der peripheren Adaptation bei chronischer Herzinsuffizienz auf. Seine Arbeiten beziehen sich auf den strukturellen Umbau der peripheren Gefäße, der Funktion des Endothels und intrinsische Veränderungen des Herzmuskels und deren Modulation durch therapeutische Interventionen [28].

Ende der 80er-Jahre wird das Interstitium des Herzens zu einem wesentlichen Forschungsschwerpunkt – ausgehend von Arbeiten in den USA von K.T. Weber zur Rolle des Kollagen-Remodelings und dessen Einfluss auf die linksventrikuläre Geometrie und diastolische Funktion [29].

Was die Pathogenese der Herzinsuffizienz, speziell der dilatativen Kardiomyopathie betrifft, so sind immunologische Mechanismen seit den frühen 80er-Jahren systematisch untersucht worden, so von B. Maisch [30], H.-P. Schultheiss [31] und G. Wallukat [32].

Die Fortschritte auf dem Gebiet der Erforschung der Pathogenese, der Diagnostik und Therapie der Herzinsuffizienz von den 70er-Jahren bis in die frühen 90er-Jahre erfahren eine hervorragende Zusammenfassung im Rahmen der 58. Jahrestagung der Deutschen Gesellschaft für Herz- und Kreislaufforschung 1992 unter der Leitung von H. Scholz. Nur zehn Jahre früher, auf der 48. Tagung unter K. Greeff, ging es noch vor allem um Pharmakodynamik und Pharmakokinetik der herzwirksamen Glykoside und deren Interaktion mit anderen Arzneimitteln. H. Just referierte 1992 in Mannheim über die Behandlung des Syndroms Herzinsuffizienz und stellte sich die Frage, welche Entwicklungen in den nächsten Jahren zu erwarten sind. Hierbei sah er fünf Schwerpunkte:

- die Verminderung der Herzfrequenz,
- die Steuerung des Wachstums des Myokards,
- die Hemmung der Bindegewebsproliferation,
- die Verbesserung der vasodilatatorischen Kapazität der Blutgefäße und
- die therapeutische Beeinflussung der veränderten Parenchymstruktur und Funktion des Myokards bei chronischer Herzinsuffizienz.

STUDIEN BEI PATIENTEN MIT HERZINSUFFIZIENZ

International gesehen sind, ausgehend von den Erkenntnissen der Bedeutung von Vor- und Nachlast, der pathophysiologischen Rolle neurohumoraler Faktoren und der Erkenntnisse struktureller und geometrischer Veränderungen des Herzens (Remodeling) in den letzten 15 Jahren zahlreiche kontrollierte großangelegte Studien bei Patienten mit chronischer Herzinsuffizienz durchgeführt worden, die die Behandlung der Erkrankung revolutionierten und unser Verständnis der Pathophysiologie des Syndroms Herzinsuffizienz wesentlich erweiterten. Bedeutende Erkenntnisse erwuchsen aus diesen Studien außerdem in Bezug auf das Studiendesign und die Interpretation der Ergebnisse. So wurden in der Zwischenzeit über 39 bedeutende, randomisierte, kontrollierte und doppelblinde Herzinsuffizienzstudien durchgeführt.

Die erste Studie zur Behandlung von Patienten mit Herzinsuffizienz war die „Veterans Administration Heart Failure Trial" (V-HeFT), die 1986 publiziert wurde und bei der zum ersten Mal dokumentiert werden konnte, dass es bei der Herzinsuffizienz möglich ist, Mortalitätsstudien durchzuführen und eine entsprechende Behandlung die Überlebensrate von Patienten verbessern kann. Eine für die Therapie mit ACE-Hemmern entscheidende Untersuchung war die CONSENSUS-Studie bei Patienten mit schwerer Herzinsuffizienz, die 1987 publiziert wurde und bei der für diese Medikamente zum ersten Mal ein Überlebensvorteil gezeigt werden konnte.

ZUKÜNFTIGE FORSCHUNGSSCHWERPUNKTE

Im Rahmen der oben kurz skizzierten weltweiten Entwicklung konnte die deutsche Kardiologie im Rahmen der Erforschung der Herzinsuffizienz alle Facetten abdecken und bedeutende Beiträge erarbeiten. So wurde aus einer eher uninteressanten Erkrankung eines der faszinierendsten Kapitel der kardiovaskulären Medizin mit ständig wachsender Bedeutung.

Unter Fortführung der wissenschaftlichen Anstrengungen zur Erforschung des weit gefächerten Spektrums der Interessen in der Pathophysiologie und Therapie der Herzinsuffizienz, die sich bis zum Beginn der 90er Jahre in Deutschland etabliert haben, sind seither neue Schwerpunkte hinzugekommen mit vielversprechenden therapeutischen Implikationen. Besonders zu erwähnen ist hier die Erweiterung des Spektrums auf *Ent-*

zündungsprozesse für die Ausbildung einer Herzinsuffizienz mit der Regulation von Zytokinen und unter anderem deren Bedeutung für die Apoptose im Rahmen der Ausbildung einer linksventrikulären Hypertrophie, des Remodelings nach Infarkt und der kardialen Kachexie. Neuere Entwicklungen beschäftigen sich außerdem mit der elektrischen Stimulation des Myokards bei Patienten mit Herzinsuffizienz durch biventrikuläres Pacing mit dem Ziel einer Resynchronisation der Ventrikelkontraktion.

So entwickelt sich die Erforschung der Herzinsuffizienz dynamisch weiter, insbesondere durch Einführung einer neuen Dimension der Erforschung der Erkrankung und ihrer Therapie, die aus einer explosionsartig zunehmenden Anwendung molekularbiologischer und molekulargenetischer Techniken erwächst und die möglicherweise in den nächsten zwei Jahrzehnten zu einem Paradigmenwechsel in der Erforschung der Erkrankung führen wird.

Im Hinblick auf die äußerst komplexe, weit gefächerte wissenschaftliche Palette in der Herzinsuffizienzforschung stellt die *Deutsche Gesellschaft für Kardiologie – Herz- und Kreislaufforschung* mit ihren verschiedenen Arbeitsgruppen, ihren Jahrestagungen und den Herbsttagungen ein ideales Forum dar, um insbesondere Nachwuchswissenschaftlern den notwendigen Erfahrungsaustausch und die Möglichkeit persönlicher Kontakte zu bieten, die für eine erfolgreiche wissenschaftliche Arbeit notwendig sind.

LITERATUR

1. Hamburger WW (1939) The earliest known references to the heart and circulation. Am Heart J 17: 259–274
2. Virchow R (1860) Cellular pathology. Churchill, London
3. Osler W (1892) The principles and practice of medicine. Appleton, New York/NY
4. Mackenzie J (1908) Diseases of the heart. Oxford University Press, London
5. Liljestrand G, Lysholm E, Nylin G (1938) The immediate effect of muscular work on the stroke and heart volume in man. Skand Arch Physiol 80: 265–282
6. Linzbach AJ (1947) Mikrometrische und histologische Analyse hypertropher menschlicher Herzen. Virchows Arch 314: 534–594
7. Hort W (1955) Quantitative Untersuchungen über Capillarisierung des Herzmuskels im Erwachsenen- und Greisenalter, bei Hypertrophie und Hyperplasie. Virchows Arch 327: 560–576
8. Ganten D, Marquez-Julio A, Granger P, Hayduk K, Karsunky KP, Boucher R, Genest J (1971) Renin in dog brain. Am J Physiol 221: 1733–1737
9. Ganten D, Speck G (1978) The brain renin angiotensin system: A model for peptide synthesis in the brain. Biochem Pharmacol 27: 2379–2389
10. Brunner HR, Laragh JH, Baer L et al. (1972) Essential hypertension: Renin and aldosterone, heart attack and stroke. N Engl J Med 286: 441–449
11. Mäurer W, Yoshida Y, Kübler W (1976) Die Urinausscheidung der Katecholamine Adrenalin, Noradrenalin und Dopamin sowie der Abbauprodukte Metanephrin und Normetanephrin bei Herzkranken. Z Kardiol 65: 1124
12. Gross FR, Dietz JB, Lüth JF, Mann E (1977) Welche Rolle spielt das Renin-Angiotensin in der Pathogenese des Hochdruckes? Verh Dtsch Ges Kreislaufforsch 43: 177
13. Stumpe KO, Kolloch RE, Redlich B, Vetter H, Krück F (1977) Diagnostische und therapeutische Bedeutung der Hemmstoffe des Renin-Angiotensin-Systems. Verh Dtsch Ges Kreislaufforsch 43: 167
14. Philipp T, Distler A, Cordes U (1978) Sympathetic nervous system and blood-pressure control in essential hypertension. Lancet II: 959
15. Strauer BE (1975) Dynamik, Koronardurchblutung und Sauerstoffverbrauch des normalen und kranken Herzens. Karger, Basel
16. Hess OM (1982) Diastolische Funktion des linken Ventrikels. Thieme, Stuttgart
17. Motz W, Strauer BE (1984) Regression of structural cardiovascular changes by antihypertensive therapy. Hypertension 6: III 133–III 139

18. Riegger AJG, Liebau G (1982) The renin-angiotensin-aldosterone system, antidiuretic hormone and sympathetic nerve activity in an experimental model of congestive heart failure in the dog. Clin Sci 62: 465–469
19. Riegger AJG, Liebau G, Holzschuh M, Witkowski D, Steilner H, Kochsiek K (1984) Role of the renin angiotensin system in the development of congestive heart failure in the dog as assessed by chronic converting enzyme blockade. Am J Cardiol 53: 614–618
20. Gaudron PJ, Eilles C, Ertl G, Kochsiek K (1990) Early remodeling of the left ventricle in patients with myocardial infarction. Eur Heart J 11 (Suppl 13): 139–146
21. Brodde OE, Prywarra A, Daul A, Anlauf M, Bock KD (1984) Correlation between lymphocyte beta 2-adrenoceptor density and mean arterial blood pressure: Elevated beta-adrenoceptors in essential hypertension. J Cardiovasc Pharmacol 6: 678–682
22. Erdmann F, Nähbauer M, Beuckelmann D, Böhm M, Kemkes B (1988) Veränderungen der kardialen Beta-Adrenozeptoren und der Adenylatzyklase bei Herzinsuffiienz. In: Grosdanof P et al. (Hrsg) Beta-Rezeptoren und Beta-Rezeptorenblocker. de Gruyter, Berlin New York
23. Thormann J, Kramer W, Kindler M, Kremer P, Schlepper M (1987) Bestimmung der Wirkkomponente von Amrinon durch kontinuierliche Analyse der Druck-Volumen-Beziehung: Anwendung der Conductance-(Volumen-)Kathetertechnik und der schnellen Laständerung durch Ballonokklusion der V. cava inferior. Z Kardiol 76: 530–540
24. Forßmann WG, Hock D, Lottspeich F et al. (1983) The right auricle of the heart is an endocrine organ. Anat Embryol 168: 307–313
25. Riegger AJG, Kromer EP, Kochsiek K (1985) Der natriuretische Vorhoffaktor bei schwerer kongestiver Herzinsuffizienz. Dtsch Med Wochenschr 42: 1607–1610
26. Meinertz T, Hofmann T, Kasper W et al. (1984) Significance of ventricular arrhythmias in idiopathic dilated cardiomyopathy. Am J Cardiol 53: 902–907
27. Hasenfuss G, Holubarsch C, Heiss HW et al. (1989) Myocardial energetics in patients with dilated cardiomyopathy. Influence of nitroprusside and enoximone. Circulation 80: 51–64
28. Drexler H, Faude F, Höing S, Just H (1987) Blood flow distribution within skeletal muscle during exercise in chronic heart failure: Effect of milrinone. Circulation 76: 1344–1352
29. Brilla CG, Janicki JS, Weber KT (1991) Impaired diastolic function and coronary reserve in genetic hypertension: Role of interstitial fibrosis and medical thickening of intramyocardial coronary arteries. Circ Res 69: 107–115
30. Maisch B, Deeg P, Liebau G, Kochsiek K (1983) Diagnostic relevance of humoral and cytotoxic immun reactions in primar and secondary dilated cardiomyopathy. Am J Cardiol 52: 1072–1078
31. Schultheiss H-P, Bolte HD (1985) Immunological analysis of autoantibodies against the adenine nucleotide translocator in dilated cardiomyopathies. J Mol Cell Cardiol 17: 603–617
32. Wallukat G, Morwinski R, Kowal K, Förster A, Boewer V, Wollenberger A (1991) Autoantibodies against the β-adrenergic receptor in human myocarditis and dilated cardiomyopathy: β-adrenergic agonism without desensitization. Eur Heart J 12 (Suppl D): 178–181

9 Geschichte der bildgebenden Verfahren in der Kardiologie

P.H. Heintzen, W.E. Adam

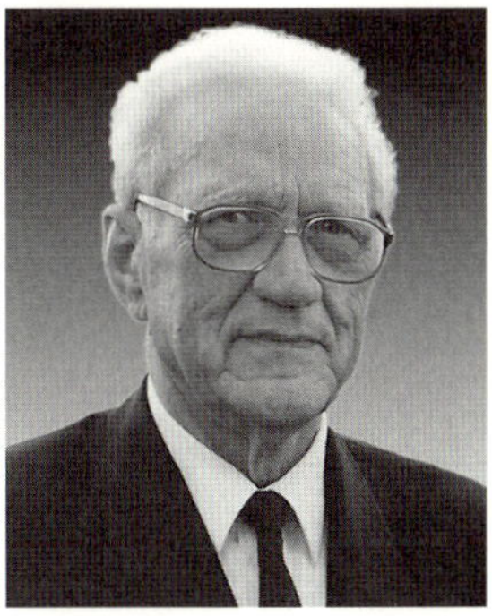

P.H. Heintzen

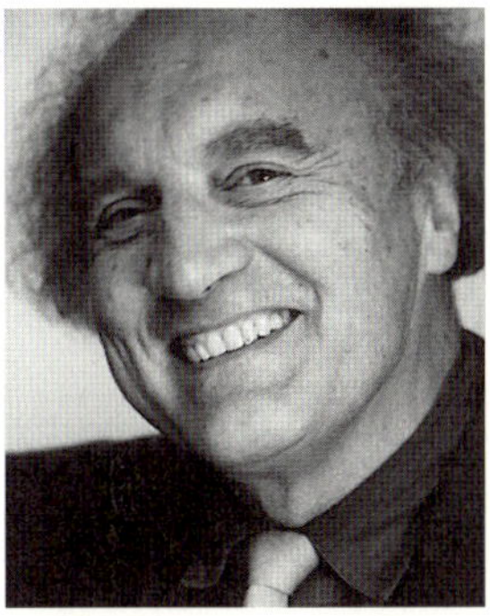

W.E. Adam

„Anschauung und Begriffe machen die Elemente aller unserer Erkenntnisse aus, sodass weder Begriffe ohne … korrespondierende Anschauung, noch Anschauung ohne Begriffe ein(e) Erkenntnis abgeben können."

Immanuel Kant[1]

Das philosophische Motto begründet die fundamentale Bedeutung der „Anschauung", d. h. die Bedeutung von Bildern, seien es die unmittelbar erfassten oder artefiziell „gegebenen". Die Wissenschaft hat uns vor und seit der Gründung unserer Gesellschaft durch eine Fülle Bild-*gebender* Verfahren die Augen für die inneren Strukturen unseres Körpers geöffnet und uns dadurch Möglichkeiten eröffnet, verborgene, biologische und physikalische Aspekte der Herz- und der Kreislauffunktion darzustellen und zu erforschen:

a) unterschiedliche Absorptionseigenschaften der Gewebe für *Röntgenstrahlen*,
b) differente Widerstände oder Impedanzen für *Ultraschallschwingungen*,
c) induzierbare *magnetische Resonanzen* kardiovaskulärer Strukturen und
d) die Verteilung und Strömung *radioaktiver Indikatoren* in Blut und Gewebe.

Naturwissenschaftler, Techniker und Mediziner haben „Verfahren" entwickelt, um diese verborgenen „Qualitäten" in *sichtbare Bilder* umzuwandeln.

Im Folgenden wird der Versuch unternommen, die Geschichte der *Röntgenverfahren*, der *Magnetresonanztomographie*, der *Echokardiographie* und – unter Rückgriff auf einen Beitrag von E.W. Adam – auch die Geschichte der *Nuklearmedizin* unter besonderer Berücksichtigung der deutschen Beiträge zur kardiologischen Bildgebung darzustellen. Es erübrigt sich darauf hinzuweisen, dass das Thema unter den festgelegten Vorgaben keinen Anspruch auf Vollständigkeit erheben kann.

Der *objektive, verfahrensunabhängige* Qualitätsmaßstab eines Bildes oder einer Bildserie, ist gegeben durch das *örtliche, zeitliche und Kontrast-(Farb-)Auflösungsvermögen.*

[1] Immanuel Kant, Kritik der reinen Vernunft. Der transzendentalen Elementarlehre zweiter Teil. Idee einer transzendentalen Logik. Meiner, Hamburg, 1956, S. 94.

Die ärztlich-medizinischen *Zusatzforderungen* an die Bildgebung betreffen die *Bedingungen*, unter denen das angestrebte Ziel einer optimalen Bildqualität erreicht werden kann. Auch hier gilt die alte Regel, dass eine Untersuchung: citu, tuto et iucunde, d. h. möglichst schnell, vollständig und schonend sein sollte. Es sind deshalb in erster Linie die Praktikabilität, Effektivität und Invasivität sowie – als primär nichtärztliches Zusatzmotiv – die Rentabilität oder Kosten-Nutzen-Relation zu bedenken. Schließlich muss im Einzelnen empirisch geprüft werden, in welchem Maße eine *Datenreduktion* vertretbar ist, ohne relevante Informationen zu verlieren (Brennecke et al., *JACC* 35: 1388).

Die Fülle neuer bildgebender Verfahren hat *vor* die Probleme der *Differenzialdiagnostik* und *Differenzialtherapie* eine weitere Problematik, die der *Differenzialmethodik* oder *-methodologie* gestellt. In dem schwierigen Abwägungsprozess der Indikationsstellung, der Wahl der geeigneten Mittel und Methoden, ist verständiges Wissen um die Stärken und Schwächen der unterschiedlichen Verfahren unentbehrlich. Ich hoffe, dass dieser Beitrag aus der historischen Perspektive heraus auch diesem Anliegen dienen kann.

RADIOLOGISCHE VERFAHREN

P.H. Heintzen

KURZE VORGESCHICHTE

Die *Geschichte* der bildgebenden Verfahren *beschreibt den Weg*, auf dem unser heutiges Wissen errungen wurde.
(*Goethe Faust I*, Z. 571–573)[1]

Wilhelm Conrad Röntgen (1845–1923) war einer jener „weisen Männer", auf den das traditionsreichste bildgebende Verfahren nicht nur der Kardiologie zurückgeht. Denn die von ihm am 8. November 1895 entdeckten X-Strahlen hatten die sensationelle Fähigkeit, den Körper zu durchdringen und photographische Platten zu schwärzen. Diese Entdeckung verbreitete sich wie ein Lauffeuer. Schon am 23. Januar 1896 erschien in der *Wiener Klinischen Wochenschrift* die erste Gefäßdarstellung, die Arteriographie einer amputierten Hand. Die Belichtungszeit betrug 57 Minuten! [12].

Erste Schritte von der Röntgenologie zur „Röntgenometrie": Die Orthodiagraphie

Schon bald erwachte in dieser jungen Disziplin das wissenschaftliche Streben, die Bilder nicht nur zu *betrachten*, sondern durch *Maß und Zahl* zu erfassen. Bereits 1900 demonstrierte F. Moritz im „Aerztlichen Verein München" den ersten Orthodiagraphen, einen Apparat, mit dem die Größe, Form und Lage des Herzens exakt bestimmt werden konnte (*Münch Med*

[1] „In den Geist der Zeiten zu versetzen;
Zu schauen, wie vor uns ein weiser Mann gedacht
Und wie wir's dann zuletzt so herrlich weit gebracht."

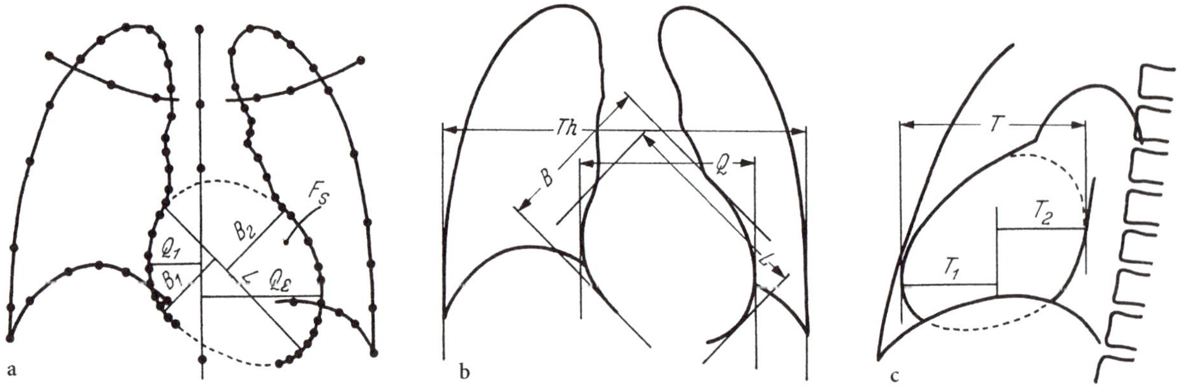

Abb. 9.1 a–c
Die ersten Verfahren zur quantitativen Messung der Herzgröße mit verschiedenen Methoden der Orthodiagraphie. Der größte Querdurchmesser Q in **b** wird aus oder durch die Teilstrecken B_1 und B_2 in **a** bestimmt. In der Seitenaufnahme wird nur der Tiefendurchmesser T gemessen. (Aus [2])

Wochenschr 1913, Heft 1). In der Folgezeit wurden zahlreiche Geräte mit gleicher Zielsetzung entwickelt. Die Orthodiagraphie oder Orthodiametrie war zu einer unentbehrliche Methode für die Beurteilung der *Herzgröße* geworden (Abb. 9.1 a–c).

Ursprung der Röntgenkinematographie

Die Erkenntnis, dass *Anatomie und Funktion* die Herztätigkeit charakterisieren, motivierte schon 1909 *Franz Maximilian Groedel*, den Gründer und Direktor des William G. Kerckhoff-Instituts in Bad Nauheim, Verfahren zur *Röntgenkinematographie* zu entwickeln. In einem gemeinsamen Beitrag mit Theo Groedel vom 24. April 1913 unter dem Titel: „*Die Technik der Röntgenkinematographie. Die kombinierte Röntgenkinematographie und Elektrokardiographie*", der dritten Mitteilung zu dieser Thematik (*Dtsch Med Wochenschr* 17: 798) begründet er seine Motive wie folgt:

„Wenn wir seit mehreren Jahren mit aller Energie an der Ausgestaltung der Röntgenkinematographie arbeiten, so geschieht dies in dem Gedanken, dass die Röntgenkinematographie die souveränste Methode zur Erforschung der Bewegung innerer Organe des menschlichen Körpers darstellt. Ganz besonders gilt dies bezüglich der Herzbewegungen. Hier öffnen sich uns durch die Kombination der Röntgenkinematographie mit einer weiteren modernen Untersuchungsmethode – der Elektrokardiographie – ganz neue Forschungsbahnen, die zu bearbeiten besonders erfolgversprechend sind."

Mit dem entworfenen Apparat konnten bereits zehn Röntgenbilder im Format 18 × 24 cm 2–3 s lang aufgenommen werden! F.M. Groedel – seinerzeit Chef der Radiologie am Heilig-Geist-Hospital in Frankfurt – ist auch ein Beispiel für die frühen, engen Beziehungen zwischen Röntgenologie und Kardiologie. 1912 veröffentlichte er das erste Röntgentaschenbuch über die normalen und pathologischen Herzformen im Röntgenbild.

Erschließung der 3. Dimension. Das Gesamtherzvolumen

Die Weiterentwicklung der Orthodiagraphie und -metrie war auf die gemeinsamen Aktivitäten von radiologisch und kardiologisch interessierten

Internisten zurückzuführen, als selbständige Disziplin existierten diese beiden Fächer noch nicht. Die Form- und Größenvariabilität des Herzens im sagittalen Strahlengang eignete sich zur orientierenden Differenzialdiagnose von angeborenen und erworbenen Herzerkrankungen. Störungen der Pumpfunktion korrelierten aber offensichtlich besser mit der dreidimensionalen Ausdehnung des Herzens, dem *Herzvolumen*. Es ist deshalb nicht verwunderlich, dass diese Verfahren – bis zur Ablösung durch die Angiokardiographie, Echokardiographie und Kernspintomographie – eine große Zahl von deutschen Klinikern zu systematischen wissenschaftlichen Untersuchungen veranlassten. Die unterschiedlichen geometrischen Modelle, die zu diesem Zweck vorgeschlagen wurden, können als Vorläufer der heutzutage üblichen Methoden zur Volumenbestimmung angesehen werden, allerdings mit dem physiologisch bedeutsamen Unterschied, dass sie nicht zwischen den Volumina der einzelnen Herzkammern und Vorhöfe sicher differenzieren konnten und nur ein integrales Gesamtvolumen erfassten.

Im Wesentlichen gab es vier Ansätze zur Volumetrie, des Gesamtherzens, die auf orthodiagraphischen Aufnahmetechniken oder Röntgen-Fernaufnahmen (2 m) basierten [2]

a) Aus der Herzfläche im sagittalen Strahlengang wird nach Geigel (1914; in [2]) der Radius eines flächengleichen Kreises ($Fs = \pi r^2$), ergo $r = \sqrt{Fs/\pi}$ bestimmt und zur Volumenberechnung in die 3. Potenz erhoben: $r^3 = Fs^{3/2}/\pi\sqrt{\pi}$. Setzt man r^3 in die Volumenformel einer Kugel $V = 4\pi r^3/3$ ein, so ergibt sich: $V = 4\pi\, Fs^{3/2}/3\,\pi\sqrt{\pi}$. Dabei hebt sich π heraus und es verbleibt: $V = 4\, Fs^{3/2}/3\sqrt{\pi}$, oder mit der Konstanten: $4/3\sqrt{\pi} = 0{,}7522$:

$$V = 0{,}7522 \times Fs^{3/2}.$$

b) Die Herzfläche (Fs) im sagittalen Strahlengang wird mit dem größten Tiefendurchmesser (T) und dem Korrekturfaktor = 0,63 multipliziert: (Rohrer 1916; Kahlstorf 1932; Büchner 1951, in [2]). Diese Formel

$$V = Fs \times T \times 0{,}63$$

fand die breiteste Anwendung.

c) Die größte Länge (L) und Breite (B) des Herzens im sagittalen Strahlengang wird miteinander und mit dem Tiefendurchmesser (T) sowie einem Korrekturfaktor (F) multipliziert (Jonsell 1939: F = 0,42; Ludwig 1939: F = 0,46, Larsson u. Kjellberg 1948: F = 0,53 … 0,625; Reindell, Musshoff et al.: F = 0,4, korrigiert für Fernaufnahmen im Liegen; alle in [2]).

$$V = L \times B \times T \times F.$$

d) Das Verfahren der Röntgentopographie (Büchner 1959, in [2]), zerlegt das Herz in zahlreiche parallele Scheibchenflächen (F_l) in 1-cm-Abstand, summiert die Flächen zum Volumen auf und korrigiert das Produkt mit einem empirisch aus Modellversuchen hergeleiteten Faktor um 5,8%:

$$V = 1{,}058 \times \sum F_l\,.$$

Diese Bestimmung des Gesamtherzvolumens spielte bis in die 60er-Jahre des 20. Jahrhunderts, insbesondere in der Sportmedizin eine erhebliche Rolle, wenngleich sie keine sichere Aufschlüsselung des Volumens der einzelnen Herzhöhlen zuließ. Reindell und seine Mitarbeiter konnten durch Messungen der globalen Herzgröße mit dieser einfachen, nichtinvasiven Methode wichtige Erkenntnisse und neue Bewertungskriterien für die Herzgröße und Leistungsbreite des gesunden und kranken menschlichen Herzens in Ruhe und unter körperlicher Belastung erarbeiten. Mittlerweile sind allerdings die sportmedizinischen Herz- und Kreislauffunktionsprüfungen eine Domäne der Belastungsechokardiographie geworden.

Röntgenkymographie. Die Analyse der Konturbewegungen

Auch die verschiedenen Kymographieverfahren, Elektro- und Flächenkymographie, dürfen im historischen Kontext der Bemühungen – mit dem verfügbaren technischen Know how der 30er-Jahre – von der *statischen Vermessungen des Herzen zur dynamischen Analyse* vorzudringen, nicht übergangen werden. Sie lieferten jedoch nur indirekte und daher weniger spezifische Messwerte, die durch die schlitzförmig oder flächenhaft gemessenen Randbewegungen des Herzens oder die Pulsationen der großen Gefäße erzeugt wurden.

HERZSONDIERUNG UND ANGIOKARDIOGRAPHIE

Geburtsstunde der invasiven diagnostischen Kardiologie

Es war gegen Ende der 20er-Jahre des letzten Jahrhunderts ein bemerkenswertes, fast zeitgleiches Zusammentreffen von zwei bedeutsamen Ereignissen für die Entwicklung der deutschen Kardiologie:

a) die Gründung der Deutschen Gesellschaft für Kreislaufforschung im Jahre 1927 und
b) die erste Herzkatheterisierung im Selbstversuch (1929) sowie die Kontrastdarstellung des Herzens durch Werner Forßmann (1930/31) [30].

Retrospektiv erscheint es allerdings noch bemerkenswerter, dass sich seinerzeit *kein namhafter Kardiologe in Deutschland* für dieses zukunftsträchtige Arbeits- und Forschungsgebiet interessiert hat! So paradox es klingt, für die neuen Untersuchungsmöglichkeiten fehlten den führenden Kardiologen der Zeit sinnvolle Fragestellungen und erkennbare therapeutische Konsequenzen! Nur an der Prager Deutschen Universität hatte ein fast vergessener und ebenfalls an seinem Chef – Prof. Nonnenbruch – gescheiterter Pionier, der Privatdozent Dr. Otto Klein, 1929/30 die Herzsondierung zu diagnostischen Zwecken bei 11 Patienten eingesetzt und nach dem Fick-Prinzip das „zirkulatorische Minutenvolumen" gemessen (*Münch Med Wochenschr* 31 vom 1. August 1930). Aber erst die Atmungsphysiologie und Herzchirurgie lieferten in den USA ein Jahrzehnt – und in Deutschland mehr als zwei Jahrzehnte später – überzeugende Argumente für den klinischen Einsatz des Verfahrens. So dauerte es weitere 27 Jahre, bis Werner Forßmann durch die Verleihung des Nobelpreises 1956 die verdiente Anerkennung fand, nicht jedoch den Anschluss an seine früher intendierte kardiochirurgische Tätigkeit. Wie farbenfroh eine solche Auszeichnung „beurkundet" wird, zeigt Abb. 9.2 a, b allen jenen, die ihr Arbeitszimmer noch nicht mit einem vergleichbares Dokument schmücken konnten!

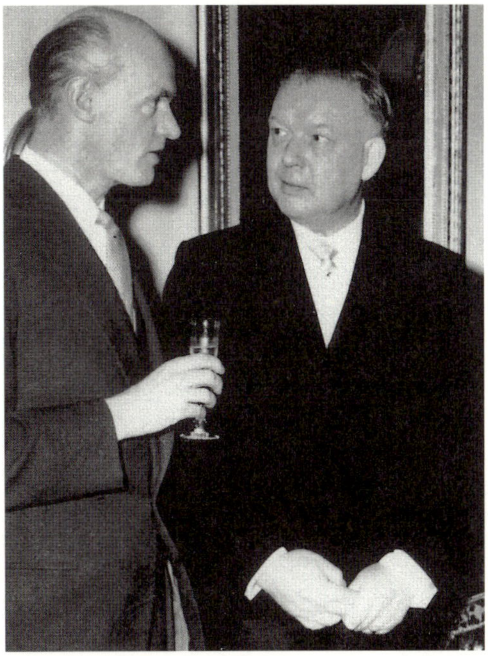

Abb. 9.2 a
Werner Forßmann (re) (1904–1979) mit dem Rektor Sten Friberg während der Verleihungsfeierlichkeiten des Nobelpreises 1956

Seit den kinematographischen Studien von Groedel waren über 20 Jahre vergangen bis – mit Blick auf eine neue Zielgruppe von Patienten – Robert Janker aus Bonn, nach experimentellen Vorversuchen die *Röntgenkinematographie vom Röntgenbildschirm* mit verbesserten Kameras wieder aufnahm [33]. Zusammen mit Naegeli hatte er zwar schon 1931 auf dem Chirurgenkongress einen angiokardiographischen Film nach direkter, intrakardialer Kontrastmittelinjektion im Tierexperiment gezeigt. Seinem Nachfolger im Programm, Werner Forßmann, verblieben seinerzeit als letztem Redner des Tages nur vier Minuten, um über seine Herzkathetertechnik zu berichten [3]! Dann brach diese Entwicklungsperiode für weitere zwei Dekaden ab.

Neubeginn

Kriegsbedingt stagnierte die deutsche kardiologische Forschung in den 40er-Jahren. Die Schlüsseltechniken für eine moderne Kardiologie und Kardiochirurgie wurden erst nach dem Krieg mit deutlicher Verzögerung aus den USA und Schweden verbessert rückimportiert. Im Hinblick auf die bildgebenden Verfahren verharrte auch die Röntgen- und Geräteindustrie auf dem Vorkriegsniveau und war wirtschaftlich tief abgesunken. Erst 1948/49 kam die Röntgenkinematographie und Herzkathetertechnik in Bonn durch die Zusammenarbeit von R. Janker mit Grosse-Brockhoff und Schaede zur *angiokardiograhischen Diagnostik angeborener Herzfehler* erstmals im Nachkriegsdeutschland wieder zum Einsatz [33].

Wie die Arbeitsbedingungen dabei aussahen, zeigen die Bilder der Röntgenassistentinnen, die – teils auf dem Boden sitzend oder liegend – aber offensichtlich mit Spannung und Begeisterung – die Ereignisse am Leuchtschirm verfolgten (Abb. 9.3 a–c). Wer würde heute einen solchen „Arbeitsplatz" akzeptieren?

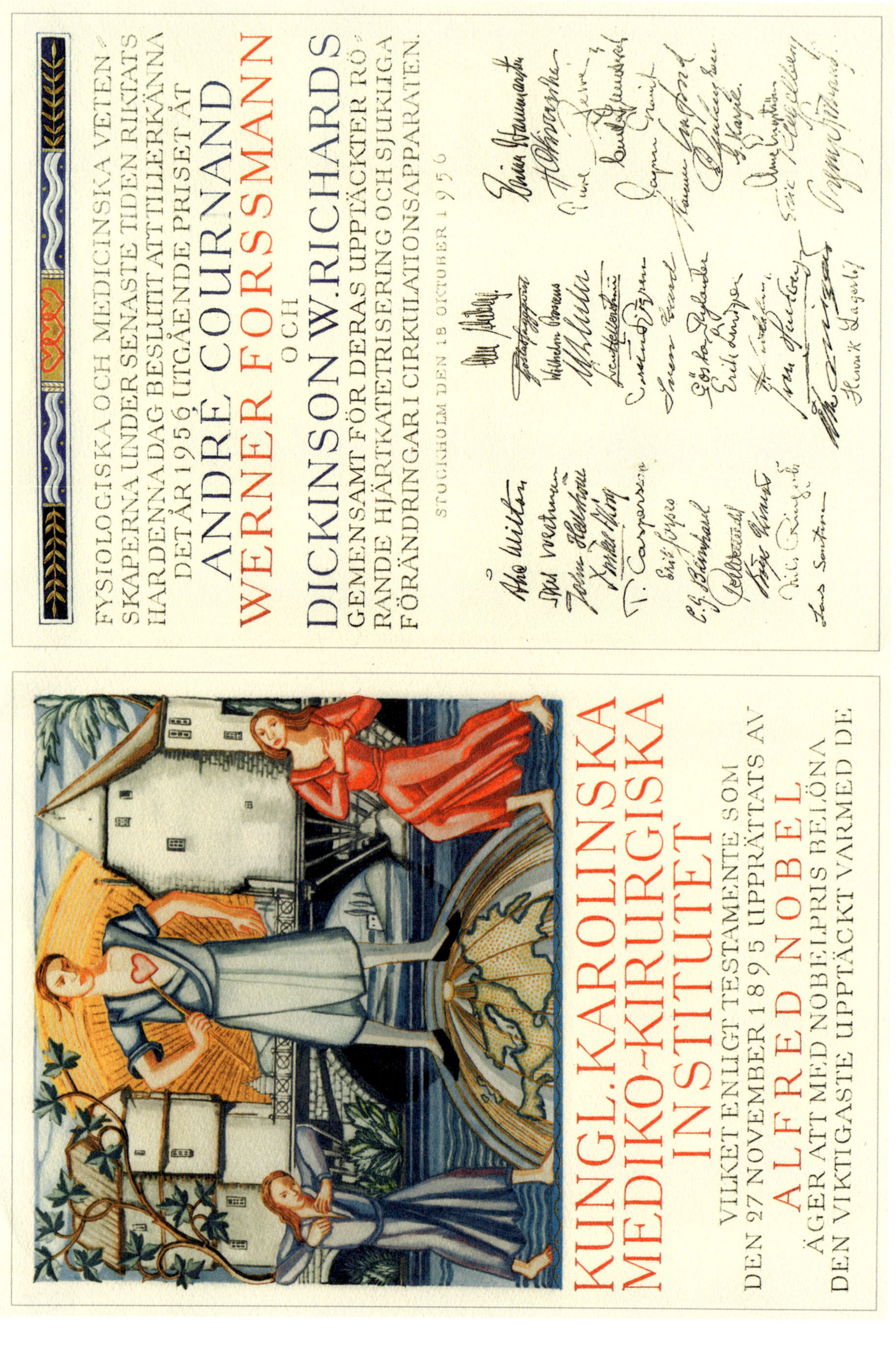
KUNGL. KAROLINSKA
MEDIKO-KIRURGISKA
INSTITUTET
VILKET ENLIGT TESTAMENTE SOM
DEN 27 NOVEMBER 1895 UPPRÄTTATS AV
ALFRED NOBEL
ÄGER ATT MED NOBELPRIS BELÖNA
DEN VIKTIGASTE UPPTÄCKT VARMED DE

FYSIOLOGISKA OCH MEDICINSKA VETEN-
SKAPERNA UNDER SENASTE TIDEN RIKTATS
HAR DENNA DAG BESLUTIT ATT TILLERKÄNNA
DET ÅR 1956 UTGÅENDE PRISET ÅT
ANDRÉ COURNAND
WERNER FORSSMANN
OCH
DICKINSON W. RICHARDS
GEMENSAMT FÖR DERAS UPPTÄCKTER RÖ-
RANDE HJÄRTKATETRISERING OCH SJUKLIGA
FÖRÄNDRINGAR I CIRKULATIONSAPPARATEN.
STOCKHOLM DEN 18 OKTOBER 1956

Abb. 9.2 b. Die Nobel-Preis-Urkunde. (Die Unterlagen wurden mir freundlicherweise von seinem Sohn, Prof. Dr. med. Dr. h.c. Wolf-Georg Forßmann, zur Verfügung gestellt)

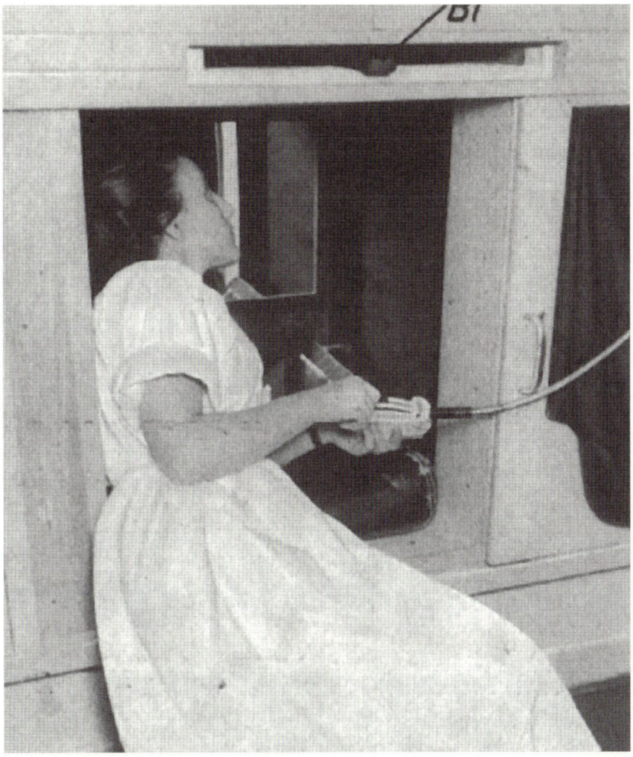

a

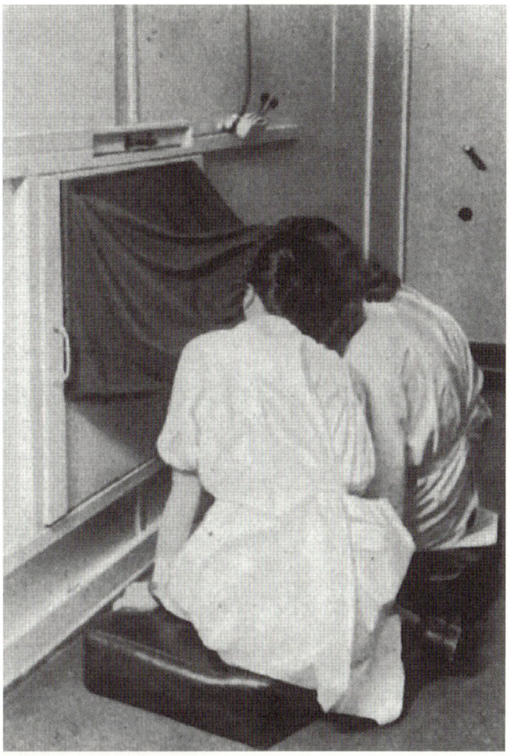

b

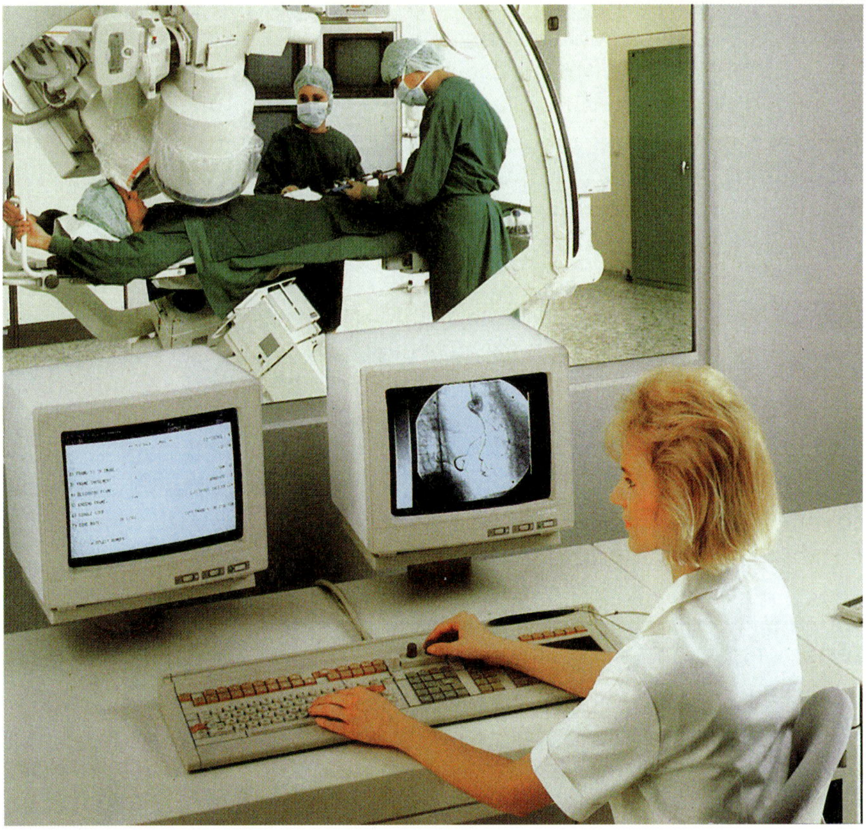

c

Abb. 9.3 a–c „Angiokardiographie einst und jetzt". **a, b** Arbeitsweise der technischen Assistentinnen an der Janker-Kinematographieanlage. In halb liegender Position beobachten die MTAs auf einem Unter-Tisch-Leuchtschirm das Vorschieben des Katheters und die Kontrastmittelpassage. (Aus: Janker R, *Fortschr Röntgenstr* 72: 513, 1949). **c** Moderner Arbeitsplatz eines Herzkatheterteams mit Beobachtungsmöglichkeit und Kontrolle des Untersuchungsvorganges sowie aller Bild- und Messwerte durch die MTA außerhalb des Katheterraumes (Siemens-Digitron-Card-Anlage)

Entwicklung der klinischen Angiokardiographie

Die Entwicklung der bildgebenden *radiologischen Verfahren* für die Kardiologie war in den folgenden Jahrzehnten aufs Engste an die Fortschritte

a) der medizinischen Untersuchungsmethoden (Herzkathetertechnik, Seldinger/Ödmann),
b) der Röntgenkontrastmittelherstellung und -qualität (ionisch, nichtionisch),
c) der Röntgengerätetechnik zur Bilderzeugung (Generatoren, Röhren, Bildverstärker, Computertomographen),
d) der Röntgenbildaufnahmetechnik (Kinematographie, Fernsehsysteme, digitale Detektoren) sowie
e) der Methoden zur fotographischen oder elektronischen, analogen oder digitalen Bildverarbeitung und schließlich
f) der digitalen Speicherung, Dokumentation und Verfügbarkeit der Information gebunden.

Perfektionierung der Herzkathetertechnik

Zunächst war es die Aufgabe der Nachkriegsgeneration, Kontakte mit der Außenwelt aufzunehmen. Einzelnen begünstigten Personen hatten sich die Grenzen wieder geöffnet: Gillmann in Düsseldorf (*Info-Blatt Dtsch Ges Kardiol* 2: 59–73, 1995), Hilpert und Blömer in München (in [17]). Was in den USA und in Schweden aus den verhöhnten oder ignorierten Selbstversuchen Forßmanns geworden war, wurde erstaunt wahrgenommen (siehe Kap. 10, Geschichte der Kinderkardiologie). Aufbauend auf diesen neuen Erfahrungen wurde zunächst die invasive *Untersuchungstechnik* übernommen, die Herzsondierung vorwiegend aus den angloamerikanischen, die Angiokardiographie aus den skandinavischen Ländern.

Dieses Methodenarsenal wurde in den letzten vier Jahrzehnten soweit perfektioniert, dass heutzutage Sondierungen aller Herz- und Gefäßbereiche selbst im Neugeborenenalter in den Händen erfahrener Kollegen zur Routine geworden sind. Am Anfang dieser Entwicklung, die mittlerweile auch zu einer großen Zahl hochspezialisierter Katheter und Instrumente sowohl zur Diagnostik wie zur Therapie führten, stand die – im Vergleich zu den aufwändigen apparatetechnischen Verbesserungen unscheinbar erscheinende – Einführung der Seldinger-Technik (1953; in [12]) und der formbaren Ödmann-Katheter (1959).

Bis dahin wurde die Herzsondierung überwiegend per venae sectio von der Kubital- und/oder Femoralvene bzw. -arterie aus durchgeführt. Während die Bildqualität anfangs noch darunter litt, dass durch zu englumige Katheter per Hand keine ausreichende Kontrastmittelmenge appliziert werden konnte, lassen sich heute schonende, nichtionische Kontrastmittel durch dünne Sonden mit weitem Innenlumen an jedem gewünschten Orte einbringen. Spezielle Hochdruckinjektoren, erlaubten – je nach Fragestellung – herzphasengetriggerte intermittierende Kontrastmittelinjektionen (Schad et al. 1967, Thieme, Stuttgart). Die Bildqualität brauchte deshalb durch diesen initialen *Teilprozess der Bilderzeugung* keine Einschränkung mehr zu erfahren.

Von der Einzelaufnahme zur Röntgenbildserie

Hand in Hand mit der Verbesserung der Kathetertechnik sowie der Kontrastmittelapplikation ging die *Entwicklung der Röntgenanlagen* weiter, mit dem Ziel, die Kontrastmittelpassage durch das Herz mit ausreichendem örtlichen und zeitlichen Auflösungsvermögen zu erfassen. Im Hinblick auf die *Bilderzeugung* setzten sich die *Kassetten-, Blatt- und Rollfilmwechsler* gegenüber der Röntgenkinematographie vom Durchleuchtungsschirm durch. Die Entwicklung der Kassettenwechsler setzte in den USA schon 1943 ein, wurde aber bald eine Domäne schwedischer Erfinder. Großformatige Röntgenbilder bestachen trotz niedriger Bildfrequenz der ersten Automaten durch ihr hohes örtliches Auflösungsvermögen. Bei den Bemühungen um eine Steigerung der Bildfrequenz waren vor allem die Systeme von Elema Schönander (1946), Gidlung (1949) sowie Sjögren und Fredzell (1953; Übersicht bei Fredzell, in [8]) so erfolgreich, dass mit Bildfrequenzen von 6–12 Bildern pro Sekunde in zwei Ebenen praktisch alle diagnostischen Bedürfnisse befriedigt werden konnten. Das *AngiO-T*able (der AOT-Wechsler) beherrschte auch bei uns den Markt. Bis zum Ende 1981 wurden 14.300 Anlagen weltweit verkauft [8]!

In diese Periode der großformatigen Röntgenbilder fielen die wichtigsten Lehrjahre der „Angiokardiographen". Perfekte Darstellung aller bekannten Anomalien des Herz-Kreislauf-Systems schmückten die Zeitschriften und Lehrbücher. Warum ging diese Ära nach einer Übergangsphase in den 60er-Jahren zugunsten der Kine- und Videoangiokardiographie zu Ende?

Röntgenbildverstärker

Für die weitere Verbesserung und Erleichterung der invasiven kardiologischen Diagnostik war die Entwicklung des *Röntgenbildverstärkers* 1948 bei Westinghouse durch J.W. Coltman von weitreichender Bedeutung. Er brachte Licht in die Untersuchungsräume und führte in Verbindung mit der Fernsehkette und Magnetbandaufzeichnung auch zu einer besseren Informationsausnutzung bei reduzierter Strahlenbelastung. Seit 1953 wurden Bildverstärker nicht nur für die Durchleuchtung sondern auch für die Kineangiokardiographie genutzt.

Die „ARIFLEX" bzw ARITECHNO (der Fa. Arnold und Richter, München) war über Jahrzehnte die Kinokamera der Wahl und der 36-mm-Film das Dokumentationsmedium der Angiokardiographie schlechthin. Schon nach wenigen Jahren waren die ersten Systeme für die *biplane* Kineangiokardiographie verfügbar (Sones 1958, Abrams 1959; in [12]).

Aber erst gegen Ende des 6. Dezenniums erreichten sie im Zusammenwirken mit modernen Fernsehsystemen (Image Orthicon, Vidicon, Plumbikon), verbesserten magnetischen Bildbandspeichern (Ampex) und gepulster Röntgenstrahlung die erwünschte Bildqualität bei einer wesentlichen Steigerung des zeitlichen Auflösungsvermögens. Fernsehszenen für die Durchleuchtung mit schnell reproduzierbarer Magnetbandspeicherung sowie Kineangiokardiographien auf 36-mm-Film konnten parallel bei einer Standardfrequenz von 50 Bildern pro Sekunde aufgezeichnet werden. *Dadurch hielt die Methodik mit den Fortschritten der operativen Technik*

Schritt, die mittlerweile die Diagnostik im frühen Kindes- und Säuglingsalter notwendig machte, d. h. bei Kindern mit schnell schlagenden Herzen und komplexen angeborenen Vitien.

Die Summe dieser Vorteile machte *Röntgenbildverstärker, Kino- und Fernsehsysteme* zur Standardeinrichtung kardiologischer Katheterlaboratorien, wobei für die Diagnostik angeborener Herzfehler biplane Anlagen erstrebenswert waren. Die klassischen, „analogen" Fernsehkameras wurden zwischenzeitlich weitgehend von digitalen Systemen („charge coupled devices"/CCD-Kameras) abgelöst, die durch eine höhere Ortsauflösung (bis zu 4 Millionen Pixel!) und ein günstigeres Signal-Rausch-Verhältnis die Bildqualität deutlich verbesserten (Pfeiler, in [11]).

VON DER ANGIOKARDIOGRAPHIE ZUR ANGIOKARDIOMETRIE

Angiokardiographische Volumetrie

Nach der Perfektionierung der angiokardiographischen Methodik für die klinisch-diagnostische Kardiologie begannen in wenigen internationalen Zentren ähnliche Bemühungen zur *quantitativen* Bildauswertung, wie sie vor Jahrzehnten ansatzweise für das Gesamtherz entwickelt worden waren. Hier waren es amerikanische (Dodge u. Tannenbaum, *Circulation* 14: 927, 1956; Dodge, Sandler et al., *Am Heart J* 60: 762, 1960; Chapman et al. 1958, *Circulation* 18: 1105) und schwedische Autoren (Arvidson 1958/61; Gribbe, Lind und Wegelius, 1959; in [12]), die die individuellen Volumina zunächst des linken Ventrikels und Vorhofs mit unterschiedlichen Auswertealgorithmen bestimmten, wobei zunächst Standardröntgenbilder und großformatige Angiokardiogramme manuell ausgewertet wurden. Die am häufigsten verwendeten Modelvorstellungen betrachteten den linken Ventrikel als ein Rotationsellipsoid.

Weite Verbreitung fand die Flächen-Längen(„Area-lenght")-Methode von Dodge et al., die in einer oder zwei Ebenen aus den planimetrierten Projektionsflächen und den entsprechenden Längsachsen (Ll) die zugehörigen kurzen Achsen (Lk1 und Lk2) der flächengleichen Ellipse berechnet. Aus beiden kurzen Achsen und der längsten gemessenen Längsachse (bei biplaner Technik) wurde das Volumen des Ellipsoids nach der Formel

$$V = \pi \times 4/3 \times L_l/2 \times L_{k1}/2 \times L_{k2}/2 \text{ oder}$$

$$V = \pi \times L_l \times L_{k1} \times L_{k2}/6$$

berechnet. Arvidsen (in [13]) hingegen verwendete die beiden kurzen Achsen (D2 und D4) direkt und berechnete aus den beiden projizierten Längsachsen (D1 und D3) sowie dem Winkel β die wahre räumliche Länge der Längsachse.

Waren die manuellen geometrischen Analysen von Blattfilmen und projizierten Kineangiokardiogrammen schon recht zeitaufwändig, so war das

Modell von Chapman – wenngleich das genaueste – für die klinische Routineuntersuchung nicht geeignet. Es summiert die elliptisch angenommenen Querschnittsscheibchen nach der Simpson-Regel zum Volumen auf:

$$V = \sum \pi \times a \times b.$$

Mit der Verfügbarkeit von Röntgen-Fernseh-Systemen und Digitalrechnern änderte sich die Situation, wenngleich diese Techniken zunächst nur im „Off-line-Betrieb“ eingesetzt wurden. Das erste klinikreife System zur *automatischen Volumenbestimmung der Ventrikel* und zur Gewinnung von *Druck-Volumen-Diagrammen* wurde in Kiel 1970 entwickelt (siehe Kap. 10, Geschichte der Kinderkardiologie). Es benutzte die synchron auf einem Fernsehkanal (und Monitor) gemischten biplanen Videoangiokardiogramme und wurde zum Vorbild für den Volumat der Fa. Siemens. Damit war ein Weg aufgezeigt, um erstmals mit vertretbarem Aufwand die Determinanten der spezifischen mechanischen Herztätigkeit, die Herzarbeit, auch in der klinischen Routine zu bestimmen. Nachdem kommerzielle Systeme auf dem Markt erschienen, wurde die videometrische Volumetrie der Herzkammern zur Methode der Wahl in vielen deutschen kardiologischen Kliniken und zum weltweit anerkannten Goldstandard. Wie weit Echokardiographie, Elektronenstrahl-, Spiral-Computer- und/oder Magnetresonanztomographie ihr den Rang ablaufen werden, wird die Zukunft zeigen.

Methoden zur dreidimensionalen Rekonstruktion und Kontraktionsanalyse der Ventrikel

Aus den zur Volumenbestimmung in zwei Ebenen digitalisierten Ventrikelkonturen kann der Rechner pro Fernsehzeile elliptische Volumenscheibchen generieren, die aufgrund der Dichteprofile der wahren Querschnittsform angenähert werden können (Onnasch, in [6]) und zur dreidimensionalen Rekonstruktion des Ventrikels aufsummiert werden [5–7, 12, 31]. Die zeitlichen Änderungen dieser Modelle geben die regionalen zirkumferenziellen und Querschnittsverkürzungen sowie die Verkürzungsgeschwindigkeiten wieder, wobei das Grundmodell in jeder beliebigen Raumrichtung „geschnitten“ werden kann. Die gewonnenen Kontraktionsparameter sind dann in zwei- oder dreidimensionalen Diagrammen synchron mit dem Elektrokardiogramm anschaulich darstellbar (vgl. Abb. 10.6).

Röntgenkine- und Videodensitometrie

Während für die (manuelle) Grenzbestimmung zwischen kontrastgefüllten Regionen und dem Umfeld die exakten Beziehungen zwischen Röntgenstrahlenschwächung und Schwärzungsgrad des Röntgenbildes relativ unkritisch sind, ist für eine korrekte Kine- oder Video*densitometrie* [5–9, 37] – das ist die *Messung* der Röntgenstrahlen*schwächung* bzw. der Gewebs- und Kontrastmitteldichte – eine *physikalisch eindeutig definierte Beziehung zwischen dem absorbierenden Material*, d. h. dem Gewebe und der Kontrastmittelmenge im Strahlengang, *sowie dem registrierten Signal*, das ist die Amplitude des Videosignals bzw. die Schwärzung des Kinofilms, erforderlich. Trotz wesentlicher Verbesserungen der Röntgenanlagen durch leistungsfähigere Generatoren, Röntgenröhren, Bildverstärker und Kinepulseinheiten *waren die Mitte der 60er-Jahre verfügbaren Röntgenanlagen grundsätzlich nicht als Messanlagen geeignet.* Sie sollten lediglich scharfe, klinisch-diagnostisch brauchbare Bilder liefern. Tatsächlich ergaben unsere ausgedehnten, systematischen Prüfungen des gesamten Systems von der Strahlenquelle bis zum Ausgangssignal der Fernsehkamera unvertretbare Schwankungen der Röntgenstrahlenintensität [4], die in Zusammenarbeit mit den Firmen Siemens und Philips an ihren Anlagen durch Synchronisierung der kameragesteuerten Kinepulsanlagen mit der Restwelligkeit der Generatorhochspannung beseitigt werden konnten. Zugleich wurden die Bedingungen definiert, unter denen die Röntgenstrahlenschwächung durch Kontrastmittel dem Lambert-Beer-Gesetz folgt (Bürsch, Heintzen et al., in [4]), d. h. eine Messung der Kontrastmittelmenge im Strahlengang erlaubt.

Damit waren *erstmals die Anforderungen an eine physikalisch einwandfreie (quantitative) Röntgendensitometrie erfüllt.* Während unsere Arbeitsgruppe 1965 mit direkten Messungen am Bildverstärker und der Kinedensitometrie begann, war in der Gruppe der Mayo-Klinik um Dr. Wood, Sanders und Sturm 1964 [37] die Videodensitometrie als zunächst unkalibriertes Verfahren entwickelt worden.

Kontrastmittel als Indikator

Die Betrachtung des Kontrastmittels als Indikator machte die von der Farbstofftechnik bekannten Prinzipien zur Funktionsanalyse des Kreislaufs auf angiokardiographische Bildserien anwendbar, wobei Messungen der Indikatorpassage ohne Blutentnahme an beliebigen Stellen des projizierten Röntgenbildes möglich wurden. Auf diese Weise konnten – als Nebenprodukt einer diagnostischen Angiokardiographie – neue Verfahren zur quantitativen angiokardiographischen Bestimmung der charakteristischen Funktionsparameter der Herztätigkeit: des Schlag- und Minutenvolumens, der Ejektionsfraktion sowie der Regurgitationsfraktionen an insuffizienten, arteriellen und atrioventrikulären Herzklappen von Bürsch et al. mit einer Genauigkeit durchgeführt werden, die bisher bei klinischen Untersuchungen nicht erreichbar war [7, 8, 32]. Obwohl Kinedensitometrie und Videodensitometrie grundsätzlich in dieser Hinsicht gleichwertige Verfahren sind und simultan praktiziert werden können, hat sich später doch die *durchgehend elektronische Bildverarbeitung* der gekoppelten Fernseh-Computer-Kette als großer Vorteil erwiesen. Solche videodensitometrischen Studien wurde fast zeitgleich in der Mayo-Klinik und in Kiel sowie mit Verzögerung in Deutschland unter anderem in der Aachener, Düsseldorfer, Frankfurter, Hannoveraner, Münchener sowie in der Züricher kardiologisch-radiologischen Arbeitsgruppe unter Rutishauser durchgeführt.

DIGITALE RÖNTGENTECHNIKEN

Digitale Angiokardiographie mit Röntgen-Fernseh-Computer-Systemen

Die bei der Videodensitometrie analogen elektronischen Ausgangssignale der Fernsehkette können nach Analog-Digital-Wandlung direkt in einen Prozessrechner eingelesen und jedem beliebigen Verarbeitungsalgorithmus unterworfen werden. Zunächst mussten eigene digitale Zwischenspeicher erstellt werden, um eine komplette digitale Verarbeitung von videoangiokardiographischen *Bildserien* zu ermöglichen. [6–8, 23, 24]. Kommerziell waren entsprechende Anlagen Mitte der 60er-Jahre nicht verfügbar. *Mit der kompletten Digitalisierung von videoangiokardiographischen Bildserien brach Anfang bis Mitte der 70er-Jahre eine neue Ära der Kardioradiologie an.* So wie die Computertomographie ihre Wurzeln *nicht* in der Röntgenindustrie hatte, aber von dieser sehr schnell aufgegriffen wurde, brauchte die in unserem Lande mit eigenen Mitteln entwickelte digitale Projektionsbildanalyse als *Subtraktionsangiokardiographie (DSA)* [5–8, 24] fast fünf Jahre, bis 1981 das erste - sehr einfache - Produkt der Röntgenindustrie, das DSI-I-System der Firma Philips auf dem internationalen Markt erschien und sich eine Flut von Anwendern nun mit der digitalen Subtraktionsangiokardiographie beschäftigte (Abb. 9.4).

Zunächst wurde die Möglichkeit der intravenösen (weniger invasiven) Injektionstechnik als ein Vorzug genutzt, aber teilweise auch überbewertet. Bei fast allen Verfahren der selektiven digitalen Angiokardiographie bedeutete die Beseitigung des störenden Hintergrundes eine wesentliche Bildqualitätsverbesserung bei gleichzeitig vermindertem Kontrastmittelbedarf. Weitgehend unausgeschöpft blieben die Möglichkeiten der digitalen Funktionsangiokardiographie (DFA; Bürsch et al., in [4–6, 24, 25]), wie die Registrierung von systolisch-diastolischen Differenzbildern, die Bestimmung der Wanddicke, der Wandbewegung und der myokardialen Perfusion, bis hin zur Blutfluss- und Blutverteilungsmessung, weil hierfür noch keine industriellen Programme verfügbar sind. Auch differenzierte *Strömungsstrukturen* wie sie in Abb. 9.5 a–d dargestellt sind [25] können bisher routinemäßig nicht analysiert werden.

Generell hat sich aber die digitale Videoangiokardiographie mit modernen CCD-Kameras als Standardtechnik durchgesetzt, mit all ihren Anwendungsmöglichkeiten zur quantitativen Bildauswertung mit und ohne Subtraktionstechnik bei reduzierter Strahlenbelastung im Durchleuchtungsbetrieb sowie bei optimaler Verfügbarkeit und Speicherung der kompletten Bildserien. Damit ist die Vision des *filmlosen Herzkatheterlaboratoriums* von 1970 (Heintzen, *Röntgenblätter* 24: 604, 1971) mittlerweile Realität geworden ist. Aber auch die Ära des Röntgenbildverstärkers und der Fernsehkamera nähert sich ihrem Ende.

Digitale Flachbilddetektoren

Neue *Flachbild-* oder *Großfelddetektoren* (FDP/„flat panel detector“) (Pfeiler, in [11]) beginnen mittlerweile Bildverstärker und Fernsehkameras zu ver-

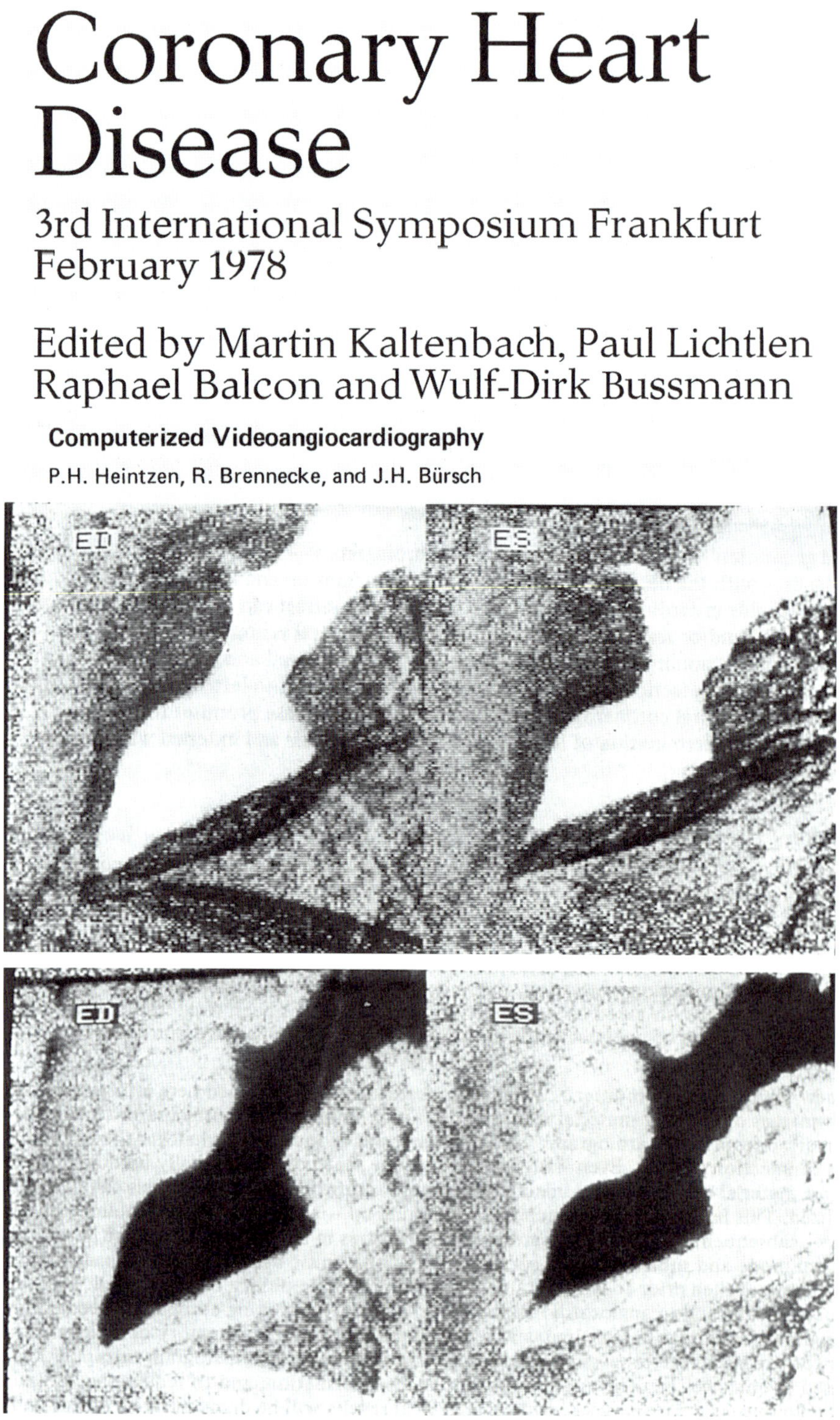

Abb. 9.4. Digitale Subtraktionsangiokardiogramme (DAS) des linken Ventrikels und Darstellung der Muskelwand während der Perfusionsphase (siehe Kap. 10, S. 403)

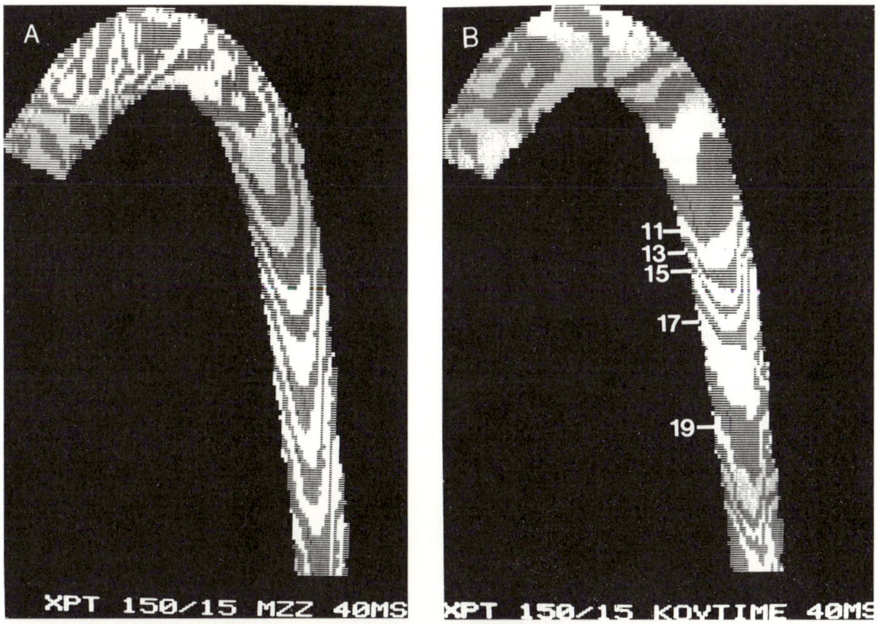

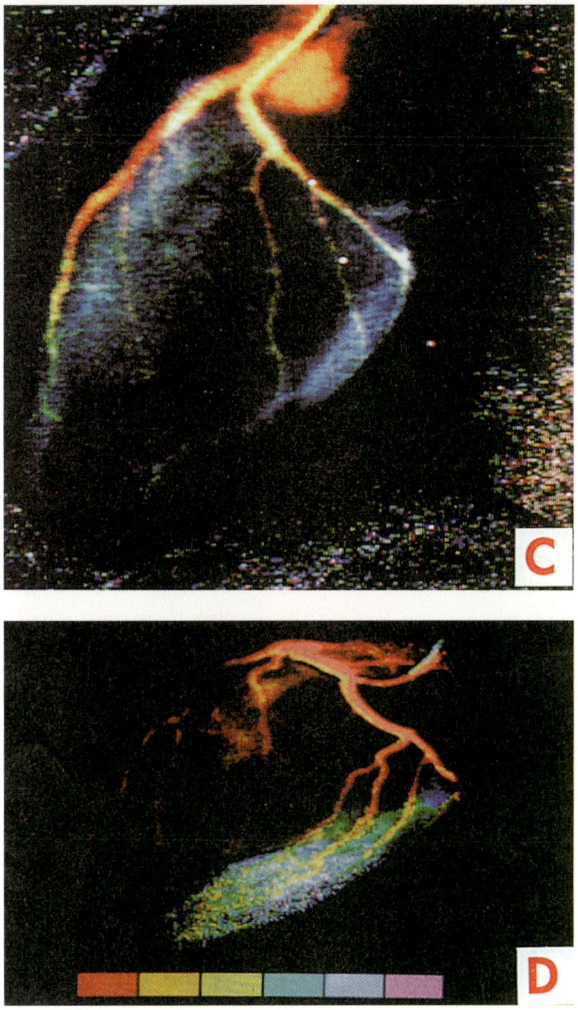

Abb. 9.5. a, b. Digitale Funktionsangiogramme (DFA) der Aorta mit Darstellung der Strömungsprofile durch zeitliche Segmentierung in Schritten von 40 Millisekunden. **a** Verwertung der mittleren Zirkulationszeit. Hier wird die mittlere Blutstromgeschwindigkeit erfasst. Die gleichzeitige densitometrische Bestimmung des Gefäßvolumens ermöglicht eine arterielle Flussmessung auch in Teilkreisläufen. **b** Kreuzkorrelationstechnik. Bei Verwendung der Konzentrationsphase der Dichtekurve werden die pulsatorischen Änderungen der Strömungsgeschwindigkeiten erkennbar. (Aus Bürsch HJ, Heintzen PH, Parametric Imaging. *Radiol Clin North Am* 23: 321). **c** Funktionsbilder der Koronardurchblutung und Myokardperfusion. Drei aufeinander folgende enddiastolische DSA-Bilder wurden auf jeweils einem Farbkanal (rot, gelb, blau) des Farbmonitors überlagert. Neben den Grundfarben treten Farbmischungen auf, die einen semiquantitativen Eindruck von der Progression des Bolus auf einem Bild vermitteln. Werden für jeden Punkt des Gefäßes – entsprechend der Indikatortheorie – markante Parameter extrahiert, (z. B. das Kontrastmittemaximum, die Erscheinungs- oder mittlere Zirkulationszeit) so kann die Progression des Kontrastmittelbolus und damit der Kontrastmittelfluss für definierte Zeitintervalle ermittelt werden. **d** Diese Abbildung zeigt für den R. circumflexus in sechs Zeitabschnitten die Verlagerung des Kontrastmittelmaximums. (Aus Bürsch JH, Funktionsangiokardiographie, in [14])

drängen. Ein erstes System der Firma Siemens wurde 1995 in der Freiburger Kardiologie im Rahmen eines Symposiums: „Milestones in Medical Imaging" zur Erprobung aufgestellt. Um die Jahrtausendwende wurden von verschiedenen Herstellern klinikreife Röntgenanlagen angeboten. Die jetzt verfügbaren Flachbilddetektoren setzen die Röntgenenergie entweder indirekt über eine strukturierte Cäesiumjodidschicht in Licht (Photonen) um, das über Photodioden in elektrische Signale umgewandelt wird. Die kapazitiv gespeicherten Ladungen werden dann von einem beiden Systemen gemeinsamen Dünn-Film-Transistor-Feld („thin film transistor"/TFT-Array) ausgelesen und digitalisiert. Beim System der Firma Toshiba trifft die Röntgenstrahlung direkt auf eine amorphe Selen-Photokonduktorschicht, die ohne den Umweg über Photonen und Photodioden die Strahlenenergie direkt in elektrische Signale konvertiert und mit einem TFT-Array in Verbindung steht.

Abgesehen von der besseren Bildqualität besteht durch die Gewichts- und Volumenreduktion dieser Anlagen eine wesentlich größere Mobilität und mehr Bewegungsspielraum für Arzt und Patient. Biplane Anlagen sind in der Planung. Während die Ortsauflösung bei einem 9 × 9-Zoll-Detektorfeld auf 1.536^2 Pixel gesteigert werden kann, ist standardmäßig eine Ortsauflösung von 1.024^2 Pixel bei begrenzter Zeitauflösung von 7,5–15 Bildern pro Sekunde gegenwärtiger Entwicklungsstand (Rudin et al., in: *Toshiba Medical Review, TMR 7301,* pp 1–11, 2000). Sicher ist dieser Entwicklungsprozess noch nicht abgeschlossen.

Computertomographische Verfahren in der kardiovaskulären Radiologie

Durch die völlig getrennten Fachgebiete, in denen *praktisch zeitgleich die Computertechnologie medizinisch genutzt wurde*, die *Neuroradiologie* und die *kardiovaskuläre Radiologie*, sind die Analogien zwischen den Entwicklungswegen der Computer-*Schnittbild*-Verfahren = Computertomographie und der dynamischen Computer-*Projektionsbild*-Verfahren = Subtraktions- und Funktionsangiokardiographie lange Zeit übersehen worden.

Zweifellos ist die Entwicklung des ersten Schädel-Computertomographen 1972 durch den Engländer Godfrey Hounsfield, Ingenieur bei der Schallplattenfirma EMI, die bedeutenste Erfindung in der Röntgentechnik seit der Entdeckung der Röntgenstrahlen. Schon 1963 hatte Cormack eine mathematische Problemlösung für die röntgentomographische Bilderzeugung angegeben. Die rasante Weiterentwicklung der Methodik über die Ganzkörper-CT-Verfahren (Ledley) zu immer schnelleren Scannern machte die Methode auch für die Kardiologie zunehmend interessant. Pionierarbeiten leistete die Forschergruppe der Mayo-Klinik um Dr. Earl H. Wood – Carl Ludwig Preisträger unserer Gesellschaft – schon seit Mitte der 70er-Jahre durch den geradezu gigantischen Versuch einer *dreidimensionalen dynamischen* Computertomographie des schlagenden Herzens mit dem *„dynamic spatial reconstructor" (DSR*; *Herz* 10: 183, 1985; ausführliche Beschreibung in [5] und [6]). Von einer geplanten Anlage mit 28 rotierenden Röhren-Bildverstärker-Fernseh-Systemen wurden schließlich 14 realisiert und fast ausschließlich für physiologische Studien eingesetzt (Abb. 9.6 a, b).

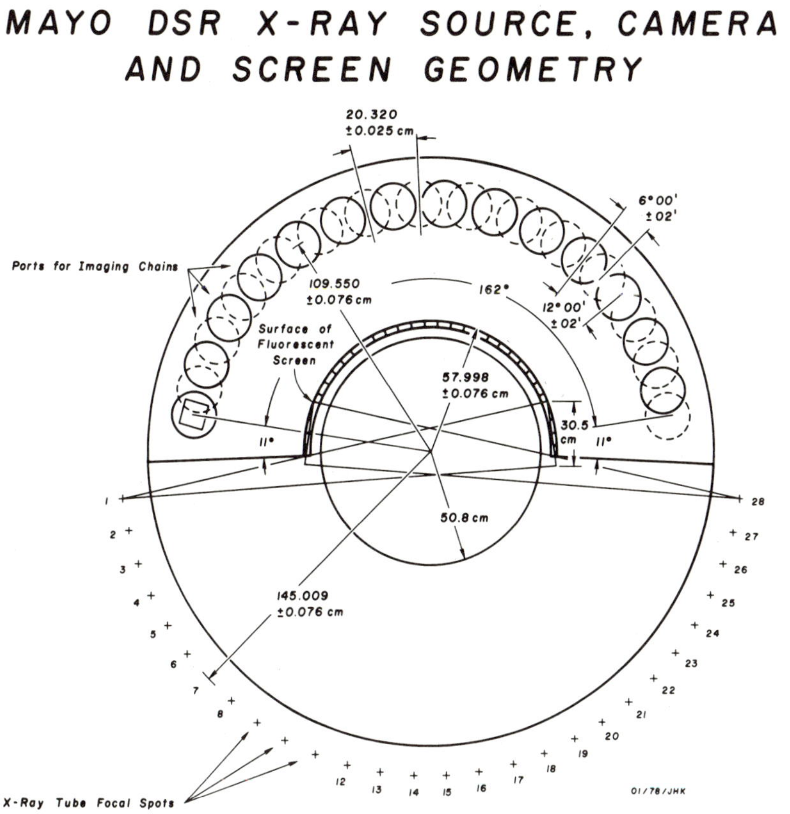

a

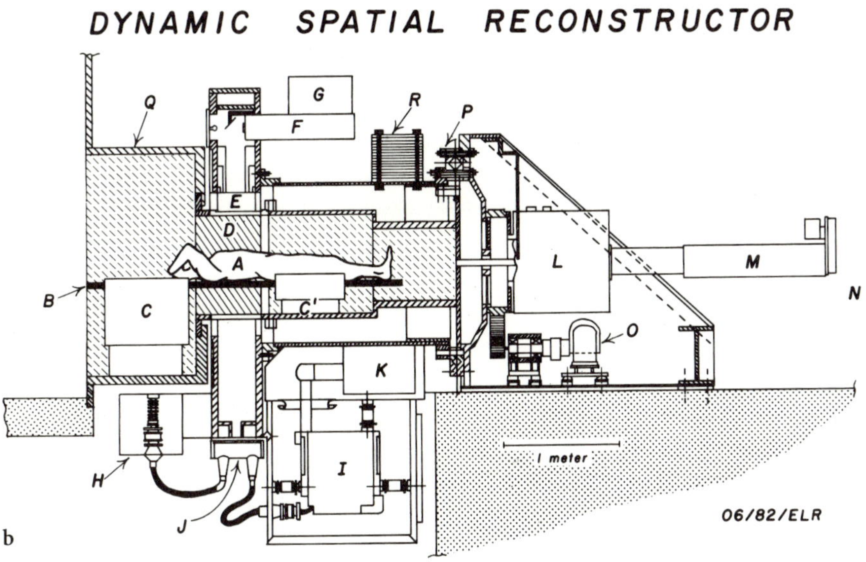

b

Abb. 9.6 a, b. Das erste System zur schnellen, dreidimensionalen Rekonstruktion des schlagenden Herzens, der *Dynamic spatial reconstructor (DSR)* der Forschergruppe der Mayo-Klinik um Prof. Earl H. Wood. **a** Schematische Darstellung der Anordnung von 14 rotierenden Röntgenröhren-Leuchtschirm-Fernsehkamera-Systemen. **b** Überblick über die gigantische Gesamtanlage. Dieses Projekt war der Stimulus für alle folgenden Aktivitäten zu einer „herzgerechten", dreidimensionalen, dynamischen Computertomographie. (Aus [5, 6])

Wenngleich für den klinischen Einsatz die Bildqualität unbefriedigend blieb und das Projekt schließlich nicht weiter gefördert wurde, hat es doch *einen entscheidenden Anstoß zur Entwicklung schnellerer Scanner gegeben.*

Elektronenstrahltomographie

Durch Ablenkung eines rotierenden Elektronenstrahls auf eine ringförmige Wolfram-Anode gelang es Boyd 1983 die Scanzeiten für eine etwa 8 mm dicke Schicht in den Millisekundenbereich herabzudrücken. Dieser *Electron Beam Computer Tomograph (EBCT)* [22], der unter dem Namen IMATRON erstmals auf den Markt kam, fand bei deutschen Kardiologen zunächst nur begrenztes Interesse und war kein Ersatz für die praktizierte invasive präoperative kardiologische Diagnostik. Das Verfahren scheint jedoch – nach jahrelanger Stagnation – eine gewisse Renaissance zu erleben, da es heutzutage nach Angaben der Hersteller gelingt, EKG-getriggerte axiale Schnittbilder des Herzens in 50–100 Millisekunden mit einer Ortsauflösung von $< 0{,}5\ mm^2$ (bei drei- bis sechsfacher Schichtdicke) zu erzeugen.

Obwohl die Methode kein Ersatz für die Standardkoronarangiographie ist, wird ihre spezifische Stärke jetzt von den Anwendern unter anderem in der frühen Detektion von Koronarkalzifizierungen auch bei noch nicht symptomatischen Patienten gesehen (Moshage et al.; Schmermund et al.; Berenbeck et al., in [11]).

Als invasives Verfahren – im Hinblick auf Röntgenstrahlung und Kontrastmittelapplikation – liefert die EBCT eindrucksvolle Pseudo-dreidimensionale, statische Oberflächendarstellungen und/oder Querschnittsbilder des Herzens mit erkennbaren Stenosierungen an größeren Koronararterienästen. Sie ist aber bei der Darstellung der *Morphologie* der operationsbedürftigen Kranzarterien, wie auch zur Beurteilung der *Funktion* und *Perfusion* des Herzens der Echokardiographie und Kernspintomographie unterlegen (Moshage et al., in [11]).

Spiral-Computertomographie

Die Wiederbelebung der Elektronenstrahltomographie hat die Bemühungen um die dreidimensionale Darstellung des schlagenden Herzens mithilfe der *direkten Röntgenstrahlung* geweckt und verstärkt. Zurückgreifend auf die Pionierarbeiten von Wood et al. *rotieren* bei diesem Verfahren Röntgenquelle und Detektorarray um den Patienten, während er in Längsrichtung durch den Strahlengang bewegt wird [11, 12, 34] (Abb. 9.7 a–c).

Aufwändige Algorithmen konvertieren die EKG-gesteuerte, spiralförmig gewonnene Dichteinformation in eine dreidimensionale Repräsentation des durchstrahlten Thoraxvolumens. Moderne Spiral-Computertomographen konkurrieren im Hinblick auf Orts- und Zeitauflösung mittlerweile mit der EBCT. Rotationszeiten im Subsekundenbereich und Mehrzeilendetektoren ermöglichen, das gesamte Herz kontinuierlich mit dünnen Schichten in weniger als 30 s zu erfassen. Das weiterentwickelte SOMATON

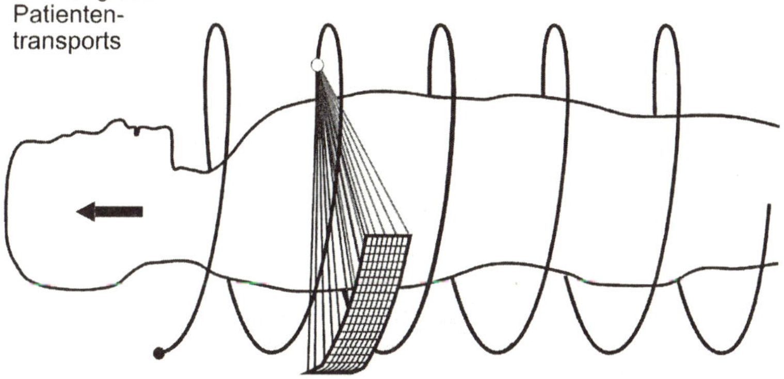

a

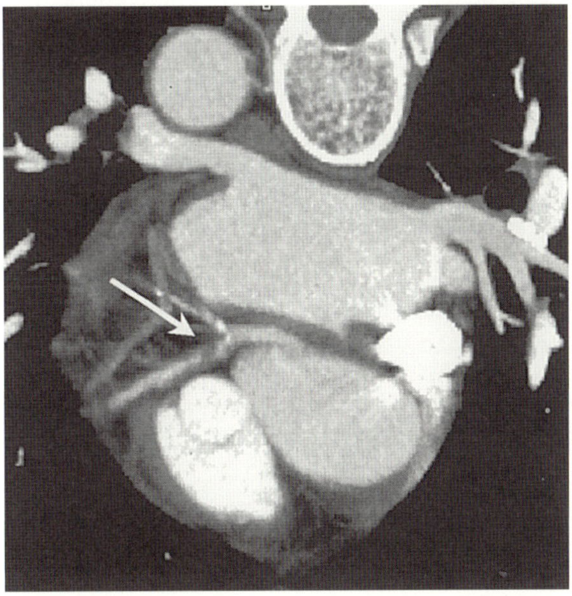

b

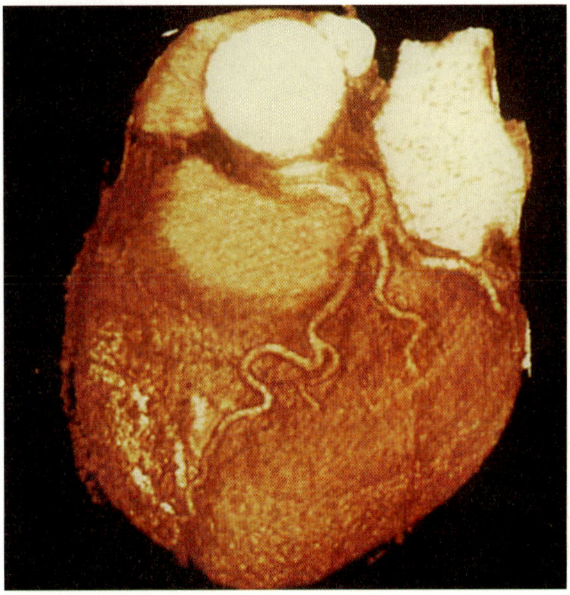

c

Abb. 9.7. **a** Schematische Darstellung des Aufnahmeprinzips des Spiral-CT-Systems der Fa. Siemens. Der Patient wird mit konstanter Geschwindigkeit durch das Messfeld gefahren. Durch den Einsatz von Mehrzeilendetektoren kann die Aufnahmezeit für das Herz auf weniger als 30 s verkürzt werden. (Aus [34]). **b** Dreidimensionale Rekonstruktion des Herzens mit Darstellung normaler Koronararterien (Abb. v. S. Achenbach, Erlangen). **c** Projektionsbild der maximalen Intensität (aus Ohnesorge et al. *electromedica* 68: 2, 2000) mit einem Schnitt durch die LAD mit einer nicht kalzifizierten Stenose

Plus 4 VZ (Volume Zoom; Siemens) erlaubt z. B. die simultane Aufnahme von bis zu vier Schichten wählbarer Schichtdicke mit einem Vier-Zeilen-adaptativen Detektorarray. Durch eine Überlappungstechnik wird eine dreidimensionale Rekonstruktion des Herzens, eine Volumenbestimmung seiner kontrastgefüllten Kompartimente sowie eine räumliche Darstellung der Gefäße inklusive der größeren Koronararterien möglich (Ohnesorge u. Flohr, in: *electromedica* 68: 2, 2000). Es ist zu erwarten, dass durch die Weiterentwicklung der Flachbilddetektoren auch die Idee des DSR jene klinische Bedeutung erhält, von der Earl Wood vor drei Jahrzehnten geträumt hat.

MAGNETRESONANZTOMOGRAPHIE

P.H. Heintzen

VORBEMERKUNG

Als – bisher – letzte Überraschung im Spektrum der bildgebenden Verfahren erschien in der achten Dekade des 20. Jahrhunderts die Kernspin- bzw. Magnetresonanztomographie, die bald – teils konkurrierend, teils ergänzend – zentrale Gebiete der kardiovaskulären Diagnostik eroberte und noch weiter auf dem Vormarsch ist.

Zu dem Problem der *Differenzialdiagnose* der Krankheitsbilder und der *Differenzialtherapie* ist mit jeder neuen Methode auch das Problem der *Differenzialmethodik* hinzugekommen. Mit welchem bildgebenden Verfahren erreiche ich mein Ziel am schnellsten, schonendsten und auch ökonomischsten?

Diese Frage ist eine Hauptthematik der kardiologischen Diagnostik mit bildgebenden Verfahren geworden, wobei die Konkurrenz die Forschungsaktivitäten stark befruchtet hat. Was der Kritiker gestern noch für (fast) unmöglich hielt, ist heute (fast) schon Routine geworden. Auf jedem Teilgebiet verschieben sich laufend die „Fronten". Dieser kriegerische Begriff ist gar nicht so absurd. Denn man kann die Frage nicht unterdrücken: Wer wird das Rennen machen, wer wird es nicht überleben? Auf welche Seite soll man sich bei den ernormen Investitionen einer aktiven Beteiligung (an diesem Geschäft?) schlagen, um selbst zu überleben? Jedenfalls ist es auch ein verwegenes Unternehmen, in einem solchen Prozess historische Betrachtungen bis in die Gegenwartsgeschichte betreiben zu wollen.

KURZE VORGESCHICHTE

Nachdem Bloch sowie Purcell 1946 die basalen Phänomene der Kernspinresonanz entdeckt hatten, dauerte es noch mehr als 20 Jahre, bis Damadian 1970 (in [20]) und wenig später Lauterbur 1973, diese physikalischen Eigenschaften der wasserstoffhaltigen Gewebe zur *Bildgebung* nutzen konnten. Basierend auf den Rotationseigenschaften (Spin) der Wasserstoffkerne (Protonen) und ihrem Resonanzverhalten auf äußere Magnetfelder und Radiofrequenzimpulse hin, wurde eine Methodik entwickelt, die nichtinvasiv die Protonendichte im Körper und ihre magnetisch induzierten Resonanzsignale nutzt, um mit großer Sensibilität Weichteilunterschiede in Körperquerschnittsbildern oder Volumina zu erfassen. Die besondere Attraktivität der Methode beruht auf folgende Eigenschaften und Vorzügen:

- Es ist ein nichtinvasives Verfahren,
- es erfordert keine ionisierenden Strahlen,
- die Gewebsdifferenzierung besonders im Weichteilbereich ist den anderen Methoden überlegen,
- es erlaubt eine dreidimensionale volumetrische Datenakquisition,

- es ermöglicht die Messung des Blutflusses, mit und ohne Kontrastmittel,
- es kann somit die Anatomie, Funktion, Perfusion und den Blutstrom nach peripherer Kontrastmittelgabe erfassen. Im Gegensatz zur radiologischen Technik liefert das Magnetresonanzverfahren außerdem mehrere bildgebende Parameter: die Protonendichte sowie die longitudinale (T_1) und transversale (T_2) Relaxationszeit.

KLINISCHE EINSATZGEBIETE

Für die Kardiologie und Angiologie ergab sich mit der Einführung dieses bildgebenden Verfahrens, dessen Namensgebung: Kernspintomographie, Nuclear magnetic resonance oder Magnet-Resonanz-Tomographie und die zahlreichen Kürzel KST, NMR, MRT, MRI, schon Verwirrung stiften konnte, eine neue große Herausforderung. Auch wenn der Durchschnittsarzt die Grundlagen der Methodik nicht verstehen muss, wurde doch der praktische Nutzen der Methode immer augenfälliger. Schon bald ergab sich eine zunehmende Zahl von wichtigen Indikationen. So können ohne Röntgenstrahlung, ohne oder mit Gadolinium-haltigen Kontrastmitteln mit der so genannte Spin-Echotechnik *die morphologischen Strukturen des Herzens zuverlässig und mit einer Ortsauflösung < 1 mm erfasst werden* (Abb. 9.8 a, b). Das betrifft die Darstellung des Myokards, des Klappenapparates und der großen Gefäße sowie die Bestimmung der Herzmuskelmasse und der Volumina der Herzkammern (R. Bauer et al., *Z Kardiol* 73: 733, 1984, und *Z Kardiol* 76: 455, 1987 sowie [16, 18]).

Auch bei der Diagnostik komplexer angeborener Herzfehler kann die MRT-Technik sehr hilfreich sein (Kaemmerer, *Z Kardiol* 79: 766, 1990, und 81: 217, 1992; Sieverding et al., *Pediatr Radiol* 20: 311, 1990), sofern Bewegungsartefakte durch Atmung, Angst und Unruhe bei Patienten, insbesondere bei kleineren Kindern überwunden werden können. Wenngleich die technische Entwicklung des Verfahrens stetig – zunächst kaum vermu-

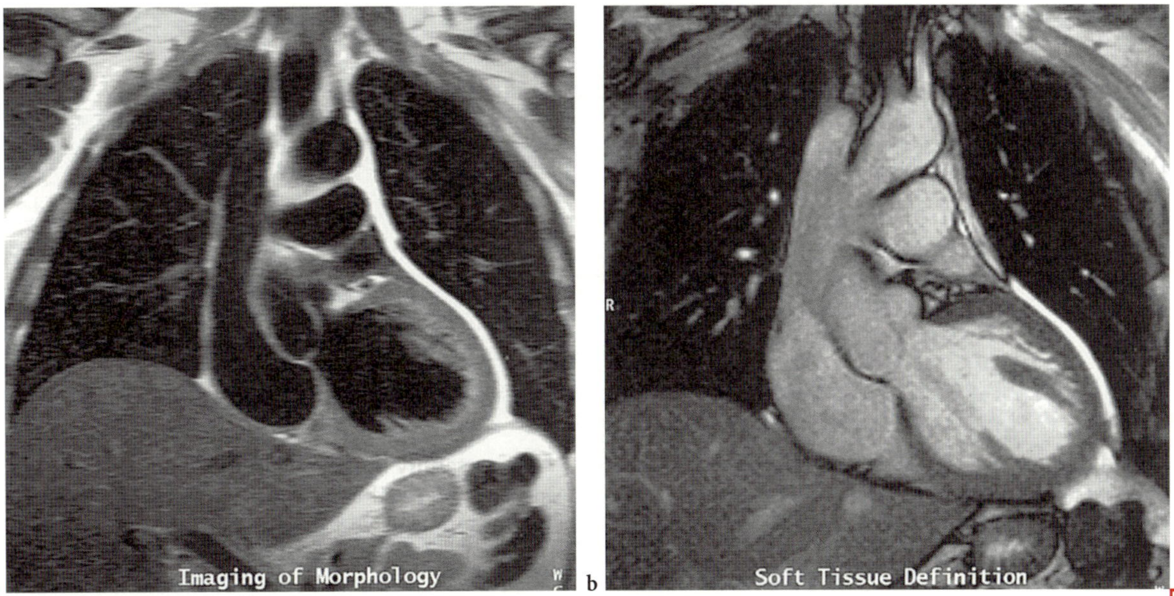

a b

Abb. 9.8
Beispiel für die Darstellung der Morphologie und exzellente Weichteildifferenzierung mit moderner MRT-Technik bei gleichzeitig erheblicher Verkürzung der Aufnahmezeiten (weniger als 100 Millisekunden für ein 2D-Bild und etwa 20 s für eine 3D-Darstellung).
a T_2-gewichtete Turbospin-echo-Technik mit unterdrückten Blutsignalen zur Darstellung der Morphologie. **b** Helle Blutwiedergabe bei klarer Myokarddarstellung und Pappilarmuskeln. (Aus Chien et al., *electromedica* 68: 11–17)

tete – Fortschritte gemacht hat, kann das zeitliche Auflösungsvermögen noch nicht mit den echokardiographischen und radiologischen Methoden konkurrieren. Das (noch) begrenzte zeitliche Auflösungsvermögen schließt deshalb den Einsatz bei schweren Herzrhythmusstörungen aus. Bei Patienten mit metallischen Prothesen, Schrittmachern, Splittern und anderen ferromagnetischen Einschlusskörpern ist eine MRT-Untersuchung ebenfalls kontraindiziert. Der (z. Z. noch) beengte Zugang zum Patienten bei notwendigen Interventionen ist zweifellos ein weiterer Nachteil gegenüber einer echokardiographischen Exploration wie auch einer Herzsondierung und/oder Koronarographie.

Sowohl an der technischen Entwicklung als auch an der klinisch-kardiologischen Erprobung des Verfahrens sind zahlreiche deutsche radiologisch-kardiologisch kooperierende Arbeitsgruppen, Personen und Institutionen in Zusammenarbeit mit den Herstellern in erheblichem Maße beteiligt. In klinischen Studien wurden die verschiedenen Einsatzmöglichkeiten aufgezeigt. Als Tribut an die Notwendigkeit einer internationalen Kommunikation und Resonanz ist ein großer Anteil dieser wissenschaftlichen und klinischen Publikationen in englischsprachigen Zeitschriften und Büchern erschienen und auf internationalen Symposien und Kongressen vorgetragen worden. Aber auch auf den Tagungen unserer Gesellschaft wurde ein beachtlicher Anteil an wissenschaftlichen und klinischen Erfahrungsbeiträgen den bildgebenden Verfahren und speziell der Magnetresonanztomographie gewidmet. Außerdem etablierte sich 1995 eine *Arbeitsgruppe* „Magnetresonanz-Verfahren in der Kardiologie". Wie schon für die computertomographischen radiologischen Techniken, stellt das „schlagende Herz" auch an die Magnetresonanzverfahren besonders hohe Ansprüche und war deshalb ein Stimulator für die technische Weiterentwicklung der Methodik, besonders im Hinblick auf das zeitliche Auflösungsvermögen. Ein wichtiger Beitrag war die Einführung der EKG-Triggerung und die Cine-Gradienten-Echotechnik (Sechtem et al., *Radiology* 163: 697, 1987). Dynamische Studien der Herztätigkeit erfordern EKG-getriggerte sukzessive Analysen von jeweils soviel Herzzyklen, wie Schnittebenen gewünscht werden [16].

In *organisatorischer Hinsicht* unterscheidet sich die derzeitige Problematik von der kardiologisch-radiologischen Situation insofern, als Herzkatheter und Angiokardio- sowie Koronarographie-*Arbeitsplätze* durch die völlige Patientenauslastung den *kardiologischen Kliniken* und Institutionen zugeordnet sind, während bei der Magnetresonanztomographie die aufwändigen Anlagen meist unter der Regie der *Radiologen* der gemeinsamen Nutzung verschiedener Disziplinen dienen. Ob die Ausweitung der Indikationen über die komplexen, angeborenen Herzfehler auch auf die Diagnostik und Verlaufskontrolle der koronaren Herzkrankheit übergreifen wird und zu einer Beanspruchung dieser Geräte führt, die eigene kardiologische Installationen erforderlich machen würde, ist noch nicht sicher abzuschätzen.

Während sich zunächst nur relativ wenige deutsche Arbeitsgruppen mit dem Einsatz der MRT-Technik in der Kardiologie befassten, entwickelte sich ab Mitte der 80er-Jahre – zum Teil durch Studienaufenthalte in den USA gefördert – eine rege Aktivität auf diesem Gebiet auch hier zu Lande. Ohne auf die technischen Details der Methodik und alle aktiven Arbeitsgruppen in diesem Rahmen eingehen zu können, sollen die wichtigsten Beiträge zur kardiologischen Nutzung der Kernspintomographie erwähnt werden.

Mit der Spinecho-Technik gelingt die Darstellung des Myokards sowie die Bestimmung der Herzmuskelmasse und der links- und rechtsventrikulären Volumina mit großer Genauigkeit ([14,18] R. Bauer et al., in [14]). Zuverlässige Bestimmungen der Ventrikelwandstärke und Muskelmasse machen das Verfahren besonders geeignet für die Hypertrophiediagnostik und Therapiekontrolle. Herzphasengetriggerte einzelne oder multiplane Schnittbilder in jeder beliebigen Ebene ermöglichen die Diagnose von Vorhof- und Kammerseptumdefekten, Anomalien der zentralen Arterien und Venen, Aortendissektionen (Nienaber et al., *N Engl J Med* 328: 1, 1993) und Aortenisthmusstenosen wie auch komplexer angeborener Herzfehler (Sieverding et al., siehe oben).

Zahlreiche Untersuchungen zeigten die Möglichkeit, mit der Gradientenecho-Technik den regurgitierenden Blutfluss an arteriellen und arteriovenösen Klappen [19] zu bestimmen sowie myokardiale Perfusionsstörungen im Rahmen der koronaren Herzkrankheit (Baer et al., *Herz* 19: 51, 1994) darzustellen. Auch infarktbedingte Wandbewegungsanomalien sind nachweisbar. Mit einer geschwindigkeits-codierten Cine-Magnet-Resonanztechnik konnte der Blutfluss auch in Kollateralkreisläufen, z. B. bei Aortenisthmusstenosen gemessen werden (Steffens et al., in [10]; Achenbach et al., in [11], S. 21) und über Navigatorechos Atemartefakte soweit reduziert werden, dass bei der Detektion von Koronararterienstenosen Sensitivitäten von 70–80% und Spezifitäten von etwa 90% erreicht wurden. Diese positiven Erfahrungen der letzten Dekade erklären die zunehmende Akzeptanz und Verbreitung der Magnetresonanztomographie in der Erwachsenen- und Kinderkardiologie.

Wichtige deutsche Beiträge zur kardiologischen Anwendung des Verfahrens kamen vor allem aus Kliniken in Berlin (Fleck, Nagel et al.), Erlangen (Achenbach, Daniel, Moshage), Köln/Stuttgart (Sechtem et al.), München (R. Bauer et al.), Tübingen,(Sieverding, Apitz), Würzburg (Ertl, R.W. Bauer), wobei diese Aufzählung sicher keine Vollständigkeit beanspruchen kann. Zur Zeit steht aber das Gros der kardiologischen Kliniken und Abteilungen, die invasive Diagnostik betreiben, der Magnetresonanztomographie noch zurückhaltend gegenüber.

Eine ausgewogene, aktuelle Bewertung der Magnetresonanztomographie im Vergleich mit den konkurrierenden oder ergänzenden bildgebenden Verfahren wurde kürzlich von Ertl und Mitarbeitern gegeben [29] mit der abschließenden Ansicht

„Schlüssel für den Durchbruch der MR Untersuchung des Herzens wird jedoch die nicht invasive MR Koronarangiographie sein. Die Abbildung der großen Koronargefäße ist möglich, und Stenosen lassen sich häufig verifizieren. Die räumlichen Bewegungen der Koronargefäße sind aufgrund der Herzaktion und Atmung besonders komplex. Schnelle Gradientenecho-Sequenzen erlauben heute die Darstellung proximaler Koronargefäße. Die Darstellung von arteriosklerotischen Plaques ist jedoch beim Patienten noch nicht möglich. Zur Zeit begrenzt sich die Indikation im klinischen Alltag noch auf die Abbildung kardiovaskulärer anatomischer Strukturen bei speziellen Indikationen: Vitien, Raumforderungen, Aortenaneurysmen und -dissektionen. Erst die exakte Darstellung der Koronargefäße wird im Zusammenhang mit Funktionsuntersuchungen in Ruhe und unter Stress, der Darstellung der Myokardperfusion und des Metabolismus in einem Untersuchungsgang zum endgültigen Durchbruch des Verfahrens führen können."

Es gehört zum Reiz der Geschichte, dass zeitgenössische Hypothesen mit Sicherheit – wenn auch oft erst von nachfolgenden Generationen – auf ihren Wahrheitsgehalt überprüft werden können.

ECHOKARDIOGRAPHIE

P.H. Heintzen

KURZE VORGESCHICHTE

Während zwischen der Entdeckung der Röntgenstrahlen 1895 und ihrer Anwendung auf das Herz nur wenige Monate vergingen, hat es mit der Nutzung der lange bekannten Ultraschallwellen in der Kardiologie bis in die 50er-Jahre des letzten Jahrhunderts gedauert, bevor die ersten tastenden Versuche in dieser Richtung unternommen wurden.

Wie zu erwarten, pflanzen sich auch im Thorax hochfrequente mechanische Schwingungen im Megaherzbereich mit messbarer Geschwindigkeit, allerdings bei relativ starkem Intensitätsverlust fort, soweit sie nicht in Luft und Knochen völlig absorbiert wurden. Die diagnostisch nutzbare Schwächung erfolgt dabei vorwiegend durch *Reflexion* (und Streuung) an Gewebeschichten unterschiedlicher Dichte. Die Laufzeitdifferenzen dieser „Echos" bilden die Basis für die Ortung der Reflektoren, d. h. die kardiale Strukturanalyse. Sie werden außerdem bei der Dopplertechnik durch Frequenzverschiebungen an bewegten Strukturen zur Geschwindigkeitsmessung d. h. zur Funktionsanalyse verwendet. Hochfrequente, mechanische Schwingungen wurden aber auch – wie in der Radiologie und Röntgen-Computertomographie – zur *„Durchschallung"* des Herzens eingesetzt, sowie von Greenleaf, Johnson et al. (1974) sowie Mol (1981) [36] zur *Ultraschalltomographie* experimentell genutzt.

Erste praktische Versuche zur diagnostischen Anwendung des Ultraschalls *am Herzen* hat der deutsche Physiologe Keidel 1950 in Erlangen (*Z Kreislforschg* 39: 257) durchgeführt. Er beabsichtigte, die periodischen Volumenänderungen des Herzens zu messen. Seit diesen tastenden Vorversuchen hat die Ultraschalltechnik in der Medizin enorme Fortschritte gemacht. Das erste klinisch brauchbare Verfahren zur „eindimensionalen" M-mode-Echokardiographie der Schweden Edler und Hertz (Effert, in [13] und [15]) eröffnete 1954 eine neue Ära der nichtinvasiven kardiologischen Diagnostik. Bei diesem ersten Echokardiographen handelte es sich um ein Ultraschallreflektoskop, das in der Materialprüfung eingesetzt wurde. Es sendete 200 Ultraschallpulse pro Sekunde mit einer Frequenz von

2,5 MHz. Zunächst standen diese Echokardiographen der Firma Siemens (Abb. 9.9) nur wenigen deutschen Kardiologen zur Verfügung.

In Düsseldorf war es Sven Effert, der das neue Untersuchungsverfahren erprobte und nach und nach die Einsatzmöglichkeiten der Echokardiographie in der kardiologischen Diagnostik aufzeigte [27]. Insbesondere beeindruckten die Befunde bei Mitral- und Aortenklappenvitien, Vorhoftumoren, Perikardergüssen sowie beim Panzerherz ([28] und *Dtsch med Wochenschr* 84: 6, 1959; Abb. 9.10 a,b).

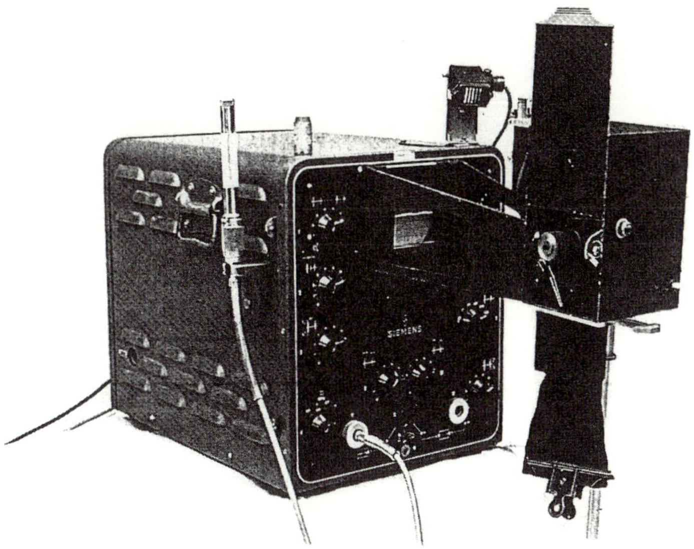

Abb. 9.9
Erster Echokardiograph. Es handelt sich um ein Gerät zur zerstörungsfreien Werkstoffprüfung der Fa. Siemens. Die von Edler und Hertz entwickelte Kamera zur Registrierung von M-mode-Echokardiogrammen ist angeflanscht. Einspiegelung des Elektrokardiogramms in die Spaltblende. (Aus Effert, Historischer Überblick – zukünftige Entwicklungen in der Echokardiographie, in [15])

Auch im Marienkrankenhaus in Hamburg, in dem die ersten Herzoperationen in der Hansestadt von Loeweneck durchgeführt wurden, haben Jacobi und Samlert das Verfahren eingesetzt und schon 1956 über ihre Erfahrungen auf der internationalen Tagung des American College of Chest Physicians in Köln und der Ärztetagung in Nürnberg sowie 1958 über ihre Erfahrungen bei 75 Mitralinsuffizienzen berichtet (Gässler u. Samlert, *Z Kreislaufforschg* 47: 291). Insgesamt blieb aber die Resonanz in Deutschland relativ schwach, bis ein erneuter Entwicklungsanstoß von den USA – vorwiegend von Feigenbaum und seinen Mitarbeitern – Anfang der 70er-Jahre ausging.

Es würde den Rahmen dieses Beitrags sprengen, wollte man alle Personen und Institutionen erwähnen, die aktiv an der dann folgenden rasanten Verbreitung und Fortentwicklung der Echokardiographie in unserem Lande teilgenommen haben. Man könnte mittlerweile weit verzweigte Stammbäume der „Schulen" aufstellen, die über mehrere Generationen die fruchtbare Expansion dieses Fachgebietes bewirkten. Die Dokumentation der deutschen Beiträge im internationalen Schrifttum ist ebenfalls nur begrenzt möglich. Bezogen auf die Thematik dieser Festschrift ist es naheliegend, schwerpunktmäßig auf die *Jahrestagungen unserer Gesellschaft* zurückzugreifen, auf denen die Echokardiographie 1981 in Bad Nauheim und 1989 in Mannheim ein Hauptthema war. Das schmälert nicht die Bedeutung der zahlreichen nationalen und internationalen Echokardiographie-Symposien sowie der Einzelbeiträge, die in unserem Lande (und jenseits der Grenzen) zum Wissenszuwachs beigetragen haben. Dabei war der Fortschritt – wie generell auch in anderen Bereichen – aufs Engste an die Entwicklung neuer Untersuchungsmethoden gebunden. Es sei auf eine der jüngsten Übersichtsdarstellungen bildgebender Verfahren und insbesondere auch der aktuellen echokardiographischen Problematik hingewiesen, auf den Supplementband 1/2000 der *Zeitschrift für Kardiologie* [12].

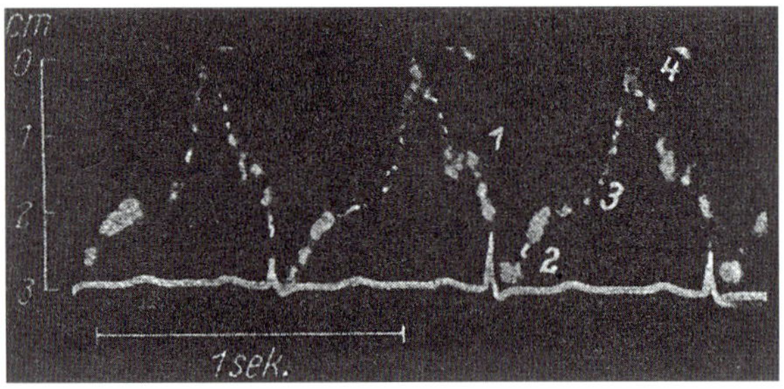

a

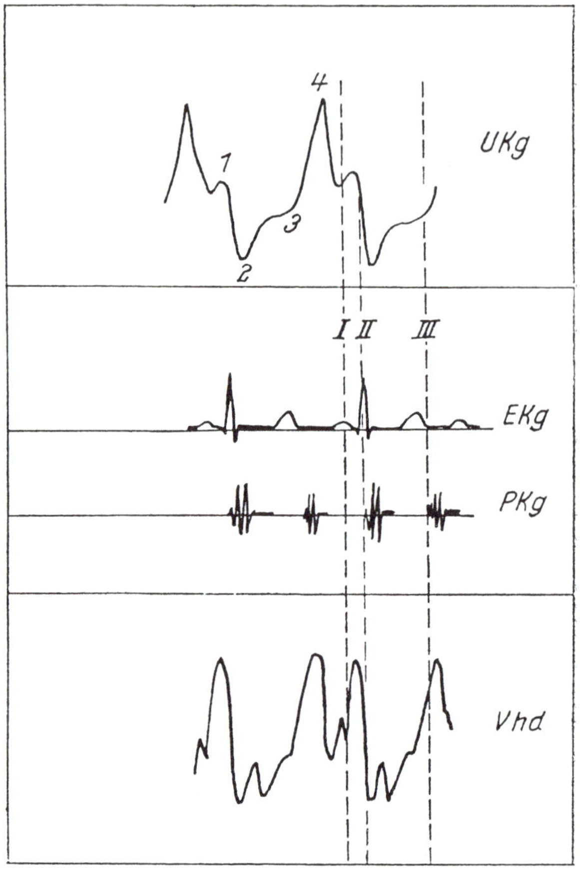

b

Abb. 9.10. **a** Historische echokardiographische Aufzeichnung und Kurveninterpretation von einer 18-jährigen, herzgesunden Person. *1* Vorhofkontraktionswelle, *2* tiefster Kurvenpunkt = maximale Entfernung der Vorhofwand von der vorderen Brustwand, *3* Beginn der Kammerdiastole, *4* Zeitpunkt der Mitralöffnung und Beginn der Vorhofentleerung (EKG-Abl. II). (Aus [27]). **b** Schema zur Interpretation der Ultraschallkurve (*UKg*) in Relation zum *EKg*, *PKg* und Vorhofdruck. *I* Beginn der Vorhofkontraktion, *II* Kurvenabfall z. Z. der Kammerkontraktion, *III* Ende der Kammersystole. (Aus [27])

M-MODE-ECHOKARDIOGRAPHIE

Die eindimensionale M-mode-Technik mit ihrem hohen zeitlichen Auflösungsvermögen blieb die Methode der Wahl für die Analyse aller schnellen Bewegungsmuster insbesondere der Herzklappenbewegung. Sie bildete auch die Erfahrungsgrundlage, auf der die späteren Weiterentwicklungen der Methodik und ihre Anwender aufbauen konnten.

Das gegenüber den Protoypen verbesserte M-mode-Verfahren mit höherer Auflösung und verbesserten Registriersystemen hatte bald einen festen Platz im kardiologischen Methodenarsenal (Köhler, in [13]). Differenzierte Analysen der normalen und pathologischen Klappenbewegungen, Messungen charakteristischer Diameter der Vorhöfe und Kammern mit hoher zeitlicher Auflösung, Kriterien zur Beurteilung der Ventrikelfunktion durch präzise Abgrenzung der Kontraktionsphasen sowie Differenzierungsmöglichkeiten angeborener Herzfehler auf schonende Weise sorgten für eine schnelle Verbreitung der Echokardiographie in der Erwachsenen- und Kinderkardiologie. Nicht nur in den großen Kliniken (s. auch Kap. 10, Geschichte der Kinderkardiologie), auch in internistischen und kardiologischen Praxen fand die Methode Eingang und bewährte sich dort unter anderem bei der postoperativen Verlaufskontrolle wie auch bei der Überwachung der medikamentösen Therapie.

Besonders effektiv war die Diagnostik angeborener und erworbener Vitien, wobei historisch gesehen die Mitralklappenerkrankungen eine

Vorreiterrolle einnahmen. Dennoch konnte man präoperativ aufgrund einer M-mode-Untersuchung nur in Ausnahmefällen auf eine Herzsondierung verzichten.

Durch die *zweidimensionale Sektortechnik*, gewann die M-mode-Echokardiographie erheblich an Aussagefähigkeit und Sicherheit, da es möglich wurde, den Messstrahl kontrolliert in die optimale Position zu bringen und andererseits das hohe zeitliche Auflösungsvermögen gezielt und zusätzlich zum Querschnittsbild auszunutzen. Bei synchroner Aufzeichnung und Digitalisierung intrakardialer Drucke mit einer M-mode-Distanzmessung gelang es, aus Druck-Durchmesser-Schleifen Funktionsstörungen des linken Ventrikels differenzierter zu erfassen (Hanrath 1981, in [13]).

ZWEIDIMENSIONALE SEKTORECHOKARDIOGRAPHIE

Die Entwicklung neuer Schallköpfe mit mechanisch schwenkbarem bzw. rotierendem Schallkopf, paralleler Anordnung multipler Detektoren (Bom, *Circulation* 48: 1066, 1973) oder elektronisch abgelenktem Messstrahlfächer (Somer et al. 1968) ermöglichte den quasi synchronen Aufbau von Schnittbildern mit breiterem Einblick (bis zu 90°) in den Brustkorb durch die interkostalen Schallfenster. Somit war eine neue hochinformative Bildqualität entstanden, die der Echokardiographie im Methodenvergleich der bildgebenden Verfahren einen neuen Stellenwert gab. Zusammen mit der M-mode-Technik war die Echokardiographie – bis auf kleine Schwächen – ein unverzichtbares Verfahren in der Diagnostik angeborener und erworbener Erkrankungen des Herz-Kreislauf-Systems geworden [9–11, 13–15].

Das Heer der deutschen und ausländischen Kardiologen, die sich durch Mitteilung ihrer Erfahrungen bei der Diagnostik der verschiedensten Herz- und Kreislauferkrankungen, durch Publikation von Normalwerten, Methoden zur Volumenbestimmung der linken und rechten Herzkammer sowie quantitative Analysen wichtiger Funktionsparameter verdient gemacht haben, würde Seiten füllen. Deshalb kann hier nur auf einige Artikel, Monographien und Lehrbücher hingewiesen werden, die den umfangreichen Wissenszuwachs der letzten Jahrzehnte wiedergeben. Dazu gehören die Übersichtsreferate – stets ergänzt durch zahlreiche Vorträge und Poster –, die auf den Jahrestagungen unserer Gesellschaft in Bad Nauheim unter Leitung von Effert (1981; in [13]), von Hertz, Köhler, Schweizer, Erbel, Hanrath sowie Jenni et al. sowie auf der Mannheimer Tagung 1989 (in [14]) von Brennecke et al., Daniel et al., Redel, Erbel et al. und Curtius vorgetragen wurden. Monographische Darstellungen von Effert et al. (1979), Köhler (1979), Hanrath et al. (1982), von Biamino und L. Lange (1983), Grube (1985) bis in jüngste Zeit Flachskampf (2001) mit didaktisch ausgezeichnetem Bildmaterial sind ein nur unvollständiger Hinweis auf die beachtlichen Beiträge aus deutscher Feder zum Erfahrungs- und Wissenszuwachs dieses bedeutenden Fachgebietes.

ÖSOPHAGUSECHOKARDIOGRAPHIE

Es lag nahe, die physikalisch bedingten Hindernisse für die Echokardiographie durch einen Zugang von der Speiseröhre aus zu umgehen, ohne die so genannte „Nichtinvasivität" der Methode allzu sehr einzuschränken. Es galt also Schallköpfe zu entwickeln, die diese Kriterien erfüllten. Erste Versuche in dieser Richtung wurden schon 1976 von Frazin et al. (*Circulation* 54: 102) mit der M-mode-Technik unternommen und zwei Jahre später durch Einsatz eines mechanischen Sektorscanners ausgedehnt (Hisanaga et al., *Am J Cardiol* 46: 10, 1980). Verbesserte Bildqualität und Flexibilität von elektronisch gesteuerten Flächenscannern an der Spitzen konventioneller Gastroskope machten das Verfahren bei Patienten einsatzfähig [3a], aber erst 1987/88 wurden industriell Sonden mit höherem Auflösungsvermögen und CW-wie Farbdoppler-Spezifikation verfügbar [28].

Dadurch wurde die Ösophagusechokardiographie zur Methode der Wahl bei der intraoperativen und postoperativen Patientenüberwachung sowie bei der Funktionsbeurteilung von Klappenerkrankungen und -prothesen, dem Nachweis von Vegetationen und endokarditischen Prozessen, Thromben und Embolien, Tumoren, Aortendissektionen (Erbel, in [16]; Mügge, in [12]; Nienaber, *N Engl J Med* 328: 1, 1993) und nicht zuletzt bei den 10–20% der Patienten, bei denen eine indizierte, qualitativ befriedigende Ultraschalluntersuchung von der Brustwand aus nicht gelingt. Auch bei der Klärung komplexer angeborener Herzfehler und schlussendlich bei mehr und mehr interventionellen Eingriffen ersetzt die Ösophagusechokardiographie die Herzsondierung (Stümper et al., *J Am Coll Cardiol* 18: 1506, 1991). Es sind aber gründliche Erfahrungen im Umgang mit Gastroskopen und der speziellen Untersuchungstechnik unbedingt erforderlich, das heißt es ist keine Methode für den Anfänger oder technische Assistent(inn)en.

DOPPLERECHOKARDIOGRAPHIE

Das von Doppler 1842 entdeckte Phänomen brauchte 114 Jahre, bis Yoshiba und Mitarbeiter 1956 (in [21]) erstmals zeigten, dass dieses Prinzip auch bei der Ultraschallanalyse der Herz- und Kreislauffunktion eingesetzt werden konnte. Fünf Jahre später haben Franklin, Schlegel und Rushmer (*Science* 134: 564, 1961) die Frequenzverschiebung des von Erythrozyten rückgestreuten Ultraschalls zur Blutflussmessung genutzt und damit eines der fruchtbarsten Gebiete der Ultraschallanwendung eröffnet.

Neben der kontinuierlichen Dopplertechnik war für die Materialprüfung bereits das gepulste Ultraschall-Doppler-Verfahren bekannt. Der medizinische Einsatz dieser Methoden in Kombination mit dem von Somer et al. (1968) eingeführten elektronischen Sektorscanner (*Ultrasonics* 6: 153) und schließlich der „Phased-array-Technik" durch Kisslo et al. (*Circulation* 53: 262, 1976), von Ramm (*Circulation* 53: 258, *J Dig Imaging* 3: 261, 1990), erweiterte die Standardechokardiographie zu einem – fast – konkurrenzlosen Verfahren zur nichtinvasiven Funktionsanalyse des Herz-Kreislauf-Systems. Schwachpunkt bleibt die Abhängigkeit von der Expertise des Untersuchers.

Schon glaubte man, dass nun die diagnostischen Möglichkeiten der Echokardiographie voll ausgeschöpft seien, als sich wiederum mit der *farbcodierten* Dopplerechokardiographie weitere klinisch wertvolle Untersuchungsmöglichkeiten ergaben (Eyer et al., *Ultrasound Med Biol* 7: 21, 1981; Bommer et al., *Am J Cardiol* 49: 944, 1982; Omoto et al. 1984, in [15]; Kyo et al., *Circulation* 70, Suppl II: 37; Redel, in [4]).

Mit diesem Methodenarsenal änderte sich die Kardiologie auch in unserem Lande sehr zugunsten der nichtinvasiven Techniken und zur Einschränkung der Herzkatheterdiagnostik und Angiokardiographie, ja sogar – und *das* nicht zum Vorteil – zur Verdrängung anderer nichtinvasiver Verfahren, wie der Phonokardiographie, wodurch der Auskultation die objektive Kontrollmöglichkeit entzogen wurde!

Ungeachtet dessen gehört heute die Farb-Doppler Echokardiographie zum unverzichtbaren Methodenarsenal der Kardiologie. Bei der Einführung dieses Verfahrens hatte – symbolisch der David gegenüber dem Goliath – nämlich die Kinderkardiologie mit Herrn Redel (in: Erbel, Meyer, Brennecke, Springer 1985) in Deutschland „die Nase vorn" (siehe Kap. 10, Geschichte der Kinderkardiologie). In den folgenden Jahren erschien eine unübersehbare Fülle von Erfahrungsberichten, systematischen Untersuchungen mit klinischen und wissenschaftlichen Fragestellungen, Standardisierungsbemühungen aus allen Bereichen der klinischen Kardiologie, wie der Herz- und Kreislaufforschung. Das Spektrum der Einsatzmöglichkeiten der Farb-Doppler-Echokardiographie erweiterte sich in den letzten Jahren durch die Kombination mit neuen Verfahren der Kontrastechokardiographie (siehe dort).

Durch Beschneidung der hohen Frequenzen ergab sich neuerdings die Möglichkeit, die tieffrequenten Bewegungsprozesse des Herzmuskels mit der *Gewebe-Doppler-Technik* – auch farbcodiert – zu erfassen. Ähnlich wie bei der *digitalen Funktionsangiokardiographie (DFA)* werden die – in diesem Falle automatisch durch „akustische Quantifizierung" bestimmten – Endokardkonturen während der Kontraktion EKG-getriggert im Fernsehtakt (40-ms-Intervalle) bestimmt und die Differenzflächen farbkodiert (Voigt et al., in [11]).

Welche Bedeutung diesen Verfahren schlussendlich zukommt, ob sie gegenüber der methodeninternen Konkurrenz der Standardechoverfahren bestehen können und die Genauigkeit ausreicht, um mit den radiologischen und magnettomographischen Verfahren zu konkurrieren, wird die Zukunft erweisen.

KONTRASTECHOKARDIOGRAPHIE

Gramiak und Shah haben 1968 (*Invest Radiol* 3: 356) als erste die Reflexion von Schallwellen an Luftblasen zur Kontrastierung des strömenden Blutes in der Aorta genutzt. In Analogie zur Kontrastmittelangiokardiographie war damit ein „Indikator" auch für die Echokardiographie gefunden. Bereits bei schneller Injektion von Flüssigkeiten in die Blutbahn treten passager ähnliche Effekte auf. Heftiges Schütteln zur Luftdurchmischung des Injektats ergab aber keinen stabilen Indikator. Die Firma Schering versuchte mit dem Echokontrastmittel Echovist eine Verbesserung durch Einarbeitung kleinster „Gasblasengenerationskeime" in feste Partikel. Ende der 80er-Jahre wurde anlässlich eines von Schlepper und Berwing [15] veranstalteten internationalen Symposiums in Bad Nauheim aus der Kerckhoff-Klinik über Erfahrungen mit mehr als 1.000 intravenösen Injektionen des Kontrastmittels BY 020 der Firma Byk Gulden berichtet (Irion, in [15]), wobei zahlreichen Patienten das Kontrastmittel auch komplikationslos intrakoronar injiziert worden war.

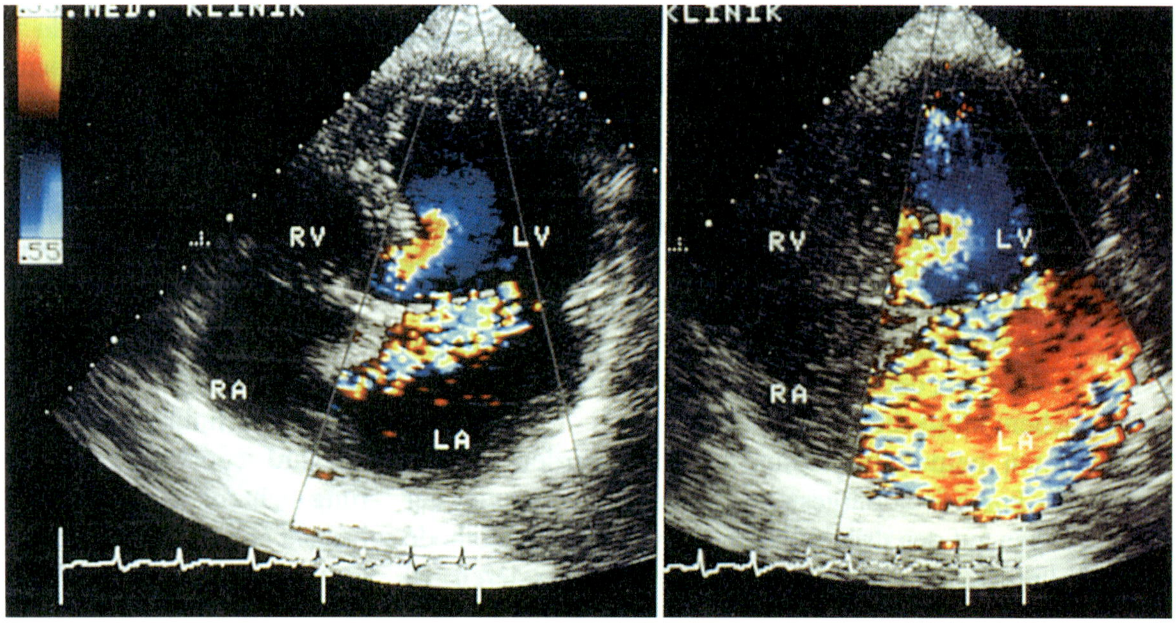

a b

Abb. 9.11
Beispiel für die Signalverstärkung durch Echokontrastmittel bei einer Farbdopplerregistrierung. Patient mit Mitralklappenprolaps und schwerer Mitralinsuffizienz. Ohne Kontrastmittel (**a**) fehlt die Blutstrominformation. **b** Mit Kontrastmittelverstärkung kommt sowohl der starke Reflux als auch der antegrade Fluss (*rot*) deutlich zur Darstellung. (Aus von Bibra et al., in [11])

Mittlerweile gibt es eine Reihe intravenös applizierbarer, lungengängiger Kontrastmittel und Neuentwicklungen mit unterschiedlicher Gasfüllung und Kapselchemie, unter anderem: Levovist (Schering), Optison (Ersatz von „Albunex“, Mallinckrodt), Echogen (Sonus), Sonovue (Bracco) bei Bläschengrößen <4 μm (von Bibra et al., in [11] und *J Am Coll Cardiol* 31, Suppl A: 220). Auch die Indikationsgebiete haben sich durch die Kontrastverstärkung zur Abbildung und Abgrenzung kardialer Strukturen sowie zur intravasalen Signalverstärkung bei der Farb- und Spektral-Doppler-Technik auf das neue Gebiet der *Myokard-Kontrastechokardiographie* ausgedehnt.

Am Anfang der Kontrastechokardiographie standen Bemühungen um die Aufklärung von intrakardialen Kurzschlussverbindungen vor allem auf Vorhof- und Kammerebene. Fragen der Myokardperfusion (Bommer, *Am J Cardiol* 47: 403, 1981), der Infarktlokalisation und -größe, sowie der Erfassung der so genannten „area of risk“ beanspruchten bald besonderes Interesse (Schartl et al., *Z Kardiol* 73: 560, 1984).

Nach einer gewissen Stagnation auf diesem Gebiet kam es in jüngster Zeit durch die erwähnten Verbesserungen der Kontrastmittel und neue methodisch-technische Konzepte zu einer enormen Belebung der Kontrastmittelechokardiographie. Vor allem die Erkenntnis, dass durch die Schalleinstrahlung geeignete Kontrastmittelbläschen zu Eigenschwingungen – zur Resonanz – angeregt werden können, eröffnete neue Perspektiven. Denn die 2. Harmonische dieser Schwingungen erwies sich als ein nützliches Signal zur quantitativen Konzentrations- und Verteilungsmessung des Kontrastmittels („second harmonic imaging“; von Bibra et al., in [11]). Nicht nur die Bestimmung der Myokardperfusion gewinnt durch einen strömenden, Resonanzsignale aussendenden und gezielt durch Ultraschallimpulse an- und abschaltbaren Indikator, auch die Farbdopplerechokardiographie erfährt durch die Signalverstärkung eine größere Eindringtiefe und Qualitätsverbesserung (Abb. 9.11 a, b).

Die Möglichkeit, die „mikrobubbles" durch hohe, aber unschädliche Schalldrucke zum Platzen zu bringen und damit zu einer „akustischen Emission" zu veranlassen, verleiht diesem Indikator einmalige Eigenschaften (Porter T u. Xie F, *Circulation* 92: 2391, 1995). Sollen sie repetitiv genutzt werden, ist eine herzfrequenzsynchrone, EKG-gesteuerte Bilderzeugung notwendig. Dabei müssen u. U. mehrere Herzzyklen überbrückt werden, damit der Kontrastmittelnachschub die Scanebene wieder nachfüllen kann. Neueste Nachrichten wecken die Hoffnung, dass mit geringerer Schallenergie und verminderter Zerstörungswirkung der Kontrastmittelbläschen „akustische Emissionen" in wesenlich kürzeren Intervallen - ggf. innerhalb eines Zyklus - ausgelöst werden können (Tiemann u. Becher, *Z Kardiol* 89: 903, 2000). Wieweit man zu einer eindeutigen quantitativen Beziehung zwischen (vernichteter/erhaltener) Bläschenzahl und/oder Konzentration und damit zur Bestimmung des Blutvolumens und Blutstromvolumens im Messfeld kommen kann, wird erst die Zukunft zeigen.

Zweifellos würde - oder wird - eine zuverlässige, nichtinvasive echokardiographische Myokardperfusionsmessung zur prä- und unmittelbar postoperativen oder postinterventionellen und generellen Verlaufskontrolle bei den verschiedenen Formen und Stadien der koronaren Herzerkrankung eine enorme Bedeutung haben und der Nuklearmedizin weite Indikationsgebiete entziehen. Aber auch einfachere digitale Farbsubtraktionstechniken, wie sie im Zusammenhang mit der Kontrastechokardiographie schon 1981/82 entwickelt wurden (Brennecke et al., *IEEE Comp Society*, Sept 1981), können sowohl bei den konventionellen als auch bei den neuen Methoden additiv von Nutzen sein, d. h. zur Informationsverbesserung beitragen.

Zusammenfassend hat kaum eine andere Sparte der diagnostischen Kardiologie in den letzten Jahren einen solchen Zuwachs an Aktualität durch neue Kontrastmittel, verbesserte methodische Konzepte und technische Weiterentwicklungen gewonnen, wie die Kontrastechokardiographie mit ihren zahlreichen Varianten:

- der digitalen Subtraktionstechnik,
- der variablen Impulstechnik,
- der induzierbaren akustischen Emissionen der Kontrastpartikel,
- des „second harmonic imaging",
- des „harmonic power doppler imaging"
- der EKG-getriggerten, intermittierenden Bilderzeugung („intermittand imaging") und schließlich
- der Pulsinversionstechnik.

Eine gute Übersicht findet sich im Supplementband 89/I der *Z Kardiol*: Cardiac Imaging 2000 [11], der auch weitere lesenswerte Beiträge eines Symposiums aus Anlass des 70. Geburtstages von Prof. Kurt Bachmannn, Erlangen enthält.

DREIDIMENSIONALE ECHOKARDIOGRAPHIE

Der Wunsch, ein dreidimensionales Organ in seiner räumlichen Ausdehnung und seinen zeitlichen Veränderungen komplett zu erfassen und (in der Regel pseudo-) dreidimensional abzubilden, machte vor keinem „bildgebenden Verfahren“ – auch nicht vor der Echokardiographie – Halt. Erste Bemühungen gehen auf das Jahr 1974 zurück (Dekker et al., *Comput Biomed Res* 7: 544). Dabei gab sich das wissenschaftliche Streben – zunächst ungeachtet der fraglichen klinischen Relevanz – mit einer *sukzessiven Rekonstruktion* des schlagenden Herzens aus multiplen transthorakalen Schnittbildern zufrieden (Vogel, *Cardiol Young* 3, Suppl I: 1, 1993). Wesentlich günstiger sind die Verhältnisse bei transösophagealer Aufnahmetechnik (Wollschläger et al., in: Hanrath, Uebis und Krebs, Kluwer, Dordrecht; Franke et al., *Z Kardiol* 84: 633 und Z Kardiol 89: 150). Bei dieser Methode rotiert der Schallkopf in einem Führungskatheter oder modifizierten Gastroskop um je 2° und scanned, EKG-getriggert, sukzessiv je einen Herzzyklus im Sekundenbereich. Der dreidimensionale bzw. vierdimensionale Datensatz kann dann – allerdings zeitaufwändiger – in beliebigen Schnittebenen für jede Kontraktionsphase rekonstruiert werden (siehe Flachskampf, *Z Kardiol* 86: 336). Von Snyder, Kisslo und von Ramm (*J Am Coll Cardiol* 7: 1280) wurde bereits 1986 ein transthorakales Verfahren entwickelt, und zwischenzeitlich verbessert, das ein zweidimensionales Transducer-Feld (ursprünglich aus 5 × 5 Kristallen bestehend) benutzt, um simultan ein dreidimensionales, pyramidenförmiges Volumen zu „scannen“. Dabei werden mit Transducer-Feldern und gepulstem Ultraschall die gewebsbedingten variablen Impedanzen des Herzens in Ebenen abgefragt, die parallel zur Transducerfläche liegen, den sogenannten C-Scan-Ebenen. Die 3D-Datensätze können bei dieser Technik in wenigen Sekunden akquiriert und visualisiert werden bei Frequenzen bis zu 30 Bildern pro Sekunde.

Die Entwicklungen sind auf diesem Gebiet sicher noch nicht abgeschlossen. Aber auch die moderne Technik stößt an die Grenzen der physikalischen Gesetze. Und abgesehen von holographischen Vorversuchen gibt es keine echte 3D-Wiedergabemöglichkeit der gespeicherten Information. Diese Bemühungen sind derzeit überwiegend forschungs- und nicht bedarfsorientiert. Somit bleibt abzuwarten, wie hoch der Preis für die 3. und 4. Dimension sein wird und wieweit sie mit einem Verlust an Bildqualität, d. h. konkret des örtlichen (und/oder zeitlichen) Auflösungsvermögens bezahlt werden muss. Die Antwort überlasse ich meinem Nachfolger für die Jubiläumsschrift zur Hundertjahrfeier unserer Gesellschaft.

BELASTUNGS-(STRESS-)ECHOKARDIOGRAPHIE

Im Rahmen der Stressechokardiographie kommen praktisch alle bisher erwähnten echokardiographischen Untersuchungsverfahren zum Einsatz, um die Anpassungsfähigkeit des Herz-Kreislauf-Systems an körperliche, oder ersatzweise pharmakologische Belastungen zu erfassen und zu analysieren. Sofern das Alter oder Atmungsbeschwerden und Bewegungsartefakte die Signalerfassung bei der Ergometrie erschweren oder verhindern, kann der ösophageale Zugang und/oder der Einsatz leistungssteigernder Pharmaka stabilere Untersuchungsverhältnisse schaffen. Neben Dobutamin wurden Arbutamin, Dipyridamol, Adenosin oder auch eine elektrische Stimulation eingesetzt (Nixdorf, in [11]). Abgesehen von den Standardparametern der mechanischen Herztätigkeit, wie Volumen, Wandstärke und Wandbewegung des linken und ggf. auch des rechten Ventrikels, den dopplerechokardiographischen Fluss- und Druckgradientenmessungen, sind im letzten Jahrzehnt auch die im Rahmen der koronaren Herzkrankheit (Wann et al., *Circulation* 60: 1300, 1979), vor und nach operativen Eingriffen und Herzinfarkten auftretenden Funktionsstörungen des Myokard, die die Vitalität der Muskulatur beurteilen, zu einem besonders bedeutsamen Indikationsgebiet für die Dobutamin-Belastungs-Echokardiographie geworden.

Während sich bei der von Diamond et al. (*Am Heart J* 95: 204, 1978) beschriebenen „hibernisation“ des Myokards in der Erholungsphase, parallel zur Durchblutung, auch die Kontraktilität wieder normalisieren kann, persistiert bei dem von Heindrickx et al. 1975 (*J Clin Invest* 56: 978) und Braunwald u. Kloner 1982 (*Circulation* 66: 1146) beschriebenen Zustand des „stunning“ trotz normalisierter myokardialer Druchblutung die kontraktile Funktionsstörung (Völler et al., *Z Kardiol* 89: 921, 2000). Zahlreiche deutsche Autoren (Schipke et al., *Z Kardiol* 89: 259) haben wichtige Beiträge zu dieser Problematik geliefert.

Diagnostisch haben die modernen Echokontrastmittel und Signalverarbeitungsmodalitäten, wie die Power-Doppler-Technik bewirkt, dass sowohl die Endokardgrenzen (Frieske et al., *Z Kardiol* 89: 186, 2000; Winklmaier et al., *Z Kardiol* 88, Suppl 1: 19) als auch die myokardialen Perfusionsstörungen in Ruhe und unter Belastung besser erkannt werden können.

Die ersten Tagungen unserer Gesellschaft im neuen Jahrtausend spiegeln in eindrucksvoller Weise die technischen und klinischen Fortschritte der Echokardiographie und das starke Engagement deutscher Kardiologen an dieser aktuellen Problematik wieder. Die kombinierten Einsatzmöglichkeiten der konventionellen, „fundamentalen“ und Dopplertechniken mit den neuen Signalverarbeitungsverfahren, der Kontrastechokardiographie bei transthorakaler und ösophagealer Ultraschallapplikation, haben den Stellenwert der Echokardiographie im Vergleich mit den konkurrierenden bildgebenden Verfahren erheblich angehoben.

INTRAVASKULÄRER ULTRASCHALL (IVUS)

Mit der interventionellen Therapie der koronaren Herzkrankheit durch Ballondilatation und Stentapplikation blühte die intravaskuläre Echokardiographie, die vereinzelte Vorläufer hatte, in den späten 80er-Jahren gewaltig auf (Yock et al., *Am J Imag* 2: 185; Gussenhoven et al., *Int J Card Imaging* 4: 105). Sie ist in drei technischen Varianten verfügbar:

a) mit einem einzelnen rotierenden Kristall an der Katheterspitze,
b) mit feststehendem Kristall und rotierendem Spiegel und
c) als elektronischer „Phased-array-Scanner“ mit einem Kranz von 64 piezoelektrischen Elementen in Spitzennähe.

Die Sendefrequenz liegt bei 20 ± 10 MHz, um Gefäße unterschiedlichen Durchmessers abbilden zu können (Hausmann, in [9]; Blasini, in [17]). Im Durchschnitt verlängert IVUS die Intervention um etwa 10 Minuten. Die Komplikationsrate lag in einer Multizenterstudie bei 0,1% (Hausmann et al., *Circulation* 92: 623, 1995).

Als wesentlicher Vorteil gegenüber den radiologischen Verfahren kann nicht nur die Weite des Gefäßlumens, es können auch die Gewebestrukturen der Gefäßwand sowie Wandauflagerungen und Dissektionen erkannt und lokalisiert werden. Mit geeigneten Schallgebern lässt sich zudem dopplerechographisch die Blutstromgeschwindigkeit und das Blutstromvolumen bestimmen oder – eingedenk der *Unschärferelation Heisenbergs* – in kleineren Gefäßen „abschätzen"!

Die korrekte Zuordnung einzelner Schnittbilder zum gesamten Gefäßverlauf und zur angiographischen Darstellung machten eine dreidimensionale, topographisch korrekte Rekonstruktion des explorierten Gefäßverlaufs zu einer naheliegenden Forderung (von Birgelen, in [10]; Evans et al., *Circulation* 93: 567). Auf diese Weise konnte in einer vergleichenden Multizenterstudie (MUSIC) – unter deutscher Beteiligung – sofort, sowie sechs Monate nach ultraschallgesteuerter und -kontrollierter Stentapplikation der angiographische mit dem echographischen Befund verglichen werden.

Die umfangreichen Beiträge deutscher Kardiologen zu dieser Thematik haben vor allem den Weg zu einer kritischeren und kontrollierteren Stentimplantationstechnik aufgezeigt. IVUS wurde aber nicht nur an den Koronararterien wirkungsvoll eingesetzt. Das Verfahren findet auch in großen Gefäßen sowie im intravenösen und intrakardialen Bereich sinnvolle Einsatzmöglichkeiten. Es wurde zur Beurteilung von Gefäßwandinfiltrationen bei malignen Tumoren, bei herzchirurgischen Eingriffen an zentralen Gefäßen, bei der Angioplastie von Koarktationen, der Diskriminierung von tri- und biscuspidalen Aortenklappen sowie beim interventionellen Verschluss von Vorhofseptumdefekten und Ductus Botalli herangezogen (Blasini u. Schömig 1995, in [17]).

Nuklearkardiologie

W.E. Adam [1]

Anfänge

Sie begann vor mehr als 30 Jahren, die Geschichte der Nuklearkardiologie in Deutschland. Ihre Wurzeln waren vielschichtig und ihre Entwicklung diskontinuierlich, eher chaotisch. Jeder Versuch, über eine solche komplexe Materie zu berichten, muss notwendigerweise subjektiv sein. Der Berichterstatter, der als Zeitzeuge das Privileg eines aktiv beteiligten Beobachters genoss, bittet um Exkulpation, wenn er die Geschichte so erzählt, wie er sie persönlich erlebt hat. Er bittet insbesondere um Entschuldigung bei den Generationskollegen, die sich gar nicht oder nicht ausreichend oder unzutreffend dargestellt finden.

In der Folge sollen die zwei in der frühen Entwicklung wesentlichen Felder der Nuklearkardiologie ausführlicher besprochen werden. Es sind dies die Diagnostik der Herzfunktion und der Myokardperfusion.

[1] Überarbeiteter Beitrag aus dem Informationsblatt der Deutschen Gesellschaft für Kardiologie. Heft 2/1998 S. 125–137 (P.H.H.)

NUKLEARKARDIOLOGISCHE DIAGNOSTIK DER HERZFUNKTION – ANALYSE DER ERSTEN KREISLAUFPASSAGE DES RADIONUKLIDS („FIRST-TRANSIT-UNTERSUCHUNGEN“)

Die ersten tastenden Versuche, Kreislauf und Herzfunktion mit dem neuen Marker „Radionuklid“ von außen ohne wesentlichen Eingriff in die Körpersphäre zu erfassen, begannen vor mehr als 70 Jahren, unmittelbar nachdem Georg von Hevesy (Georg von Hevesy war Gründungsmitglied unserer 1963 in Freiburg i. Br. gegründeten „Gesellschaft für Nuklearmedizin“, der späteren „Society of Nuclear Medicine Europe“) das „Tracerprinzip“ an lebenden Pflanzen eingeführt hatte. Hermann Blumgart u. Soma Weiß injizierten 1927 (*J Clin Invest* 4: 174) eine wässrige Lösung von Radon intravenös in einen Arm und maßen die Zeit, bis die Aktivität im anderen Arm erschien. Prinzmetal, Corday et al. (*Science* 108: 340, 1948) zentrierten diese Messungen auf das Herz (Radiokardiogramm) und erzielten Herzdurchflusszeiten.

Die erste Veröffentlichung eines deutschen Autors stammte aus der Hand eines renommierten Mitglieds der Deutschen Gesellschaft für Kardiologie, Hans Blömer. Er hospitierte 1952/53 als wissenschaftlicher Mitarbeiter in Stockholm bei Nylin. 1955 publizierte er zusammen mit G. Nylin in der amerikanischen Zeitschrift *Circulation Research* (3: 79) „Studies on distribution of cerebral blood flow with Thorium B-labeled erythrocytes“, der eine weitere Arbeit bereits 1956 folgte. Nylin und Blömer waren somit die ersten Wissenschaftler überhaupt, die die Hirndurchblutung mit Radionukliden bestimmt haben.

In Deutschland selbst waren die ersten Ergebnisse peripherer Kreislaufmessungen von Pabst 1957 (*Strahlentherapie* 4: 600) und der Radiokardiographie von Hundeshagen, Graul et al. 1960 (*Z Kreislaufforschg* 26: 329) veröffentlicht worden. Die wesentlichen Messparameter waren ab 1965 Teilkreislaufzeiten, die in der Folgezeit zu belebenden Rivalitäten zwischen den Anhängern der minimalen „transit-time“ (Jülich-Düsseldorf-Gruppe; Feinendegen et al., *J Nucl Biol Med* 16: 211, 1973) und den Verfechtern der *mittleren* oder *„mean transit-time“* (Ulm-Pisa Gruppe; Donato et al.) führten. Abgesehen von einigen Universitätsinstitutionen gab es vor 1970 zwar wissenschaftliche, kaum aber nuklearkardiologische Routineuntersuchungen in deutschen kardiologischen Kliniken.

UNTERSUCHUNGEN DER HERZFUNKTION NACH HOMOGENER VERTEILUNG DES RADIONUKLIDS IM BLUTPOOL – GETRIGGERTE („GATED BLOOD POOL“) UNTERSUCHUNGEN – DIE RADIONUKLIDVENTRIKULOGRAPHIE (RNV)

Das Interesse der Kardiologen erwachte erst 1971 in den USA mit der grundlegenden Arbeit von W.J. Strauss und B. Zaret *„A scintiphotographic method for measuring left ventricular volume and ejection fraction in man without catheterization“* (*Am J Cardiol* 28: 575). Wesentlich war dabei die Kombination der EKG-getriggerten Aufnahmetechnik mit den Abbildungsmöglichkeiten der Szintillationskamera. Die Triggertechnik war erstmals von Hoffmann u. Kleine (*Verh Dtsch Ges Kreislauff* 1965) in Deutschland angewandt, von uns 1968 im Rahmen der Entwicklung der (quantitativen) Funktionsszintigraphie mit Kamera und Computer kombiniert und in *Medical Radioisotope Scintigraphy*, IAEA, Vienna, 1969 publiziert worden [1], allerdings nur an einem Herzmodell. In den USA ermöglichten die „szintiphotographische Methode" (von Strauss und Zaret) und die Einführung des Thallium zur Myokardperfusionsdiagnostik kurz darauf durch Belgrave u. Lebowitz (*J Nucl Med* 21: 781, 1972) den Durchbruch der Nuklearkardiologie.

Unterschiedliche Ansätze der getriggerten Herzuntersuchung in USA und Deutschland

Für das Verständnis der weiteren unterschiedlichen Entwicklung der Methodik der „scinti-photography" in USA und der „Radionuklidventrikulographie" (RNV) in Deutschland ist eine Rückschau unerlässlich. Denn zu der in den USA bevorzugten Methode lief die Entwicklung in Deutschland kontrovers.

> Wir hatten 1965 (mit Lorenz) die erste Europäische Szintillationskamera im Scheer'schen Nuklearmedizinischen Institut in Heidelberg benutzt, um im Nachhinein beliebige Analysen der Aufzeichnungen machen zu können. Dazu wurden alle Daten auf Band genommen (1964 hatten Schepers und Winkler bereits Daten eines Scanners mit beweglichem Kopf zur Analyse der räumlichen Nuklidverteilung publiziert). In der Vor-Computerära befestigten wir dann eine Schablone auf dem Oszilloskop, die nur die „area of interest", z. B. den linken Ventrikel freiließ. Beim Ablaufen des Bandes zeichnete ein Photomultiplier eine saubere Zeit-Aktivitäts-(Durchfluss-)Kurve des linken Ventrikels auf.

Schon 1967 konnten Band, Schablone und Photomultiplier durch einen Computer ersetzt werden, der alle Orts- und Zeitdaten einer Organuntersuchung aufzeichnete. Wir konnten dadurch beliebige Bilder als Funktion der Zeit, aber auch Zeit-Aktivitäts-Kurven für beliebige Teilbereiche eines Organs (als Funktion des Ortes), also z. B. des Herzens, gewinnen. Bei den getriggerten Herzuntersuchungen nach Gleichverteilung der Radioaktivität im Blutpool bekamen wir von jedem kleinen Myokardelement (Pixel) als Äquivalent der zyklischen Kontraktion eine charakteristische Zeit-Aktivitäts-, entspr. Zeit-Volumen-Kurve.

> Interessanterweise entwickelten zur gleichen Zeit Heintzen, Bürsch und Osypka unabhängig von unseren Untersuchungen und auch von ganz anderen Voraussetzungen ausgehend die (quantitative) Kinedensitometrie, die ebenfalls die Verteilung eines „Tracers" (des Kontrastmittels) als Funktion des Ortes und der Zeit quantitativ erfasste. Erstaunlich ist, dass in Arbeiten aus dieser frühen Zeit (späte 60er-Jahre) bereits einige Elemente der modernen Informatik vorweggenommen

wurden („Konturerkennung" sowie die Urform der heutigen „Maus"). Der Vorteil der Kinedensitometrie liegt in der höheren Auflösung des Röntgenverfahrens, der Vorteil der (quantitativen) Funktionsszintigraphie in der digitalen Natur der Daten, in der höheren Empfindlichkeit, die getriggerte Herzaufnahmen bei homogener Verteilung der Aktivität im Blutpool ermöglicht, und der Vielfalt der Radionuklide bzw. Radiopharmazeutika.

Die Tatsache der Synchronizität analoger Entwicklungen auf unterschiedlichen Feldern legt die Vermutung tieferer wissenschaftsgeschichtlicher Zusammenhänge nahe, auf die im letzten Abschnitt dieses Berichtes hingewiesen werden soll.

Wir waren von der Überlegenheit unserer Methodik der getriggerten („gated blood pool") Herzuntersuchung gegenüber der amerikanischen Methodik überzeugt und hatten inzwischen 100 Patienten nach dem Pixelkonzept untersucht und eingehend analysiert. Von jedem Patienten erzeugten wir schließlich sieben parametrische Szintigramme, die so diffizile Parameter wie die maximale Kontraktions- und maximale Relaxationsgeschwindigkeit in der Form von Äquivalentwerten pixelweise aufzeigten. Eines dieser sieben parametrischen Szintigramme sollte später eine weltweite Verbreitung und unsere besondere Dankbarkeit finden.

Der fruchtbare Kontakt der Nuklearmedizin mit der Kardiologie, der zur Weiterentwicklung der Radionuklidventrikulographie beitrug, stand uns noch bevor. Inzwischen war aber auch die Myokardszintigraphie zur Diagnostik der Myokardperfusionsstörungen entwickelt worden.

NUKLEARKARDIOLOGISCHE DIAGNOSTIK DER MYOKARDPERFUSION

Die Untersuchung der Myokardperfusion mit Radionukliden begann bereits 1952 (W.K. Yates, *USA Forces MJ* 3: 1597). Love (1954) verwandte ein Kaliumisotop (^{42}K), Carr (1962) das ^{203}Hg-Chlormerodrin. Inzwischen hatte sich auch die Bing-Schule etabliert, deren Arbeiten über den Myokardstoffwechsel in der Folgezeit Aufsehen erregten. Bing hatte bereits 1954 Ergebnisse seiner Myokardstoffwechseluntersuchungen (Fett-, Keton- und Aminosäurenstoffwechsel) publiziert, die Koronarvenensondierung zur koronaren Flussmessung eingeführt und mittels Koinzidenzmessung (Positronenstrahler) koronare Flussäquivalente bestimmt (Bing, *Circulation* 29: 833, 1964).

Die Schwierigkeiten dieser Methode einer nichtinvasiven Erfassung lokaler Perfusionsstörungen liegen auf der Hand, konnten die Koinzidenzmessungen doch nur global für das gesamte Herz durchgeführt werden. Umschriebene Perfusionsstörungen – die ja bei Koronarstenosen die Regel sind – konnten somit nur schwerlich erfasst werden, da sie bei der Globalerfassung nicht immer ausreichend ins Gewicht fielen. Die Myokardszintigraphie blühte aber einige Jahre später (1972) in den USA neu auf, stimuliert durch eine ganz neue Entwicklung. Belgrave u. Lebowitz (*J Nucl Med* 21: 781) führten ein Radionuklid ein, das Gammastrahlen aussandte, für deren Erfassung also eine normale Gammakamera genügte. Es war das Thallium ($^{201}TlCl$), das sich im Myokard als Kaliumanalog etwa nach Maßgabe der Durchblutung verteilt und das sich bis in die Gegenwart hinein als Radionuklid für die Myokardszintigraphie bewährt hat. In der Folgezeit breitete sich die Thalliumszintigraphie über die ganze Welt aus.

Entwicklung der Myokardszintigraphie in Deutschland

In Deutschland setzte eine Flut von Thalliumuntersuchungen ein: Hör, Lichte und Pabst (*Eur J Nucl Med* 4: 343, 1974) verwandten das Thallium bei Herzinfarkten, in weiteren Untersuchungen zusammen mit Sebening u. Sauer (1977) bei koronaren Erkrankungen zur Analyse des Redistributionseffektes und schließlich zusammen mit Blömer im klinischen Vergleich mit der Koronarangiographie. Büll (*Eur J Nucl Med* 1: 125, 1976) entwickelte die „Szintimetrie“ zur Quantifizierung der Thalliumverteilung im Myokard und setzte das Verfahren zusammen mit Strauer in der Klinik ein. Wolf, Krönert und Bachmann (1976) publizierten Ergebnisse der metabolischen Myokardszintigraphie im Vergleich mit der invasiv-koronarographischen Methode. Mathey, Montz, Hanrath und Bleifeld (1978) untersuchten die kurzfristige regionale Myokardischämie und ihre Folgen bei der Prinzmetal-Angina-pectoris; Lösse, Feinendegen und Loogen (1979) bestimmten Sensitivität und Spezifität des Verfahrens, Pretschner und Hundeshagen (1979) die dreidimensionale Verteilung des Radionuklids. Schicha, Rentrop, Kreuzer und Emrich (1979, 1980) erprobten die Funktionsfähigkeit aortokoronarer Bypässe; Silber, Fleck, Birner, Schwaiger und Rudolph (1979, 1980, 1981) bestimmten die Größe transmuraler Myokardinfarkte und die Wirksamkeit von Revaskularisationsmaßnahmen. Weitere Veröffentlichungen erschienen von Kriegel (1981), Knapp und Tillmans (1982), Klepzig, Kaltenbach und Hör (1983), Schuler, Hofmann, Schwarz und Kübler (1985), Munz, Kreuzer und Emrich (1990).

Eine vollständige Nennung aller Arbeitsgruppen besonders in den 90er-Jahren würde den Rahmen dieser Arbeit sprengen. Es sei aber darauf verwiesen, dass in diesem Kapitel lediglich über die so genannten nichtinvasiven Myokardperfusionsuntersuchungen berichtet wurde.

Durch koronare Direktinjektion hatten Lichtlen, Moccetti und Halter bereits 1972 (Lichtlen mit Engel, Amende, Hundeshagen, Rafflenbeul, R. Simon zusätzlich 1976, 1977) den myokardialen Blutfluss mit der präkordialen Xenon-Clearancemethode bestimmt. Felix und H. Simon strebten seit 1975 die Abbildung der myokardialen Perfusionsverteilung analog zur Lungenperfusionsszintigraphie durch Mikrosphäreninjektion direkt in die Koronararterien an. Eine besonders raffinierte Technik aber hatte Herr Schaper in Nauheim entwickelt: Er verwandte tierexperimentell an je einem Herzen verschiedene Radionuklide, die jeweils einer Intervention zugeordnet waren. Anhand der unterschiedlichen Strahlungsenergie konnte er dann die Änderung der Perfusionsverteilung nach jeder einzelnen Intervention erfassen (*The collateral circulation of the heart*, North Holland Publ., Amsterdam New York, 1971).

DAS TITISEE-SYMPOSION 1977 UND SEINE FOLGEN

Die deutschen Kardiologen standen mehrheitlich den bisher geschilderten Entwicklungen innerhalb der Nuklearmedizin bis in die erste Hälfte der 70er-Jahre eher reserviert gegenüber. 1977 bekam ich jedoch eine Einladung vom Vorstand der Deutschen Gesellschaft für Kreislaufforschung, bei der Tagung Ostern 1977 einen Vortrag zu halten. Zu Vorgesprächen traf ich mich nun in Bad Nauheim, soweit ich mich heute entsinne, mit den Herren Arnold, Blömer, Bretschneider, Loogen, Kübler, Heintzen, Kreuzer, Kaltenbach, Hort, Schaper.

Das resultierende Titisee-Symposion „Nuklearmedizinische Methoden in der Kardiologie" (17. bis 19. November 1977) – von Herrn Stauch als Vertreter der Kardiologen und von mir als Beauftragter der Nuklearmediziner verantwortet – kann als Startpunkt einer nicht immer unkomplizierten, aber im Wesentlichen doch fruchtbaren klinischen Zusammenarbeit deutscher Kardiologen und Nuklearmediziner bezeichnet werden.

Die beiden damals bereits nuklearmedizinisch zugänglichen Bereiche „Myokardperfusion" und „Herzfunktion" wurden systematisch abgehandelt, d. h. den anatomischen und pathophysiologischen Grundlagen folgten kritische Bestandaufnahmen der nuklearmedizinischen Methoden im Vergleich mit anderen invasiven und nichtinvasiven Verfahren.

AMPLITUDEN- UND PHASENSZINTIGRAMME

Das Titisee-Symposion hatte neue Kontakte zwischen Kardiologen und Nuklearmedizinern geknüpft, aber auch alte Rivalitäten belebt. Solche Kontroversen sind ja das Salz in der symposialen Suppe. In einem genialischen Akt von Lutherischer Qualität taufte Herr Blömer damals unsere parametrischen Szintigramme „bunte Fleckerlteppiche" (Abb. 9.12). Wer hätte damals geahnt, dass die bunten Fleckerlteppiche bald in die ganze Welt ausfliegen würden?

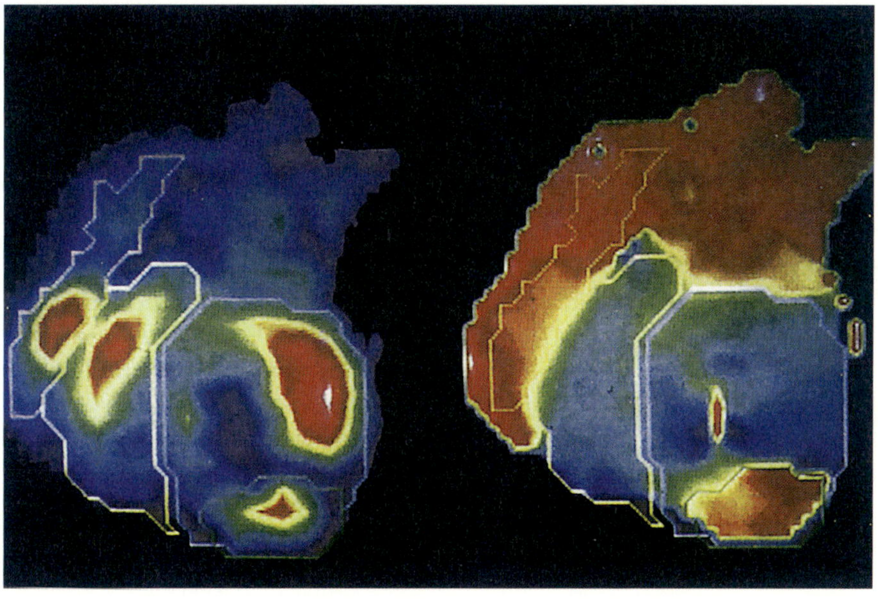

Abb. 9.12
Der „bunte Fleckenteppich" (das Phasenszintigramm; *rechts*) mauserte sich zum Exportschlager der deutschen Nuklearkardiologie. Ausgedehnte Vorderwandnarbe mit Akinesie (*blaugrün*) beim Amplitudenszintigramm (*links*). Im Phasenszintigramm paradoxe Beweglichkeit der Herzspitze (*rote Färbung*; Aneurysma)

> Nach dem Titisee-Symposion hatte uns Herr Holman, Boston, aufgefordert, einen Artikel mit dem Titel „Equilibrium (gated) radionuclide ventriculography" zu schreiben, der 1979 in der Zeitschrift *Cardiovascular Radiology* (2: 161) erschien. Das Echo übertraf alle Erwartungen: Wir bekamen Sonderdruckanforderungen aus aller Welt. Von der Ost- bis zur Westküste der USA wurde „phase analysis" ein Schlagwort. Alle Gerätefirmen beeilten sich, die von Herrn Geffers aus unserem Arbeitskreis gewählte Variation der Fourier-Analyse in ihre Software einzufügen, sodass schon bald auf allen Displays von Szintillationskameras die charakteristischen blaugrünen Ventrikel mit den roten Vorhöfen und die vorschriftsmäßig lehmgelben Infarktbereiche des Phasenszintigramms zu bewundern waren.

Wir hätten eigentlich glücklich sein können, waren es aber nicht, denn ein Nebenprodukt war Gegenstand des öffentlichen Beifalls geworden, ein bei der Fourier-Analyse auch noch entstehendes Szintigramm – das Phasenszintigramm. Die Fourier-Analyse in der Variation, die in unserer Gruppe Herr Geffers gewählt hatte, liefert ein Amplituden- *und* ein Phasenszintigramm. Das Amplitudenszintigramm stellt verminderte *Kontraktionsamplituden* (regionale Hypo- und Akinesien) dar, das Phasenszintigramm *asynchrone Myokardbewegungen* (Aneurysmen, Dyskinesien, Reizbildungs- bzw. Reizleitungsstörungen). *Beide* Szintigramme müssen berücksichtigt werden, wenn man frische oder alte Infarkte (im Ruheszintigramm) oder koronare Stenosen (im Stressszintiramm) entdecken will.

Entwicklung der Myokardszintigraphie nach 1977 – von der Perfusions- zur Stoffwechselanalyse

Die Thalliumszintigraphie erlebte nach dem Titisee-Symposion in Deutschland einen ungeheuren Aufschwung, zumal sich zeigte, dass die Radionuklidventrikulographie (RNV) unter Belastung beim CAD-Verdacht doch nicht die hohe Sensitivität erreichen konnte, die man erhofft hatte. Die Thalliumuntersuchung unter Belastung war zudem als szintigraphisches bzw. sequenzszintigraphisches Verfahren (also ohne Ermittlung von Zeit-Aktivitäts-Kurven) einfacher durchzuführen als die funktionsszintigraphische Methode der RNV. Diese Vorteile verschafften der Myokardszintigraphie allmählich ein Übergewicht über die RNV, die an Bedeutung verlor, und in der Folgezeit ihre eigene Überlegenheit, die detaillierte Charakteristik von Wandbewegungsstörungen zur Analyse von Reizbildungs- und Reizleitungsstörungen auszunutzen suchte. Aufgrund der elektromechanischen Kopplung konnte so Herr Clausen (in [1]) in einem von ihm entwickelten (echten) dreidimensionalen Phasenscan des Herzens ventrikuläre Reizbildungs- und Reizleitungsstörungen lokalisieren (Abb. 9.13).

In den USA werden auch heute noch zwei Drittel aller Untersuchungen mit ^{201}Tl durchgeführt. Die frühen spektakulären Untersuchungen mit PET zum Myokardstoffwechsel [37] haben inzwischen Eingang gefunden in die Klinik, im Wesentlichen zur Bestimmung der Myokardvitalität. Der myokardiale Stoffwechsel eines markierten Norepinephrin-Analogs

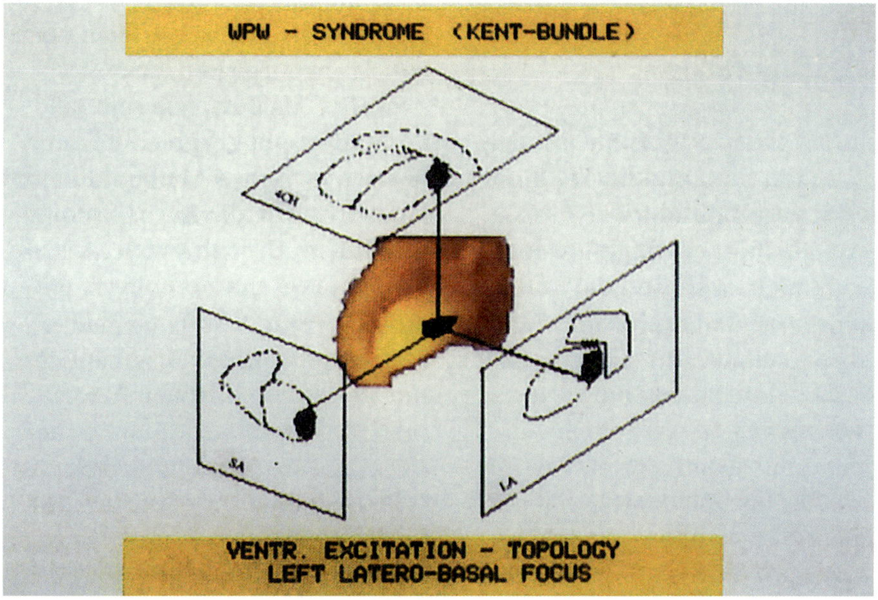

Abb. 9.13
Das (echt) dreidimensionale Phasendiagramm lokalisiert durch die Präexitation das links laterobasal gelegene KENT-Bündel beim WPW-Syndrom (M. Clausen, Hamburg)

scheint wichtige prognostische Aussagen bei Herzerkrankungen zu ermöglichen.

Erwähnt seien schließlich auch noch die Bemühungen der Jülich-Gruppe (Feinendegen, Gleichmann, Knapp, Machulla, Reske, Schicha, Vyska), mittels markierter Fettsäuren den Myokardstoffwechsel auch für normale Szintigraphiegeräte darstellbar zu machen („single photon emission imaging").

KURZER RÜCKBLICK AUF DIE GESCHICHTE DER NUKLEARKARDIOLOGIE

Die Myokardszintigraphie mit dem klassischen Radionuklid ^{201}Tl hat verblüffenderweise ein Vierteljahrhundert ungefährdet überstanden, während die Radionuklidventrikulographie inzwischen an Bedeutung verloren hat, aber in den letzten Jahren nach Zusicherung von Herrn Schicha eine Renaissance erlebt (zumindest in Köln). Die Fourier-Analyse mit der Phasenszintigraphie fristet nach einem Jahrzehnt Blütezeit ein Mauerblümchendasein in den Kliniken. Sie wäre also vernachlässigbar, wenn ihr nicht eine besondere geschichtliche Rolle zukäme. Das seinerzeitige ungeheure Interesse an dieser Methodik hatte einen speziellen Grund: Es war das allgemeine Empfinden, dass hier mit der intensiven Verknüpfung von zwei wissenschaftlichen Feldern – Mathematik und Medizin – ein neuer Forschungsansatz gewagt wurde. Die Phasenanalyse war – vor mehr als 25 Jahren – meines Wissens eines der ersten klinischen Verfahren auf dem Grenzgebiet zwischen Mathematik und Medizin, so wie (quantitative) Funktionsszintigraphie und (quantitative) Kinedensitometrie vor mehr als 30 Jahren zu den ersten komplexeren Verfahren im Grenzgebiet zwischen Physik, Informatik und Medizin gehörten. Insofern waren beide Entwicklungen (quantitative) Funktionsszintigraphie und (quantitative) Kinedensitometrie

Vorläufer der anbrechenden „High-tech-Periode" in der Medizin, die sich schließlich auch von Grenzbereichen aus entwickelte.

Als Beispiele seien die Computertomographie im Grenzbereich zwischen Mathematik und Medizin sowie die Kernspintomographie im Grenzbereich zwischen Medizin und Quantenphysik genannt. Wer hätte vor 30 Jahren gedacht, dass die unanschauliche, nur in mathematischen Algorithmen beschreibbare Quantenmechanik höchst wirksame diagnostische Elemente für die Klinik zur Verfügung stellen könnte (Kernspinspektroskopie und -tomographie)? Beide tomographischen Verfahren (Computer- und Kernspintomographie) sind heute Inbegriff der häufig denunzierten „Apparatemedizin", die aber ganz zweifellos die klinische Diagnostik vereinfacht und sicherer sowie die Therapie (moderne Schrittmachertechnik) wirksamer gemacht hat.

So bleibt am Schluss dieses Beitrags über 30 Jahre Medizingeschichte die Genugtuung, dass auch die Nuklearkardiologie ein klein wenig zum Fortschritt in der Medizin beigetragen hat.

Möglicherweise hat der bis hierher vorgedrungene Leser etwas vom Fluidum der „scientific community" der vorangegangenen Generation verspürt. Natürlich gab es auch damals Frustrationen, unausstehliche Kollegen, gelegentlich unfaire Diskussionen auf den Kongressen; aber überwiegend gab es Freude an der Arbeit, Spaß an der Forschung, Fairness in Auseinandersetzungen, und es gab – vielleicht ausgeprägter als man das heute beobachten kann – die Fähigkeit, über sich selbst zu lachen. Der heutigen Forschergeneration sei darum zu wünschen, dass auch sie neben den forschungsinhärenten Frustrationen ihre Arbeit als „fröhliche Wissenschaft" erlebt. Denn wo die Forschung fröhlich ist, da ist sie meist auch kreativ.

EPILOG

P.H. HEINTZEN

Der historische Rückblick auf die Entwicklung der bildgebenden Verfahren soll noch ergänzt werden durch einen weiteren Aspekt, auf den ein Pionier der Echokardiographie und biomedizinischen Technik, unser kürzlich verstorbenes Ehrenmitglied, Professor Dr. Sven Effert, in seiner Rede auf dem internationalen Symposium in Bad Nauheim 1981 [15] hingewiesen hat:

„Der Rückblick zeigt, wie problematisch jede *Voraussage* über ein wirklich neues Verfahren sein kann. So liest man noch im April 1970 in einer renomierten deutschen kardiologischen Zeitschrift: ‚Das Kapitel der indirekten diagnostischen Verfahren sollte man nicht abschließen, ohne das Ultraschallkardiogramm wenigstens erwähnt zu haben. Das Verfahren hat sich nicht allgemein durchgesetzt, weil erstens die Anwendung praktisch ausschließlich auf die Diagnose der Mitralvitien beschränkt ist, weil sie zweitens die Aussagefähigkeit anderer Verfahren nicht übersteigt und dabei drittens das Gerät sehr kostspielig ist'. Das war damals schon nicht gültig, denn die Diagnose des Perikardergusses und der Herztumoren waren schon beschrieben. Der Blick in das Programm des Symposiums zeigt, wie falsch außerdem die Methode damals beurteilt wurde, *wie schwierig es also sein kann, Neuland als solches zu erkennen*. Helmuth Hertz hat dem *Zufall* bei der Entwicklung eines neuen Gebietes eine wichtige Rolle zugewiesen. Aber es war nicht nur das Glück, zufällig am Anfang einer solchen Entwicklung eines neuen Gebietes gestanden zu haben ... " (denn es wird) „ ... oftmals vollständig übersehen, dass der Zufall sowie *das persönliche Engagement der Wissenschaftler* eine wichtige Voraussetzung für eine erfolgreiche Forschung sind."

Betrachten wir in diesem Sinne abschließend mit Genugtuung, zu welchen kühnen Visionen sich der wahre Forschergeist – sensu strictiori – „aufschwingen" kann. Das letzte, zukunftweisende Bild zeigt den Traum eines der namhaftesten amerikanischen Kardiophysiologen und Wissenschaftlers, Professor Earl H. Wood von der Mayo-Klinik. Es ist der Plan, jenen „dynamic spacial reconstructor" (DSR) mit einer Rakete in den Weltraum zu schießen (*Herz* 10: 183, 1985), um unter den Bedingungen der Schwerelosigkeit Herz- und Kreislauffunktion vierdimensional zu analysieren (Abb. 9.14). Hoffen wir, dass auch in Zukunft wissenschaftliches Streben nicht verloren geht oder gar durch ideologische Motive unterdrückt werden kann. Im Übrigen gilt unverändert Shakespeares Erkenntnis [39]:

„Dreams are the stuff that progress is made on."

Abb. 9.14
Vision eines Pioniers der Kardiophysiologie und Luftfahrtmedizin: Die vierdimensionale Analyse der Herz-Kreislauf-Funktion mit dem Dynamic spatial reconstructor (DSR) in der Schwerelosigkeit. Größenproportionale Darstellung des DSR im Space Shuttle der NASA. Dieses Unternehmen wurde (noch) nicht realisiert! (Aus dem Beitrag von Earl H Wood, The Dream of the dynamic, high-fidelity synchronous, volumetric imaging system and the road to its realization. *Herz* 10: 183–192, 1985)

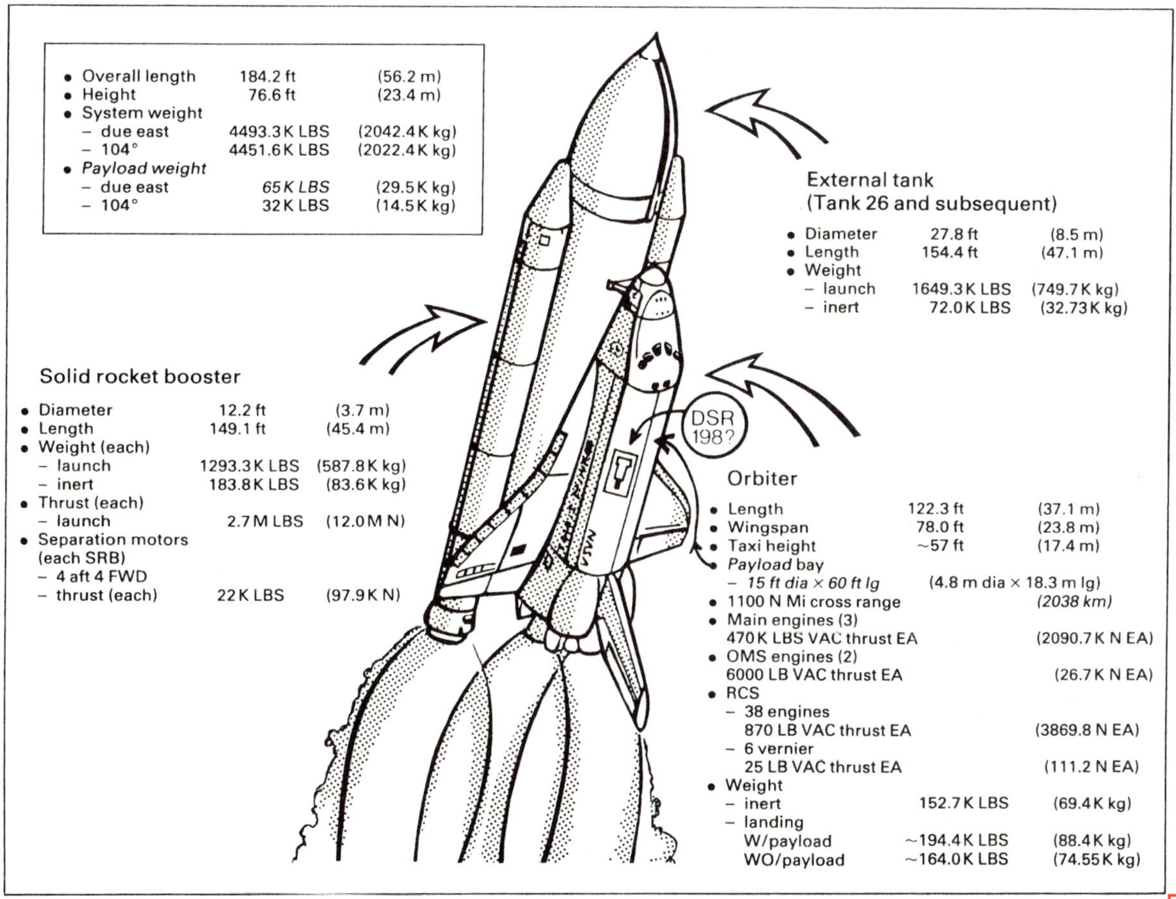

LITERATUR

MONOGRAPHIEN, INTERNATIONALE SYMPOSIEN, ZUSAMMENFASSENDE DARSTELLUNGEN

1. Adam WE (ed) (1992) Handbook of nuclear medicine, vol 2. Heart, Stuttgart New York
2. Büchner H (1951) Handbuch der Radiologie. Erkrankungen des Herzens und der Gefäße. Springer, Berlin Heidelberg New York
3. Doby T (1978) Development of angiography and cardiovascular catheterization. Publishing Sciences Group, Littletown/MA, pp 116–135
3a. Hanrath P, Bleifeld W, Souquet J (1982) Cardiovascular diagnosis by ultrasound. Nijhoff, The Hague
4. Heintzen PH (ed) (1971) Roentgen-cine- and videodensitometry. Fundamentals and applications for blood flow and heart volume determination. Thieme, Stuttgart
5. Heintzen PH, Bürsch JH (eds) (1978) Roentgen-video-techniques for dynamic studies of structure and function of the heart and circulation. Thieme, Stuttgart
6. Heintzen PH, Brennecke R (eds) (1983) Digital imaging in cardiovascular radiology. Thieme, Stuttgart
7. Heintzen PH (1986) Digital angiocardiography. In: Collins SM, Skorton DJ (eds) Cardiac imaging and image processing. McGraw-Hill, New York, pp 239–279
8. Just H, Heintzen PH (eds) (1986) Angiocardiography. Current status and future developments. Springer, Berlin Heidelberg New York Tokyo
9. Lanzer P, Lipton M (eds) (1997) Diagnostics of vascular diseases. Principles and technology. Springer, Berlin Heidelberg New York Tokyo
10. Lins M, Heller M, Simon R (Hrsg) (1998) Herz und Thorax in Diagnostik und Thearpie. Bildgebung – Datenerfassung und Verarbeitung. Hartmann, Hessdorf-Klebheim
11. Moshage W, Achenbach S, Daniel WG (Gastherausgeber) (2000) Cardiac imaging. Z Kardiol 89, Suppl 1
12. Rosenbusch G, Oudkerk M, Amman EH (Hrsg) (1994) Radiologie in der medizinischen Diagnostik. Die Entwicklung der Röntgenstrahlen-Anwendung 1895–1995. Blackwell, Berlin (engl. Ausgabe 1995)
13. Schaper W, Gottwig MG (Hrsg) (1981) Fortschritte der Kardiologie. Verh Dtsch Ges Kreislaufforschg 47
14. Schaper W, Heintzen P, Lichtlen PR, Loogen F (Hrsg) (1989) Bildgebende Verfahren in der Kardiologie. Z Kardiol 78, Suppl 7
15. Schlepper M, Berwing K (Hrsg) (1990) Kontrst-, Doppler-, Farb-Doppler- und transösophageale Echokardiographie. Schattauer, Stuttgart
16. Schulthess KG von (1989) Morphology and function in MRI. Cardiovascular and renal systems. Springer. Berlin Heidelberg New York Tokyo
17. Schumacher G.(Hrsg) (1995) Bildgebende Verfahren in der Kinderkardiologie. Wissenschaftliche Verlagsgesellschaft, Stuttgart
18. Sechtem U (1998) Aktueller Stand der Magnetresonanztomographie in der Diagnostik kardiovaskulärer Erkrankungen. Informationsblatt der DGK. 5 Jahrg. Heft 1: 41–51
19. Sigwart U, Heintzen PH (eds) (1984) Ventricular wall motion. Thieme, Stuttgart
20. Skorton DJ, Schelbert HR, Wolf GL, Brundage HB (eds) (1996) Cardiac imaging, 2nd edn. WB Saunders, Philadelphia

EINZELARBEITEN

21. Adam WE, Schenck P et al. (1969) Investigation of cardiac dynamics using scintillation camera and computer. In: Int Atomic Energy Agency, Vienna (ed) Medical radioisotope scintigraphy, vol II, 77. Perimed Fachbuchges., Erlangen
22. Boyd DP, Lipton MJ (1983) Cardiac computed tomography. Proc IEEE 71: 298
23. Brennecke R, Brown TK, Bürsch JH, Heintzen PH (1976) Digital processing of videoangiographic image series using a minicomputer. Proc Comp Cardiol, IEEE Comp Soc, Long Beach/CA, Catalog No. 74 CH0879-7C, pp 255–260
24. Bürsch JH, Hahne HJ, Brennecke R et al. (1981) Assessment of arterial blood flow measurements by digital angiocardiography Radiology 14: 39–47
25. Bürsch JH, Heintzen PH (1985) Parametric imaging. Radiol Clin North Am 23: 321
26. Edler IA (1956) Ultrasound cardiogram in mitral valve disease. Acta Chir Scand 111: 230
27. Effert S, Erkens H, Grosse-Brockhoff (1957) Über die Anwendung des Ultraschall-Echoverfahrens in der Herzdiagnostik. Dtsch Med Wochenschr 82: 1253–1257 und mit Domanig (1959) Dtsch med Wochenschr 84: 6–8

28. Erbel R, Brennecke R, Goerge G et al. (1989) Möglichkeiten und Grenzen der zweidimensionalen Echokardiographie in der quantitativen Bildanalyse. Verh Dtsch Ges Kardiol 78, Suppl 7: 131
29. Ertl G, Bauer W, Neubauer S, Haase A, Hahn D (1999) Magnetresonanztomographie und Spektroskopie. Z Kardiol 88, Suppl I: 136
30. Forßmann W (1929) Die Sondierung des rechten Herzens. Klin Wochenschr 8: 2085–2087
31. Heintzen PH, Brennecke R et al. (1975) Automated videoangiocardiographic image analysis. IEEE Comp Soc Comp in Cardiol 8: 55–64
32. Heintzen PH, Brennecke R, Bürsch JH et al. (1982) Quantitative analysis of structure and function of the cardiovascular system by roentgen-video-computer techniques. Mayo Clin Proc 5, Suppl I: 78–91
33. Janker R (1949) Apparatur und Technik der Röntgenkinematographie zur Darstellung der Herzinnenräume und der großen Gefäße. Fortschr Röntgenstr 72: 513–520
34. Kalender WA, Kachelrieß M, Ulzheimer S (2000) Subsekunden-Mehrschicht-Spiral-CT als Alternative zur Elektronenstrahlcomputertomographie. Z Kardiol 89,Suppl 1: 50–53
35. Lange PE, Onnasch DGW et al. (1978) Analysis of left and right ventricular size and shape, as determined from human casts. Description of the method and its validation. Eur J Cardiol 8: 431–434
36. Mol CR (1981) Ultrasound velocity tomography and dynamic cardiac geometry. Proefschrift. Univ. of Utrecht. Drukkerij Elekwijk, Utrecht
37. Schelbert HR, Phelps M et al. (1980) Regional myocardial ischemia assessed by Fluoro-2-eoxyglucose and positron emission computed tomography. In: Heiss HW (ed) Advances in clinical cardiology, vol I. New York
38. Wood EH, Sturm R, Sanders JJ (1964) Data processing in cardiovascular physiology with particular reference to roentgen videodensitometry. Mayo Clin Proc 39: 849
39. Wood EH (1985) The dream of a dynamic, high-fidelity, synchronous, volumetric imaging system and the road to its realization. Herz 10: 183–192

10 Geschichte der deutschen Kinderkardiologie

P.H. HEINTZEN

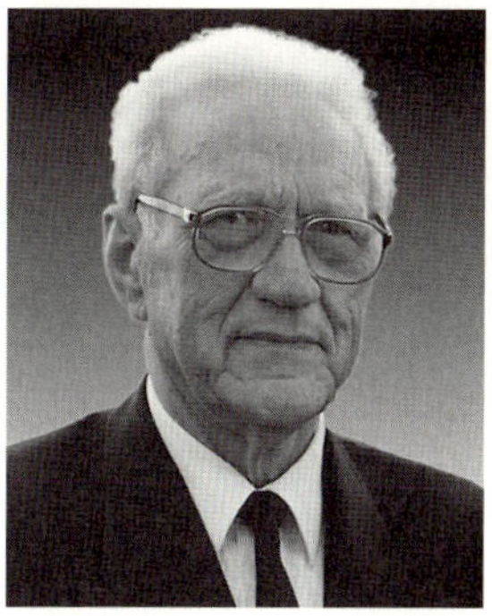

P.H. Heintzen

„Geschichte zu schreiben, ist immer eine bedenkliche Sache. Denn bei dem redlichsten Vorsatz kommt man in die Gefahr, unredlich zu sein; ja, wer eine solche Darstellung unternimmt, erklärt zum voraus, dass er manches ins Licht, manches in Schatten setzen werde."

Johann Wolfgang von Goethe [1]

ENTWICKLUNG EINES NEUEN FACHGEBIETES

VORBEMERKUNG

Im Rahmen der vorgegebenen Grenzen dieses Beitrags kann und soll nicht der Versuch unternommen werden, das Thema erschöpfend zu behandeln. Ich erkläre somit im Sinne des Mottos *„zum voraus"*, dass ich nur einiges *„ins Licht und manches in Schatten setzen werde"*, ja notgedrungen im Schatten belassen muss! Denn es besteht keine annähernd vollständige und objektive – nach historischen Gesichtspunkten erfolgte – Dokumentation der Ereignisse, die die Geschichte der Kinderkardiologie während der 75-jährigen Existenz der Deutschen Gesellschaft für Kardiologie – Herz- und Kreislaufforschung nachzuzeichnen vermöchte. Die täglichen ärztlichen Pflichten und die Aufgaben in Lehre und Forschung ließen den Pionieren nur selten Zeit für eine historische Dokumentation der Eigenleistung, geschweige denn der überregionalen Entwicklung ihres Fachgebietes. Nur die wissenschaftlichen Publikationen und wenige Dokumente geben einen objektiven Einblick in die Geschichte der Kinderkardiologie, die sich im Übrigen nur in begrenztem Maße unter dem Dach der Deutschen Gesellschaft für Kardiologie – Herz- und Kreislaufforschung abgespielt hat.

So muss ich, als einer der letzten Zeitzeugen, in hohem Maße auf eigene Erfahrungen und Bewertungen zurückgreifen, sowie auf die verdienstvollen Arbeiten des Kollegen Rautenburg, der 1989 das verfügbare Material zusammengestellt hat [25] und auf den Beitrag von Stoermer und Rautenburg, die 1996 im Informationsblatt unserer Gesellschaft einen Überblick über die Entwicklung der Kinderkardiologie gaben [31]. Schließlich wäre der – schon sprachlich widerspruchsvolle – Versuch einer objektiven „Gegenwarts-Geschichte" ein törichtes Unterfangen.

Ich bitte also alle Unerwähnten für alles Unerwähnte um Nachsicht.

---

[1] Johann Wolfgang von Goethe, Zur Farbenlehre. Didaktischer Teil. In: Goethe, Werke, Hamburger Ausgabe, Bd 13. dtv, München, 1998, S. 320.

MEDIZINISCHE PROBLEMATIK

Im Zentrum einer Geschichte der Deutschen Kinderkardiologie stand und steht – als permanente Herausforderung – *das herzkranke Kind*! Um dessen Wohl haben sich Vertreter verschiedener Disziplinen gesorgt und verdient gemacht: Hausärzte, Pädiater, Internisten, Chirurgen, Techniker und Naturwissenschaftler und nicht zuletzt Krankenschwestern und Pflegepersonal. Hervorzuheben ist die durch die Geschichte hindurch stets fruchtbare Zusammenarbeit mit der Erwachsenenkardiologie sowie, in zunehmendem Maße, mit der Herzchirurgie.

Erst im Laufe der letzten Jahrzehnte kristallisierte sich – nicht ohne erhebliche Widerstände – die *Kinderkardiologie als ein selbstständiges Fachgebiet* heraus. Damit blieben aber, in unterschiedlichem Maße, allgemeinpädiatrische Tätigkeiten – oft in Oberarztfunktion – verbunden. Wenngleich schwerpunktmäßig *klinisch* orientiert, hat die Kinderkardiologie aber auch *eigene, fachspezifische Forschungsaktivitäten* entwickelt. Diese Entwicklungsgeschichte soll im Folgenden anhand markanter Beispiele in Erinnerung gebracht werden.

Resignation der deutschen Pädiater

Das Schicksal herzkranker Kinder war in *der letzen Hälfte* des vorigen Jahrhunderts einem ständigen Wandel unterworfen (Abb. 10.1 a, b). Bis in die Mitte der 50er-Jahre wurden rheumatische Herzerkrankungen, herzschä-

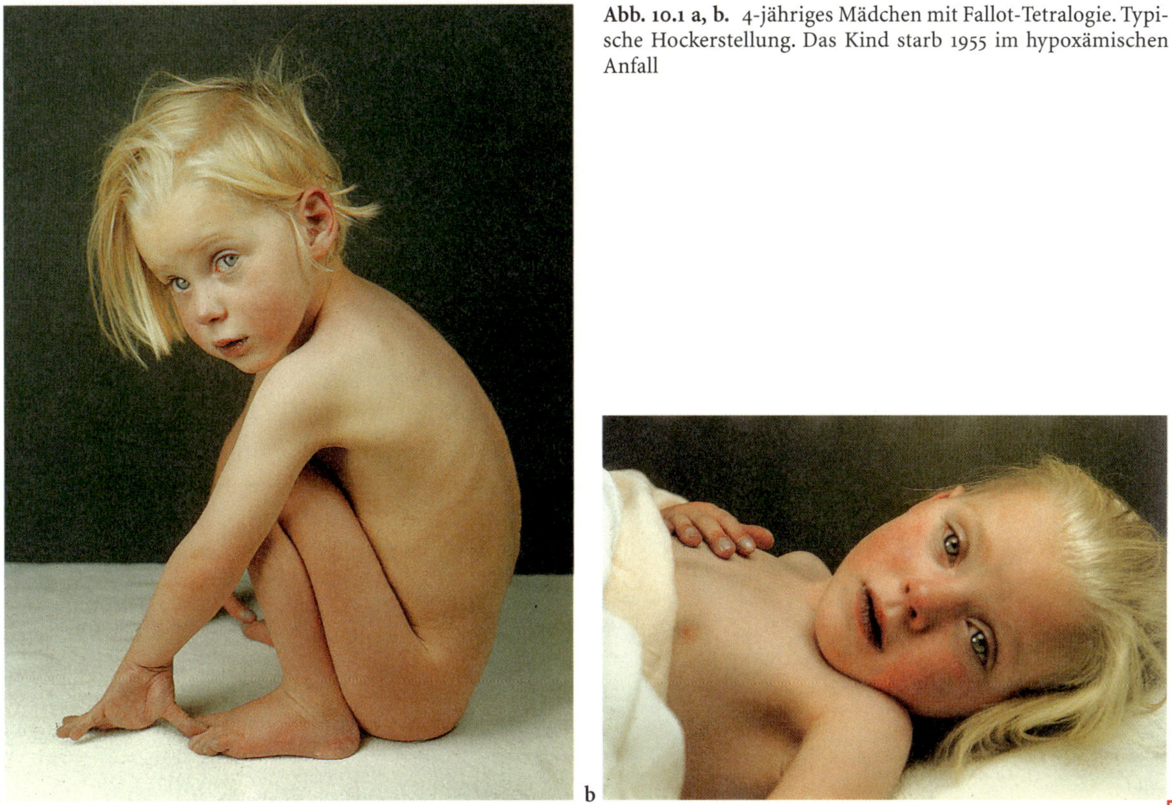
a b

Abb. 10.1 a, b. 4-jähriges Mädchen mit Fallot-Tetralogie. Typische Hockerstellung. Das Kind starb 1955 im hypoxämischen Anfall digende Infektionskrankheiten durch Scharlach, Diphtherie sowie andere Erreger und Noxen – entsprechend dem allgemeinen Wissensstand – prinzipiell in gleicher Weise wie bei Erwachsenen von Pädiatern, Hausärzten und Internisten behandelt.

In der deutschen klinischen und wissenschaftlichen Pädiatrie spielten Herzerkrankungen bis in die 50er-Jahre des letzten Jahrhunderts aber so gut wie keine Rolle. Kinder mit angeborenen Herzfehlern musste man hoffnungslos ihrem Schicksal überlassen. Eine Diagnostik erschien sinnlos. In einer Chronik der Kinderheilkunde [24] aus dem Jahre 1957 wird auch in der Ausgabe von 1966 das Thema Herzkrankheiten auf $2^1/_2$ von 703 Seiten abgehandelt! Paradoxerweise ist dort aber vor allem von den *nicht* behandelbaren angeborenen Herzfehlern die Rede. Eigene Forschungsaktivitäten gab es auf diesem Gebiet in der deutschen Kinderheilkunde so gut wie nicht. So paradox es klingt, *das Herz des Kindes – das biologische – existierte in der Pädiatrie nicht!* Zunächst fehlte – mangels therapeutischer Möglichkeiten – „verständlicherweise das Verständnis" und Interesse der meisten Lehrstuhlinhaber für die Problematik dieser Patientengruppe.

Vorbild der Amerikaner

Die Entwicklung der modernen diagnostischen und operativen Kardiologie – sieht man von einzelnen chirurgischen Eingriffen an Aorta und Ductus Botalli ab – ist weltweit auf die Vorarbeiten einer amerikanischen *Kinderärztin, Helen Taussig* (1898–1986), und ihre Zusammenarbeit mit dem *Chirurgen Alfred Blalock* zurückzuführen. Erst durch die von diesen Autoren entwickelten operativen Behandlungsmöglichkeiten zyanotischer angeborener Herzfehler wurden die technisch-methodischen Verfahren fortentwickelt, die die Voraussetzungen für eine differenzierte, zuverlässige klinische Diagnostik erworbener und komplizierter angeborener Herz- und Kreislauferkrankungen schufen. Weit über hundert „blue Babies" wurden allerdings von Helen Taussig allein mit konventionellen Untersuchungsverfahren (Klinik, EKG, Röntgenbild) diagnostiziert und anschließend von Blalock operiert, bevor die Herzkathetertechnik an ihrer Klinik eingeführt wurde. Ihr Buch „*Congenital malformations of the heart*" (The Commonwealth Fund, New York, 1947) war die Bibel aller Aktivisten auf diesem neuen Arbeitsgebiet (Abb. 10.2).

Dass die *Motivation* mehr als die *physische Konstitution* die Voraussetzung für die weltweite Revolution in der (Kinder)-Kardiologie wurde, verdeutlicht die von Stoermer erwähnte Anekdote [40], nach der

„ … die Kinderkardiologie geboren wurde durch eine taube Kinderärztin und einen blinden Chirurgen! Konnte doch Frau Professor Taussig nur mithilfe eines Spezialhörgerätes auskultieren und Blalock wegen seiner starken Kurzsichtigkeit nur mit extrem starken Brillengläsern operieren!"

Ist das nicht auch ein früher Hinweis auf die Bedeutung der Technik?

Zu den Ausnahmen unter den deutschen pädiatrischen Lehrstuhlinhabern, die die Bedeutung dieser Entwicklung erkannt hatten, gehörte Professor Karl Klinke, seinerzeit Direktor der Kinderklinik der Charité,

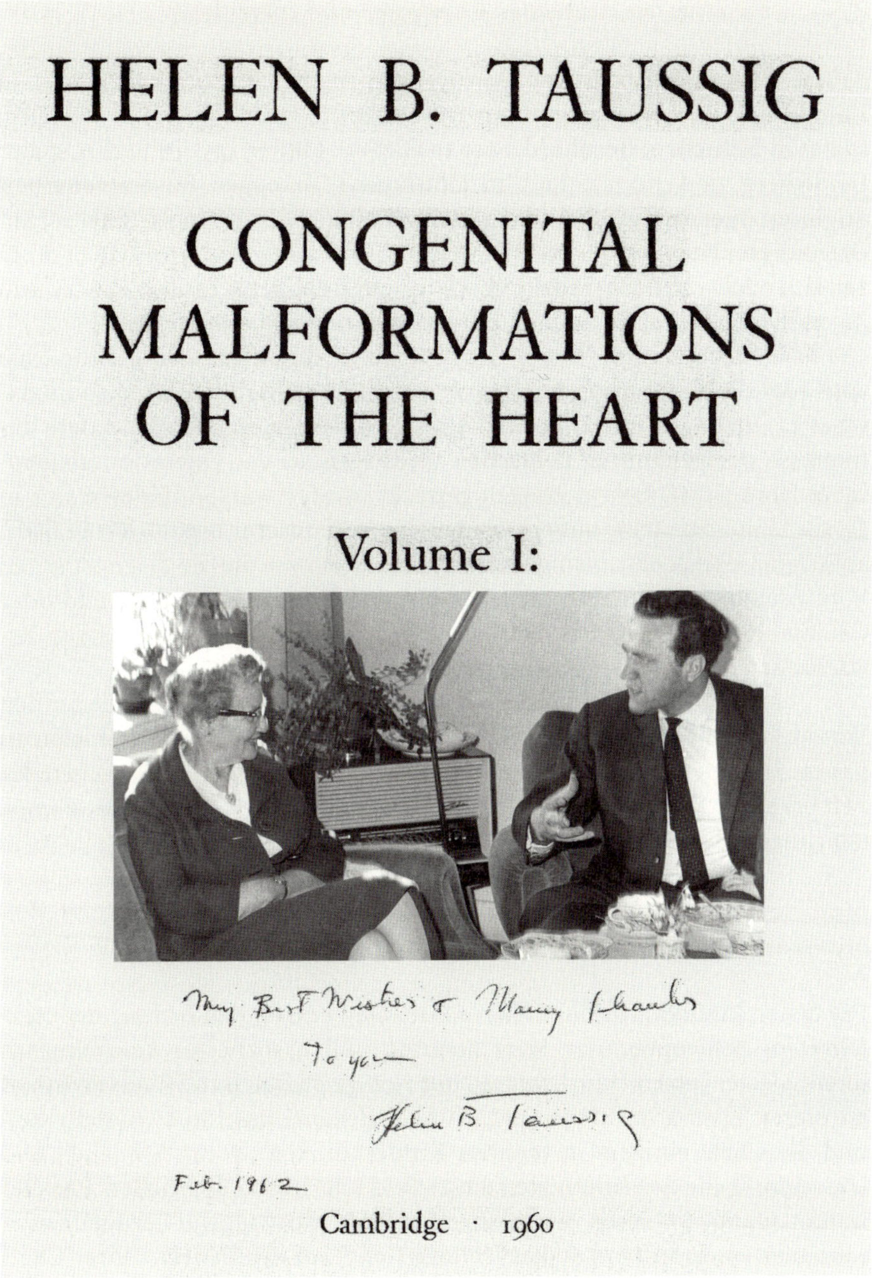

HELEN B. TAUSSIG

CONGENITAL MALFORMATIONS OF THE HEART

Volume I:

My Best Wishes & Many thanks
To you
Helen B Taussig

Feb. 1962

Cambridge · 1960

Abb. 10.2
Die Bibel der Kardiologen. Ein Gastgeschenk anlässlich eines Besuches von Helen Taussig im Forsthaus Oppendorf bei Kiel 1962

Berlin. Er veröffentlichte 1950 die erste deutschsprachige Monographie mit dem Titel „*Diagnose und Klinik der angeborenen Herzfehler*" im Georg Thieme Verlag, Leipzig. Auf 81 Seiten wird in schematischen Abbildungen, Röntgenbildern und vereinzelten Elektrokardiogrammen – noch ohne nennenswerte Eigenerfahrung – der Stand des angloamerikanischen Wissens ins Deutsche übertragen. Man muss aber gerechterweise be- und erkennen, dass es sich damals – wie auch heute immer noch in zu hohem Maße – um einen *Nachvollzug*, um übernommene Erfahrungen und reproduktive Aktivitäten handelte, allerdings mit dem lobenswerten Ziel, zunächst den Anschluss an den internationalen Wissensstand zu gewinnen.

Initiative der deutschen Chirurgen und Internisten

Es war einigen dynamischen Chirurgen vorbehalten (Loeweneck, 1947 in Hamburg; Derra, 1948/49 in Bonn/Düsseldorf; Zenker, 1948/49 in Marburg, später in München; Bernhard, 1949 in Gießen; Linder, 1952 in Berlin, später Heidelberg und Koncz, 1953 in Göttingen), in enger Zusammenarbeit mit ihren internistischen und einigen radiologischen Kollegen, an wenigen Orten dieses Neuland als Erste zu betreten und *unabhängig von Altersgrenzen* sich auch – zunächst sogar überwiegend – der herzkranken Kinder und Jugendlichen mit angeborenen Herzerkrankungen anzunehmen.

In der 5. und 6. Dekade des vorigen Jahrhunderts erfolgte zunächst eine zögerliche Übernahme amerikanischer, englischer und skandinavischer Erfahrungen und Untersuchungstechniken in dem Maße, in dem das Interesse der genannten deutschen Chirurgen an der Operation angeborener Herz-Gefäß-Erkrankungen geweckt worden war. So bildeten sich in Deutschland, zunächst außerhalb der Grenzen unserer organisierten pädiatrischen Gesellschaft, wenige *internistische Zentren*, die die diagnostischen Voraussetzungen schufen, um operable, angeborene Herzfehler und/oder Gefäßfehlbildungen – überwiegend bei älteren Kindern und jungen Erwachsenen – sicher diagnostizieren zu können.

Man kann dem Gros der verantwortlichen Hochschul-Pädiater den Vorwurf nicht ersparen, diese Entwicklung zunächst völlig verschlafen zu haben. So hatten unter den Lehrstuhlinhabern nur wenige die Zeichen der Zeit erkannt. Als ich 1954 in Kiel antrat, gab es 70 verschiedene Säuglingsnahrungen aber nur einen bescheidenen EKG-Apparat.

Anfänge der deutschen Kinderkardiologie

Die ersten kinderkardiologischen Aktivitäten entstanden Anfang der 50er-Jahre im Schlepptau der Herzchirurgie und assoziierter kardiologisch interessierter Internisten. Es waren nur wenige pädiatrische Chefs ernsthaft an dieser Thematik interessiert: Klinke (Berlin/Düsseldorf), Catel (Kiel) und die Chefs einiger Universitäts-Kinderkliniken (Bonn, München und Düsseldorf), die den Internisten dieses Feld tolerierend überließen. Pädiater waren anfangs in diesen diagnostischen Teams vorwiegend Lernende oder Mitläufer (so Frau Dr. Lotzkes in Bonn) und auf die Toleranz ihrer Chefs angewiesen, geeignete Patienten den Herzchirurgen „auszuliefern", war doch die Mortalität in den frühen Stadien – unvermeidlich – hoch. Wer aber das Leiden zyanotischer Säuglinge und Kleinkinder, den Erstickungstod im hypoxämischen Anfall miterlebt hatte, zweifelte nicht an der Richtigkeit des neuen Weges. Und so gab es auch, wie immer, Ausnahmen unter den verantwortlichen Pädiatern, denen das Wohl herzkranker Kinder mehr bedeutete als die Sorge um die Integrität „ihrer Fächer".

Zeit der Einzelkämpfer

In den frühen 50er-Jahren begannen sich – soweit noch Zeitzeugen berichten konnten – auch in Deutschland einige Kinderärzte mehr oder weniger systematisch mit den Problemen der angeborenen Herzfehler zu befassen und eigenständige Herzsondierungen und/oder Angiokardiographien durchzuführen, so T. Hockerts 1950 in Würzburg, W. Heck 1951 in Göttingen und S. Otto im gleichen Jahr am Kaiserin-Auguste-Viktoria-Krankenhaus in Berlin. Ein Jahr später begann G. Burgemeister an der Charité zu katheterisieren. 1954 wurden entsprechende Aktivitäten aus den Kinderkliniken Leipzig (D. Michel und K. Bock) und München (H. Hilber begann dort mit Kontrastmittelinjektionen in beide Armvenen ohne Herzkatheter! Persönliche Mitteilung/PM von H. Blömer) sowie 1955 aus Kiel (P. Heintzen) berichtet. 1956 richtete K. Bühlmeyer – nach Lehrjahren in der inneren Medizin bei H. Blömer – ein Herzkatheterlabor im Haunerschen Kinderspital in München ein. In Hamburg war es Frau Lotzkes, der 1958 P. Müller-Brunotte und 1963 E.W. Keck folgten. Etwas später (1958) begann H. Gutheil in Erlangen mit den ersten Herzsondierungen. In Bremen hatte sich kurzzeitig ein Katheterteam unter der Leitung des Kinderchirurgen Rehbein etabliert.

Viele Institutionen arbeiteten mit den Radiologen und/oder Erwachsenenkardiologen zusammen. Die meisten Anfänger hatten sich vorher an den wenigen Quellen in Amerika, England und Skandinavien über das Prozedere informiert. Nur wenige Autodidakten probten – in der Nachfolge von Werner Forßmann – die Herzkathetertechnik im Selbstversuch und lernten dabei auch die Probleme und möglichen Komplikationen des Verfahrens (z. B. Thrombophlebitis) näher kennen (eigene Erfahrung). Damals führte man den Katheter – nach Vv. sectio – von den rechten Armvenen aus ein. Punktionen der Brachial- oder Femoralarterie waren selten.

ENTWICKLUNG DER GESELLSCHAFTLICHEN STRUKTUREN

Seit meiner ersten Teilnahme an den Tagungen der „Deutschen Gesellschaft für Kreislaufforschung“ 1952 – seinerzeit noch Volontärassistent – gehörte ich zu den wenigen kardiologisch interessierten Pädiatern, die diese Veranstaltung regelmäßig besuchten, ohne dass sie dort aktiv in Erscheinung traten, bzw. treten konnten. Der harte Kern der habituellen Referenten war so fest gefügt, dass selbst auf der Tagung 1957 unter Leitung von Derra mit der Thematik: „Angeborene Herzfehler“ Diskussionsbemerkungen von Kinderkardiologen „abgewürgt“ wurden. (Selbsterfahrung)!

Auch aus diesen Gründen versammelte sich 1960 erstmals ein Kreis von Kinderärzten, die sich schwerpunktmäßig der Kardiologie verschrieben hatten, zu einem Gedankenaustausch.

Erstes „Pädiatrisches Kreislaufkolloquium“

Dank der Initiative des Pädiaters Fritz Graser, Mainz, sowie der Unterstützung durch die Firma Nestle, fand das erste Treffen in deren Geschäftsräumen in Frankfurt statt. Dieses „Pädiatrische Kreislaufkolloquium“ war die Keimzelle, aus der sich später das Fachgebiet mit der Teilgebietsbezeichnung *Kinderkadiologie* entwickelte: Die erste „historische“ Veranstaltung und ihre Referenten seien noch einmal in Erinnerung zurückgerufen. Sie fand am 26. März 1960 in Frankfurt/Main unter Leitung von Fritz Graser statt.

Referenten

- *Berger* (sen.; Mainz), Pädiatrie,
- *Beuren* (Göttingen), Pädiatrie, Kinderkardiologie,
- *Burgemeister* (Berlin/DDR), Pädiatrie, Kinderkardiologie,
- *Graser* (Mainz), Pädiatrie,
- *Heintzen* (Kiel), Pädiatrie, Kinderkardiologie,
- *Hockerts* (Würzburg), Pädiatrie, Physiologie,
- *Keuth* (Köln), Pädiatrie,
- *Lüllmann* (Mainz), Pharmakologie,
- *Stoermer* (Göttingen), Pädiatrie, Kinderkardiologie,
- *Wenner* (Bonn), Pädiatrie,
- *Wolf* (Heidelberg), Pädiatrie, Kinderkardiologie.

Hinzu kam eine kleine Zahl interessierter Zuhörer.

Noch im gleichen Jahr war im Rahmen der Jahrestagung der Deutschen Gesellschaft für Kinderheilkunde unter der Präsidentschaft von Prof. G. Joppich (Göttingen), in Kassel erstmals der Kinderkardiologie das erste Hauptthema gewidmet. Auf dieser von Beuren organisierten Sitzung hielt, in Gegenwart des Nobelpreisträgers Werner Forßmann, Helen Taussig das Hauptreferat. Die Kinderkardiologie hatte auch aus der Sicht der Allgemeinpädiater die Pubertät hinter sich.

Erster Lehrstuhl für Kinderkardiologie

Es war das große Verdienst des Pädiaters G. Joppich – zum Leidwesen mancher Kollegen –, schon 1960 in Göttingen das erste Extraordinariat (später Lehrstuhl) für Kinderkardiologie in Deutschland einzurichten. Leiter wurde der 1959 aus den USA zurückgekehrte – Internist – Alois J. Beuren. Gestützt auf die Oberärzte J. Stoermer, später J. Apitz und J. Vogt sowie eine exzellente Herzchirurgie unter J. Koncz, blühte diese Institution in den folgenden Jahren auf und hat zu einer Zeit tausenden von herzkranken Kindern zu einem besseren Leben verholfen, als sie mancherorts noch ihrem Schicksal überlassen werden mussten. Es kann nicht verschwiegen werden, dass die pädiatrische Muttergesellschaft und die pädiatrischen Lehrstuhlinhaber – bis auf wenige Ausnahmen – diese Entwicklung trotz oder wegen des fruchtbaren Göttinger Modells, weiterhin mit einem gewissen Missbehagen verfolgten.

Interdisziplinäres Forschungszentrum für Pädiatrische Kardiologie und Biomedizinische Technik

1965 konnte in Kiel – gegen den hartnäckigen Widerstand der Fakultät – eine weitere selbstständige Abteilung für Kinderkardiologie mit eigenem Personal und Sachetat entstehen. Durch Gewährung von Drittmitteln in mehrfacher Millionenhöhe von der *Stiftung Volkswagenwerk* entstand zugleich *das erste Modell eines interdisziplinären Forschungszentrums an einer deutschen Klinik.* Es wurde zur Keimzelle der Biomedizinischen Technik in der BRD.

Die positiven Erfahrungen und Arbeitsergebnisse (siehe weiter unten) mit der interdisziplinären Arbeitsweise, bei der sich bis zu 50% des Personals aus Naturwissenschaftlern (Physikern, Ingenieuren, Mathematikern und Technikern) rekrutierte, veranlassten mich 1967 ein Memorandum an die Stiftung Volkswagenwerk abzufassen, um auf den Rückstand der Biomedizinischen Technik in der BRD hinzuweisen. Die Argumente überzeugten die Dres. Gambke und Rudolf Kerscher und veranlassten das Förderprogramm der VW-Stiftung, aus dem *1968* das Helmholtz-Institut in Aachen sowie die Abteilung für Biomedizinische Technik in Erlangen hervorgingen (*Dtsch Ges Biomed Tech Nachrichten* 16: 8–10, 1998). Auf diese Initialzündung hin entwickelten sich weitere interdisziplinäre Arbeitsgruppen und Institutionen für Biomedizinische Technik in der BRD, so unter anderem in Hannover und Stuttgart.

Es sei, der historischen Wahrheit zuliebe, an dieser Stelle darauf hingewiesen, dass das durch die Medien vermittelte Bild der *„68er-Jahre“* die Tatsache völlig verdrängt hat, dass zu dieser Zeit an deutschen Universitäten junge Wissenschaftler auch „ohne Randale“ gefördert worden sind und effektiv geforscht werden konnte!

Von den Kreislaufkolloquien zur „Arbeitgemeinschaft für Pädiatrische Kardiologie“

Schon das 2. *Kreislaufkolloquium* zeigte eine beachtliche Beteiligung ausländischer Kollegen. Dankbar hervorzuheben ist die Bereicherung unserer Tagungen durch schwedische Kollegen und vor allem die hilfreiche Beratung und Erfahrungsvermittlung von Gerald Graham (London), der uns – aber auch die „Erwachsenen“-Kardiologen, die ja zu dieser Zeit überwiegend jugendliche Patienten betreuten – über die aktuellen Entwicklungen in der angloamerikanischen Kinderkardiologie „auf dem Laufenden hielt“.

Das 2. Pädiatrische Kreislaufkolloquium fand unter der Leitung von Prof. Fritz Graser vom 11. bis 12. April 1961 in Mainz statt. Das Thema war: Herz und Kreislauf des Neugeborenen.

Referenten

- *Beuren* (Göttingen), Kinderkardiologie,
- *Brehm* (Frankfurt), Pädiatrie,
- *Celander* (Göteborg), Pädiatrie,
- *Daws* (Oxford), Pädiatrie,
- *Graham* (London), Physiologie,
- *Graser* (Mainz), Pädiatrie,
- *Heintzen* (Kiel), Pädiatrie,
- *Hintze* (Bonn), Pädiatrie,
- *Hort* (Göttingen), Pathologie,
- *Keuth* (Köln), Pädiatrie,
- *Lind* (Stockholm), Pädiatrie, Kinderkardiologie,
- *Mühlke* (Würzburg), Pädiatrie,
- *Müller-Brunotte* (Hamburg), Pädiatrie,
- *Peltonen* (Turku), Pädiatrie,
- *Rudolph* (New York), Pädiatrie, Physiologie,
- *Stoermer* (Göttingen), Pädiatrie,
- *Thomson* (Mainz), Gynäkologie.

Das *3. Pädiatrische Kreislaufkolloquium* vom 13. bis 14. Mai 1962 in Garmisch mit der Thematik: „Erworbene Herzkrankheiten im Kindesalter", wie auch das *4. Pädiatrische Kreislaufkolloquium* vom 22. bis 23. April 1963 in Mainz, Thema: „Kreislauferkrankungen und Schock im Kindesalter", standen ebenfalls noch unter der Leitung von Fritz Graser, Mainz.

Neu hinzugekommene Kinderkardiologen als Referenten waren unter anderem die Herren Rautenburg (Gießen) 1962 und Kallfelz (Bonn) 1963.

Das *5. Pädiatrische Kreislaufkolloquium* vom 6. bis 7. Juli 1964 fand in Kiel unter meiner Leitung statt. Der Themenschwerpunkt wurde vom „Kreislauf" auf das Herz, insbesondere die konventionellen und invasiven diagnostischen Methoden verlagert. Zum ersten Mal nahmen auch Herzchirurgen als aktive Referenten teil: die Herren Löhr (Düsseldorf/Kiel), Koncz (Göttingen) und Rodewald (Hamburg). Neu hinzu traten zu unserem Kreis als Referenten die Kinderkardiologen Apitz (Göttingen/Tübingen), Bühlmeyer (München), Gutheil (Erlangen), Hilgenberg (Münster) und Keck (Hamburg).

Nach zwei weiteren Veranstaltungen in Mainz, dem *6. und 7. Kolloquium*, vom 10. bis 11. Mai 1965 und vom 24. bis 25. Oktober 1966, erneut unter Leitung von Fritz Graser mit einem breiten Themenspektrum, wechselten von nun an Tagungsort und Tagungsleitung, wobei sich der Kreis der referierenden, (später) leitenden „Kinderkardiologen" um die Herren J.H. Bürsch, 1965, und M. Bourgeois (Hamburg/Düsseldorf) sowie P. Brode (Hamburg, später St. Augustin), 1966, erweiterte.

Es folgten das *8. Pädiatrische Kreislaufkolloqium* vom 12. bis 13. Juni 1967 in Hamburg unter der Leitung von Ernst W. Keck, mit klinischen und methodisch-wissenschaftlichen Beiträgen, und das *9. Pädiatrische Kreislaufkolloqium* vom 7. bis 8. Oktober 1968 in Gießen, unter Leitung von H.W. Rautenburg. Hauptthemen waren:

- „Die kardiologische Versorgung zerebral geschädigter Kinder" und
- „Organisations- und Strukturfragen einer kinderkardiologischen Abteilung", eine Thematik, der eine zukunftsweisende Bedeutung zukam.

Zur Diskussion dieses Themas waren Beuern (Göttingen), Graham (London), Heintzen (Kiel), Hilgenberg (Münster), Kallfels (Bonn), Rautenburg (Gießen) sowie Frau Wimmer (Wien) aufgefordert.

Die Schlussfolgerungen aus dieser Diskussion kamen im folgenden, dem *10. Pädiatrischen Kreislaufkolloquium*, vom 13. bis 14. Oktober 1969 in Münster unter Leitung von F. Hilgenberg zum Tragen. Schon die Hauptthemen „Transposition der großen Gefäße" sowie „Truncus arteriosus communis und Pseudotruncus" zeigten die weitere, deutliche Schwerpunktverlagerung der Problematik vom „Kreislauf" hin zur Diagnostik und Therapie „angeborener Herzfehler". Aber auch freie Themen gehörten regelmäßig zum Programm.

Die Zahl der Teilnehmer war seit dem ersten Treffen von etwa 20 auf 50–60 Personen angestiegen.

Die fachliche Bilanz dieser Veranstaltung zeigte, dass die pädiatrische Kardiologie in der Zusammenarbeit mit der Herzchirurgie weitgehend den Anschluss an den internationalen Standard gewonnen hatte und auch auf wissenschaftlichem Gebiet eine neue Ära angebrochen war. Unter anderem konnte damals das erste vollautomatisierte digitale Herzkatheterprogramm in Europa vorgestellt werden (siehe weiter unten).

Dagegen waren die organisatorischen Strukturen dringend änderungsbedürftig, um eine effektive Arbeitsweise und Kooperation mit den chirurgischen Kollegen zu erreichen und die Nachwuchsprobleme in diesem Fachgebiet zu regeln. Zu diesem Zweck mussten sich die aktiven Kinderkardiologen eine *wirkungsvolle Organisationsform schaffen, um selbstständig* die notwendigen Entscheidungen zur optimalen Versorgung herzkranker Kinder treffen zu können.

Gründung der „Arbeitsgemeinschaft für Pädiatrische Kardiologie“ e. V. (1969)

Es war das Verdienst von H.W. Rautenburg, seit der Gießener Tagung die formalen Voraussetzungen für diese Gründung geklärt zu haben, sodass in Münster eine Satzung zur Abstimmung vorgelegt werden konnte, die die Ziele und Aufgaben der aktiven Kinderkardiologen definierte und den Regeln eines gemeinnützigen Vereins entsprach. Herr Rautenburg hatte aber zugleich in vertraulichen Gesprächen den Präsidenten der Deutschen Gesellschaft für Kinderheilkunde, Herrn Prof. Mayer (Homburg), von der Notwendigkeit einer fachlichen Repräsentanz der Kinderkardiologie innerhalb der Pädiatrie und der Anerkennung als Teilgebiet der Pädiatrie überzeugt. Der Satzungsentwurf wurde nach ausführlicher Diskussion von den anwesenden 45 Gründungsmitgliedern einstimmig angenommen. Das Originalprotokoll der Sitzung mit der Liste der anwesenden Mitglieder ist bei Rautenburg [25] wiedergegeben. Anschließend wurde, laut Satzung in schriftlicher, geheimer Abstimmung, P.H. Heintzen zum 1. Vorsitzenden, H.W. Rautenburg zum Schatzmeister und K. Menner zum stellvertretender Vorsitzenden der „Arbeitsgemeinschaft für Pädiatrische Kardiologie“ gewählt. Als Beisitzer schlug der 1. Vorsitzende die Herren Stoermer (Göttingen) und Keck (Hamburg) vor. Alle Gewählten nahmen die Wahl an.

Vorsitzende der Arbeitsgemeinschaft bzw. Deutschen Gesellschaft für Pädiatrische Kardiologie waren in den folgenden Jahren:

Vorsitzende ab 1969

- 1969–1971, P.H. Heintzen (Kiel),
- 1971–1973, K. Bühlmeyer (München),
- 1973–1975, E.W. Keck (Hamburg),
- 1975–1977, F. Hilgenberg (Münster),
- 1977–1979, J. Apitz (Tübingen),
- 1979–1981, J. Stoermer (Essen),
- 1981–1983, C. Kallfelz (Bonn/Hannover),
- 1983–1985, H. Gutheil (Erlangen),
- 1985–1987, H.W. Rautenburg (Gießen),
- 1987–1989, F. Hilgenberg (Münster),
- 1989–1991, J. Apitz (Tübingen),
- 1991–1993, G. von Bernuth (Aachen),
- 1993–1995, J.H. Bürsch (Göttingen),
- 1995–1997, H.E. Ulmer (Heidelberg),
- 1997–1998, J. Voigt (Münster),
- 1998–1999, H.H. Kramer (Kiel),
- 1999–2001, A.A. Schmaltz (Essen).

Der Gründung der „Arbeitsgemeinschaft für Pädiatrische Kardiologie“ in der BRD folgten weitere vier Jahrestagungen dieser Arbeitsgemeinschaft mit folgenden Vorsitzenden und Themen:

Tagungstermine und -orte, Tagungsvorsitzende und Themen		
12.–13. Oktober 1970, Rottach-Egern	K. Bühlmeyer	Angeborene Herzfehler, AV-Kanal, hypoplastisches Linksherz und freie Vorträge
11.–12. Oktober 1971, Tübingen	J. Apitz	Computereinsatz, Elektrokardiographie, angeborene Vitien
30.–31. Oktober 1972, Bonn	C. Kallfelz	Kardiopulmonale Anpassungsstörungen des Neugeborenen, Herzlageanomalien, seltene Gefäßanomalien im Bereich der Lungen, freie Vorträge
20.–21. September 1973, Erlangen	H. Gutheil	Transposition der großen Arterien, arterielle Gefäßringe; freie Vorträge

Auf der Erlanger Tagung erfolgte eine erneute Satzungsänderung, durch die die „Arbeitsgemeinschaft für Pädiatrische Kardiologie" ab 1974 umbenannt wurde in *Deutsche Gesellschaft für Pädiatrische Kardiologie e.V. (DGPK).*

Kampf um die Anerkennung der Kinderkardiologie als Teilgebiet der Pädiatrie

Schon Jahre vor Gründung der DGPK begannen die Bemühungen um Anerkennung der Kinderkardiologie als *Teilgebiet der Pädiatrie*. Zitat H.W. Rautenburg [25]:

„Anfang 1970 brachten P.H. Heintzen (als 1. Vorsitzender) und J. Stoermer (als Mitglied der Landesärztekammer Niedersachsen) einen ersten Antrag beim Vorsitzenden der ständigen Konferenz der Facharztausschussvorsitzenden der Bundesärztekammer, Prof. Dr. Sewering, zur Einführung und Anerkennung der Teilgebietsbezeichnung Kardiologie für den Facharzt für Kinderkrankheiten ein."

In hartnäckigen Verhandlungen war es vor allem Stoermer – in seiner Eigenschaft als Mitglied der LÄK Niedersachsen –, unterstützt durch H.W. Rautenburg, gelungen, die maßgeblichen Vertreter der Deutschen Gesellschaft für Kinderheilkunde sowie der Bundesärztekammer von der Notwendigkeit dieser so genannten „Subspezialisierung" zu überzeugen. Zunächst musste jedoch die Weiterbildungszeit zum Kinderarzt von vier auf fünf Jahre verlängert werden, um – von den geforderten zwei Jahren Spezialausbildung in der Kinderkardiologie – ein Jahr in der Ausbildungszeit zum Kinderarzt „versenken" zu können.

Das steigende Ansehen der Deutschen Gesellschaft für Pädiatrische Kardiologie, die therapeutischen Erfolge der größeren Zentren und die Unterversorgung in anderen Bereichen bildete eine weitere wesentliche Voraussetzung für den schlussendlichen Erfolg dieser Bemühungen.

Zunächst war aber unser Antrag auf dem Deutschen Ärztetag in Mainz 1971 erfolglos, da die Verlängerung der Weiterbildungszeit für das Fachgebiet Pädiatrie auf fünf Jahre abgelehnt wurde.

Am *31. Mai 1972* – d. h. heißt vor nunmehr 30 Jahren – beschloss dann der *Deutsche Ärztetag in Westerland* auf Sylt mit 87 gegen 79 Stimmen(!) die Verlängerung der Weiterbildungszeit zum Kinderarzt auf fünf Jahre und gleichzeitig die *Einführung der Teilgebietsbezeichnung „Kinderkardiologie"*.

Nachdem ein Leistungskatalog erarbeitet worden war, den die Antragsteller erfüllen mussten, um diese Teilgebietsanerkennung zu erhalten, empfahl die Bundesärztekammer den Landesärztekammern, ihre Beschlüsse von Westerland umzusetzen. In einigen Bereichen vergingen darüber noch etliche Jahre.

Durch diese Maßnahme hatte die Kinderkardiologie – als das einzige Teilgebiet im Rahmen der Kinderheilkunde – nicht nur an den Hochschulen und größeren Kliniken an Gewicht gewonnen, es bestanden jetzt auch bessere Existenzbedingungen für erfahrene Kinderkardiologen, die sich „niederlassen" wollten. Ohne diese Möglichkeit wären die Nachwuchsprobleme der kinderkardiologischen Kliniken nicht zu lösen gewesen.

Von dieser neu geschaffenen „Spezies", insgesamt 244 Zwitterfiguren aus Kardiologie und Pädiatrie mit der Teilgebietsbezeichnung Kinderkardiologie, waren 89 Personen nach Angaben des *Herzführers 2000* in „Schwerpunktpraxen" tätig (Stand März 2001).

Zur Wahrnehmung gemeinsamer Interessen gründeten die frei praktizierenden Kinderkardiologen 1991 die *„Arbeitsgemeinschaft niedergelassener Kinderkardiologen" (ANKK)*. Die niedergelassenen Kinderkardiologen spielen durch die zeitgemäße Betreuung herzkranker Kinder sowohl prä- wie postoperativ in unserem Versorgungskonzept eine wichtige Rolle. Sie bringen nicht nur ihre Erfahrung sozusagen an die „Krankheitsfront", sie entlasten zugleich die Kliniken von Routinearbeit und geben ihnen mehr Freiheit für aufwändigere Untersuchungsverfahren und Forschungsaktivitäten.

Jahrestagungen der Deutschen Gesellschaft für Pädiatrische Kardiologie

Die in der unten stehenden Tabelle zusammengestellten Veranstaltungen der Kinderkardiologen reflektieren die Weiterentwicklung der diagnostischen, interventionellen und operativen Verfahren sowie die wissenschaftlichen Fortschritte des Fachgebietes. Sie verdeutlichen zugleich auch die unterschiedlichen Schwerpunktinteressen sowie die Aufgabenteilung zwischen Erwachsenen- und Kinderkardiologen. Diese Arbeitsteilung schuf aber keine starren Grenzen. Sie schloss auch nicht aus, dass eine – aus meiner Sicht allerdings zu kleine – Zahl von pädiatrischen Kardiologen regelmäßig an den Veranstaltungen der Deutschen Gesellschaft für Kardiologie – Herz- und Kreislaufforschung teilnahmen. Ich war einer jener Veteranen.

Denn einige frühe elektrokardiographische Arbeiten brachten es mit sich, dass mich – vor genau 50 Jahren, d. h. zum 25. Jubiläum unserer Gesellschaft – mein damaliger Chef, Herr Dr. Joseph Eitel aus Düsseldorf in Begleitung seines Freundes, Prof. Dr. Bruno Kisch, dem Mitbegründer der Deutschen Gesellschaft für Kreislaufforschung, zur Nauheimer Tagung an die Hand nahm, weil als Hauptthema: „Das Elektrokardiogramm“ auf der Tagesordnung stand.

Es verstrichen 37 Jahre, bis besagter und betagter „Veteran“ als erster Kinderkardiologe 1988/89 Präsident der Deutschen Gesellschaft für Kardiologie – Herz- und Kreislaufforschung wurde.

Nach dem geschilderten Vorspiel der *pädiatrischen Kreislaufkolloquien* und den Veranstaltungen der *Arbeitsgemeinschaft* begannen die regulären Tagungen der *Deutschen Gesellschaft für Pädiatrische Kardiologie* 1974, wobei die Teilnehmerzahlen mittlerweile von ursprünglich etwa 50 auf Werte um 400 Personen angestiegen sind.

Tagungstermine und -orte, Tagungsvorsitzende und Themen

1974 Kiel	P.H. Heintzen	Methodische Grundlagen und Entwicklungen zur Diagnostik von Herz-Kreislauf-Erkrankungen
1975 Rottach-Egern	K. Bühlmeyer	Frühkorrektur oder Palliativeingriff und Spätkorrektur azyanotischer und zyanotischer Herzfehler; postoperative Nachbehandlung und Komplikationen bei herzchirurgischen Eingriffen im Säuglings- und Kindesalter; freie Vorträge und Demonstrationen
1976 Baden/Wien	M. Wimmer	Nichtrheumatische entzündliche Herzerkrankungen; Kardiomyopathien; freie Themen
1977 Gießen/ Bad Nauheim	H.W. Rautenburg	Schrittmacher im Kindesalter. Ergometrie; Rhythmusstörungen, Rechtshypertrophie, Klappenersatz im Kindesalter; freie Vorträge; Varia
1978 Heidelberg	D. Wolf	Neugeborenen- und Säuglingskardiologie; Diagnostik und Therapie angeborener Angiokardiopathien; freieVorträge, Falldemonstrationen
1979 Berlin	G. Bein	Genetik in der pädiatrischen Kardiologie; erworbene und angeborene Erkrankungen des Koronarsystems; freie Themen, Falldemonstrationen
1980 Essen	J. Stoermer	Transposition der großen Gefäße; freie Themen
1981 Göttingen	A.J. Beuren	Der enge Ausflusstrakt des linken Ventrikels; freie Vorträge, Falldemonstrationen
1982 Frankfurt	H. Vettermann	Verlaufsbeobachtungen bei konnatalen Vitien; freie Vorträge, Falldemonstrationen
1983 Hannover	H.C. Kallfelz	Isthmusstenose der Aorta; nichtinvasive und invasive Diagnostik von Herzrhythmusstörungen; neue Aspekte der Schrittmachertherapie im Kindesalter; freie Vorträge
1984 Düsseldorf	M. Bourgeois	Kardiomyopathien; Rhytmusstörungen bei Neugeborenen und Säuglingen; freie Vorträge, Falldemonstrationen
1985 Graz	A. Beitzke	Pulmonalatresie, Reoperationen; freie Themen

1986 Aachen	G. von Bernuth	Komplette Transposition; quantitative Echokardiographie; freie Themen, Falldemonstrationen
1987 Freiburg i. Br.	R. Mocellin	Koronaranomalie/Myokard; Fallot-Tetralogie bei Säuglingen; freie Themen
1988 Münster	F. Hilgenberg	Interventionelle Kardiologie; Komplikationen nach herzchirurgischer Behandlung; Komplikationen bei und nach kardiologischer Diagnostik; freie Vorträge, Falldemonstrationen
1989 Homburg/Saar	W. Hoffmann	Fetale Kardiologie; postoperative Rhythmusstörungen; freie Themen
1990 Würzburg	K. Sandhage	Pulmonale Hypertonie; palliative Herzchirurgie; Forschungsergebnisse; neue Techniken
1991 Mainz	B.K. Jüngst	Conduit, Homograft, Klappenersatz; perioperatives Management; freie Themen, Falldemonstrationen
1992 Stuttgart	R. Quintenz	Kardiomyopathien, Rhythmusstörungen bei Neugeborenen und Säuglingen; freie Vorträge
1993 St. Augustin	P. Brode	Interventionelle Kardiologie; Funktionsdiagnostik angeborener und erworbener Herzfehler; freie Themen, Poster
1994 Bremen	J. Keutel	Myokarditis, hypertrophe Kardiomyopathie
1995 Ulm	D. Lang	Fontan und verwandte Operationen, atrioventrikulärer Septumdefekt
1996 Leipzig	P. Schneider	Fallot-Tetralogie, perioperatives Management; freie Themen
1997 Tübingen	J. Apitz	Pulmonalatresie mit Ventrikelseptumdefekt; pulmonale Hypertonie; neuere Entwicklungen im Bereich der bildgebenden Verfahren; freie Themen, Poster
1998 München/LMU	H. Netz	Kreislauftrennung, Transplantation; kardiologische Diagnostik, Operation und Interventionen, Elektrophysiologie, Herzrhythmusstörungen
1999 Wuppertal	R. Liersch	Koronaropathien, definitive chirurgische Palliation; Grundlagenforschung, postoperative Komplikationen, Klappeninsuffizienzen, interventionelle Kardiologie. Rhythmus- und Kreislaufregulationsstörungen
2000 Berlin	P.E. Lange	Erwachsene mit angeborenen Herzfehlern, Neuro- und Organprotektion, Interventionen; freie Themen, Poster

Mit der Teilnahme an den Tagungen der Deutschen Gesellschaft für Pädiatrische Kardiologie erschöpften sich die Vortragsaktivitäten der pädiatrischen Kardiologen jedoch nicht. Wenngleich die Beiträge auf den Kongressen in Bad Nauheim und Mannheim lange Jahre kaum ins Gewicht fielen, sind die deutschen Kinderkardiologen auf Veranstaltungen der „European Association of Pediatric Cardiology" wirkungsvoll in Erscheinung getreten, waren Gründungsmitglieder dieser Gesellschaft, organisierten internationale Tagungen in München (K. Bühlnmeier) und Hamburg (E. W. Keck, P. Heintzen und C. Kallfelz) und stellten mit den Professoren E.W. Keck sowie C. Kallfelz zweimal den Präsidenten dieser Vereinigung.

Auch auf den Tagungen der „American Heart Association", des „American College of Cardiology" sowie auf zahlreichen anderen internationalen kardiologischen, radiologischen und biomedizinisch-technischen Veranstaltungen waren deutsche Kinderkardiologen als Vortragende, Sitzungsleiter, Veranstalter von Tutorials und als „Lecturer" wiederholt aktiv vertreten. Der 2. und 3. deutsche Fellow des American College of Cardiology war ein Kinderkardiologe (A. Beuren und P. Heintzen).

Aber auch in der Deutschen Gesellschaft für Kardiologie haben sich die Verhältnisse mittlerweile geändert, sodass Kinderkardiologen in verschiedenen Gremien und Arbeitsgruppen vertreten sind.

WECHSELBEZIEHUNGEN ZWISCHEN KINDER- UND ERWACHSENENKARDIOLOGEN

Die jährlichen Treffen der neuen Gesellschaft für pädiatrische Kardiologie vereinten in zunehmendem Maße Kinderkardiologen und Kardiochirurgen des In- und Auslandes. Erwachsenkardiologen blieben ihnen – bis auf wenige Ausnahmen – fern. Die Veranstaltungen bekamen ihr lokales Kolorit durch die wechselnden Veranstalter, ihre Schwerpunktinteressen und die Atmosphäre der unterschiedlichen Tagungsorte. Das erklärt – zumindest teilweise –, warum die deutsche Kinderkardiologie (stärker als in anderen Ländern) lange Zeit ein gewisses Eigenleben außerhalb der „Erwachsenenkardiologie" führte und es nicht zu einer vollständigen Integration kam.

Wie bereits erwähnt, traten „Kinderkardiologen" im Sinne der Fachzugehörigkeit auf der Tagung in Bad Nauheim selbst 1957 bei der Thematik: „Angeborene Herzfehler" zunächst kaum in Erscheinung. Die „wahren Kinderkardiologen" im Sinne der diagnostischen und therapeutischen Betreuung waren in der ersten Nachkriegsdekade Internisten und Chirurgen. Erst mit dem weiteren Vordringen der operativ-therapeutischen Möglichkeiten ins Kleinkindes-, Säuglings- und schließlich auch Neugeborenenalter ließ das Interesse und Engagement der Internisten – auch wegen der begleitenden klinischen und pflegerischen Probleme – nach.

So entwickelte sich der Typ des „echten", in den meisten Fällen pädiatrisch vorgebildeten „Kinderkardiologen", derweil die Internisten mehr und mehr durch die neuen Verfahren zur Behandlung der Herzinsuffizienz, Herzklappenerkrankungen und koronaren Herzkrankheit gefordert und befriedigt wurden.

Ballondilatation und Stentimplantation ließen das Interesse auch an den herangewachsenen operierten Patienten mit angeborenen Herzfehlern noch weiter in den Hintergrund treten, sodass die Kenntnisse der Erwachsenenkardiologen auf diesem Fachgebiet mehr und mehr verloren gingen.

In umgekehrter Weise bekamen interventionelle therapeutische Eingriffe in der pädiatrischen Altersgruppe eine zunehmende Bedeutung. Schon 1966 hatte der Kinderkardiologe William Rashkind mit der Ballonatrioseptostomie die erste – nichtchirurgische – lebensrettende Intervention eingeführt.[1] In den letzten zwei Jahrzehnten wurden zahlreiche nicht-

---

[1] Ich hatte die Ehre, 1987 die erste „William Raskind Lecture" auf der Tagung der American Heart Association in Anaheim zu halten.

chirurgische Eingriffe zur Behandlung angeborener Angiokardiopathien entwickelt und fortlaufend verbessert. Dabei ging es sowohl um die Schaffung oder Erweiterung notwendiger oder den Verschluss abnormer Verbindungen im Herz-Kreislauf-System. Diese zum Teil aufwändigen und schwierigen Eingriffe kompensieren zu einem erheblichen Teil die durch die nichtinvasiven diagnostischen Verfahren, wie Echokardiographie und Magnetresonanztomographie, überflüssig gewordenen Standard-Herzsondierungen. Insgesamt sind damit die Anforderungen an den Kinderkardiologen in den diagnostischen Zentren aber erheblich angestiegen. Die damit verbundenen aufwändigen intensivmedizinischen Aufgaben unterstreichen diesen Sachverhalt.

Die zunehmenden technischen Ansprüche an Diagnostik und interventionelle Therapie (z. B. ASD-Verschluss), die Notwendigkeit der gemeinsamen Nutzung von Großgeräten (MRT) sowie weitere methodische Schwerpunktbildungen (z. B. klinische Elektrophysiologie) machten aber einen wechselseitigen Erfahrungsaustausch sowie auch eine zum Teil altersunabhängige Arbeitsteilung sinnvoll. Sie begünstigen deshalb – nach der anfänglichen Separierungstendenz – wieder einen integrativen Prozess zwischen den verschiedenen – altersbedingt – auseinandergerückten Teilgebieten der Kardiologie. Diesem Sachverhalt kam als rationelle Organisationsform die Zusammenführung der verschiedenen Arbeitsgruppen in Herzzentren entgegen.

Gründung des „Deutschen Herzzentrums München des Freistaates Bayern“ (1974)

Es war das Verdienst der Professoren W. Klinner und W. Rudolph, zusammen mit einem engagierten Geschäftsmann, Werner Niemann sowie F. Sebening, als Herzchirurg, und K. Bühlmeyer, als Kinderkardiologe, schon Anfang der 70er-Jahre eine „Arbeitsgemeinschaft Herzzentrum“ gegründet zu haben. So wurden einige fortschrittliche bayerische Politiker 1971 davon überzeugt, in München ein Herzzentrum zu schaffen, in dem sich fachorientiert Herzchirurgen, Erwachsenen- und Kinderkardiologen „unter einem Dach“ ganz auf ihre spezifischen Aufgaben konzentrieren konnten. Offenbar waren sie überzeugt von der gesundheitspolitischen Bedeutung der Herzkrankheiten und auch beeindruckt von den beachtlichen Leistungen der Münchener Herzchirurgen und Kardiologen. 1974 nahm diese Institution die reguläre Arbeit auf. Direktor *dieses ersten umfassenden Herzzentrums in Europa* wurde der Kinderkardiologe Konrad Bühlmeyer (*Info-Blatt DGK*, Heft 1, 1997).

Wenngleich der stolze Titel zunächst etwas provokativ wirkte und auch die Gefahr in sich barg, einen Anspruch zu erheben, bevor sich seine Berechtigung erwiesen hatte, gaben die folgenden Jahrzehnte in diesem Falle den Wortschöpfern mehr als recht, nicht zuletzt auch, weil von München aus – dank der Erfolge – eine stimulierende Wirkung auf andere kardiologisch-kardiochirurgische Institutionen und gesundheitspolitische Entscheidungsgremien ausging.

Schließlich wurde dieses so genannte bayrische „Provisorium“ in den Universitätsverband aufgenommen und 1990 mit einem Kostenaufwand von 243 Millionen DM auf seine heutige Größe mit 171 Betten erweitert. Als Nachfolger von K. Bühlmeyer wurde J. Hess aus Rotterdam berufen.

Herzzentrum Nordrhein-Westfalen in Bad Oeynhausen

Dem bayrischen Beispiel folgte 1985 das Land Nordrhein-Westfalen und gründete am Ort des traditionsreichen Gollwitzer-Meyer-Instituts und der 1973 entstandenen gleichnamigen Klinik ein Herzzentrum mit einem Ärzteteam von 28 Oberärzten und 86 Assistenten unter der Leitung der Professoren R. Körfer (Herzchirurgie), U. Gleichmann/D. Horstkotte (Erwachsenenkardiologie) und dem Kinderkardiologen H. Meyer (*Info-Blatt DGK*, Heft 2, 1997).

Der Kinderkardiologie standen 22 Betten zur Verfügung, eine Zahl, die mittlerweile auf 40, davon 15 Intensivbetten, erhöht wurde. Das Gesamtpersonal (ohne Diabeteszentrum) betrug 1997 knapp 800 Personen! Eine Besonderheit ist die Verbindung mit einer Rehabilitationsklinik und einem Diabeteszentrum. 1989 wurde dieses Herzzentrum der Ruhruniversität Bochum angegliedert.

Deutsches Herzzentrum Berlin

Am 1. Januar 1986 begann das Herzentrum Berlin seine Tätigkeit in den Räumen des stilvollen und geschichtsträchtigen Rudolf-Virchow-Krankenhauses. Auch hier hatten vorausschauende Politiker schon Jahre zuvor die Weichen gestellt.

Als eine weitsichtige Besonderheit wurde auf Initiative des chirurgischen Direktors R. Hetzer eine Abteilung *Angeborene Herzfehler/Kinderkardiologie*, die erste dieser Art, unter Leitung von P.E. Lange ins Leben gerufen. Sie ist dadurch zum Referenzzentrum für eine lebenslange Verlaufskontrolle von operierten Patienten mit angeborenen Herzfehlern geworden und führt ein „Nationales Register für Angeborene Herzfehler".

Auch dieses Zentrum ist durch Kooperationsverträge mit zwei Universitäten verbunden. Die Öffnung der Grenzen hat 1989 das Versorgungsgebiet des Zentrums enorm erweitert. Nur ein ungewöhnlicher Leistungswille gepaart mit großer Leistungsfähigkeit war dieser Herausforderung gewachsen.

Ausführliche Selbstdarstellungen der drei Herzzentren erfolgten im *Informationsblatt der Deutschen Gesellschaft für Kardiologie – Herz- und Kreislaufforschung* (1997, Heft 1 und 2; 1998, Heft 1). Die Effektivität dieser Gemeinschaftszentren hat weltweit wesentlich zum Ansehen der deutschen Kardiologie in allen ihren Sparten beigetragen.

Abweichend von den erwähnten „Herzzentren", wird dieser Begriff nunmehr in unterschiedlicher Weise auch auf andere Formen des Klinikverbundes ausgedehnt, hauptsächlich um zu signalisieren, dass der Kardiologie in allen drei Bereichen ein besonderes Gewicht beigemessen wird. Er kennzeichnet daher primär eine bestimmte Organisationsform und impliziert nicht automatisch Qualitätsunterschiede gegenüber anderen Strukturen kinderkardiologischer Institutionen.

ENTWICKLUNG DER KINDERKARDIOLOGIE IN DER DDR. (In Anlehnung an [32])

Auch in der ehemaligen DDR können die pädiatrisch-kardiologischen Aktivitäten bis auf die frühen 50er-Jahre zurückverfolgt werden. Mit den gleichen Intentionen wie in der BRD hatten Burgemeister in der Charité (1952), Michel und Bock in Leipzig (1954) und Zuckermann in Halle (1954/55) mit der invasiven Diagnostik begonnen. Herzchirurgische Eingriffe wurden in Berlin, Leipzig, Halle und Rostock durchgeführt. 1962 begannen die Chirurgen in Leipzig (Herbst) und Halle (Schober), 1964 in Berlin und 1967 in Rostock (Huth) sowie 1968 in Bad Berka (Hasche) auch mithilfe der extrakorporalen Zirkulation zu operieren.

Am 6. Oktober 1970 schlossen sich auf einer Tagung in Halle die Kollegen der damaligen DDR zu einer *Arbeitsgemeinschaft Kinderkardiologie in der Gesellschaft für Pädiatrie der DDR* unter Leitung von Bock (Leipzig) zusammen. Zum Stellvertreter wurde Herr Bartel (Berlin), zum Schriftführer Herr Richter (Leipzig) gewählt. Gründungsmitglieder waren die Herren Wagner (Halle) Richter (Leipzig), Bartel (Berlin), Becker (Erfurt), Reeps (Rostock) und Seer (Greifswald). 1971 zählte die Arbeitsgemeinschaft 28 Mitglieder und im Laufe der 80er-Jahre stieg die Mitgliederzahl auf 138 Personen an. Insgesamt hat diese Arbeitgemeinschaft 19 Jahrestagungen an folgenden Orten und mit folgenden Themen abgehalten:

Die Jahresveranstaltungen der „Arbeitsgemeinschaft Kinderkardiologie" in der Gesellschaft für Pädiatrie der DDR

Tagungstermin und -ort	Themen
27. April 1972, Dresden	Probleme der Säuglingskardiologie; Datenverarbeitung in der Kinderkardiologie
17.–18. März 1973, Leipzig	Diagnostische und therapeutische Probleme bei Neugeborenen und Säuglingen mit angeborenen Herzfehlern; Probleme der medikamentösen und chirurgischen Behandlung bei angeborenen Herzfehlern; Transposition der großen Arterien; kompletter AV-Block
5. März 1974, Berlin	Transposition der großen Arterien
13.–14. November 1975, Bad Berka	Situation der Herzchirurgie in der DDR; Organisation der Diagnostik und Betreuung bei Kindern mit Herzfehlern; aus der Weiterbildung, Subspezialisierung
1976, Karl-Marx-Stadt	Primäre Prävention von Herz-Kreislauf-Krankheiten des Erwachsenen im Kindesalter
3.–7. April 1976, Ahrenshoop	Erworbene Herzkrankheiten und Kreislaufregulationsstörungen; ambulante kinderkardiologische Betreuung; Fortschritte in der Kinderkardiologie (nuklearmedizinische Diagnostik, Echokardiographie)
16.–20. März 1977, Schwerin	Lageanomalien des Herzens und der großen Gefäße; Problemfälle in der Kinderkardiologie; Sterblichkeit in der Kinderkardiologie
12.–14. April 1978, Kyffhäuser	Kardiomyopathien; synkopale Anfälle; nichtinvasive Diagnostik

10.–12. April 1979, Friedrichsbrunn	Therapeutische Aspekte bei angeborenen und erworbenen Herzfehlern
13. Mai 1980, Erfurt	Herzfunktion bei angeborenen Herzfehlern
28.–31. Januar 1981, Bad Schandau	Moderne Methoden und Trends in der Kinderkardiologie; Herzchirurgie; ambulante Herzdiagnostik und Betreuungsaufgaben
17.–20. Mai 1982, Rauschenbach	Morphologie angeborener Herzfehler; Aortenstenose; Genetik
21.–24. September 1983, Oberhof	Pathologische Anatomie kongenitaler Kardiopathien; nichtinvasive Diagnostik; Ultraschalldiagnostik; Probleme der konservativen und operativen Therapie
3.–6. Oktober 1984, Görlitz	Kardiologie des Neugeborenen; das chronisch herzkranke Kind
11.–14. Oktober 1985, Kühlungsborn	Ergebnisse und kardiale Leistungsfähigkeit nach Herzoperationen; isolierte und kombinierte Aortenisthmusstenose
8.–10. Oktober 1986, Frankfurt/Oder	Herzrhythmusstörungen; Kardiomyopathien
18.–21. Mai 1987, Friedrichsbrunn	Funktionsdiagnostik des Herzens; medikamentöse und chirurgische Therapie
25.–28. Oktober 1988, Elbingerode	Probleme der Langzeitbetreuung bei Patienten mit angeborenen Herzfehlern; Herzbeteiligung bei primär extrakardialen Erkrankungen
6.–9. März 1990, Schwarzenberg	Präventivkardiologie; Intensivtherapie

Nach dem Fall der Mauer trafen sich die Vorstände der west- und ostdeutschen Gesellschaften zu gemeinsamen Gesprächen in Halle, deren Ergebnis nicht dokumentiert wurde. Am 20. Juli 1991 löste sich die Arbeitsgemeinschaft Kinderkardiologie in der Gesellschaft der Pädiatrie der DDR auf. Im Rückblick auf meine Eröffnungsansprache während der Mannheimer Tagung im April 1989 erscheint mir die folgende Passage fast visionär:

„Zu den stillen Freuden, die wir gar nicht mehr an die große Glocke hängen möchten, gehört die Anwesenheit zahlreicher Kollegen aus dem anderen Teil unseres Vaterlandes. Wir sind offenbar auf dem Wege, das eigentlich Selbstverständliche wieder selbstverständlich werden zu lassen."

Niemand hätte damals gedacht, dass schon wenige Monate später die Mauer fallen würde.

GESAMTDEUTSCHE KINDERKARDIOLOGIE

Zu Beginn des neuen Jahrtausends zählt die nunmehr *„gesamtdeutsche" Deutsche Gesellschaft für Pädiatrische Kardiologie* 429 reguläre Mitglieder aus allen Regionen unseres Landes mit dem unverändert gleichen Ziel, der bestmöglichen Behandlung und Betreuung herzkranker Kinder. Als ein Zeichen der engen Verzahnung von Aufgaben und Interessen ist zu werten, dass fast alle praktizierenden Kinderherzchirurgen Mitglieder unserer Gesellschaft und regelmäßige Teilnehmer unserer Tagungen geworden sind.

Über 30 *Kinderherzkliniken* – unterschiedlicher Größe – bieten das komplette Spektrum der zeitgemäßen Diagnostik sowie der interventionellen und operativen Behandlungsmethoden an. Ihre Leistungsdaten sind – nach eigenen Angaben – in einem *„Kinderherzführer"* aufgeführt, der von der Deutschen Gesellschaft für Pädiatrische Kardiologie und der „Deutschen Gesellschaft für Thorax-, Herz- und Gefäßchirurgie" in Zusammenarbeit mit der „Deutschen Herzstiftung" herausgegeben wurde.

Es sind die folgenden Universitätskliniken und Herzzentren:

Kinderherzkliniken			
Aachen	Augsburg	Berlin/Charité	Berlin/DHZ
Bonn	Duisburg	Düsseldorf	Essen
Erlangen	Frankfurt/Main	Freiburg	Gießen
Göttingen	Halle	Hamburg	Hannover
Heidelberg	Homburg/Saar	Kiel	Köln
Leipzig	Mainz	München/DHZ	München
Münster	Bad Oeynhausen	Rostock	St. Augustin
Stuttgart	Tübingen	Ulm	Wuppertal
Würzburg			

Ebenso ist die Zahl der Betten und Mitarbeiter sowie der stationär und ambulant betreuten Patienten und der Operationsmethoden und -häufigkeit in diesen Institutionen angegeben.

Die Broschüre enthält außerdem Informationen über *52 weitere Kliniken* unter Leitung von Kinderärzten und Kinderkardiologen, die über spezielle kardiologische Kenntnisse verfügen, an denen jedoch invasive oder interventionelle Eingriffe nicht durchgeführt werden.

Schließlich gab es an der Jahrtausendwende *87 kinderkardiologische Schwerpunktpraxen*, die vor allem ein fachkompetentes Filter darstellen, um diejenigen Neugeborenen, Kinder und Jugendlichen rechtzeitig zu erfassen, die einer poliklinischen oder stationären Behandlung zugeführt werden müssen und andererseits nach einer ggf. erforderlichen invasiven Diagnostik und Operation weiter überwacht und betreut werden müssen.

Beziehungen zu unseren deutschsprachigen Nachbarn

So wie sich in der Deutschen Gesellschaft für Kreislaufforschung seit ihrer Gründung Österreicher und Schweizer Kollegen stets heimisch fühlen konnten, waren auch bei den deutschen Kinderkardiologen die Kollegen und Kolleginnen der Nachbarländer ohne Unterschiede in unsere Gemeinschaft integriert. Dies galt besonders für unsere österreichischen Kollegen und Kolleginnen, die von Anfang an zu unseren treuen Mitgliedern zählten, und – wie allen voran Frau Wimmer (Wien) und Herr Beitzke (Graz) – auch Gastgeber für unsere Jahresveranstaltungen waren. Die Europäische Union wurde eben nicht erst von Politikern erfunden. Wir zählen unsere Nachbarn schon lange zu den „Unseren“, ohne sie vereinnahmen zu wollen!

Derzeitige Strukturen der Deutschen Gesellschaft für Pädiatrische Kardiologie

Der Vorstand setzt sich wie folgt zusammen: Dem jeweiligen Präsidenten mit zweijähriger Amtszeit steht sein Vorgänger und Nachfolger zur Seite. Weiterhin gehören dem Vorstand der Schatzmeister und Schriftführer, ein Beirat sowie ein niederlassener Kinderkardiologe an.

Folgende Kommissionen (je sechs bis neun erfahrene Kollegen) beraten den Vorstand:

- Satzungskommission,
- berufspolitische Kommission,
- Qualitätssicherungskommission,
- Kommission zur Erarbeitung von Leitlinien,
- Kommission für Weiterbildungs- und Strukturfragen,
- Echokardiographiekommission,
- Endokarditiskommission.

Die aktuelle Besetzung dieser Positionen sowie weitere Informationen kann man im Internet unter der Addresse http://www.kinderkardiologie.org erfahren.

Neue gesellschaftspolitische Akzente wurden durch eine „Liberalisierung“ der Satzung bewirkt, die die Interessen der verschiedenen Berufsgruppen stärker berücksichtigt. Nach außen hin ist ebenfalls eine breitere Repräsentanz erkennbar, die auch die Kontakte mit der Deutschen Gesellschaft für Kardiologie – Herz- und Kreislaufstärkung einbezieht.

Ein weiteres Hauptanliegen war eine einheitliche Codierung der kardiovaskulären Fehlbildungen und die Erstellung eines allgemein verbindlichen Diagnosenregisters, das durch ein vom Bundesministerium für Gesundheit gefördertes Pilotprojekt „Qualitätssicherung Kinderherz“ von 1993–1998 an zehn Pilotkliniken und einigen weiteren assoziierten Kliniken unterstützt wurde. Die Erfassung der „Prozessqualität“ erfordert aber noch eine genauere Definition, bevor sie in das Gesamtprojekt einbezogen werden kann. Insgesamt ist aber der externen Qualitätssicherung (QS „Herzchirurgie“) entsprochen worden, die seit dem 1. Januar 2001 unter der Projektführung der Bundesarbeitsgemeinschaft QS (BQS) durchgeführt wird.

Wissenschaftliche Aktivitäten

Strukturelle Voraussetzungen

Eine eigenständige klinische und experimentelle Forschungsplanung und -tätigkeit wurde auf breiterer Basis erst nach der Emanzipation des Fachgebietes möglich. Dabei war die Forschungsförderung in hohem Maße von Drittmitteln und damit von der Aktualität und Bedeutung der einzelnen Forschungsprojekte abhängig.

In ärmeren Bundesländern – wie beispielsweise in Schleswig-Holstein – hätte die Kinderkardiologie, die auf teure Röntgenanlagen und Katheterlaboratorien angewiesen war und daher finanziell erhebliche Haushaltsmittel und Investitionen erforderte, kaum eine Chance gehabt, wären nicht über zwei Jahrzehnte lang Drittmittel – in zweistelliger Millionenhöhe – durch Forschungsprojekte von der Stiftung Volkswagenwerk und der Deutschen Forschungsgemeinschaft eingeworben worden (siehe weiter unten). Über die breitgestreuten wissenschaftlichen Aktivitäten und Forschungsprojekte der Kinderkardiologen – die schwerpunktmäßig dem Bereich der klinischen Forschung zugeordnet werden müssen – kann hier nur auszugsweise in etwa zeitlicher Reihenfolge berichtet werden.

KLINISCHE UNTERSUCHUNGSTECHNIKEN UND STUDIEN

Transseptale Linksherzkathetertechnik

Die Einführung des transseptalen Linksherzkatheterismus erfolgte 1960/61 durch A. Beuren und Mitarbeiter. Beuren, der nach Aufenthalten in den USA bei Helen Taussig und Richard Bing am 1. Oktober 1959 die Nachfolge von Heck in der Göttinger Kinderklinik antrat und sich 1960 mit einer experimentellen Arbeit aus dem Laboratorium von R. Bing dort habilitierte, brachte von J. Ross Jr. sowie Ross, Braunwald und Morrow (*Circulation* 22: 927, 1960) auch Erfahrungen über die soeben entwickelte Linksherzkathetertechnik durch Punktion des Vorhofseptums mit. Zusammen mit J. Apitz und J. Stoermer führte er diese Technik – nach eigenen tierexperimentellen Prüfungen – in Deutschland (und Europa) als erster in die Klinik ein.

1961 berichtete A. Beuren auf der 67. Tagung der „Deutschen Gesellschaft für Innere Medizin" in Wiesbaden [2] zusammen mit J. Apitz und J. Stoermer über die ersten 18 Patienten, bei denen neben intrakardialen Druckmessungen im linken Vorhof und Ventrikel – später auch linksventrikuläre intrakardiale Phonokardiogramme – registriert wurden (*Z Kreislaufforschg* 51: 11–20, 1962). Schon 1963 war die Zahl auf 220 Untersuchungen angestiegen [3]. Die Methode fand eine weite Verbreitung in Deutschland und Europa, auch dank der bereitwilligen Einführung zahlreicher Besucher in die Technik im Göttinger Herzkatheterlabor.

Eine erfolgreiche Herzchirurgie, wie auch die Beherrschung aller modernen diagnostischen Techniken, machten Göttingen bald zu einem kinderkardiologischen Zentrum mit Modellcharakter, wobei es unter anderem durch die großen Erfahrungen mit der Linksherzsondierung zu einer Akkumulation von Aortenklappenfehlern kam, die wiederum die Voraussetzung für eine klinisch-wissenschaftlich bedeutsame Beobachtung wurde.

Williams-Beuren-Syndrom

Die kritische Analyse von Links- und Rechtsherzangiokardiogrammen führte zur Beschreibung eines Fehlbildungssyndroms: der Kombination von supravalvulärer Aortenstenose mit multiplen, peripheren Pulmonalarterienstenosen, geistiger Retardierung und Gesichtsanomalien [4]. Isolierte

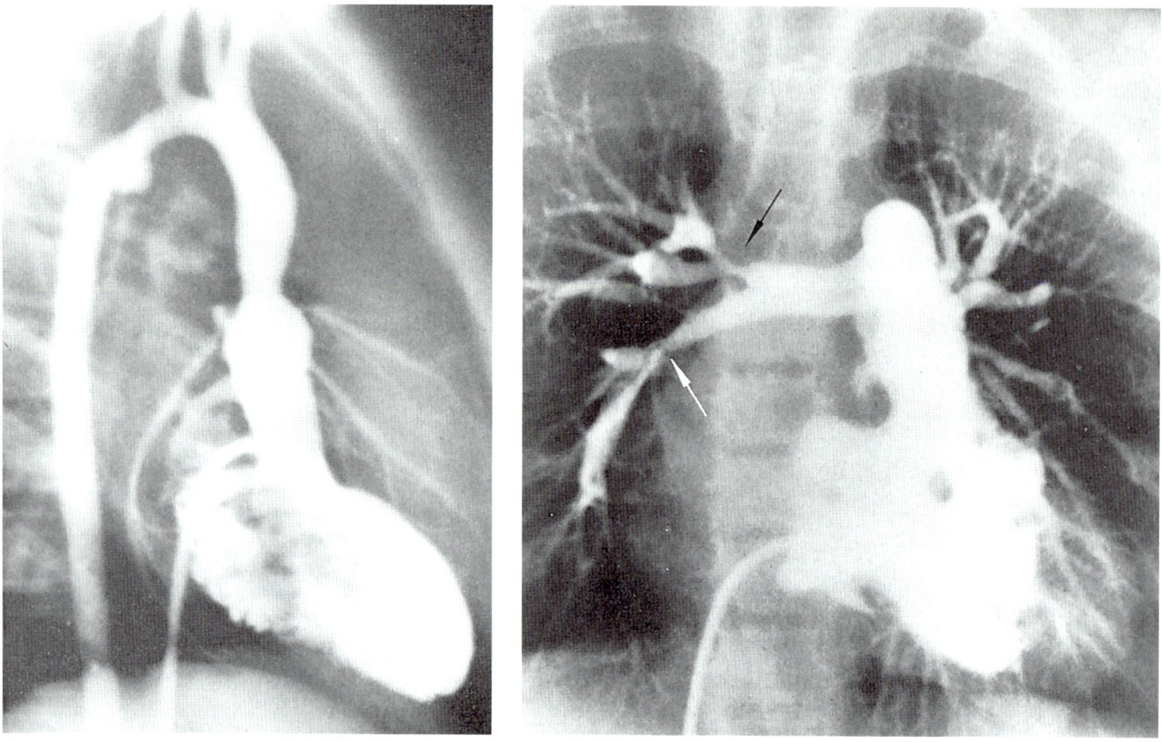

Abb. 10.3
Angiokardiogramm bei Williams-Beuren-Syndrom. Infolge der arteriellen Stenosen in beiden Kreisläufen waren die Drucke auf 160/0 im linken und 95/0 im rechten Ventrikel erhöht. (Aus [45])

supravalvuläre Aortenstenosen waren bereits 1959 von Morrow et al. (*Circulation* 20: 1005) sowie 1960 von Loogen u. Vieten (*Z Kreislaufforschg* 49: 439) beschrieben worden.

Die Annahme einer ursächlichen Vitamin-D-Stoffwechselstörung (Hyervitaminose oder Allergie) für das Syndrom hat sich jedoch nicht bestätigt. Drei Jahrzehnte später haben Wessel und Mitarbeiter 142 Patienten mit Williams-Beuren-Syndrom – davon 59 aus Göttingen – nachuntersucht [34]. Als Ursache haben die gentechnischen Methoden eine Deletion unterschiedlicher Ausprägung am Chromosom 7 nachgewiesen, durch die eine seltene erbliche – ohne Gesichtsanomalie – von der häufigeren typischen Form abgegrenzt werden kann: Ein klassisches Beispiel für die Fortschritte der Wissenschaft auf dem Weg von der deskriptiven zur kausalen Analyse komplexer Krankheitsbilder, als hoffnungsvolle Basis für eine spätere Therapie oder Prävention (Abb. 10.3).

Entwicklung der Echokardiographie in der Kinderkardiologie

Die Göttinger Klinik hat durch die Arbeiten von J. Keutel in der Entwicklung der Echokardiographie als neuer, bedeutsamer nichtinvasiver Methode in den frühen 70er-Jahren eine Vorreiterrolle gespielt. J. Keutel war der erste deutsche Kinderkardiologe, der basierend auf der Zusammenarbeit mit Feigenbaum und Mitarbeitern in den USA das große Krankengut angeborener Herzfehler der Göttinger Klinik systematisch mit der M-mode-Echokardiographie untersuchte [16, 17] und Möglichkeiten und Grenzen der Diagnostik aufzeigte.

Zahlreiche Kinderkardiologen griffen die Methode auf, erarbeiteten Normalwerte für die verschiedenen Altersgruppen sowohl mit der ein-, wie später auch zweidimensionalen Sektorechokardiographie, insbesondere in der Aachener (Hofstetter et al. [14, 15]), Kieler (Wessel et al. [33]) und Tübinger Arbeitsgruppe (Barth et al. [1]).

Die Zukunft wird zeigen, ob und bei welchen Fragestellungen die Ösophagusechokardiographie und die noch nicht ausgereiften dreidimensionalen Methoden im Kindesalter wichtige Zusatzinformationen liefern können. Schon jetzt verdrängt die Ösophagusechokardiographie in vielen Fällen die Röntgenkontrolle beim interventionellen Verschluss von Vorhofseptumdefekten (F. Berger, P. E. Lange, Berlin – PM).

Bereits Ende der 70er-Jahre hat sich D. Redel in Bonn mit der Dopplerechokardiographie in der Kinderkardiologie intensiv beschäftigt [26]. Er war der erste Europäer, der 1984 durch seine internationalen Aktivitäten und Kontakte ein japanisches Farbdopplergerät besaß und damit auch auf diesem Gebiet Pionierarbeit in unserem Lande und Fachgebiet geleistet hat (PM und [27]).

Es sei anekdotisch angemerkt, dass die seinerzeit auf einer Bonner Tagung von mir zitierten Goethe-Verse: *„In bunten Bildern wenig Klarheit, viel Irrtum und ein Fünkchen Wahrheit"*, zwar damals nicht ganz unberechtigt erschienen, sich aber in der Folge als Fehleinschätzung der Farbdopplerechokardiographie erwiesen haben. C.F. Wippermann aus Mainz erhielt 1990 für seine erfolgreichen Bemühungen um eine dopplerechokardiographische Quantifizierung der Druckgradienten an Kammerseptumdefekten den Forschungspreis der Deutschen Gesellschaft für Pädiatrische Kardiologie. Shuntquantifizierungen erwiesen sich jedoch nicht als zuverlässig.

Interventionelle Therapieverfahren bei angeborenen Vitien

Die von dem Kinderkardiologen William Rashkind 1966 eingeführte Ballonatrioseptostomie war das erste interventionelle Verfahren für die Behandlung angeborener Herzerkrankungen. *Damit begann eine neue Ära der Kinderkardiologie.*

Mit Zähigkeit verfolgte Rashkind in weiteren tierexperimentellen Studien das Ziel, auch Vorhof- und Kammerseptumdefekte nichtoperativ zu verschließen. Er stimulierte zahlreiche gleichgesinnte Kollegen zu eigenen Aktivitäten. An diesem Prozess nahmen auch deutsche Kinderkardiologen aktiv und passiv – erprobend – teil.

Für den interventionellen Verschluss des Ductus arteriosus Botalli gebührt dem Erwachsenenkardiologen Porstmann in Berlin das Verdienst, schon 1968 ein praktikables Verfahren für Erwachsene entwickelt zu haben. Die Aufgabe der deutschen Kinderkardiologen bestand zunächst im Wesentlichen darin, die neuen therapeutischen Instrumentarien für ihre Klientel nutzbar zu machen. Es galt, die verschiedenen Systeme im klinischen Einsatz zu erproben und aufgrund der Erfahrungen, Stärken und Schwächen zu identifizieren, um daraus Verbesserungsvorschläge herzuleiten. Ausgedehnte Erfahrungen mit über 700 ASD-Verschlüssen wurden am Herzzentrum Berlin (P.E. Lange, G. Hausdorf, F. Berger – PM) in den Jahren

1991–2000 gesammelt. Derzeit wird, wie auch an anderen Zentren, dem „Amplatzer System“ der Vorzug gegeben. Für den Verschluss des Ductus Botalli liegen ähnliche Ergebnisse vor.

Das von Grüntzig für die interventionelle Therapie der Koronarstenosen entwickelte Konzept der Ballondilatation wurde zur Dilatation auf Pulmonal- und Aortenklappenstenosen sowie Aortenisthmusstenosen weiter entwickelt. Zahlreiche kinderkardiologische Institutionen haben diese Methoden erfolgreich eingeführt und systematisch getestet: Durch diese interventionellen Techniken stellt das Fachgebiet der Kinderkardiologie in der letzten Dekade wesentlich differenziertere und höhere Ansprüche, sowohl in diagnostischer und therapeutischer Hinsicht, als auch auf dem Gebiet der Intensivüberwachung und -behandlung.

Für die Bemühungen von Grabitz et al. (*Invest Radiol* 32: 636, 1997), im Rahmen eines interdisziplinären Teams in Aachen, einen speziellen „Ductus-Okkluder“ zu entwickeln und tierexperimentell zu erproben, wurde ihm 1998 der Forschungspreis der Deutschen Gesellschaft für Pädiatrische Kardiologie verliehen. Es handelt sich um eine doppelkonisch geformte Stahlspirale mit verstärkter Steifigkeit der äußeren Ringe, die sich in Tierexperimenten auch für den Verschluss großer Ductus als besonders geeignet erwies. Eine breitere klinische Anwendung dieses Systems erfolgte bisher nicht.

Erwähnenswert ist der Hinweis auf das bisher einzige pädiatrisch-kardiologische Zentrum – Hannover – in dem der bei Garson in Houston in die Lehre gegangene Kollege T. Paul, die modernen, *elektrophysiologischen Untersuchungs- und Therapieverfahren* eingeführt hatte, bevor die Fakultät die Kinderkardiologie offenbar für ein dort überflüssiges Unternehmen betrachtet hat! Grundsätzlich erscheint mir auf dem Gebiet der interventionellen Elektrophysiologie eine Kooperation mit der Erwachsenenkardiologie sinnvoll.

Die sicher sehr zahlreichen Kollegen, die in diesem Beitrag nicht die verdiente Erwähnung gefunden haben, bitte ich mit dem Hinweis auf das Goethe-Motto um Nachsicht.

Hämodynamische Studien zur Optimierung der Transpositionschirurgie

Die seit Mitte der 60er-Jahre ausgedehnten experimentellen und klinischen Studien der Hämodynamik mit Verfahren der computergestützten Herzsondierung und quantitativen Angiokardiographie der Kieler Arbeitsgruppe, insbesondere der Druck und Volumenkontrollen (P.E. Lange [19, 20]) sowie der experimentellen Studien bei kontinuierlich steigender Konstriktion der Pulmonalarterie [19] bildeten 1979/80 eine Grundlage für die Optimierung der Operationstechnik des Londoner Herzchirurgen Sir Magdi Yacoub zur zweizeitigen Korrektur der Transposition der großen Arterien im Säuglings- und Neugeborenenalter durch die so genannte „arterielle Switch-Operation“ [35]. Noch auf der Essener Tagung unserer Gesellschaft 1980 stieß dieses Vorgehen auf herbe Kritik.

In den folgenden Jahren verdrängte aber die anatomische Korrektur der Transposition der großen Arterien (TGA) die früheren – zu ihrer

Zeit segensreichen – Korrekturverfahren auf Vorhofebene von Senning (1959) und Mustard (1964), bei deren Durchführung sich das kardiochirurgisch-pädiatrische Team in Hannover um H. Oehlert und C. Kallfelz besondere Verdienste erworben hatte.

Mittlerweile ist die anatomische Korrektur (Switch-OP) zur Therapie der Wahl geworden. In einer Publikation aus Aachen [21] wurde berichtet, dass in der von B. Messmer und S. Däbritz operierten Serie von 193 Neugeborenen mit kompletter Transposition der großen Arterien (ohne Ventrikelseptumdefekt) von den letzten 100 Patienten nur ein Kind verstarb. Ein solcher Erfolg ist nur möglich, wenn zu der Perfektion des chirurgischen Teams eine optimale postoperative intensivmedizinische Betreuung hinzukommt.

Die anspruchsvolle Operationstechnik beim *Switch der Koronararterien*, selbst bei Neugeborenen und jungen Säuglingen, hat der Herzchirurgie Höchstleistungen abgefordert und dadurch in der Folgezeit auch *eine Schrittmacherfunktion für die gesamte Neugeborenenherzchirurgie gehabt.* So stieg in den 90er-Jahren des letzten Jahrhunderts der Anteil primär korrigierender Operationen im Neugeborenen und Säuglingsalter massiv an.

Herztransplantationen im Säuglings- und Kindesalter

Auf dem Gebiet der Herztransplantation herrschte lange Jahre eine gewisse Zurückhaltung im Hinblick auf die Indikationsstellung, insbesondere bei Operationen im Säuglings- und Neugeborenenalter. Hier hat das Team der Gießener Kardiochirurgie und Kinderkardiologie unter H.H. Scheld/F. Dapper, H. Netz, und J. Bauer (PM) Pionierarbeit geleistet und ist schon Ende der 80er-Jahre erfolgreich bis in das Säuglingsalter vorgedrungen. „Gießen" liegt auch noch Anfang dieses Jahrtausends (2001) mit Herztransplantationen bei 84 Kindern, davon 62 im Säuglingsalter, europaweit an der Spitze. Mittlerweile gehören diese Eingriffe an mehreren Zentren zum etablierten Operationsprogramm, wobei große Erfahrungen unter anderem aus den Herzzentren Bad Oeynhausen, Berlin und dem Universitätsklinikum München Großhadern vorliegen. Hier hat H. Netz (PM) die Gießener Tradition wieder aufgegriffen und – in Zusammenarbeit mit Sabine Däbritz, die sich bereits in Aachen „die Sporen als Kinderherzchirurgin verdient hatte" – das Programm auf Herz-Lungen- und Lungentransplantationen erweitert. Die Langzeitprognose der früh herztransplantierten Säuglinge lässt jedoch noch manche Wünsche offen und fordert zu weiteren intensiven Forschungsanstrengungen heraus.

Fortschritte bei der Behandlung des hypoplastischen Linksherzsyndroms

Die Diagnose einer Hypoplasie des linken Herzens galt lange Zeit als Todesurteil. Aber auch hier haben sich die Verhältnisse im letzten Jahrzehnt geändert. Denn die Pionierarbeiten von Norwood haben auch deutsche Herzchirurgen und Kinderkardiologen motiviert, sich dieser Patientengruppe und ihrer Probleme anzunehmen. Das gilt für eine begrenzte Zahl von Zentren, wie Gießen und Münster sowie vor allem für die Arbeitgruppen in Bad Oeynhausen (R. Körfer/H. Meyer) und Kiel (J. Scheewe/H.H. Kramer), die die Operation des hypoplastischen linken Herzens erfolgreich in ihr Programm aufgenommen haben. Wie auf keinem anderen Gebiet war der operative Eingriff und fast in gleichem Maße die perioperative, intensivmedizinische Kontrolle und Versorgung bei diesen Eingriffen von existenzieller Bedeutung. Nur durch die optimale Kontrolle und Steuerung der vitalen Funktionen und hämodynamischen Parameter konnten die Überlebenschancen von Kindern mit hypoplastischem Linksherz erheblich verbessert werden, in Kiel derzeit auf weltweite Spitzenwerte von über 85% (PM).

Pulmonale Hypertonie

Ein ungelöstes Dauerproblem der Kinderkardiologie stellen die verschiedenen Formen des Lungenhochdrucks dar, denen schon K. Bühlmeyer 1964 seine Habilitationsarbeit gewidmet hatte. Es wird allgemein angenommen, dass durch die Beseitigung eines großen Links-Rechts-Shunts in den meisten Fällen der „Eisenmenger-Reaktion“ vorgebeugt werden kann. Die primären und schon fixierten pulmonalen Hochdruckformen bei Shuntvitien waren jahrzehntelang praktisch therapieresistent. Seit einiger Zeit haben sich durch histologische, biochemische und vor allem molekularbiologische Studien neue Perspektiven über die Entstehungsmechanismen der Gefäßveränderungen ergeben und auch neue therapeutische Strategien zu Teilzeiterfolgen geführt. Mit dieser wissenschaftlichen Problematik befassen sich traditionsgemäß das Herzzentrum in München (PM, Eicken) unter seinem neuen Leiter J. Hess, sowie schwerpunktmäßig die kinderkardiologischen Zentren in Berlin unter P.E. Lange und Heidelberg, unter H.E. Ulmer, wobei zugleich intensiv an einer Optimierung der symptomatischen Therapie gearbeitet wird.

Studien zur extrakorporalen Zirkulation

In den Bereich der modernen, interdisziplinären wissenschaftlichen Studien, die über die kinderkardiologisch-chirurgische Kooperation hinausgehen und Anästhesisten, Immunologen und Biochemiker einbeziehen, gehören die Untersuchungen von C.M. Seghaye et al. in Aachen [28], die die komplexen Auswirkungen des Blut-Fremdkörper-Kontaktes bei der extrakorporalen Zirkulation zum Gegenstand haben und Hinweise geben, wie die durch Komplementaktivierung verursachten, zu Kapillar- und Organschäden führenden entzündlichen Reaktionen therapeutisch abgeschwächt werden können. 1998 wurde Frau Seghaye für diese Arbeiten mit dem Forschungspreis unserer Fachgesellschaft ausgezeichnet.

Ein ähnliches Projekt der interdisziplinären Leipziger Forschergruppe um A. Tarnok und J. Hambsch, die bereits 1997 mit dem Maximilian-Forschungspreis der Elterninitiative Herzkind e.V. Braunschweig ausgezeichnet wurde, befasst sich in Zusammenarbeit mit der Kinderkardiologie (P. Schneider und H. Burkhard) sowie G. Valet vom Max-Planck-Institut für

Biochemie in Martinsried mit „Veränderungen der zellulären Immunologie und des Zytokinspiegels bei Kindern mit Glenn- und/oder Fontan-Operationen", um die Ursachen des postoperativen Proteinverlustsyndromes zu klären. Hier tut sich ein wichtiges neues Forschungsgebiet auf, dem die pädiatrische Kardiologie größte Aufmerksamkeit schenken sollte.

Klinisch-pharmakologische Studien zur Therapie der Herzinsuffizienz bei Kindern mit angeborenen Herzfehlern

Widersprüchliche Ansichten zur medikamentösen Therapie der unterschiedlichen Formen der Herzinsuffizienz im Säuglingsalter entzündeten sich an der Behandlung von Patienten nach Fontan-Operationen mit Betablockern. Traditionsgemäß erschienen Betablocker eher als kontraindiziert, bis die Göttinger Kinderkardiologen eine gegenteilige Ansicht vertraten und durch Behandlungserfolge bestätigen konnten. R. Buchhorn hat diese Thematik aufgegriffen, zum Gegenstand seiner Habilitationsarbeit gemacht und die Bedeutung der neurohumoralen Aktivierung für die Therapie der Herzinsuffizienz bei Kindern mit angeborenen Herzfehlern herausgestellt. In intraoperativ entnommenen Biopsien wurde nachgewiesen, dass die „Downregulation" der Betarezeptoren bei herzinsuffizienten Säuglingen unter Propranololtherapie signifikant geringer ausgeprägt war als bei der konventionellen Therapie und auch die diastolische Funktion günstig beeinflusst wurde.

In einer multizentrischen PRO-FONTAN-Studie wird diese aktuelle klinisch wissenschaftliche Thematik weiter verfolgt. Unterstützung fanden diese Arbeiten durch die Verleihung des mit 50.000 DM dotierten national und international ausgeschriebenen Forschungsförderungspreises der Elterninitiative Herzkind e.V., Braunschweig an die Göttinger Arbeitsgruppe unter R. Buchhorn.

BIOMEDIZINISCHE TECHNIK UND GRUNDLAGENFORSCHUNG

Quantitative Herzschallstudien

Systematische, quantitative klinische und experimentelle Studien über die extrathorakalen und intrakardialen Herzschallphänomene sowie die intrathorakale und diakardiale Schallausbreitung, die sog. diakardiale Phonokardiographie (Heintzen P. u. Vietor K., *Am Heart J* 65: 59–67, 1962), eröffneten Anfang der 60er-Jahre neue, bisher nicht genutzte Messmöglichkeiten von Kontraktionsparametern. Die Deutung der Phänomene erforderte *synchrone Volumenbestimmungen* der einzelnen Herzkammern. Für diese experimentellen und klinischen Studien finanzierte die Deutsche Forschungsgemeinschaft die erforderlichen Messinstrumente und die Stiftung Volkswagenwerk 1964 das erste Herzkatheterlabor in Kiel mit einer biplanen Angiokardiographieanlage. Sie schuf damit die Voraussetzungen für weitere Forschungsprojekte und die spätere Gründung des erwähnten pädiatrisch-kardiologischen Forschungszentrums in Kiel.

Automatisierung der Herzkathetertechnik

In Zusammenarbeit mit den Bioingenieuren R. Gardner und A. Pryor aus Salt Lake City haben K. Moldenhauer, V. Malerczyk und J. Pilarczyk aus unserer Arbeitsgruppe 1969 das erste komplette Hard-Software-System entwickelt, das sowohl die bei der Herzsondierung anfallende morphologische als auch funktionelle Information verarbeiten konnte [9] (Abb. 10.4 a, b). Als Prozessrechner stand uns eine CONTROL DATA; CDC 1700 zur Verfügung, die die Stiftung Volkswagenwerk – auf meinen Antrag vom 13. März 1965 hin – 1966 bewilligt hatte.

In der ersten Entwicklungsstufe wurden alle physiologischen Messgrößen (EKG, Druckwerte, Sauerstoffsättigung) erfasst und zugleich mit der Röntgenbildinformation und den alphanumerischen Daten gekoppelt. Zu diesem Zweck hatte P. Osypka 1967/68 [23] bei uns das weltweit erste Röntgen-Fernseh-System entwickelt, das beide Ebenen der biplanen Röntgen-Bildverstärker-Fernsehkette frei variabel auf einem Monitor abbilden und mit den physiologischen Messwerten zusammen speichern konnte. Die auf Videoband bzw. -disc komplett gespeicherte hämodynamische und angiokardiographische Information stand damit für quantitative Messungen reproduzierbar zur Verfügung.

Rechnergestützte Intensivpflege

Die durch die VW-Stiftung initiierte Entfaltung der biomedizinischen Technik in der BRD hat sich auch auf dem Gebiet der rechnergestützten Intensivpflege positiv ausgewirkt. Die interdisziplinäre Zusammenarbeit zwischen den Abteilungen für Kinderkardiologie und Anästhesie der Universität Tübingen sowie dem Institut für Biomedizinische Technik in Stuttgart hat hier eine stimulierende Wirkung auf die Methodenentwicklung gehabt, die sich unter anderem in zwei internationalen Symposien in Tübingen 1979 und 1983 niedergeschlagen hat [36, 37]. Pädiatrisch-kardiologische und pädiatrische Beiträge kamen aus Aachen, Kiel, München und Tübingen mit einem Schwerpunkt auf der rechnergestützten Arrhythmieüberwachung in der Pädiatrie.

Entwicklung analoger und digitaler angiokardiographischer Bildverarbeitungsverfahren. Kine- und Videodensitometrie sowie Videometrie

Gegenüber der rein subjektiven Betrachtung der angiokardiographischen Bilder und kinematographischen Filme verfolgten diese Forschungsprojekte als Ziel die objektive Analyse der bis dahin *ungenutzten* Röntgenbildinformation mit exakten Messverfahren (Kine- und Videodensitometrie). Zu diesem Zweck wurde Ende der 60er-Jahre zunächst die gesamte Übertragungskette des Röntgen-Bildverstärker-Fernsehsystems schrittweise analysiert und den Röntgenherstellern die Möglichkeiten der notwendigen *Strahlenstabilisierung* aufgezeigt [38]. Erst dadurch wurden die konventionellen Röntgenanlagen zu Messanlagen. Danach erfolgte die Prüfung und Definition des *Gültigkeitsbereiches des Lambert-Beer-Gesetzes* für die Schwächung der Röntgenstrahlung durch das Kontrastmittel [38, 39]. Die quantitativen Beziehungen zwischen der Röntgenstrahlenschwächung und

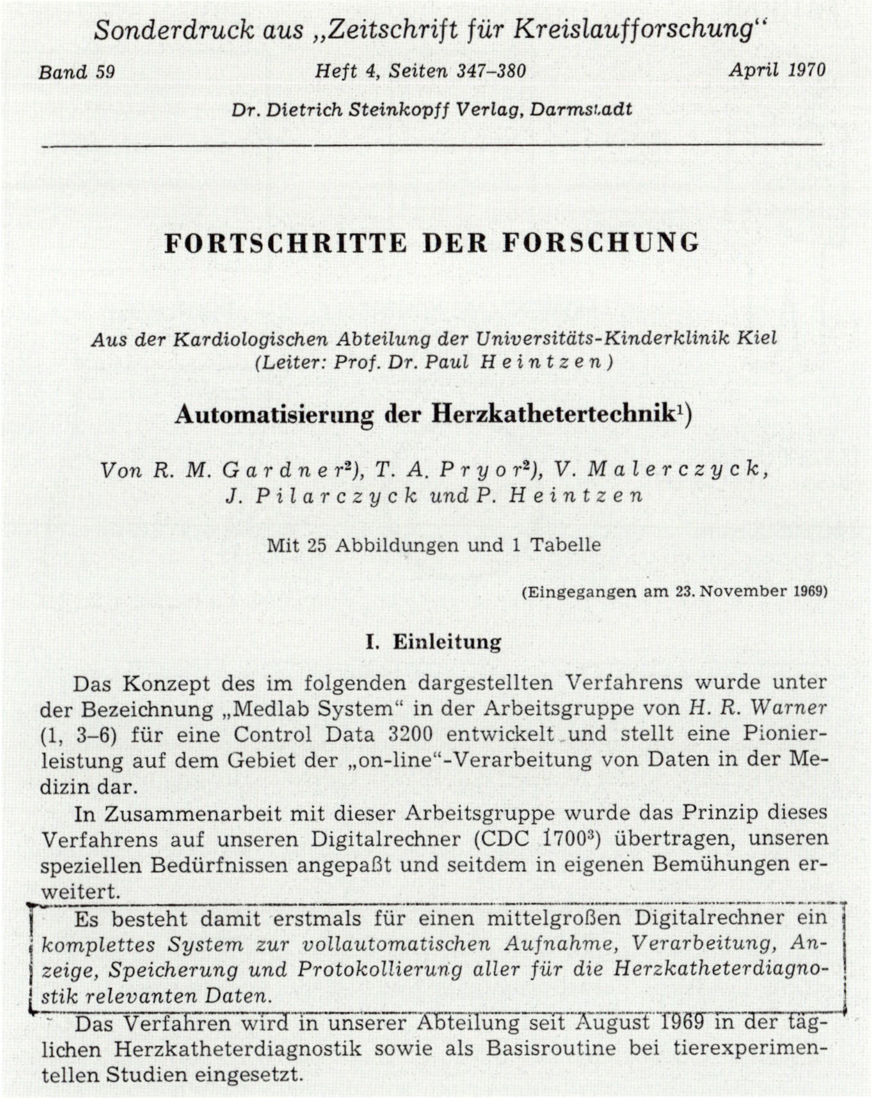

Sonderdruck aus „Zeitschrift für Kreislaufforschung“

Band 59 Heft 4, Seiten 347–380 April 1970

Dr. Dietrich Steinkopff Verlag, Darmstadt

FORTSCHRITTE DER FORSCHUNG

Aus der Kardiologischen Abteilung der Universitäts-Kinderklinik Kiel (Leiter: Prof. Dr. Paul Heintzen)

Automatisierung der Herzkathetertechnik[1])

Von R. M. Gardner[2]), *T. A. Pryor*[2]), *V. Malerczyck, J. Pilarczyck und P. Heintzen*

Mit 25 Abbildungen und 1 Tabelle

(Eingegangen am 23. November 1969)

I. Einleitung

Das Konzept des im folgenden dargestellten Verfahrens wurde unter der Bezeichnung „Medlab System“ in der Arbeitsgruppe von *H. R. Warner* (1, 3–6) für eine Control Data 3200 entwickelt und stellt eine Pionierleistung auf dem Gebiet der „on-line“-Verarbeitung von Daten in der Medizin dar.

In Zusammenarbeit mit dieser Arbeitsgruppe wurde das Prinzip dieses Verfahrens auf unseren Digitalrechner (CDC 1700[3]) übertragen, unseren speziellen Bedürfnissen angepaßt und seitdem in eigenen Bemühungen erweitert.

Es besteht damit erstmals für einen mittelgroßen Digitalrechner ein *komplettes System zur vollautomatischen Aufnahme, Verarbeitung, Anzeige, Speicherung und Protokollierung aller für die Herzkatheterdiagnostik relevanten Daten.*

Das Verfahren wird in unserer Abteilung seit August 1969 in der täglichen Herzkatheterdiagnostik sowie als Basisroutine bei tierexperimentellen Studien eingesetzt.

Abb. 10.4 a Originalpublikation und schematische Darstellung (10.4 b.) des ersten kompletten Systems zur vollautomatischen Aufnahme, Verarbeitung, Anzeige, Speicherung sowie Protokollierung aller für die Herzkatheterisierung relevanten Daten

der Konzentration sowie Schichtdicke des Kontrastmittels (= Kontrastmittelmenge) erlaubten damit erstmals eine komplette *quantitative Röntgenbildanalyse*. Seit 1964 fanden zusammen mit J.H. Bürsch Versuche mit der direkten Leuchtschirm-, Bildverstärker- und Kinedensitometrie statt [38]. Mit den Mitteln der VW-Stiftung wurden 1966 elektronische Bildverarbeitungstechniken eingeführt und folgende Geräte und Messmethoden entwickelt:

1. Bau des ersten *Videodensitometers* von P. Osypka in unseren Elektroniklaboratorien sowie der ersten digitalen Konturenspeicher, 1966. Die physiologischen *Konzepte* zur videodensitometrischen Bestimmung der wichtigsten hämodynamischen Parameter: des Schlag- und Minutenvolumens, der Ejektions- und insbesondere der Regurgitationsfraktion an den arteriellen und atrioventrikulären Ostien

Abb. 10.4 b

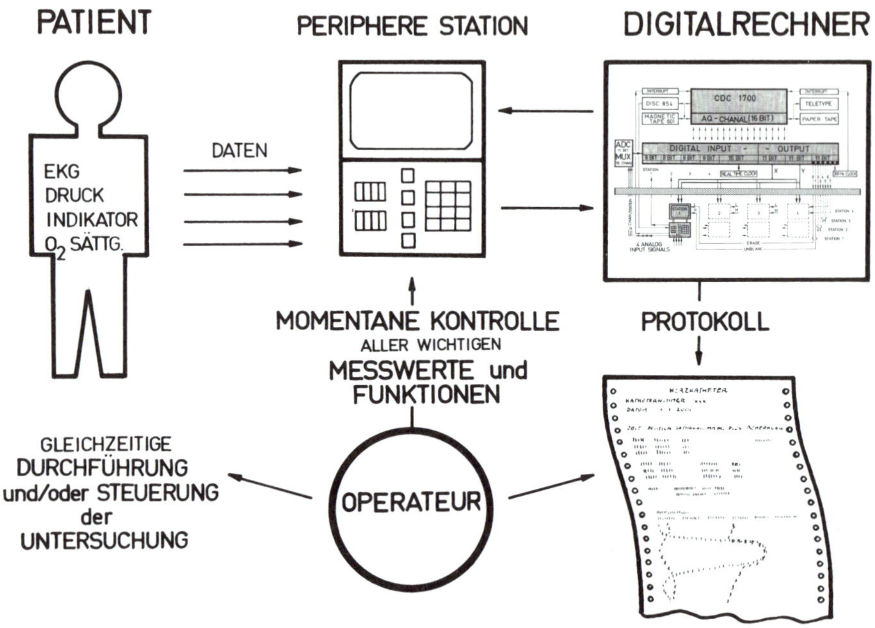

hatte J.H. Bürsch entwickelt, ihre Zuverlässigkeit experimentell geprüft und dann in die klinische Routine eingeführt ([38–41], Übersicht in [11]). Später wurden von D.W.G. Onnasch die analogen Messverfahren auf Digitaltechnik umgestellt [36].

2. Verfahren zur synchronen Aufzeichnung der biplanen Röntgen-Fernseh-Information, mit den physiologischen Messwerten (EKG, Druck, Sauerstoffsättigung) und den alphanumerischen Daten auf einem Monitor („split screen“) zur analogen und digitalen Speicherung und Weiterverarbeitung, 1967/68 [23, 38] (Abb. 10.5 a–d).
3. Entwicklung und Einsatz von Videodensitometern mit beliebig formbaren und steuerbaren Messfenstern zur Volumetrie sowie zur Transformation und Integrierung von physiologischen Parametern (EKG, Druck etc.) ins Fernsehbild [38, 40].
4. Planung und Herstellung eines elektronischen Messplatzes zur videometrischen Dimensionsmessung aus biplanen Angiokardiogrammen zur automatisierten Ventrikelvolumenbestimmung, 1969 (Heintzen et al., *Fortschr Röntgenstr* 114: 215, 1971; Vorbild für den „Volumat“ der Fa. Siemens).
5. Entwicklung des ersten automatisierten Verfahrens zur Gewinnung von Druck-Volumen-Diagrammen, 1971 [12].
6. Soft- und Hardware-Entwicklung zur dreidimensionalen dynamischen Darstellung und Analyse von Form, Größe und Wandbewegung der Herzkammern aus biplanen Angiokardiogrammen, 1973; insbesondere zur Kontraktionsanalyse beider Ventrikel, 1974 [12, 13, 21, 19] (Abb. 10.6).
7. Planung und Fertigung von digitalen Bildserienspeichern, seit 1969, sowie eines schnellen, flexiblen Bildrechnersystems (ISAAC/„image sequence acquisition and analysis computer“) durch R. Brennecke et al. (*Proc Comp Cardiol* 343, 1979) zur schnellen, flexiblen *kompletten Digitalisierung von Röntgen-Fernsehbild-Serien.*

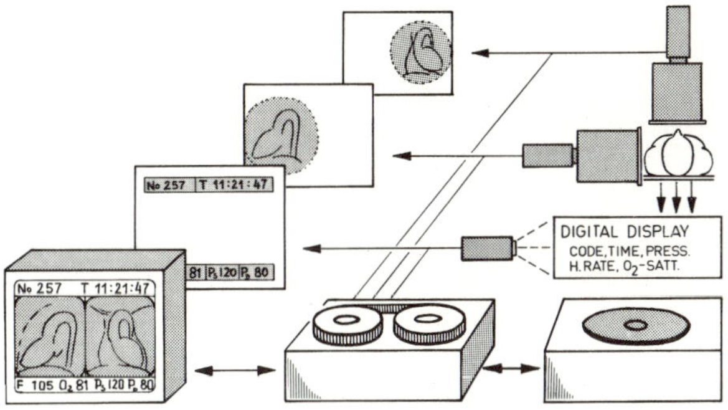

a

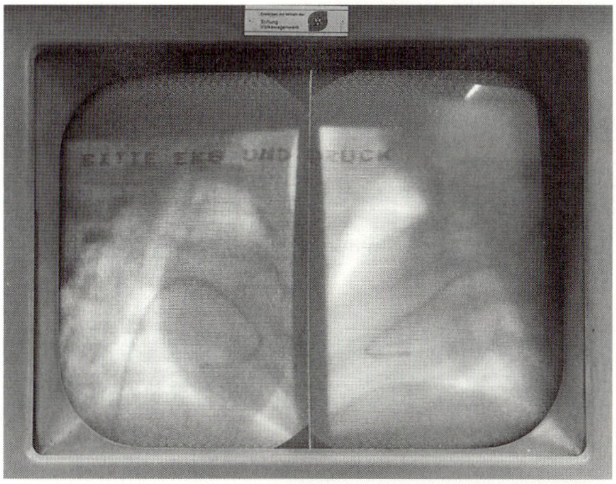

b

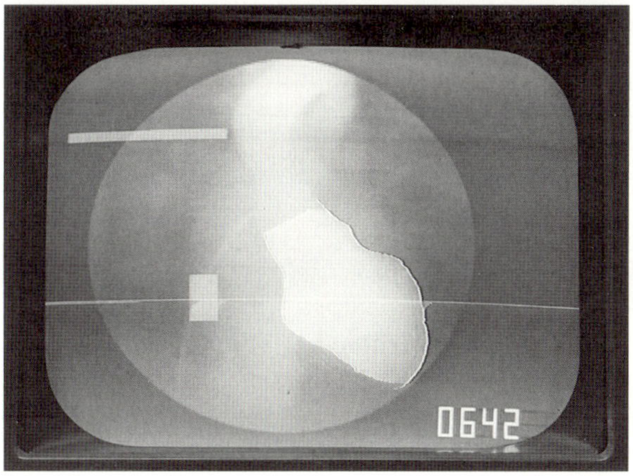

c

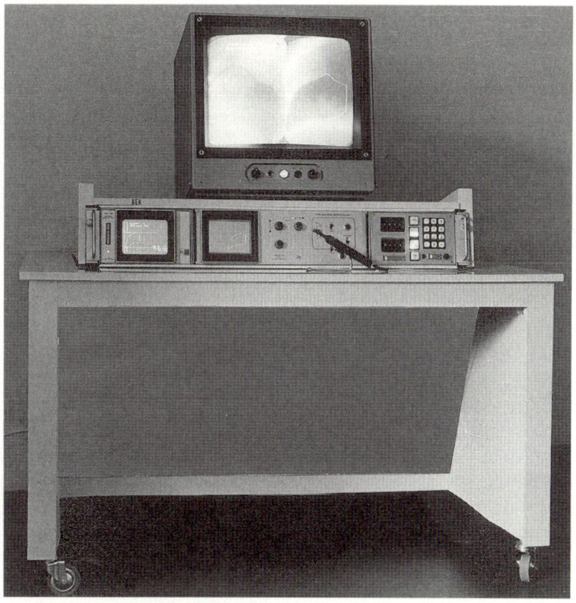

d

Abb. 10.5. **a** Schematische Darstellung des ersten Systems (1968) zur Anzeige und Speicherung der biplanen Fernsehbilder auf einem Monitor („split screen") synchron mit den relevanten alphanumerischen Daten sowie den Funktionsparametern (EKG, Druck, O_2-Sättigung). Die ursprünglich auf Magnetband und Magnetdisc gespeicherte Bildinformation wurde später direkt digitalisiert in den Rechner übernommen. (Aus [23]). **b** Split screen über den auch der Dialog mit dem Herzkatheterprogramm geführt wird. **c** Lävokardiogramm mit verschiedenen videodensitometrischen Messfenstern. *Links oben*: horizontaler Balken, dessen Länge druckproportional gesteuert wird. *Links unten*: rechteckiges densitometrisches Messfenster. Die Ventrikelkontur wird von einem frei steuerbaren Fenster eingerahmt, in dem die integrierte Kontrastmittelmenge im linken Ventrikel gemessen werden kann. **d** „Volumenkonsole" mit biplanen Videoangiokardiogrammen. Die Konturen wurden ursprünglich mit einem Lichtgriffel (später mit einer „Maus" umfahren und digital gespeichert. Aus korrespondierenden Ventrikeldiametern errechnet der Computer unter Zugrundelegung einer Querschnittsform multiple Volumenscheibchen, die nach der Simpson-Regel zum Gesamtvolumen integriert und aufgrund experimenteller Daten korrigiert werden. Die synchron aufgezeichneten „druck- und frequenzgesteuerten Balken" (im Bild *links oben*) erlauben die automatische Gewinnung von Druck-Volumen-Diagrammen

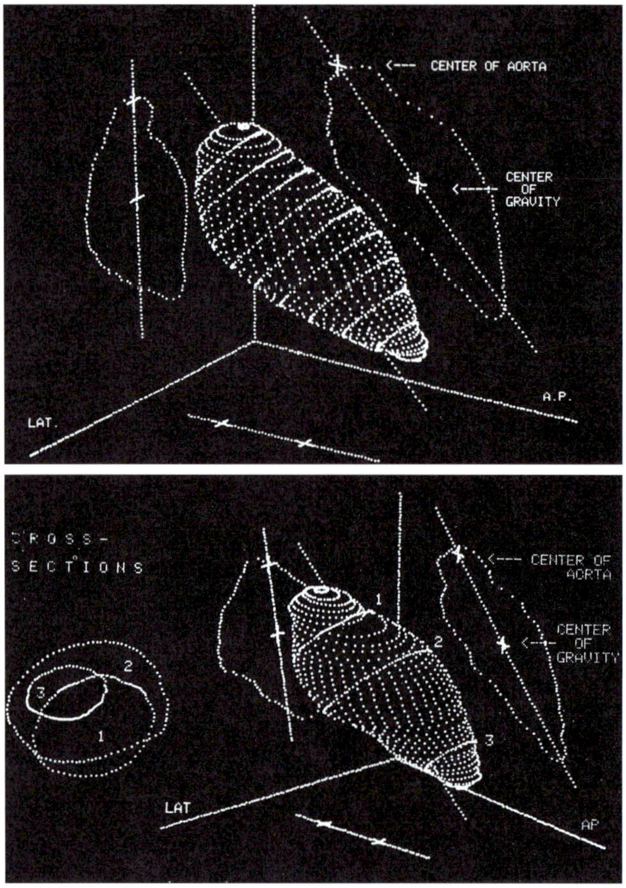

Abb. 10.6
Automatisierte dreidimensionale Rekonstruktion des linken Ventrikels aus biplanen Videoangiokardiogrammen. Schwerpunktsbezogene Kontraktionsanalyse durch Schnittflächen senkrecht zur Längsachse. Berechnung der zirkumferenziellen Verkürzung und Verkürzungsgeschwindigkeiten der Umfänge einer beliebigen Zahl (hier neun, bzw. drei) von Querschnittscheibchen. Darstellung der ortsabhängigen Verkürzungen und Verkürzungsgeschwindigkeiten in einem dreidimensionalen Koordinatensystem. (Aus [13])

Digitale Subtraktionsangiokardiographie (DSA) und Funktionsangiokardiographie (DFA)

Mit dem selbstentwickelten Instrumentarium wurden seit 1975/76 – vor der Industrie und den amerikanischen Arbeitsgruppen – die *digitale Subtraktionsangiokardiographie (DSA)* in zahlreichen Variationsformen entwickelt, erprobt und in die Klinik eingeführt (siehe auch Kap. 9, Geschichte der bildgebenden Verfahren).

Abbildung 10.7 ging 1976 [5] als das „Kiel miracle“ um die Welt und stimulierte die Industrie, die erst 1980/81 mit ersten, einfacheren Bildrechnern auf den Markt kam. Mit einer wesentlich geringeren Kontrastmittelmenge konnte der kaum erkennbare linke Ventrikel durch Untergrundsubtraktion und herzphasensynchrone Bildsummation kontrastreich dargestellt werden. Bei sinnvollem Einsatz des Verfahrens ließ sich die relevante diagnostische Information mit einer deutlich geringeren Kontrastmittelmenge gewinnen, oder – bei peripherer Injektion – die Angio(kardio)graphie auf die Herzsondierung verzichten. Andererseits bot sich aber auch die selektive Angiokardiographie mit verminderter Kontrastmittelinjektion und Untergrundsubtraktion als ein wertvolles Verfahren an.

Insgesamt war die DSA ein Schritt in Richtung auf eine *digitale Funktionsangiographie (DFA)*, bei der durch Extraktion von Zeit-, Volumen

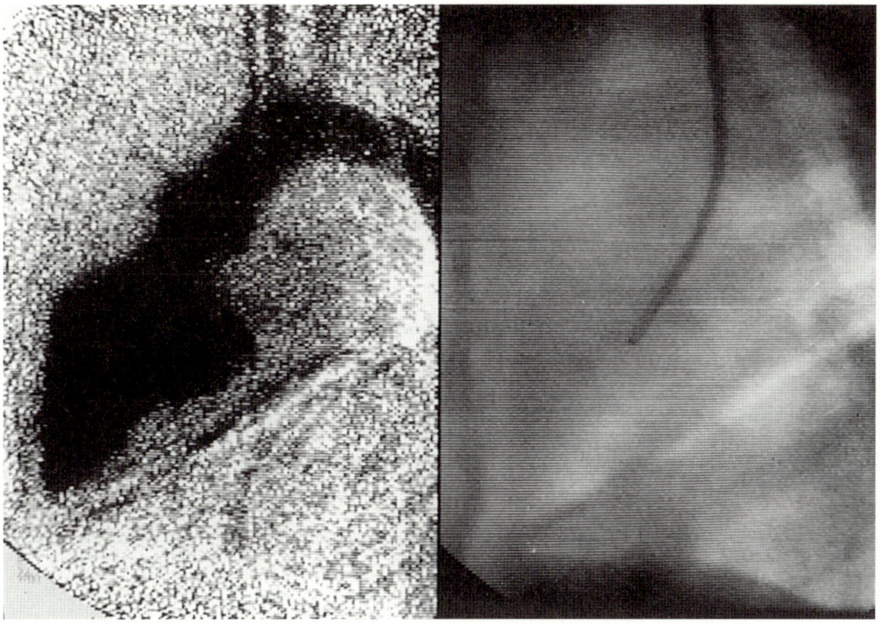

Abb. 10.7
Digitale Subtraktionsangiokardiographie des linken Ventrikels. Nach selektiver Injektion einer geringen Kontrastmittelmenge ist der Ventrikel im maximalen Füllungsbild (*rechts*) kaum zu erkennen. Durch herzphasensynchrone Bildmittelung, Histogrammmodifikation und Subtraktion gemittelter Leerbilder lässt sich ein kontrastreiches Lävokardiogramm gewinnen (*links*). (Aus [5])

oder Fluss*parametern* die Aussagefähigkeit einer angiokardiographischen Bildserie erheblich erweitert werden konnte („parametric imaging").

Auf die verschiedenen Modalitäten der DSA und DFA wird im Kapitel „Geschichte der bildgebenden Verfahren in der Kardiologie" (Kap. 9) in diesem Band näher eingegangen. Einige klinisch relevanten Prinzipien der DFA wurden 1981 auch auf *echokardiographische Bildserien* übertragen (digitale Echokardiographie/DE und digitale Funktionsechokardiographie/DFE) [20].

Weg zum „filmlosen Herzkatheterlabor"

Nachdem der Übergang auf eine *komplette digitale Röntgenbildverarbeitungstechnik* vollzogen war, wurde das Röntgen-Bildverstärker-Fernsehsystem – praktisch zeitgleich zur Computertomographie – eine dynamische, digitale Messanlage auch für *zeitliche Bildserien*. Die erforderlichen experimentellen Untersuchungen sowie die Entwicklung des digitalen Bildrechners (ISAAC) von R. Brennecke bildeten die Grundlagen für die Neukonzeption der nächsten Generation kommerzieller Röntgen- und Angiokardiographieanlagen und für weite Bereiche der medizinischen Bildverarbeitung.

Kein Industrieunternehmen lieferte – noch plante es – zu dieser Zeit Verfahren zur Automatisierung der Herzkathetertechnik oder zur kompletten elektronischen Verarbeitung videoangiokardiographischer Röntgenbildserien. Das bereits 1970 auf dem Deutschen Radiologenkongress in München (*Röntgenblätter* 24: 604–610) von mir vorausgesagte *„filmlose Herzkatheterlabor"* als logische Zielvorstellung ist nach drei Jahrzehnten eine Selbstverständlichkeit geworden. Entscheidend für die Realisierung dieser Pläne war eine bis dahin in Deutschland nicht existierende Form einer interdisziplinären medizinisch-technischen Arbeitsweise in einer (kinderkardiologischen) Klinik.

Kernspintomographische Projekte in der pädiatrischen Kardiologie

Im Wettstreit zwischen den bildgebenden Verfahren ist der Angio- und Echokardiographie eine unübersehbare Konkurrenz entstanden. Die Kernspin- oder Magnetresonanztomographie hat – abgesehen vom prozeduralen und apparativen Aufwand – gegenüber der Echokardiographie unter anderem den Vorzug einer unbeeinträchtigten Durchdringung des Thorax und einer qualitativen Gewebedifferenzierung sowie, gegenüber der Angiokardiographie, einer geringeren Invasivität. Nimmt man die spektrographischen Verfahren hinzu, so gewinnt man zusätzlich Einblicke in den Myokardstoffwechsel. Abgesehen von der fruchtbaren Mitbenutzung der aufwändigen Geräte in den radiologischen Institutionen durch eine zunehmende Zahl von Kinderkardiologen, hat sich die Tübinger Kinderkardiologie mit dieser Methodik klinisch und wissenschaftlich schwerpunktmäßig befasst. Im Rahmen einer Förderung durch das Bundesministerium für Forschung und Technologie (BMFT) und die Deutsche Forschungs- und Versuchsanstalt für Luft und Raumfahrt (DFVLR), die einer interdisziplinären Tübinger Arbeitsgruppe Mitte der 80er-Jahre ein Grundgerät zur Verfügung gestellt hatte, wurde auf Antrag von J. Apitz ein spezifisch pädiatrisch-kardiologisches Projekt zur „Klärung der Pathoanatomie angeborener und erworbener Herzerkrankungen im Kindesalter" bewilligt. L. Sieverding hat sich mit dieser Materie seit Jahren intensiv befasst. Er hat wichtige Beiträge sowohl im Hinblick auf die diagnostischen Möglichkeiten und Grenzen der morphologischen Informationsgewinnung [29] geliefert, aber auch an Forschungsprojekten mitgewirkt, die methodische Verbesserungen der räumlichen, zeitlichen und Kontrastauflösung ermöglichten, und schließlich auch mit spektroskopischen Verfahren Myokardstoffwechseluntersuchungen bei Kardiomyopathien durchgeführt [30].

Ohne Zweifel werden die Magnetresonanzverfahren eine zunehmende Bedeutung für die pädiatrische Kardiologie gewinnen.

EPILOG

Die dargestellten Fortschritte der klinischen und wissenschaftlichen Kinderkardiologie und Kinderherzchirurgie erfordern – infolge der enorm gestiegenen diagnostischen und therapeutischen Anforderungen – eine sinnvolle, medizinisch und ökonomisch vertretbare Konzentration der *klinischen* (nicht wissenschaftlichen) Aktivitäten *auf die Zentren oder Kliniken*, die über spezielle große Erfahrungen und Erfolge auf den jeweiligen, immer komplizierter werdenden besonderen Aufgabengebieten verfügen (Herztransplantationen, hypoplastisches Linksherzsyndrom, Elektrophysiologie). Denn eine optimale diagnostische, operative und intensivmedizinische Betreuung ist unabdingbare Voraussetzung für den Erfolg.

Diese so genannten „Voraussetzungen" sollten jedoch *nicht automatisch von einer ausschließlich positiven Quantitäts-Qualitäts-Korrelation ausgehen*. Pioniere waren immer Einzelpersonen. Man muss auch ihnen eine Chance belassen. Zweifellos bleibt aber die Symbiose von Kinderkardiologie und Kinderherzchirurgie das Fundament für die Wahrnehmung unserer derzeit wichtigsten ärztlichen Aufgaben. Dieser Kooperation danken tausende und abertausende herzkranke Kinder, Jugendliche und mittlerweile auch Erwachsene, die zur Zeit meines Wechsels in die Pädiatrie noch elend zugrunde gingen, ein besseres, gesundheitlich „qualitätsvolleres" und nicht selten auch ganz normales Leben, wie die letzte Abbildung veranschaulicht (Abb. 10.8).

Dennoch dürfen sich die klinischen und wissenschaftlichen Aktivitäten der Kinderkardiologen nicht nur auf Gegenwartsprobleme beschränken. Und deshalb darf sich auch *das Fachgebiet der Kinderkardiologie nicht nur auf die Probleme angeborener Herzfehler einengen lassen.*

Nun schicken sich einige Fakultäten und Funktionärsgremien wieder an, die formale Herabstufung etablierter Institutionen (Aachen) oder deren Abbau (Hannover) einzuleiten, wobei die Zurückstufung von C4- auf C3-Stellen nur ein trauriges *Symptom* einer uralten akademischen Grundkrankheit ist, die leider auch ehemals „leidende" und/oder leitende Oberärzte nicht ausspart. Macht und/oder Geldstreben – rational begründbare Existenzangst kann es nicht sein – unter dem Deckmantel der „Ökonomie" und/oder des „Bedarfs" verkennen oder ignorieren den wahren Bedarf. Sie legen ihn – wiederum – auf die *jetzt* bestehenden Verhältnisse fest. Haben wir das nicht alles schon einmal gehabt? Müssen wieder die Amerikaner oder andere progressive Kräfte neue Wege aufzeigen? Auch die Kinderkardiologie kann nicht nur von intellektuellen Krediten aus der Erwachsenenkardiologie und dem Ausland leben! Sie ist auch nicht nur die Kardiologie angeborener Herzerkrankungen! Sie muss sich mit allen Gebieten der Herz- und Kreislauferkrankungen und -forschung befassen. Natürlich – zwingend, aber auch initiierend – in der *jeweils optimalen interdisziplinären Organisationsform*, aber im Auftrag herzkranker Kinder! Und deshalb bleibt es dabei – wie schon zu Beginn meiner kinderkardiologischen Tätigkeit vor 48 Jahren:

„Die ärztliche und wissenschaftliche Aufgabe der Kinderkardiologie ist und bleibt so groß, wie Phantasie, Können und Mut derer, die sie vertreten."[1]

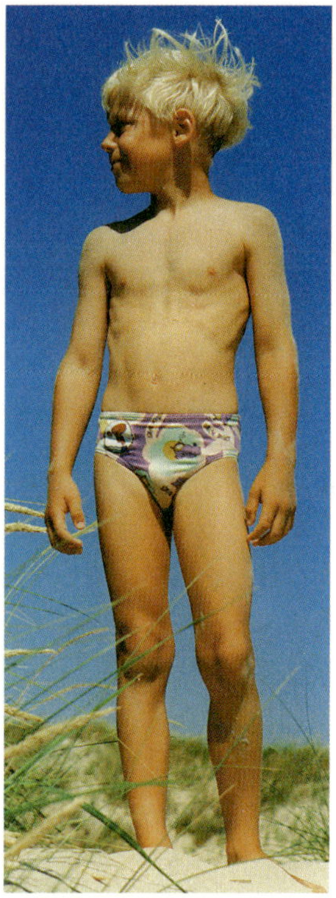

Abb. 10.8
6-jähriger Junge, bei dem wegen einer kompletten Transposition der großen Arterien im Neugeborenenalter eine Switch-Operation vorgenommen wurde. Es liegen jetzt normale Kreislaufverhältnisse vor. Mit an Sicherheit grenzender Wahrscheinlichkeit wäre dieser Junge zu Beginn meiner Tätigkeit bereits als Säugling gestorben

[1] Heintzen P.H., Aufgaben und Probleme der Kinderkardiologie. In: *Christiana Albertina*. Kieler Universitäts-Zeitschrift 15: 39–47, Juni 1973.

ANHANG

1. FORSCHUNGSPREISE DER DEUTSCHEN GESELLSCHAFT FÜR PÄDIATRISCHE KARDIOLOGIE

1984	PD Dr. P.E. Lange, JH Nürnberg Dr. H.H. Sievers, Kiel	Anpassung des rechten Ventrikels an eine chronisch-progressive Druckbelastung, hervorgerufen durch einen neu entwickelten Konstriktor zur Stenosierung der Pulmonalarterie
1986	PD Dr. H.H. Kramer, Düsseldorf	Fehlbildungsmuster bei Kindern mit angeborenen Herzfehlern
1988	PD Dr. A. Wessel, Kiel	Echokardiographische Untersuchungen zur Adaptation des linken Ventrikels an die Lastbedingungen im Verlauf der zweizeitigen anatomischen Korrekturoperation bei einfacher Transposition der großen Arterien
1990	Dr. C.F Wippermann, Mainz	Neuere Aspekte zur Diagnostik und pathologischen Anatomie des Ventrikelseptumdefektes – Untersuchungen mittels Doppler-echokardiographie
1992	Nicht verliehen	
1994	PD Dr. W.R. Thies, Bad Oeynhausen	Szintigraphische Untersuchungen zur Myokardperfusion und zur myokardialen Fettsäureextraktion bei Kindern mit kongestiver Kardiomyopathie
1996	PD Dr. M.-C. Seghaye, Aachen	Pathophysiologie der durch den extrakorporalen Kreislauf bedingten entzündlichen Reaktionen im Kindesalter
1998	PD Dr. R.G. Grabitz, Aachen	Der interventionelle Verschluss des persistierenden Ductus arteriosus. Neue Ansätze und ihre Evaluation im neonatalen Tiermodell

2. MAXIMILIAN-FORSCHUNGSPREIS FÜR PÄDIATRISCHE KARDIOLOGIE

Den Maximilian-Forschungspreis für Pädiatrische Kardiologie der Elterninitiative Herzkind e.V. Braunschweig, dotiert mit 25.000 bis 50.000 DM zur Förderung eines Forschungsprojektes erhielten:

1996	G. Hausdorf, Hannover	47.500 DM
	G. Buheitel, Erlangen	50.000 DM
1997	A. Tarnock, J. Hambsch, Leipzig	50.000 DM
1998	J. Stieh, J. Scheewe, P. Dütsche, Kiel	50.000 DM
	G. Buchheitel, Erlangen	25.000 DM
1999	A. Eicken, München	50.000 DM
2000	R. Buchhorn, Göttingen	50.000 DM

LITERATUR

EINZELBEITRÄGE (WEITERE LITERATURANGABEN IM TEXT)

1. Barth H, Schmaltz AA, Steil E, Apitz J (1987) Quantitative evaluation of left heart obstructions (including aortic isthmus stenosis) in children using Doppler echocardiography. Z Kardiol 75: 231–236. Für rechtsseitige Obstruktionen: Z Kardiol 75: 237–241
2. Beuren A, Stoermer J, Apitz J (1961) Transseptale Katheterisierung des linken Herzens. Verh Dtsch Ges Inn Med 412–415
3. Beuren A, Apitz, J (1963) Die transseptale Katheterisierung des linken Herzens. Erfahrungen bei 220 Punktionen. Z Kreislaufforschg 52: 649–660
4. Beuren AJ, Schulze C, Eberle P, Harmjanz D, Apitz J (1964) The syndrom of supravalvular aortic stenosis, peripheral pulmonary stenosis, mental retardation and similar facial appearance. Am J Cardiol 13: 471
5. Brennecke R, Brown TK, Bürsch JH, Heintzen PH (1976) Digital processing of videoangiographic image series using a minicomputer. Proc Comp Cardiol, IEEE Comp Soc, Long Beach, pp 255–260
6. Brennecke R, Hahne HJ, Wessel A, Heintzen PH (1981) Computerized enhancement techniques for echocardiographic sector scans. Proc Comp Cardiol, IEEE Compr Soc, Long Beach, pp 7–11
7. Bürsch JH, Hahne HJ, Brennecke R et al. (1981) Assessment of arterial blood flow measure ments by digital angiography. Radiology 14: 39–47
8. Bürsch JH, Heintzen PH, Simon (1974) Videodensitometric studies by a new method of quantitating the amount of contrast medium. Eur J Cardiol 1: 437
9. Gardner R, Pryor A, Malerczyk V, Pilarzcyk J, Heintzen PH (1971) Automatisierung der Herzkathetertechnik. Z. Kreislaufforschg 59: 347–380
10. Heintzen PH, Brennecke R, Bürsch JH, Lange PE, Malerczyk V, Moldenhauer K, Onnasch DGW (1975) Automated videoangiocardiographic image analysis. Comp Cardiol, IEEE Comp Soc 8: 55–64
11. Heintzen PH, Brennecke R, Bürsch JH et al. (1982) Quantitative analysis of structure and function of the cardiovascular system by roentgen-video-computer techniques. Mayo Clin Proc 5: 78–91
12. Heintzen PH, Malerczyk V, Pilarzcyk J, Scheel K (1971) On-line processing of the video-image for left ventricular volume determination. Comp Biomed Res 4: 474–485. (Dies.) A videometric technique for automated processing of pressure volume diagrams. Comp Biomed Res 4: 474 –485
13. Heintzen PH, Moldenhauer K, Lange PE (1974) Three-dimensional computerized contraction pattern analysis. Eur J Cardiol 1: 229–239, Circulation (1972) 46, Suppl II: 167
14. Hofstetter R, von Bernuth G (1982) Computer assisted analysis of one-dimensional left ventricular echocardiograms in children with normal and decreased left ventricular contractility. Z Kardiol 71: 705–708
15. Hofstetter R, Barzt-Bazzanella P, Kentrup H, von Bernuth G (1991) Determination of left atrial area and volume by cross sectional echocardiography in healthy infants and children. Am J Cardiol 68: 1073
16. Keutel J (1973) Echocardiographic examinations in children. Monatsschr Kinderheilk 172: 520
17. Keutel J (1976) Ultrasound evaluation of heart disease, with special reference to congenital and acquired lesions. Radiologe 16: 298–312
18. Lange PE, Nürnberg JH, Sievers HH, Onnasch DGW, Bernhard A, Heintzen PH (1985) Response of the right ventricle to progressive pressure loading in pigs. Basic Res Cardiol 80: 436
19. Lange PE, Onnasch D, Farr F, Malerczyk V, Heintzen PH (1978) Analysis of left and right ventricular size and shape, as determined from human casts. Description of the method and its validation. Eur J Cardiol 8: 431–448. Left ventricle: Eur J Cardiol 8: 449–476. Right ventricle: Eur J Cardiol 8: 477–501
20. Lange PE, Onnasch DGW, Stephan E et al. (1981) Two stage anatomic correction of complete transposition of the great arteries: Ventricular volume and muscle mass. Herz 6: 336–343
21. Massin MM, Nitsch GB, Däbritz S, Messmer B, von Bernuth G (1997) Angiographic study of aorta, coronary arteries, and left ventricular performance after neonatal arterial switch operation for simple transposition of the great arteries. Am Heart J 134: 298
22. Onnasch DGW, Jarrens U, Heintzen PH (1991) Determination of ejection and valvular regurgitant fraction by on-line digital densitometry – methodology, validation and application. Int J Cardiol Imag 7: 113
23. Osypka P, Heintzen PH (1968) Neue elektronische Verfahren zur Verbesserung der Herzkatheterisierungstechnik und Angiokardiographie. Verh Dtsch Ges Kreislaufforschg 34: 234
24. Peiper A (1966) Chronik der Kinderheilkunde. VEB Georg Thieme, Leipzig
25. Rautenburg HW (1989) Geschichte der Kinderkardiologie in Deutschland. Byk Gulden, Konstanz

26. Redel DA, Fehske W (1984) Diagnosis and follow up of congenital heart disease in children with the use of two dimensional Doppler echocardiography. Ultrasound Med Biol 10: 249–258
27. Redel DA, Le TP (1986) Diagnosis of congenital heart defects using colour-coded Doppler echocardiography. Herz 11: 296–302
28. Seghaye, CM, Grabitz RG, Duchateau J et al. (1996) Inflammatory reaction and capillary leak syndrome related to cardiopulmonary bypass in neonates undergoing cardiac operations. J Thorac Cardiovasc Surg 112: 687–697 und im gleichen Journal: 108: 978–987 (1993), 111: 545–553 (1996), 111: 882–892 (1996), 111: 971–981(1996)
29. Sieverding L, Breuer J, Foster J, Dammann F, Apitz J (1998) Magnetic resonance imaging examinations of congenital heart disease. Prog Pediatr Cardiol 9: 89–100
30. Sieverding L, Klose U, Apitz J (1997) Proton-decoupled myocardial ^{31}P NMR spectroscopy reveals decreased PCr/Pi in patients with severe hypertrophic cardiomyopathy. Am J Cardiol 80 (3 A): 35A–40A
31. Stoermer J, Rautenburg HW, (1996) Die Entwicklung der Kinderkardiologie in Deutschland. Informationsblatt der Dtsch Ges Kardiol Heft 2: 81–86
32. Wagner G (1994) Arbeitsgemeinschaft für Kinderkardiologie. Monatsschr Kinderheilk 142 (Suppl 2): 72–74
33. Wessel A (1985) Normal values of two dimensional echocardiographic evaluation of left and right ventricular geometry in Children. Herz 10: 248–254
34. Wessel A, Pankau R, Kececioglu D, Ruschwski W, Bürsch JH (1994) Three decades of follow-up of aortic and pulmonary vascular lesions in the William Beuren Syndrom. Am J Med Genet 52: 297–301
35. Yacoub MH, Bernhard A, Lange P et al. (1980) Clinical and haemodynamic results of the two stage anatomic correction of simple transposition of the great arteries. Circulation 62 Suppl I: 190–196

Wissenschaftliche Symposien (Bildverarbeitung und biomedizinische Technik)

36. Epple E, Junger H, Bleicher J, Schorer R, Apitz J, Faust U (Hrsg) (1979) Rechnergestützte Intensivpflege. Thieme Stuttgart
37. Epple E, Frey R, Bleicher J, Apitz J, Schorer R, Faust U (1983) Rechnergestützte Intensivpflege II. Thieme, Stuttgart
38. Heintzen PH (ed) (1971) Roentgen-, cine- and videodensitometry. Fundamentals and applications for blood flow and heart volume determination. Thieme, Stuttgart
39. Heintzen PH, Bürsch JH (eds) (1978) Roentgen-video-techniques for dynamic studies of structure and function of the heart and circulation. Thieme, Stuttgart
40. Heintzen PH, Brennecke R (eds) (1983) Digital imaging in cardiovascular radiology. Thieme, Stuttgart
41. Heintzen PH, Bürsch JH (eds) (1988) Progress in digital angiocardiography. Kluwer, Dordrecht Boston London
42. Just HJ, Heintzen PH (ed) (1984) Angiokardiography. Current status and future developments. Springer, Berlin Heidelberg New York Tokyo
43. Sigwart U, Heintzen PH (eds) (1984) Ventricular wall motion. Thieme, Stuttgart New York

Klinische Lehrbücher

44. Apitz J (Hrsg) (1998) Pädiatrische Kardiologie. Steinkopff, Darmstadt
45. Beuren AJ (1966) Die angiokardiographische Darstellung angeborener Herzfehler. Ein Atlas. de Gruyter, Berlin
46. Gutheil H (1998) EKG im Kindes- und Jugendalter, 5. Aufl. Thieme, Stuttgart
47. Heintzen PH (1963/64) Differentialdiagnose der Herzkrankheiten im Kindesalter. In: Catel W (Hrsg) Differentialdiagnose von Krankheitssymptomen bei Kindern und Jugendlichen. Thieme, Stuttgart, Bd II: 209–749, Bd III: 56–100 (Ital. Aufl. 1964, Span. Aufl. 1966)
48. Keck EW (unter Mitarbeit von Brode P, Gävinghoff L, Marcsek Z, Passarge E, Sieg K) (1990) Kardiologie. Neugeborene, Säuglinge, Kinder, 4. Aufl. Urban & Schwarzenberg, München
49. Klinke K (1950) Diagnose und Klinik der angeborenen Herzfehler. Thieme, Leipzig
50. Schumacher G, Bühlmeyer K (1989) Diagnostik angeborener Herzfehler, 2. Aufl. Perimed, Erlangen

11 Geschichte der Herzchirurgie in Deutschland unter Berücksichtigung ihrer Beziehung zu der Deutschen Gesellschaft für Kardiologie – Herz- und Kreislaufforschung

W. Bircks

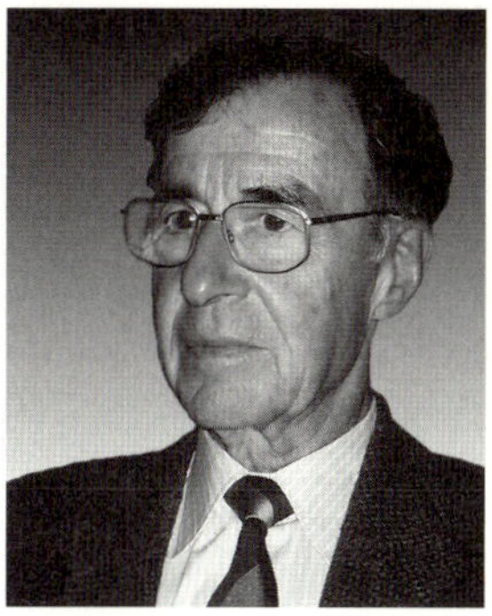

W. Bircks

Der Referent ist keineswegs Medizinhistoriker. Er hatte aber das Glück und die Freude, in der zweiten Hälfte des etwas mehr als 100 Jahre betreffenden Berichtszeitraumes zur „Entwicklung der Herzchirurgie in Deutschland" Zeitzeuge und Mitwirkender zu sein und zur klinischen Relevanz beitragen zu dürfen. Seine folgenden Ausführungen sind hoffentlich nicht automatisch fehlerhafter als die eines Fachmanns. Sehr vieles wird er weglassen müssen; die jüngste Vergangenheit ist allgemein noch gegenwärtig; sie wird deshalb nicht im Einzelnen geschildert, zumal die Etablierung der Herzchirurgie als integriertes klinisches Fach Ende der 80er-Jahre des vergangenen Jahrhunderts abgeschlossen war.

Dieser Bericht stützt sich ganz wesentlich auf eine Arbeit, die der Referent 1983 zusammen mit Georg Rodewald und Rudolf Zenker publizieren durfte. Weiter waren für das Studium der Historie der deutschen Herzchirurgie besonders ergiebige Quellen diesbezügliche Veröffentlichungen von H.G. Borst, E. Jeger, G. Fischer, W. Forßmann und K.-L. Schober neben unendlich vielen Detailhinweisen, die weit verstreut Gelegenheitsstrandgut der Literatur sind. Viele Details sind unmittelbaren Angaben von chirurgischen Kollegen zu verdanken, die freundlicherweise eine diesbezügliche Anfrage mit einer Rücklaufquote von 100% (!) beantworteten. Das Studium von Protokollen von Vorstandssitzungen und Mitgliederversammlungen der nachfolgend genannten Fachgesellschaften ergab wichtige Hinweise.

Drei Fachgesellschaften spielten in der Entwicklung der Herzchirurgie in Deutschland eine unmittelbare Rolle:

- von Anbeginn, also schon in der 2. Hälfte des 19. Jahrhunderts, die Deutsche Gesellschaft für Chirurgie (DGCh),
- seit 1971 die Deutsche Gesellschaft für Thorax-, Herz- und Gefäßchirurgie (DGTHGC), hervorgehend aus der Tradition der seit 1956 regelmäßig stattfindenden thoraxchirurgischen Arbeitstagungen, und
- seit den Jahren nach dem 2. Weltkrieg die nun ihr 75-jähriges Jubiläum feiernde Deutsche Gesellschaft für Kreislaufforschung, gegründet 1927. In ihren Mitgliederlisten findet man in den ersten 25 Jahren keine Chirurgen. Die Tagungsthemen bis etwa 1950 ließen keine unmittelbaren Bezüge zur operativen Medizin erkennen.

Entwicklung der Herzchirurgie in Deutschland bis zum Ende des 2. Weltkriegs 1945

Naht einer Herzwunde. Die erste erfolgreiche Naht einer Herzwunde durch Ludwig Rehn 1896 in Frankfurt wird häufig als Startschuss der Herzchirurgie angesehen. Diese Pioniertat fiel nicht wie ein Stern vom Himmel. Der Hannoveraner Arzt Georg Fischer hatte bereits 1868 eine epikritische Auswertung von 452 Fällen von Herzwunden publiziert und nachgewiesen, dass keine absolute Tödlichkeit einer solchen Verletzung anzunehmen, dass vielmehr eine Remissionsrate von etwa 10% zu beobachten sei. Experimentell war die Möglichkeit der Naht von Herzwunden 1882 durch den Danziger Arzt Dr. Block und auch durch ausländische, in der Mehrzahl italienische Autoren nachgewiesen. Nicht-erfolgreiche Versuche der Naht menschlicher Herzwunden waren vorausgegangen, so z. B. in Rom (G. Farina) und in Christiania (heute: Oslo; A. Capellen).

Operationen am Herzbeutel. Operationen am Herzbeutel – wenn man von entlastenden (drainierenden) Inzisionen bei Blut- oder Eiteransammlungen (Hämoperikard und purulente Perikarditis) absieht, die in Einzelfällen schon während der napoleonischen Kriege (J. Larrey, F. Romero) vorgenommen wurden, also Eingriffe speziell zur Besserung der Hämodynamik beim so genannten Panzerherz – gehen auf Vorschläge des deutschen Internisten Ludolf Brauer (1902) zurück. Sie führten zunächst zu der so genannten „Kardiolyse“, bei der man nach Resektion von Anteilen der 3. bis 5. Rippe links vor dem Herzen Verwachsungen mit dem verkalkten Perikard löste. Dadurch wurde dem Herz ein Teil seiner Bewegungsfreiheit zurückgegeben. Brauer war einer von drei Hamburger Internisten, die schließlich selbst thoraxchirurgisch tätig wurden.

Die ersten radikaleren Eingriffe wegen konstriktiver Perikarditis wurden von Adolf Richard Henle (1907), Ludwig Rehn (1912), ein Jahr später von Ferdinand Sauerbruch und fünf Jahre später von Viktor Schmieden durchgeführt. Schmieden entwickelte in Frankfurt die weitgehende Herzbeutelresektion in Zusammenarbeit mit dem Internisten Franz Volhard zu einer solchen Perfektion, dass dieses Team bald weltweit anerkannte Autorität genoss. Die erste Perikardresektion in den USA erfolgte erst 1929.

„Die Chirurgie der Blutgefäße und des Herzens." Im Jahr 1913 veröffentlichte der 29 Jahre alte Chirurg Ernst Jeger in Berlin seine der Zeit vorauseilende Monographie „*Die Chirurgie der Blutgefäße und des Herzens*"; in ihr heißt es:

„Der Gedanke, daß es mit der Zeit gelingen könnte, kongenitale Mißbildungen des Herzens, Herzklappenfehler und dergleichen einer operativen Behandlung zugänglich zu machen, wird bislang von den meisten Autoren als Phantasterei betrachtet. Es wäre selbstverständlich durchaus unwissenschaftlich, heute schon in dieser Beziehung bestimmte Hoffnungen auszusprechen ... Genauso unwissenschaftlich aber wäre es, ... heute der Herzchirurgie bereits jede Zukunft abzusprechen."

Die erstaunliche Monographie, die z. B. schon experimentelle Techniken für Anastomosen zwischen großem und kleinem Kreislauf, also für aortopulmonale Kommunikationen, und für Umgehungsoperationen eingeengter Herzklappen (bei Mitral- und Aortenstenosen) beschreibt, blieb zunächst praktisch unbeachtet. Unter anderem dürfte dies auf den kurz nach der Publikation beginnenden 1. Weltkrieg (1914–1918) zurückzuführen sein, der den Chirurgen aller an ihm beteiligten sogenannten zivilisierten Länder andere große und neuartige Probleme anlastete.

Pulmonale Embolektomie, Ventrikelaneurysma, Ductus Botalli.
Wenn man von bravourösen Einzelleistungen absieht,

- wie den heroischen Operationen zur Entfernung von verschleppten Blutgerinnseln aus der Lungenstrombahn (pulmonale Embolektomie) nach Friedrich Trendelenburg, die lange Jahre von 1908 bis zur ersten erfolgreichen Operation 1924 durch Martin Kirschner erfolglos blieben,
- der ersten Zufallsoperation eines präoperativ als Mediastinaltumor fehldiagnostizierten *Aneurysmas der rechten Herzkammer* durch Ferdinand Sauerbruch im Jahre 1931 oder
- der ersten Ligatur eines präoperativ nicht als solchem diagnostizierten persistierenden Ductus Botalli durch Karl Emil Frey 1938,

hatten wir in Deutschland bis zu den Jahren nach dem 2. Weltkrieg (1939–1945) kaum einen Anteil an, ja kaum Kenntnisse von den Entwicklungen auf dem Gebiet der Herzchirurgie, die in Nordamerika, England und Skandinavien abgelaufen waren. Dies lag natürlich zum Teil an dem zunächst politisch gewollten und dann während des Krieges unvermeidlich gewordenen Abbruch internationaler Beziehungen, aber auch an dem allzu selbstzufriedenen Glauben an den Fortbestand der von 1840 bis 1930 führenden Rolle der operativen Medizin in den deutschsprachigen Ländern.

Verpasste Gelegenheiten. Besondere Beispiele für versäumte Gelegenheiten sind nicht nur Werner Forßmanns Schicksal der Unterdrückung des Ausbaus von Methoden zur *Katheterisierung des menschlichen Herzens* (1931), sondern auch die verpasste Entwicklung der *Intratrachealnarkose*, die hier nicht zu beschreiben ist, für die Thoraxchirurgie aber unabdingbare Voraussetzung werden sollte.

Perorale Intubation. Es wird heute nicht mehr bezweifelt, dass unter anderen Franz Kuhn 1901, damals in Kassel, für die Einführung der „peroralen Intubation" eine bedeutende Rolle gespielt hat.

ENTWICKLUNG DER HERZCHIRURGIE IM NACHKRIEGSDEUTSCHLAND

An die Aufnahme von Eingriffen an den herznahen Gefäßen war unmittelbar nach dem 2. Weltkrieg in Deutschland überhaupt nicht zu denken. Zerstörte oder beschädigte, kaum noch funktionsfähige Kliniken und Krankenhäuser, oft genug mit aufgelösten Personalstrukturen, Massen von Flüchtlingen, Verwundeten, Kranken und Krüppeln sowie die Not jedes Einzelnen, überhaupt zu überleben, schufen ganz andere Sorgen.

Es ist erstaunlich, dass um die Zeit der Währungsreform herum, also drei Jahre nach Kriegsende und unter immer noch sehr schwierigen Bedingungen, die auch das Krankenhauswesen betrafen, mit den damals möglichen Eingriffen am Herzen und den thorakalen Gefäßen begonnen wurde. Das Feld der Herzchirurgie ließ sich in Westdeutschland offensichtlich leichter bestellen als in dem russisch besetzten Teil des Landes.

Man muss sich vergegenwärtigen, dass die kardiologische Diagnostik bei diesen Anfängen auf Anamneseerhebung, Auskultation, allenfalls Phonokardiographie, auf Elektrokardiographie und Röntgenbefunde beschränkt war. Herzkatheteruntersuchungen erfassten nur das rechte Herz, wobei Gasanalysen und Druckmessungen und deshalb auch Stromvolumen- und Widerstandsberechnungen methodisch noch sehr schwierig waren.

Von großer Bedeutung für die generelle Entwicklung der Herzchirurgie waren die *Klassifizierung angeborener Herzfehler* durch Maude Abbot (1936) und die Aufnahme der *Herzkatheteruntersuchung zu diagnostischen Zwecken* durch Cournand und Ranges (1941) sowie Richards (1945), also 13 Jahre nach Forßmanns Selbstversuchen. Die kardiologische Diagnostik wurde erweitert durch die *Angiokardiographie*, die sich in den Nachkriegsjahren entwickelte und an deren Fortschritten Arbeitsgruppen in Deutschland, und zwar in Bonn und Düsseldorf (Grosse-Brockhoff, Janker, Schaede, Thurn, Vieten), aber auch in Leipzig (Oelsner, Gruner, Herbst, Smolik), besonderen Anteil hatten.

Die klinisch allmählich bedeutsam werdende Entwicklung der Herzchirurgie lag in der von K.H. Bauer als „moderne Chirurgie" bezeichneten Zeitphase; sie basierte auf der Einführung der Sulfonamide (Domagk, ab 1935) und der Antibiotika (klinische Verwendbarkeit des 1928 von Fleming entdeckten Penicillins ab 1942).

Zunächst entstand der Eindruck, als ob herzchirurgisches Operieren allen qualifizierten (Allgemein-)Chirurgen überall dort möglich sei, wo die innere Medizin (Kardiologie) eine ausreichende Diagnostik durchführen konnte (vereinzelt lag die invasive Diagnostik zunächst auch in der Hand von Chirurgen).

EINGRIFFE AUF DEM GEBIET DER „GESCHLOSSENEN" ODER „BLINDEN" HERZCHIRURGIE

Ductus Botalli. Einen offenen Ductus Botalli, also die vorgeburtlich notwendige und nach der Geburt sich im Allgemeinen spontan verschließende Verbindung zwischen thorakaler Körperhauptschlagader und Lungenhauptschlagader, verschloss Emil Karl Frey in Düsseldorf schon 1938, als er eine Thorakotomie unter einer Fehldiagnose durchführte und ein palpables Schwirren als Zeichen einer arteriovenösen Fistel erkannte. Durch Ligatur eines Gefäßes, das sich als Ductus Botalli präparatorisch darstellen ließ, konnte das Schwirren beseitigt werden.

Von dem damaligen Mitarbeiter Freys, von Karl Voßschulte wissen wir, dass diese Leistung lange Zeit völlig unterging, weil sie nicht gesondert publiziert, wohl aber später in der 2. Auflage von Freys Buch über die Herzchirurgie (1956) – zusammen mit Kuetgens – erwähnt wurde.

1947 operierte H. Loeweneck, 1949 operierten E. Derra und A. Lezius, 1952 F. Linder und 1953 J. Koncz die ersten Patienten mit einem persistierenden Ductus.

Weltweit erste katheterinterventionelle Eingriffe zum Ductusverschluss wurden 1966 an der Charité in Berlin vorgenommen (Werner Porstmann, unter Mitarbeit von Wierny, Warnke).

Aortenisthmusstenose. Die erste Resektion einer Aortenisthmusstenose hat Friedrich Bernhard in Gießen 1948 erfolgreich vorgenommen. In ganz kurzem Zeitabstand folgten in Westdeutschland mit ihren ersten Operationen dann Loeweneck, Derra, Lezius, Rathke, Zenker, Linder, Schwaiger, Gütgemann, Rehbein, Krauss und Vossschulte. Die erste Operation in der damaligen DDR führte wohl 1953 Übermuth in Leipzig durch.

Blalock-Taussig-Anastomosen. Blalock-Taussig-Anastomosen, nach Art eines operativ angelegten Ductus Botalli zur besseren Lungendurchblutung bei so genannten „blue babies", wurden bereits 1948/49 von Zenker, Bernhard, Derra und Lezius angelegt. Zwischen 1950 und 1954 folgten Linder, Gütgemann und Rehbein. Eine weltweit erste Gefäßprothesenverbindung zwischen aortalem und pulmonalem Kreislauf unter Nutzung arterieller Homoiotransplantate erarbeitete Martin Herbst in Leipzig 1954/55.

Aortenklappenstenosen. Die transventrikuläre „Sprengung" von Aortenklappenstenosen wurde 1953/54 begonnen von Lezius, Derra, Linder und Loeweneck.

Mitralklappenstenosen. Es konnte schon bei unseren Bemühungen 1983 nicht mehr geklärt werden, wer in Deutschland die ersten Mitralklappenstenosen operiert hat. Sicher ist, dass Derra in Düsseldorf sowie Lezius in Hamburg 1950 den Anfang gemacht haben. In den Jahren 1951 bis 1954 folgten dann Zenker, Diebold, Gütgemann, Linder, Niedner, Vossschulte, Bauer, Koncz und Sunder-Plassmann.

Indirekte Revaskularisation des Herzmuskels. Zusätzlich genannt werden sollte die *Kardiopneumopexie*, also die Aufsteppung von Lungengewebe auf das Herz als eine der Methoden zur *indirekten Revaskularisation des Herzmuskels*, von Albert Lezius 1937 entwickelt. Sie erwies sich als ein völlig ungenügendes Operationsverfahren. Lezius selbst hat die Operation erst im Jahr 1952 bei zwei Kranken mit schwerer koronarer Herzerkrankung angewandt, zwei Jahre bevor er selbst 51-jährig einem Herzinfarkt erlag.

Es ist aufschlussreich, dass O'Shaugnessy in London neben der von ihm selbst entwickelten Kardioomentopexie die Methode von Lezius bereits vor dem Krieg klinisch verwendet hat.

EINGRIFFE AUF DEM GEBIET DER „OFFENEN" ODER „SICHTKONTROLLIERTEN" HERZCHIRURGIE

In den 50er-Jahren wurde die Zeit reif für die so genannte „offene" oder „sichtkontrollierte" Chirurgie zu intrakardialen Korrekturen. Zunächst stand nur das Verfahren der kurzfristigen *Kreislaufunterbrechung nach Erzielung einer generellen Hypothermie durch Hautkühlung („Oberflächenhypothermie")*, später *die extrakorporale Zirkulation (EKZ) mithilfe der Herzlungenmaschine (HLM)* zur Verfügung; sie kann sich zusätzlich der Vorteile der Hypothermie durch Blutstromkühlung bedienen.

An dieser Stelle sollte nicht unerwähnt bleiben, dass insbesondere die Entwicklung der „offenen" Herzchirurgie in engem Zusammenhang steht mit erneut gepflegten Auslandskontakten zu führenden Herz-Thorax-chirurgischen Zentren in den Vereinigten Staaten, in England und in Skandinavien, später auch in den Niederlanden und in Frankreich. Die einst gebende Rolle der deutschen Chirurgie bis etwa zum Jahr 1930 wurde in dieser Phase nach dem 2. Weltkrieg zu einer nehmenden. Ein in der Nachkriegszeit nicht ohne weiteres selbstverständliches internationales Entgegenkommen verhalf der deutschen Chirurgie dazu, relativ schnell an ein hohes internationales Leistungsniveau anzuschließen und erneut eigene Beiträge zum Fortschritt zu leisten.

Oberflächenhypothermie

Die Einführung der von der Hautoberfläche her erfolgenden Unterkühlung des Menschen, der *Oberflächenhypothermie als Hilfsmittel der offenen Herzchirurgie* ist den 1950 veröffentlichten tierexperimentellen Arbeiten von Bigelow in Toronto zu verdanken.

Bigelow hatte Notiz genommen von einer Arbeit, die Grosse-Brockhoff und Schoedel 1943 in Deutschland publizierten und in der sie beschrieben, dass die Unterkühlung leicht narkotisierter Hunde zu erheblichen Stoffwechselsteigerungen führen kann, während tiefe Anästhesie dies vermied beziehungsweise eine winterschlafähnliche Verminderung der Stoffwechselvorgänge zur Folge hat.

Bigelows Resultate wurden 1952 von Lewis und Taufic (Minneapolis) und 1953 von Swan (Denver) klinisch umgesetzt, als diese Vorhofscheidewanddefekte des Herzens während kurzdauernder Unterbrechungen des Blutkreislaufs unter Hypothermiebedingungen am Menschen operierten.

In Anbetracht dieser neuen Möglichkeiten begannen ab 1952/53 eine Reihe deutscher Experimentatoren mit *Untersuchungen zur Hypothermie*. Hierbei handelte es sich um Narkoseverfahren, Kühlungs- und Wiedererwärmungstechniken, Kreislauf-, Gerinnungs- und Stoffwechseluntersuchungen. Unmittelbar das Herz betrafen Untersuchungen zu hypothermiebedingten Rhythmusstörungen, zu Defibrillation und Wiederbelebung, aber auch zu rein operativen Fragen, wie Eröffnung und Verschluss von Herzhöhlen. An diesen Untersuchungen waren von chirurgischer Seite, unter anderem mit Mitarbeitern, Bücherl, Barthel, Dietmann, Gütgemann, Harms, Heberer, Heinrich, Horatz, Just, L'Allemand, Löhr, Rodewald, Schiessle, Spohn, Ulmer und Zindler beteiligt.

Von besonderer Bedeutung für das Verständnis der Pathophysiologie der Unterkühlung des Warmblüters wurden die von Brendel 1955 am Kerckhoff-Institut der Max-Planck-Gesellschaft in Bad Nauheim begonnenen, später in München fortgesetzten tierexperimentellen Untersuchungen, die unter anderem mit der Vorstellung Laborits und Huguenards aufräumten, dass mithilfe eines sogenannten lytischen Cocktails („cocktail lytique") der Sauerstoffverbrauch des Warmblüters ohne Wärmeentzug gesenkt werden könnte.

1953 begann Linder mit der *klinischen Anwendung der Hypothermie bei „geschlossenen" Herz- und thorakalen Gefäßoperationen*. Derra führte in Düsseldorf im Februar 1955 erstmalig *mithilfe der Oberflächenhypothermie* eine *„offene" Herzoperation* eines angeborenen Herzfehlers in Kontinental-Europa aus, indem er einen Vorhofscheidewanddefekt verschloss. Dies geschah fast gleichzeitig mit Crafoord und Senning in Stockholm. Brock und Ross hatten in London schon 1954 die gleiche Operation durchgeführt mithilfe einer venovenösen Blutstromkühlung. Dogliotti in Turin operierte im gleichen Jahr nach Oberflächenkühlung seines Patienten eine Mitralklappenstenose unter Sicht.

Es ist aber ohne Zweifel das Verdienst von Derra und seinen Mitarbeitern, die Chirurgie des Vorhofseptumdefektes und der Pulmonalklappenstenose mithilfe der Hypothermie zu Standardverfahren entwickelt zu haben. 1956 folgten Herbst, Koncz, Linder und Voßschulte, 1957 Gütgemann, Krauss und Zukschwerdt mit Operationen unter Hypothermiebedingungen. Insgesamt wurde die offene Herzchirurgie mithilfe der Hypothermie bis 1957 an acht deutschen Universitätskliniken aufgenommen.

Aus Gründen der für die Klinik obligatorischen Sicherheit und Reproduzierbarkeit mussten die Zeiten für Maßnahmen am offenen Herz während einer Kreislaufunterbrechung auf 6–8 Minuten beschränkt bleiben; eine zweite oder auch dritte Kreislaufunterbrechungsphase war nach Zwischenerholung, vor allem kontrolliert anhand der Hirnstromkurven, möglich; unter ganz besonderen Umständen (zusätzliche Perfusion der Koronararterien mit oxygeniertem, warmem Vollblut bei Ende der Kreislaufunterbrechung; George J. Wittenstein, Santa Barbara/CA) konnte der intrakardiale Akt auf maximal 20 Minuten ausgedehnt werden.

Extrakorporale Zirkulation mithilfe der Herz-Lungen-Maschine

Die Entwicklung der sogenannten *Herz-Lungen-Maschinen* zur Aufrechterhaltung des Kreislaufs mit extrakorporalen Systemen und der Zielsetzung, länger dauernde Herzoperationen unter Sichtkontrolle ausführen zu können, geht vor allem auf amerikanische Bemühungen zurück. Gibbon hatte 1934 begonnen, einen Pumpoxygenator als Hilfsmittel zur Behandlung von Lungenembolien zu entwickeln.

Einen signifikanten Beitrag zur Perfusion isolierter Organe hatten schon 1885 in Leipzig die deutschen Physiologen von Frey und Gruber geleistet.

Die *Bedeutung der extrakorporalen Zirkulation für die Herzchirurgie* wurde in Deutschland früh erkannt. Da es im Handel lange Jahre keine Herz-Lungen-Maschinen (HLM) zu erwerben gab, wurden eigene Systeme entwickelt. Dietmann entwickelte in Bonn zwischen 1952 und 1954 eine eigene Maschine. Bücherl begann in Göttingen 1952 mit der Entwicklung einer HLM und Grieser baute in Tübingen seit 1954 an einer Maschine, über die er 1958 berichtete. Selbstentwicklungen von HLM in der DDR kamen in Leipzig (Herbst) und Halle (Schober) 1962 zum klinischen Einsatz.

Die Arbeitsgruppe um Zenker, damals noch in Marburg, hatte von vornherein auf die Anwendung isolierter Oberflächenhypothermie verzichtet, um sich mit voller Kraft der auf Dauer aussichtsreicher erscheinenden extrakorporalen Zirkulation zu widmen. Es wurde eine eigene Maschine entwickelt mit einem Drahtgitteroxygenator, dessen Leistungsfähgigkeit von Borst in Zusammenarbeit mit dem physikalischen Institut der Universität Marburg erheblich gesteigert werden konnte.

Die Arbeitsgruppe um Derra in Düsseldorf erkannte aufgrund ihrer Erfahrungen, insbesondere mit dem so genannten Primumdefekt der Vorhofscheidewand, bald die Grenzen des Hypothermieverfahrens. 1957 begannen auf Initiative von Löhr Versuche mit extrakorporaler Zirkulation, die sich ab 1958 auf die Mayo-Gibbon-Apparatur konzentrierten und eine Reproduktion des Vorgehens von Kirklin zum Ziele hatten.

Linder und Mitarbeiter begannen in Berlin 1957 mit Untersuchungen über verschiedene Oxygenatorformen und verwendeten schließlich Longmires Modifikation des Gitteroxygenators von Kay und Gaertner.

Experimentelle Untersuchungen zur extrakorporalen Zirkulation führten in jenen Jahren auch weitere Arbeitsgruppen in Erlangen, Frankfurt, Freiburg, Gießen, Göttingen, Hamburg, Heidelberg und Münster durch.

Knapp drei Jahre, nachdem die isolierte Hypothermie als Hilfsmittel der offenen Herzchirurgie in den USA in die Klinik eingeführt worden war, hatte man in deutschen Kliniken begonnen, mit dieser Methode Patienten zu operieren. Nach dem ersten erfolgreichen Einsatz extrakorporaler Zirkulation in Amerika durch Gibbon vergingen ebenfalls fast drei Jahre bis zur klinischen Anwendung in Deutschland.

Chronologie der klinischen Ersteingriffe mit HLM. Als erster in Deutschland operierte im Oktober 1957 Bücherl zwei Kinder *mithilfe der HLM* wegen einer Fallot-Tetralogie; leider verstarben beide Kinder nach einigen Tagen. Im Februar 1958 gelang Zenker mit seinen Mitarbeitern in Marburg der erste erfolgreiche Eingriff bei einem Vorhofseptumdefekt mit Pulmonalstenose. Im Oktober 1958 begannen dann Linder in Berlin mithilfe eines amerikanischen Teams, im Februar 1959 Derra mit seinen Mitarbeitern in Düsseldorf, später im gleichen Jahr Zukschwerdt in Hamburg und Hegemann in Erlangen mit der Anwendung der HLM. Im März 1960 startete Koncz in Göttingen; im gleichen Jahr folgten dann noch Bonn, Frankfurt, Freiburg, Gießen und Köln.

Erste Eingiffe in der damaligen DDR erfolgten 1962 in Leipzig (Herbst), Halle (Schober) und an der Charité in Berlin (H.J. Serfling, H. Warnke), 1967 in Rostock (J.H. Huth, Mitarbeiter von W. Schmitt), 1968 in Bad Berka (E. Hasche).

Erste Herztransplantationen. Die so genannte „erste Herztransplantation (HTx) beim Menschen" (Patient Louis Washkansky, Kapstadt, verstorben am 21. Dezember 1967, 18 Tage nach Transplantation) löste nicht nur einen weltweiten Medienkult um den Chirurgen Chris Barnard aus, sondern auch eine erste Welle von Herztransplantationen, die nach ca. einem Jahr wieder wegen der ungelösten immunologischen Probleme abebbte.

In dieser ersten Phase folgten mit klinischen Herztransplantationen dem Beispiel Barnards nicht nur Teams, die sich von langer Hand darauf vorbereitet hatten, sondern offensichtlich auch Kurzentschlossene, die mitsegeln wollten auf der Woge der Publizität.

Erst in den 80er-Jahren wurde mit der Einführung des T-Zell-Immunsuppressivums „Ciclosporin" und mit verbesserter logistischer Infrastruktur die HTx in größerem Maß von Wieder- und Neustartern aufgegriffen.

Die erste HTx in West-Deutschland wurde am 13. Februar 1969 in der Zenker'schen Klinik in München von Werner Klinner und Fritz Sebening vorgenommen. 1986 erfolgte die erste HTx in Ostdeutschland an der Charité in Berlin.

Erfreulicherweise folgte unter den zeitentsprechenden Möglichkeiten kein deutscher Chirurg dem amerikanischen Beispiel xenogener Transplantationen (z. B. 1984, Pavianherz für das „Baby Fae", Operateur Leonhard Bailey, Loma Linda/CA).

Kunstherzen. An dieser Stelle soll erwähnt werden, dass in beiden Teilen Deutschlands früh auch an der Entwicklung sogenannter *Kunstherzen*, zunächst gedacht als Unterstützungssystem für das Pumpversagen von Herzkammern, gearbeitet wurde. Stellvertretend für viele seien hier die verdienstvollen Arbeitsgruppen um E.S. Bücherl (Berlin) und K. Emmrich (Rostock) genannt.

Die erste klinische Anwendung eines Kunstherzens erfolgte 1986 durch E.S. Bücherl in Berlin in der Form der Überbrückung („bridging") der Zeit, bis ein Transplantat zur Verfügung stand.

Probleme bei der extrakorporalen Zirkulation. Die eigentlichen, klinischen *Probleme der Chirurgie mithilfe der extrakorporalen Zirkulation* zeigten sich sehr schnell in den ersten Monaten beziehungsweise Jahren. Seit jener Zeit sind von deutschen Arbeitsgruppen in zunehmendem Maß experimentelle und klinische Beiträge geleistet worden, die auch wieder internationale Anerkennung fanden. Experimentelle und klinische Themenkreise rankten sich um Perfusionstechniken, tiefe Hypothermie, Anwendung von Membranoxygenatoren zur Langzeitperfusion, assistierte Zirkulation, hyperbare Oxygenation, Hämodilution, Myokardprotektion zur Erhöhung der Ischämietoleranz des Herzens, um Operationsmethoden bei angeborenen und erworbenen Herzfehlern, um Probleme des Organersatzes, der Intensivmedizin und vieles andere mehr.

Die Bretschneider-Lösung zur Kardiologie war in den USA als die „German solution" bekannt, ehe Buckberg auftrat und die meisten jüngeren englischsprachigen Adepten sich die Meinung zueigen machten, dass Kardioplegie eine ausschließlich angloamerikanische Attitüde sei.

Nichtärzte im technischen Umfeld der Herzchirurgie. Diese spielten eine zunehmende Rolle. Zwei Namen möchte ich nennen: Egon Weishaar in München wurde der gute Tag-und-Nacht-Geist zur Lösung mancher technischer Probleme im Zusammenhang mit der extrakorporalen Zirkulation und produzierte sowie verkaufte schließlich HLM, wobei er hin und wieder mangels einer kommerziellen Ader vergaß, seine Lieferungen in Rechnung zu stellen. Josef Güttler in Düsseldorf wurde der „Vater" der Berufsgruppe, die wir heute mit dem etwas verunglückten Namen „Kardiotechniker" bezeichnen. Er nahm mit hohem Einfühlungsvermögen sehr bald die damals zwar fabelhafte, aber beschwerlich und zeitaufwendig zu richtende und schwierig zu bedienende Mayo-Gibbon-Maschine den Ärzten aus der Hand und in seine verantwortliche Obhut; er bildete außerordentlich viele Kardiotechniker der Nachfolgegeneration heran.

Einrichtung von Herzzentren. Es konnte gezeigt werden, dass 1957 „offene" Herzchirurgie mithilfe der isolierten Oberflächenhypothermie an acht, 1960 mithilfe der extrakorporalen Zirkulation (HLM) an elf deutschen Universitätskliniken möglich war. Allerdings konnten zunächst – geschätzt nach wesentlichen Fallzahlen – nur sechs Kliniken das nötige volle Engagement leisten und kontinuierlich in der Herzchirurgie weiterarbeiten. Schon in den 60er-Jahren war klar, dass an der Notwendigkeit der *Errichtung selbständiger Einheiten für Herz-, Herz-Thorax-* oder *für Thorax-, Herz- und Gefäßchirurgie* kein Zweifel mehr bestehen konnte.

Bis 1970 wurden von den Fakultäten Ordinariate nur in Göttingen (J. Koncz, 1959), in Leipzig (M. Herbst, 1961), in Hamburg (G. Rodewald, 1965), Heidelberg (W. Schmitz, 1969) und 1970 in Düsseldorf (W. Bircks), Essen (P. Satter), Freiburg (V. Schlosser) und in Tübingen (H.E. Hoffmeister) eingerichtet. H.G. Borst wurde 1968 zunächst auf ein Ordinariat für Chirurgie nach Hannover berufen, konnte zum Zeitpunkt des Umzugs in ein neues Klinikum 1972 aber eine Aufgliederung der Klinik durchsetzen, in der er selbst das Department für Thorax-, Herz- und Gefäßchirurgie übernahm.

Schwierigkeiten in der DDR. Es darf nicht unerwähnt bleiben, dass die besonderen *Schwierigkeiten*, denen sich die chirurgischen Kollegen *in der damaligen DDR* gegenüber sahen, neben materiellen Problemen in ihrer Isolierung gegenüber dem Westen bestanden. Es gab zahlreiche Versuche, diese Isolierung zu durchbrechen. Hiervon seien zwei erwähnt: Karl Ludwig Schober brachte es fertig, dem zuständigen Ministerium in Ostberlin jährlich Einreisegenehmigungen für jeweils mehrere Kollegen aus der BRD zu entlocken und ab 1964 jährlich die *„Halle'schen Symposien über das Operieren mit der Herzlungenmaschine"* durchzuführen. Diese Treffen waren ein Ort der beruflichen Kommunikation, auch zu zahlreichen Kollegen aus den anderen Staaten jenseits des „Eisernen Vorhangs" mit der erfreulichen Folge des Entstehens mancher freundschaftlicher Bande.

Eine privat organisierte kleine europäische Gruppe von Herzchirurgen (der so genante „European Cardiac Surgeon's Club"), die dem Zweck geweiht war, unter Ausschluss der Öffentlichkeit für Laienohren nicht bestimmte Probleme zu erörtern, konnte mithilfe eines großzügigen internationalen Sponsors (Fa. Ethicon, U. Karsten) jährlich Kollegen „aus dem Osten" zu ihren Treffen einladen.

Steigende Patientenzahlen. Etwa 1970 verschärften sich die Probleme unbewältigter *Warteschlangen vor herzchirurgischen Operationseinrichtungen.* Zur operativen Behandlung angeborener kardiovaskulärer Missbildungen und erworbener Herzklappenfehler war die *direkte Revaskularisation des Herzens bei koronarar Herzerkrankung* hinzugekommen – und damit eine enorme Steigerung der Patientenzahl.

Revaskularisation. Es bestanden zunächst berechtigte Bedenken gegen *Revaskularisationsoperationen für das Myokard*, wobei die oft unkritische „Vermarktung" der Methoden der indirekten koronaren Revaskularisation (Typ Vineberg-Operation) in den 60er-Jahren und die zu diesem Zeitpunkt anscheinend gescheiterte direkte Revaskularisation im Bereich kleiner arterieller Gefäße der Extremitätenperipherie eine Rolle spielten.

1968 begann man in der Hegemann'schen Klinik in Erlangen (Gall, v.d. Emde, Hacker), 1969 in der Derra'schen Klinik in Düsseldorf (Bircks) und in Hamburg (Rodewald), 1971 in Hannover (Borst) und 1972 in München (Klinner) zunächst mit der *aortokoronaren Venenbypassoperation (ACVB)*, wenig später auch mit der Anlegung *arterioarterieller Anastomosen* im Sinne des „Mammaria-Bypasses".

Einrichtung neuer Abteilungen und Spezialkliniken. In schneller, für den klinischen Bedarf viel zu langsamer Reihenfolge wurden *weitere meist selbständige universitäre Abteilungen für die Herzchirurgie*, leider oft mit recht unzulänglichen Mitteln ins Leben gerufen, so 1971 Gießen (F. Hehrlein) und München (W. Klinner), 1972 in Halle (R. Panzner), 1973 in Frankfurt (P. Satter), Homburg/Saar (K. Stapenhorst), Kiel (A. Bernhard) und Münster (H. Dittrich), 1976 in Aachen (B. Messmer) und Köln (H. Dalichau), 1977 in Bonn (P.G. Kirchhoff). Außerdem entstanden in diesen 70er-Jahren *die ersten außeruniversitären Spezialkliniken*: 1973 in Bad Berka (E. Hasche), 1974 in München (F. Sebening) und 1978 in Bad Krozingen (M. Schmuziger).

Fachzeitschriften und Fachtagungen. Eine erste deutsche Fachzeitschrift mit dem Titel *„Thoraxchirurgie"*, die sich den Themen der Herzchirurgie besonders widmete, wurde auf Veranlassung von Lezius und Nissen 1953 herausgegeben; die Schriftleitung lag zunächst lange Jahre in den Händen von Vossschulte. Der Zeitschriftentitel wurde mehrfach geändert: 1972 *„Thorax- und kardiovaskuläre Chirurgie"*, 1979 *„The Thoracic and Cardio-*

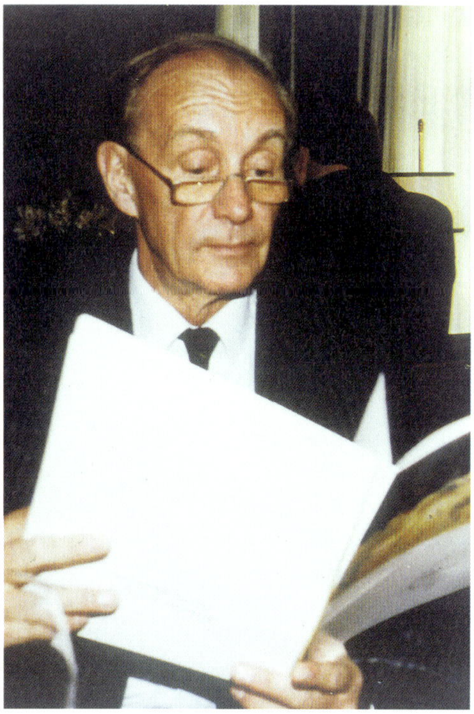

Abb. 11.1. Georg Rodewald (geb. am 13. März 1921, verstorben am 27. Juni 1991): Erster Vorsitzender der neugegründeten Deutschen Gesellschaft für Thorax-, Herz- und Gefäßchirurgie 1971/72

vascular Surgeon"; damit wurde versucht, den Strömungen der Zeit Rechnung zu tragen und insbesondere einer internationalen Leserschaft den Zugang zu erleichtern. Die Schriftleitung wechselte zunächst zu Borst, dann zu Stapenhorst; sie liegt jetzt in den Händen von W.P. Klövekorn.

Auf Anregung von Voßschulte fand 1956 in Bad Schachen eine erste Chirurgenzusammenkunft statt, die sich praktisch ausschließlich den speziellen Anliegen der Thoraxchirurgie widmete und dann als „*Thoraxchirurgische Arbeitstagung*" jährlich und zwar meist zu Ende des Wintersemesters und in Bad Nauheim stattfand.

Deutsche Gesellschaft für Thorax-, Herz- und Gefäßchirurgie (DGTHGC)

Gründung der DGTHGC. Im Januar 1971 gründeten auf eine Initiative von und zusammen mit J. Koncz die Herren W. Bircks, H.G. Borst, F.P. Gall, H.E. Hoffmeister, W. Klinner, G. Rodewald, P. Satter und K. Stapenhorst, sämtlich Mitglieder der Deutschen Gesellschaft für Chirurgie, die *Deutsche Gesellschaft für Thorax-, Herz- und Gefäßchirurgie (DGTHGC*; Abb. 11.1, 11.2*)*.

Diese Gesellschaftsgründung war eine bewusste Separierung von der Deutschen Gesellschaft für Chirurgie, deren Präsidenten, Generalsekretäre sowie mehrheitlich deren Präsidiumsmitglieder damals den kongressorganisatorischen und berufspolitischen Bedürfnissen der sich zwangsläufig spezialisierenden Chirurgen nicht ausreichend Raum gaben.

In der Nachfolge der „Thoraxchirurgischen Arbeitstagung" fand die *Jahrestagung* der neuen Gesellschaft ab 1972 zunächst zu entprechenden Terminen und in der Regel ebenfalls in Bad Nauheim statt, bis das anwachsende Volumen der Veranstaltung den dort gegebenen Rahmen sprengte.

Die 1. Jahrestagung befasste sich für die Thoraxchirurgie mit dem Bronchialkarzinom, für die Herzchirurgie mit dem Mitralklappenersatz und für die Gefäßchirurgie mit dem renovaskulären Hochdruck. Die attraktiven Themen und eine hohe Kongresskultur lockten zahlreiche Vertreter von Partnerdisziplinen an, zumal zu jener Zeit Bad Nauheim ein gewohntes Kongressreiseziel für die Mitglieder der sich interdisziplinär verstehenden Deutschen Gesellschaft für Kreislaufforschung, der heutigen Deutschen Gesellschaft für Kardiologie war.

Die kardiologisch spezialisierten Kinderärzte („*Kinderkardiologen*") etablierten sich um diese Zeit; sie waren häufige und gern gesehene Gäste bei den chirurgischen Tagungen.

Abb. 11.2. Deutsche Gesellschaft für Thorax-, Herz- und Gefäßchirurgie: Persiflage zur Feier des 10-jährigen Bestehens 1981. Gekrönte Häupter von drei „Oligarchen" der ersten Generation der Herzchirurgen: E. Derra, R. Zenker, K. Voßschulte (*von links nach rechts*), sechs der „Revoluzzer": W. Bircks (*oben links*), F. Hehrlein (*oben rechts*), P. Satter, F. Sebening, H. Borst, H.-E. Hoffmeister (*unten von links nach rechts*). (Aus der Festabendzeitschrift mit freundlicher Genehmigung des Tagungsleiters F. Hehrlein, Gießen)

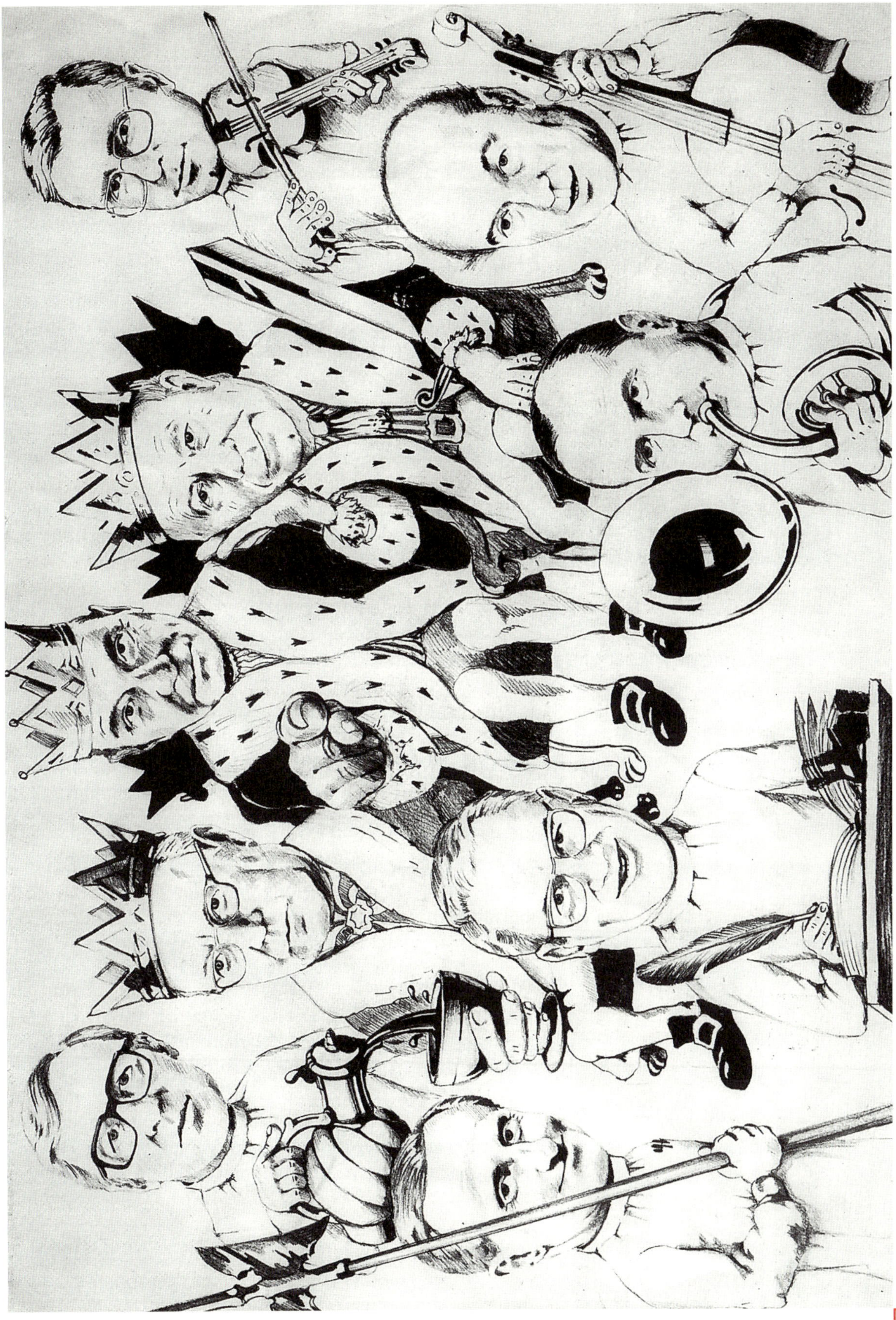

Chirurgen und die Deutsche Gesellschaft für Kreislaufforschung

Mit der allmählichen Entwicklung einer eigenständigen Herzchirurgie nahm das Interesse der spezialisierten Chirurgen an der interdisziplinären Fachgesellschaft zu, die sich zunächst hauptsächlich theoretisch, mehr und mehr dann aber auch klinisch und therapeutisch der Kardiologie und Angiologie annahm. Aus der Entwicklung der Gesellschaft für Kreislaufforschung seien deshalb einige *Eckdaten von besonderem Interesse für Chirurgen* genannt; sie sind dokumentiert in den Verhandlungsberichten über die Jahrestagungen bzw. in Vorstandsprotokollen:

17. Jahrestagung, 1951. Sie stand unter dem Vorsitz von E. Wollheim, Würzburg, und befasste sich mit dem Thema „Lungenkreislauf". Der Chirurg W. Forßmann, zu jener Zeit als Urologe in Bad Kreuznach tätig, wurde dadurch geehrt, dass er eingeladen wurde, das Eingangsreferat „21 Jahre Herzkatheterung, Rückblick und Ausblick" zu halten. Fünf Jahre später erhielt Forßmann den Nobelpreis für Medizin.

Ebenfalls auf Einladung referierte der Chirurg E. Derra, Düsseldorf (Noch-nicht-Mitglied), über „Art und Wirkung von den Pulmonalkreislauf beeinflussenden Herz- und Lungenoperationen".

Die Gesellschaft hatte zu diesem Zeitpunkt 623 Mitglieder, unter denen ein einziger Chirurg verzeichnet war: Werner Forßmann.

19. Jahrestagung, 1953. Diese Tagung unter dem Vorsitz von F. Büchner, Freiburg, hatte das Hauptthema „Kreislauf und Gehirn". Es wurde offenbar kein Bezug zur Chirurgie hergestellt und auch neurochirurgisch tätige Kollegen waren weder unter den Vortragenden noch unter den Diskutanden aufgeführt.

Die Mitgliederzahl betrug jetzt 674. Das Neumitglied E. Derra wurde „zusätzlich" als erster Chirurg in den Ausschuss der Gesellschaft gewählt. Dies ist wohl als ein Zeichen dafür zu werten, dass die Gesellschaft angesichts der sich entwickelnden Herz- und Gefäßchirurgie plante, sich in zunehmendem Ausmaß einschlägigen Themen zu widmen.

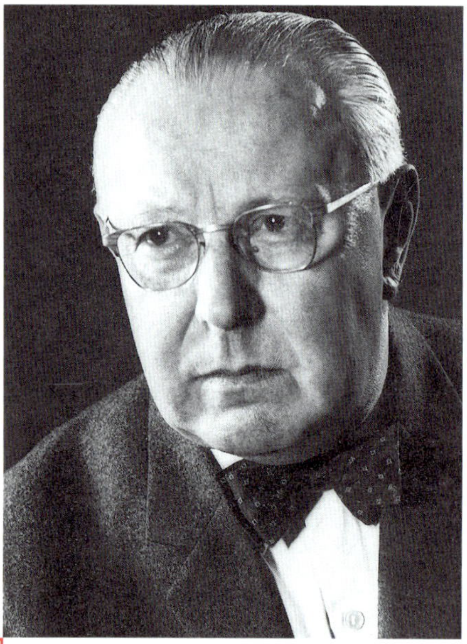

Abb. 11.3
Ernst Derra (geb. am 6. März 1901, verstorben am 9. Mai 1979): Vorsitzender der Deutschen Gesellschaft für Kreislaufforschung 1956/57

20. Jahrestagung, 1954. Der Tagungsvorsitzende R. Schoen, Göttingen, stellte diese Tagung unter das Thema „Erworbene Herzklappenfehler", und E. Derra hielt das Hauptreferat „Die Chirurgie bei erworbenen Klappenfehlern".

23. Jahrestagung, 1957. Erstmals fungierte ein Chirurg als Tagungsvorsitzender (E. Derra, Düsseldorf; Abb. 11.3). Seine beiden Hauptthemen waren „Kreislauf in Narkose und Hypothermie" und „Angeborene Herzfehler".

Die chirurgischen Hauptreferate wurden gehalten von A.G. Brom (Leiden), E. Husfeldt et al. (Kopenhagen) und K. Kremer (Düsseldorf). Unter den „Vorträgen zum Thema" waren chirurgische Arbeitsgruppen beteiligt aus Hamburg (G. Rodewald), Heidelberg (B. Löhr), Leipzig (M. Herbst) und Marburg (R. Zenker).

Wohl erstmalig auf den Tagungen der Gesellschaft gab es eine Sitzung „Filme", unter denen drei von vier Filmen chirurgische Themen behandelten:

- „Die Operation des Vorhofseptumdefektes … " von F. Baumgartl (Düsseldorf),
- „A heart-lung-machine with Rygg-Kyvsgaard bag oxygenator" von E. Husfeldt (Kopenhagen),
- „Die Operation der Aortenisthmusstenose" von F.F. Niedner (Ulm).

Damit war aus chirurgischer Sicht das Eis gebrochen; die chirurgische Zunft fand eine weitere wissenschaftlich-kollegiale Anerkennung. Die Mitgliederzahl war auf 772 gestiegen, unter ihnen neben den Chirurgen Forßmann und Derra jetzt weitere Chirurgen: M. Herbst (Leipzig), F. Linder (Berlin), F. Niedner (Ulm), P. Sunder-Plassmann (Münster) und R. Zenker (Marburg).

Unter den Themen der Folgejahre waren für Chirurgen besonders attraktiv: „Arterielle Verschlußkrankheiten" (1963, M. Ratschow, Darmstadt), „Herzstillstand und Wiederbelebung des Herzens" (1964, E. Schütz, Münster), „Herzklappeninsuffizienz" (1965, F. Grosse-Brockhoff, Düsseldorf) und „Rhythmusstörungen" (1969, K. Spang, Stuttgart).

36. Jahrestagung, 1970. Zum zweiten Mal war ein Chirurg Vorsitzender der Gesellschaft: Rudolf Zenker, seit 1958 in München (Abb. 11.4). Die Themen seiner Jahrestagung waren „Herzklappenersatz" und „Chirurgische Behandlung bei Durchblutungsstörungen des Herzens".

Der zweite Themenkomplex kündete den Beginn einer neuen Ära der gesamten Kardiologie einschließlich der Herz- und Gefäßchirurgie an. Es war ein ungeahntes Wachstum der klinischen Kardiologie und damit auch der einschlägigen Fachgesellschaften zu verzeichnen.

Das chirurgische Mitglied des Ausschusses ist nunmehr K. Vossschulte, Gießen. Ein Antrag auf Verlegung des Termins der Bad Nauheimer Tagung (um einen Tag) wegen der terminlichen Überkreuzung mit dem Kongress der Deutschen Gesellschaft für Chirurgie (DGCh) wurde vom Vorstand abgelehnt. Es wurde der DGCh die Bitte zugeleitet, dort kardiologische und angiologische Themen an den Anfang des Chirurgenkongresses zu legen, um speziell interessierten Kollegen die Teilnahme an beiden Kongressen zu ermöglichen.

Abb. 11.4 Rudolf Zenker (geb. am 24. Februar 1903, verstorben am 18. Januar 1984): Vorsitzender der Deutschen Gesellschaft für Kreislaufforschung 1969/70

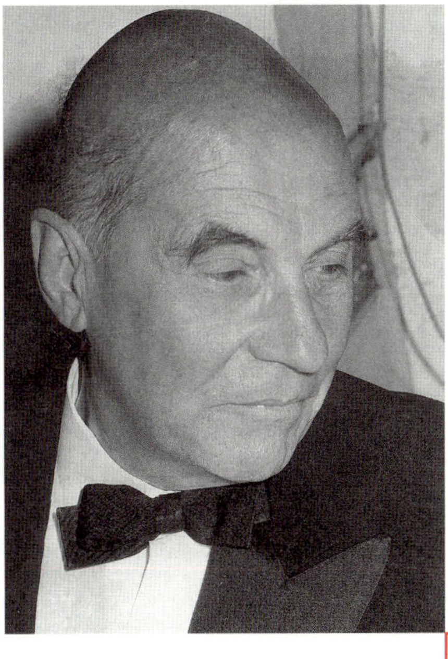

Ein auch für die Chirurgie wichtiger Vorstandsbeschluss betraf die Gründung eines „Klinikerausschusses" unter Leitung von F. Loogen (Düsseldorf), mit der Aufgabe, alle Anfragen der internationalen Kardiologischen Gesellschaft und auch ganz allgemein Anfragen klinischer Natur zu beantworten.

37. Jahrestagung, 1971. Im Protokoll hieß der „Klinikerausschuss" jetzt „Ausschuss für klinische Kardiologie". Es wurde beschlossen, klinisch-kardiologische Symposien als Herbsttagung durchzuführen.

Ein Vorschlag der neugegründeten „Deutschen Gesellschaft für Thorax-, Herz- und Gefäßchirurgie" (DGTHGC), ihre Jahrestagung terminlich mit dem Kongress der Gesellschaft für Kreislaufforschung zu kombinieren, wurde abgelehnt.

38. Jahrestagung, 1972. Unter Tagesordnungspunkt 6 „Ausschuss für klinische Kardiologie" wurde festgelegt, dass die „Kommission für klinische Kardiologie" den Kontakt mit der DGTHGC übernimmt.

39. Jahrestagung, 1973. Anlässlich der Frühjahrstagung teilte der Vorsitzende (A. Bernsmeier, Kiel) mit, dass für das gleiche Jahr unter dem Vorsitz von A. Fleckenstein in Freiburg und für das Jahr 1974 unter dem Vorsitz von Herrn M. Kaltenbach in Frankfurt eine Herbsttagung geplant sei. Die letztgenannte Tagung wurde später in der offiziellen Auflistung der Herbsttagungen als die erste aufgeführt.

1974 wurde das chirurgische Mitglied des Ausschusses gewechselt (Vossschulte scheidet aus, Bircks wird hinzugewählt). Der Chirurg im Ausschuss sollte als Kontaktperson zur DGTHGC regelmäßig zu den Sitzungen der „Klinischen Kommission" eingeladen werden.

Von diesem Jahr ab wurden die (zunächst) vorwiegend auf die klinische Praxis abgestellten *Herbsttagungen* gewissermaßen auch zur Herbsttagung für die Chirurgen, zumal die Ausrichter zumeist aus Bereichen kamen, in denen es auch in irgendeiner Form eine Herzchirurgie gab.

Frühjahrstagungen. Auch im Rahmen der „klassischen" *Frühjahrstagungen* 1975 (F. Loogen, Düsseldorf: Koronare Herzerkrankung), 1979 (J. Schoenmackers, Aachen: Der frische Herzinfarkt, Herzruptur), 1994 (P. Lichtlen, Hannover: Koronarsklerose, koronare Herzkrankheit), 1986 (F. Bender, Münster: unter anderem Herztransplantation), 1987 (H.-J. Bretschneider, Göttingen: Ischämietoleranz und Wiederbelebbarkeit von Herz, Gehirn und Niere) und 1989 (P. Heintzen, Kiel: unter anderem Angeborene Herzfehler) wurde die in dieser Zeit sich schnell vergrößernde Schar der Kardiovaskularchirurgen geradzu verwöhnt durch vielfältige Anregungen zur Fortbildung auf hohem Niveau und auch durch die Möglichkeit der Mitteilung eigener Erfahrungen und Ergebnisse.

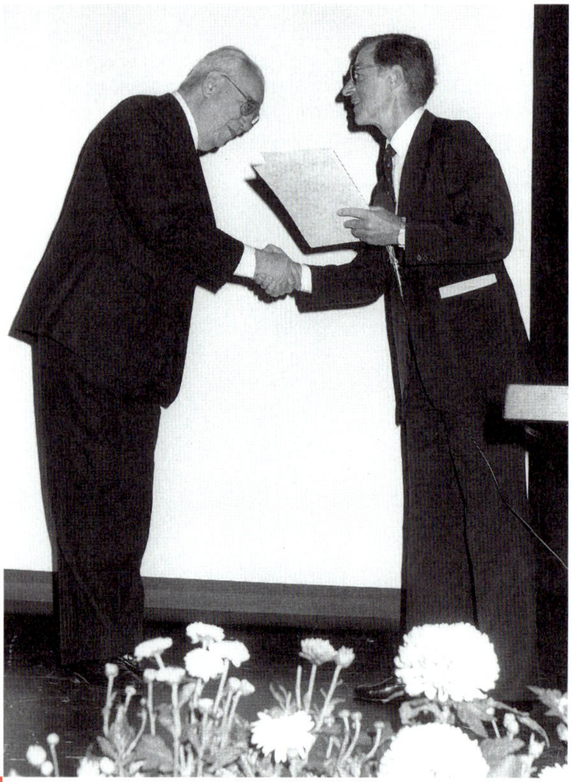

Abb. 11.5
Wolfgang Bircks und Wilhelm Doerr (geboren am 25. August 1914, verstorben am 21. Juni 1996): Anlässlich der Verleihung der Ehrenmitgliedschaft in der Deutschen Gesellschaft für Herz- und Kreislaufforschung an W. Doerr durch den Vorsitzenden 1989/90 W. Bircks während der Herbsttagung Oktober 1989 in Würzburg (Tagungsleiter K. Kochsiek)

55. Jahrestagung, 1989. Zum dritten Mal wurde ein Chirurg als Vorsitzender der Gesellschaft gewählt (W. Bircks, Düsseldorf; Abb. 11.5).

56. Jahrestagung, 1990. Die Hauptthemen dieser Tagung waren: Extrakardiale Risikofaktoren in der Herzchirurgie, intraoperative Diagnostik der Herzens und der herznahen großen Gefäße, Grenzen der Frühmobilisation nach Herzoperationen und Spätresultate nach operativer und interventionell-kardiologischer Behandlung.

Zu diesem Zeitpunkt waren 24 Chirurgen aus der BRD und ein Chirurg aus der DDR Mitglieder der Gesellschaft. Nach dem „Zusammenbruch der Mauer" und noch vor Abschluss des „Einigungsvertrages" konnten jetzt aus allen bekannten medizinisch-kardiologischen und aus den fünf herzchirurgischen Abteilungen (Rostock, Berlin/Charité, Halle, Leipzig und Bad Berka) Kollegen zur Jahrestagung eingeladen werden und zahlreiche von ihnen kamen.

Zur weiteren Entwicklung der Deutschen Gesellschaft für Thorax-, Herz- und Gefäßchirurgie (DGTHGC)

Berufliche Weiterbildung. Unter den Aufgaben, die die neue DGTHGC sich in ihrer Satzung 1971 stellte, spielte die berufliche Weiterbildung, die bis dahin völlig ungeregelt war, eine zentrale Rolle, zumal für den Nachwuchs die Herzchirurgie bis dahin keine Attraktion besaß, da es nur sehr wenige Lebensstellungen gab und ein Auslassventil in Richtung Praxisniederlassung fehlte. Mit der aufblühenden Koronarchirurgie und der dann erfolgenden Vermehrung herzchirurgischer Schwerpunkte besserte sich diese Situation.

Nach jahrelangen mühsamen Verhandlungen gegen zähen Widerstand der etablierten Disziplinen wurde es in den heute so genannte „alten" Ländern der Bundesrepublik zwischen 1978 und 1981 im Rahmen der Weiterbildungsordnung endlich möglich, die Teilgebietsbezeichnungen „Thorax- und Kardiovaskularchirurgie" und „Gefäßchirurgie" zu erwerben. Schließlich wurde die Herzchirurgie zum eigenständigen Gebiet. Weitere Novellen gaben dann den für das „Gebiet Chirurgie" und für das „Gebiet Herzchirurgie" ausgebildeten Chirurgen die Möglichkeit, eine zusätzliche Qualifikation für den Schwerpunkt „Thoraxchirurgie" zu erwerben.

Meldesystem über die Resultate der Herzchirurgie. Als eine ganz *neuartige Aufgabe für eine Fachgesellschaft* machte sich die neue Gesellschaft auf Anregung und unter Federführung ihres ersten Vorsitzenden Georg Rodewald ein *Meldungssystem zur Gesamtübersicht der Resultate der Herzchirurgie in Deutschland* zu eigen. Es wurden jährliche Angaben von allen herzchirurgisch tätigen Kliniken und Abteilungen eingefordert und erstaunlicherweise auch immer vollzählig geliefert; diese wurden in detaillierter Form unverschlüsselt an einen zur Verschwiegenheit verpflichteten Notar abgegeben und von diesem anonymisiert und in addierter Form an die Fachgesellschaft weitergereicht. Diese Umfrage ergab z. B. für 1981, dass an 21 Zentren 12.000 offene Herzoperationen, im Mittel 570 pro Einheit, sechsmal mehr als 1970, vorgenommen worden waren und dass die Krankenhaussterblichkeit, aufgeschlüsselt nach Eingriffen bei konnatalen Herzfehlern, Klappenerkrankungen und koronarer Herzerkrankung, im Mittel einem guten internationalen Standard entprach.

Die sich nicht in wissenschaftlich fragwürdigen, weichen Daten verirrende Sammelstatistik wurde und wird jährlich im Journal der Gesellschaft veröffentlicht. Jede herzchirurgische Einheit konnte und kann damit die eigenen mit den Gesamtergebnissen vergleichen und eventuellen Fehlentwicklungen entgegensteuern. Dies war und ist also ein früher, wertvoller und praktikabler Ansatz zur *Qualitätskontrolle*, der auch international fachliche Anerkennung fand.

Einen weiteren Zweck erfüllte die besprochene Umfrage. Durch Erfassung der Leistungszahlen, durch Angaben über die Warteschlangen wie über die die Arbeitskapazität der einzelnen Kliniken einschränkenden Ausstattungsmängel konnte wirklichkeitsnahes Zahlenmaterial zur *Abschätzung des Zukunftsbedarfs* der Herzchirurgie gewonnen und dann den zuständigen Gremien, z. B. der Arbeitsgemeinschaft der leitenden Medizinalbeamten der Länder, zugeleitet werden.

Heutiger Bedarf an Operationen mit extrakorporaler Zirkulation. Man rechnet seit den 90er-Jahren in westlich hochindustrialierten, „hochzivilisierten" Bereichen der Welt mit einem Bedarf an Operationen mit extrakorporaler Zirkulation, also mithilfe der HLM, in der Größenordnung zwischen 900 und 1.300 Eingriffen pro eine Million Einwohner pro Jahr, also für Deutschland mit der Notwendigkeit von eher mehr als 100.000 Operationen pro Jahr. Es sei hier festgestellt, dass es z. B. noch 1995 unerledigte Kapazitätsprobleme in unseren „alten" und „neuen" Bundesländern gab, obwohl 1995 nunmehr bereits 76 klinisch-operative Abteilungen 78.184 Operationen mithilfe der HLM durchführten (*Jahresstatistik der Deutschen Gesellschaft für Thorax-, Herz- und Gefäßchirurgie für 1995*, Federführung P. Kalmar). Im Jahr 2000 wurde von 81 Abteilungen das theoretische Soll von 100.000 Eingriffen praktisch erreicht. Gravierende Wartezeiten gab es praktisch nicht mehr, wenn man von interregionären „Verteilungsproblemen" absieht.

„Zentrale Periode in der Entwicklung der Herzchirurgie." Die Zeit von *Ende des 2. Weltkriegs bis zur festen Etablierung der sog. Koronarchirurgie*, also etwa Ende der 80er-Jahre, könnte man als die *zentrale Periode in der Entwicklung der Herzchirurgie* in aller Welt wie auch in unserem Land ansehen. In ihr waren leicht erkennbar große klinische Fortschritte zu verzeichnen. Ohne weiter auf spezielle, für die allgemeine Krankenversorgung (noch?) wenig gewichtige, dennoch versorgungstechnisch schwierige (z. B. Transplantation) und zum Teil auch wissenschaftlich und klinisch fragwürdige Problemgebiete (z. B. Laserrevaskularisation, Größenreduktion dilatierter linker Ventrikel, Rhythmuschirurgie im Vorhofbereich und anderes) eingehen zu können, muss man feststellen, dass anschließend eine gewisse Stagnation der stürmischen Entwicklung eintrat.

„Neuzeit der Herzchirurgie." Die Neuzeit der Herzchirurgie, die Zeit der vergleichsweise genauso wichtigen kleineren und mühsamen Schritte war angebrochen. Das noch grobe Rohprodukt muss selbstverständlich wissenschaftlich kritisch überwacht in nimmer-müdem Einsatz bearbeitet, geschliffen und verbessert werden. Operationsindikationen, Operationsmethoden (z. B. der minimal-invasiven Chirurgie, der roboterunterstützten minimal-invasiven Verfahren) und postoperative Intensivobservation und -therapie stellen ein weites Feld für zukünftige Fortschritte dar.

Grenzen der Herzchirurgie. Dieses notwendige weitere Fortschreiten darf nicht nur in Richtung auf die leichter fassbaren, naturwissenschaftlich zu definierenden Tatbestände und Probleme zielen. Alte, quälende Unsicherheiten, wie z. B. die im Nachkriegsdeutschland von der Kriegsgeneration aus politischen Gegebenheiten kaum zu diskutierenden ethischen Grenzen der Herzchirurgie bei manchen unserer jüngsten Patienten mit nicht korrigierbaren und nur sehr fragwürdig auf Dauer besserungsfähigen, schwersten angeborenen Missbildungen, blieben praktisch unberührt und dürfen nicht weiter verdrängt werden. Auch in der Herzchirurgie wird die Frage der Hochachtung vor dem menschlichen Leben im Zusammenhang mit den Wunschvorstellungen zum Gewebe- und Organersatz verteidigt werden müssen. Ebensowenig wird man sich den in der Zukunft sicher immer problematischer werdenden Fragestellungen, die uns in der Endphase des Lebens der sich uns anvertrauenden Mitmenschen begegnen, versagen dürfen.

Dem Referenten erscheint es wünschenswert, dass auf den Fachtagungen die früher gewohnte „*Streitkultur*“ in der Zukunft wieder mehr gepflegt wird. Das heute oft gehörte Lob auf den Vorredner mit anschließendem eigenem Kurzvortrag kann die notwendige kritisch-harte und analysierende Auseinandersetzung mit Themeninhalten nicht ersetzen.

Ausblick. Zusammenfassend darf zu Beginn des ersten Dezenniums im 2. Jahrhundert der Herzchirurgie in Deutschland wohl festgestellt werden, dass das Studium der Vergangenheit der fachlichen Entwicklung in unserem Land insgesamt versöhnlich stimmt und Ansporn gibt, die Disziplin wissenschaftlich, in ihren klinischen Möglichkeiten und Resultaten, sowie in ihren zwischenmenschlichen, gesellschaftlichen Auswirkungen weiter zu entwickeln.

ANHANG

PRESSENOTIZEN ZUR ENTWICKLUNG DER HERZCHIRURGIE (STARK BEGRENZTE AUSWAHL)

1967

Am 21. Dez. 1967 starb Louis Washkansky 18 Tage nach *Herztransplantation*; Prof. *Forßmann* (*Düsseldorf*): 18 Tage lebte er damit zwischen Angst und billigem Triumph. Als Manipulierter des Todes. Als Belogener.

1968

„In der deutschen Herz-Chirurgie herrscht Notstand“ (Welt am Sonntag vom 26. Mai 1968). Zitate von Äußerungen von Klinner, München (u. a. Lehrstühle für Herzchirurgie sind erforderlich), *Löhr*, Kiel (Herzchirurgie kann man nicht als Nebenfach betreiben), *Rodewald* (einer von erst zwei Selbständigen zu dieser Zeit).

„Und was sagt Bonn?“ (ebenfalls WamS, 26. Mai 1968). Staatssekretär Prof. Dr. Ludwig *Manger-König* (Bundesgesundheitsministerium): „Die Operationskapazität einzelner deutscher Universitätskliniken für Herzkranke steht wahrscheinlich bereits heute an der Spitze in Europa und wird vermutlich auch von der Kapazität nordamerikanischer Kliniken nicht wesentlich übertroffen.“

„Viele Herzkranke müssen jahrelang auf ihre Operation warten“ (Münchener Merkur, 31. Mai 1968).

„Führende deutsche Chirurgen äußern sich zu einem brennenden Problem": Meinungsäußerungen von Klinner, Rodewald, Bircks, Löhr.

„Es wird und muss auch in Deutschland, wie schon in Amerika und England, eine selbständige Herzchirurgie entstehen. … Dieser Zweig der Chirurgie aber darf *nicht nur an Universitätskliniken* betrieben werden, sondern müsste *auch an großen Krankenhäusern mit einem eigenen Fachmann* besetzt werden. Die Universitätskliniken haben ja eigentlich nicht die Aufgabe, die ärztliche Versorgung der Bevölkerung sicherzustellen. Sie sollten der Forschung und der Ausbildung des Nachwuchs dienen."

1969

München: Am 26. Februar 1969 meldete die Presse, dass laut Erklärung des Kulturministers D. Ludwig Huber im *Haushaltsausschuss des Landtages (Bayern)* im Etat *keine Mittel* mehr vorhanden seien *für einen Lehrstuhl für Herzchirurgie*. Diesen werde es in den nächsten eineinhalb Jahren nicht geben. – Am 13. Februar 1969 wurde in München (Klinik Zenker, Operateure Klinner und Sebening) die erste deutsche Herztransplantation vorgenommen.

„Der Tod auf der Warteliste" – „Es gibt zuwenig Herzoperateure" titelt „Die Zeit" am 18. April 1969. Pressekonferenz des Chirurgenkongresses in München (Präsident Prof. Dr. Karl Vossschulte): Fünf deutsche Herzzentren (Düsseldorf, Göttingen, Hamburg, Heidelberg, München), insgesamt in der Bundesrepublik, 2.500 bis 3.000 Operationen mit der Herz-Lungen-Maschine. Derzeitige Schätzung: 10.000 bis 12.000 Operationen wären notwendig. „… Herzchirurgie immer noch ein Stiefkind der deutschen Medizin. Nur in Hamburg (Professor Georg Rodewald) und Göttingen (Professor Josef Koncz) wird sie von Extraordinarien betreut. Die Professoren Bircks in Düsseldorf und Klinner in München sind ihren Chefärzten unterstellte Oberärzte … In Heidelberg widmet sich Klinikdirektor Professor Fritz Linder im Rahmen der Allgemeinchirurgie der jungen Operationskunst. – An einem guten Dutzend weiterer Kliniken und Krankenhäuser, die Herz-Lungen-Maschinen besitzen, stehen einschlägige Eingriffe – wenn überhaupt – einmal in der Woche und seltener auf dem Operationsplan."

1970

„Das Kunstherz ist eine Utopie – Schubkarre voll Akkus nötig" (Düsseldorfer Nachrichten vom 30. Dezember 1970). Abschiedsinterview mit Prof. Forßmann (Abb. 11.6).

1972

1. Kongress der im Jahr zuvor gegründeten Deutschen Gesellschaft für Thorax-, Herz- und Gefäßchirurgie (DGThGC) in Bad Nauheim (Bericht im Praxiskurier Nr. 18 vom 3. Mai 1972). Vorsitzender Rodewald Georg. The-

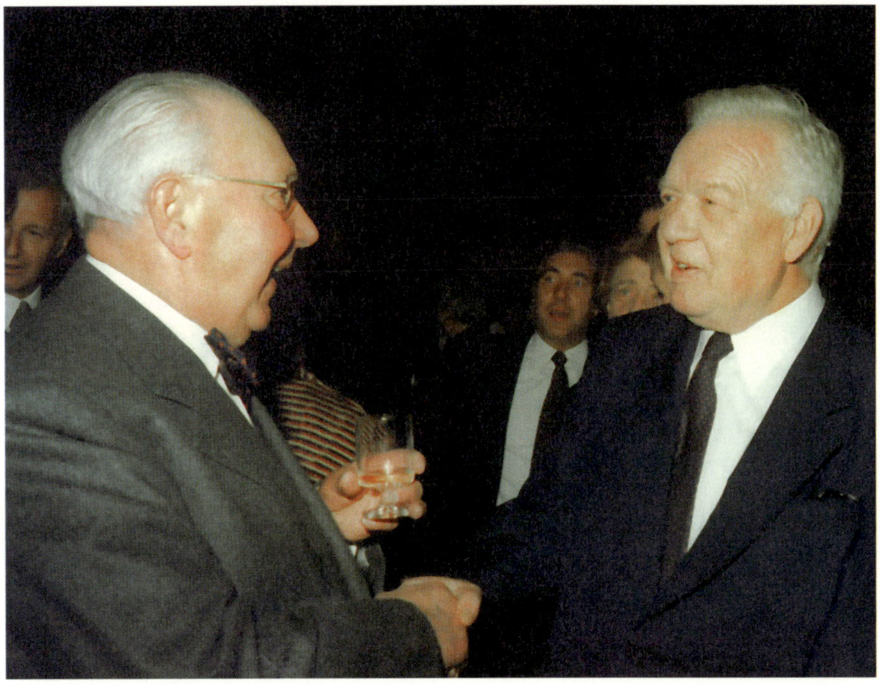

Abb. 11.6
Ernst Derra und Werner Forßmann (geb. am 29. August 1904, verstorben am 1. Juni 1979): Anlässlich eines Festaktes „30 Jahre Herzchirurgie in Düsseldorf" am 3. Mai 1979 (Derra starb 6 Tage später am 9. Mai 1979, Forßmann starb 29 Tage später, am 1. Juni 1979)

men: Bronchialkarzinom, Mitralklappenersatz, Nierenarterienrekonstruktion. Spezielle Erwähnung wohl wegen laieninteressanter Äußerungen zur Situation: als Chirurgen der „1. Stunde": Bircks Wolfgang, Björk Viking Olov, Borst Hans-Georg, Bücherl Emil Sebastian, Helmer Fritz, Hoffmeister Hans-Eberhard, Rodewald Georg, Senning Ake; als Internisten: Rudolph Werner, Gleichmann Ulrich, Kreuzer Heinrich; als Anäthesisten: Hempelmann Gunter (damals Hannover).

„Über 42 Stunden künstlicher Kreislauf" (in Düsseldorf; Rheinische Post vom 4. Mai 1972).

1973

„Herzoperationen an Säuglingen" (Düsseldorfer Nachrichten vom 5. November 1973). „Der Leipziger Medizin-Professor Martin Herbst von der Karl-Marx-Universität hat nach den Berichten (gemeint sind Ostberliner Presseberichte) die ersten acht Operationen an herzkranken Säuglingen erfolgreich vorgenommen und damit eine Sensation auf dem Gebiet der Herz- und Gefäßchirurgie geschaffen."

1976

„Koronarchirurgie: Wer operiert wo mit welchem Erfolg? – Deutschland schaltet langsam/Tödliche Wartelisten" (Autor: „MS"; Medical Tribune, Jahrgang 11, Sondernummer, Wiesbaden, 26. April 1976). Nach Umfrage des MT jeweils erste Bypassoperation (ACVB): 1968 Erlangen (Hegemann,

Gall, v.d. Emde, Hacker), 1969 Düsseldorf (Bircks), Hamburg (Rodewald), 1971 Hannover (Borst) – „durch die Berufung von Prof. P. Lichtlen auf den Lehrstuhl für Kardiologie war die Expansion der Koronarchirurgie gleichsam vorprogrammiert", 1972 München I (Klinner), 1973 Münster (Dittrich), Freiburg (Schlosser), 1974 Tübingen (Hoffmeister), München II (Sebening), Heidelberg (Schmitz), Frankfurt (Satter), Kiel (Bernhard), 1975 Göttingen (Koncz), Homburg (Stapenhorst), Gießen (Hehrlein).

„Wenn man am Wert der Koronarchirurgie nicht zweifelt – und das tut heute auch in Deutschland kaum noch jemand (selbst Reindell ist Koronarchirurgieanhänger geworden!) – so muss in den nächsten Jahren ungeheuer viel getan werden. Die deutschen Kardiologen und Kardiochirurgen stehen vor der wohl größten Herausforderung in ihrem Fachgebiet. Die Infrastruktur der Zukunft darf nicht dem Zufall überlassen werden. Die Deutsche Gesellschaft für Thorax-, Herz- und Gefäßchirurgie hat hierfür durch ihre Faktensammlung, die in Kürze publiziert werden soll, die analytische Grundlage geschaffen. Die Deutsche Gesellschaft für Kreislaufforschung begnügt sich dagegen nach wie vor mit Festreden und Appellen."

1977

„Die Herzchirurgie – eine neue ‚Industrie' – ‚By pass'-Operation vermindert die Beschwerden/Lebenserwartung unverändert/Utopische Bedarfsanalyse" (FAZ, Nr. 237 vom 12. Oktober 1977, Autor Rainer Flöhl). Dazu: Leserbrief Paul *Lichtlen* vom 26. Oktober 1977: „Nachdem vor Jahren, bei Einführung der Bypass-Chirurgie 1969, … bezweifelt wurde, dass diese Art Chirurgie überhaupt zur Beschwerdefreiheit führen könnte und nachdem sich heute gezeigt hat, dass … ca. 75% … über lange Zeit beschwerdefrei bleiben, hat die Kritik sich jetzt auf den Anspruch der Bypass-Chirurgie, lebensverlängernd zu wirken, verlagert." – „Die von Herrn Flöhl hier zitierte Studie (gemeint ist die Veterans-Administrations-Study) hat somit lediglich gezeigt, dass bei Selektion prognostisch günstiger Fälle nach 3 Jahren noch kein Unterschied zwischen Operierten und Nicht-Operierten besteht. Demgegenüber sollt aber doch auf die zahlreichen Studien hingewiesen werden, welche am Symposium über zehn Jahre Bypass-Chirurgie vom letzten September in Cleveland gezeigt wurden und welche insgesamt auf Verläufen von mehr als 10.000 operierten Patienten, welche mehr als 5 Jahre nachverfolgt wurden, basieren. Danach liegt die Fünf-Jahres-Überlebensrate im Schnitt bei operierten Patienten noch immer bei ca. 85–90%!"

„Umstrittene Grenzen" – „Wie nützlich ist der Eingriff am offenen Herzen bei ‚Angina pectoris'? Herzspezialisten befürchten einen unsinnigen Operations-Boom" (Spiegel Nr. 44/1977 vom 24. Oktober 1977). Unter anderem wird U. Gleichmann zitiert: „80 Prozent der Bypass-Operierten werden für den Kleingarten operiert".

In einem Leserbrief nimmt Paul Lichtlen zu Einzelheiten des Artikels sehr kritisch Stellung insbesondere zu der nach seiner Meinung falschen Bewertung der Studie der US-Veterans-Administrations-Krankenhäuser (Murphy ML, *N Engl J Med* 297: 612, 1977). „Es ist zuzugeben, dass in Amerika Tendenzen bestehen, aus dieser Art Chirurgie einen Industriezweig zu machen; ich glaube in der BRD ist man, wie Sie richtig bemerken, davon heute noch weitestens entfernt ..."

„Da war ich nur noch Patient – Ein Herzchirurg berichtet über seine eigene Bypass-Operation" (von Albert Starr, Portland/Oregon, im gleichen „Spiegel"). Sozusagen als *Kontrastprogramm* zu „Umstrittene Grenzen" etc.

1978

„Der Tod auf der Warteliste" (Welt am Sonntag vom 12. November 1978). Der Hintergrund: Vor zwei Jahren hatte eine Kommission der DGTHGC den Bedarf an offenen herzchirurgischen Eingriffen in NRW auf 7.150 Operationen eingeschätzt (es wurden aber nur 996 Eingriffe vorgenommen). Neue Zentren in NRW: 1975 Münster, 1976 Aachen und Köln, 1978 Bonn. Die Überprüfung des Regierungsentwurfes für den Landesetat NRW 1979 hatte ergeben, dass Zusagen des Wissenschaftsministeriums (Minister Johannes Rau) vom März für ein „Ausbauprogramm für die Herzchirurgie für 1979" nunmehr unter dem neuen Ministerpräsidenten (Johannes Rau) nicht eingehalten wurden.

„Die Koronarchirurgie ist besser als ihr Ruf" (FAZ 4. Januar 1978, Rainer Flöhl). „Bei den chirurgisch behandelten Herzkranken erhalten trotz gelungener medizinischer Rehabilitation 80 Prozent der Patienten eine Rente. Dies ist angesichts der Kosten für die Koronarchirurgie und der hohen Rentenlasten nicht zu vertreten."

1983

Im November beschließt die 51. Gesundheitsministerkonferenz der Länder, künftig von *jährlich 400 Operationen am offenen Herzen pro eine Million Einwohner* auszugehen. – Baden-Württemberg hält die 400er-Grenze generell für zu hoch, Bayern und NRW halten sie für zu niedrig.

1984

„Ohne Patientenexport wird es nicht gehen" (Ärzte Zeitung, Nr. 105). Auf der 50. Jahrestagung der Deutschen Gesellschaft für Herz- und Kreislaufforschung in Mannheim hält man es laut „Ärzte Zeitung" für wahrscheinlich, dass die Kapazitätsengpässe in der bundesdeutschenHerzchirurgie 1988 beseitigt sein werden.

„Herzchirurg Zenker starb" (Rheinische Post vom 20. Januar 1984). Rudolf Zenker, geb. 24. Februar 1903 in München, Habilitation 1937, Lehrstuhl in Marburg 1951, München 1958. Februar 1958 in Marburg erste erfolgreiche Operation mit Herz-Lungen-Maschine. 1969 erste Herztransplantation.

„Deutsche Herzchirurgie/Große Engpässe bei koronaren Herzkrankheiten“ (Handelsblatt Nr. 65, Seite B12, 30./31. März 1984). „Ein Handelsblatt-Gespräch mit Prof. Wolfgang Bircks, Chef der Düsseldorfer Herzchirurgie: Der zügige Ausbau der Kapazitäten kann den Tod auf der Warteliste verhindern“ von Günter Ringleb.

Nicht abreißende Diskussion über Indikationen z. B. bei Morbus Down (z. B. Medical Tribune Nr. 14 vom 6. April 1984).

„Sinn und Unsinn der Chirurgie – Ein Kleinkind und das Pavianherz“ (Neue Züricher Zeitung, Fernausgabe Nr. 284 v. 6. Dezember 1984, Autor Max Schoch). Kunstherzentwicklung wird bejaht. „Was uns am meisten erbeben lässt, ist die Geschichte des Kindes mit dem Pavianherzen. Das religiöse Empfinden ist verletzt. Es ist am Kinde laboriert worden im Rahmen einer einseitigen biologischen Betrachtung … Hier hat die Forschung ihre Richtung verfehlt. Hier hat sie ihr Gutes verloren. Hier widmet sie sich mit dem größten Einsatz von Können dem baren Unsinn.“

Stichwörter: „Kunstherz“, Patient William Schroeder, Operateur William DeVries; „Pavianherz“, Baby Fae, Operateur Leonard Bailey; beide USA.

1985

„Herzverpflanzungen bald auch in der DDR?“ („Arzt heute“ vom 7. Oktober 1985). „Die DDR hat das Konzept des künstlichen Herzersatzes, dem bisher Priorität eingeräumt wurde, zurückgestellt und wird sich der Herztransplantation zuwenden. Mit den ersten Verpflanzungen ist noch in diesem Jahr zu rechnen, verlautete an der Ostberliner Charitè aus der Umgebung des Transplantationsmediziners Professor Dr. Helmut Wolff.“

1986

Zur Kunstherz-Implantation (Ärztezeitung/Nr. 55, Seite 14 vom 24. März 1986). Interview mit Prof. Dr. Emil Sebastian Bücherl: Befragung durch Dr. Renate Leinmüller, Redakteurin.

„In einem Punkt würden wir heute anders entscheiden.“ – Bei einem Patienten, der sich unter der Arbeit eines künstlichen Herzens allmählich besserte, wurde das „bridging“ abgebrochen, da ein Herz zur Transplantation zur Verfügung stand. Diese Entscheidung war retrospektiv zu früh getroffen, da sich nach HTx die Nierenfunktion wieder verschlechterte. – Künstliches Herz zur Überbrückung: ja, zum Dauerersatz z. Z. noch nicht.

1991

„Trauer um den Mediziner Professor Dr. Georg Rodewald – Ein Pionier der Herzchirurgie“ (Hamburger Abendblatt vom 29./30. Juni 1991). Rodewald, geb. 1923 in Kiel; wurde 1966, gefördert durch seinen langjährigen Chef Prof. Dr. Ludwig Zukschwerdt, Direktor der Herzchirurgie im UKE. „Erst 15 Jahre nach der ersten Herzverpflanzung in Kapstadt ließ Rodewald es zu, dass auch an seiner Klinik ein Herz transplantiert wurde, am 14. Februar 1984. Mitte der siebziger Jahre hatte er in einem Interview noch gesagt: ‚Die Herztransplantation ist heute noch Nonsens, die biologischen Hindernisse sind noch zu hoch'. Erst als das die Abstoßung eindämmende Cyclosporin zur Verfügung stand, willigte Rodewald ein – aus Verantwortung gegenüber dem Patienten."

WEITERFÜHRENDE LITERATUR

Borst HG (1985) Hands across the ocean. J Thorac Cardiovasc Surg 90: 477–489

Bruckenberger E (1995) Situation der Herzchirurgie 1994 in Deutschland, 7. Bericht des Krankenhausausschusses der Arbeitsgemeinschaft der Leitenden Medizinalbeamten (AGLMB) (der Länder). Niedersächsisches Sozialministerium

Churchill ED (1990) Wanderjahr. Countway Library of Medicine, Boston/MA

Deutsche Gesellschaft für Thorax-, Herz- und Gefäßchirurgie (2000) Herzchirurgische Kliniken in Deutschland (Vorw.: Siegfried Hagl). Schüling, Münster

Fischer G (1868) Die Wunden des Herzens und des Herzbeutels. Arch Klin Chir 9: 571

Forßmann W (1972) Selbstversuch, Erinnerungen eines Chirurgen. Droste, Düsseldorf

Jeger E (1973) Die Chirurgie der Blutgefäße und des Herzens. Springer, Berlin Heidelberg New York (Reprint)

Kalmar P, Irrgang E (1991) Cardiac surgery in the Federal Republik of Germany during 1990. A report by the German Society for Thoracic and Cardiovascular Surgery. Thorac Cardiovasc Surg 39: 16

Killian H (1980) Meister der Chirurgie. Thieme, Stuttgart

Rodewald G, Zenker R, Bircks W (1983) Herzchirurgie. In: Schreiber HW, Carstensen G (Hrsg) Chirurgie im Wandel der Zeit (1945–1983). Springer, Berlin Heidelberg New York, S 186–198

Schipperges H (1972) Die Präsidenten der Deutschen Gesellschaft für Chirurgie 1872–1972. Deutsche Gesellschaft für Chirurgie

Schober K-L (1993) Wege und Umwege zum Herzen. Thorac Cardiovasc Surg 41, Suppl II: 155–256

Shumaker Jr HB (1992) The evolution of cardiac surgery. Indiana University Press, Bloomington Indianapolis

Snellen HA (1984) History of cardiology. Donker, Rotteram

12 Gesundheitspolitische Aspekte und Ausblick

U. Gleichmann

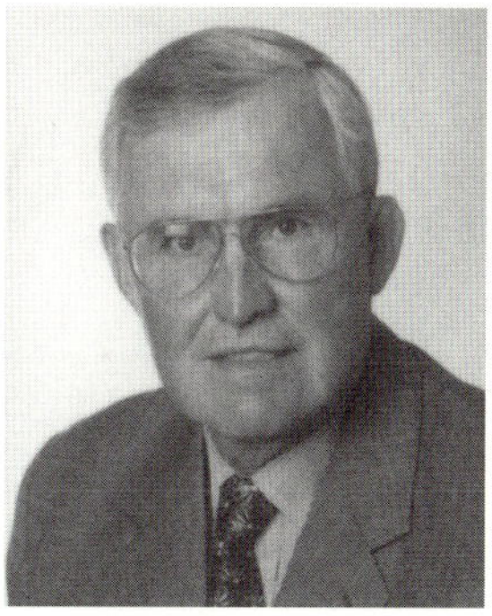

U. Gleichmann

Allen Ärzten, insbesondere Kardiologen ist es heutzutage unmissverständlich klar, dass die Gesundheitspolitik großen Einfluss auf ihre beruflichen und sozialen Verhältnisse ausübt und weiterhin ausüben wird. Es ist deswegen nur logisch, dass ein Beitrag über gesundheitspolitische Aspekte am Schluss einer Festschrift steht, die zuvor die historische Entwicklung unserer Gesellschaft im Allgemeinen und der Kardiologie und ihrer Erfolge im Besonderen dargestellt hat. Eine medizinisch-wissenschaftliche Gesellschaft hat auch den Auftrag, sich mit medizin- und sozialpolitischen Problemen auseinanderzusetzen, wir haben nicht nur fachliche, sondern auch politische Verantwortung [41].

Dies war nicht immer selbstverständlich. Als ich in den 80er-Jahren über viele Jahre der Klinischen Kommission angehörte und sie lange leitete und wir uns schon damals mit Fragen der Qualitätssicherung kardiologischer Techniken und Verfahren beschäftigten, wobei zwangsläufig auch gesundheitspolitische Fragen – beispielsweise bei der Errichtung neuer kardiologischer Einrichtungen oder Herzkatheterlabore – zu Sprache kamen, habe ich oft aus dem Vorstand der Gesellschaft warnende oder aktivitätseinschränkende Worte gehört mit dem Grundtenor: Wir sind eine wissenschaftliche Gesellschaft und berufs- oder standespolitische Fragen gehören nicht zu unserem Aufgabengenbiet, wir sollen keine Antworten auf Fragen geben, für die wir nicht zuständig sind.

Diese Meinung hat sich erfreulicherweise in den 90er-Jahren grundsätzlich gewandelt. Wir alle wissen, dass wir als Fachgesellschaft geradezu verpflichtet sind, die Entwicklung der wissenschaftlichen Kardiologie mit den daraus für die Allgemeinheit zu ziehendenden Folgerungen öffentlich, d. h. auch in den Medien, politischen und privaten Gremien, darzustellen und zu gesundheitspolitischen Fragen auch öffentlich Stellung zu nehmen.

Hier vorbereitende Tätigkeit auszuüben, ist m. E. eine zukünftige Aufgabe der Kommissionen für Klinische und Experimentelle Kardiologie in enger Zusammenarbeit mit den Arbeitsgruppen der Gesellschaft. Es wäre auch überlegenswert, ob im Auftrag des Vorstands der Gesellschaft – neben den langjährigen Erhebungen zu den Herzkatheterleistungszahlen – zusammen mit Mitgliedern verschiedener Arbeitsgrupen und evtl. zusammen mit unabhängigen Firmen, regelmäßige wissenschaftliche Erhebungen zur kardiologischen Versorgung des durchschnittlichen kardiologischen Patienten in Deutschland erarbeitet werden sollen (wie z. B. in EUROASPIRE [13]), die dann eine Basis für sachliche, wissenschaftlich orientierte Kommentare und Pressemitteilungen darstellen können: insgesamt eine große Herausforderung für Öffentlichkeitsarbeit unserer Gesellschaft.

Doch kommen wir nach diesen allgemeinen Vorbemerkungen zur mehr systematischen Darstellung der gesundheitspolitischen Aspekte der Kardiologie und zum Ausblick.

HISTORISCHE ASPEKTE KARDIOLOGISCHER GESUNDHEITSPOLITIK

Wenn man versuchen will, einen Ausblick zu geben in zukünftige gesundheitspolitische Entwicklungen, muss man zwangsläufig auf die durchgemachte Entwicklung zurücksehen, um Folgerungen daraus ziehen zu können.

60er-Jahre. In den 60er-Jahren galt in unserer Gesellschaft für Herz- und Kreislaufforschung das Primat der theoretischen und klinischen Wissenschaft und der Hochschulpolitik, am Ende dieses Jahrzehnts gekennzeichnet durch die Kämpfe für und gegen die hochschulpolitische Verselbstständigung der Kardiologie und standespolitische Anerkennung der Kardiologie als Subspezialität der inneren Medizin. Anfang der 60er-Jahre – die Zusatzbezeichnung Kardiologie war noch nicht geboren – wurden dem angehenden Kardiologen keine großen Berufschancen innerhalb oder gar außerhalb der Universität und den klassischen Betätigungsfeldern der inneren Medizin eingeräumt, kardiologische Chefpositionen gab es noch nicht. Die Bedeutung der Arteriosklerose und insbesondere der koronaren Herzkrankheit für die Enwicklung der Kardiologie und den Gesundheitsstatus der gesamten Bevölkerung sowie den sich daraus ergebenden Kostensteigerungen war auch nicht annähernd erkannt worden. Obwohl der Begriff der koronaren Risikofaktoren aus den Beobachtungen der Framingham-Studie schon definiert worden war und die Verbreitung von Risikofaktoren schon absehbar war [31], wurden diese Aspekte von der Gesellschaft im Allgemeinen und den Kardiologen im Besonderen noch nicht zur Kenntnis genommen, teilweise als bloße Korrelationen ohne kausale Ursachen oder Zusammenhänge sogar bekämpft.

Noch Mitte bis Ende der 80er-Jahre war es schwierig, Vorträge zum Thema Cholesterin oder Prävention in das Programm der Frühjahrstagung aufgenommen zu bekommen. Auch in der Deutschen Herzstiftung, die von führenden Kardiologen geleitet wurde, galt Hypercholesterinämie nicht als ernstzunehmender Risikofaktor.

70er-Jahre. In den 70er-Jahren wurden die Koronarographie und nachfolgend die Bypasschirurgie weiterentwickelt. Die zunehmende Erkrankungsquote der Bevölkerung machte es für die jeweiligen Gesundheitsministerien erforderlich, entsprechende Einrichtungen innerhalb und außerhalb der Universitäten zu errichten, um dem Versorgungsbedarf der Bevölkerung nachzukommen. Es war damals lange notwendig, einen beträchtlichen Teil unserer Herzkranken zur Operation in Privatkliniken des schweizerischen oder englischsprachigen Auslandes zu schicken.

> Eine Limitierung von kardiologisch-kardiochirurgischen Leistungen durch ein Budget war in den Zeiten voller Kassen (infolge Vollbeschäftigung) nicht erforderlich, der Resourcenmangel war der limitierende Faktor!

Damit einher ging zunächst die vermehrte Ausbildung von Kardiologen und dann die nachfolgende Entwicklung kardiologischer Einrichtungen außerhalb der Universitäten, die zunächst von manchem Lehrstuhlinhaber als unnötige Konkurrenz gesehen, Jahre später aber zu tragenden Säulen der kardiologisch/kardiochirurgischen Versorgung der Bevölkerung wurden. Diese Einrichtungen wurden auch zu bedeutenden Ausbildungsstellen für eine Vielzahl von jungen Kardiologen.

Durch die Entwicklung der systemischen Lyse, des Notarztsytems und der Intensivmedizin hatten immer mehr Infarktpatienten die Chance, den Infarkt zu überleben. Da auch in unserer Gesellschaft von führenden Kardiologen damals die Meinung vertreten wurde, dass eine Koronarographie erst 3–4 Wochen nach einem unkomplizierten Herzinfarkt vorgenommen werden sollte und die Diagnostik im Akutstadium oder unmittelbar danach eher als kontraindiziert galt, und eine drei- bis sechswöchige stationäre Immobilisierung nach Infarkt als obligatorisches medizinisches Standardverfahren galt, war die Entwicklung der Rehabilitationsmedizin nach Herzinfarkt mit einer zunehmenden Zahl von Rehakliniken nur logische Folge [5]. Ihre Hauptziele waren zunächst die Bewältigung der psychischen und der physischen Defizite, die durch das Infarkterleben und die vorangegangene Behandlung entstanden waren, später kamen sekundär-präventive Aspekte der Gesundheitsbildung und teilweise der Einsatz invasiv-diagnostischer Verfahren (Koronarographie und andere) hinzu. Letzteres war teilweise deswegen erforderlich, weil noch nicht genügend schnell verfügbare Resourcen in Akutkliniken hierfür zur Verfügung standen.

Durch sozialpolitische gesetzgeberische Maßnahmen wurde dieses Vorgehen untermauert: Der Patient bekam ein Anrecht auf Rehabilitation, die Rehabilitation sollte stationär erfolgen. Hierzu wurden meist von privaten Investoren zahlreiche neue Kliniken meist in Heilbädern eingerichtet und von den zuständigen Rentenversicheren belegt. Da die Gründung von Reha-Betten nicht durch das jeweilige Landes-Krankenhausgesetz reglementiert war, waren der privaten Eigeninitiative bei entsprechenden Belegungszusagen der Rentenversicherer kaum Grenzen gesetzt. Es kam teilweise zum beachtlichen Wildwuchs, der erst Mitte der 90er-Jahre durch gesetzgeberische Einschränkung der Reha-Verfahren und der Kurmedizin im

Rahmen des so genannten Gesundheitsreformgesetzes zu Gunsten der gut organisierten Kliniken korrigiert wurde.

80er-Jahre. In den 80er-Jahren rief das Wachstum der Reha-Kliniken seinerseits die universitäre Schulmedizin auf den Plan, die einerseits durch ihre Stellungsnahmen zur medizinischen Versorgung nach Herzinfarkt die Reha-Medizin erst hatte groß werden lassen, andererseits neidvoll auf manche neu entstandene Einrichtungen blickte und einen zu starken Abfluss von für die Versorgung der Bevölkerung zur Verfügung stehenden Mitteln der Krankenkassen in die rehabilitative Medizin anstelle in die klinische Kardiologie befürchtete. Dabei wurden zum damaligen Zeitpunkt für die *gesamte* (nicht nur kardiologische) Reha-Medizin lediglich 3–5% des Gesundheitsbudgets der Krankenkassen aufgewendet. Die Akutmedizin oder niedergelassene Kardiologen waren damals gar nicht in der Lage, anstelle von Reha-Kliniken stationäre oder ambulante Rehabilitationen durchzuführen.

> Diese Diskussionen um die Berechtigung und die Effektivität der kardiologischen Rehabilitation stellten jedoch den Anfang gesundheitspolitischer Diskussionen in unserer Gesellschaft dar, rückschauend gesehen auf dem falschen Feld und leider untereinander und gegeneinander und nicht auf wichtigeren Gebieten, auf denen man mit einer Stimme besser und effektiver auf die Gesundheitspolitik hätte einwirken können.

Doch die 80er-Jahre brachten weitere für die Kardiologie wichtige Entwicklungen, die nicht nur Vorteile für die Versorgung von KHK-Patienten brachten, sondern auch gesundheitspolitische Folgen hatten. Die von A. Grüntzig 1978 im deutschen Sprachraum (Zürich) entwickelte Koronardilatation ließ als Alternative zur koronaren Bypasschirurgie die interventive Kardiologie entstehen, die sich später durch Entwicklung weiterer Alternativtechniken zu anderen kardiochirurgischen Verfahren (Ductusverschluss, ASD-Verschluss, Mitravalvuloplastie und andere) ausweitete.

Eine der ersten Richtlinien der klinischen Kommission beschäftigte sich 1987 mit der Koronardilatation (PTCA) und der damals als essenziell für erforderlich gehaltenen Notfall-Operationsbereitschaft unter gleichem Dach. Damit war die Versorgung mit kardiochirurgischen Einrichtungen in vielen Institutionen angesprochen bzw. erforderlich geworden. Dieses Papier rief durch seine stringenten Definitionen mit Recht den Widerstand von den Kardiologen hervor, die keine Herzchirurgie in ihrer Institution hatten. Der damalige Vorsitzende unserer Gesellschaft, H.-J. Bretschneider, musste diplomatische Konsensgespräche ins Leben rufen und moderieren. Zu den Kliniken ohne Herzchirurgie gehörten neben einigen Unikliniken vor allem die neu entstandenen kardiologischen Abteilungen der kommunalen oder konfessionellen Großkrankenhäuser.

> Die Leiter dieser Abteilungen, gestandene Mitglieder unserer Gesellschaft, reagierten durchaus gesundheitspolitisch: Sie organisierten sich und ihren Widerstand erfolgreich durch Gründung der *Arbeitsgemeinschaft leitender Krankenhauskardiologen (AGLKK).*

Von dieser Organisation gingen später durch Schaffung zentraler Register, unter anderem zur Herzkatheterdiagnostik und PTCA, wesentliche Impulse für die klinische Kardiologie und die Struktur unserer Gesellschaft aus.

Parallel zur Implementierung der Kardiologie in Klinik und Praxis brachten die 80er-Jahre weitere Entwicklungen, die nicht immer als gesundheitspolitisch bedeutsam angesehen wurden, es letztlich jedoch waren oder wurden. Das Register zur Erfassung der Leistungszahlen für Herzkatheterdiagnostik und PTCA sowie andere interventive Verfahren wurden von der Klinischen Kommission 1985 gestartet und erwiesen sich bald nicht nur als eine erste Basis für Qualitätskontrollen in den verschiedenen Institutionen, sondern auch für Erweiterungs- und Neuplanung in vielen Landesteilen [19, 39]. Diese Daten wurden in den Folgejahren vom Vorstand der Gesellschaft selten oder gar nicht für gesundheitspolitische Kommentare oder Stellungsnahmen genutzt, was umso bedauerlicher war, als mit den später parallel publizierten Leistungszahlen des niedersächsischen Ministerialbeamten Dr. Bruckenberger Gesundheitspolitik gemacht wurde.

Anfang der 80er-Jahre wurde mit einem Kostenaufwand von ca. 80 Millionen DM vom *Bundesministerium für Forschung und Technologie (BMFT)* unter Federführung der *Bundeszentrale für Gesundheitliche Aufklärung (BZGA)* in Köln die *Deutsche Herz-Kreislauf-Präventionsstudie (DHP)* aus mangelndem Interesse an Prävention fast ohne Beteiligung von Mitgliedern unserer Gesellschaft von Epidemiologen und Sozialwissenschaftlern gestartet und letzlich erfolgreich abgeschlossen [25]. Dies war nicht zuletzt auch dadurch gelungen, dass der internationale wissenschaftliche Beirat, den ich lange leiten durfte, über angesehene Experten verfügte, die stets dem Schiff die richtigen Ziele und den richtigen Kurs vorgaben. Die DHP knüpfte ein enges Forschungsnetz zu renommierten Epidemiologen und Präventivkardiologen in den USA. Aus unserer Gesellschaft gab es nur einzelne kritische Kommentare, die DHP als Chance für Gesundheitspolitik auch auf internationaler Basis wurde gar nicht wahrgenommen.

Prävention galt nicht als wirkliches wissenschaftliches Thema. Im Vergleich zu den Fortschritten der interventiven Kardiologie, die uns alle intensiv beschäftigten, galt primäre oder sekundäre Prävention als die Kardiologie des armen, nur unzureichend technisch ausgerüstetn Kardiologen. Diese Einstellung hat sich erst Ende der 90er-Jahre bzw. Anfang dieses neuen Jahrzehnts etwas gewandelt, als die großen prospektiven ausländischen Interventionsstudien mit Statinen und gesunder Lebensführung ihre hohe Effektivität im chronischen, zuletzt sogar im Akutstadium der koronaren Herzkrankheit zeigten und auch die Hypertonietherapie ähnliche Erfolge aufzeigen konnte [48, 50, 52, 54, 55].

Das große Thema der verbesserten Patienteninformation (durch Schaffung von Materialien und Patientenseminaren) wurde im Gegensatz zur *American Heart Association* vollständig der *Deutschen Herzstiftung* und der deutschen *Hochdruckliga* überlassen. Auch wenn diese Gesellschaften von Kardiologen mitbeeinflusst wurden (die ersten Patientenseminare der Herzstiftung fanden 1983/84 in Erlangen, Hannover und Bad Oeynhausen statt), waren zwar Mitglieder unserer Gesellschaft, aber unsere Gesellschaft nie formell an diesen Aktivitäten, die ein gutes und bewährtes Podium für Öffentlichkeitsarbeit darstellen, beteiligt.

Kardiologen waren sich nie oder erst sehr spät bewusst, dass sie öffentlich Stellung zu Krankheiten beziehen müssen, welche für fast die Hälfte unserer Bevölkerung (d. h. > 40 Millionen Menschen) Haupttodes- und Krankheitsursache geworden sind und bleiben werden, und dass dies Teilnahme an Gesundheitspolitik bedeutet. Durch die Schaffung der neuen Zeitung unserer Gesellschaft, *CardioNews*, die nicht nur von Kardiologen sondern auch nichtmedizinischen Vertretern der Gesundheitspolitik gelesen wird, wurde diese Einstellung effektiv korrigiert. Die Präsenz der überregionalen Öffentlichkeitsarbeit konzentrierte sich jedoch vor allem auf die Frühjahrstagungen und nur von Fall zu Fall auch auf die Herbsttagungen.

90er-Jahre. Die 90er-Jahre brachten die ersten Begrenzungen kardiologischer Leistungen durch vorgegebene allgemeine und individuelle Budgets mit mangelnder Kostendeckung von Innovationen. Sie brachten jedoch auch neue Aktivitäten zur Qualitätskontrolle durch Herausgabe von Leitlinien und verbesserte Leistungserfassung.

Die für die Drittmittelforschung so wichtige Kooperation mit der Industrie wurde vor dem Hintergrund des so genannten Herzklappenskandals mit stark übertriebenen und unangemessenen Aktivitäten verschiedener Staatsanwaltschaften nachfolgend öffentlich und innerhalb der universitären und außeruniversitären Kliniksstrukturen diskutiert. Die Mehrzahl der Stellungsnahmen kamen zu dem Schluss, dass industriegeförderte Drittmittelforschung bei den unzureichenden staatlichen Forschungsressourcen zwingend erforderlich ist, dass jedoch Offenlegung und Vermeidung auch des Anscheins persönlicher Bereicherung oder Vorteilsnahme unbedingt zu vermeiden sind. Als Ergebnis der Diskussion wurde ein gemeinsames Papier unter Federführung der *Deutschen Krankenhausgesellschaft* im Internet publiziert [8]. Im angelsächsischen Sprachraum entstanden ähnliche Publikationen [36].

ZUKÜNFTIGE ASPEKTE DER GESUNDHEITSPOLITIK

Mehr als bisher muss allen Mitgliedern der Gesellschaft klar gemacht werden, dass wir alle gewollt oder ungewollt Teil einer Gesundheitspolitik sind und deswegen stets versuchen müssen, Fremdbestimmung durch Selbstbestimmung zu ersetzen, d. h. an der Gesundheitspolitik aktiv mitzuarbeiten.

Die von Herrn Breithardt in Münster anlässlich der Herbsttagung 2000 organisierte Sitzung über Gesundheitspolitik, in der in- und ausländische kardiologische Experten und Gesundheitspolitiker sowie Kassenvertreter zu Wort kamen, war ein ausgezeichneter Anfang. Kardiologische Gesundheitspolitik hat bei der Verbreitung der Erkrankung viele Chancen. Die Öffentlichkeitsarbeit der American Heart Association kann in dieser Hinsicht als vorbildlich gelten. Öffentlichkeitsarbeit muss betroffene Herzpatienten, Risikoträger und Entscheidungsträger ansprechen. Die Öffentlichkeitsarbeit für Betroffene wurde bei uns lange an die Deutsche Herzstiftung deligiert, ohne dass die engen Beziehungen beider Institutionen klar wurden.

Die Öffentlichkeitsarbeit der Deutschen Herzstiftung war aus historischen Gründen – Sitz in Frankfurt/Main – lange und wesentlich durch die Ansichten der Frankfurter Kardiologenschule bestimmt, wodurch präventive Aktivitäten, Publikationen und Materialien in einigen Bereichen (z. B. Cholestesterin) mehr als ein Jahrzehnt lang anders als in den USA und den meisten europäischen Ländern gewichtet wurden.

Es ist zu wünschen, dass die Zusammenarbeit beider Gesellschaften sich weiter vertieft, über kurze gemeinsame Sitzungen hinausgeht und die Kooperation mit der Arbeitsgruppe Prävention zum Nutzen der Patienten verstärkt wird. Die gemeinsame Publikation von Informationen und Nachrichten für Kardiologen und ihre Patienten sowie für Gesundheitspolitiker in *CardioNews* ist ein guter Anfang.

KOSTENENTWICKLUNG UND BUDGETS

Die Zukünftige Gesundheitspolitik wird neben strenger Kontrolle der Resourcen mitbestimmt von der demographischen Entwicklung der Bevölkerung mit voraussichtlicher Zunahme der älteren Menschen durch zunehmende Lebenserwartung und bessere medizinische Versorgung. Der Gesundheitsmarkt macht einen beträchtlichen Teil des Bruttosozialprodukts (10% des Bruttoinlandsprodukts) aus und weist trotz aller Widerstände starke Wachtumstendenzen durch Innovationen, medizinisch-wissenschaftlichen Fortschritt und gesteigerte Anforderungen an die medizinische Versorgung auf.

Entgegen den Bedürfnissen und Erfordernissen der Gesellschaft gilt heute noch das Primat der Kostenkontrolle und Kostenbeschränkung durch Politik und Krankenkassen. Hierzu wird vereinfacht auf die Resourcen hingewiesen, die durch Einsparungen bei den Leistungserbringern (Ärzten, Krankenhäusern, Industrie) noch möglich seien. Es ist abzusehen, dass dieser Weg schnell an seine Grenzen kommen wird. Budgetierung führt – das Beispiel des britischen Gesundheitsdienstes steht vor unser aller Augen – schnell zu einer Zweiklassenmedizin. Diese ist gekennzeichnet durch primitive Medizin, unakzeptabel lange Wartezeiten für größere oder teuere diagnostische oder therapeutische Verfahren oder beschränktem Zugang zu diesen Leistungen infolge Lebensalter über 70 Jahre, insgesamt beschränkter Versorgung einerseits und der schnellen Verfügbarkeit aller Methoden der Medizin und des medizinischen Fortschritts für den Selbstzahler oder privat versicherten Patienten andererseits.

Die politische und standespolitische Diskussion zur *Gesetzlichen Krankenversicherung (GKV)* mit dem Ziel, diese zu einer Grundversorgung zu machen, aus der versicherungsfremde Leistungen herausgeholt sind, ist jedoch in Gang gekommen. Auf Einsparungen durch den medizinisch-technischen Fortschritt kann man bei Herzkranken nicht immer setzen. Je besser eine Herzinsuffizienz konservativ oder apparativ behandelt wird, umso länger leben die Betroffenen und haben dadurch eine höhere Chance, zusätzlich andere Alterskrankheiten zu bekommen.

Zunehmend breitet sich auch Kritik an einer Politik strikter Ausgabenbegrenzung und damit stringenter Budgets in der Medizin aus. Alle Experten sind der Ansicht, dass dies zur Rationierung oder Leistungseinschränkung und damit zur Zweiklassenmedizin mit partieller Unterversorgung führt, die nur für einen Teil der Bevölkerung dem Stand der medizinischen Erkenntnis entspricht [33, 56].

Anstelle der strikten Ausgabenbegrenzung wird eine „Leistungsverdünnung“ vorgeschlagen [44] und gefordert, die GKV von kassenfremden Leistungen zu entlasten, „die Politik der Verschiebebahnhöfe“ (Ärztekammerpräsident Jörg-Dietrich Hoppe) zu beenden [29]. Hierzu gehören z. B. versicherungsfremde Leistungen wie Mutterschafts- oder Sterbegeld, Leistungen ohne Effektivität (wie Außenseitermethoden), Leistungen in eigener Verantwortung und Absicherung (Risikosportarten, Erkrankungen durch Fernreisen, Leistungen infolge von Alkohol- und Nikotinmissbrauch und andere) sowie Leistungen mit Konsum- und Gestaltungscharakter (Akupunktur, Homöopathie, bestimmte Kuren) [45].

2001 summieren sich die Mehrbelastungen für die GKV – vorzugsweise aus arbeits- und sozialpolitischen Gründen oder Entscheidungen der Regierung – auf 5,8 Milliarden DM. Ohne die Politik der Verschiebebahnhöfe wären strukturelle innerärztliche Probleme Nebensächlichkeiten geblieben und die Finanzierung der GKV ohne Fremdbelastung selbst unter Berücksichtigung des medizinischen Fortschritts, der demographischen Entwicklung und der Wiedervereinigungslasten sicherzustellen gewesen [29].

Die Beschränkung der Ausbildung junger Kardiologen kann nicht Ziel unserer Gesellschaft sein. Prognosen zu in der Zukunft benötigten Ärzten waren nach meiner fast 50-jährigen Erfahrung – beginnend mit meinem Studium 1952 – immer falsch. Es macht Sinn, die Zahl der Studienplätze für Medizin von den Höhen der frühen 90er-Jahre sanft zurückzuführen. Kardiologen werden bei der Verbreitung kardiologischer Krankheiten bei der Hälfte der Bevölkerung immer gebraucht werden.

Arztberuf und Ethik

Der Arztberuf ist gekennzeichnet durch zunehmende Arbeitsbelastung infolge zunehmender Verwaltungsbelastung bei gleichzeitig vermindertem Einkommen, abnehmendem Ansehen innerhalb unserer Gesellschaft und abnehmender Motivition zur engagierten ärztlichen Tätigkeit im Sinne des hypokratischen Eides. Dies hat bereits zu einem Verfall der ärztlichen Sitten geführt. Ärzte mit Engagement, hohem Wissen, Verständnis, hohem Ansehen und hoher Qualifikation, ständiger Gesprächsbereitschaft und zumindestens akzeptablem Äußerem werden selten, und es gibt sie bald nur noch in den zahlreichen ärztlichen Fernsehserien. Wir müssen unseren jüngeren Ärzten auch diese Botschaften vermitteln und vorleben. Das Auftreten vieler unserer Kollegen entspricht nicht immer den Ansprüchen, die wir selbst, Außenstehende und vor allem Patienten von ärztliche Standesvertretern erwarten, und nicht den Anforderungen der Tradition unseres Berufsstandes. Jeder leitende oder nachgeordnete Arzt muss sich bei seinem Handeln und seiner Selbstdarstellung stets bewusst sein, dass er damit mit zum Bild des Arztes in der Öffentlichkeit beiträgt.

Zur ärztlichen Ethik gehört es auch, dass wir auf eine Ausbeutung unserer ärztlichen Mitarbeiter verzichten, wie sie heute noch in vielen Kliniken üblich ist und von vielen Chefs still oder offensichtlich („das haben wir früher auch akzeptiert“) geduldet wird. Spanische Ärzte haben im Jahr 2000 mit der Anerkennung der Bereitschaftsdienstzeiten als Dienst vor dem Europäischen Gerichtshof einen großen Erfolg erstritten, der auch an deutschen Kliniken durchgesetzt werden muss. Es kann nicht sein, dass gerade in unserem Beruf Regeln des Arbeitszeitgesetzes aus dem Gefühl oder dem Bewusstsein missverstandener besonderer physiologischer und psychologischer Leistungsfähigkeit [6] heraus außer Kraft gesetzt werden und dies von ärztlichen Führungspersönlichkeiten offiziell geduldet und nicht angeprangert wird, sehr zur Freude der Krankenkassen, die beträchtliche Kosten sparen, wenn die erforderliche Stellenvermehrung nicht umgesetzt wird.

Von Seiten der ärztlichen Leiter muss zusammen mit den Aufsichtsbehörden (z. B. Sozialministerium) mehr Druck auf den Krankenhausträger und die Krankenkassen ausgeübt werden, das Arbeitszeitgesetz einzuhalten. Es gibt keine vergleichbare Situation in einem anderen Berufsstand, allenfalls bei Fernfahrern, die die vorgegebenen Erholungspausen nicht einhalten. Man kann dies auch als Mobbing von oben ansehen, sehr zum Nachteil des Nachwuchses eines ganzen Berufsstandes, mit den Folgen der mangelnden Akzeptanz dieser ärztlichen Assistenztätigkeit.

Jeder Arzt hat Anspruch darauf, zunächst „Sorge um sich selbst" zu haben und dann erst „Sorge zur Verantwortung für den anderen". Er muss lernen, sich auch aus der Sicht seiner Patienten zu sehen, insbesondere von chronisch Kranken, von Menschen mit Behinderung, aus der Sicht von Angehörigen und aus der Sicht der Öffentlichkeit. Diese Gedanken sind vorbildlich in dem neuen und lesenswertem Buch von Dörner dargestellt [11, 34]. Kardiologen, insbesondere solche, die interventiv tätig sind, neigen häufig wie Kardiochirurgen zur Selbstüberschätzung und unterdrücken gerne kritische Aspekte ihres Tuns. Ihnen allen sei dieses neue Buch zur ärztlichen Ethik (*Lehrbuch der ärztlichen Grundhaltung*) empfohlen, um wieder Anspruch und Wirklichkeit mehr zur Übereinstimmung zu bringen.

Die Kardiologie ist, wie die gesamte Medizin, in einem ständigem Prozess der Umwertung gültiger Werte begriffen. Es ist deswegen schwierig, zu bewerten, worin „medizinischer Fortschritt" besteht. Dies wird erst aus dem Rückblick offenbar; der Wertewandel wird von den Zeitgenossen meist undramatisch empfunden. Wir müssen uns immer bewusst sein, dass der ärztliche Alltag durch den Konflikt einander entgegengesetzter Impulse geprägt wird: Der Wille, nur auf der Basis „gesicherten" Wissens zu behandeln, kämpft mit dem Impuls zur Hilfe, auch wenn die Evidenz für die Wirksamkeit einer Therapie fehlt. Aggressives, am diagnostisch und therapeutisch Machbaren orientiertes Vorgehen streitet gegen defensive, auf mögliche rechtliche Konsequenzen schielende Medizin: überflüssige „Absicherungsmedizin" gegen letztlich vergebliche Behandlung [38].

Gegen den „therapeutischen Overkill" des „Feindes" Krankheit durch „magic bullets" (oder die derzeit vermutlich für die praktische Medizin noch überschätzte Gentherapie) ist auch in der Kardiologie eine Rückbesinnung auf eine, soweit wie möglich auf vorhandene und gesicherte Evidenz gegründete, behutsame Medizin zu diskutieren. Manchmal sieht es so aus, als ob wir heute aus Gründen des perfekten Tierschutzes unseren Patienten Methoden des Fortschritts zumuten, die eigentlich erst einer vertieften Anwendung und daraus sich ergebenden Erfahrungen im Tierexperiment bedürften.

Manche Ethikkommission passt sich unter dem Druck des vermeintlichen Fortschritts und Zeitgeistes dem sich abflachend veränderndem ethischen Bewusstsein der Gesellschaft an. Für mich war es immer ein guter Maßstab, dem Patienten nur das zuzumuten, was ich auch meinem Bruder oder Vater oder mir selbst als Patientem zumuten würde.

Die rationale Grundlage für eine behutsame Medizin liegt in der alten, scheinbar verloren gegangenen Erkenntnis, dass die Pathodynamik eines krankhaften Prozesses nicht nur von Verlust, Defekt und Inkohärenz, sondern auch von Kohärenz, von kompensatorischen und regenerativen Gesundungsprogrammen bestimmt wird. Krankheit bietet nicht zuletzt die Chance zum Neuentwurf des Lebensplanes. Nicht Rationierung, sondern aufgeklärter Verzicht von Arzt und Patient helfen weiter [38].

Mit einem solchen Vorgehen kann man am ehesten dem Dilemma der modernen Medizin zwischen evidenzbasiertem Wissen und der von Patienten hoch akzeptierten Alternativmedizin mit ihren eher „sanften“ Nebenwirkungen begegnen [24]. Konsequente konservative Therapie – Lebensstil und Medikation – der Arteriosklerose im Allgemeinen und der koronaren Herzkrankheit im Besonderen ist eine hocheffektive, sanfte Therapie; wir müssen dies nur unseren Patienten und der Öffentlichkeit immer wieder klar machen.

CHANCE DER PRÄVENTION

Nicht alle Experten teilen die Ansicht vieler Kardiologen in unserer Gesellschaft sowie internationaler Gesellschaften, dass durch verstärkte Primärprävention eine Kostenersparnis erzielt werden kann. Die Fortschritte sind langsam. Während in den 70er und 80er Jahren die Prävention auch in unserer Gesellschaft von vielen in Frage gestellt wurde und nur in Ausnahmefällen bei Referaten im Rahmen der Frühjahrstagung thematisiert wurde [17], haben mehr und mehr Kardiologen den Sinn und die Prinzipien der Prävention für ihre Patienten und auch für den eigenen Lebensstil akzeptiert und aktuelle zusammenfassende Bewertungen publiziert [20]. Es war die Zeit der Enwicklung der interventiven Kardiologie, vor allem der PTCA. Prävention war zu diesem Zeitpunkt die Kardiologie des „armen“ Kardiologen, dem solche innovativen Techniken nicht zur Verfügung standen oder der darin nur selbst wenig Erfahrung hatte. Wirkliche Probleme löste man im Herzkatheterlabor oder im Operationsaal, nicht im Patientengespräch über vernünftige Lebensführung oder geeignete Langzeitmedikation mit Lipidsenkung oder Hypertonietherapie. Wer über Prävention redete, musste zumindest auch eigene Erfahrungen in der Koronardilatation vorweisen können, um bei Kollegen akzeptiert zu werden.

Dass durch gesunden Lebensstil kardiovaskuläre Komplikationen in 4–5 Jahren um erstaunliche 30–50% reduziert werden können, hat zuletzt die international hoch, in Deutschland weniger gewertete Lyons-Heart-Studie gezeigt [37]. Keine der großen sekundären Präventionsstudien lief mit deutscher Beteiligung!

> Die Notwendigkeit der Erkenntnis, dass der Lebensstil des Therapeuten sich nicht grundsätzlich vom Lebensstil des Patienten unterscheiden sollte, wurde noch nicht akzeptiert, obwohl sie in der mittlerweile klassischen Lifestyle-Heart-Studie zum erfolgreichen Therapieprinzip erhoben wurde [18, 40].

Dies hat sich inzwischen etwas geändert. Der Prävention und ihren Erfolgen wird auch in unserer Gesellschaft mittlerweile breiterer Raum gewidmet. Dies ist umso mehr berechtigt, weil mindestens die Hälfte der Abnahme der Koronarmortalität während der 90er-Jahre in den USA auf die bessere Kontrolle der Risikofaktoren zurückgeführt wird [27].

Es erweist sich jedoch als noch schwieriger, die präventiven Botschaften und die Erkenntnis zur Eigenverantwortung in der Gestaltung eines risikobewussten Lebensstils in der Öffentlichkeit und bei unseren Patienten zu verbreiten [22]. Aus eigener Erfahrung kann ich sagen, dass Vorträge oder Informationen über gesunden Lebensstil und kardiovaskuläre Risikofaktoren bei gesellschaftlichen Gruppen (z. B. Rotary Clubs oder Lions Clubs, teilweise sogar in unserer Fachgesellschaft) die Gefahr beinhalteten, zum gesellschaftlichen Außenseiter und Spielverderber gestempelt zu werden, der versuchte, der Gruppierung allgemein übliche Lebensfreude und Lebensgenüsse zu nehmen. Man war froh, wenn der Betreffene den Raum verlassen hatte und man wieder zu den scheinbaren Genüssen des risikoreichen Lebensstils (z. B. Rauchen) übergehen konnte.

Auch unter gebildeten Laien hat sich ein langsamer Wandel vollzogen, was allerdings noch nicht für die schwer zu beeinflussende Gruppe der weniger gebildeten Menschen gilt, die voll auf das funktionierende Netz der medizinischen Notfallbehandlung vertrauen. Aufklärung und Schulung greifen aus unserer und anderer Erfahrung heraus umso besser, je lernfähiger der Patient ist [10, 16].

Es muss unter diesen Umständen ein Hauptziel bleiben, die Informationen über akute kardiologische Gefahren wie instabile Angina pectoris, akutes Koronarsyndrom bzw. beginnenden Herzinfarkt zu verbreiten, wie es die Deutsche Herzstiftung oft im Rahmen der Herzwoche gemacht hat, letzlich auch unter dem Aspekt, dass gut 60% der Herzinfarkte nicht auf eine hochgradige Stenose sondern auf vor dem Infarkt hämodynamisch unbedeutende, akut rupturierte lipidreiche Plaques zurückzuführen sind und der Herzinfarkt bei ca. 40% die Erstsymptomatik der koronaren Herzkrankheit darstellt. Rechtzeitige Behandlung einer Hypercholesterinämie und gegebenenfalls Aufgabe des Rauchens sind jedoch sinnvoller und langfristig vermutlich auch billiger.

> Der angesehene Gesundheitsökonom und klinische Epidemiologe K. Lauterbach geht davon aus, dass man die Präventionsangebote stark vermehren sollte. Dadurch ließe sich erreichen, dass chronischer Erkrankungen später als bisher einsetzten. Dies führe zu geringeren Kosten, weil nach bisherigen Erkenntnissen vor allem junge chronisch Kranke viele Gesundheitskosten produzieren [35].

Prävention sei auch wegen der Beobachtung konkurrierender Erkrankungen (z. B. koronare Herzkrankheit und Karzinom) sinnvoll, weil die Risikofaktoren verschiedener Krankheiten identisch sind und die Bekämpfung der einen zur Vermeidung der anderen beiträgt, ein Gedanke, den wir schon lange vertreten haben.

Zahlt sich die Prävention für Versicherte und Krankenkassen aus? Diese immer wieder in Frage gestellte Hypothese ist für die sekundäre Prävention eindeutig positiv beantwortet, für die primäre Prävention ist die Datenlage weniger vollständig; die Frage kann nur durch prospektive Studien beantwortet werden. Hierzu gibt es nur Ansätze. Die DHP kam zu einem positiven Ergebnis hinsichtlich der Primärprävention, was besonders auf die bessere Hypertoniekontrolle und geringer auf reduziertes Rauchen zurückzuführen war [25].

Rückenschulen bei Rückenbeschwerden und Schulungen zur Neurodermitis-Prophylaxe bei Kleinkindern führten in jeweiligen Modellprojekten der AOK Hannover und des Instituts für Sozialmedizin, Epidemiologie und Gesundheitsforschung der Medizinischen Hochschule Hannover unter Leitung von F.W. Schwartz bereits nach drei Jahren zur deutlichen Kostenersparnis; dies war für 246 AOK-Versicherte mit leichter Hypertonie schwieriger zu berechnen. Aus der Abnahme der systolischen Blutdruckwerte um 19 mmHg durch Umstellung der Lebensführung errechnete sich eine Risikoreduktion für Herzinfarkt von 14%, für Schlaganfall von 21% [26], die natürlich erst später zur Kostenreduktion führen kann. Kardiovaskuläre nichtpharmakologische Prävention braucht größere Zeiträume zum Nachweis der Effektivität hinsichtlich einer Kostenreduktion.

Die hocheffektive und gegenüber einer Kontrollgruppe signifikante Reduktion von kardiovaskulären Komplikationen durch Lebensstiländerung im Rahmen der Lyon-Heart-Studie ist der allerbeste Nachweis einer Kostenreduktion durch einfache, nichtmedikamentöse sekundäre Prävention [37]. Dies steht in voller Übereinstimmung mit einer Reihe von älteren Studien zum Thema Lebensstiländerungen bei Hypertonie [1, 21, 54].

Im deutschen Sprachraum werden diese Studien von den „Experten" jedoch deutlich weniger als medikamentöse Therapiestudien wahrgenommen oder sogleich wegen angeblich zu aufwändiger Belehrung und Kontrolle der Betroffenen häufiger als Studien zur medikamentösen Therapie in Frage gestellt.

In Deutschland ist auch die Einstellung zum Rauchen weniger konsequent, immerhin rauchen noch 20% der Ärzte, in Großbritannien nur 11% und in den USA nur 3% [28]. Deutschland ist eines der wenigen Länder in der Welt, in dem es kein Gesetz zur Kontrolle des Tabakrauchens gibt. Es werden bei uns zwar knapp 23 Milliarden DM (1999) an Tabakssteuer eingenommen, jedoch beträgt der volkswirtschaftliche Schaden durch Rauchen aufgrund von Berechnungen des Ulmer Gesundheitsökonomen Robert Welte 58 Milliarden DM pro Jahr [51].

Kardiologen haben bei der Intervention dieser Suchterkrankung eine besonders große Chance, ist doch Rauchverzicht in der Primär- und Sekundärprävention prognostisch die effektivste Behandlungsmaßnahme.

Eine drastische Reduktion der kardiovaskulären Morbidität um 50% ließe sich durch effektive Behandlung der Adipositas erreichen [10, 18, 23]. Dies geht aus mehreren Studien hervor. Adipositas geht mit einer Insulinresistenz und gestörter Endothelfunktion einher. Bei gleichem Hormonantrieb auf das bei Übergewichtigen vergrößerte Fettdepot werden beim Adipösen pro Zeiteinheit mehr freie Fettsäuren abgegeben, sodass ihr Serumspiegel stets erhöht ist [4]. Die freien Fettsäuren werden neben anderen Geweben auch vom größten Glukoseverbraucher, der Skelettmuskulatur entsprechend dem arteriellen Angebot aufgenommen und oxidiert. Der

Glukoseverbrauch wird dafür jedoch infolge Hemmung der Glukoseaufnahme eingeschränkt, was zu einer relativen Insulinresistenz führt [3].

Adipositas spielt also durch Entstehung einer Endotheldysfunktion auf direktem Wege oder indirekt über Cholesterin- und Blutdruckerhöhung eine Schlüsselrolle für die Entstehung der koronaren Herzkrankheit. Kardiologen müssen dies bei der Behandlung ihrer Patienten mehr als bisher berücksichtigen. Ernährungsmedizin wird auch bei Kardiologen sträflich vernachlässigt [23]. Die deutliche Zunahme der Adipositas in der deutschen Bevölkerung und damit die vorauszusehende Zunahme kardiovaskulärer Erkrankungen geht aus dem letzten Ernährungsbericht der *Deutschen Gesellschaft für Ernährung* hervor [9].

Unsere Genetik ist auf Nahrungsmangel und starke physische Arbeit programmiert, insofern müssen wir Nahrungsüberangebot und Bewegungsmangel als Risiken für das Überleben ansehen. Länger leben, ohne alt zu werden, wollen fast alle; Nahrungsmangel, d. h. Fasten, führt als einzige „gesicherte Droge" über Einflüsse auf die DNA-Reparatur und die Apoptose prämaligner Zellen zur Lebensverlängerung (Huber zitiert nach [42]).

Fastentage sind – nicht nur für Gesunde – ideale Ergänzungen für die Langzeittherapie des Herzkranken, neben Lipidsenkern und ACE-Hemmern, die heute und in Zukunft zur Standardtherapie der meisten Herzpatienten gehören. Wenn wirksame und nebenwirkungsarme Appetitzügler zur Verfügung stehen – woran derzeit intensiv gearbeitet wird – könnten diese auch für Herzpatienten Standard werden, weil durch Gewichtsreduktion direkt und indirekt die Endothelfunktion und damit Therapie und Prognose der koronaren Herzkrankheit günstig beeinflusst werden.

Die Gesamtheit der derzeit dokumentierten Erfolge der sekundären und primären Prävention sind größer als die Erfolge der interventiven Therapie. Dies hätte im Falle einer wirksamen Umsetzung enorm günstige gesundheitspolitische Folgen. Es könnten Milliarden gespart werden, die heute für die technisch aufwendige KHK-Therapie ausgegeben werden [10]; die Lifestyle-Heart-Studie [40] hat dies bereits gezeigt, und wir verstehen ihre erstaunlichen Erfolge heute besser als früher. Auch der günstige Effekt von körperlicher Belastung, welche in der Ornish-Sttudie neben Diät eine wichtige Rolle spielte, auf die Vasomotion [15] muss in der Prävention dem Patienten verständlich gemacht werden, zudem ohne körperliche Aktivität Gewichtsreduktion und Gewichtskontrolle nicht möglich sind.

Die Zahl der älteren, auch vom Kardiologen zu betreuenden Patienten im 8. Jahrzehnt oder darüber wird deutlich zunehmen. 2050 wird jeder zehnte Deutsche über 80 Jahre alt sein [42]. Die Chance im Alter über 70 Jahre eine Erstmanifestation einer koronaren Herzkrankheit zu bekommen, errechnet sich aus der Framingham-Studie für Männer auf immerhin 35%, für Frauen auf 25% [31]. Risikointervention auch in dieser Altersgruppe ist angebracht und hocheffektiv. Es sollte dabei ein Ziel sein, den Gesundheitszustand dieser Menschen in den dazu gewonnenen Lebensjahren zu verbessern. Bisher gelingt dies vorzugsweise im oberen Drittel der Gesellschaft, für die beiden anderen Drittel gilt dies nicht, weil diese Mitbürger schon früher in ihrem Leben an kostenträchtigen chronischen Krankheiten leiden und dadurch auch gewonnene Lebensjahre mit stärkeren gesundheitlichen Einschränkungen verbringen [46].

Dies sind alles Fragen, die unter den umfassenderen und moderneren Begriff der Lebenswissenschaften fallen.

BEDEUTUNG DER LEITLINIEN

Medizinische Leitlinien sind wichtige Entscheidungshilfen zur ärztlichen Versorgung. Gesetze, Verordnungen und offizielle Richtlinien, die auf gesetzlichen Grundlagen basieren, *müssen* beachtet werden, Leitlinien *sollen* beachtet, Empfehlungen *können* beachtet werden [7]. Leitlinien lassen sich keinen formalen Kriterien der Systemfinanzierung unterordnen, sie stellen gewissermaßen Behandlungskorridore dar, aus denen für den behandelnden Arzt Entscheidungshilfen und Orientierungsmarken für die Behandlung abzuleiten sind, von denen in begründeten Fällen abgewichen werden kann [7].

Leitlinien haben seit dem 1. Januar 2000, dem Tag des Inkrafttretens der GKV-Gesundheitsreform, erstmals eine Verankerung im Sozialgesetzbuch (§ 137e SGB V) gefunden. Danach muss aus Vertretern der Krankenkassen, der Deutschen Krankenhausgesellschaft, Repräsentanten der Bundesärztekammer, der Kassenärztlichen und der Kassenzahnärztlichen Bundesvereinigungen ein Koordinierungsausschuss gebildet werden, der zusammen mit den Bundesausschüssen und medizinischen Fachgesellschaften mindestens zehn Leitlinien pro Jahr entwerfen soll, die ihre Basis in der evidenzbasierten Medizin haben und mit zur Qualitätssicherung bei der medizinischen Versorgung Kranker beitragen sollen [7]. Zweifellos werden also evidenzbasierte medizinische Leitlinien im Gesundheitswesen einen höheren Stellenwert erhalten.

Da unsere Gesellschaft Experten für eine der großen Volkskrankheiten vereinigt und über langjährige Erfahrungen bei der Abfassung von Leitlinien verfügt, muss sie sich hierbei unbedingt zu Wort melden, z. B. mit dem Thema der medikamentösen Langzeittherapie des Koronarkranken. Ausgangspunkt hiefür können die „intern" publizierten kurzen Empfehlungen zur Prävention sein [20].

Die Abfassung von Leitlinien zu diagnostischen oder therapeutischen Verfahren in der Kardiologie – meist unter Federführung der Klinischen Kommission – hat in unserer Gesellschaft seit Anfang der 80er-Jahre große Tradition. Aktuelle Leitlinien werden im Internet auf der Homepage unserer Gesellschaft publiziert und sind dadurch schnell für alle Mitglieder und Nichtmitglieder verfügbar (http://www.dgkardio.de). Die bisherigen Leitlinien sind für die Zielgruppe der praktisch tätigen Ärzte (insbesondere Kardiologen) abgefasst worden.

> Es sollte auch möglichst eine Patientenversion abgefasst werden, um sicher zu gehen, dass der Patient als mündiger Bürger an den ihn betreffenden Entscheidungen voll informiert teilhaben kann. Viele Patienten beziehen medizinische Information aus dem Internet. In den Patieninformationen muss der Nutzen besonders herausgestellt werden, und der mögliche Nachteil (siehe die meist umfangreich herausgestellten Nebenwirkungen auf Beipackzetteln zur medikamentösen Therapie) relativiert werden.

Von Seiten der Krankenkassen werden Leitlinien bisher vor allem so verstanden, dieses Instrument für die Kostendämpfung und als Auswahlkriterium für die wirtschaftliche und medizinisch indizierte Leistung heranzuziehen [7]. Die Erfahrungen aus EUROASPIRE-Studie zeigen jedoch, dass beispielsweise europäische Leitlinien, die ihre Basis in der evidenzbasierten Medizin haben und mit zur Qualitätssicherung bei der medizinischen Versorgung Kranker beitragen sollen, auch zur Kostensteigerung führen können, was möglicherweise ursächlich auch dafür verantwortlich ist, dass Therapierichtlinien offizieller Gremien in Deutschland nicht ausreichend befolgt werden [12, 13, 32].

Auch deutsche Leitlinien können kostensteigernd sein. So würde bei Befolgung der Leitlinien der Deutschen Diabetesgesellschaft hinsichtlich der Lipid- und Blutdruckwerte 3 Milliarden DM für Medikamente ausgegeben werden, d. h. es wären hierfür 20–25% des gesamten Arzneimittelbudgets allein für die Behandlung der Diabetiker erforderlich [41, 43].

Hieraus sollte gefolgert werden, gesundheitsökonomische Konsequenzen bei der Abfassung von Leitlinien unserer Gesellschaft mitzubeschreiben und sich bei Bedarf entsprechende gesundheitsökomische Beratung einzuholen.

Wenn herausgearbeitet wird, welche Kosten entstehen und welche eingespart werden können, hätten Leitlinien eine größere Chance zur Akzeptanz bei der breiten Ärzteschaft und als Instrument gesundheitspolitischer Argumentation gegen die ständigen Kostenverschiebebahnhöfe in der Gesundheitspolitik, die in Kästchendenken nur einzelne Gruppen der Leistungserbringer wertet und nicht den Patienten mit der Gesamtheit seiner Kosten und seiner Leistungsansprüche. Es wird deswegen auch die Forderung erhoben, die chronisch Kranken aus der Finanzierung durch Budgets herauszunehmen, um gerade bei diesen Patienten die bestmögliche medikamentöse Therapie einsetzen zu können.

WACHSTUMSASPEKTE

Es besteht kein Zweifel, dass die Zukunft neue technische Entwicklungen für die Diagnostik und Therapie bringen wird. Verbesserte nichtinvasive Diagnostik mit MRT- und PET-Techniken und ultraschneller Elektronenstrahl-Computertomographie [49] sowie verbesserte invasive Therapie mit mehr atraumatischen Stents (z. B. Sirolimus-Stent) oder der besseren Behandlung von Rezidivstenosen sind besonders zu erwähnen. Die wirklichen Wachstumsfelder liegen wahrscheinlich auf anderen Gebieten. Hier sind vor allem die verbesserte Beschreibung eines Risikoträgers durch Gendiagnostik zu nennen und die verbesserte Therapie der Patienten mit Herzinsuffizienz durch biventrikuläre Stimulation und evtl. spätere Injektion von autologen Stammzellen [53 a].

Wir müssen davon ausgehen, dass die große Zeiten der invasiven Koronardiagnostik (1999: 561.623 diagnostische Herzkatheter) und der Koronarintervention (1999: 166.132 Koronarinterventionen) [39] sowie der operativen Bypasschirurgie auf ihrem Höhepunkt angekommen sind und mehr und mehr – nicht nur von Experten, sondern auch von unseren Patienten – zu Gunsten einer weniger invasiven Diagnostik und konservativen Therapie mit Medikamenten in Frage gestellt wird. Insofern kann es gesundheitspolitisch nicht nur zur Steigerung der Kosten durch neue Methoden, sondern möglicherweise auch zur Umschichtung durch Verzicht auf invasive Therapie kommen. Dabei ist in erster Linie an Statine, ACE-Hemmer, Betablocker und ASS zu denken, in Zukunft auch an neu zu entwickelnden Appetitzüglern mit gleichzeitiger Umstellung der Lebensführung.

Diese komplexen Zusammenhänge zu erkennen und in praktikable und auch für Patienten zu verstehende Information umzusetzen, wird eine wichtige, herausfordernde Aufgabe für die Zukunft sein. Wir haben heute das Wissen und die medikamentösen Mittel, um mit diesen Maßnahmen, die auf der Kontrolle der wichtigsten koronaren Risikofaktoren beruhen, die Morbidität und Mortalität beachtlich zu reduzieren. Hierfür sind die zahlreichen Langzeitstudien mit Statinen [47, 48, 50] und in jüngster Zeit die HOPE-(„heart outcomes prevention evaluation-)Studie [53] gute Beispiele und eine klare Basis für evidenzbasierte Präventivmedizin.

Bereits früher konnte gezeigt werden, dass die Langzeittherapie mit Simvastatin kosteneffektiv ist [30]. Die Langzeitmedikation mit ACE-Inhibitoren – in der HOPE-Studie kam Ramipril zum Einsatz – eröffnet eine neue Dimension bei der Behandlung von Hochrisikopatienten (Tabelle 12.1). Die Effekte sind nicht durch die nur geringe Blutdrucksenkung (3 mmHg systolisch, 2 mmHg diastolisch) zu erklären, sondern müssen andere antiatherogene Mechanismen (z. B. Plaquesstabilisierung) haben [57]. Hochrisikopatienten sollten also auch in geeigneten Fällen nicht nur mit einem Statin, sondern auch mit einem ACE-Hemmer behandelt werden [20].

Leider sind wir weit davon entfernt, diese Erkenntnisse zu Gunsten unserer Patienten in praktische Therapie umzusetzen [31]. Die deutschen Erfahrungen aus der PIN-Studie zeigen, dass im ersten Jahr nach einer

Tabelle 12.1. Chancen der sekundären Prävention bei koronarer Herzkrankheit. Beachtliche Reduktion von Komplikationen durch eine einzige Langzeitmedikation mit einem ACE-Hemmer (Ramipril). Zahl der Ereignisse pro 1.000 Patienten innerhalb von 4–5 Jahren mit Ramipril im Vergleich zu Placebo auf der Basis der HOPE-Studie [53]. (Nach [57])

Ereignisse	Zahl der verhinderten Ereignisse pro 1.000 therapierte Patienten
Tod	18
Myokardinfarkt	16
Schlaganfall	9
Revaskularisationsmaßnahmen	26
Auftreten einer Herzinsuffizienz	26
Herzstillstand	5
Diabeteskomplikationen	12
Neuer Diabetes	16
Gesamtzahl der verhinderten Ereignisse	128 (NNT = 8)
Anzahl der Personen, bei denen ein Ereignis verhindert wurde	59 (NNT = 17)

NNT = Anzahl der zu Behandelnden.

stationären kardialen Rehabilitation eine kontinuierliche Abnahme der Medikation mit Lipidsenkern, ACE-Hemmern und Betablockern zu beobachten ist, bei gleichzeitigem Wiederanstieg des Blutdrucks, des Cholesterins und LDL-Cholesterins und des Körpergewichts [55 a]. Diese Beobachtung steht in Übereinstimmung mit der mangelhaften Umsetzung der europäischen Therapieempfehlungen bei Risikofaktoren in der EUROASPIRE-Studie [12, 13]. Hier spielen vermutlich zwei Faktoren eine Hauptrolle:

- die abnehmende Compliance und
- die Reduktion der Medikation durch unsinnige Budgets in der Praxis des deutschen Gesundheitswesens, mit denen eine zeitgemäße Langzeittherapie nur bedingt durchführbar ist.

AUSBLICK

Ein realistischer Ausblick ist schwer zu geben. Deutsche Ärzte und Kardiologen haben sich selten als effektive Vorherseher zukünftiger für die Gesundheitspolitik bedeutsamer Entwicklungen gezeigt oder bewährt! In dieser Hinsicht stehen wir voll in der Tradition von Sauerbruch, der 1929 Werner Forßmann und seine soeben erfundene Methode (neun Selbstversuche!) der Herzkatheterisierung an der Charité nicht ernst nahm und die Bedeutung einer neuen Technik für die Entwicklung eines ganzen Fachgebietes nicht erkannte (Zitat: „Mit solchen Kunststücken habilitiert man sich in einem Zirkus, aber nicht an einer anständigen deutschen Klinik" [14]). Forßmann wurde erst 1956 durch die Verleihung des Nobel-Preises rehabilitiert, der Verlust seines Wirkens für die Entwickklung der Deutschen Kardiologie war jedoch nicht wieder aufzuholen.

Ende der 70er unterschätzte die deutsche universitäre Kardiologie das Zukunftpotenzial der von dem Deutschen Andreas Grüntzig eingeführten Koronardilatation und verhinderte nicht die Abwanderung eines genialen Kardiologen in die USA, wo ihm eine großartige, speziell für ihn geschaffene Universitätsposition mit exzellenten Arbeitsmöglichkeiten zur Verfügung gestellt wurde. Später wurden dann die Innovationen aus den USA reimportiert.

In den 80er-Jahren wurde die pathophysiologische Bedeutung der Hypercholesterinämie nicht erkannt bzw. ständig in Frage gestellt. Niemand war bereit, dies in prospektiven Studien wissenschaftlich zu erforschen.

Die klinische Rehabilitation, die sich vorbildlich in Deutschland entwickelt hatte, wurde bekämpft und erst spät akzeptiert. Die Möglichkeiten der Herztransplantation werden überschätzt, die der Herzinsuffizienztherapie ebenso wie der Prävention zu lange unterschätzt. Zur Gentherapie wurde bisher keine Stellungsnahme erarbeitet, die als offizielle Leitlinie für zukünftige Entwicklungen und Einstellungen in unserer Gesellschaft gelten könnte. Ich will deswegen meine Anmerkungen zur zukünftigen Entwicklung mehr auf wenige praktikable Aspekte beschränken.

ÖFFENTLICHKEITSARBEIT

Die Präsenz unserer Gesellschaft in der Öffentlichkeit in enger Kooperation mit der Deutschen Herzstiftung könnte intensiviert werden. Die Gesellschaft hat die Expertise für die großen Volkskrankheiten wie Herzinfarkt, Schlaganfall, Hochdruck oder Arteriosklerose insgesamt. Das Thema Öffentlichkeitsarbeit und Patienteninformation braucht deswegen nicht ausschließlich an die Herzstiftung deligiert zu bleiben. In der Umsetzung von wissenschaftlichen Erkenntnissen in Öffentlichkeitsarbeit und Patienteninformation könnte die American Heart Association noch mehr als bisher Vorbild sein. Über die Patienten ist die effektivste Öffentlichkeitsarbeit zu leisten. Die Leiter der Arbeitsgruppen könnten einen guten Beitrag leisten, indem sie für die Pressearbeit der Gesellschaft ein- bis zweimal pro Jahr allgemeinverständliche Statements zu ihrer Forschungsarbeit abgeben, die mindestens in *CardioNews* publiziert werden, möglicherweise aber auch für sonstige Pressearbeit zur Verfügung stehen. Es ist zu wünschen, dass die geplanten Überlegungen für einen privaten Fernsehzugang erfolgreich abgeschlossen werden.

Preisverleihung

Unsere Gesellschaft vergibt eine stattliche Anzahl von Wissenschaftspreisen. Die Preisverleihung gehört zwar „zu den schönsten Aufgaben des jeweiligen Präsidenten", ihr wird jedoch nur ein sehr kleiner Rahmen bei der jeweiligen Eröffnung der Frühjahrstagung zugebilligt. Eigentlich wird damit eine große Chance zur Öffentlichkeitsarbeit und damit Einflussnahme auf Gesundheitspolitik vergeben. Die Preisträger und deren wissenschaftliche Ergebnisse kommen praktisch nicht zur Darstellung. Es wäre zu wünschen, hierfür eine andere Organisationsform zu finden. Warum nicht eine eigene Veranstaltung in Mannheim oder Düsseldorf oder Frankfurt, z. B. zum Zeitpunkt der Herzwoche der Deutschen Herzstiftung mit ausgewählten Referaten, die in auch für gebildete Laien verständlicher Form gehalten werden und Basis für Öffentlichkeitsarbeit werden können?

Gesundheitsökonomie, Prävention und Lebenswissenschaften

Weiterhin könnte man sich vorstellen, eine Kommision des Vorstandes für Gesundheitsökonomie und Gesundheitspolitik einzurichten, die offizielle Statements der Gesellschaft vorbereitet und die Leitlinien der Klinischen Kommission kommentiert hinsichtlich gesundheitspolitischer Folgen. Damit würde unsere Gesellschaft auch Kompetenz zur Kommentierung oder Einflussnahme auf Gesundheitspolitik zeigen. Sicher kann eine solche Kommision nicht ausschließlich ehrenamtlich sein. Kontinuierliche Arbeit benötigt kontinuierlich tätige Mitarbeiter.

Prävention mit allen vielfältigen Querverbindungen zu Gesundheit, Ernährungswissenschaften, Wellness und Umwelt lässt sich heute besser unter dem Überbegriff der Lebenswissenchaften („life sciences") darstellen. Die Bildung einer entsprechenden Arbeitsgruppe (in enger Kooperation mit den Arbeitsgruppen Prävention kardiovaskulärer Erkrankungen, Herz und metabolisches Syndrom und andere) könnte eine gute Diskussionsbasis bilden für Wissenschaftsbereiche des praktischen Lebens, in deren Bereich Experten für gesundheitspolitisch kostenintensive Volkskrankheiten Stellung beziehen können.

Die Beschäftigung mit Lebenswissenschaften kann vielen Kardiologen nur rechtzeitig empfohlen werden. Sie haben auch in diesen Bereichen Anspruch darauf, eine Führungsrolle zu spielen, müssen dies nur rechtzeitig erkennen. Man sollte nicht ausschließlich auf technisch aufwändige Methoden und Verfahren der Kardiologie vertrauen, die Zukunft liegt im Umsetzen unseres komplexen Wissens in einfache und praktikable Lebensregeln.

LITERATUR

1. Appel L, Moore T, Obarzanek E et al. (2001) A clinical trial of the effects of dietary patterns on blood pressure. N Engl J Med 336: 1117–1124
2. Blaeser-Kiel G (2000) Innovative Therapieverfahren bald ein Luxus für wenige. Schlingerkurs zwischen evidenzbasierter Medizin und Budgetrestriktion. Cardio News 3 : 1, 4
3. Boden G (1997) Role of fatty acids in the pathogenesis of insulin resistance and NIDDM. Diabetes 46: 3–10
4. Boden G (1997) Role of fatty acids in the pathogenesis of insulin resistance and NIDDM. Diabetes 46: 3–10
5. Buchwalsky R, Donat K, Gleichmann U (Moderator), Grosser K, Halhuber C, Lichtlen P, Roskamm H (1984) Rehabilitation nach Herzinfarkt. Expertendiskussion: I. Stellenwert, Ziele, Voraussetzungen. II. Koronarographie, Bewegungstherapie, ambulante Koronargruppen. Dtsch Med Wochenschr 109: 645–650, 689–696
6. Bühler K-E (2001) Arbeitssucht. Dtsch Ärztebl 98: A463–A465
7. Clade H (2001) Medizinische Leitlinien. Entscheidungshilfen für Arzt und Patienten. Dtsch Ärztebl 98: C231–C232
8. Deutsche Krankenhausgesellschaft (DKG) (2000) Gemeinsamer Standpunkt zur strafrechtlichen Bewertung der Zusammenarbeit zwischen Industrie, medizinischen Einrichtungen und deren Mitarbeitern. Download, www.dkgev.de
9. Deutsche Gesellschaft für Ernährung (DGE) (2000) Ernährungsbericht 2000. Frankfurt, Eigenverlag
10. Dietze G, Erckelens Fv, Bunse M, Jung W (2000) Zur Pathogenese der koronaren Herzkrankheit. Z Kardiol 89, Suppl 7: VII/7–VII/10
11. Dörner K (2001) Der gute Arzt. Schattauer, Stuttgart New York (Schriftenreihe der Akademie für integrierte Medizin)
12. Enbergs A, Liese A, Heimbach M et al. (1997) Sekundärprävention der koronaren Herzkrankheit auf dem Prüfstand. Ergebnisse der EUROASPIRE-Studie in der Region Münster. Z Kardiol 86: 284–291
13. EUROSPIRE study group (1997) A European Society of cardiology survey of secondary prevention of coronary heart disease. Principal results. Eur Heart J 18: 1569–1582
14. Forßmann W (1974) Selbstversuch. Erinnerungen eines Chirurgen. Droste, Düsseldorf, S 108
15. Gielen S, Schuler G, Hambrecht R (2001) Exercise training in coronary artery disease and coronary vasomotion. Circulation 103: e1–e6
16. Gleichmann S, Gleichmann U (1991) Patientenedukation bei Hypertonie – Welche Methoden sind praxisgerecht? Internist 32: 119–126
17. Gleichmann U, Mannebach H, Gleichmann S (1984) Prävention der KHK, praktische Gesichtspunkte. Z Kardiol 73, Suppl 2: 143–148
18. Gleichmann U, Mannebach H, Gleichmann S, Baller D (1996) Prävention von Herzerkrankungen. In: Peter H, M Pfreundschuh, T Philipp, J Schölmerich, H Schuster, Sybrecht G (Hrsg) Klinik der Gegenwart. Urban & Schwarzenberg, München Wien Baltimore, S 13.1–13.43
19. Gleichmann U, Mannebach H, Lichtlen P (1985) Erster Bericht über Struktur und Leistungsfähikeit der Herzkatheterlabors in der Bundesrepublik Deutschland. Umfrage der Kommission für Klinische Kardiologie der Deutschen Gesellschaft für Herz- und Kreislaufforschung über die Jahre 1979–1981. Z Kardiol 74: 489–493
20. Gohlke H, Kübler W, Mathes P, Meinertz T, Schuler G, Gysan D, Sauer G (2001) Empfehlungen zur umfassenden Risikoverminderung für Patienten mit koronarer Herzerkrankung, Gefäßerkrankungen und Diabetes. Z Kardiol 90: 148–149
21. Greenland P (2001) Beating high blood pressure with low-sodium DASH. N Engl J Med 344: 53–54
22. Greenland P, Grundy S, Pasternac R, Lenfant C (1998) Problems from the pathway from risk assessment to risk reduction. Circulation 97: 1761–1762

23. Hauner H, Berg A (2000) Körperliche Bewegung zur Prävention und Behandlung der Adipositas. Dtsch Ärztebl 97: A768–A774
24. Hausotter W (2001) Das Dilemma der modernen Medizin. Dtsch Ärztebl 98: A450–A451
25. Hoffmeister H, Mensink G, Stolzenberg H (1994) National trends in risk factors for cardiovascular disease in Germany. Prev Med 23: 197–205
26. Hons J (2001) Studie belegt: Überall dort, wo Prävention sinnvoll eingesetzt wird, macht sie sich auch bezahlt. Ärztezeitung 20: 2
27. Hunink M, Goldman L, Toleson A et al. (1997) The recent decline in mortality from coronary heart disease, 1980–90 the effect of secular trends in risk factors and treatment. JAMA 277: 535–542
28. Jena D (2001) Anti-Raucher-Aktion unter Ärzten geriet zu einem gigantischem Flop. Thüringer Kammer sandte 9500 Bögen aus, 30 kamen zurück, nur zwei von Rauchern. Ärztezeitung 37: 4
29. Jentsch P (2000) Ärzte, Kassen, Grüne ziehen an einem Strang: Können sie das Ausbluten der GKV verhindern? MMW Fortschr Med 142: 51
30. Johannesson M, Jönsson B, Kjekshus J, Olsson A, Pedersen T, Wedel H for the Scandinavian Simvastatin Survival Study Group (1997) Cost effectiveness of simvastatin treatment to lower cholesterol levels in patients with coronary disease. N Engl J Med 336: 332–336
31. Kannel W (2001) Quest for an optimal population cardiovascular risk factor burden. Eur Heart J 22: 105–107
32. Keil U (1997) Sekundärprävention der koronaren Herzkrankheit. Anspruch und Wirklichkeit. Munch Med Wochenschr 139: 397
33. Krankenhausgesellschaft, Deutsche (2000) Pressemitteilung: Sektorale Krankenhausbudgets behindern medizinischen Fortschritt. 9.11.2000
34. Labisch A (2001) Unbequeme und irritierende Gedanken. Dtsch Ärztebl 98: C233
35. Lauterbach K (2001) Mehr Wettbewerb und mehr Prävention als Rezept zur Bewältigung des demographischen Wandels. Dtsch Ärztebl 98: 176–178
36. Lo B, Wolf L, Berkeley A (2000) Conflict-of-interest policies for investigators in clinical trials. N Engl J Med 343: 1616–1620
37. Lorgeril MD, Salen P, Martin J-L, Monjaud I, Delaye J, Mamelle N (1999) Mediterranean diet, traditional risk factors, and the rate of cardiovascular complications after myocardial infarction. Final report of the Lyon Heart Study. Circulation 99: 779–785
38. Mannebach H, Gleichmann U (1993) 20 Jahre Kardiologie 1973–1993: Wandel in Patientengut und Therapiekonzepten. Steinkopf, Darmstadt, S 6–12
39. Mannebach H, Hamm C, Horstkotte D (2000) 16. Bericht über die Leistungszahlen der Herzkatheterlabore in der Bundesrepublik Deutschland. Z Kardiol 89: 976–984
40. Ornish D, Brown SE, Scherwiz LW et al. (1990) Can lifestyle changes reverse coronary heart disease. The Lifestyle Heart Trial. Lancet 336: 129–133
41. Rahn K (2000) Deutsche Gesellschaft für Innere Medizin an der Jahrtausenwende: Rückblick und Ausblick. Med Klinik 95: 248–253
42. Rautenstrauch J (2001) Alt werden ohne zu altern. Zwei Anti-Aging Tage pro Woche. MMW Fortschr Med 143: 4–5
43. Richter E (2001) Nationaler Aktionsplan Diabetes: Hohes Ziel ist ehrenwert. Sachverständige diskutieren im Rahmen einer Anhörung im Bundestag die SPD-Initiative zur Diabetikerversorgung. Dtsch Ärztebl 98: C180
44. Richter-Reichhelm M (2000) Vorstoß in die neue Welt. Interview. Dtsch Ärztebl 97: C2348–C2349
45. Rieser S (2000) NAV-Virchow-Bund. Erste Vorschläge für eine GKV-Grundversorgung. Dtsch Ärztebl 97: C2350
46. Rieser S (2001) Mehr Wettbewerb und mehr Prävention als Rezept. Bewältigung des demographischen Wandels. Dtsch Ärztebl 98: 176–178
47. Sacks F, Pfeffer M, Moye L et al. (1996) The effect of pravastatin on coronary events after myocardial infarction in patients with average cholesterol levels: Cholesterol and Recurrent Events Trial investigators. N Engl J Med 335: 1001–1009
48. Scandinavian Simvastatin Survival Study Group (1994) Randomised trial of cholesterol lowering in 4444 patients with coronary heart disease: The Scandinavian Simvastatin Survival Study (4 S). Lancet 344: 1383–1389
49. Sechtem U (1999) Magnetresonanztomographie in der Kardiologie. Z Kardiol 88: 965–968
50. Shepherd J, Cobbe S, Ford I et al. (1995) Prevention of coronary heart disease with pravastatin in men with hypercholesterolemia. N Engl J Med 333: 1301–1307
51. Siegmund-Schulze N (2001) WHO: Rauchen tötet – lassen Sie sich nicht täuschen. Weltkrebsgipfel in Paris. Der Kampf gegen das Rauchen und die Tabakkonzerne wird härter und geschickter geführt, Enthüllungen über die Konzerne. Ärztezeitung 37: 8
52. Stamler R, Stamler J, Grimm R et al. (1985) Nonpharmocological control of hypertension. Prev Med 14: 336–345

53. The HOPE Study Investigators (2000) Effects of an angiotensin converting enzyme inhibitor, ramipril, on cardiovascular events in high risk patients. The Heart Outcomes Prevention Evaluation Study Investigators. N Engl J Med 342: 145–153
53 a. Strauer BE, Brehm M, Zeus T et al. (2001) Intrakoronare humane autologe Stammzelltransplantation zur Myokardregeneration nach Herzinfarkt. Dtsch Med Wochenschr 126: 932–938
54. TOPH II TToHPCRG/The Trials of Hypertension Prevention Collaborative Research Group (1997) Effects of weight loss and sodium reduction intervention on blood pressure and hypertension incidence in overweight people with high-normal blood pressure. Arch Intern Med 150: 153–162
55. Treasure C, Klein J, Weintraub W, Talley D, Boccuzzi S, Cedarholm J, Alexander R (1995) Beneficial effects of cholesterol lowering therapy on the coronary endothelium in patients with coronary artery disease. N Engl J Med 332: 481–487
55 a. Völler H, Klein G, Gohlke H, Dovifat C, Binting S, Müller-Nordhorn J, Willich SN für die PIN-Studiengruppe (2000) Sekundärprävention Koronarkranker nach stationärer Rehabilitation. Dtsch Med Wochenschr 125: 1457–1461
56. Wirtschafts-Sachverständigenrat (2000) Jahresgutachten 2000/01. In: www.sachverstaendigenrat-wirtschaft.de (zit. nach Schölkopf, DKG, S 399–408)
57. Yusuf S (2001) Clinical, public health, and research implications of the Heart Outcomes Prevention Evaluation (HOPE) Study. Eur Heart J 22: 103–104

Namensverzeichnis

I

J

K

L

M

N

O

P

Q

R

S

T

U

V

Sachverzeichnis

F

G

H

I

S

T

U

V

Dank an die Sponsoren

VISIONARIES

Aventis

Bayer Vital GmbH

Bayer

MERCK

sanofi~synthelabo

INNOVATORS

AstraZeneca

Lilly

Procter&Gamble
PHARMACEUTICALS

LEADERS

Bristol-Myers Squibb

LAPP KABEL

MSD

DIE GESCHICHTE DER ORGANISATION DER KREISLAUFFORSCHUNG IN DEUTSCHLAND

Von

Prof. Dr. med. BRUNO KISCH - New York

Der 21. Tagung der
Deutschen Gesellschaft für Kreislaufforschung
gewidmet

Mit 8 Abbildungen

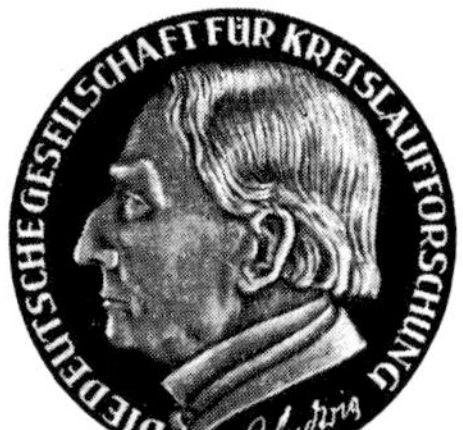

VERLAG VON DR. DIETRICH STEINKOPFF
DARMSTADT 1955

Sonderabdruck aus der
Zeitschrift für Kreislaufforschung
Band 44, Heft 7—8 (1955)

Satz und Druck: L. C. Wittich, Darmstadt

Vorbemerkung:

Anläßlich der Teilnahme am II. Weltkongreß für Kardiologie in Washington 1954 suchte ich Herrn Professor KISCH in seinem New Yorker Heim auf. In einem langen abendlichen Gespräch erzählte er so viel Interessantes über die Entwicklung der Deutschen Gesellschaft für Kreislaufforschung und der Zeitschrift für Kreislaufforschung, deren Herausgeber er bis 1934 war, daß ich ihn bat, seine Erinnerungen niederzuschreiben und mir für das Kongreßheft der 21. Tagung unserer Gesellschaft zur Verfügung zu stellen. Ich danke ihm, gewiß auch im Namen vieler Leser, herzlich, daß er sich der großen Mühe unterzogen hat, uns diese bewegte, aus eigenen Erlebnissen geformte Darstellung zu schenken. Seine Arbeit dürfen wir sicher als ein Zeichen einer neuen Verbundenheit mit unserer Gesellschaft werten.

K. SPANG

Die Geschichte der Organisation der Kreislaufforschung in Deutschland

Von BRUNO KISCH - New York

Mit 8 Abbildungen

Ich zögerte lange, der freundlichen Aufforderung des Herausgebers dieser Zeitschrift, Professor SPANG, Folge zu leisten und die Geschichte der Organisation der Kreislaufforschung in Deutschland zu schreiben. Erstens muß ich in einem solchen Bericht ungebührlich viel von mir selber reden und das ist für Autor und Leser nicht sehr erfreulich. Zweitens leben noch manche von denen, die mir die Durchführung dieser Organisation so schwer als möglich zu machen suchten, und Rücksicht verlangt es, ihre Namen nicht zu nennen.

Wenn ich schließlich dem Wunsche von Professor SPANG doch nachkomme, so geschieht dies, weil mir allein noch alle Einzelheiten der hier geschilderten Entwicklung bekannt sind und weil ich von Anfang an alle Korrespondenzen und Belege sorgfältig verwahrt und glücklicherweise auch aus dem Chaos der letzten zwanzig Jahre gerettet habe, so daß alle hier mitgeteilten Einzelheiten aktenmäßig belegbar sind.

Als ich Ende 1913, am Tage nach meiner Promotion der Aufforderung Professor H. E. HERINGS folgte, als erster Assistent zu ihm an das neue Institut für pathologische Physiologie in Köln a. Rh. zu kommen, gab es Kreislaufforschung als eigenes Forschungsgebiet oder Unterrichtsfach ebensowenig als es Kardiologie als eigenes ärztliches Fachgebiet gab[1]). Es gab Theoretiker, die sich hauptsächlich mit der Erforschung der Physiologie und Pathologie des Herzens und der Gefäße befaßten, wie z. B. H. E. HERING es seit vielen Jahren ausschließlich tat, oder OTTO FRANK in München, und es gab Kliniker, deren besonderes Interesse den Krankheiten des Herzens und der Gefäße galt, wie ROMBERG in München, WENCKEBACH in Wien oder FR. MORITZ in Köln, auf dessen Veranlassung, wie er mir wiederholt erzählte, HERING 1912 von Prag nach Köln berufen worden war.

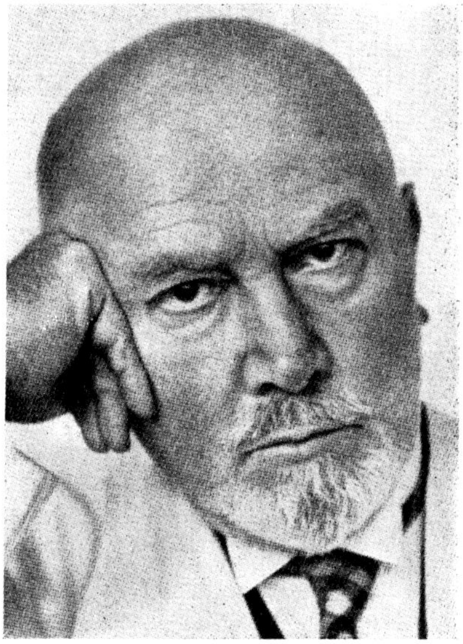

Abb. 1. H. E. HERING

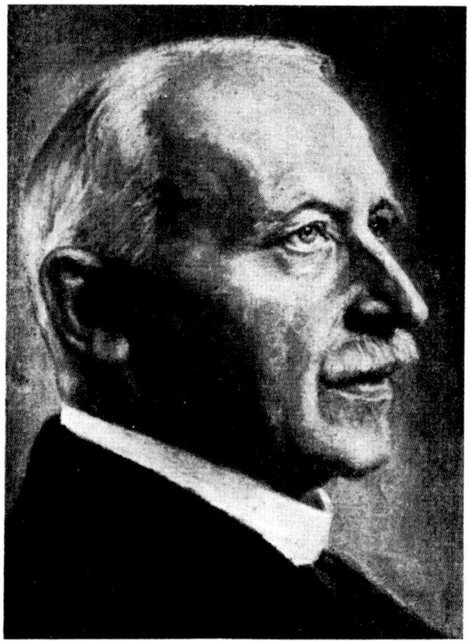

Abb. 2. FR. MORITZ

Es gab auch Zeitschriften in der Welt, die ausschließlich den Problemen der Kreislaufforschung gewidmet waren, z. B. das American Heart Journal, das 1925 gegründet wurde, sowie das von THOMAS LEWIS im Jahre 1910 gegründete englische „Heart". In Paris gab es die 1907 von H. VAQUEZ begründeten Archives des Maladies du Coeur et des Vaisseaux.

In Wien war seit 1909 unter dem Titel Zentralblatt für Herz- und Gefäßkrankheiten, begründet von Privatdozent Dr. FRANZ ERBEN in Wien, eine Monatsschrift erschienen. Diese war in erster Reihe ein Referatenblatt mit vereinzelten Originalbeiträgen.

Das zweite Heft des 4. Jahrganges dieses Zentralblattes bestand aus nur 32 Oktavseiten; trotzdem sollte es in der weiteren Entwicklung der Kreislaufforschung und unserer Gesellschaft eine große Rolle spielen. Mit dem 3. Heft des 4. Jahrgangs übernahm THEODOR STEINKOPFF in Dresden und Leipzig den Verlag, und schon dieses Heft (März 1912) zeigte ein ganz neues Gesicht. Herausgeber war nun Professor J. G. MÖNCKEBERG, damals in Gießen und der

[1]) Ich war wohl auch der erste Arzt in Deutschland, der (seit meiner Niederlassung als praktischer Arzt im Jahre 1934 in Köln) auf seinem Schilde und seinen Rezeptformularen den Vermerk anbrachte: Behandelt nur Herz- und Gefäßkrankheiten.

stattliche Herausgeberstab, dessen Mitarbeit das Titelblatt von nun an an zeigte, enthielt viele bekannte Kardiologen (vorwiegend Kliniker) und manche junge aufstrebende Kraft dieses Gebietes. Um nur einige zu nennen: L. ASCHOFF, F. CHVOSTECK, W. EINTHOVEN, H. E. HERING, A. HOFFMANN, A. KEITH, FR. KRAUS, TH. LEWIS, J. MACKENZIE, E. MÜNZER, K. v. NOORDEN, H. SAHLI, A. SAMOJLOFF und andere.

Natürlich waren die meisten dieser Namen nur ein Aushängeschild der guten Absicht von Verlag und Herausgeber. Nur wenige von ihnen finden sich in den folgenden Jahren mit Originalarbeiten in der Zeitschrift vertreten. Aber unter den Referenten waren gute Namen eifrig tätig, so ROTHBERGER, MACKENZIE, SCHOENEWALD und andere. FRITZ LOEB (München) versuchte eine fortlaufende internationale Bibliographie kardiologischer Literatur zusammenzustellen.

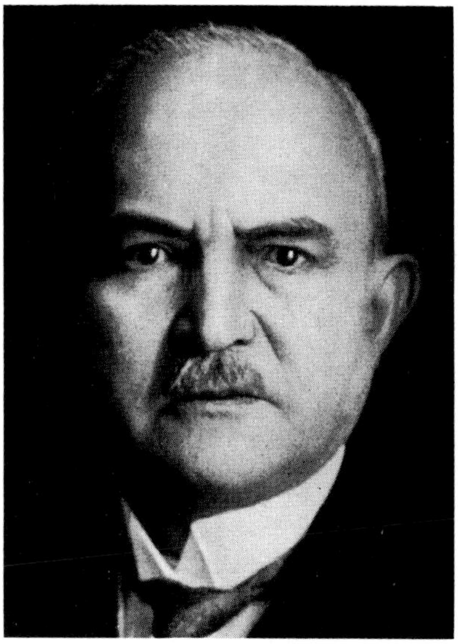

Abb. 3. TH. STEINKOPFF

Vom 6. Band an erhielt MÖNCKEBERG in R. VON DEN VELDEN, beide nun in Düsseldorf, einen Mitherausgeber, und das Aushängeschild war schon früher mit Namen von Ruf wie F. VOLHARD, G. NIKOLAI, J. PAL und anderen bereichert worden. Auf Anregung HERINGS und mit einem freundlichen Brief VON DEN VELDENS freudig begrüßt, wurde ich 1914 einer der ständigen Referenten und bin es bis 1934 geblieben.

Der erste Weltkrieg machte sich bald auch hier geltend. Die Referate schrumpften. Der Seitenumfang des Jahrgangs, der 1914 495 war, wurde 1916 260. Die erhoffte aktive Mitarbeit berühmter Namen des Titelblattes trat nicht ein.

Über alle Schwierigkeiten der Nachkriegsjahre suchten wir jungen Mitarbeiter, als wir aus dem Felde heimkehrten, durch eifriges Referateschreiben mit hinwegzuhelfen.

Im April 1920 übernahm nach Rücktritt der beiden Hauptherausgeber Professor Dr. EDUARD STADLER in Plauen die Leitung des Zentralblatts. Er war ein Freund des Verlegers, ein angesehener Internist mit betont kardiologischen Interessen — bekannt auch durch sein 1912 erschienenes Buch über die Klinik der syphilitischen Aortenerkrankungen. Trotz aller begeisterten Arbeit des Verlegers und Herausgebers war das Zentralblatt mit den kardiologischen Zeitschriften des Auslandes nicht vergleichbar. Schon 1921 erschienen ganze Hefte ohne Originalaufsätze — nur Referate. Der Umfang des einzelnen Heftes war auf 14 Seiten zusammengeschrumpft. Die traurigen Zeitverhältnisse taten das ihre, und so weit in diesem und dem nächsten Jahre Originalbeiträge erschienen, waren es fast ausschließlich Sammelreferate. In den folgenden drei Jahren änderte sich hieran nicht sehr viel.

Ich selbst war im Jahre 1923, kurz nachdem ich die Untersuchungen über den Einfluß des Carotisverschlusses auf die Herztätigkeit und den Blutdruck begonnen und die ersten Arbeiten hierüber veröffentlicht hatte, von Köln nach Frankfurt gegangen, um dort im Institut von GUSTAV EMDEN wissenschaftlich zu arbeiten. Es war mir eine Freude, auf Aufforderung der Professoren EMDEN, BETHE und ELLINGER die Abfassung des Kapitels Pharmakologie des Herzens für das neue große Handbuch dieser drei Autoren zu übernehmen und die Abfassung einiger anderer Kapitel über die Herztätigkeit und den Kreislauf. Das eingehende Studium der alten und der gegenwärtigen Literatur zu diesem Zwecke hatte mir hauptsächlich zwei Tatsachen klar gemacht, die heute allgemein anerkannt sind und die ich in der Einleitung zur Pharmakologie des Herzens und später in meinem Buche über den Herzalternans ausführlich betont habe:

1. Das Herz als isoliertes Organ existiert nur am Sektionstisch und in Lehrbüchern. Während des Lebens ist es nur ein Teil des Kreislaufapparates, von dem es funktionell gar nicht zu trennen ist.

2. Allen Funktionen des Herzens, auch den rein physikalisch registrierten, liegen biochemische Vorgänge zugrunde. Die Biochemie des Herzens und des Kreislaufes ist daher das Zentralproblem der Physiologie des Kreislaufes und aller Störungen des Kreislaufes.

Diese Erkenntnisse, die mich selbst von da an in allen meinen kardiologischen Untersuchungen geleitet haben, machten die Existenz einer hochstehenden, wissenschaftlichen deutschen Zeitschrift, die sich völlig diesen Problemen widmen sollte, ebenso dringend wünschenswert wie die Schaffung von ausschließlich kardiologischen Problemen gewidmeter Tagungen.

Im Jahre 1925 wurde ich in Köln, wohin ich zurückkehrte, zum ordentlichen Professor der Physiologie, Biochemie und pathologischen Physiologie neben HERING ernannt, und nun waren die Aussichten, meine Pläne durchzuführen viel besser. Ein ordentlicher Professor hat immer eher das Ohr eines Verlegers als ein Privatdozent, und ich fand bei THEODOR STEINKOPFF, mit dem ich meine Pläne schon seit 1924 diskutiert hatte, und bei Professor STADLER auch das erfreulichste Verständnis[2]).

Das Zentralblatt für Herz- und Gefäßkrankheiten sollte ausgebaut und umgestaltet werden. Es war bis zur Zeit unserer endgültigen Unterhandlungen im Jahre 1926 hauptsächlich Referatenblatt geblieben, wenn auch die Zahl der Originalbeiträge in letzter Zeit zugenommen hatte. Aber ein referierendes Zentralblatt für Herz- und Gefäßkrankheiten war durch die großartige Organisation und Entwicklung der Zentralblätter des Verlags SPRINGER in Berlin kein dringendes Bedürfnis mehr. Deshalb sollte auf jeden Fall der Titel mit der Art des Inhaltes geändert werden. Auch der Ausdruck Herz- und Gefäßkrankheiten schienen mir nicht geeignet, das auszudrücken was beabsichtigt war, nämlich eine zentrale Publikationsstelle für die Erforschung des normalen und pathologisch veränderten Kreislaufes. Ich war daher sehr dankbar, daß der Verleger und der Herausgeber meinem Wunsche, die neu geplante Zeitschrift als „*Zeitschrift für Kreislaufforschung*" zu bezeichnen, zustimmten, und ich meinerseits erklärte mein Einverständnis damit, daß aus historischen Gründen der Titel der alten Zeitschrift als Untertitel beibehalten werde. Das von mir zu diesem

[2]) Die von mir bereits vor 1924 angeregte und mit STEINKOPFF diskutierte Idee eines rein wissenschaftlichen Archivs für Kreislaufforschung wurde erst verwirklicht, als ich 1936 das Archiv Cardiologia begründete, das seit 1937 im Verlage S. KARGER, Basel, erscheint. Es war das erste internationale Archiv der Kreislaufforschung, das zur Zeit erfolgreich den 26. Band beginnt.

Zweck geschaffene Wort Kreislaufforschung hat sich schnell als sach- und mundgerecht erwiesen und Heimatrecht in der deutschen medizinischen Sprache gefunden[3]). Von 1927 an wurde ich mit Professor STADLER Herausgeber der Zeitschrift. Wir verzichteten auf die unendliche Liste der Mitwirkenden, die bisher das Titelblatt geziert hatte. Die meisten von ihnen hatten nie anders als auf dem Titelblatt des Zentralblattes mitgewirkt. Hingegen hatten wir die Freude, vier hervorragende Vertreter der Kreislaufforschung als in der Tat aktive Mitherausgeber zu gewinnen. (Die Professoren PH. BROEMSER-Heidelberg, GG. B. GRUBER-Göttingen, H. STRAUB-Göttingen und P. TRENDELENBURG-Berlin.)

Es war notwendig auf diese Entstehungsgeschichte der Zeitschrift für Kreislaufforschung einzugehen, denn sie war der erste Schritt zur Erreichung meiner weiteren Ziele und eine große Hilfe bei deren Verwirklichung. Die Zeitschrift selbst entwickelte sich inhaltlich sehr schnell, so wie wir es uns gedacht hatten. Die drei vorangehenden Jahrgänge des Zentralblattes hatten einen Umfang von 400 bis 500 Seiten gehabt, der erste Band der neu gestalteten Zeitschrift wies bereits einen Umfang von über 800 Seiten auf. Autoren waren zur Mitarbeit gewonnen, die früher — wenn auch aus zum Teil äußeren Gründen — besonders zurückhaltend waren. HERING z. B., der auf mein Ersuchen den ersten Artikel für die neu gestaltete Zeitschrift schrieb, hatte mir in früheren Jahren wiederholt apodiktisch erklärt, daß er nichts in einer Zeitschrift veröffentliche, die Inserate im Textteile bringt. Unter den Mitarbeitern des ersten Bandes fanden sich von bekannten Kardiologen außer HERING, der wiederholt vertreten war, S. DE BOER aus Amsterdam, ROTHBERGER aus Wien, KIRCH aus Würzburg, MOBITZ aus Freiburg, UHLENBRUCK aus Köln und andere. KRAYER, STADLER, KIRCH und EB. KOCH waren mit ausführlichen Kongreßberichten vertreten und im Referatenteil legten wir von nun an mehr Wert auf wichtige als auf viele Referate, und darauf, daß Fachleute wie z. B. GRUBER, KIRCH, ROTHBERGER und andere zuständige Beurteiler der Befunde sie schrieben.

Nun schien es gerechtfertigt und an der Zeit, auch eine eigene Gesellschaft und damit ein neues Forum zu bilden, wo diejenigen, die an der Kreislaufforschung hauptsächlich interessiert waren, sich zu eingehender Arbeit zusammenfinden, sich persönlich kennen lernen und die wichtigsten Probleme ihres Faches ungehetzt diskutieren konnten. Obwohl durch die Zeitschrift für Kreislaufforschung und durch die verständnisvolle Mitwirkung des Verlages STEINKOPFF die Gesellschaft, die gegründet werden sollte, schon einen Namen und ein geeignetes Organ hatte, war dieser neu geplante Schritt doch viel schwerer getan als der der Umgründung der Zeitschrift. Bei den Kollegen auf klinischen Lehrstühlen stieß ich von vornherein durchwegs auf die strikteste Ablehnung. Sie sahen nur die Gefahr einer weiteren Zersplitterung der inneren Medizin und nicht die Notwendigkeit der Gründung. Diese war mir selbst dadurch klar geworden, daß ich seit meiner frühen Assistentenzeit, durch HERING angeregt, stets gern Kongresse besuchte, mehr um Menschen kennenzulernen, deren Arbeiten man kannte, als um zu viele Vorträge zu hören. Als ich 1920 selbst

[3]) Die Idee eine kardiologische Zeitschrift nicht nach dem Herzen oder den Gefäßen (wie TH. LEWIS und VAQUEZ), sondern nach dem Kreislauf zu benennen, ist neuerdings von der American Heart Association übernommen worden, die ihr neues Archiv „Circulation" benannt hat. Auch gibt es seit einigen Jahren in New York eine neue „Society for Circulatory Diseases", deren Namen auf meinen Vorschlag dem der Deutschen Gesellschaft für Kreislaufforschung angeglichen wurde.

zum erstenmal einen Vortrag im Rahmen des Wiesbadener Internisten-Kongresses hielt und den Wirbel der sich jagenden verschiedenartigsten Darbietungen erlebte, die zu sinngemäßer Diskussion eines Themas gar nicht die Zeit ließen, war es mir besonders klar geworden, daß die Kreislaufforschung als bescheidenes Zweiglein am Baume des klinischen Internisten-Kongresses nicht den nötigen Lebensraum finden konnte. Die wohlbestallten Kliniker lehnten damals meinen Plan als völlig undiskutabel ab, und der überragende Teil der jungen Privatdozenten und Extraordinarien war zu vorsichtig irgendwo mitzutun, wo sie sich durch ihre Teilnahme die Gunst ihrer Chefs und damit die Aussichten auf eine Berufung verscherzen konnten. Dankbar erinnere ich mich, daß der einzige Kollege, der meinem Plan durchaus zustimmte, auch früher schon ähnliche Ideen gehabt haben mochte, Professor A. Weber-Gießen, der Direktor des Staatlichen Balneologischen Institutes in Bad Nauheim, war. Leider hatte Kollege Weber damals unter starken Spannungen zu leiden, die zwischen ihm und einer großen Zahl der Nauheimer Ärzteschaft bestanden. Eine große Hilfe, die er aber gern anbot, war, daß er meiner Bitte , bei seinem nächsten Ärztekurs in Bad Nauheim meine Pläne den Kursteilnehmern darlegen zu dürfen, zustimmte. Damit war mir das notwendige Sprungbrett gegeben und alles weitere hing von der Energie der Durchführung des Vorhabens ab. Am Donnerstag, dem 2. und Freitag, dem 3. Juni 1927 fand in Bad Nauheim der fünfte Fortbildungslehrgang für Ärzte über Arrhythmien des Herzens statt, bei dem außer den nicht zu zahlreichen Teilnehmern auch einige bekannte Kardiologen als Redner anwesend waren; so die Professoren Koch aus Berlin, Haberland aus Innsbruck, Winterberg aus Wien, von Hoesslin aus Berlin und Boden aus Düsseldorf. Hier versuchte ich mein Glück. Ich war mir von vornherein klar darüber, daß eine eingehende Diskussion der Gründungspläne völlig ergebnislos bleiben müßte. Wollte ich zum Ziele gelangen, so mußte ich es ganz anders anfangen. Zu Ende des Kurses, an dem ich selber teilnahm und einzelne Teilnehmer kennenlernte, wurde mir von Kollegen Weber das Wort erteilt, und ich teilte den Anwesenden mit, daß die Gründung einer *Deutschen Gesellschaft für Kreislaufforschung* geplant sei, daß ich bei den Teilnehmern eines kardiologischen Kurses das lebhafteste Interesse für einen solchen Plan voraussetzte und daß ich, falls kein Widerspruch erfolge, die Gesellschaft unter Zustimmung der Anwesenden als gegründet erklären zu dürfen glaube. Die Anwesenden waren von dieser Neuigkeit, die ich vorher niemandem anvertraut hatte, so überrascht, daß niemand an einen Widerspruch dachte, worauf ich allen, insbesondere Kollegen Weber für ihre freundliche Mithilfe dankte und versprach, daß alle Anwesenden von den Fortschritten der Vorarbeiten zur ersten Tagung rechtzeitig verständigt würden und daß Beitrittserklärungen zur Gesellschaft an Professor Weber oder mich zu richten wären. Zum Organ der Gesellschaft wurde die Zeitschrift für Kreislaufforschung bestimmt. Der ganze Vorgang dieser Gründung hat wohl kaum mehr als drei Minuten gedauert. Vierzehn Tage später brachte die Zeitschrift für Kreislaufforschung auf der ersten Seite die Ankündigung der Schöpfung der deutschen Gesellschaft für Kreislaufforschung.

Aus verschiedenen Gründen schien es Kollegen Weber und mir richtig, daß die erste Tagung der neuen Gesellschaft in Köln stattfinden sollte, wo man durch die große Zahl der Ärzte und die Universität auf den von uns erhofften Erfolg eher rechnen konnte als anderswo. Ein zweifelloser Erfolg der ersten Tagung war aber unbedingt notwendig, wenn die Gesellschaft nicht als totgeborenes Kind zur Welt kommen sollte, worauf alle ihre Gegner hofften. Durch

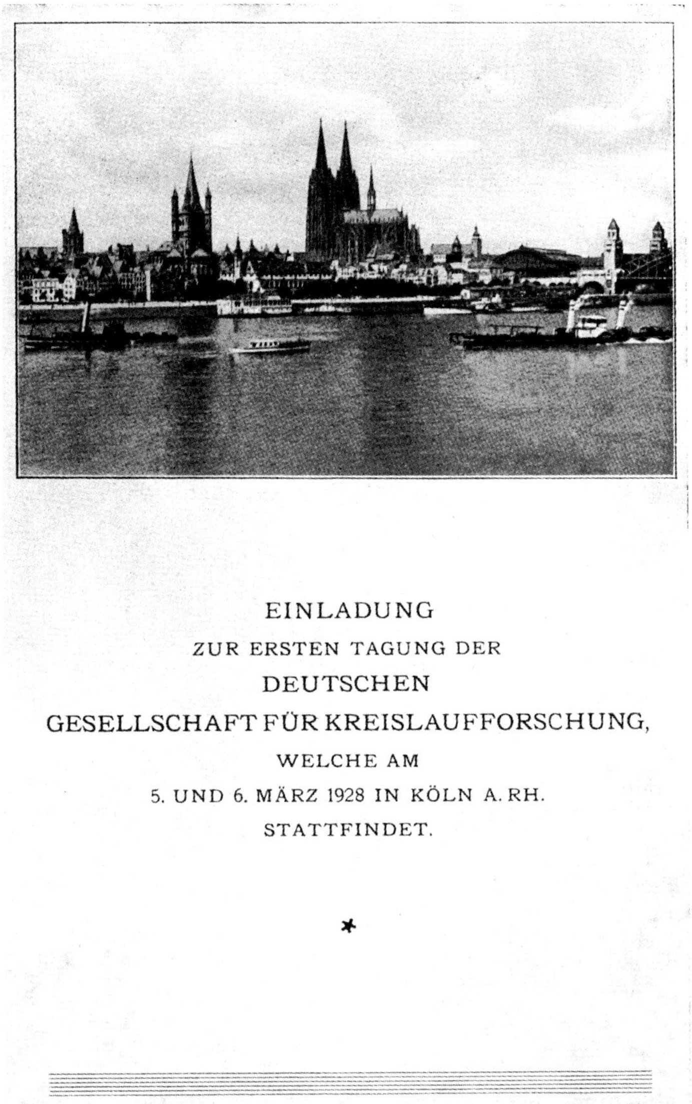

EINLADUNG
ZUR ERSTEN TAGUNG DER
DEUTSCHEN
GESELLSCHAFT FÜR KREISLAUFFORSCHUNG,
WELCHE AM
5. UND 6. MÄRZ 1928 IN KÖLN A. RH.
STATTFINDET.

Abb. 4. Die typographische Gestaltung der Titelseite der Einladung zur ersten Tagung, die zum Muster für zahlreiche nachfolgende Tagungen wurde

die vielen Kongresse, die ich bis dahin besucht hatte, war mir ferner eines klar geworden: die neue Vereinigung sollte eine ganz neue Art von Tagungen haben, ganz anders als dies bei den übrigen medizinischen Gesellschaften der Fall war. In den Satzungen, die ich in den nächsten Monaten ausarbeitete, wurde festgelegt, daß jährlich eine zweitägige Zusammenkunft stattfinden sollte. Hierbei sollten nur zwei Hauptthemen jährlich behandelt werden, eines aus dem Gebiete der theoretischen und eines aus dem der klinisch-praktischen Kreislauf-

PROGRAMM DER TAGUNG

Sonntag, den 4. März:

Abends ab 8 Uhr zwanglose Zusammenkunft im Kasino
Augustinerplatz 7
Straßenbahnlinien 13, 20, 21, Haltestelle Heumarkt

*

Montag, den 5. März:

Pünktlich 9 Uhr Eröffnung der Tagung.

Prof. H. EPPINGER - Freiburg i. B.
Klinisches Hauptreferat: Die Kreislaufschwäche vom klinischen Standpunkte.

Prof. A. DIETRICH - Köln
Die pathologische Anatomie der Kreislaufschwäche.

Dr. M. HOCHREIN - Leipzig
Zur Diagnose der Kreislaufinsuffizienz.

Dr. LANGENDORFF - Konstanz
Die Bedeutung vorbeugender Maßnahmen bei drohender Kreislaufschwäche.

Prof. W. WIECHOWSKI - Prag
Die medikamentöse Behandlung der Kreislaufschwäche.

Prof. FRAENKEL - Heidelberg
Behandlung finaler Stadien chronischer Herzinsuffizienz.

Gemeinsame Aussprache über diese Vorträge.

Geh. Rat Prof. F. MORITZ - Köln
Die Unterscheidung von Dilatation und Hypertrophie des Herzens beim Lebenden.

Priv.-Doz. W. HAUPT - Köln
Herzarbeit und Wochenbett.

Dr. GÜRICH - Merseburg
Ist die Lehre von der Kompensation noch aufrecht zu erhalten?

Dr. NEUBÜRGER - München
Über apoplektische Hirnblutungen bei Jugendlichen.

Dr. SINGER - München
Die Keuchhustenapoplexie.

Schluß der Vormittagssitzung 1 Uhr.

Von 1—3 Uhr Pause, während der den Teilnehmern und ihren Damen Gelegenheit geboten ist, im Kasino der Lindenburg ein Mittagessen einzunehmen.
Preis einschließlich Bedienung RM 1.50

Nachmittag pünktlich 3 Uhr Beginn der Sitzung.

Geh. Rat Prof. H. E. HERING - Köln
Demonstration der Carotissinusreflexe.

Prof. C. HEYMANS - Gent
Über die reflektorischen Einflüsse der Zirkulation auf die Atmung (mit Bildprojektion).

Priv.-Doz. E. KOCH und Priv.-Doz. M. NORDMANN - Köln
Mikroskopische Kreislaufbeobachtungen im Splanchnicusgebiete des Kaninchens mit gleichzeitiger Blutdruckverzeichnung.

Prof. REHFISCH - Charlottenburg
Über die intrapleuralen Druckschwankungen und die Blutdruckkurven beim experimentellen Pneumothorax.

Dr. H. MIES - Köln
Neues Verfahren, den Blutdruck im Tierversuch ohne Gefäßeröffnung zu messen.

Dr. W. MUSSLER - Frankfurt a. M.
Beschreibung der Kreislaufvorgänge durch die Gesetze des Blutdruckablaufes.

Dr. R. F. WEISS - Schierke
Klassifikation und Terminologie der arteriellen Hypertonie.

Dr. F. TRENDELENBURG - Berlin
Über Herztonverstärkung.

Prof. DIETLEN - Homburg a. Saar
Ein Fall von verkehrter Herzlage mit akzessorischem Herzen.

Geh. Rat Prof. RUMPF - Volkmarsen
Oscillierende Ströme und Kreislauf (mit Demonstration)

Schluß der Sitzung 6 Uhr.

Zwischen 6 und 7½ Uhr ist den Teilnehmern im Kasino der Lindenburg Gelegenheit zur Einnahme eines Tees und kalten Imbisses geboten.
Preis einschließlich Bedienung RM 1.—

*

Um 7½ Uhr findet für die Teilnehmer der Tagung in der Aula der Lindenburg ein

SCHUBERTKONZERT statt.

Mitwirkende Ruth Arndt-Frankfurt a. M. (Alt), Musikdir. Richard Franzke (Klavier)

Abb. 5. Programm der ersten Tagung 1928

forschung. Je ein Referat aus jedem dieser Gebiete sollte als Hauptreferat von einem eingeladenen Redner gehalten werden, und einzelne etwa angemeldete Vorträge nur dann zugelassen werden, falls sie eine klar erkennbare, nahe Beziehung zum Hauptreferat hätten. Damit war wohl zum erstenmal eine Gesellschaft in Deutschland satzungsgemäß verpflichtet, bei ihren Tagungen nicht ein Sammelsurium der verschiedensten Themen zu Gehör zu bringen, sondern das zu veranstalten, was heute allgemein unter dem Namen Symposium bekannt und beliebt geworden ist.

Mit Zittern sahen wir dem 5. und 6. März 1928 entgegen. Die Vorarbeiten waren schwer und mußten alle natürlich in Köln getan werden. Von der Einrichtung der offiziellen Empfänge, dem Abfassen des Programmes, dem Einladen der Vortragenden, dem Beschaffen der Versammlungslokale bis zum Druck und der Ausstattung der Einladungen und Programme lag praktisch alles auf meinen Schultern und konnte nur dank dem großen Entgegenkommen der Stadt Köln, der Universität und der Liebenswürdigkeit des Oberbürgermeisters Dr. Konrad Adenauer geschafft werden. Die Stadt stellte uns nicht nur die reizenden Klischees für den Druck der Einladungen und Programme zur Verfügung – und dies gab dann für all die nächsten Jahre dem Aussehen der Programme eine typische Form –, sondern der Oberbürgermeister lud aus Anlaß der ersten Tagung für Dienstag, den 6. März 1928, die Teilnehmer der Gesellschaft zu einem Frühstück im prächtigen Muschelsaal des seither zerstörten Rathauses ein, bei dem alle Gäste mit der historischen Generosität der Stadt Köln mit mehr als einem „Frühstück" und vor allem mit den auserlesensten Weinen begrüßt wurden. Diese kleinen Einzelheiten gaben schon der ersten Tagung einen hoffnungsvolleren Hintergrund, und es gelang, wenn auch nicht ohne Schwierigkeiten, das Programm so zu gestalten, daß es keine sachliche Kritik zu scheuen brauchte. Hering hatte zugesagt, den Vorsitz zu führen. Sein Schüler Professor Rihl aus Prag hatte das Hauptreferat über normale und abnormale Herzreize übernommen, H. Eppinger aus Freiburg das klinische Referat über das ‚Problem der Kreislaufschwäche'. Als Vorstand des ersten Jahres sollten Hering, Eppinger, Kisch, Rihl und Weber fungieren. Mit all dem stand die Zukunft des ersten Kongresses schon unter etwas günstigeren Auspizien. Besonders dankbar war ich denen meiner persönlichen Bekannten, die Einzelvorträge angekündigt hatten und deren Namen dem Kongreß ein achtunggebietendes Ansehen geben mußten. Unter ihnen waren von der älteren Generation: Friedrich Moritz-Köln, W. Wiechowski-Prag, A. Dietrich-Köln, Albert Fraenkel-Heidelberg, berühmt durch die Einführung des Strophanthins als intravenöse Medikation

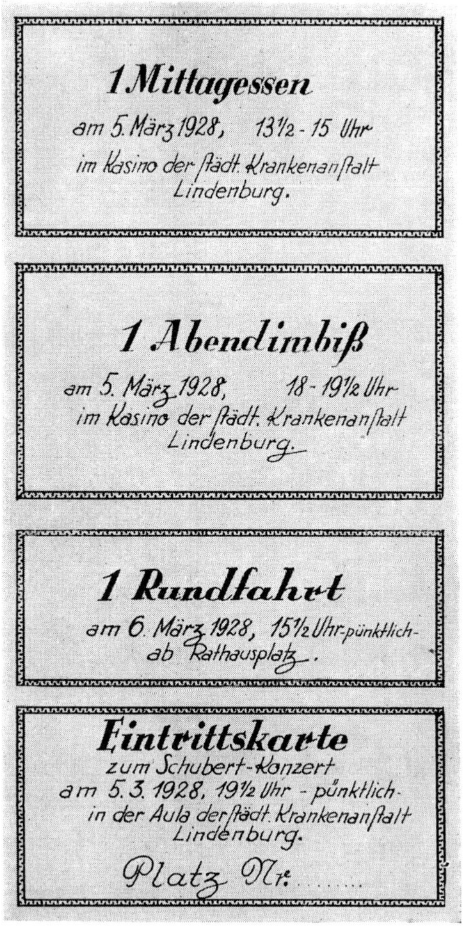

Abb. 6. Diesen Block von 4 Berechtigungsscheinen erhielt jeder Besucher der ersten Tagung in Köln ausgehändigt

in die Klinik, LINA STERN-Moskau und C. HEYMANS-Gent. Unter den jungen vielversprechenden Kardiologen, die die Angst um ihre Karriere nicht hinderte an der ersten Tagung teilzunehmen, waren TH. DRESSLER, HOCHREIN, KARÁSEK, EBERHARD KOCH, M. WINTERNITZ, DAVID SCHERF, der Physiker F. TRENDE-

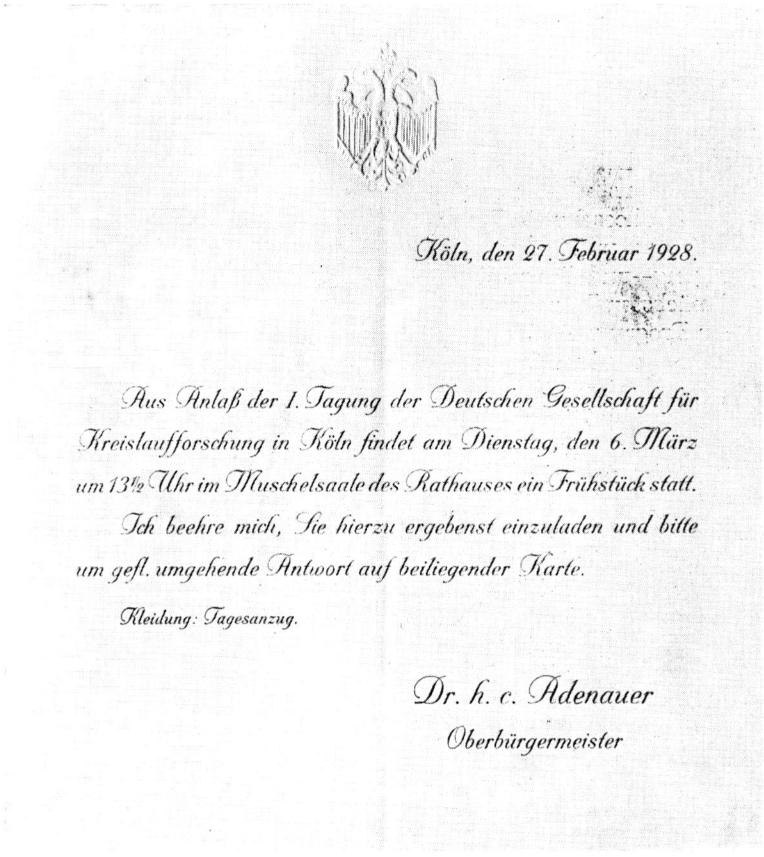

Köln, den 27. Februar 1928.

Aus Anlaß der 1. Tagung der Deutschen Gesellschaft für Kreislaufforschung in Köln findet am Dienstag, den 6. März um 13½ Uhr im Muschelsaale des Rathauses ein Frühstück statt.

Ich beehre mich, Sie hierzu ergebenst einzuladen und bitte um gefl. umgehende Antwort auf beiliegender Karte.

Kleidung: Tagesanzug.

Dr. h. c. Adenauer
Oberbürgermeister

Abb. 7. Die Einladung des damaligen Oberbürgermeisters von Köln, Dr. KONRAD ADENAUER

LENBURG und manche andere. Die Zahl der Teilnehmer war überraschend groß, wozu bestimmt die Ankündigung der Tagung an hervorragender Stelle in der Zeitschrift für Kreislaufforschung wesentlich beigetragen hatte. Es mag zweifellos heute noch nach 27 Jahren von Interesse sein, die drei *Eröffnungsansprachen* des ersten Kongresses hier wiederzugeben.

A. WEBER-Bad Nauheim:

„Hochansehnliche Versammlung!

Ich habe die ehrenvolle Aufgabe, Sie hier zu begrüßen; das tue ich mit besonderer Freude, denn, als im Juni vorigen Jahres Herr KISCH die Deutsche Gesellschaft für Kreislaufforschung gründete, da hatten wir nicht zu hoffen gewagt, daß diese erste Tagung einen solch zahlreichen Besuch aufweisen würde.

Wir sehen, daß aus dem ganzen Reich Teilnehmer hierher gekommen sind, ferner Herren aus Deutsch-Österreich, Ungarn, der Schweiz, Holland, Belgien, der Tschechoslowakei, Spanien und Rußland. Vortragende haben sich fast mehr als wir Zeit haben, sie

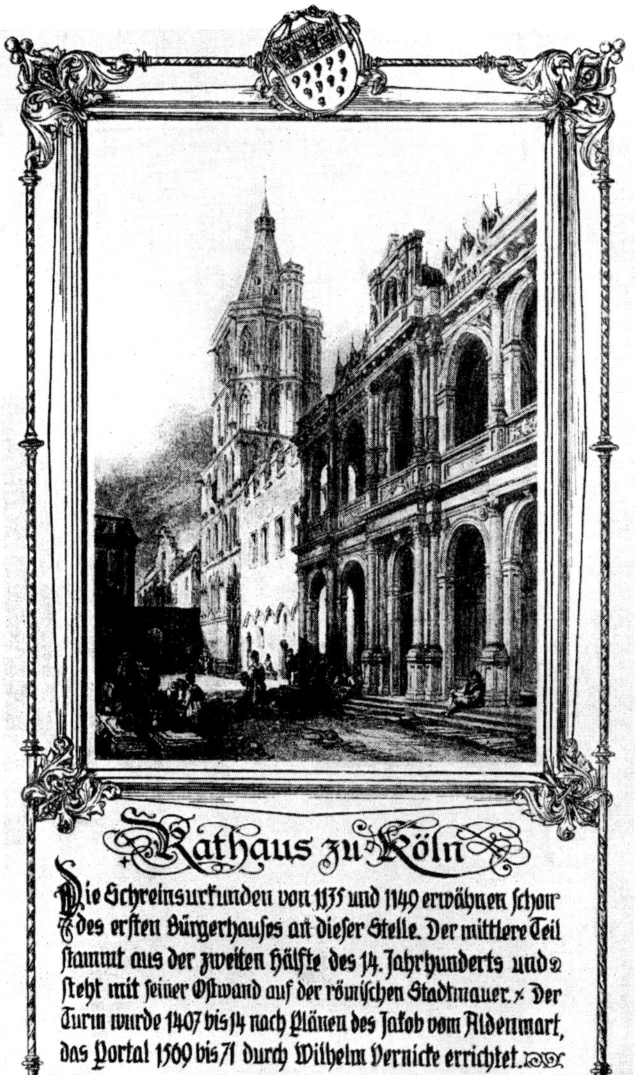
Rathaus zu Köln
Die Schreinsurkunden von 1135 und 1149 erwähnen schon des ersten Bürgerhauses an dieser Stelle. Der mittlere Teil stammt aus der zweiten Hälfte des 14. Jahrhunderts und steht mit seiner Ostwand auf der römischen Stadtmauer. Der Turm wurde 1407 bis 14 nach Plänen des Jakob vom Aldenmart, das Portal 1569 bis 71 durch Wilhelm Vernicke errichtet.
Herwegen / fec.

Abb. 8. Erste Seite der Menu-Karte des Frühstücks, zu dem der Oberbürgermeister der Stadt Köln eingeladen hatte

alle anzuhören, gemeldet. Sie alle heißen wir herzlich willkommen. Ganz besonders begrüßen wir die Herren EPPINGER und RIHL, die die Hauptreferate übernommen haben.

Wir sind hier gastlich aufgenommen im physiologischen Institut von Herrn Geh.-Rat HERING und in der Medizinischen Klinik von Herrn Geh.-Rat MORITZ, meinem früheren Lehrer. Wir danken beiden Herren auf das herzlichste!

Meine Damen und Herren, unsere Gesellschaft soll der Arbeit eine Stätte bieten, lange Begrüßungsreden sind hier nicht am Platze. So eröffne ich denn *die erste Tagung der Deutschen Gesellschaft für Kreislaufforschung* mit dem Wunsche, daß ihre Arbeit einen Beitrag zur forschenden Heilkunde liefern möge, an dem man nicht vorbeigehen kann."

B. Kisch-Köln:

„Meine Damen und Herren!

Es gehörte viel Mut und Zuversicht dazu, heute noch die Gründung einer neuen medizinischen Gesellschaft und einer neuen medizinischen Tagung anzuregen.

Die wichtigsten Beweggründe, die mich hierzu veranlaßten, anzuführen, heißt zugleich den Einwänden und Bedenken begegnen, die geäußert wurden, seit ich vor mehreren Jahren zum ersten Male diesen Plan mit Kollegen besprochen habe. Sachliche und persönliche Bedenken sind mir neben grundsätzlicher Zustimmung vielfach geäußert worden. Die sachlichen Bedenken lassen sich durchwegs auf folgende drei Erwägungen zurückführen: Eine Gesellschaft und Tagung für Kreislaufforschung muß die großen bestehenden Gesellschaften, vor allem den Internistenkongreß beeinträchtigen. Es wird einer weiteren Spezialisierung und Aufspaltung der Medizin durch sie Vorschub geleistet, und schließlich ist es für den einzelnen allmählich gar nicht mehr möglich, sich an der Fülle der einzelnen Tagungen zu beteiligen und den bei diesen dargebotenen Stoff sich geistig zu eigen zu machen.

Was den ersten Einwand betrifft, so ist es allen, die ständige Kongreßbesucher sind, und ich selbst bin dies seit 15 Jahren, wohlbekannt, daß der technisch gewiß in seiner gegenwärtigen Form notwendige Verlauf der großen Kongresse den Besucher, der aus sachlich ernsten Gründen an ihnen teilnimmt, nicht befriedigen kann. Die vorzüglichen großen Referate können sich bei dem Umfang des Gebietes, z. B. der inneren Medizin, naturgemäß nur nach Jahren wieder einem eben behandelten Sondergebiet bestimmter Art zuwenden. Aus der großen Zahl der Einzelvorträge befassen sich wohl alljährlich eine Anzahl mit jedem der vielen Teilgebiete der inneren Medizin, aber sie tun dies natürlich bezüglich ganz verschiedener Fragen des betreffenden Gebietes. Außerdem ist in der Regel hierbei die Zeit so knapp bemessen, daß eine für den Interessierten ersprießliche Aussprache schon aus Zeitmangel unmöglich ist.

Demgegenüber sollen bei unseren Tagungen alljährlich nur zwei Fragen aus dem Gebiete der Kreislaufforschung besprochen werden und Einzelvorträge möglichst nur zugelassen sein, wenn sie einen klar erkennbaren Zusammenhang mit einem der beiden Hauptreferate haben, und dieser Grundsatz soll in Zukunft noch schärfer durchgeführt werden, als es bei der ersten Tagung möglich gewesen ist. Dadurch wird die Zahl der Einzelvorträge nicht nur wohltätig eingeschränkt werden, sondern jeder Vortrag wird so gleichsam eine Diskussion des Hauptthemas, seine Beleuchtung von einer besonderen Seite. Damit soll erzielt werden, daß wir uns einen Tag lang eingehend immer und immer wieder mit einem und demselben Problem befassen. So *muß* jeder Teilnehmer der Tagung wenigstens bezüglich der Hauptreferate reiche Belehrung und Anregung gewinnen. Durch diese zweckmäßige Beschränkung, die eine der Hauptpflichten des jeweiligen Vorsitzenden bei Vorbereitung der Tagung sein wird, ist aber auch automatisch verhindert, daß unsere Tagung den großen allgemeinen Kongressen Abbruch tut. Sie wird sie höchstens bezüglich der zwei in dem betreffenden Jahre bei uns behandelten Sonderfragen unseres Gebietes entlasten.

Auch der Einwand, daß unsere Gesellschaft die Aufsplitterung der Medizin zu fördern drohe, kann nur bei Unkenntnis der Ideen erhoben werden, die die Anregung zu dieser Tagung veranlaßten. Die Medizin hat sich in historischer Entwicklung, hauptsächlich in Abhängigkeit von den Untersuchungsmethoden, allmählich in eine Zahl von Einzelfächern gespalten. Anatomie, Physiologie, Klinische Medizin, Chirurgie sind in dieser Art Längsschnitte durch die organische Lebenslehre des Menschen. Nach Besonderheiten des Untersuchungsmaterials ging die Spaltung dann weiter, normale und pathologische Anatomie, normale und pathologische Physiologie, Pharmakologie, seien nur als Beispiele erwähnt. So notwendig diese Spaltung aus methodischen und vor allem auch aus didaktischen Gründen sich erwiesen hat, so leidet sie doch an zwei besonderen Mängeln. Einerseits ist auch jedes der so abgespaltenen Einzelgebiete viel zu groß, als daß ein Mensch etwa *alle* seine Zweige gleich sicher und tiefgründig beherrschen, oder gar selbständig bearbeiten könnte, andererseits ist es dem Forscher, der sich mit irgendeiner Einzelfrage ernstlich und vor allem selbst schöpferisch befaßt, ganz unmöglich, etwas wirklich Bemerkenswertes zu leisten, wenn er diese Frage *nur* vom Standpunkt seiner fachlichen Sonderspalte betrachtet, wenn er zum

Beispiel an die Lösung eines Kreislaufproblems mit dem eingeengten Gesichtsfeld eines Sonderfaches wie etwa: Anatomie oder Pharmakologie herangehen wollte. Trotzdem jeder von uns dies klar empfindet und die Notwendigkeit erkennt, ein Problem von *allen* Gesichtspunkten kennenzulernen, wenn er es von *einem* aus erfolgreich bearbeiten will, so besteht, als üble Folge der herrschenden Spaltungen, heute schon geradezu die Gefahr, als Pfuscher zu gelten, sobald man die methodischen oder sachlichen Grenzen überschreitet, für die man offiziell als zuständig anerkannt ist. Trotzdem kann z. B. das Kreislaufproblem von Anatomen, Physiologen oder Pharmakologen ebensowenig erfolgreich im Rahmen der Medizin ohne klinische Kenntnisse und Erfahrungen bearbeitet werden wie vom Kliniker ohne Kenntnis jener Gebiete. Deshalb war es ein wesentlicher Gedanke, der mir bei der Anregung zur Gründung unserer Gesellschaft vorschwebte, daß die Zusammenarbeit aller Einzeldisziplinen für das besondere Gebiet der Kreislaufforschung betont werden solle. Normale und pathologische Anatomie, normale und pathologische Physiologie, Pharmakologie und Klinik müssen, wie ich glaube, ihre Beiträge zu den Hauptreferatthemen ebenso stellen wie etwa die Veterinärmedizin und die vergleichende Zoologie, wenn wir wirklich einen tieferen Nutzen aus unserer Zusammenarbeit ziehen sollen. Darum soll auch alljährlich eines der Verhandlungsthemen dem klinischen und eines dem theoretischen Gebiete der Kreislaufforschung entnommen sein, um einer Einseitigkeit der Entwicklung unserer Gesellschaft vorzubeugen. So sollen unsere Tagungen auf ihren Gebieten den Mängeln der historisch begründeten Längsschnittspaltung der gesamten Medizin, die in der Tat die Zersplitterungsgefahr darstellt, entgegenarbeiten und ihr den die Teilfächer umfassenden Querschnitt gegenüberstellen, der Blick und Sinn für die Gesamtheit der Lebenserscheinungen weckt und der uns anregen mag, uns auch an ähnlichen Tagungen zu beteiligen, die sich in gleicher Art der Erforschung anderer Probleme des menschlichen Organismus zuwenden. Damit komme ich nun zum letzten Einwand sachlicher Art, der mir gegenüber geäußert wurde: Die Zahl der Kongresse ist zu groß, es wird dem einzelnen geistig durch sie zuviel zugemutet.

Meine Damen und Herren! Man hört oft sagen, daß im Gegensatz zur guten alten Zeit die Entwicklung der Methoden, der reiche Ausbau unseres Wissensschatzes, es dem einzelnen heute nur noch gestattet, höchstens ein kleines Wissensgebiet völlig zu beherrschen. Die Voraussetzung dieser Behauptung ist gewiß richtig; wer sich aber durch Lesen alter Berichte, vor allem alter Lebensbeschreibungen in den Geist jener „alten Zeit" recht versetzt, der wird ehrlich eingestehen müssen, daß an unserem geringeren allgemeinen Wissen und Können gegenüber dem der Großen jener Zeiten nicht nur die Entwicklung unserer Wissenschaft die Schuld trägt, sondern daß jene Männer nicht nur ein ausgedehnteres, sondern ein in jeder Hinsicht reicheres Wissen besessen haben, als es der Durchschnitt des Fachmannes von heute besitzt, und wohl auch der ihrer eigenen Zeit besaß. Es muß aber vor allem zugegeben werden, daß die Intensität ernster geistiger Betätigung in vergangenen Zeiten im Durchschnitt betonter und lebenserfüllender war, als in unserer ablenkungsreichen Zeit. Deshalb ist auch kein Grund vorhanden, vor der Entwicklung unseres Wissens Scheu und Angst zu empfinden. Sie verpflichtet uns nur zu eindringlicherer Hingabe. Ein jeder Mensch leistet um so mehr, je höhere Anforderungen an ihn gestellt werden. Nur wer rücksichtslos die allerhöchsten Anforderungen an sich selbst stellt, kann hoffen, der Grenze der Leistungsmöglichkeit nahezukommen, die für sein Zeitalter die äußerst erreichbare ist.

Diesem Streben soll auch unsere Gesellschaft dienen und deshalb danke ich Ihnen allen, die Sie durch eine so überraschend zahlreiche Beteiligung beweisen, daß die Gedankengänge, die ich Ihnen hier vortrug und die uns geleitet haben, wohl nicht abwegige sind. Ich danke besonders auch Herrn WEBER, der von unserer ersten Unterredung an als treuer Helfer tatkräftig mitgewirkt hat, und ich danke vor allem auch Herrn THEODOR STEINKOPFF, dem Chef des bekannten Verlagshauses, der sowohl durch die vor mehr als Jahresfrist auf meine Anregung hin erfolgte Neugestaltung der Zeitschrift für Kreislaufforschung, als auch durch die Unterstützung der Vorarbeiten für diese Tagung unsere Bemühungen selbstlos und hervorragend gefördert hat.

Es sind in diesem Jahre drei Jahrhunderte verflossen, seitdem HARVEY seine für die Kreislaufforschung grundlegenden Untersuchungen und Gedanken der Welt mitgeteilt hat.

Mag es für unsere Gesellschaft ein besonders günstiges Omen sein, daß ihre erste Tagung in dieses Jubiläumsjahr fällt.

Die vorbereitenden Arbeiten für die erste Versammlung unserer Gesellschaft sind beendet, und Herr Kollege WEBER und ich erlauben uns, Ihnen nun als ersten Vorsitzenden Herrn Geheimrat HERING vorzuschlagen und bitten Sie, diesem Vorschlag durch Beifall Ihre Zustimmung zu geben. (Das geschieht.) Ich danke Ihnen und bitte Herrn Geheimrat HERING nun den Vorsitz zu übernehmen."

H. E. HERING-Köln:

„Meine Damen und Herren!

Ich danke Ihnen für die Wahl zum Vorsitzenden. Es ist wohl nicht zu unbescheiden, wenn ich die Wahl zum ersten Vorsitzenden der ersten Tagung für Kreislaufforschung annehme, sofern ich bedenke, daß ich mich durch 33 Jahre mit Fragen des Kreislaufs beschäftigt habe. Fürchten Sie nicht, daß ich jetzt eine lange Rede halte, denn es ist mir von dem Besuch wissenschaftlicher Kongresse wohl bekannt, daß es nicht erwünscht ist, lange Einleitungsreden zu halten, zumal wenn das Programm so reichhaltig ist. Aber einige Punkte möchte ich doch hervorheben:

Wenn wir heute hier versammelt sind, so verdanken wir dies der Initiative der Herren KISCH und WEBER. Ich möchte den beiden Herren — und ich bin des Einverständnisses der Versammlung gewiß — gleich jetzt unseren Dank aussprechen für die große Mühe und Arbeit, die sie mit den Vorbereitungen zu dieser Tagung gehabt haben. Alles neue stößt auf Widerstand, und so haben die Herren es auch mit Widerständen zu tun gehabt. Daß eine solche Tagung jedoch ein Bedürfnis war, ergibt sich aus der großen Zahl der Anmeldungen, ergibt sich aus Ihrer Anwesenheit.

Bezüglich des Wesens der Tagung möchte ich betonen, daß es sich nicht um einen Spezialkongreß für Innere Medizin handelt, sondern um einen für Kreislaufforschung. Demgemäß ist jeder willkommen, der unsere Kenntnis über den Bau und die Funktion und die Funktionsstörungen des Herzens und der Gefäße glaubt fördern zu können, und zwar der Normalanatom wie der Normalphysiologe, der pathologische Anatom wie der pathologische Physiologe, der Kliniker und der praktische Arzt.

Endlich möchte ich noch eines Mannes gedenken, den Herr KISCH schon kurz erwähnte, der meines Erachtens heute bei der Einführung der Tagungen für Kreislaufforschung noch etwas ausführlicher erwähnt werden muß, das ist WILLIAM HARVEY, der Begründer der Lehre vom Kreislauf des Blutes, zumal es dieses Jahr gerade 300 Jahre her ist, seit seine berühmte Studie erschien. Er stellte fest, daß das von der linken Kammer in die Arterie ausgetriebene Blut in die Venen übergeht und von diesen wieder zum rechten Vorhof zurückströmt. Die Bedeutung seiner Entdeckung erkennt man daran, daß die Lehren GALENS anderthalb Jahrtausend als unerschütterliche Wahrheit aufgefaßt wurden. Er glaubte, daß die Scheidewand des Herzens Löcher habe, daß in den Arterien nur wenig Blut, hauptsächlich Luft sei, daß die Lungenarterie mit der Luftröhre kommuniziere, daß das Blut in den Venen in beiden Richtungen sich bewege u. a. mehr. Zwar hatten schon andere vorgearbeitet. So war von SERVET schon 1540 darauf hingewiesen worden, daß das Blut durch die Lungenschlagader vom Herzen nach der Lunge geführt werde. Hier ändere es durch Vermischung mit Luft seine Farbe und komme durch die Lungenvenen zum linken Herzen zurück. Lieferte auch sozusagen den Schlußstein erst MALPIGHI, der 1661 mit dem inzwischen erfundenen Mikroskop die Kapillaren als Verbindung zwischen den Arterien und Venen sah, so hat doch HARVEY unbedingt das wesentlichste Verdienst für die Feststellung, daß es einen Körperkreislauf gibt.

Lassen sich heute auch solche fundamentalen Entdeckungen nicht mehr machen, so wollen wir doch hoffen, daß mit der Einführung der Kreislauftagungen unsere Kenntnisse über die Funktion und die Funktionsstörungen des Herzens und der Gefäße noch schneller fortschreiten werden als bisher, zum Wohle der Menschheit.

Zum Schluß schlage ich Ihnen als Vorstand der Gesellschaft die Herren KISCH-Köln, WEBER-Bad Nauheim, EPPINGER-Freiburg i. Br. und RIHL-Prag vor, und bitte Sie, durch Beifall die Wahl zu vollziehen." (Geschieht.)

Der Erfolg der Tagung war menschlich, gesellschaftlich und wissenschaftlich so gut, daß die Kritik schnell verstummte und die Vorarbeiten für die folgenden Kongresse zwar immer noch groß, aber bereits wesentlich hoffnungsvoller waren als die zu dem ersten. Hierzu hatten nicht wenig die Berichte in der medizinischen und der Tagespresse beigetragen. Die Medizinische Welt brachte z. B. in einer Sonderbeilage einen ausführlichen Bericht von Dr. ALFRED BENATT-Erlangen, der in dem mir vorliegenden Sonderdruck einen Umfang von 8 Seiten hat. Besonders wertvoll war die bereitwillige Mitwirkung der beiden klinischen Ordinarien EPPINGER und MORITZ gewesen. Es sei auch dankbar erwähnt, daß bei der unserer ersten Versammlung folgenden Tagung des Internisten-Kongresses in Wiesbaden der damalige Vorsitzende, Professor FRIEDRICH VON MÜLLER in seiner Eröffnungsrede statt des von mir erwarteten scharfen Tadels sich nur dahin äußerte, daß die Begründung unserer Gesellschaft zeige, daß von seiten des Internisten-Kongresses etwas in den früheren Jahren wohl falsch gemacht worden sei.

Ich selbst habe aus den Erfahrungen, die ich damals gemacht hatte, die Lehre gezogen, daß auch das Unwahrscheinlichste, wenn es logisch und wünschenswert ist und energisch durchgeführt wird, zum Ziele gelangt, unabhängig von allem Unken zaghafter Seelen und wichtigtuender Besserwisser.

Im folgenden Jahr wurde die Tagung unter Vorsitz von Kollegen WEBER in Bad Nauheim gehalten und alles verlief hier schon wesentlich glatter, einfacher und selbstverständlicher. Die Gesellschaft hatte nach der Kölner Tagung bereits den ganz unwahrscheinlich hohen Mitgliederstand von 192 erreicht und wir waren stolz, international bekannte Kardiologen zu unsern Fahnen bekehrt zu haben. Von ihnen sei aus der gedruckten Mitgliederliste des Jahres 1928 nur die folgende kurze Auslese alphabetisch gegeben: ATZLER-Dortmund, BIEDEL-Prag, BODEN-Düsseldorf, DE BOER-Amsterdam, BRUGSCH-Halle, DIETLEN-Homburg, DIETRICH-Tübingen, EPPINGER-Freiburg, FRAENKEL-Heidelberg, GOLLWITZER-MEYER-Frankfurt und, wichtig für die weitere Entwicklung: GROEDEL-Bad Nauheim, ferner GRUBER-Göttingen, HERING-Köln, HEYMANS-Gent, HYNEK-Preßburg, KIRCH-Erlangen, MANGOLD-Berlin, MORITZ-Köln, NÖRR-Gießen, E. P. PICK-Wien, SCHERF-Wien, VON SKRAMLIK-Jena, TANNHAUSER-Düsseldorf, WENCKEBACH-Wien, ZACK-Wien.

In den Satzungen festgelegt war von vornherein auch, daß eine Veröffentlichung der *Verhandlungsberichte* der Tagungen stattfinden sollte. Dies wurde ebenfalls vom Verlag STEINKOPFF in vorzüglicher Weise durchgeführt. Der erste Verhandlungsbericht erschien 1928 und diese Berichte stellen seither eine Reihe wertvoller Veröffentlichungen auf dem Gebiete der Kreislaufforschung dar.

Daß der Name Kreislaufforschung in außermedizinischen Kreisen sich nicht so schnell einbürgerte wie unter den Medizinern, bewies mir ein kleiner Zwischenfall anläßlich der dritten Tagung, die in Dresden stattfand. Ich hatte von vornherein Wert darauf gelegt, die Tagungen durch ein geselliges Zusammensein einzuleiten und womöglich einen Abend einem kulturell hochwertigen, gemeinsamen Genusse vorzubehalten. Bei der ersten Tagung in Köln hatten wir einen Schubert-Liederabend veranstaltet, der von der Frankfurter Sängerin RUTH ARNDT und dem Klaviervirtuosen RICHARD FRANCKE-Köln bestritten wurde. In Dresden, wo uns die Stadt zu einem Festessen im neuen Rathaus eingeladen hatte, verhandelte ich einige Wochen vor der Tagung mit einem Gastwirt wegen eines Saales für ein gemeinsames Zusammenkommen der Teilnehmer. Wir wurden bald einig, und als der Wirt des Gasthofes KNEIST in der

Großen Brüdergasse sich schließlich erkundigte, welche Gesellschaft denn in Frage käme und ich ihm stolz sagte, es sei die Deutsche Gesellschaft für Kreislaufforschung, meinte er jovial, das sei ihm schon recht, er hätte schon öfter Sportvereine bewirtet.

Die Tagungen der Deutschen Gesellschaft für Kreislaufforschung waren schnell eine anerkannte und mit Spannung erwartete feststehende Erscheinung in der medizinischen Welt Deutschlands geworden. Als Tagungsort folgte auf Dresden, wo Bürker-Gießen und Lindhard-Kopenhagen die Hauptreferate hielten, Breslau, auf Breslau Tübingen, auf Tübingen Würzburg, im Jahre 1934 Bad Kissingen, später wieder Bad Nauheim. Im Jahre 1933 waren 35 Vorträge zum Thema Kreislauf und Nervensystem gehalten worden und der Verhandlungsbericht hatte einen Umfang von nahezu 300 Seiten erreicht. Man konnte die Gesellschaft in ihrer Entwicklung sich selbst überlassen. Andere Dinge waren inzwischen in Angriff genommen worden.

Das ursprüngliche Statut der Gesellschaft sah die Möglichkeit voraus, Ehrungen für um das Kreislaufgebiet besonders verdiente Forscher von der Gesellschaft aus durchzuführen. Ursprünglich konnte dies nur in der Form erfolgen, daß die Gesellschaft *Ehrenmitglieder* ernannte. Als alter Numismatiker fand ich die Idee reizvoll, daß die Gesellschaft eine eigene Silberne Medaille schaffen sollte, um sie jährlich an besonders verdiente Persönlichkeiten auf dem Gebiet der Kreislaufforschung zu verleihen. Der Widerstand gegen diesen Vorschlag war unerwartet groß, insbesondere von einer Persönlichkeit im Vorstand, die drohte, nur Neid und Scherereien würden die Folge einer solchen an sich sinnlosen Medaille sein. Die Mehrzahl der Vorstandsmitglieder konnte aber schließlich für meine Idee gewonnen werden. Die Satzungen hatte ich ausgearbeitet und Professor Joh. Nörrs Vorschlag, die Medaille zu Ehren Carl Ludwigs *Carl-Ludwig-Medaille* zu nennen, wurde gern von uns allen angenommen. Ich hatte die große Freude, eine Einstimmigkeit für meinen Vorschlag zu erlangen, daß die erste Carl-Ludwig-Medaille Geheimrat F. Moritz im Jahre 1932 überreicht wurde. Die Medaille, die ein wahres Kunstwerk ist, wurde nach einem sorgfältig ausgewählten Porträtstich von Ludwig mit einer von mir entworfenen Inschrift hergestellt. Das Wachsmodell stammte von Professor Riegel der Kölner Kunstgewerbeschule. Ausgeführt wurde sie von dem Medailleur M. Maier in Köln, der auch das Kölner Universitätssiegel und das Medaillon der Kölner Rektorkette geschaffen hatte. Maier war ein vorzüglicher Künstler, eine feine, bescheidene Persönlichkeit und ein Mann bester Gesinnung[4]). Von den Originalstöcken der Ludwig-Medaille hatte ich auf meine Kosten zehn Abschläge in Goldbronze machen lassen, von denen ich je ein Exemplar zum Andenken den Herren des Vorstandes überreichte und zum Dank, daß sie der Stiftung der Medaille zugestimmt hatten[5]). Die Folge hat gelehrt, daß sie in der Tat nur hervorragenden Förderern unserer Wissenschaft verliehen wurde und keineswegs die schlechten vorher vermuteten Wirkungen gezeitigt hat.

[4]) Maier hat noch im Jahre 1938 für mich für persönliche Zwecke eine schöne Erinnerungsmedaille geschaffen. Damals erzählte er mir, daß er aus Angst vor politischen Gefährdungen alle Exemplare seiner nach dem ersten Weltkrieg geschaffenen eindrucksvollen Antikriegsmedaille vernichtet hat. Das einzige übrige Stück, das er selbst noch besaß, rettete ich vor dem gleichen Los.

[5]) Das Original des in Stahl geschnittenen Portraits von Ludwig habe ich kurz vor meiner Auswanderung von Herrn Maier noch käuflich erworben, um es vor dem Untergange zu retten.

Inzwischen hatten sich in Bad Nauheim und anderwärts Dinge entwickelt, die für die deutsche Kreislaufforschung und auch für die Gesellschaft von großer Bedeutung waren.

Im Frühjahr 1929 hatte Frau LUISE KERCKHOFF aus Los Angeles beschlossen, zur Erinnerung an ihren verstorbenen Gatten Herrn WILLIAM G. KERCKHOFF ein *Institut zur Erforschung und Bekämpfung der Herzkrankheiten* zu errichten. Professor Dr. FRANZ M. GROEDEL in Bad Nauheim, der der Arzt des Verstorbenen gewesen war, erhielt den Auftrag, einen für den Bau geeigneten Ort auszuwählen, Pläne für die Errichtung des Institutes ausarbeiten zu lassen und die für ein großzügiges Unternehmen dieser Art erforderliche Summe zu errechnen. Im Herbst 1929 wurde die Stiftung in Bad Nauheim tatsächlich errichtet und in typisch großzügig amerikanischer Weise stellte Frau KERCKHOFF zunächst eine Summe von 1½ Millionen Reichsmark für die Erstellung des Institutes und 1 Million als Betriebskapital zur Verfügung. Diese damals in der Welt einzigartige Schöpfung wurde nach den Plänen GROEDELS mit den inzwischen noch wesentlich erhöhten Mitteln von Frau KERCKHOFF am 17. Oktober 1931 mit einer akademischen Feier eröffnet. Ich hatte hierbei die Ehre, die Deutsche Gesellschaft für Kreislaufforschung als die dem neuen Institut am nächsten stehende Organisation Deutschlands zu vertreten. Das Institut ist in seiner Art bahnbrechend, und zum Teil unerreichtes Vorbild für ähnliche Institute geworden, die später auch in anderen Ländern der Welt begründet wurden. Es hat den Sinn für Kreislaufforschung als spezielles Gebiet der medizinischen Wissenschaft und Praxis auch bei denen zu wecken geholfen, bei denen am längsten ein Widerstand gegen die Anerkennung dieser Selbständigkeit bestand.

Es war ein glücklicher Umstand für die weitere Entwicklung, daß zwischen FRANZ GROEDEL und mir schon damals freundschaftliche Beziehungen bestanden und, daß GROEDEL, der von Anfang an das größte Interesse für die deutsche Gesellschaft für Kreislaufforschung zeigte, seit 1931 auch ihrem Vorstand angehörte. Damit war eine enge Zusammenarbeit der Gesellschaft und des KERCKHOFF-Institutes angebahnt und weitere Pläne gemeinsamer Arbeit angeregt. Das KERCKHOFF-Institut selbst ist heute nicht nur ein dauerndes Denkmal für WILLIAM und LUISE KERCKHOFF, sondern ebenso sehr für GROEDEL, der es geplant, organisiert und stetig (auch während der schweren Zeiten von 1933 bis 1945 von Amerika aus) geleitet hat. In Amerika, das er seit langen Jahren kannte, war GROEDEL durch die Organisation zur Bekämpfung der Herzkrankheiten stark beeindruckt worden, und seine Empfindungen trafen sich durchaus mit den mir vorschwebenden Idealen *praktischer* Arbeit der Gesellschaft für Kreislaufforschung. Schon im Frühjahr 1931 hatte ich als Vorsitzender der 4. Tagung unserer Gesellschaft in Breslau betont, daß die Gesellschaft selbst die Initiative ergreifen sollte, sich auch an der Lösung klinischer Probleme zu beteiligen, z. B. an der Erforschung des Einflusses klimatischer Faktoren auf den Kreislauf, an dem Studium der den Kreislauf beeinflussenden Erbfaktoren und an der Erforschung der Physiologie kompensierter Kreislaufstörungen, ein Gegenstand, der ja augenblicklich im Mittelpunkt des allgemeinen Interesses steht.

Aus der *Eröffnungsrede* dieses in bereits politisch sehr erregte Zeit fallenden Kongresses sei nur das Folgende erwähnt:

„... Trotz der wirtschaftlichen Not unserer Zeit ist auch die diesjährige Tagung vorzüglich besucht, und trotz des Wagnisses, den Kongreß in diesem Jahre einmal fast an die

Peripherie des Reiches zu verlegen, ist unser diesjähriges Programm reichhaltiger als irgendein früheres.

Ich glaube, daß hierin nicht nur ein Zeichen dafür zu sehen ist, daß die Idee und die Ziele unserer Gesellschaft richtige Wege weisen, sondern es zeigt dies, daß auch in der heutigen Zeit, in der vielfach eine materialistische Weltanschauung alle idealistischen Einstellungen zu ersticken droht, doch in Kreisen der Ärzteschaft und der Wissenschaftler sich immer wieder eine beträchtliche Anzahl zu gemeinsamer idealistischer Arbeit zusammenfindet. So sehe ich es als symbolisches Wahrzeichen für die auch heute noch herrschende Einheitlichkeit wahrhaft ideeller Bestrebungen in Deutschland an, daß ich als Mitglied einer Universität des fernsten Westens unseres Reiches heute die Ehre habe, diesen Kongreß, der in einer Universitätsstadt des fernsten Ostens Deutschlands tagt, zu leiten.

Wenn ich vorhin darauf hinwies, daß die ersten Ziele, die sich unsere Gesellschaft bei ihrer Gründung setzte, schneller erreicht wurden, als wir es hoffen konnten, so darf damit nicht übersehen werden, daß die Aufgaben, für die sie weiterhin neue Bahnen weisen soll und an deren Lösung sie in Zukunft mitzuarbeiten hat, wesentlich größere sind als die bisher gestellten Aufgaben, die in Zukunft den Rahmen der Gesellschaft durch ihre Größe und Bedeutung zu überwachsen versprechen. Aber schon in ihrer heutigen Gestalt ist, wie ich hoffe, unsere Gesellschaft in der Lage, die Organisation und Bearbeitung wichtiger Fragen praktischer und theoretischer Kreislaufforschung sehr bedeutsam zu fördern. Große theoretisch und klinisch gleich wichtige Probleme harren ihrer Lösung und sind zum Teil als Probleme noch gar nicht genügend erfaßt und gewürdigt. Ich denke z. B. an den Einfluß klimatischer Faktoren auf den normalen und auf den krankhaft veränderten Kreislauf, ich denke an die Beziehungen zwischen den Gesetzen der Erblichkeitslehre, der Körperkonstitution und den Kreislaufstörungen, und ich denke vor allem an die Notwendigkeit der Erforschung der Arbeitsphysiologie kompensierter Kreislaufstörungen. Dies alles sind Probleme, zu deren Förderung und Klärung eine Gesellschaft von der Größe der unseren sehr wohl ein Wesentliches beitragen kann, die aber in Zukunft einer Zusammenarbeit sehr vieler Forscher der verschiedensten Länder und Arbeitsrichtungen bedürfen.

Mit diesen wenigen Worten soll nur gesagt sein, daß die kraftvolle erste Entwicklung unserer Gesellschaft nur als der erste Schritt zu großen Zielen beurteilt werden soll, die noch in weiter Ferne liegen. Diese Ziele sind mit dem Rahmen unserer Gesellschaft allein nicht zu umspannen, und deshalb ist es besonders erfreulich, daß die verschiedensten Staaten des Auslands seit der ersten Tagung bis heute stets so zahlreich und in hervorragenden Vertretern unseres Faches sich an unserer Arbeit beteiligen. Über den Rahmen der Facharbeit hinaus sehe ich darin ein Zeichen, daß unsere Gesellschaft der in der heutigen Zeit doppelt wertvollen Aufgabe gerecht wird, an dem Bande eines völkerverknüpfenden Idealismus mitzuwirken ..."

GROEDEL und ich waren uns einig, daß diese Ziele weder von der Gesellschaft mit ihren beschränkten Mitteln allein, noch vom KERCKHOFF-Institut allein verfolgt werden konnten und unsere langen Beratungen resultierten schließlich in einem Aufruf, den wir beide und der Präsident des Reichsgesundheitsamtes in Berlin, Dr. HAMEL, damals an die interessierten Kreise aussandten. Unsere Pläne wurden im Einverständnis mit dem Verlag THEODOR STEINKOPFF durch Publikation in der Zeitschrift für Kreislaufforschung, die sich inzwischen einen unbestrittenen Rang unter den wissenschaftlichen Zeitschriften der Welt errungen hatte, wesentlich gefördert. Die Gesellschaft für Kreislaufforschung, das KERCKHOFF-Institut und der Präsident des Reichsgesundheitsamtes luden gemeinsam zum 12. April 1931 zur Eröffnungssitzung eines „*Wissenschaftlichen Komitees zur Erforschung und Bekämpfung der Kreislaufstörungen*" nach Bad Nauheim ins KERCKHOFF-Institut ein. Der Erfolg dieser neuen Entwicklung entsprach durchaus unsern Erwartungen, obwohl auch hier wieder Widerstände aus Mangel an Einsicht, aus gekränkter Eitelkeit und ähnlichen Gründen die Schöpfung zu verhindern oder wesentlich zu erschweren versuchten. Der geschäftsführende Vorstand bestand aus Geheimen Regierungsrat Dr. HAMEL, Präsident des Reichsgesundheitsamtes, und Regierungsrat Dr. ENGEL, Professor Dr. BRUNO KISCH und dem jeweiligen kommenden Vorsitzenden der Gesellschaft für Kreislaufforschung, Professor Dr. FRANZ GROEDEL und Professor Dr. EBERHARD KOCH. Eine für die Zwecke dieses Komitees geschaffene und vom Verlag THEODOR STEINKOPFF verlegte Zeitschrift trug den Titel *Mitteilungen des wissenschaftlichen Komitees zur Erforschung und Bekämpfung der Kreislaufstörungen.* Als Herausgeber zeichnete der geschäftsführende oben genannte Vorstand und das WILLIAM G. KERCKHOFF-Institut. Die erste Nummer dieser Mitteilungen erschien im Juni 1931, die zweite im Januar 1932 und die dritte und letzte im Januar 1933. Die für den 7. März 1933 geplante Sitzung des Komitees, die im Anschluß an die 6. Tagung der deutschen Gesellschaft für Kreislaufforschung am 7. März in Würzburg um 8 Uhr abends stattfand, hat eine besondere Bedeutung für das Komitee und für die Gesellschaft für Kreislaufforschung gehabt. Es war die letzte Tagung dieser Gesellschaft, die noch in verhältnismäßig freier Selbständigkeit stattfand. In einer Hinsicht war die Komitee-Tagung von besonderer Bedeutung. Hier in Würzburg wurde nämlich im Einverständnis der beiden Organisationen und von den anwesenden Vertretern verschiedenster Staaten auf meinen Vorschlag die bereits in Breslau in meiner Eröffnungsrede als wünschenswert betonte Gründung einer *internationalen* Gesellschaft für Kreislaufforschung beschlossen. Infolge der weiteren politischen Entwicklung ist dieser Beschluß eben nur ein Beschluß geblieben, aber als vor wenigen Jahren in Paris der erste Weltkongreß der Kardiologen zusammentrat, da stellte es sich als ein historisches Unrecht dar, daß niemand – als das Lob dieser neuen Schöpfung gesungen wurde – sich erinnerte, daß die Idee einer solchen Tagung zuerst schon im Jahre 1933 beraten und beschlossen wurde im Rahmen der Deutschen Gesellschaft für Kreislaufforschung und des Komitees zur Erforschung der Kreislaufstörungen.

Einer weiteren Entwicklung sei hier schließlich gedacht und diese betraf die Idee, ein großartiges, allumfassendes Handbuch der Kreislaufforschung zu schaffen. In langen Beratungen mit THEODOR STEINKOPFF schien es kaum durchführbar in den damaligen schweren Zeiten ein solches Handbuch zu schaffen, aber schließlich ging STEINKOPFF doch sehr verständnisvoll auf folgende Idee ein: Einzelne Kapitel aus dem Gebiet der Kreislaufforschung sollten in selbständigen Monographien unter dem Titel *Ergebnisse der Kreislaufforschung* in seinem Verlage in Buchform erscheinen. Diese Monographien sollten, wie ich in der Vorrede des ersten Bandes betonte, nach einem bestimmten Plan, aber in zwangloser Folge erscheinen, so daß jede Einzelfrage dem jeweiligen Stande unserer Erkenntnis gemäß erschöpfend dargestellt würde. Die Autoren eines jeden der geplanten Bände sollten nicht nur eigene Erfahrungen, sondern möglichst die gesamte Literatur verarbeiten, „so daß die einzelnen Bände als Kapitel eines wissenschaftlichen Handbuches im besten Sinne des Wortes anzusehen sind". Diese Zwischenform zwischen Handbuch und Archiv, die alle biologischen Disziplinen bezüglich Blutkreislauf umfassen sollte, ist in ihren ersten Bänden sehr wohl gediehen und vom 6. Band an dann unter anderem Namen und anderem Herausgeber fortgesetzt worden. Zur Zeit bereitet das American College of Cardiology eine ähnliche fortlaufende archiv- und handbuchartige Veröffentlichung auf dem Gebiet der Kreislaufforschung vor.

Die Deutsche Gesellschaft für Kreislaufforschung in ihrer Art und Form von Tagungen, zunächst einzigartig in der Welt, hatte bald die Freude, andere ersichtlich nach ihrem Vorbild geschaffene Organisationen in Europa und anderwärts entstehen zu sehen. Das jüngste Kind in dieser Reihe, auf das die Deutsche Gesellschaft für Kreislaufforschung stolz sein kann, ist das American College of Cardiology. GROEDEL und ich hatten uns in Amerika, wohin er mir und meiner Familie den Weg zur Zeit größter Lebensgefahr in dankenswerter Weise zu ebnen geholfen hatte, alsbald in New York zu gemeinsamer Arbeit wieder zusammengefunden, die jahrelang ein fast tägliches Zusammensein bedeutete. Immer wieder trat in unsern Gesprächen das Bedauern zutage, daß es in den Vereinigten Staaten eine Organisation wie die Deutsche Gesellschaft für Kreislaufforschung nicht gäbe, denn die außerordentlich verdienstvolle American Heart Association, die sich hauptsächlich dem Sammeln von Mitteln in der Öffentlichkeit widmete und ihrer Verteilung für kardiologische Probleme, und die zum größten Teil nicht aus Ärzten, sondern aus Laien bestand, konnte nicht als Äquivalent erscheinen. GROEDEL mit seiner großen Erfahrung im Organisieren und seiner grenzenlosen Begeisterung für ideale Zwecke scheute keine Mühe und keine Mittel, um eine entsprechende Organisation ins Leben zu rufen. In zahllosen Stunden der Beratung zwischen uns und mit einigen ganz wenigen amerikanischen Kardiologen, die GROEDELS Absichten und Plänen zugänglich waren, wurde schließlich trotz unvorstellbarer Widerstände von solchen Seiten, von denen man das größte Verständnis hatte erwarten müssen, die Gründung des American College of Cardiology bewerkstelligt. Ohne GROEDELS Arbeitskraft und Freigebigkeit wäre dies nie möglich gewesen, und es war die Tragik seines Lebens, daß er mehr als siebenzigjährig die erste Tagung nicht mehr erleben durfte. Noch auf seinem Sterbebette fragte er mich ängstlich nach dem Fortgang der Vorbereitungen für das Programm dieser Tagung, das ich zu entwerfen hatte. Die Statuten dieser Gesellschaft zeigen jedem, der sie liest, die enge, teilweise fast wörtliche Übereinstimmung mit den Statuten der Deutschen Gesellschaft für Kreislaufforschung. Auch den Grundsatz, bei jeder Tagung nur ein oder zwei Hauptthemen zu besprechen, haben wir von dem erfolgreichen Vorbild der deutschen Gesellschaft übernommen. Auch hier war der Erfolg ein unglaublich großer. Vierzehn Kardiologen hatten die Gesellschaft gegründet und fünf Jahre später war die Zahl ihrer stimmberechtigten Mitglieder fast tausend. Dies jüngste Kind der Deutschen Gesellschaft für Kreislaufforschung, das sich dieser Vaterschaft kaum je bewußt wurde, spielt heute eine ganz bedeutende Rolle im medizinischen Leben der Vereinigten Staaten, hat alle Widerstände schließlich überwunden und Großes für die Kardiologie in Amerika geleistet. Ob freilich das ideelle demokratische Prinzip der Satzungen und Einrichtungen der Deutschen Gesellschaft für Kreislaufforschung sich auch in den Vereinigten Staaten auf die Dauer erhalten lassen wird, muß die Zukunft zeigen.

Nach 28 Jahren ihres Bestehens kann die Deutsche Gesellschaft für Kreislaufforschung mit Recht stolz darauf sein, daß sie in den schwersten Zeiten, die Deutschland in seiner Geschichte zu erfahren hatte, nicht unterlegen ist, daß sie heute zu den angesehensten Gesellschaften des medizinischen Deutschland und Europas gehört, daß sie Bedeutendes für die Entwicklung der Kreislaufforschung geleistet hat und daß man heute überall in der Welt ähnliche Organisationen findet, die durch ihren Geist ins Leben gerufen worden sind und zum großen Teil nach ihren Grundsätzen geleitet werden.

Anschrift des Verfassers:
Prof. Dr. Bruno KISCH 845 West End Avenue, New York 25 N Y.

VERHANDLUNGEN DER DEUTSCHEN GESELLSCHAFT FÜR KREISLAUFFORSCHUNG

Band 1: **Herz** (Köln 1928). XVI, 202 Seiten, mit 77 Abbildungen und 3 Tafeln. DM 13.50*

Band 2: **Gefäße** (Bad Nauheim 1929). XVI, 177 Seiten, mit 41 Abbildungen und 1 Tafel. DM 13.50*

Band 3: **Blut** (Dresden 1930). XVI, 150 Seiten, mit 39 Abbildungen und 2 Tafeln. DM 13.50

Band 4: **Digitalis** (Breslau 1931). XVI, 242 Seiten, mit 53 Abbildungen. DM 15.—*

Band 5: **Blutdruckkrankheiten — Peripherer Kreislauf** (Tübingen 1932). XIX, 362 Seiten, mit 95 Abbildungen und 1 Tafel. DM 20.—*

Band 6: **Kreislauf und Nervensystem** (Würzburg 1933). XIX, 276 Seiten, mit 97 Abbildungen und 35 Tafeln. DM 15.—*

Band 7: **Thrombose und Embolie** (Bad Kissingen 1934). XX, 326 Seiten, mit 65 Abbildungen und 8 farbigen Tafeln. DM 15.—*

Band 8: **Kreislauf und Atmung** (Wiesbaden 1935). XIX, 262 Seiten, mit 80 Abbildungen. DM 15.—*

Band 9: **Die Kreislaufkrankheiten in ihrer sozialen und arbeitshygienischen Bedeutung** (Bad Nauheim 1936). XX, 368 Seiten, mit 47 Abbildungen. DM 15.—

Band 10: **Kreislauf und innere Sekretion** (Bad Nauheim 1937). XXIII, 320 Seiten, mit 140 Abbildungen. DM 15.—*

Band 11: **Kreislaufkollaps** (Bad Nauheim 1938). XXIV, 430 Seiten, mit 131 zum Teil farbigen Abbildungen. DM 15.—

Band 12: **Elektrokardiogramm — Therapie der Herzinsuffizienz** (Bad Nauheim 1939). XXXI, 406 Seiten, mit 221 Abbildungen. DM 15.—*

Band 13: **Atmung und Kreislauf** (Wiesbaden 1940). XXXII, 182 Seiten, mit 70 Abbildungen. DM 10.—

Band 14: **Kreislauf und Stoffwechsel** (Bad Nauheim 1941). XXXI, 332 Seiten, mit 165 Abbildungen. DM 15.—

Band 15: **Hypertonie und Hypotonie** (Bad Nauheim 1949). Mit Referaten der 1943 vorbereiteten, aber nicht mehr abgehaltenen Tagung: Physikalische Bestimmung des Schlagvolumens. XXXIV, 416 Seiten, mit 189 Abbildungen. DM 48.—

Band 16: **Herzinsuffizienz** (Bad Nauheim 1950). XXVIII, 274 Seiten, mit 146 Abbildungen. DM 26.—

Band 17: **Lungenkreislauf** (Bad Nauheim 1951). XXXII, 321 Seiten, mit 138 Abbildungen. DM 30.—

Band 18: **Elektrokardiogramm** (Bad Nauheim 1952). XXXV, 334 Seiten, mit 150 Abbildungen. DM 40.—

Band 19: **Kreislauf und Gehirn** (Bad Nauheim 1953). XL, 324 Seiten, mit 132 Abbildungen. DM 36.—

Band 20: **Endokarditis, erworbene Klappenfehler, Phonokardiographie** (Bad Nauheim 1954). XXXIX, 418 Seiten, mit 232 Abbildungen. DM 48.—

Die mit einem * bezeichneten Bände sind vergriffen

Lebendige Statistik

(Vital statistics)

nennt der Engländer jene statistischen Zahlenvergleiche, die eine Entwicklungsreihe ohne großen Kommentar augenfällig deutlich machen.

Die Arbeit des Verlages auf dem Gebiete der Kreislaufforschung und ihre internationale Verflechtung wird aus den nachstehenden Tabellen zu einem interessanten Bild:

Die Vergleiche beziehen sich für den Zeitraum **1927** (Umbenennung des „Zentralblatt für Herz- und Gefäßkrankheiten" in „Zeitschrift für Kreislaufforschung" und Beginn intensiver Arbeit des Verlages auf dem Gebiet der Kreislaufforschung) **bis 1954** lediglich auf die in enger Zusammenarbeit mit der Deutschen Gesellschaft für Kreislaufforschung herausgegebenen periodischen Veröffentlichungen:

1. **Zeitschrift für Kreislaufforschung** (Gegr. 1909)
2. **Archiv für Kreislaufforschung** (Gegr. 1937)
3. **Verhandlungen der Deutschen Gesellschaft für Kreislaufforschung** (Gegr. 1928)
4. **Kreislauf-Bücherei** (Gegr. 1937)

I. Umfang und Inhalt:

Nr.	Titel	Zeitraum	Bände	Seiten	Abb.	Originale	Berichte	Buchbespr.	Referate
1.	Z. Kreislaufforschung	1927-54	25	21 187	4 528	1 525	47	1 450	20 246
2.	Arch. Kreislaufforschung	1937-54	21	8 352	3 429	309	—	—	—
3.	Verh. Dtsch. Ges. Kreislaufforschung	1928-54	20	6 600	2 298	697	—	—	—
4.	Kreislauf-Bücherei	1937-54	13*	3 486	1 064	13	—	—	—
	Summa	**1927-54**	**79**	**39 607**	**11 319**	**2 544**	**47**	**1 450**	**20 246**

*) z. T. in mehreren Auflagen